— 全国高等职业教育口腔医学 / 口腔医学技术专业新形态规划教材 —

口腔内科学

（供口腔医学、口腔医学技术、口腔卫生保健等专业使用）

主　编　蔡成莲　曹长红

中国协和医科大学出版社
北　京

内容提要

本教材是“全国高等职业教育口腔医学/口腔医学技术专业新形态规划教材”之一，系根据本套教材的编写指导思想和原则要求，结合专业培养目标和本课程要求的教学目标编写而成，内容涵盖了理论和实训指导两部分。理论部分按照知识点分为五大篇：口腔内科检查及病历记录、牙体牙髓病、牙周病、口腔黏膜病、儿童牙病和老年口腔疾病。实训部分中将临床上一些常用治疗或技术性操作进行了阐述。此外，本教材还增加了丰富的数字资源，包括教学视频、微课、课件、思维导图、岗位对标考试等知识点总结、能力测试等，丰富了教材内容，增强了线上和线下教学的联动性，以提升学生学习的主动性和积极性。

本教材主要供口腔医学、口腔医学技术、口腔卫生保健等专业师生使用，也可作为口腔医务工作者参考用书。

图书在版编目（CIP）数据

口腔内科学/蔡成莲，曹长红主编. -- 北京：中国协和医科大学出版社，2025. 7. --（全国高等职业教育口腔医学、口腔医学技术专业新形态规划教材）. -- ISBN 978-7-5679-2627-1

Ⅰ. R781

中国国家版本馆 CIP 数据核字第 2025EW4977 号

主　　编　蔡成莲　曹长红
策划编辑　张秋艳
责任编辑　魏亚萌　刁凯鹏
封面设计　邱晓俐
责任校对　张　麓
责任印制　黄艳霞
出版发行　**中国协和医科大学出版社**
（北京市东城区东单三条 9 号　邮编 100730　电话 010-65260431）
网　　址　www.pumcp.com
印　　刷　三河市龙大印装有限公司
开　　本　889mm×1194mm　1/16
印　　张　40.25
字　　数　1050 千字
版　　次　2025 年 7 月第 1 版
印　　次　2025 年 7 月第 1 次印刷
定　　价　118.00 元

全国高等职业教育口腔医学/口腔医学技术专业新形态规划教材建设指导委员会

编者名单

主　　编　蔡成莲　曹长红
副 主 编　郭方兴　瞿凤环　刘晓敏
编　　者（按姓氏笔画排序）
边晓燕（濮阳医学高等专科学校）
闫　闯（黑龙江护理高等专科学校）
刘泽念（遵义医药高等专科学校）
刘晓敏（潍坊护理职业学院）
吴　双（江苏医药职业学院）
吴晓童（毕节医学高等专科学校）
吴雪莲（红河卫生职业学院）
张　静（齐鲁医药学院）
张蕴涵（襄阳职业技术学院）
郭方兴（荷泽医学专科学校）
曹长红（沧州医学高等专科学校）
蔡成莲（遵义医药高等专科学校）
魏　丽（沧州医学高等专科学校）
瞿凤环（齐鲁医药学院）

数字教材编者名单

主　　编　蔡成莲　曹长红

编　　者（按姓氏笔画排序）

齐倩茹（沧州医学高等专科学校）

张文平（沧州口腔医院）

曹长红（沧州医学高等专科学校）

蔡成莲（遵义医药高等专科学校）

蔡智国（遵义市红花岗区口腔医院）

出版说明

随着我国人口老龄化进程的加速和居民口腔健康意识的显著提升，口腔医疗行业正迎来前所未有的发展机遇与挑战。人工智能辅助诊断系统、口内扫描仪、3D 打印技术等创新工具的应用，正在重塑传统诊疗模式。然而，很多基层医疗机构虽配备了先进设备，却面临专业人才短缺的困境。在此背景下，系统化培养掌握数字化技术、熟悉新型材料与设备操作的专业人才，是填补供需缺口、提升医疗服务质量的核心路径。作为衔接前沿技术与临床实践的核心纽带，新型教材体系将成为破解“技术迭代快于人才培养”困局、实现“数字技术下沉”与“基层能力提升”双向奔赴的核心支撑。

本套教材以实践科学发展观为指导思想，以服务教学、指导教学、规范教学、适应我国医学教育改革为宗旨，立足高等职业教育教学实际，以胜任能力培养为目标，使课程设置与理论实践紧密衔接，突出教材内容的实用性、先进性、科学性和通用性。本套教材为新形态教材，具体体现为：体现教育改革精神与职业教育特色；注重产教融合，突出实践教学；以实际操作技能为导向，融入新技术、新方法；融合思政，强化价值引领；以学生为中心，丰富模块设计；纸质教材与数字教材融合；教材编写在贯彻职业教育理念的同时，亦充分体现现代化的教育思想和方法，以全面提升学生的创新精神、人文素养、胜任能力等综合素质，培养适应医疗卫生体制改革的复合型和应用型人才。

同时，本套教材的编写遵循教材编写的基本规律，秉持“三基、五性、三特定”的原则，注重基础理论、基本知识和基本技能的培养，内容深度和广度适应全国高等职业教育的需求。教材编写以口腔医学 / 口腔医学技术专业的培养目标为导向，着重培养学生的职业技能，满足职业岗位需求、学生学习需求和社会需求。教材内容涵盖了口腔医学 / 口腔医学技术领域工作岗位所需的知识、技能和素质，帮助学生全面理解工作岗位，培养学生科学的临床思维和学习方法，以满足社会对学生知识和技能的要求，强调培养学生的创新能力、信息获取技能和终身学习能力，确保教材的启发性。在编写过程中，我们充分考虑到高等职业教育的多样性，确保教材既能适应不同院校的需求，又能满足学生毕业时的知识和技能要求。

本套教材涵盖口腔内科学、口腔颌面外科学、全口义齿工艺技术、数字化口腔修复技术等 16 门课程，定位清晰、特色鲜明，具有以下特点。

一、构建高质量、互动性强的创新形态教材体系

本系列教材为创新形态教材，教材所有内容，均实现数字化呈现；同时，为纸质教材提供配套教学视频、微课、思维导图、教学课件、在线练习等丰富教学资源，学生可直接获取与教材内容相关联的课程资源；支持多媒体资源嵌入与实时更新；配套的数字教材平台，支持在线教学、资源共享、数据分析等功能，实现教学全流程数字化管理，满足多样化教学需求。这种创新的学习方式，不仅提高了教学效果，也丰富了学习体验，使学习更加便捷，提升了学生的学习积极性和主动性。

二、强化价值引领，助推专业教育与思政教育相融合

本套教材以专业知识为载体，以思政教育为引领，深度挖掘专业课程蕴含的思政资源，巧妙融入教材内容，全方位助推专业教育与思政教育深度交融，培育德技兼修人才。在教材编写中，我们注重以口腔案例为切入点，将社会主义核心价值观、医者仁心的职业精神、中华优秀传统文化等思政元素自然融入专业知识点。引导学生树立正确的职业价值观，具备社会责任感，在实践教学环节强化人文关怀培养，使学生在掌握专业技能的同时，自觉践行“健康所系，性命相托”的医者担当。

三、体现教育改革精神与职业教育特色

本套教材深入贯彻国家职业教育改革精神，坚持以人为本、能力为重，强调实践操作和技能培训，注重培养学生的职业素养和实际工作能力。内容贴近职业实践，力求使学生能够顺利进入职业领域，成为胜任基层医疗机构或口腔医学 / 口腔医学技术相关岗位的高级技术型专业人才。编写过程中，我们注重教材内容与实际工作岗位匹配，确保教材内容符合基层实际工作的需求。

四、注重产教融合，突出实践教学

高等职业教育强调产教深度融合，创新培养模式，这是职业教育的重要发展方向。本套教材的建设始终把提高人才培养质量放在首位，密切联系实际，突出实践教学，将专业内容设置与行业需求对接；推动教学与行业技术发展同步，使课程内容与职业标准对接；完善职业教育教学过程机制，使教学过程与实际工作过程对接。

五、贴合考试，对接行业需求

本教材严格遵循《国家职业教育改革实施方案》及职业教育规划教材建设要求，以口腔医疗及相关行业职业标准为核心，将岗位技能、职业技能竞赛、职业资格考试内容有机融入教材，实现“岗课赛证”融通，助力学生无缝对接行业需求。

六、以学生为中心，丰富模块设计

考虑到职业教育学生的年龄和学习特点，本套教材的模块设置丰富多样，包括案例导入、思维导图、考试知识点总结、习题等模块。这种结构不仅有助于学生理解和记忆知识点，还能提高学生的学习兴趣和学习效果。每个模块设计精细，既有理论讲解，又有实践应用，旨在全面提升学生的综合素质。

希望本套教材的出版，能够推动高质量口腔医学 / 口腔医学技术专业人才的培养，促进我国口腔医学 / 口腔医学技术专业领域的教材建设与教育发展，为促进我国口腔医疗事业的发展和保障人民健康作出积极贡献。

前 言

随着口腔医学领域的不断进步和临床实践的不断发展，口腔内科学作为口腔医学的重要分支，其地位和作用不言而喻。为深入贯彻落实教育部《国务院办公厅关于加快医学教育创新发展的指导意见》《职业院校教材管理办法》等文件的精神，更好地适应口腔医学教育的需求，培养具有扎实理论基础和临床技能的口腔医学人才，在中国协和医科大学出版社组织下，我们精心编写了这本《口腔内科学》教材。

本教材紧紧围绕中华人民共和国国家卫生健康委员会“十五五”规划教材建设精神，以实践科学发展观为指导思想，以服务教学、指导教学、规范教学、适应我国医学教育改革为宗旨，立足高等职业教育教学实际，以胜任能力培养为目标，将新理论、新技术融入教材编写，突出教材内容的实用性、先进性、科学性和通用性。

口腔内科学是口腔医学专业的核心课程，是理论教学和实践教学并重的课程。本教材以“必需”“够用”为尺度，为学生提供全面、系统的口腔内科学知识，帮助他们掌握口腔内科常见病、多发病的诊断和治疗方法，以及口腔卫生宣教和预防保健工作的基本能力；注重学生职业素质的培养和职业能力的提高，结合国家口腔执业助理医师资格考试大纲，突出临床治疗方法和技术的实用性，把立德树人贯穿于教材全过程；充分体现现代化的教育思想和方法，以全面提升学生的创新精神、人文素养和胜任能力。

本教材的内容编写分为理论和实训指导两部分。其中理论部分按照知识点分为五大篇：口腔内科检查及病历记录、牙体牙髓病、牙周病、口腔黏膜病、儿童牙病和老年口腔疾病。将临床上一些常用治疗或技术性操作放在口腔内科实训指导部分进行阐述。本教材在内容和形式上有所创新，理论部分除常规的文字描述、插表、临床图片及示意图外，每章还设置了学习三级目标、案例导入、知识拓展、思维导图式小结、拓展练习、口腔执业助理医师资格考试考点对比等，前后呼应，学生可以带着明确目的进行学习，并且便于复习主要知识点和检测学习效果，对于学习能力较强的同学还可以通过知识拓展更深入地学习。实训部分内容是以学校实训室为主要场地进行学习训练，同样设置了三级学习目标，同时还穿插了较多的实训图片和操作演示视频，指导学生自主学习和训练。本教材将纸质教材与数字教材有机融合，按照先基础后应用、先理论后实训的顺序进行编排，帮助学生将理论知识与临床实践紧密结合，提高解决实际问题的能力。

本教材主要供全国高等职业院校口腔医学、口腔医学技术、口腔卫生保健等专业使用，也可作为口腔医务工作者参考用书。

按照本套教材编写指导思想和原则要求，结合本课程的课程标准，本教材由全国13所院校从事教学和临床一线的教师、医师悉心编写而成。在编写过程中，得到了各编者单位及同行的大力支持和帮助，在此表示衷心的感谢！在教材编写、互审过程中，各位编者认真负责、努力工作，在此对所有优秀的编者深表谢意！

最后，我们衷心希望本教材能够为口腔医学教育事业的发展作出积极贡献，为培养更多优秀的口腔医学人才发挥重要作用。本教材的全体编者都以高度负责的态度参与了编写工作，尽管力求完善，但由于时间所限，教材中难免存在疏漏和不足，敬请广大读者和同行给予指正，及时提出宝贵意见与建议，以期再版时改进和完善相关内容。

编　者

2025年4月

目　录

绪论 …… 001
一、口腔内科学的性质和作用 …… 001
二、口腔内科学相关的历史回顾 …… 001

第一篇　口腔内科检查及病历记录

第一章　病史采集与口腔检查 …… 007
第一节　口腔检查前的准备 …… 008
一、工作环境的准备 …… 008
二、医护人员的准备 …… 009
三、检查器械的准备 …… 009
四、椅位的调节 …… 010
第二节　病史采集 …… 011
一、一般项目 …… 011
二、主诉 …… 011
三、现病史 …… 012
四、既往史 …… 012
五、系统性疾病史 …… 013
六、家族史 …… 013
七、旅居史及个人史 …… 013
第三节　口腔检查的内容和方法 …… 014
一、一般检查 …… 014
二、特殊检查 …… 018

第二章　病历记录 …… 023
第一节　病历记录项目 …… 024
一、一般项目 …… 024
二、主诉 …… 024

三、现病史 …… 024
四、既往史、家族史、系统性疾病史、旅居史及个人史 …… 025
五、口腔检查记录 …… 025
六、诊断 …… 025
七、治疗计划 …… 026
八、知情同意书 …… 026
九、治疗过程记录 …… 026
十、医师签名 …… 026
第二节 牙位记录法 …… 027
一、符号法 …… 027
二、国际牙科联合会记录法 …… 028
三、通用法 …… 028

第二篇 牙体牙髓病

第三章 龋病 …… 033
第一节 概述 …… 034
一、龋病的定义和特征 …… 034
二、龋病的危害 …… 035
三、龋病的流行病学 …… 035
第二节 龋病的发病因素及病因学说 …… 036
一、龋病的发病因素 …… 036
二、龋病的病因学说 …… 041
第三节 龋病的临床病理及分类 …… 042
一、龋病的临床病理 …… 042
二、龋病的分类 …… 045
第四节 龋病的临床表现、诊断与鉴别诊断 …… 048
一、龋病的临床表现 …… 048
二、龋病的诊断 …… 049
三、龋病的鉴别诊断 …… 050
第五节 龋病的治疗 …… 051
一、非手术治疗 …… 052
二、牙体充填修复治疗 …… 054
三、牙体缺损的粘接修复 …… 068
四、深龋的治疗 …… 071
五、根面龋的治疗 …… 073
六、龋病治疗中的并发症及处理 …… 074

第四章　牙体硬组织非龋性疾病……078
第一节　牙发育异常……079
一、牙结构异常……079
二、着色牙……083
三、牙形态异常……087
四、牙萌出异常……090
五、牙数目异常……091
第二节　牙体损伤……092
一、牙急性损伤……092
二、牙体慢性损伤……095
第三节　牙本质敏感症……100
一、病因……100
二、临床表现……100
三、检查……100
四、治疗……100

第五章　牙髓病和根尖周病……102
第一节　牙髓及根尖周组织生理学特点……103
一、牙髓生理学特点……103
二、根尖周组织生理学特点……107
第二节　牙髓病和根尖周病的病因及发病机制……108
一、微生物因素……108
二、物理因素……110
三、化学因素……111
四、免疫学因素……112
五、其他因素……112
第三节　牙髓病的分类及临床表现与诊断……112
一、牙髓病的分类……112
二、各型牙髓病的临床表现及诊断……113
第四节　根尖周病的分类、临床表现及诊断……120
一、根尖周病的分类……120
二、急性根尖周炎的临床表现及诊断……121
三、慢性根尖周炎的临床表现及诊断……126
第五节　牙髓病和根尖周病的治疗……128
一、治疗的基本原则与治疗方案……128
二、明确患者状态与患牙状态……129
三、感染控制……129
四、急症处理……131

五、疼痛控制 …… 132
六、活髓保存治疗 …… 135
七、根尖诱导成形术 …… 137
八、根尖屏障术 …… 137
九、根管治疗术 …… 138
十、显微根管治疗 …… 153
十一、根管治疗并发症的预防及处理 …… 154
十二、根管再治疗 …… 156
十三、根管外科手术 …… 158
十四、根管治疗后的牙体修复 …… 160

第三篇　牙周病

第六章　牙周病概述 …… 165
第一节　牙周组织应用解剖和生理 …… 166
一、牙龈 …… 166
二、牙周膜 …… 168
三、牙骨质 …… 169
四、牙槽骨 …… 170
五、牙周组织的血液供应及神经支配 …… 170
六、牙周组织的增龄性变化 …… 171
七、前牙美学区的临床特点 …… 171
第二节　牙周病的流行病学 …… 173
一、流行情况 …… 173
二、影响因素 …… 173
三、好发部位 …… 174

第七章　牙周病的发病因素 …… 175
第一节　牙周病发病的局部因素 …… 176
一、牙周病发病的微生物因素 …… 176
二、牙周病发病的局部促进因素 …… 183
第二节　牙周病发病的全身因素 …… 191
一、遗传因素 …… 191
二、性激素 …… 191
三、吸烟 …… 192
四、精神压力 …… 192
五、有关的系统性疾病 …… 193
第三节　牙周组织的防御机制及宿主的免疫反应 …… 194
一、牙周组织的防御机制 …… 194

二、宿主的免疫反应 …… 195

第八章 牙周病的主要临床特征及临床病理 …… 198

第一节 牙龈炎症和出血 …… 199

一、病理 …… 199

二、临床表现 …… 202

第二节 牙周袋 …… 204

一、牙周袋的形成机制 …… 204

二、牙周袋的病理 …… 204

三、牙周袋的分类 …… 206

第三节 牙槽骨吸收 …… 207

一、牙槽骨吸收的机制 …… 207

二、牙槽骨吸收的病理 …… 207

三、牙槽骨吸收的类型及临床表现 …… 208

第四节 牙松动和病理性移位 …… 211

一、牙松动 …… 211

二、牙病理性移位 …… 212

第九章 牙周病的检查及专科病历书写 …… 213

第一节 牙周病的检查 …… 214

一、病史采集 …… 214

二、牙周组织检查 …… 215

第二节 牙周病病历书写要求 …… 220

一、病史内容 …… 220

二、检查内容 …… 221

三、病历书写 …… 222

第十章 常见牙周病 …… 224

第一节 牙周病分类 …… 225

一、分类的原则和发展 …… 225

二、1999 年牙周病分类法 …… 225

三、2018 年牙周病新分类法 …… 226

第二节 牙龈病 …… 227

一、慢性龈炎 …… 227

二、青春期龈炎 …… 230

三、妊娠期龈炎 …… 230

四、药物性牙龈增生 …… 232

五、白血病的牙龈病损 …… 235

六、急性坏死性溃疡性龈炎 …… 236
七、牙龈纤维瘤病 …… 239
八、牙龈瘤 …… 240
九、急性龈乳头炎 …… 241
第三节　牙周炎 …… 242
一、慢性牙周炎 …… 243
二、侵袭性牙周炎 …… 246
三、反映全身疾病的牙周炎 …… 249
第四节　牙周炎的伴发病变 …… 253
一、牙周 - 牙髓联合病变 …… 253
二、根分叉病变 …… 255
三、牙周脓肿 …… 256
四、牙龈退缩 …… 258
五、牙根面敏感 …… 259
六、呼气异味 …… 259

第十一章　牙周病的治疗 …… 262
第一节　牙周病的治疗计划 …… 263
一、牙周病治疗的总体目标 …… 263
二、牙周病治疗的程序 …… 264
第二节　治疗中的感染控制 …… 265
一、病史采集及必要的检查 …… 265
二、治疗器械的消毒 …… 265
三、采用保护性屏障 …… 266
四、减少诊室空气中的细菌量 …… 266
五、综合治疗台水管系统的消毒 …… 266
第三节　牙周病的危险因素评估及预后 …… 267
一、牙周病的危险因素评估 …… 267
二、牙周病的预后 …… 268
第四节　牙周病的治疗方法与疗效维护 …… 270
一、牙周病的基础治疗 …… 270
二、牙周病的药物治疗 …… 278
三、牙周病的手术治疗 …… 281
四、牙周病的修复与正畸治疗 …… 293
五、牙周病的疗效维护 …… 295

第十二章　种植体周组织及疾病 …… 297
第一节　种植体周组织 …… 298

一、种植体周黏膜 …… 298
二、种植体周骨组织 …… 299
三、健康种植体周组织的临床特征 …… 300
第二节 种植体周组织疾病 …… 301
一、病因 …… 301
二、临床表现 …… 302
三、辅助检查 …… 303
四、诊断 …… 304
五、治疗 …… 304
六、预防和疗效维持策略 …… 306
第三节 牙周病患者的种植治疗 …… 306
一、预后和风险 …… 306
二、种植前的准备 …… 307
三、牙周炎患者种植治疗的独特性与考量 …… 308
四、牙周病患者种植治疗后的综合评估与长期维护 …… 309

第十三章 牙周医学 …… 311
第一节 牙周医学概述 …… 312
一、口腔病灶与全身疾病 …… 312
二、牙周医学的兴起 …… 313
第二节 牙周病与全身疾病和健康的关系 …… 313
一、牙周病与心脑血管疾病 …… 313
二、牙周病与糖尿病 …… 314
三、牙周病与早产及低出生体重儿 …… 314
四、牙周病与消化系统疾病 …… 315
第三节 伴有全身疾病患者及特殊人群的牙周治疗 …… 315
一、心脑血管疾病患者 …… 315
二、糖尿病患者 …… 317
三、凝血功能异常患者 …… 318
四、传染性疾病患者 …… 319
五、备孕期、妊娠期和哺乳期女性患者 …… 319

第四篇 口腔黏膜病

第十四章 口腔黏膜病概述 …… 323
第一节 口腔黏膜组织及其临床病损特点 …… 324
一、口腔黏膜与口腔黏膜病 …… 324
二、口腔黏膜的结构与功能 …… 325

三、口腔黏膜疾病基本临床病损 …… 326
第二节 口腔黏膜病的病史采集与检查 …… 330
一、病史采集 …… 330
二、检查 …… 330

第十五章 口腔黏膜感染性疾病 …… 333
第一节 病毒感染性疾病 …… 334
一、单纯疱疹 …… 334
二、带状疱疹 …… 337
三、手足口病 …… 339
第二节 细菌感染性疾病 …… 340
一、口腔结核 …… 340
二、球菌性口炎 …… 341
三、坏死性龈口炎 …… 342
第三节 口腔念珠菌病 …… 343
一、概述 …… 343
二、临床表现 …… 344
三、诊断与鉴别诊断 …… 346
四、治疗 …… 346
五、预防 …… 347

第十六章 口腔黏膜溃疡类疾病 …… 348
第一节 复发性阿弗他溃疡 …… 349
一、概述 …… 349
二、临床表现 …… 350
三、诊断与鉴别诊断 …… 351
四、治疗 …… 352
第二节 创伤性黏膜血疱及溃疡 …… 354
一、创伤性黏膜血疱 …… 354
二、创伤性溃疡 …… 355
第三节 白塞病 …… 357
一、概述 …… 357
二、临床表现 …… 358
三、诊断与鉴别诊断 …… 358
四、治疗 …… 360

第十七章 口腔黏膜斑纹类疾病 …… 362
第一节 口腔扁平苔藓 …… 363
一、概述 …… 363

二、临床表现 …… 364
三、诊断与鉴别诊断 …… 365
四、治疗 …… 366
第二节　白色角化病 …… 367
一、概述 …… 367
二、临床表现 …… 368
三、诊断与鉴别诊断 …… 368
四、治疗 …… 368
第三节　口腔白斑 …… 369
一、概述 …… 369
二、病理 …… 370
三、临床表现 …… 370
四、癌变倾向 …… 371
五、诊断与鉴别诊断 …… 372
六、治疗 …… 373
第四节　口腔红斑 …… 374
一、概述 …… 374
二、病理 …… 374
三、临床表现 …… 374
四、诊断与鉴别诊断 …… 375
五、治疗 …… 375
第五节　盘状红斑狼疮 …… 376
一、概述 …… 376
二、临床表现 …… 376
三、诊断与鉴别诊断 …… 377
四、治疗 …… 378
第六节　口腔黏膜下纤维性变 …… 379
一、概述 …… 379
二、临床表现 …… 379
三、诊断与鉴别诊断 …… 380
四、癌变倾向 …… 381
五、治疗 …… 381
第十八章　口腔黏膜大疱类疾病 …… 383
第一节　天疱疮 …… 384
一、概述 …… 384
二、临床表现 …… 384
三、诊断 …… 385

四、鉴别诊断 …… 386
五、治疗 …… 386
第二节 良性黏膜类天疱疮 …… 387
一、概述 …… 387
二、临床表现 …… 387
三、诊断 …… 388
四、鉴别诊断 …… 389
五、治疗 …… 389

第十九章 口腔黏膜变态反应性疾病 …… 391
第一节 概述 …… 392
一、Ⅰ型变态反应（速发型）…… 392
二、Ⅱ型变态反应（细胞溶解型或细胞毒型）…… 393
三、Ⅲ型变态反应（免疫复合物型）…… 393
四、Ⅳ型变态反应（迟发型）…… 393
第二节 药物过敏性口炎 …… 394
一、概述 …… 394
二、临床表现 …… 395
三、诊断 …… 395
四、鉴别诊断 …… 396
五、治疗 …… 396
六、预防 …… 397
第三节 血管神经性水肿 …… 397
一、概述 …… 397
二、临床表现 …… 398
三、诊断 …… 398
四、鉴别诊断 …… 398
五、治疗 …… 399
第四节 多形红斑 …… 399
一、概述 …… 399
二、临床表现 …… 400
三、诊断 …… 400
四、鉴别诊断 …… 401
五、治疗 …… 401
六、预后 …… 402

第二十章 唇舌疾病 …… 403
第一节 唇部疾病 …… 404
一、慢性非特异性唇炎 …… 404

二、腺性唇炎 …… 406
三、肉芽肿性唇炎 …… 407
四、良性淋巴组织增生性唇炎 …… 409
五、光化性唇炎 …… 410
六、口角炎 …… 411
第二节 舌部疾病 …… 413
一、舌乳头炎 …… 413
二、地图舌 …… 414
三、正中菱形舌炎 …… 416
四、沟纹舌 …… 417
五、萎缩性舌炎 …… 418
六、毛舌 …… 419
第三节 灼口综合征 …… 421
一、概述 …… 421
二、病理 …… 421
三、临床表现 …… 421
四、诊断 …… 421
五、鉴别诊断 …… 422
六、治疗 …… 422

第二十一章 口腔黏膜色泽异常 …… 423
第一节 内源性色泽异常 …… 424
一、黑色素沉着异常 …… 424
二、血色素沉着症 …… 427
第二节 外源性色泽异常 …… 428
一、金属性色素沉着症 …… 428
二、药物性色素沉着症 …… 429

第二十二章 性传播疾病的口腔表征 …… 430
第一节 梅毒 …… 431
一、概述 …… 431
二、临床表现 …… 431
三、诊断 …… 433
四、治疗 …… 433
第二节 艾滋病 …… 434
一、概述 …… 434
二、传染源和传播途径 …… 434
三、高危人群 …… 435

四、临床表现 …… 435
五、诊断 …… 437
六、治疗 …… 437
七、预防 …… 438
第三节　淋病 …… 439
一、概述 …… 439
二、临床表现 …… 439
三、辅助检查 …… 440
四、诊断 …… 440
五、鉴别诊断 …… 440
六、治疗 …… 441
第四节　尖锐湿疣 …… 441
一、概述 …… 441
二、临床表现 …… 441
三、病理 …… 442
四、辅助检查 …… 442
五、诊断 …… 442
六、鉴别诊断 …… 442
七、治疗 …… 443

第二十三章　系统性疾病的口腔表征 …… 444
第一节　血液系统疾病 …… 445
一、贫血 …… 445
二、白血病 …… 447
三、血小板减少性紫癜 …… 448
第二节　糖尿病 …… 449
一、概述 …… 449
二、临床表现 …… 449
三、诊断 …… 449
四、治疗 …… 449
第三节　维生素缺乏症 …… 450
一、维生素 B_2 缺乏症 …… 450
二、维生素 C 缺乏症 …… 451

第五篇　儿童牙病和老年口腔疾病

第二十四章　儿童牙病 …… 455
第一节　儿童牙颌系统的解剖生理特点 …… 456

一、儿童分期 …… 456
二、牙齿的发育 …… 457
三、乳牙牙根生理性吸收及乳恒牙的替换 …… 459
四、儿童时期牙列与咬合的发育 …… 460
五、乳牙的解剖生理特点及临床意义 …… 462
六、年轻恒牙的解剖生理特点及临床意义 …… 462
七、乳恒牙的临床鉴别 …… 463
第二节 儿童就诊行为管理 …… 464
一、概述 …… 464
二、儿童口腔治疗中非药物行为管理 …… 465
三、儿童口腔治疗中药物行为管理 …… 466
第三节 儿童龋病 …… 470
一、乳牙龋病 …… 470
二、年轻恒牙龋病 …… 476
第四节 儿童牙髓病和根尖周病 …… 478
一、乳牙牙髓病和根尖周病 …… 478
二、年轻恒牙牙髓病和根尖周病 …… 481
第五节 儿童咬合发育问题 …… 486
一、影响咬合发育的因素 …… 486
二、儿童时期的间隙管理 …… 488
三、咬合诱导 …… 492
第六节 儿童牙外伤 …… 492
一、儿童牙外伤发病情况 …… 492
二、儿童牙外伤的临床分类 …… 493
三、儿童牙外伤的临床检查 …… 494
四、乳牙外伤 …… 495
五、年轻恒牙外伤 …… 496
第七节 儿童口腔外科治疗 …… 501
一、系带修整术 …… 501
二、阻生牙的开窗导萌术与切龈助萌术 …… 502
三、乳牙及年轻恒牙拔除术 …… 503

第二十五章 老年口腔疾病 …… 506
第一节 概述 …… 507
一、相关概念 …… 507
二、老年分期 …… 507
三、社会人口老龄化 …… 508
四、老年人口腔组织器官特点 …… 508

第二节　老年口腔健康标准和老年口腔医学 …… 509
一、老年口腔健康标准 …… 509
二、老年口腔医学 …… 510
第三节　老年常见口腔疾病 …… 511
一、老年口腔疾病分类 …… 511
二、老年人常见的口腔内科疾病 …… 511
三、老年口腔疾病与全身健康 …… 514
第四节　老年口腔疾病的临床治疗 …… 515
一、老年口腔疾病的治疗设计 …… 515
二、老年口腔疾病治疗的注意事项 …… 516

第六篇　实训指导

实训 A　口腔内科常用设备及器械的使用方法 …… 519
一、口腔内科常用设备 …… 520
二、口腔内科常用器械 …… 522

实训 B　口腔内科常用检查 …… 529
一、检查前准备 …… 530
二、牙体牙髓病专科检查 …… 530
二、牙周病专科检查 …… 533

实训 C　认识窝洞的结构与类型 …… 536
一、龋病标本的认识 …… 537
二、窝洞的分类 …… 537
三、窝洞的结构和命名 …… 537

实训 D　石膏牙各类洞形雕刻 …… 539
一、洞形制备基本原则 …… 539
二、石膏牙各类洞形雕刻 …… 540

实训 E　橡皮障隔离技术 …… 545
一、学习橡皮障隔离技术相关知识 …… 546
二、在仿头模上进行橡皮障隔离技术练习 …… 546

实训 F　合成树脂标准窝洞制备 …… 549
一、操作前准备 …… 549
二、各类窝洞洞形设计 …… 550

三、各类窝洞洞形制备 …… 551

实训 G 窝洞的垫底 …… 553
一、学习垫底相关理论知识 …… 554
二、操作步骤 …… 555

实训 H 银汞合金充填术 …… 556
一、学习银汞合金充填相关理论知识 …… 556
二、操作步骤 …… 557

实训 I 光固化树脂粘接修复术 …… 560

实训 J 仿头模后牙嵌体预备及粘接 …… 564

实训 K 开髓术 …… 567
一、窝洞制备的原则 …… 567
二、各组牙齿的根管系统解剖特点 …… 568
三、各组牙齿的开髓洞形 …… 568
四、开髓术的操作步骤 …… 570

实训 L 盖髓术与活髓切断术 …… 572
一、直接或间接盖髓术 …… 572
二、活髓切断术 …… 573

实训 M 根管治疗术 …… 574
一、进入髓腔 …… 575
二、髓腔的冠部预备 …… 575
三、根管预备 …… 575
四、根管消毒 …… 577
五、根管充填 …… 578

实训 N 显微根管治疗 …… 581
一、学习手术显微镜基础知识 …… 582
二、手术显微镜操作方法 …… 582
三、镜下寻找上颌第一磨牙 MB2 根管位置 …… 582
四、镜下取出折断器械 …… 583

实训 O 根尖手术 …… 584
一、学习根尖手术的适应证 …… 584

二、教师在羊头上进行前牙根尖手术示教 …… 585
三、实训报告与评定 …… 585

实训 P　口腔内科门诊病历书写 …… 586
一、学习口腔内科门诊病历包含的主要内容 …… 586
二、口腔内科门诊病历书写格式 …… 588
三、学生分组检查并书写门诊病历 …… 588

实训 Q　龈上洁治术 …… 589
一、认识龈上洁治器 …… 590
二、龈上洁治术基本操作要点 …… 591
三、在仿头模上进行龈上洁治 …… 592
四、相互洁治 …… 592

实训 R　龈下刮治术和根面平整术 …… 594
一、认识龈下刮治器械 …… 595
二、以 Gracey 刮治器行龈下刮治术和根面平整术的基本操作要点 …… 595
三、在仿头模上进行龈下刮治术及根面平整术 …… 597
四、临床龈下刮治术步骤 …… 597

实训 S　牙龈切除术与牙周翻瓣术 …… 598
一、学习牙周手术理论知识或观看录像片 …… 599
二、在新鲜动物（猪或羊）头颌骨上行牙周手术，教师示教，学生练习 …… 602

实训 T　松牙固定术 …… 604
一、不锈钢丝结扎法 …… 604
二、粘接固定法 …… 605
三、树脂纤维带固定法 …… 605

实训 U　乳磨牙金属预成冠修复制作技术 …… 607
一、复习乳磨牙金属预成冠修复的适应证 …… 607
二、乳磨牙金属预成冠修复临床操作要点 …… 608

实训 V　带环丝圈式间隙保持器的制作 …… 611
一、复习间隙管理的重要性、间隙保持器的分类及适应证 …… 612
二、下颌第二乳磨牙早失后带环丝圈式间隙保持器（图 V-1）的制作 …… 612

参考文献 …… 614

绪　论

一、口腔内科学的性质和作用

口腔内科学是口腔临床医学的重要组成部分，属于口腔医学专业核心课程之一，是主要研究龋病、牙体硬组织非龋性疾病、牙髓病和根尖周病、牙周病、口腔黏膜病及儿童牙病等口腔常见疾病的病因、发病机制、病理、临床表现、诊断、治疗和预防的一门临床综合学科。该学科的主要研究目的是保存口腔原有的器官，并维持器官的功能。

口腔内科学旨在培养学生掌握口腔内科常见疾病的诊疗技能，养成良好的职业素养，能运用所学基本知识和基本技能完成口腔内科常见病、多发病的诊疗工作。本课程以生理学、人体解剖学及组织胚胎学、病理学、细胞生物学和医学遗传学、病原微生物及免疫学、药理学、诊断学、牙体解剖生理学、口腔局部解剖学、口腔组织病理学为前导课程，为后续课程及口腔医学专业岗前综合训练、口腔内科顶岗实习奠定坚实基础。口腔内科学与其他口腔临床学科关系非常密切，特别是与口腔颌面外科学、口腔修复学及口腔正畸学等学科之间有很多知识点的交汇和应用技术的交叉。在口腔内科疾病治疗的方法上常采用多学科联合的综合治疗方法。

二、口腔内科学相关的历史回顾

口腔医学事业飞速发展，回顾历史，自有文字以来，就有关于龋病的记载。在国内外口腔内科相关的疾病记载中，人类最常见的两大类口腔疾病，即龋病和牙周病仍然是口腔内科学研究的主要内容。

（一）国内口腔内科学历史回顾

商朝：公元前 14 世纪的甲骨文中，就开始出现了诸如“口疾”“齿疾”“舌疾”等一些口腔疾病的文字记载。东周・春秋时期：东周至汉代编订的《礼记・内则》记载“鸡初鸣，咸盥漱”，反映了春秋时期可能存在的早晨漱口习惯。东周・战国时期：战国时期成书的《五十二病方》（马王堆出土西汉抄本）记载，可用榆皮、姜桂等药填塞齿间以治疗龋病，是中国最早的有关牙齿充填法的记载。秦朝至汉朝:《黄帝内经》对口腔疾病防治已有系统性论述，开辟了中国口腔科学理论之先河。《史记・扁鹊仓公列传》中记载西汉医学家淳于意采用灸法和含漱法，治愈了齐中大夫的龋病。

在东汉末期，张仲景在其著作《金匮要略》中记载了最早的失活牙髓的方法，雄黄即硫化砷是世界上最早记载用砷剂治疗龋病的方法。嵇康的著作《养生论》中“齿居晋而黄”的论述，是世界上最早关于氟牙症（斑釉）的记载。隋朝：巢元方所著的《诸病源候总论》中，记载了对牙周病病因的论述及拔牙损喉、龋病、牙槽脓肿、唇裂的记述。唐朝：太医署的医学分科首次出现耳目口齿科，培养一个耳目口齿科医师其学制为4年，是中国口腔医学分科的开端。孙思邈的著作《千金方》，记有切开引流术治疗牙周脓肿和对颞下颌关节脱位的治疗方法。李绩、苏敬等编修的《唐本草》记载了中国最早应用汞合金充填牙齿的方法。王焘著《外台秘要》中则较详细地描述了口腔疾病的症状和治疗方法，载有“杨枝揩齿法”及“薰牙法”。五代十国：世界上最早的药物牙粉配方是中国梁代《类苑》中记载的“口齿乌髭”牙膏配方。宋朝：苏东坡的《东坡集》“漱茶论”中介绍的饮茶防龋，是中国饮茶防龋的最早论述。明朝：李时珍编写的《本草纲目》载有不少治疗口腔疾病的药物，还有口腔疾病治疗过程记载，如用砷剂使牙髓失活。

1907年林则博士创办中国第一家口腔医疗机构“成都仁济牙科诊所”。1921年中国第一位牙科学生黄天启从华西协合大学毕业，并留校任教，是最早从事高等牙医学教育的中国人。1929年司徒博主编出版《齿科医学全书》（4集），一共百万余字，是中国第一部牙医学著作。

1950年在毛燮均教授等推动下，我国高等医学院校的牙科系均改称为口腔医学系。1954年卫生部与高等教育部共同召开了高等医学会议，这次会议上通过了将我国口腔医学专业划分为口腔内科学、口腔外科学和口腔修复学三部分的专业教学计划。1989年全国牙病防治指导组成立，确定每年9月20日为全国爱牙日，每年这一天进行全民性健齿宣传活动。

（二）国外口腔内科学历史回顾

公元前2900年，埃及人首先委派专门医师治疗牙病。公元前460—377年，希波克拉底（Hippocratic）建议使用羊毛蘸蜂蜜清洁牙齿，然后用莳萝、八角、没药和白酒的混合液漱口。罗马帝国时代，罗马上流社会很注意口腔卫生，普遍使用牙签。公元200年，希腊医师伽伦（Galen）对口腔解剖进行分类，他描述了神经，并第一次提出牙髓是牙齿的感觉部分。11世纪，阿拉伯医师阿尔布卡西斯（Albucasis）第一次描述了自己发明的除去牙石的工具，直到19世纪，大多数牙医才制作了自己的工具。1685年，查尔斯·艾伦（Charles Allen）出版了英国第一部牙科教科书 *Operator for the Teeth*。1728年，皮埃尔·福沙尔（Pierre Fauchard）出版《外科牙科医生》（*Les Chirurgien Dentiste ou Traite des Dent*）一书并被认为是现代牙科学的先驱者。这本书是第一部比较全面的牙科教科书，它首次将牙科学看作一门科学和职业。1733年，伦敦的外科医师迪奥尼斯（Dionis）提倡每天刷牙，除去所有的食物残渣，但他并没有明确龋病和牙垢的关系。1790年，约翰·格林伍德（John Greenwood）修改了一个纺纱轮，创造出了用脚做动力的牙科钻。1815年，利瓦伊·斯皮尔·帕姆利（Levi Spear Parmly）提倡用蚕丝制的牙线清洁牙齿邻面，这是近代牙科史上提出使用牙线的第一人。1818年，巴黎的奥古斯特·塔沃（Auguste Taveau）首次生产出银汞合金充填材料。1819年，Levi Spear Parmly认为龋病是嵌塞在牙缝内的食物残渣引起的，他的观点在注意力集中在拔牙和镶牙的时代是非常重要的。1840年初，纽约的约翰·D. 谢瓦利埃（John D. Chevalier）开始生产牙科设备，建立了第一个牙科设备供应公司。1846年，以手为动力的牙钻第一次被用于治疗龋病，并受到大多数牙医所欢迎，以脚为动力的牙钻逐渐被冷落。1859年，美国牙科协会在纽约州成立。1871年，根据当时的牙科记录记载，金、锡、汞合金被用作牙齿充填材料。19世纪90年代，一位居住在德国的美国牙医威洛比·米勒（Willoughby Miller）第一次描述了龋病的微生物基础。1896 年，市场上开始出售管装牙膏。1945 年，美国密歇根州的大急流城开始饮用水加氟，这是美国第一个向水源内投放氟化物的城市。1955 年，迈克尔・布奥诺科雷（Michael Buonocore）发明白色复合树脂充填材料。1960 年聚羧酸水门汀问世。1971 年，美国学者研制玻璃离子水门汀。1978 年，艾科（Apotheker）和亚科（Jako）医师首次将显微镜用于牙科治疗，并于 1981 年逐步走向商业化。1992 年，宾西法尼亚大学牙学院牙髓外科将显微镜正式用于口腔临床。1998 年，开始测定牙龈卟啉菌基因序列。它是一种与牙周病相关的微生物。2001 年，英国和美国的科学家报道了关于研制对抗变形性链球菌的疫苗的进展，这种细菌是造成龋病的主要原因。

口腔医学教育体制于 20 世纪初正式建立后不断发展完善。口腔医学人才属于技术型人才，掌握口腔医学理论知识的同时更要熟练掌握疾病诊疗技术。学好口腔内科学要以医学基础知识为支撑，树立整体的医疗观念，也要学好其他的口腔临床学科，为临床实践工作打下坚实的基础。近年来，口腔科设备的不断更新，新材料的不断问世，科学技术的不断进步及口腔医学研究的不断深入，都有效提升了临床口腔内科疾病的预防和治疗效果。随着口腔医学在教育、医疗、科研事业等方面的迅猛发展，口腔医疗服务质量必将会越来越好。

（蔡成莲　曹长红）

第一篇

口腔内科检查及病历记录

第一章　病史采集与口腔检查

教学课件

学习目标

素质目标

（1）具备爱伤意识，具备对患者的人文主义关怀精神，树立高尚的职业道德。

（2）具备良好的学习态度及严谨的工作作风，提升科学的思维方法，并具备不断创新、与时俱进的观念。

（3）具备良好的人际沟通能力及团队协作精神。

知识目标

（1）掌握：病史采集和口腔一般检查的内容和方法。

（2）熟悉：口腔检查前的准备、牙髓活力测验法及口腔影像学检查方法。

（3）了解：口腔内科其他特殊检查方法。

能力目标

（1）能通过学习，具有对口腔内科检查临床意义宣教的能力。

（2）能进行病史采集和口腔一般检查。

案例导入

【案例】

患者，女性，65 岁。

主诉：左下后牙疼痛 3 天。患者自述口腔问题多，曾经因为牙齿疼痛和牙齿脱落到口腔科就诊 2 次。现又发生牙齿疼痛且感觉牙齿松动。

口腔检查：口腔卫生差，上下前牙牙龈暗红，全口牙齿咬合部位磨损严重，11 牙冠暗黄色，无光泽，16 牙冠远中边缘处及 17 牙冠近中边缘黑色疑龋坏，24、25 颈部树脂充填，36 𬌗面有洞，洞中食物残渣，45、46 缺失。

【问题】

1．此案例中，本次选用了什么口腔检查方法？本次就诊的主诉牙初步认为是哪颗？

2．根据案例描述，你认为还应做哪些病史采集？

3．对于案例中的口腔阳性体征，你认为还应做哪些检查以便确诊疾病？

·核心知识拆解·

病史采集是医师进行临床诊断工作的第一步，其主要手段是问诊。问诊是医师与患者或患者陪同人员交谈以了解疾病的发生、发展和诊疗情况的过程。当医师面对一位患者的诉求时，需要能在第一时间内迅速思考，向患者提出现有疾病史的相关问题，根据患者的回答考虑最有可能患何种疾病及其初步印象，继而针对性地进行相关的临床检查。

病史采集在一定程度上可以检验医师的临床逻辑思维能力，更是医患沟通、建立良好医患关系的最佳时机。因此，病史采集是医师在临床实际工作中必须具备的一种基本技能。

口腔检查是医师运用自己的感官和借助一定的检查工具，客观地了解口腔状况的最基本的检查方法，也是口腔疾病诊断和治疗的主要依据。口腔医师通过病史采集，根据具体病情，重点对牙体、牙周组织、口腔黏膜、口腔颌面部等进行检查，然后将病史和检查结果加以综合、分析和判断，作出正确诊断，制订出合理的治疗计划。因此，口腔检查是口腔疾病诊断和治疗过程中的重要步骤。

需要注意的是，口腔疾病和全身疾病有着紧密的联系，口腔疾病可以影响全身健康，而全身系统性疾病也可以出现口腔的表征。因此，口腔检查不仅需要关注牙体、牙周、口腔黏膜，以及颌面部情况，检查者还应该具有整体观念，不能忽略患者全身的相关情况，必要时需请相关专业人员会诊。

医师在病史采集和口腔检查时必须遵循严肃认真、尊重隐私、对任何患者一视同仁、对同道不随意评价等医德要求，也应有爱伤观念和无菌观念，要思想集中、细心热情、操作轻柔，并做好解释工作，避免给患者增加痛苦和造成医源性损伤。

第一节　口腔检查前的准备

口腔检查前的准备包括工作环境的准备、医护人员的准备、检查器械的准备及椅位的调节等各项准备。

一、工作环境的准备

诊疗室是口腔检查的主要工作环境。诊疗室的布置既要符合消毒管理要求，又要方便工作，还要让患者感到舒适、有安全感。因此，诊疗室应定期用紫外线照射消毒，整个环境应要保持清洁整齐，物品摆放井然有序，严格区分无菌区、清洁区和污染区。诊疗室还要安静明亮，有良好的通风以保持空气清新，必要时可以安装空气过滤装置，以利于检查，并缓解患者的紧张、焦虑情绪。

二、医护人员的准备

医师、助手及护士需要衣着整洁，举止规范，穿工作服，戴工作帽和口罩。在对患者进行检查前，修剪指甲，洗手消毒并戴医用手套。

三、检查器械的准备

口腔检查除了常规的观察和问诊外，还需要借助一些检查器械，才能对口腔内的软硬组织进行详细、系统的检查。口腔检查的常用器械有口镜、探针和镊子（图 1-1），使用前应消毒。为避免交叉感染，现多用一次性口腔检查器械套装盘，内装一次性使用的口镜、探针和镊子。

1. 口镜　由柄和口镜头组成，口镜头的镜面有平面和凹面两种，前者影像真实，后者可以放大影像，医师根据需要选用。检查时医师左手执口镜柄，用口镜头牵拉或推压唇、颊、舌等软组织，以利于检查和治疗，也可以用口镜反射并聚集光线于被检查部位，增加局部亮度。对于不能直视的部位（如磨牙远中面）可借助口镜反射被检查部位的影像来观察，有些治疗也需要借助口镜反射协助操作，而金属口镜柄还可用于牙齿叩诊检查。

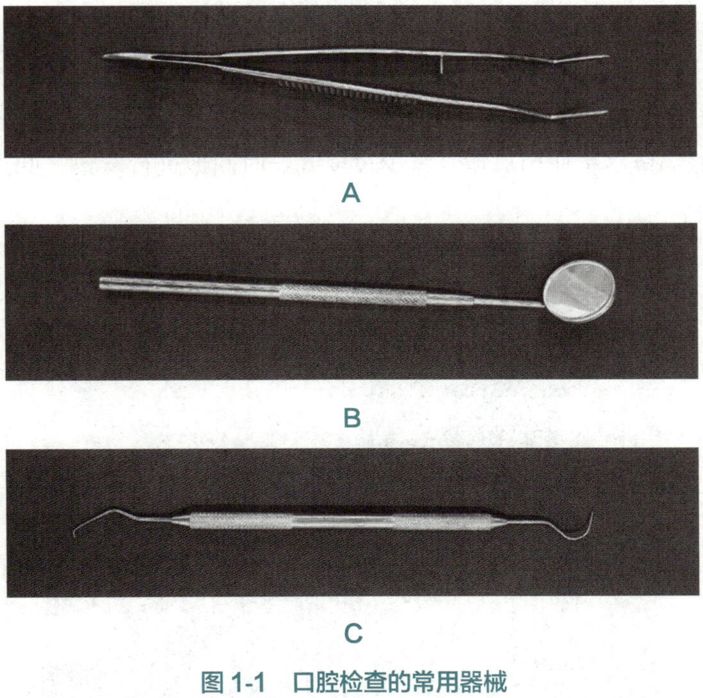

A

B

C

图 1-1　口腔检查的常用器械

A. 镊子；B. 口镜；C. 探针。

2. 探针　有尖头和钝头两种。

尖头探针为口腔普通探针，比较常用，由柄和两个弯端组成，两弯端细而尖锐，一弯端呈镰形，另一弯端呈三弯双曲形。其作用为：①检查牙面点隙、裂沟及邻面有无龋坏；②探查牙体组织缺损范围、深度、硬度；③探查牙体组织感觉，发现敏感点及穿髓点；④检查充填体有无悬突、充填体与牙体组织的密合度；⑤探查窦道、脓肿、根分叉病变、黏膜水疱、牙周袋位置及牙周袋内牙石的数量和分布等。

钝头探针为牙周探针，工作端带有刻度，每个刻度为 1.0mm 或 2.0 ～ 3.0mm，从颈部到尖端逐渐变细，有利于插入牙周，其尖端为钝头或球形，检查时可以避免损伤牙周组织。钝头探针主要用于牙周病的检查，比如了解有无牙周袋或附着丧失，并探测其深度和附着水平。

3. 镊子 由柄和两弯端镊尖组成。镊尖细长、尖锐，闭合时紧密。主要作用是夹持，常用于夹持棉球或敷料，拭净窝洞或手术区，还可夹持药物，涂擦患处，或是夹去腐败组织和异物，使患处和手术区清洁。在根管治疗时镊子可以夹持小型器械或牙胶尖等，在平时也可用于牙齿松动度的检查，镊子柄端还可用于牙齿叩诊。

此外，口腔检查时，还有一些辅助器材：①挖匙，用于除去龋洞内食物残渣和龋坏牙本质；②水冲，用于冲洗窝洞；③气冲，用于吹干牙面或窝洞；④蜡片和咬合纸，用于检查咬合关系；⑤牙线，用于检查牙邻接关系和清除嵌塞的食物。

四、椅位的调节

口腔检查通常都是在牙科综合治疗椅上进行，患者仰卧于治疗椅上，头部靠于头托相应位置，医师对患者口腔进行检查。口腔检查前需调节好椅位，既方便检查，又让患者和医师都处于感到舒适的体位。

临床上，医师检查操作时常有护士或助手配合，即四手操作法（图 1-2）。医师和护士（助手）均采用坐姿，其位置以患者为中心，以时钟钟点号表示，医师位于 9：30 ～ 12：30 点方向，护士（助手）位于 12：30 ～ 2：30 点方向。口腔检查时，医师肘关节高度与患者口腔高度大致相平，腰背挺直，对于不能直视的部位尽量使用口镜，减少过度或长时间地进行弯腰、低头及抬头仰视等动作。

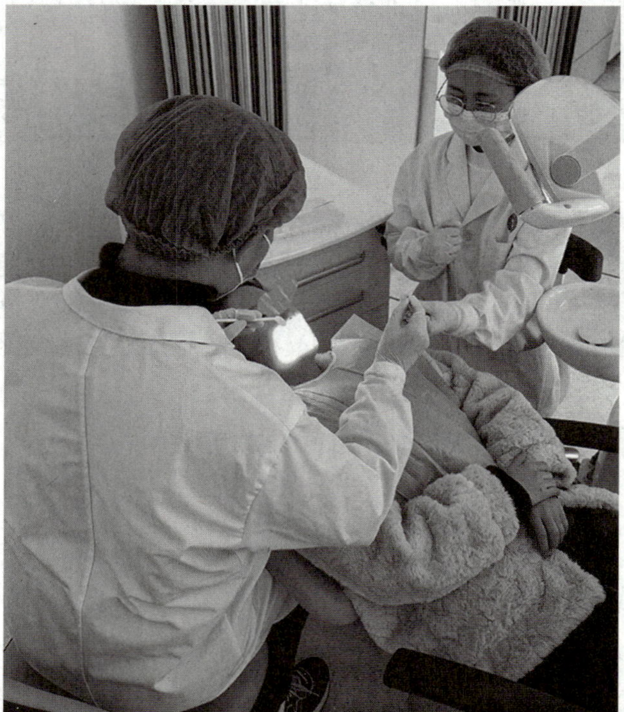

图 1-2　双人四手操作法

检查下颌牙时，治疗椅背稍向后仰，使殆平面与地面大致平行；检查上颌牙时，椅背应向后仰更多一些，使殆平面与地面成 45°～ 90°。注意调节灯光，保证光线充足和良好的视野，灯光要照射在患者口腔拟检查的部位，避免因强光直射患者眼睛引起不适。

▶**知识拓展**

避免口镜使用时产生气雾霜面的技巧

在口腔治疗过程中使用口镜时，患者呼吸时产生的气雾会使镜面形成一层霜面，产生原理就是冰冷的镜面遇到患者呼出热气体产生水汽， 使镜面形成一层薄薄的霜面，导致医师的视线无法看清晰患者口内的情况。一般要把口镜拿出来，用棉捻擦干净，但是要是再伸进患者嘴里，还是会产生气雾霜面。

解决方法是在口镜伸进患者嘴里之前在镜面事先贴一层透明塑料膜，用保鲜膜也可以，这样使冰冷的镜面被薄膜搁开，不会产生水汽，患者产生的气雾不会和口镜的镜面直接接触。

第二节　病史采集

病史采集是医师采用问诊的方式来获得患者疾病的相关信息。口腔病史采集是口腔疾病重要的诊断步骤，解决患者诊断问题的大多数线索和依据来源于病史采集所获得的资料，也为随后对患者进行口腔检查和各种诊断性检查提供最重要的资料。在收集病史过程中，不仅要强调问诊的方式、内容和重要性，而且应该重视听的艺术。仔细、耐心地倾听患者对自己病史的叙述，有利于减轻患者的紧张情绪，有助于建立医患之间良好、和睦的关系，加强彼此间的理解和信任，使诊断和治疗得以顺利进行。因此，医师问诊时态度要亲切，条理要清晰，所用语言应通俗易懂，避免使用过多的专业术语，不要用暗示性和诱导性的语言，以免带来错误信息。病史采集的内容包括患者的一般项目、主诉、现病史、既往史、系统性疾病史、家族史、旅居史及个人史等。

一、一般项目

一般项目包括姓名、性别、年龄、民族、职业及药物过敏史等。有些信息如身份证号码、工作单位、住址、联系方式等是疗效复查、资料保存和查询所需要的，也需要一并采集。

二、主诉

主诉是患者就诊的主要原因，通常是患者用自己的语言来描述需要解决的口腔问题，大多数情况下是患者最明显、最痛苦的主观感觉。患者在讲述的过程中，常用手指出病患所在的区域；医师询问时包括主要症状、部位及患病时间等要素；记录时要求简洁、完整，如“右上后牙冷热刺激痛半年，加重 2 天”。

三、现病史

现病史是病史的主体部分，包括疾病的发生、发展及演变的全过程。询问时应围绕主诉的内容展开，包括发病情况和患病时间，主要症状和诱因，症状加重或缓解的因素，病情的发展和演变，是否诊治及其效果等。临床上常需医师耐心、反复地询问，才能有效地唤起患者的记忆。

牙痛是口腔内科患者就诊较常见的原因，问诊时可围绕疼痛部位、方式、性质、程度、时间，以及加重或减轻疼痛的因素、治疗对疼痛的影响等内容进行。

医师需要询问患者疼痛部位、能否指出疼痛的部位或范围。急性根尖周炎患者能正确地指出疼痛的部位或患牙。急性牙髓炎患者往往不能指明具体的患牙，可表现为牵涉性疼痛，即患牙产生的疼痛向一定区域放散，如上颌患牙引起下颌牙痛。因此，医师应仔细询问疼痛史，判断患牙所在的部位，勿因患者的误指而导致误诊和误治。

疼痛发作方式主要有自发痛和激发痛。自发痛指未受到外界刺激而发生的疼痛，而受到某种外界刺激发生的疼痛则为激发痛。询问患者疼痛的发作方式时，要询问疼痛发作时是否存在诱因及疼痛发作的频率。疼痛频率主要用来区分持续性疼痛和间歇性疼痛。急性牙髓炎时，骤然的温度变化可激发较长时间的疼痛，患者常可说出疼痛的明显诱因，如吃了一口滚烫的火锅后牙齿发生剧烈的疼痛。急性根尖周炎除了有自发痛和持续性疼痛外，也可因咬合、咀嚼而诱发明显的疼痛。

疼痛的强弱程度和性质可因患者精神状态、耐受程度、疼痛经历和文化修养的差异而有不同的描述。一般急性牙髓炎可引起跳痛、锐痛、灼痛或难以忍受的剧痛；急性根尖周炎常被描述为持续性剧痛、肿痛或跳痛；慢性炎症时，常为钝痛、胀痛、隐痛或仅为不适感等。

不同牙病发生疼痛的时间也有一些特殊性，也应注意询问。例如，是白天痛还是夜间痛，以及每次疼痛间隔的时间等。急性牙髓炎常有夜间疼痛发作或加重的特点，在炎症早期疼痛持续时间较短，缓解时间较长，1 天发作 2 ～ 3 次，每次持续数分钟，到炎症晚期则疼痛持续时间延长，缓解时间明显缩短。

各种可能导致疼痛加重或减轻的因素也应询问。如温度刺激加重疼痛是牙髓炎的疼痛特点之一，但冷刺激有时可缓解急性化脓或部分坏死牙髓炎时的疼痛。急性根尖周炎初期紧咬牙可以缓解疼痛。食物的性质有时也会引发牙髓疼痛，比如咬硬物时定点性咀嚼剧痛提示牙隐裂的存在。

此外，还可以向患者询问牙痛是否接受过治疗及治疗效果。若患牙接受过牙髓治疗而疼痛未缓解，应考虑牙髓治疗方法不当或误治的可能性。若患牙曾行直接或间接盖髓术，或接受过正畸治疗，又或是受过撞击等外伤，则牙髓组织可能出现病变。还应询问患者是否服用镇痛药及服用镇痛药后的效果等，如果服用镇痛药无效，应避免再开镇痛药让患者服用。

四、既往史

既往史是患者以往的患病情况，如外伤史、手术史、传染病史、精神心理病史及药物过敏史等。了解患者的过往病史，将有助于医师拟定治疗计划，帮助判断是否有必要在临床检查或治疗前进行会诊或预防性用药。

肝炎、结核、艾滋病等传染性疾病可经过血液、唾液或呼吸道等途径传播，处理不当均可引起医源性交叉感染。传染病虽不是牙髓治疗的禁忌证，但口腔是一个开放性环境，牙髓治疗可能会成为这些疾病的传播途径。因此，治疗过程中的感染控制非常重要，应做到及早了解患者的患病情况，采取常规性预防控制和必要的防护措施，防止交叉感染。

有精神或心理疾病患者，在进行交流和治疗时，也可能会带来一些阻碍。因此，在接诊时，应注意观察患者的精神状态，了解患者是否有精神或感情创伤及心理病史。如果患者的确有精神心理问题，导致沟通和治疗上存在困难，医师应有充分的思想准备，必要时应请相关科室会诊。

病史采集时，药物过敏史也需要了解。牙髓治疗前应仔细询问患者正在服用的药物（包括处方药物和非处方药物）和对哪些药物过敏，以避免重复用药或发生药物间的拮抗作用，更要避免出现药物变态反应，给患者带来不必要的痛苦。

五、系统性疾病史

有些口腔疾病与全身情况有关，也应询问并记录。如一些血液病、内分泌疾病和维生素缺乏患者，可能因牙龈出血等症状最初就诊于口腔科；多发性牙周脓肿与糖尿病密切相关；若患者患有风湿热、艾滋病、糖尿病或做过心脏瓣膜手术，临床检查、治疗前应预防性使用抗生素以防止感染；在进行牙髓临床检查和治疗之前，还应该询问患者是否曾有过瘀斑不消或出血不止的病史。

六、家族史

询问家族中有无类似疾病的患者。家族情况中与现患疾病可能有关时，应对家族史询问并记录，如有些牙周炎、口腔溃疡性疾病、先天多数牙缺失或全口牙缺失等可有明显的家族高患病率倾向。

七、旅居史及个人史

询问其居住地及工作环境，如对氟牙症患者，要询问幼年时的居住地及当地氟牙症流行情况；酸蚀症与工作环境有较大关系；不同传染病有不同的潜伏期，应根据考虑的疾病，询问过去某段时间是否去过疫源地。

个人生活习惯和饮食习惯与某些口腔疾病相关，如口腔不良习惯，喜酸性饮料、烟酒、过热过冷的食物等，都会引起口腔疾病。对女性患者根据情况还应注意询问是否怀孕或是否在月经期等问题，妊娠时若需进行牙髓治疗，最好选择在孕中期，治疗时应注意控制疼痛与感染；月经期应避免手术，以防发生代偿性出血。

▶知识拓展

关于患者隐私的问诊技巧

在大部分医患沟通过程中，医师最先面对的往往是针对患者病情的问诊。而如果要进行详细完整的问诊，则不可避免地会触及患者的个人隐私。对于大部分患者，都本能地抗拒这一环节。因此，如何巧妙而正确地处理患者隐私的相关问诊是一个医务工作者不得不思索的问题。

对此应该明确哪些属于患者的隐私，在这一过程中要根据对方的年龄、性别、职业等信息进行判断。例如，对于年轻的女性而言，性经历、婚姻情况、经期等就很有可能属于较为私密的信息。而对于年轻的男性，伴侣情况、性行为等就是十分私密的信息。医护人员在开始问诊前应该通过一些一般信息和初步观察去推断对方的具体隐私范围，只有知道了患者的具体隐私范围，才能更好地进行接下来的问诊过程。

第三节　口腔检查的内容和方法

口腔检查包括一般检查和特殊检查。一般检查是用常规器械如口镜、探针、镊子即可完成的检查；特殊检查是要借助一些特殊器械、设备和方法才能完成的检查。口腔检查也穿插了医患交流的环节，临床上一般是边检查边沟通交流。

一、一般检查

一般检查适用于多数患者，是进行口腔检查的基本内容，包括视诊、探诊、叩诊、咬诊、扪诊、嗅诊、牙松动度检查及染色检查等。检查时应先检查主诉部位，然后按一定顺序依次进行检查，以免遗漏。

（一）视诊

视诊又称望诊，是医师用视觉对患者全身和局部进行观察判断。应按一定顺序进行，一般先全身情况再局部，先口外再口内，先主诉部位再其他部位。视诊的主要内容如下。

1. 全身　虽然患者是因为口腔疾病就诊，但是一些疾病会出现特殊的面容或表情特征，因此，口腔医师可以通过视诊对患者所患疾病及全身状况有个初步的了解，如患者的精神状态、营养状况、发育状况等。

2. 颌面部　观察患者的面容是否为急性疼痛面容；观察患者双侧颌面部是否对称，有无肿胀、肿物及畸形；观察皮肤的颜色及光滑度，有无瘢痕及窦道等；必要时，嘱患者做闭目、皱眉、吹口哨等动作并观察双侧是否协调，观察眼睑能否闭合、鼻唇沟是否变浅或消失、口角有无歪斜等，以检查面神经功能。

3. 牙和牙列　重点是检查主诉牙，同时兼顾其他牙齿，检查中要注意以下变化。

（1）牙齿的排列及接触关系：观察牙列是否完整，有无缺失牙等，义齿修复情况，牙齿有无扭转、倾斜、错位及是否存在深覆盖、深覆𬌗、开𬌗、反𬌗等牙列紊乱情况。

（2）牙齿的缺损：对于龋洞、楔状缺损和外伤性缺损等要注意其大小、深度及有无露髓等情况，所以观察牙齿的缺损一般结合探诊进行。

（3）牙齿的颜色与透明度：因牙齿在患某些疾病时会出现颜色和透明度的改变，故根据它的改变可为诊断提供线索，如牙齿患龋病时呈白垩色、棕色或棕褐色，死髓牙呈暗灰色，牙内吸收的牙齿呈粉红色，氟牙症患者牙齿呈白垩色或黄褐色斑纹，四环素牙呈暗黄或灰棕色等。

（4）牙齿的形态：某些牙齿因先天原因导致形态异常，如前磨牙的畸形中央尖、上颌切牙的畸形舌侧窝及畸形舌侧沟、融合牙、双生牙、结合牙及先天性梅毒牙等，这些牙齿容易引起硬组织破坏，甚至导致牙髓炎等，要注意检查。另外，还有过大牙、过小牙和锥形牙等牙齿形态异常。

4. 牙龈和牙周组织　观察牙龈的色、形、质有无改变。正常牙龈呈粉红色，龈缘薄，沿牙颈部呈连续弧形，龈乳头充满于牙间隙，质地坚韧，表面有点彩。炎症时龈缘及龈乳头肿胀圆钝、点彩消失，牙龈颜色鲜红或暗红；血液病时牙龈出现苍白、渗血、水肿、糜烂等；慢性铅、汞、铋中毒时，牙龈缘组织内有色素沉着线。还应观察牙龈是否存在窦道，牙龈有无萎缩、增生、坏死等；有无牙周袋，累及范围，袋内有无分泌物溢出等情况。

5. 口腔黏膜及舌　口腔黏膜指覆盖在唇、舌、腭、咽等部位的表层组织，检查时应重点观察色泽、外形、完整性及功能改变。

颜色的改变是疾病的特征之一，如炎症时黏膜充血、发红；扁平苔藓时可表现为白色网状纹和糜烂；白斑时有各种类型的白色斑片。另外，口腔黏膜病变可能与全身疾病有关，如白血病或血小板减少性紫癜，患者口腔黏膜可见出血点、瘀斑及牙龈出血；猩红热患儿口周出现苍白圈和杨梅舌；麻疹患儿颊黏膜出现 Koplik 斑。

观察是否肿胀或疑似肿物，应结合其他检查确诊；复发性口疮、口腔黏膜结核和癌症等均可表现为溃疡，应结合问诊了解持续时间和复发情况，结合触诊了解质地是否坚硬、有无周围浸润等。

观察舌部时，应注意舌质和舌苔的颜色、厚薄，舌面有无裂纹、增生物或溃疡，舌乳头有无充血、肥大或萎缩，舌体有无畸形、运动是否正常等。

（二）探诊

探诊是利用探查器械（常为探针）进行检查和诊断的方法。检查的内容包括牙齿、牙周和窦道等。特别注意，探诊时要有支点，动作轻柔，防止损伤牙周组织和其他部位软组织，避免触碰牙髓产生剧痛。

1. 牙齿　主要探查牙体各类缺损、软硬度、光滑度、敏感部位、修复体边缘密合度等。对于龋病的探诊，选用尖锐探针进行，以确定其部位范围、深度、敏感性、洞底软硬度及有无露髓孔等；对于邻面及颈部龋难以观察，需仔细探查，以防遗漏。龋洞已行充填者，应检查充填物边缘密合度，有无悬突和继发龋。

2. 牙周　探测牙龈表面的质感是松软还是坚实；探查龈沟是否出血；用牙周探针探查牙周袋的深度、范围、牙周附着及袋内牙石情况。探诊时应注意角度正确，探针应与牙体长轴方向一致；力度适中，既可发现病变又不引起疼痛和损伤；按序进行，以免遗漏。

3. 窦道　多见于牙龈，偶见于皮肤，窦道的存在常常提示患牙有慢性根尖周炎。用圆钝质软的窦道探针缓慢顺势推进，探查窦道的方向、深度及来源，以帮助找到患牙。必要时可结合 X 线检查。

（三）叩诊

微课：
口腔叩诊
检查法

用平头金属器械末端叩击牙冠，根据患者的反应或叩击声音来判断牙周膜的健康状况。叩诊分垂直叩诊和侧向（水平）叩诊。前者叩击方向与牙长轴一致，主要检查根尖周牙周膜反应；后者叩击方向和牙长轴垂直，用于检查根侧牙周膜的反应。

叩诊时应先选择健康的邻牙或对侧同名牙作为对照牙，先叩对照牙，后叩患牙。正常牙叩诊时叩音清脆，无疼痛反应；患牙叩诊音浊，有不同程度的疼痛反应。叩击力量要适度，先轻轻叩击，若无反应再逐渐加力，力量不宜过猛，以对照牙叩诊不痛的最大力度为上限。如叩击急性根尖周炎患牙，轻叩即可引起疼痛。应注意，叩诊时避免重叩，以免增加患者痛苦。

根据叩诊时有无疼痛及疼痛的轻重程度分为 5 级，分别记录为：叩（－）、叩（±）、叩（+）、叩（++）、叩（+++），分别代表叩诊无痛、叩诊不适、叩诊轻度疼痛、叩诊中度疼痛、叩诊重度疼痛。

（四）咬诊

咬诊用于检查患牙有无咬合痛和𬌗创伤，常有以下方法。

1. 空咬法 嘱患者咬紧上下牙或做各种咬合运动，询问患者有无疼痛，同时观察牙齿松动度和牙龈颜色的改变。

2. 咬实物法 嘱患者咬棉签或其他实物，询问有无疼痛。如发生疼痛，表明根尖周组织或牙周组织有病变，或存在牙隐裂。

3. 咬脱色纸法 将咬合纸置于上、下牙之间，嘱患者做各种咬合运动，从牙面上的染色痕迹确定早接触的部位。

4. 咬蜡片法 将蜡片烤软，置于患牙𬌗面，嘱患者做正中咬合，待蜡片冷却后取出，蜡片较薄或穿孔处可作为发现早接触点的参考。

（五）扪诊

扪诊也称触诊，是医师利用手指或器械在病变部位进行触摸和按压，根据医师的触觉和患者对触压的反应来进行诊断。借助触诊，可了解病变的硬度、范围、形状、活动度、有无扪痛、有无波动感等。触诊时操作动作应轻柔，以免给患者增加不必要的痛苦。

1. 颌面部的触诊 用手指触压颌面部病变部位，了解其范围、硬度、有无触痛、波动感和活动度。

2. 颞下颌关节的检查 医师面对患者，用双手示指和中指指腹贴于患者耳屏前，嘱患者做开闭口、前伸和侧向运动，检查两侧髁突运动是否对称协调，有无运动受限和开口偏斜，有无杂音，触压关节及其周围组织，了解有无压痛。张口度的确定是以患者大张口时，上下中切牙切缘间能放入自己横指（通常是示指、中指和无名指）的数目为根据，张口受限程度的检查记录方法和临床意义见表 1-1。

表 1-1　张口受限程度的检查记录方法和临床意义

能放入的手指数	检查记录	临床意义
3 根	正常	张口度正常
2 根	Ⅰ°受限	轻度张口受限
1 根	Ⅱ°受限	中度张口受限
1 根及以下	Ⅲ°受限	重度张口受限

3. 淋巴结的触诊　与口腔疾病关系密切的有下颌下淋巴结、颏下淋巴结和颈部的浅表淋巴结。借助扪诊，可以了解各部位淋巴结的大小、数目、硬度、压痛、有无粘连等。检查时，嘱患者头略低并偏向检查者，使组织松弛。检查者一手固定患者头部，另一手触诊相关部位的淋巴结。正常淋巴结体积小、左右对称、质软、无压痛、可移动。口腔颌面部炎症者，相关区域的淋巴结肿大、触痛、可移动、质地无显著变化。肿瘤转移的淋巴结为渐进性增大、质硬、无触痛，多与周围的组织粘连。存在淋巴结结核时，淋巴结肿大、粘连，并且呈串珠状。

4. 根尖周组织的触诊　用示指扪压根尖部，根据是否有压痛、波动感、脓性分泌物溢出等来判断根尖周组织的是否存在病变。

5. 牙周组织的触诊　用镊子夹棉球按压牙龈，观察牙周袋有无脓液溢出；把示指置于可疑牙唇颊侧牙颈和牙龈交界处，嘱患者做咬合运动，通过手指感觉震动大小，可了解有无𬌗创伤。

（六）嗅诊

通过气味的鉴别协助诊断。牙髓坏疽和坏死性龈口炎均可引起腐败性恶臭；牙周溢脓及多龋者口臭较明显；某些消化道和呼吸道疾病，口腔内均可发出异样臭味。

（七）牙齿松动度检查

主要为牙周炎、牙外伤、急性根尖炎等患牙会出现一定程度的松动。检查时用镊子夹住前牙的唇舌（腭）面或镊尖闭合抵住后牙𬌗面中央窝，做唇（颊）舌（腭）向、近远中向、切𬌗龈向摇动，观察牙松动的程度。牙齿松动度常根据松动方向和松动幅度两种评价依据，均分为 3 度。

1. 依据牙齿松动方向　Ⅰ度松动：颊（唇）舌（腭）方向松动。Ⅱ度松动：颊（唇）舌（腭）方向松动，伴有近远中方向松动。Ⅲ度松动：颊（唇）舌（腭）方向松动，伴有近远中方向松动和垂直向松动。

2. 依据牙齿松动幅度　Ⅰ度松动：松动幅度在 1.0mm 以内。Ⅱ度松动：松动幅度为 1.0 ～ 2.0mm。Ⅲ度松动：松动幅度大于 2.0mm。

（八）染色检查

染色检查常用于牙隐裂的检查，用深色药液如碘酊、甲紫等涂擦于可疑隐裂处，观察牙齿是否存在浸染着色线。另外，菌斑显示剂、龋病的检知液也是利用显色的特性来检查菌斑和软龋。

二、特殊检查

特殊检查是一般检查后仍不能确诊，须借助一些特殊设备、器械、药物等进行的检查。特殊检查的方法很多，口腔内科中常用的有以下几种。

（一）牙髓活力测试

正常牙髓组织对温度和电流刺激有一定的耐受阈，当牙髓有病变时，刺激阈会发生改变，此时牙髓对外界刺激可产生不同程度的感觉反应。因此，利用温度和电流刺激检查牙髓的反应，可帮助诊断牙髓活力和牙髓病变。由于牙髓只有痛觉，无论用哪种方法刺激牙髓，都只会引起痛觉反应，故牙髓测验所提供的信息存在一定的局限性，必须结合临床其他检查才能作出正确的诊断。

1. 牙髓温度测验法 是根据患者对冷或热刺激的反应来判断牙髓状态的一种诊断方法。其原理是突然、明显的温度变化可以诱发牙髓一定程度的反应或疼痛。正常牙髓对 20 ～ 50℃的温度刺激有一定的耐受性，不会引起牙痛，10 ～ 20℃冷水和 50 ～ 60℃热水的刺激一般也不会引起牙痛。因此，温度测试常用低于 10℃的冷刺激和高于 60℃的热刺激测试牙髓反应，以判断牙髓情况。牙髓炎症时，对温度的耐受性降低，较为敏感；牙髓变性或坏死时阈值提高，对温度刺激反应迟钝；牙髓坏死时无感觉。由于存在个体差异，温度测试需选择 1 ～ 2 颗正常的对侧同名牙或对颌牙进行对比检查，检查时先测对照牙，再测可疑患牙。

（1）冷诊法：选用冷水、氯乙烷、冰条或无水乙醇等为冷刺激源，作用于牙面，观察患者的反应。进行冷诊测试时，先隔离测试牙并擦干牙面，将冷刺激物置于被测试牙的唇（颊）面中 1/3 区域。刺激源为冷水时，测试时应先调节椅位，患者张口时，后牙处于最低位。冷水喷注时，由低位牙开始缓慢向高位牙喷注，同时观察喷注部位和患者反应。

（2）热诊法：选用热牙胶、热水、热金属器械等刺激牙面，进行牙髓活力测试。临床最常用的是热牙胶测试法。测试时，先隔离唾液，擦干被测试牙面后涂薄层凡士林，将牙胶条的末端在酒精灯上加热变软，以不冒烟为准（约 60℃），立即置于被测试牙的唇颊面中 1/3 区域，观察患者反应。特别注意，无论哪种热测试法，刺激源在牙面停留的时间都不要超过 5 秒，以免造成牙髓损伤；若热测引起牙齿剧烈疼痛，医师可立即给予冷刺激以缓解症状，减轻患者痛苦。

（3）冷热诊测试结果和临床意义：①正常。冷热诊测试有反应，反应程度同对照牙，表示牙髓活力正常。②敏感。冷热诊比对照牙反应强烈，但刺激去除后疼痛即刻消失，表示牙髓可能处于充血状态，这种症状也称“一过性疼痛反应”；冷刺激引起剧痛，并持续一段时间，表示处于牙髓炎浆液期；化脓性牙髓炎，热刺激引起疼痛，冷刺激反可缓解疼痛，均提示牙髓敏感。③迟钝或迟缓性疼痛。被测牙以同样程度的温度刺激，但持续一段时间后才出现弱于对照牙的反应，这种现象称为牙髓反应迟钝。牙髓有慢性炎症或牙髓大部分坏死时均可表现为牙髓反应迟钝。被测牙在温度刺激去除数分钟后出现较重的疼痛反应，并持续一段时间，这种症状称为迟缓性疼痛，牙髓变性或坏疽的患牙，可出现迟缓性疼痛。临床上，由于疼痛是患者主观的感受，个体间存在差异，不能把迟钝或迟缓性疼痛截然分开来对牙髓病变进行诊断。④无反应。被测试牙对温度的刺激不产生反应，表示牙髓已坏死。

临床记录应写明具体测试情况。根据测试结果，可记录为冷热诊反应正常、冷热诊一过性疼痛、冷测剧烈疼痛并持续一段时间、热测剧烈疼痛并持续一段时间、热测痛冷缓解、冷热诊反应迟钝或迟缓、冷热诊无反应等。

2. 电诊牙髓活力测试法 是借助电活力测试仪不同强度电流刺激来观察牙齿耐受程度，以判断牙髓状态的方法。其原理与温度测试相似，只是测试的刺激源不同。

牙髓活力测试器种类很多，使用前应先阅读产品说明书，熟悉仪器性能及具体操作方法。使用时先隔离唾液，擦干被试牙面。医师左手持口镜牵拉患者颊、唇黏膜，或用手直接接触黏膜，右手握笔式持测试器。用小棉球蘸生理盐水放置于被测牙面上，将牙髓活力电测仪的工作端放于牙齿唇（颊）面中 1/3 处，逐渐加大电流强度，当患者有“刺麻感”时举手示意，将工作端移离牙面并记录读数。一般重复 2 ～ 3 次，取平均值。

电诊牙髓活力测验应先测试对照牙，后测试患牙，通过比较其结果，推断患牙牙髓的活力。测试电流强度与对照牙相同，表示牙髓活力正常；测试电流强度低于对照牙，则牙髓敏感性增强；测试电流强度高于对照牙，牙髓反应迟钝，表示牙髓有变性或大部分坏死。若测试电流强度达最高读数仍无反应，表示牙髓无感觉，牙髓已经坏死。临床记录分别为电测试反应正常、电测试反应敏感、电测试反应迟钝、电测试无反应等。

临床上一般认为，电诊牙髓活力测试在判断牙髓是活髓还是死髓时较为可靠。但存在假阳性或假阴性的可能，因此，不能作为诊断的唯一依据。引起假阳性反应的原因可能为：①未充分隔湿或干燥被测牙，电流泄漏至牙周组织；②探头或电极接触了大面积的金属修复体或牙龈，使电流流向了牙周组织；③液化性坏死的牙髓有可能传导电流至根尖周组织，当电流调节到最大刻度时，患者可能会有轻微反应；④患者过度紧张和焦虑，以致在探头刚接触牙面或被问及感受时即示意有反应。引起假阴性反应的原因可能为：①探头或电极未能有效地接触牙面，妨碍了电流传导至牙髓；②患者事先用过镇痛剂、麻醉剂或酒精饮料等，使之不能正常地感知电流刺激；③刚受过外伤的患牙可对电流刺激无反应；④根尖尚未发育完全的新萌出牙，其牙髓通常对电流刺激无反应；⑤根管内过度钙化的牙，其牙髓对电流刺激通常无反应，常见于一些老年人患牙。

使用电诊牙髓活力测试时还需注意，因牙髓电测仪会干扰心脏起搏器的工作而诱发心律失常，故安装心脏起搏器患者禁用。

（二）影像学检查

临床上影像学检查的设备和方法较多，用于口腔内科的影像学检查主要包括 X 线检查和锥形束 CT（cone beam computer tomography，CBCT）检查。

1. X 线检查 X 线检查是口腔内科中一项重要的辅助检查方法，它是利用 X 线穿过不同密度的物体后剩余量的差异能够在胶片上表现出来的原理，以显示机体内部结构的方法。

口腔内科中常用 X 线检查有口内片和全景片（又称全口牙位曲面体层片、口外片、全口片）。口内片又分为根尖片、粭翼片和咬合片。根尖片可同时了解牙体、牙周、牙髓组织及根尖周组织的病变情况，临床应用最广；粭翼片可同时观察上、下颌牙冠，用于检查邻面龋和修复物，但不能检查牙根；咬合片有上颌前部咬合片、上颌后部咬合片及口底片，可用于检查上颌骨、下颌骨病变，埋伏牙定位及颌下腺导管结石等；全景片可观察和了解全口牙和牙槽骨的病变。

X线检查存在影像重叠、变形失真等问题，且组织要破坏到一定程度才能在X线检查上反映出来，因此，必须结合其他临床检查才能对疾病作出确切的诊断。X线检查的应用范围如下。

（1）辅助诊断：在牙体牙髓病、根尖周病、牙周病及颌面外科疾病等疾病的诊断时，为辅助诊断的重要检查手段之一。①牙体牙髓病：临床检查难以发现的龋病，如邻面龋、根面龋、继发龋、潜行龋、隐匿龋等；牙体形态发育异常，如畸形中央尖、畸形舌侧窝等；牙根异常情况，如牙根的内、外吸收及牙根发育不全、牙根折断等；髓室和根管情况，如髓腔钙化、髓石、根管数目、形态、长度和弯曲情况等。②根尖周病：各种根尖周病，如根尖周肉芽肿、根尖周脓肿、根尖周囊肿及致密性骨炎等。③牙周病：了解牙槽骨吸收、破坏的程度和类型。④颌面外科疾病：阻生牙、埋伏牙、先天性缺牙等；颌骨炎症、囊肿、肿瘤等。

（2）治疗方面：治疗前，对手术难度进行估计，如欲做根管治疗的牙是否根管钙化；治疗中对治疗质量的评估，如牙根是否拔净；根管治疗时检查髓室底穿、根管壁侧穿、根管内器械的折断情况、辅助根管工作长度测量、根管充填物是否到位、致密等；治疗后对疗效的追踪，如根管治疗后，根尖周破坏区域是否减小、愈合等。

2. CBCT 是放射线束呈锥形发出，通过围绕患者头部旋转获得扫描视野内原始图像，进行轴位、矢状位及冠状位的观察及三维重建的数字容积体层摄影。CBCT可用于牙体、牙根、根管系统、根尖周、牙槽骨及颌骨等结构的检查，但不作为口腔内科学常规的诊断检查手段，只有在常规X线检查存在结构重叠和清晰度等问题时，才可以作为进一步检查的手段。

（三）局部麻醉法

局部麻醉法是通过麻醉排查的方式从易混淆的区域中确定疼痛部位的方法。如急性牙髓炎产生放射性疼痛，当无法确定患牙位于上颌还是下颌时，可用局部麻醉药（2%普鲁卡因或利多卡因）进行下牙槽神经阻滞麻醉。如疼痛停止，可确定患牙位于下颌；反之，表示患牙位于上颌。再如，临床上难以定位三叉神经痛的神经支时，也可用局部麻醉法鉴别。

（四）诊断性备洞

临床上对牙髓的状况有时难以进行准确的判定，可通过诊断性备洞的方法来帮助判断。当磨到牙本质层时，患牙有感觉，越接近髓腔疼痛越明显，说明患牙的牙髓有活力；反之，说明患牙的牙髓坏死。

（五）穿刺检查

穿刺检查是用注射器刺入肿胀物，然后抽出其中的液体或内容物进行检查的方法，一般是在常规消毒处理和局部麻醉后进行。对抽取物进行肉眼和显微镜检查，可帮助了解肿块或肿胀组织内容物的性质。通过颜色和性状的观察，初步确定是囊液、脓液或血液。镜下，不同液体有不同的特点，囊液有胆固醇结晶和少量炎症细胞；如为脓液，急性炎症以中性粒细胞为主；慢性炎症以淋巴细胞为主；如为血液，主要是红细胞。

（六）实验室检查

实验室检查包括血液检查、口腔微生物涂片和培养、脱落细胞学检查、活体组织检查等。但对一般门诊患者，这些检查不列入常规检查项目，在临床上可根据病情选择相关项目进行检查，协助诊断和治疗。

1. 血液检查　血液检查常用血常规检查、凝血系列检查、生化检查等。

血常规检查是最常用的基本检查手段。通过检查，可以了解某些口腔疾病对机体的反应，帮助确定某些口腔疾病病变性质。如急性化脓性炎症、较严重的口腔黏膜溃疡，应做血常规检查，包括白细胞计数及分类计数，以了解炎症程度。

牙龈出血、口腔黏膜或皮肤上有出血点、瘀斑，应做血常规、出凝血时间、血小板计数检查，以排除其他血液病。

根尖外科手术前常需进行血常规及凝血系列检查，出现不宜进行手术的指标，如中性粒细胞计数和百分比增高、血小板减少、凝血时间异常等，则不能或暂缓手术。

对疑有传染病患者，应做相应的检查。如疑为乙型肝炎患者，检查还应包括乙肝两对半检查、乙肝病毒 DNA 定量的检查等；疑似为艾滋病患者，检查还应包括 HIV 检测等。

2. 口腔微生物涂片和培养　临床上有些口腔黏膜病变难以确诊，需要做细菌学检查帮助诊断。如牙龈或口腔黏膜出现糜烂、溃疡、假膜、坏死时，可通过细菌涂片和培养，以明确诊断。同时，还可做药物敏感试验，以便选用有效药物提高治疗效果。

3. 脱落细胞学检查　是根据细胞形态学改变特征判断机体病理变化的一种方法。肿瘤细胞易脱落，从病损表面刮下少许组织，进行涂片、固定、染色后，观察表面脱落细胞的形态。此法损伤小，操作简便，安全、无痛苦，能在短时间内初步确定疾病为良性还是恶性。但此检查方法取材范围很局限，不能准确反映肿瘤的类别、恶化程度、与邻近组织的关系等，假阴性率较高，因此，脱落细胞学检查不能取代活体组织检查。

4. 活体组织检查　是从病变部位取一小块组织制成切片，镜下观察细胞形态及结构，作出病理学诊断，必要时也可采用冷冻切片检查。适用范围如下。

（1）口腔肿瘤，通过活检判断肿瘤性质、浸润情况。

（2）确定是否为特殊感染，如梅毒、结核等。

（3）判断口腔黏膜疾病是否为癌前病变，有无恶变倾向。

（4）对术后标本的检查，可以进一步明确诊断，指导临床治疗。

取材方法：用 75% 乙醇消毒病损表面，局部麻醉下在病损最典型处或恶变的可疑处进行梭形切除，注意避开已坏死的组织和重要的组织结构。病变小、有蒂和包膜完整的良性肿瘤应全部切除。术中要注意减少出血和避免造成新的创伤。切下的组织立即固定在 10% 甲醛液中，并填写病理检查申请表送病理科检验。

（七）光纤透照检查法

此检查方法是用光导纤维透明光源透照牙齿。检查时在暗室内进行，透照前牙时光源置于牙的舌侧，透照后牙时光源置于牙的颊侧。对牙隐裂、直视不易发现的龋坏及牙髓坏死引起的髓腔着色有较高的诊断意义。牙隐裂患牙因强光不能透过，故光源侧牙体组织发亮，远离光源侧牙体组织发暗（图 1-3）。

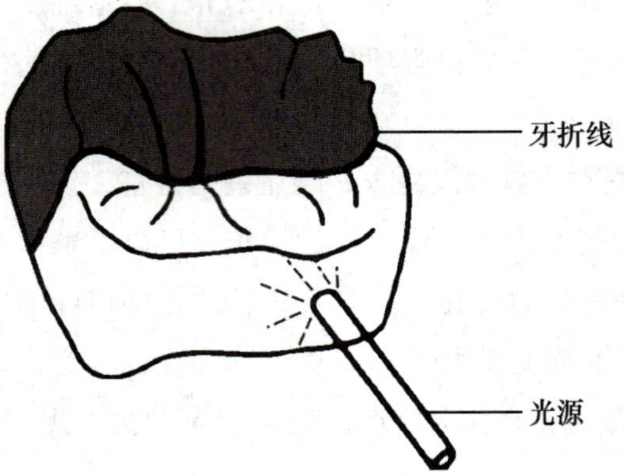

图 1-3　光纤透照检查法示意图

—• 考试知识点总结 •—

—• 本章小结 •—

—• 协和云课堂……　拓展练习及参考答案 •—

（刘泽念　蔡成莲）

第二章　病历记录

教学课件

学习目标

素质目标

（1）注重爱伤意识，具备对患者的人文主义关怀精神，树立高尚的职业道德。

（2）具备良好的学习态度及严谨的工作作风，提升科学的思维方法和不断创新、与时俱进的观念。

（3）提高良好的人际沟通能力及团队协作精神。

知识目标

（1）掌握：口腔内科门诊病历的项目和正确的书写格式。

（2）熟悉：各种牙位记录的方法及优缺点。

（3）了解：知情同意书主要内容及签署的重要性。

能力目标

（1）能说出口腔内科门诊病历所包括的项目及其重要性。

（2）初步具备口腔内科门诊病历书写的能力。

案例导入

【案例】

患者，男性，20 岁。半年前开始左下后牙对冷、热刺激敏感感，四个月前遇冷热后感到疼痛，并有自发性疼痛，放射至左侧颈部及相邻牙，夜间加剧，因疼痛剧烈而去某医院治疗过一次，疼痛逐渐缓解，故未继续治疗，以后冷热刺激都减轻。近日因感冒牙痛再次发作，有剧烈的持续性跳痛，不敢触碰患牙，影响睡眠。其他病史无特殊。

检查：患者精神状态可，左下颌面部稍肿胀。左下颌第一磨牙咬合面深褐色并有洞形成，损及近中边缘嵴，探诊发现已穿髓，无探痛，叩（++）。颊侧牙龈表面移行处红肿，压痛。X 线检查示根尖透射影。

诊断：急性根尖周炎

治疗计划：①急症处理，36 开髓根管引流；② 36 根管治疗。

处理：知情同意后，进行如下处理。① 36 开髓根管引流；②口服消炎药；③ 2 日后复诊。

医师签名：实习医师 / 指导医师

【问题】

1. 如上述病例为患者的病历记录，还缺少哪一项重要内容？
2. 请指出该病历记录中不规范的项目，如何修改？

·核心知识拆解·

病历是对患者疾病检查、诊断和治疗过程的客观记录。它是分析、研究疾病规律的原始资料，是医疗工作的档案，也是检查医疗质量的重要依据。在一定情况下，病历还具有法律效力，可作为判断医疗纠纷的原始资料。故病历是非常重要的医疗文件，医师应认真、严肃的对待，在记录时要求内容准确完整、重点突出、字迹清晰、格式正确、逻辑清楚、实事求是，严禁涂改和伪造。

口腔内科病历以门诊病历为主，住院患者的病历按住院病历书写规范要求记录。

第一节　病历记录项目

口腔内科病历包括一般项目、主诉、现病史、既往史、家族史、系统性疾病史、旅居史及个人史、口腔检查记录、诊断、治疗计划、知情同意书、治疗过程记录、医师签名等内容，其书写要求如下。

一、一般项目

微课：口腔检查记录内容及要求

一般项目包括姓名、性别、年龄、民族、职业、工作单位、婚否、住址和电话号码、门诊号，以及药物过敏史等。有些项目是资料保存、疗效观察所需要的，一定要准确记录在病历首页或封面上。

二、主诉

是患者本次就诊的主要原因。以患者的口吻，简明扼要地记录就诊时疾病的主要症状、部位及发生的时间，避免用专业术语。例如，右下后牙疼痛半年，加重 3 天。

三、现病史

是与主诉疾病有关的病史。客观详细的现病史对疾病的诊断有很好的提示作用。医师应根据主诉，按照疾病发生的时间顺序，记录疾病发生、发展、演变的过程、目前状况，以及曾经做过的治疗和疗效等。另外，有意义的阴性结果也应记录。记录时要求文字简洁，有逻辑性。

四、既往史、家族史、系统性疾病史、旅居史及个人史

1. 既往史 记录与现有口腔疾病的诊断和治疗有关的病史，如外伤史、手术史、传染病史、精神心理病史、药物过敏史、出血及止血情况等。如个别前牙变色与牙外伤有关。

2. 家族史 记录家族中有无类似患者疾病的成员。家族情况等与现患疾病可能有关时，应对家族史进行记录，如有些牙周炎、口腔溃疡性疾病、先天多数牙缺失或全口牙缺失等可有明显的家族高患病率倾向。

3. 系统性疾病史 有些口腔疾病与全身情况有关，也应记录。如牙龈出血等症状最初就诊于口腔科，但与血液病、内分泌疾病和维生素缺乏相关；多发性牙周脓肿与糖尿病密切相关；若患者患有风湿热、艾滋病、糖尿病或做过心脏瓣膜手术，临床检查、治疗前应预防性使用抗生素以防止感染；还应该记录患者是否曾有过瘀斑不消或出血不止的病史。

4. 旅居史及个人史 有些口腔疾病与患者居住地及工作环境等有关，如氟牙症患者，有地区流行性；酸蚀症与工作环境有较大关系；不同传染病有不同的潜伏期，应根据考虑的疾病，记录过去某段时间是否去过疫源地。

个人生活习惯和饮食习惯与某些口腔疾病相关，也应记录。如口腔不良习惯，喜酸性饮料、烟酒、过热过冷的食物等，都会引起口腔疾病。对女性患者妊娠时若需进行牙髓治疗，最好选择在孕中期，治疗时应注意控制疼痛与感染；月经期应避免手术，以防发生代偿性出血。

五、口腔检查记录

在全面检查的基础上，重点记录主诉和现病史所反映的阳性体征。记录顺序为先口外再口内，先主诉部位再其他部位，先牙体后牙周、黏膜，先一般检查再特殊检查。记录主诉牙应首先记录牙位，然后记录一般检查的结果，如视诊、探诊、叩诊、咬诊、扪诊、嗅诊、牙松动度检查及染色检查等；最后再记录所做特殊检查的结果，如牙髓活力测试结果及 X 线检查的表现等。另外，有意义的阴性体征也应记录。

六、诊断

根据病史和检查结果作出诊断，将主诉牙的牙位和疾病名称记录在病历“检查记录”的右下方。疾病名称要以全国科学技术名词审定委员会公布的医学名词为准，不可将患者的主诉或症状如“牙痛、牙龈出血、龋洞”等作为诊断名称记录。

若同时患两种及以上口腔疾病，则以主诉相关疾病为第一诊断，其他疾病的诊断根据严重程度顺序排列。如第一次不能确诊时，可暂写“初步诊断”或“印象”，并根据需要做进一步检查、观察或会诊，确定诊断后重新记录。

七、治疗计划

明确诊断后，根据病情的轻重缓急及患者的要求制订治疗计划，包括对症处理和根治疗法。拟定治疗计划时一般与诊断的顺序相对应，先解决主诉问题，再解决其他问题。另外，有些患者的病情是发展变化的，因此，在整个治疗过程中，还应根据病情的变化适时对治疗计划进行调整、修改，以达到全面、最佳的治疗效果。

八、知情同意书

在经济快速发展的当今社会，人们对医疗健康的需求日益多样化，医患双方共同参与医疗的全过程也是医疗行为重要的一环。因此，治疗计划制订后，医师需要对患者进行详细的讲解，使患者了解其所患的疾病及相应的治疗方案、所需费用、预期疗效等，并根据自身情况加以选择。另外，医疗过程中也存在各种风险，这种风险应该由医患双方共同承担。为保障医患双方权利，在实施治疗前，需要患者签署知情同意书，来约束医患双方履行约定的或法定的义务。

九、治疗过程记录

要求完整、清晰地记录整个治疗过程中的关键步骤及其所见。如龋病的治疗应记录患牙牙位、龋洞去腐后的情况、达到牙本质的深度、敏感程度、有无露髓、所用充填材料和所做的治疗等；牙髓病应记录是否麻醉、开髓情况、出血情况、根管情况（根管治疗时包括工作长度、根管数目、根管预备、消毒等情况）等；牙周病应记录治疗的方法、操作过程中出血情况、患者的反应等；口腔黏膜病应记录治疗方法及药物的用法用量、注意事项等；复诊治疗记录项目应包括日期、牙位（部位）、前次治疗的反应、病情变化及检查结果，以及本次治疗的措施、所用药物和剂量，还应记录下次复诊的时间和拟采用的治疗方法。治疗过程记录应完整清楚、简明扼要。

十、医师签名

病历记录中均要求有诊治医师签名，医师应字迹清楚地签署全名，实习和进修医师还应请指导医师签名，以示负责。

▶知识拓展

患者如何签署知情同意书

对需取得患者书面同意方可进行的治疗，应当由患者本人签署知情同意书。患者不具备完全民事行为能力时，应当由其法定代理人签署；患者因病无法签署时，应当由其授权的人员签署；为抢救患者，在法定代理人或被授权人无法及时签署的情况下，可由医疗机构负责人或者授权的负责人签署。

因实施保护性医疗措施不宜向患者说明情况的，应当将有关情况告知患者近亲属，由患者近亲属签署知情同意书，并及时记录。患者无近亲属的或者患者近亲属无法签署知情同意书的，由患者的法定代理人或者关系人签署知情同意书。

第二节 牙位记录法

口腔中，牙齿的数目较多，在进行描述和记录时，对具体的某颗牙齿，常常需要表达准确的位置。在病历书写时，牙位记录更是要使用统一符号。迄今为止，牙位的记录方式有多种，各有优缺点。最常用的牙位记录法有以下三种。

一、符号法

符号法（Palmer-Zsigmondy 记录法）是目前临床上常用的方法。特点是有一个“十”字符号，水平线将上、下颌牙齿分开，垂直线将左右分开，两条线交叉将全口的牙齿分为上下左右四个象限。在相应的象限内填上数字或字母，即表示牙位。

1. 恒牙式 用阿拉伯数字 1、2、3、4、5、6、7、8 依次表示恒牙中的中切牙、侧切牙、尖牙、第一前磨牙、第二前磨牙、第一磨牙、第二磨牙、第三磨牙。恒牙式的表达方法如下。

8 7 6 5 4 3 2 1	1 2 3 4 5 6 7 8
8 7 6 5 4 3 2 1	1 2 3 4 5 6 7 8

2. 乳牙式 用罗马数字Ⅰ、Ⅱ、Ⅲ、Ⅳ、Ⅴ或英文字母 A、B、C、D、E 依次表示乳中切牙、乳侧切牙、乳尖牙、第一乳磨牙、第二乳磨牙。乳牙式的表达方法如下。

Ⅴ Ⅳ Ⅲ Ⅱ Ⅰ	Ⅰ Ⅱ Ⅲ Ⅳ Ⅴ
Ⅴ Ⅳ Ⅲ Ⅱ Ⅰ	Ⅰ Ⅱ Ⅲ Ⅳ Ⅴ

E D C B A	A B C D E
E D C B A	A B C D E

表示某个牙位时，需要先写出“十”字符号，然后在相应的象限写一个数字或字母即可。如右上第一恒磨牙为 6┘，左下乳尖牙为 └Ⅲ 或 └C

3. 优缺点 优点是数字和字母数目少（8 个数字，5 个字母），读者一看便知具体牙位，容易掌握；缺点是任何一个牙位的记录都需要添加“十”字符号，打字和排版不方便。

二、国际牙科联合会记录法

国际牙科联合会（Federation Dentaire International，FDI）记录法，是目前世界卫生组织推荐的牙位记录方法。该方法由 FDI 编制，获国际标准化组织（International Standards Organization，ISO）的认可。该方法采用的是两位数牙位标志法，即每个牙齿都用两位阿拉伯数字表示，第一位数字代表象限，第二位数字代表牙齿的名称。

1. 恒牙式 恒牙的编号为 1 ～ 8，由中线向后为序；恒牙的象限编号为 1 ～ 4，从左上象限开始，按顺时针依次为 1、2、3、4 象限。恒牙式的表达方法如下。

18 17 16 15 14 13 12 11	21 22 23 24 25 26 27 28
48 47 46 45 44 43 42 41	31 32 33 34 35 36 37 38

牙位记录时只需记录代表相应牙位的阿拉伯数字即可。如右上尖牙记录为 13，左下尖牙记录为 33。

2. 乳牙式 乳牙的编号为 1 ～ 5，由中线向后为序；乳牙的象限编号为 5 ～ 8，从左上象限按顺时针依次为 5、6、7、8 四个象限。乳牙式的表达方法如下。

55 54 53 52 51	61 62 63 64 65
85 84 83 82 81	71 72 73 74 75

牙位记录和恒牙式一样，只需记录代表相应牙位的阿拉伯数字即可。如右上乳尖牙记录为 53，左下乳尖牙记录为 73。

3. 优缺点 优点是既方便打字排版，又能够很好地体现同名牙的相似性特点；缺点是直观性较符号法稍差。

三、通用法

通用法（universal system）又称通用数字法。目前，在美国等国家应用较普遍。也是以“十”字符号将全口牙齿分为上下左右四个象限，从右上颌最后一颗磨牙起顺时针方向旋转至右下颌最后一颗磨牙按数字或英文字母排列即为相应的牙位数。

1. 恒牙式 各象限内的牙齿从右上颌第三磨牙开始，顺时针方向旋转至右下颌第三磨牙止，分别用阿拉伯数字 1 ～ 32 表示。表达方法如下。

1 2 3 4 5 6 7 8	9 10 11 12 13 14 15 16
32 31 30 29 28 27 26 25	24 23 22 21 20 19 18 17

2. 乳牙式 各象限内的牙齿从右上颌第二乳磨牙开始，顺时针方向旋转至右下颌第二乳磨牙

止，分别用大写英文字母表示。表达方法如下。

A B C D E	F G H I J
T S R Q P	O N M L K

3. 优缺点 其优点是不需要添加“十”字符号，给打字和排版带来方便，每个牙位只用一个特定的数字或字母表示，不容易混淆。任何牙位只需写出或念出一个数字或英文字母即可，如左上颌第一磨牙为 14，左上颌第一乳磨牙为 I。缺点是不形象，同名牙的相似性没有表现出来，数字和字母量多（32 个数字，20 个字母），记忆困难。

考试知识点总结

本章小结

协和云课堂…… 拓展练习及参考答案

（蔡成莲 蔡智国）

第二篇

牙体牙髓病

第三章　龋　　病

教学课件

学习目标

素质目标

（1）具备对患者尊重、理解及耐心的观念。

（2）具备服务群众、奉献社会的职业道德。

（3）具备科研探索精神，拥有勤学乐学的职业品质，不断创新、与时俱进的理念。

（4）具备善于沟通、科学求实的意识，以及严肃认真的工作作风。

知识目标

（1）掌握：龋病的临床表现、诊断要点及龋病的治疗方法。

（2）熟悉：龋病的定义、特征、病因、临床分类、鉴别诊断，以及治疗的并发症及处理。

（3）了解：龋病的流行病学、病因学说、临床病理及根面龋的治疗。

能力目标

（1）具备全面、系统、正确地采集病史的能力，对龋病能够正确诊断和选择合理的治疗方法。

（2）能对患者和公众进行有关健康生活方式、龋病预防等方面知识的宣传教育。

案例导入

【案例】

患者，男性，42 岁。

主诉：左下后牙进食时疼痛明显 2 周。

现病史：患者近 2 周来发现左下后牙刷牙、进食、饮冷热水时有酸痛感，进食冷热食物时疼痛更明显，去除刺激后疼痛消失，无自发痛及夜间痛，患牙未曾治疗过；平素身体健康，无过敏药物。

口腔检查：左下第一磨牙殆面可见一深而大的龋洞，龋坏达牙本质深层，牙龈无红肿，探诊洞底酸痛明显，刺激去除后疼痛即刻消失，未探及穿髓孔，叩诊同正常牙；牙髓活力检查正常，冷水入洞后疼痛，去除后疼痛消失。

辅助检查：X 线检查显示龋洞透射影像未达髓腔。

【问题】

1. 请为患者作出正确诊断，其诊断依据是什么？

2. 该诊断结果应与哪些疾病相鉴别？

3. 针对该病例，应如何进行沟通，选择什么最合适的治疗方法？

·核心知识拆解·

龋病是口腔常见病与多发病，发病率高，一般情况下龋病的病程长、发展缓慢，所以不易受到重视，但是病变向深部发展后，可引起一系列并发症，甚至影响全身健康。世界卫生组织在20世纪60年代初将龋病列为继心血管疾病、肿瘤之后第三大危害人类健康的疾病之一，受到世界关注，因此，龋病应当被引起重视。我国龋病的研究工作也不断发展，建立了龋病防治网点和研究机构。

本章主要介绍了龋病的定义和特征、流行病学特点及发病因素，还有龋病的分类、临床表现、诊断及鉴别诊断，并详细讲述了龋病治疗的各种方法，因为接近牙髓的深龋有特殊性，重点强调了深龋的治疗方法。另外，介绍了龋病治疗中的并发症及处理。在学习过程中，应重点掌握龋病的临床表现、诊断标准及各种治疗方法。

第一节 概 述

一、龋病的定义和特征

（一）定义

龋病（dental caries or tooth decay）是以细菌为主的多种因素影响下，牙体硬组织发生的慢性进行性破坏性疾病。引起龋病的原因主要包括牙菌斑、食物因素及牙所处的微生态环境等，就病因学角度而言，龋病可称为牙体硬组织的细菌感染性疾病。

（二）特征

龋病时病理改变涉及的牙体硬组织包括牙釉质、牙本质和牙骨质，发生的基本过程是口腔微生物在牙面形成牙菌斑，细菌在牙菌斑微生态环境中利用碳水化合物产酸，造成牙体硬组织脱矿。

龋病的临床特征是牙体硬组织色、形、质方面发生变化。初期时牙齿透明度下降，牙釉质出现白垩色改变；病变继续发展，随着色素沉着，局部呈黄褐色或棕褐色。由于无机物脱矿、有机物破坏的不断进行，牙体硬组织逐渐疏松软化，导致牙体缺损形成龋洞，且不能自行修复。

龋病是可以治疗的，古代中医用苦参汤治疗龋病疼痛，并且《史记》中有关于用针刺及苦参汤含漱治疗龋病的记载。唐代和宋朝医书记载了用银膏充填龋洞的方法，与现今用银汞合金充填龋洞相似。随着器械和新材料的飞速发展，龋病的治疗水平不断提高，对牙髓的损伤可以逐渐减少，使龋病治疗更容易，效果更好。

龋病也可以预防，人类早期记载预防龋病的方法包括茶水漱口，咀嚼核桃仁、大蒜等，现代氟化物及各种氟制剂的运用也为龋病的预防工作提供了有效的方法。

二、龋病的危害

龋病是最常见的口腔疾病，一般情况下龋病的病程长、发展缓慢，自龋病开始到肉眼发现病损或者感觉到不适需要一年以上的时间，不会危及患者生命，不易受到重视。

但是病变向深部发展后，可引起牙髓病、根尖周病、颌骨病变等一系列并发症，也可导致全身感染性疾病；随着病变的不断破坏，可逐渐造成牙体缺损，成为残根，最终牙丧失，破坏咀嚼器官的完整性，不仅影响消化，在儿童时期还可影响牙颌系统的生长发育；龋病及其并发症在机体抵抗力低下时，还可引起脏器疾病，如风湿性心脏病、风湿性关节炎及慢性肾炎等，影响全身健康，应引起重视。

三、龋病的流行病学

（一）龋病的评价方法

1. 患病率 患病率即患龋率指的是病程长的慢性病（龋病）存在或流行的频率，即调查或检查时，一定人群中患龋病的情况。计算公式如下。

龋病患病率 = 观察时的龋病例数 / 该观察时点（时期）的人数 ×100%

2. 发病率 特定观察时期内，可能发生某病（龋病）的特定人群中出现新发病的频率。计算公式如下。

龋病发病率 = 观察时间内新发生龋病人数 / 受检人口数 ×100%

然而一个人有 10 颗龋齿或 1 颗龋齿都记录为一个病例，不能反映患龋程度的差异，因此，患病率和发病率只能反映龋病流行的广度，不能表达龋病的严重程度。

3. 龋均及龋面均

在同一口腔中有正在发展的龋齿，有已充填治疗的龋齿，也有因为龋病而拔除的患牙，这些牙都应统计在内，每个人患龋齿的均数应包含上述三种情况。常用的反映龋均的指数是龋失补指数（decayed-missing-filled，DMF），包括龋齿数、因龋失牙数及因龋补牙数的总和。龋失补指数是不可逆性指数，反映一个人的终身龋病经历，具有重要参考价值。

龋均（DMFT）即每位患者所患龋齿的均数。计算公式如下。

龋均（DMFT）= 龋、失、补之和 / 受检人数

然而，一颗牙有 4 ～ 5 个牙面，DMFT 指数不能对每个牙面的患龋情况进行比较，一颗牙的 1 个面有龋和 3 个面患龋时都只能记录为 1，因此，DMFT 有很大的局限性。为更准确地反映龋病流行的严重程度，可采用龋面均（DMFS）指数，“S”代表龋病累及的牙面数。计算公式如下。

龋面均（DMFS）= 龋、失、补牙面之和 / 受检人数

DMFS 指数是受检人群中平均每个个体罹患龋病的牙面数，较 DMFT 指数更具敏感性，尤其适用于在较短期间内观察龋病的预防效果。

乳牙的龋病记录采用 dmf 指数，内容和意义与 DMF 指数相同，可选用 dmft 或 dmfs。

（二）龋病的好发牙位和好发牙面

1. 龋病的好发牙位 恒牙列中下颌第一磨牙的患龋率最高，其次是下颌第二磨牙，往后依次为上颌的第一磨牙、第二磨牙、前磨牙、第三磨牙、前牙，患龋率最低的是下颌前牙。乳牙列中下颌第二乳磨牙患龋率最高，其次是上颌第二乳磨牙、第一乳磨牙、上颌乳前牙，下颌乳前牙患龋率最低。

2. 龋病的好发牙面 殆面是龋病的好发牙面，其次是邻面和颊面。随着人口老龄化及牙周炎患病率逐渐增长，牙龈退缩导致牙根暴露，牙根面成为根面龋的好发部位。

（三）龋病的流行性情况

龋病的流行情况可追溯到百万年以前，但古代人患龋情况并不严重。随着人类进化及经济的发展，尤其是食物摄入的种类改变，精细食物消耗量增加，龋病发病率也不断升高。

随着公共口腔卫生措施的实施，医疗水平的不断提升，生活水平的不断改善及个人保健意识的提高，许多发达国家龋病流行情况出现下降趋势，而发展中国家龋病发病率却开始出现上升趋势。美国预防医学会推荐的氟化水源在龋病预防方面起了关键作用，使龋病的发病率呈下降趋势。部分发展中国家由于糖消耗的增加和防龋措施不完善，龋病的发病率呈缓慢上升的趋势。2016 年 *The lancet* 公布的全球疾病负担研究数据显示，全球恒牙患龋率居所有疾病首位，龋病发病率居第二位，仅次于上呼吸道感染，而乳牙龋病发病率位于第五位。因此，龋病全球防治工作任重而道远。

第二节 龋病的发病因素及病因学说

19 世纪末，米勒（Miller）进行了一系列细菌学研究，提出了龋病病因的化学细菌学说，对于研究龋病的病因有重要参考价值。20 世纪 60 年代，凯斯（Keyes）提出龋病三联因素概念，以及随后发展的四联因素学说，都丰富了龋病的化学细菌学说内容，随着各学科的不断发展，对龋病的认识也将不断地深化。

一、龋病的发病因素

目前公认的龋病发病因素是四联因素（图 3-1），主要包括微生物因素、食物因素、宿主因素和时间因素。龋病的发生有口腔致龋菌群、适宜的底物、敏感的宿主，必须在口腔内滞留足够的时间，即微生物、食物和宿主三要素同时存在，并经过一定时间发生龋病。基本过程为口腔致龋菌在牙面形成牙菌斑，牙菌斑中细菌利用糖类无氧酵解产生酸，酸从牙面薄弱部位入侵，使无机物脱矿和有机物分解，产生龋病。

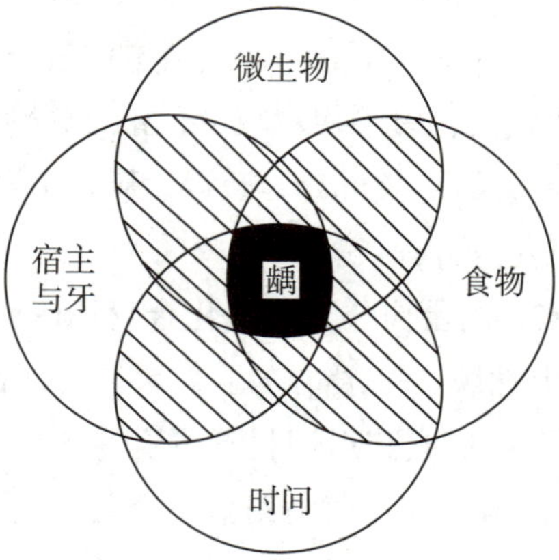

图 3-1 龋病病因的四联因素示意图

（一）微生物

菌斑是由细菌、各种有机物、无机物和水组成的斑块样物质；细菌在其中生长、发育、繁殖、衰老与死亡，并在其中进行复杂的代谢活动，条件合适会引起龋病、牙周病等。牙菌斑是附着在牙面上菌斑的总称。

1. 牙菌斑结构 菌斑依据所在部位分为龈上菌斑和龈下菌斑。龈缘上方为龈上菌斑，龈缘下方为龈下菌斑。临床上，牙面少量菌斑不能用肉眼观察到，达到一定厚度时可用染色显示出来。以龈上菌斑为例，在光学显微镜下观察，牙菌斑的基本结构可分为 3 层。

（1）基底层：又称菌斑－牙界面。基底层是连接微生物和牙面的重要载体。最常见的排列是细菌位于获得性膜的上方，微生物也可以与牙釉质、牙骨质直接接触。

（2）中间层：中间层是牙菌斑的主要结构，也是发挥作用的主要组成部分，包括稠密微生物层和菌斑体部，由各种微生物，包括球菌、丝状菌和杆状菌组成，结构较致密。获得性膜一旦形成，口腔微生物很快定植于表面，从菌落结构到膜状结构，最早在获得性膜上定植的是链球菌，随后是杆状菌、丝状菌等。为了扩大细菌的黏附面积，保持牙菌斑内微生物的营养和氧的供给，中间层的细菌会逐渐排列成栅栏状结构，垂直于牙面，是牙菌斑成熟的特征性结构。

（3）牙菌斑表层：是菌斑最外层，靠近口腔，由各种细菌、食物残渣和脱落的上皮细胞组成。细菌排列不规则，结构疏松，厚度不一。细菌相互附着形成谷穗样结构，栅栏状结构和谷穗样结构是牙菌斑成熟的重要标志。

2. 牙菌斑的组成 牙菌斑由约占 80% 的水和约 20% 固体物质构成。固体物质包括碳水化合物、蛋白质、脂肪和各种矿物质。蛋白质是主要成分，通常占牙菌斑干重的 40% ～ 50%，主要是唾液糖蛋白、免疫球蛋白和一些酶及乳铁质。

（1）碳水化合物：葡萄糖是牙菌斑主要的碳水化合物形式，占牙菌斑干重的 15% 左右。碳水化合物是牙菌斑主要成分之一，以低分子单糖（葡萄糖、果糖等）和双糖（蔗糖）所占比例最大，另外，还含有少量多糖，多糖的存在与龋病发生发展有密切的关系。菌斑中糖是细菌生长、代谢的能源，细菌代谢合成多糖参与菌斑的形成，构成牙菌斑的基质。

（2）蛋白质：牙菌斑中的蛋白质源于细菌、唾液及龈沟液，已鉴定出的一些唾液蛋白质包括淀粉酶、溶菌酶、IgA、IgM、IgG 和清蛋白等。

（3）无机成分：牙菌斑中主要含有钙、磷酸盐和高浓度的氟，大多数氟化物能与无机成分或细菌结合；细菌发酵碳水化合物时，牙菌斑 pH 下降，氟离子可阻止 pH 下降和 / 或形成氟磷灰石，提高牙齿抗酸能力。如果无机成分含量高，患龋相对减少，相反患龋的可能性升高。

3. 牙菌斑的形成和发育 牙菌斑的形成可分为获得性膜形成和初期凝聚、细菌附着、牙菌斑成熟三个阶段，存在连续性，很难截然分开。

（1）获得性膜形成和初期凝聚：由蛋白质、碳水化合物和脂肪组成，唾液糖蛋白或糖蛋白吸附至牙齿表面形成的生物膜称为获得性膜。一般情况下，清洁的牙面一经接触唾液，形成均质薄膜。在刚清洁过的牙面上，20 分钟内即可形成获得性膜，厚度为 5 ～ 20μm。然后细菌开始在其表面黏附，1 小时后细菌数量增加，互相融合；24 小时后菌落完全融合，覆盖牙面。

获得性膜的功能有双向性。获得性膜具有修复或保护牙釉质表面的作用，但获得性膜的形成也改变了吸附部位牙面的物理和化学性能，包括釉质溶解性和通透性等，为细菌在牙面的定植提供条件，成为牙菌斑生物膜形成的初期阶段；获得性膜的组成成分为牙菌斑生物膜中微生物提供了丰富的营养，促进细菌对牙面的定植和代谢，所以获得性膜是牙菌斑形成的基础。

（2）细菌附着：获得性膜形成以后，细菌吸附在获得性膜表面，并在其中生长、发育、繁殖，形成小菌落；最早吸附至获得性膜上的细菌多为血链球菌，后期有丝状菌、杆状菌和其他形态的细菌。另一些细菌通过细菌间的相互黏附而吸附到牙面上共同形成牙菌斑。由于细菌表面成分内有与获得性膜互补的受体，所以牙菌斑内细菌可表现出选择性吸附。

葡萄糖基转移酶（glucosyltransferase，GTF）可以吸附至获得性膜上，也可存于变异链球菌的表面，它产生的葡聚糖链在细菌表面和牙之间相互作用，并形成强有力的结合。蔗糖在诱导牙菌斑形成过程中葡萄糖基转移酶起到了关键作用，可促进变异链球菌的附着聚集。

（3）牙菌斑成熟：当获得性膜在牙齿表面形成后，细菌便会吸附于其上，细菌的数量就会逐渐增多，同时其密度也会越来越大。从最初获得性膜的形成，经过 5 ～ 6 天牙菌斑会发育成熟，此时牙菌斑内细菌数量和种类保持稳定。牙菌斑成熟标志是栅栏状结构和谷穗状结构。成熟牙菌斑的结构致密，通透性差，内部有害物质不断增加，牙菌斑深处氧化还原电势（EH）下降，形成厌氧环境，在此环境下，不同细菌表现出不同的代谢活性和生理特性。

4. 牙菌斑微生物学 健康口腔中存在种类繁多的天然菌群，目前已知的有 700 多种，在口腔疾病的发生过程中起到不同的作用。其中链球菌属在天然菌群中所占比例最大，占唾液总菌数的 1/2 以上，链球菌是龈沟、舌背部、颊部及口底黏膜的常驻菌。

龋病发生过程中的细菌活动较为复杂，不能简单认为是由于唾液细菌在牙面定植所造成的直接损害，只有在牙菌斑介导下才能致龋。

（1）微生物与龋病：微生物引起龋病的重要生物学特征是利用碳水化合物产酸。龋病不是由单一细菌所致，牙面上存在多种细菌均与龋病的发生有关。大量实验研究表明，口腔中有天然菌群，外源性细菌很难定居。能够产生龋病的微生物主要是变异链球菌，某些唾液链球菌、血链球菌、黏性放线菌、发酵乳杆菌和唾液乳杆菌也能诱导发生龋病。这些微生物均有产酸能力，与口腔中其他天然菌群竞争，最后附着于牙面。各菌属诱导龋病的形成能力存在着差异。

（2）致龋微生物：龋病是多种微生物在特殊微生态环境下，共同作用的结果，细菌导致龋病，或被定义为致龋菌，须符合以下基本条件：具有强的表面黏附力；产酸能力强；耐酸能力强，能够在酸性环境中生存和代谢；能够合成细胞内外多糖。

常见的致龋微生物包括链球菌属、乳杆菌属、放线菌属等。口腔中所有部位都能分离出链球菌，多数为革兰阳性兼性厌氧菌，各型链球菌均与龋病发生发展有一定关系。变异链球菌是口腔天然菌群中致龋能力较强的一种球菌，而变异链球菌的致龋性主要取决于产酸能力和耐酸能力。细菌在生长、繁殖过程中都利用糖类产生各种代谢产物，如乳酸、甲酸、乙酸及琥珀酸等，这些酸性物质聚集在牙菌斑内，当 pH 下降至 5.5 以下，并存在相当长的时间，就会造成牙体硬组织脱矿，意味着龋病的病变过程开始。

5. 牙菌斑的致龋作用 牙菌斑的致龋作用可以概括为细菌代谢碳水化合物产酸，由于菌斑基质有屏障作用，导致酸不易扩散，局部 pH 下降，造成牙体硬组织脱矿，形成龋坏。牙菌斑是细菌代谢和致病的复杂微生态环境，在龋病发生中有重要作用，它为细菌定居、生长、繁殖提供了稳定的生态环境。当细菌生长、繁殖达到一定厚度，牙菌斑致密性增加，通透性下降，内部处于缺氧状态，无氧酵解过程会加快，各种有机酸生成增多。当牙菌斑内的 pH 下降到引起局部牙釉质脱矿的临界值（pH= 5.5）时，开始脱矿。

合成细胞内外多糖是微生物引起龋病的另一个重要生物学特征，菌斑内多糖，尤其是细胞外不溶性多糖为胶状物，属于构成牙菌斑的重要基质，成为牙菌斑内酸性物质不被外界唾液稀释、使牙面脱矿的有利条件。牙菌斑内水溶性多糖是细菌代谢的底物，成熟菌斑的结构致密，外界营养物质、糖类不易进入，牙菌斑内水溶性多糖被细菌分解成单糖，都是维持牙菌斑内细菌生长代谢所必需的能量来源。

（二）食物因素

食物因素对龋病的影响一直受到关注，食物的致龋作用与食物种类、食物性状及进食频率有关。食物是细菌致龋的重要物质基础，而碳水化合物尤其蔗糖，是引起龋病最重要的食物。

1. 碳水化合物 碳水化合物也就是通常所说的糖类，与龋病的发生有着密切关系。人们每天摄入的 50% ～ 60% 热量都来自碳水化合物，大部分碳水化合物能为人体提供可以直接使用的热量。

碳水化合物致龋性的大小与多种因素相关。

（1）食糖量：高糖消耗有高的龋病流行率，食糖消耗量低的人群龋病的流行率也低，而无龋人数会增加。这就说明，食糖消耗量越多，患龋情况会越严重，食糖消耗与龋病的流行呈正相关。

（2）糖的种类：各种糖其分子量和化学结构不同，产酸能力也不同。实验研究发现，各种碳水化合物中，蔗糖导致平滑面龋的能力最强。蔗糖作为细菌代谢的底物，为细菌提供营养，其终末产物还可造成牙齿的破坏。牙菌斑中很多细菌可以代谢蔗糖，其中变异链球菌代谢蔗糖的能力最强。变异链球菌主要通过 3 条途径代谢蔗糖，包括将蔗糖转变为细胞外多糖；通过糖酵解途径产生乳酸，为细菌活动提供能量；合成糖原作为细胞内多糖贮藏。GTF 对蔗糖具有高度特异性。变异链球菌对蔗糖代谢时产生乳酸，pH 可达到 4.5 以下，在这种低 pH 的酸性环境中，变异链球菌和乳杆菌都可以耐受和生存。其他糖类如葡萄糖、麦芽糖、果糖和乳糖，能深入牙菌斑，被细菌直接利用产酸，合成细胞壁多糖、荚膜多糖，但合成能力低于蔗糖。

糖致龋能力的排序为：蔗糖＞葡萄糖＞麦芽糖＞乳糖＞果糖＞山梨糖＞木糖醇。木糖醇致龋能力最弱，而且具有抑制致龋菌生长、产酸及抑制牙菌斑生物膜的作用，山梨糖和木糖醇由于基本不会被致龋菌利用产酸，所以常被当作防龋的甜味替代物。

（3）进食频率：不同的进食频率，致龋率也不同。如果进食糖的频率过高，使得口腔微生物能够持续获得代谢所需的营养，会使牙菌斑长期处于pH低的酸性环境，而研究也已证实，儿童若在餐间进食甜食及睡前加餐甜食，会致使龋病的严重程度显著加剧。

（4）食物的性状和摄入方式：含糖食物的物理性状（如精细度和黏稠度等），与该食物在口腔内的溶解、停留时间及在牙面的黏附状况存在着紧密的关联性。相较于初加工食品，精细、黏稠的含糖食物具有更强的致龋力，因为此类食物在口腔中停留的时间相对较长，为致龋菌提供了更充足的作用时间和适宜的代谢环境，从而增加了龋病发生的风险。

经胃管导入的食物，由于避开了口腔环境，不会引发龋病，只有通过经口腔摄入的方式，食物进入口腔后才有可能导致龋病的产生。

2. 氟化物 氟是重要的防龋元素，具有以下作用。

（1）全身作用：在机体发育阶段，摄入氟适量水平时，氟可进入骨组织和牙齿硬组织形成稳定的氟磷灰石晶体，使牙釉质的抗酸溶解能力得到显著提高。

（2）局部作用：氟具有降低牙釉质羟基磷灰石溶解性的作用，同时改善晶体结构、促进再矿化；氟还可以对牙菌斑细菌酶产生抑制作用、阻碍致龋菌的生长、解除牙釉质表面蛋白质和/或细菌的吸附，从而降低表面自由能。

3. 磷酸盐 磷和钙是对骨骼和牙齿发育起着至关重要作用的矿物质，它们是钙化组织不可或缺的重要组成部分，在维持骨骼和牙齿的正常结构与功能方面发挥着重要作用。牙齿发育过程中有足够的钙、磷，可增强牙齿的抗龋能力，磷酸盐还可以缓冲牙菌斑pH，增强牙的抗龋性，促进再矿化。大量的研究认为，磷酸盐的局部作用还有抑菌的效果。

4. 维生素 维生素D与体内钙化组织和器官的发育、代谢密切相关，维生素D缺乏会导致牙齿钙化障碍。维生素A缺乏会影响发育中牙釉质角蛋白样物质的代谢。维生素C缺乏影响牙本质的胶原代谢。这些缺乏的维生素都会降低萌出后牙齿的抗龋能力。

（三）宿主因素

影响龋病的宿主因素主要包括牙齿、唾液和机体的全身状态。发育良好的牙齿，即使其他致龋因素很强也不会出现龋病。唾液对维持口腔环境正常pH、保持牙面的完整性、促进脱矿牙齿的再矿化等具有重要影响。机体的全身状态对保护口腔、减少疾病有重要意义。

1. 牙齿 牙是致龋微生物的宿主，牙的排列、解剖结构及表面形态、理化性质，以及对龋病的易感性、细菌的黏附和牙菌斑的形成都有密切的关系。

（1）牙齿的排列：拥挤或排列不齐的牙，不易被唾液冲洗或被自洁作用清洁，这些部位容易发生龋坏。

（2）牙齿结构及表面形态：后牙𬌗面存在复杂的窝沟，食物碎片和微生物容易嵌入，而不易清除，成为龋病易感区。牙齿患龋病的风险与窝沟深度有密切的正相关关系，深的窝沟不易探入进行清洁，菌斑不易清除，引发龋病，形成临床上较为常见的窝沟龋。

牙表面对龋病的敏感性不尽相同，有的表面易患龋病，另外一些表面较少被波及。如下颌第一磨牙各面易患龋病的顺序为𬌗面、颊面、近中面、远中面和舌面，而上颌侧切牙舌面易患龋。此外，下颌磨牙颊面沟、上颌磨牙的腭面沟等易患龋。存在这些差别的原因是形态不同，下颌磨牙颊面沟、上颌磨牙腭面沟及上颌侧切牙舌面窝是牙菌斑滞留区，容易患龋。

（3）牙齿的理化特性：牙齿的矿化程度、微量元素含量等影响龋病的发生发展，牙齿成分的含量和矿化程度影响龋病的易感性。牙釉质发育不全容易出现严重龋坏。牙体硬组织中无机盐含量高可以增加牙齿的抗溶解性；牙骨质中无机盐和有机物含量高，但是当牙龈退缩时，牙骨质会暴露于牙菌斑，出现溶解脱矿，因此，老年人根面龋发病严重。牙釉质中氟含量较高时，患龋率会降低。

2. 唾液 唾液是牙齿的外环境，唾液的分泌量和成分的改变、缓冲能力的大小、抗菌能力的变化都与龋病发生有着密切的关系。唾液腺因各种原因破坏后极易出现龋病。唾液影响龋病的发生、发展主要表现在以下几方面。

（1）机械清洗作用：健康成人每天唾液的分泌量可达 1.0 ～ 1.5L，分泌量大，唾液在口腔中流动，对牙齿起到机械清洁作用，可以减少细菌的聚集，清除牙菌斑中细菌的代谢产物。唾液量越多、稀薄，对牙面清洗作用强；唾液量少、越黏稠，机械清洗作用差，容易发生龋病。

（2）缓冲作用：唾液中含有碳酸盐、磷酸盐和唾液蛋白等缓冲系统，具有很强的缓冲能力，能中和细菌产生的酸，对口腔中的 pH 变化产生缓冲，预防龋病的发生。

（3）抗菌作用：唾液中有很多抗菌因子，如溶菌酶、免疫球蛋白等，可以杀灭或抑制口腔内的细菌。

（4）抗溶作用：牙体硬组织中的矿物质在口腔环境中不断溶解和沉积，这是一个动态过程。唾液会影响牙体硬组织的溶解和沉积，唾液中的钙、磷、氟离子也可促进牙齿再矿化，抵抗牙体硬组织溶解。

3. 机体的全身状态 牙齿的生长、发育在很大程度上取决于发育过程中机体的营养状况。营养不良会影响牙齿的正常发育，如全身性疾病（内分泌疾病、代谢病等）的患者，发生龋病的概率较正常人高。儿童时期营养不良，如钙、磷、维生素、蛋白质的缺乏和代谢紊乱，也可严重地影响到牙齿发育和矿化，因而增加龋病的易感性，导致龋病发病严重。

人体消化道的起始端是口腔，时常遭受到外来抗原的侵袭。在人类不断的进化过程中，人体会逐渐形成自身的免疫系统，对口腔的保护至关重要，它能够有效抵御外来抗原的侵害，从而显著降低口腔疾病的发病率。不仅如此，免疫系统在维护全身健康方面也发挥着不可或缺的作用，对预防全身感染有着深远的意义。龋病的主要致病菌是变异链球菌，与龋病相关的细菌还有放线菌和乳杆菌，由于致病菌明确，针对龋病采取相应的免疫预防措施便具备可能性，人类自身的免疫状态及主动免疫和被动免疫都将影响龋病的发生和发展。

（四）时间因素

龋病的发生过程较长，形成龋病的每一过程都需要一定的时间，只有致龋微生物、适宜的环境和敏感的宿主同时存在相当长的时间，才可能产生龋坏。从清除牙面附着物到获得性膜产生，从获得性膜附着到形成牙菌斑，细菌利用碳水化合物产酸到牙釉质脱矿等一系列过程，均需要一定的时间。另外，时间因素还包括牙萌出之后的时间及碳水化合物滞留牙面的时间。不论哪种情况，时间因素在龋病发生过程中均具有重要意义。

其他一些因素，如年龄、性别、种族、家族与遗传、地理因素等与龋病的发生发展也有一定的关系。

二、龋病的病因学说

在人类对龋病病因的不断研究中形成了许多代表性学说和病因理论。

（一）化学细菌学说

由米勒（Miller）于 1889 年提出。该学说认为，龋病的发生是因为牙齿上的细菌与口腔内碳水化合物发生反应，发酵产生酸性物质，使牙体硬组织的无机物发生脱矿溶解现象，然后细菌产生的蛋白溶解酶分泌，进一步分解有机物，最终牙体硬组织崩解，形成缺损。此学说首次阐述龋病的发生与口腔微生物、致龋食物及酸溶解的关系，为龋病病因的现代理论奠定了基础。

该学说存在一定的局限性，包括口腔中游离的细菌是不能致龋的，该学说未提出牙菌斑；未解释龋病发生的部位差异；不能解释为什么有些人不发生龋病；未明确是否有特异性细菌导致龋病。

（二）蛋白溶解学说

由戈特利布（Gottlieb）和弗里斯比（Frisbie）等于 1947 年提出。该学说认为，附着在牙面上的细菌先产生蛋白水解酶，使牙体硬组织中釉板、釉柱等有机成分溶解，打开细菌侵入牙体内部的通道，微生物通过此通道进入内部，产酸并使无机物溶解脱矿，晶体分解，形成龋坏。描述了有机物的破坏是龋病发生的先决条件，但是此学说缺乏病理学、生物化学的实验依据，尚没有可靠的依据证实龋病是由蛋白质溶解开始的。

该学说同样存在局限性，包括未证实细菌产生的哪一种蛋白溶解酶发挥溶解作用；蛋白溶解酶怎么进入牙体硬组织及牙釉质少量的蛋白质溶解如何造成牙体硬组织丧失等问题未能说明。

（三）蛋白溶解 – 螯合学说

由沙茨（Schatz）和马丁（Martin）等于 1955 年提出。该学说认为，龋病的形成是由于附着在牙面上的细菌和酶导致的，口腔细菌首先分解釉质的有机成分，有机物破坏后具有螯合特性，能溶解釉质的矿物质，最后牙釉质中有机物和无机结构同时破坏。蛋白溶解能释放出各种螯合剂，如有机酸、肽等有螯合功能的物质，与牙齿中的钙螯合成可溶性螯合物，牙体脱矿形成龋坏。

按照此学说，龋病是先发生有机质溶解，产生螯合剂，然后无机物脱矿，但釉质中的有机质含量少于 1%，这样少的有机质要使 96% 以上的矿物质溶解，缺乏实验证据，还有待于进一步研究。而且，该学说未能说明哪些细菌产生蛋白溶解酶，蛋白溶解酶怎样进入釉质溶解有机质的。

第三节　龋病的临床病理及分类

一、龋病的临床病理

（一）龋病病变过程及特点

1. 龋病的病变机制　龋病是一种细菌感染性疾病，龋病时牙体硬组织在色、形、质方面出现改变。牙齿硬组织在酸的作用下脱矿，酸性物质沿着牙釉质或牙骨质微细通道（裂纹、沟裂、釉板、釉梭等）向深部渗透，逐渐发展。龋病发生中由于全身或局部因素发生改变，病变速度可加快或者减慢，甚至停止。

2. 龋病发展到牙釉质－牙本质界或牙骨质－牙本质界 该部位组织结构较为疏松，而且可能存在微小间隙，龋病在此部位潜行发展，表现为牙冠表面龋坏范围小，而在牙釉质下方，牙釉质－牙本质界处已有相当严重的龋坏。

3. 对于龋病的修复能力 牙釉质、牙本质和牙骨质中含有大量钙、磷及其他矿物质，组织内部无血管和淋巴管，龋病一旦形成，组织几乎缺乏修复能力。在釉质龋早期，如果及时改变局部因素，比如去除牙表面菌斑、有效改善口腔卫生条件等，早期釉质龋可通过矿物质沉积而再矿化。牙面形成实质性缺损后，就不能通过再矿化方法进行修复。

4. 成牙本质细胞对于龋病的影响 在龋病的发生发展过程中，与龋病相对应部位的成牙本质细胞处于防御反应状态，细胞活性增加，形成的修复性牙本质能够抵抗外来刺激。慢性龋时修复性牙本质形成量多，急性龋时由于病变发展快，成牙本质细胞来不及形成足够修复性牙本质而导致牙髓感染坏死。

（二）龋病病理变化

1. 釉质龋 肉眼观察，釉质龋早期表面呈现白垩色，无光泽，随着色素沉着，表现为深褐色或黑褐色。龋病早期，表面层损害极少，但在表层下方脱矿显著。早期釉质龋可分为 4 层，代表不同程度的硬组织变化，光学显微镜下观察，由深部向表面分别为：透明带、暗带、病损体部、相对完整的釉质表层（图 3-2）。

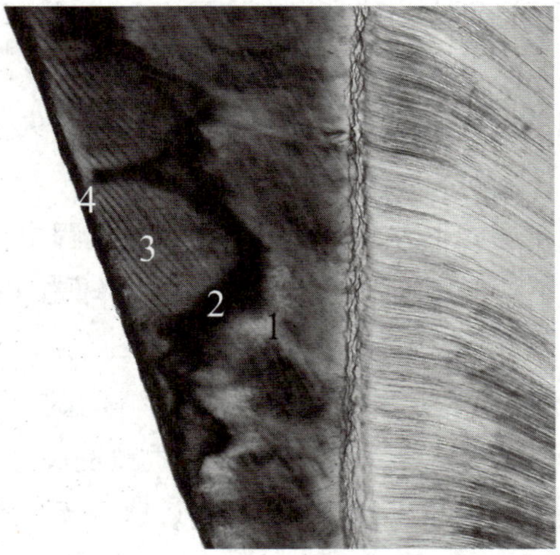

1. 透明带；2. 暗带；3. 病损体部；4. 相对完整的釉质表层。

图 3-2 早期釉质龋组织学分区示意图

（1）透明带（损害的前沿）：牙釉质龋的最深层，可能为牙釉质龋坏病损体部溶解的钙、磷等沉积于此。光学显微镜下观察，该层发亮致密性高。

（2）暗带（透明带与病损体部之间）：含有 5% 的微小空隙，空隙内充满气体，光学显微镜观察颜色较深。

（3）病损体部：牙釉质龋改变的主要部分，也是龋坏严重的部位。显微镜下观察可见，该部位正常结构破坏，釉柱纹理消失，显微硬度仪显示该部位矿物质大量丢失，硬度较低。

（4）相对完整的釉质表层：肉眼和普通光学显微镜下观察可见，釉质表面相对完整，表面光泽下降或消失。干燥后牙釉质表面为白垩色或白色，主要是因为釉质脱矿后失去水分，折光率改变。

2. 牙本质龋 牙髓和牙本质可视为一独立的生理性复合体，龋坏到达牙本质后也会累及牙髓组织。当龋病损害穿透牙釉质，会沿着釉牙本质界向侧方扩散，潜行性破坏牙釉质，损害沿牙本质小管方向侵入牙本质，在牙本质中形成底朝向釉牙本质界，尖端指向牙髓腔的锥形损害。光学显微镜下观察，牙本质龋由表面向深层分为 4 层：坏死崩解层、细菌侵入层、脱矿层及硬化层（图 3-3）。

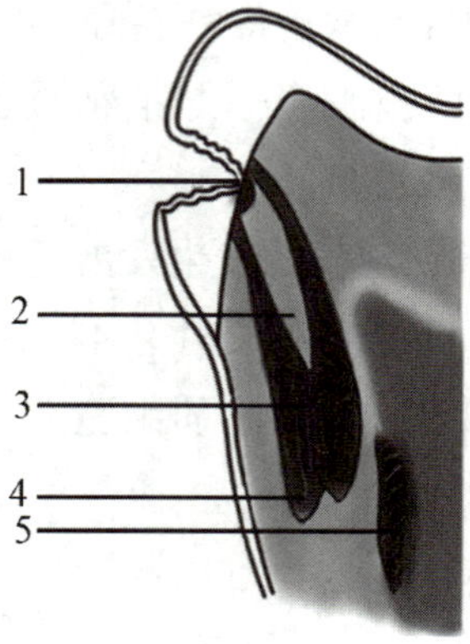

1. 坏死崩解层；2. 细菌侵入层；3. 脱矿层；4. 硬化层；5. 修复性牙本质。

图 3-3 牙本质龋的病理变化示意图

（1）坏死崩解层：位于牙本质龋的最外层，也是破坏最严重的一层。牙本质正常的结构破坏，牙本质小管变形或消失，该层有破坏的牙本质小管、口腔菌群、被降解的无结构基质。

（2）细菌侵入层：坏死区下方为感染区，该层中有大量微生物侵入牙本质小管，导致其扩张变形，为防止继发龋的产生，治疗时必须去净该层。

（3）脱矿层：位于细菌侵入层的下面，有部分矿物质丢失，牙本质小管相对完整，硬度轻微降低，细菌未侵入深层组织，在龋病治疗时该层可以保留。

（4）硬化层：位于脱矿层的下方，在牙本质龋发生过程中，脱矿部位的矿物质沉积。显微镜下观察其结构致密，牙本质小管密集，管径变小，通透性降低。在硬化层的下方，形成修复性牙本质，增加牙本质的厚度，使成牙本质细胞远离感染。

3. 牙骨质龋 常见于老年人，因牙龈退缩或食物嵌塞造成龈乳头萎缩，牙根暴露形成牙骨质龋，临床上牙骨质龋常呈浅碟形。牙骨质龋与牙本质龋发病过程相同。牙骨质薄，且无细胞组织，牙骨质内有机物含量也较牙釉质和牙本质高，而钙、磷等无机物含量少，龋坏环绕牙根发展，很快波及牙本质，形成牙本质龋。临床上用挖匙可以成片状剥离，其中主要是变性坏死的软组织，矿物质成分极少。

4. 牙髓组织对患龋的反应 牙本质－牙髓复合体，它们是不同类型的组织，但其在结构和功能上又保持着密切联系。

当龋病发展到牙釉质层，髓腔内成牙本质细胞会受到刺激，功能活跃。当龋病发展到牙本质层，刺激通过牙本质小管成牙本质细胞突或其他感受器传到牙髓组织，牙髓中未分化的间叶细胞及成纤维细胞功能活跃，加速修复性牙本质的形成。修复性牙本质形成的速度和量与龋病发展速度、龋病的性质、龋坏与髓腔距离及刺激的性质有关，比如龋病进展缓慢，成牙本质细胞形成修复性牙本质，牙髓出现感染的机会降低。

5. 脱矿和再矿化 脱矿与再矿化在一定条件下，是一个可逆的过程。

（1）脱矿：在酸的作用下，牙体硬组织矿物质（钙、磷酸盐等）发生溶解、丢失的过程。

（2）再矿化：各种矿物质沉积于正常或者部分脱矿的釉质中或釉质表面，恢复硬度的过程。发育未成熟的牙釉质可在口腔中继续再矿化。局部钙离子和氟离子可促进再矿化。矿物质可以来自唾液或合成的再矿化液等，也可以来自内源性物质，如牙体组织早期脱矿溶解的矿物质再沉积或是这些因素的结合。

二、龋病的分类

根据牙齿硬组织上龋病发生的部位不同，在组织学上分为牙釉质龋、牙本质龋和牙骨质龋。临床上为了准确反映龋病的损害程度和进展状况，清楚表明龋坏发生的部位，获得正确的病因分析，为治疗方法提供依据，在诊断龋病时出现了多种分类方法，其中按龋病的深度分类在临床上最常用。

（一）按发病情况和进展速度分类

1. 急性龋 急性龋（acute caries）又称湿性龋，多见于儿童和青少年；发病速度快，组织颜色浅，质地较软、湿润，可用刮匙去除；成牙本质细胞尚未形成足够的修复性牙本质，牙髓组织容易被感染。

2. 猖獗龋 猖獗龋（rampant caries）又称猛性龋，属于急性龋的一种类型，病变进展很快，全口多颗牙在短时间内发生较严重龋坏，有大量软化牙本质，多见于全身疾病累及口腔局部环境；头颈部恶性肿瘤放射治疗后，会破坏唾液腺，出现猛性龋，又称为放射性龋（图 3-4）；舍格伦综合征患者由于唾液分泌减少易出现猖獗龋。

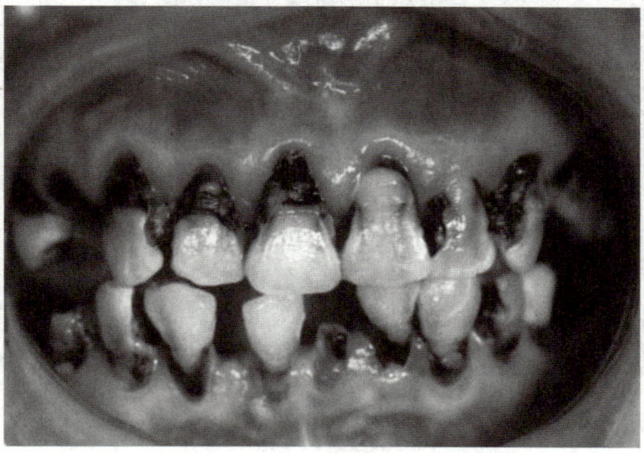

图 3-4 放射性龋

3. 慢性龋 慢性龋（chronic caries）又称干性龋，表现为龋坏数年而不累及牙髓，多见于成人和老年人，发展慢，颜色较深，质地干硬；修复性牙本质形成较多。

4. 静止龋 静止龋（static caries）属于慢性龋的一种形式，龋病发展到一定阶段，由于病变环境发生变化，原先隐蔽的部位变得开放，致病条件发生改变，龋病不再继续进行发展，但是损坏继续保持原状。比如拔除邻牙后邻面龋易于清洁，病变可自行停止；殆面龋坏，随着咀嚼作用将龋病损害部分磨平，菌斑不再堆积，病变会停止，形成静止龋。

（二）按既往有无治疗分类

1. 原发龋 原发龋（primary caries）指初次发生未经治疗过的龋病。

2. 继发龋 继发龋（secondary caries）是龋病治疗后，由于充填物边缘或窝洞周围牙体组织破裂，修复材料与牙体组织不密合有小缝隙，成为菌斑滞留区，或原有的龋坏组织未除净而产生的龋病（图 3-5）。由于继发龋较隐蔽，临床检查不易发现，可结合 X 线检查诊断（图 3-6）。

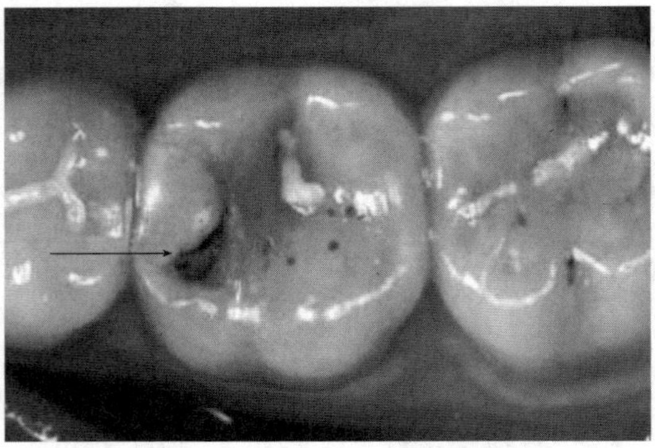

图 3-5 继发龋

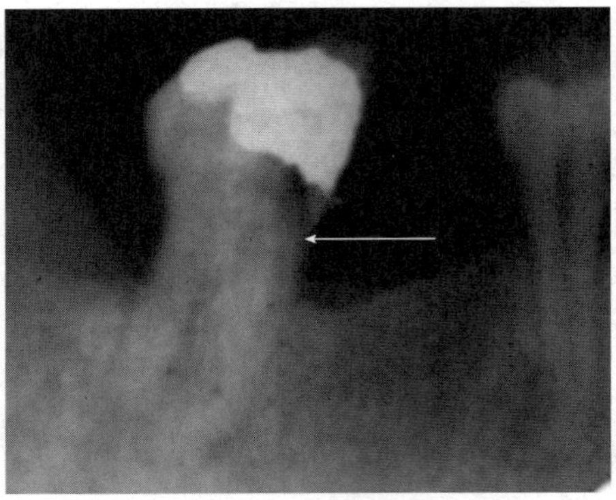

图 3-6 继发龋 X 线检查

（三）按解剖部位分类

1. 窝沟龋 窝沟龋（hollow caries）指发生在磨牙殆面窝沟或者磨牙颊沟及上颌前牙舌面窝处的龋坏，这些部位自洁作用差，对龋病更敏感（图 3-7）。

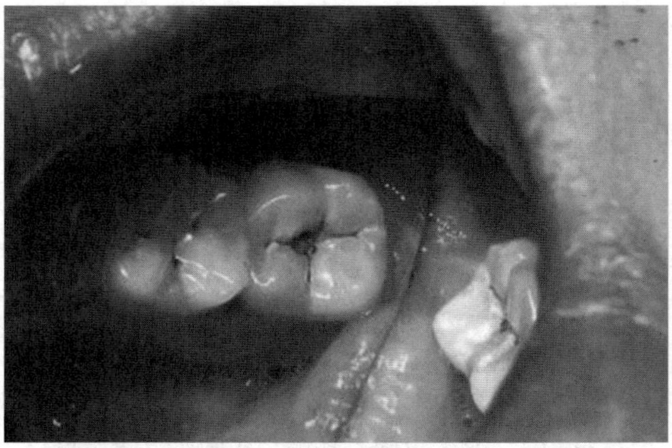

图 3-7 窝沟龋

窝沟发生龋坏时，并非从窝沟基底部位开始，而是先从窝沟侧壁产生损害，最后扩散到基底（图 3-8）。龋坏沿着釉柱方向发展，到达牙本质，然后沿釉牙本质界扩散。

有的窝沟龋呈锥形，底部朝向牙本质，尖在牙釉质表面，狭而深的窝沟处损害更严重，而在龋病早期，釉质表面无明显破坏，具有这种临床特征的窝沟龋又称为潜行性龋。

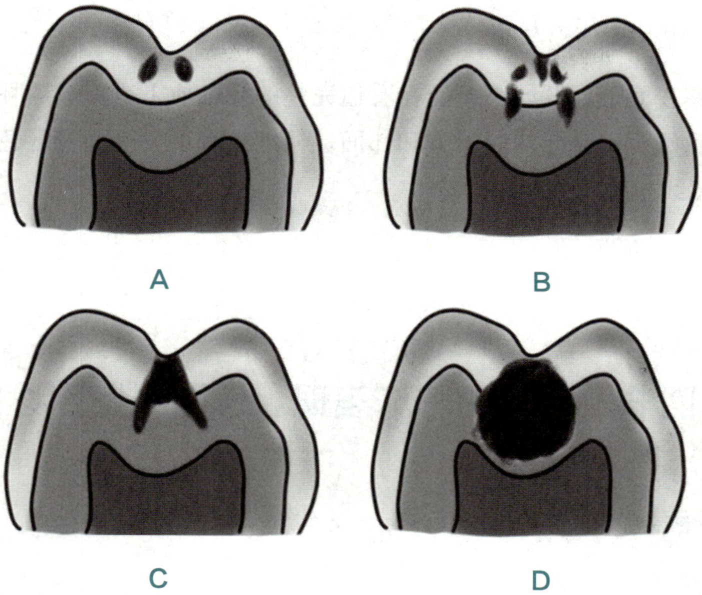

图 3-8　窝沟龋发展的各阶段示意图

A. 早期窝沟牙釉质龋；B. 龋坏累及釉牙本质界；C. 龋坏沿釉牙本质界发展；D. 龋坏发展到牙本质深层。

2. 平滑面龋　平滑面龋（smooth caries）指发生在平滑部位的龋坏，即除窝沟外牙面出现的龋坏，如邻面龋、颈部龋等。邻面龋发生于近中、远中接触点处的龋坏；颈部龋是位于牙的颊、舌面，靠近釉牙骨质界处的龋坏。

3. 根面龋　根面龋（root caries）指发生在釉牙骨质界以下的根面部位的龋坏，常见于牙根的颊面和舌面。主要发生在牙龈退缩、根面外露的牙齿，老年人多见。

（四）按深度（病变程度）分类

1. 浅龋　浅龋（superficial caries）指发生于牙釉质或牙骨质的龋坏，患者一般无症状，检查时发现局部颜色改变（图 3-9A）。

2. 中龋　中龋（intermediate caries）指发展到牙本质浅层的龋坏，有龋洞形成，患者可有冷热酸甜敏感症状（图 3-9B）。

3. 深龋　深龋（deep caries）指龋坏发展到牙本质深层，临床上可见到较深的龋洞，刺激症状明显（图 3-9C）。

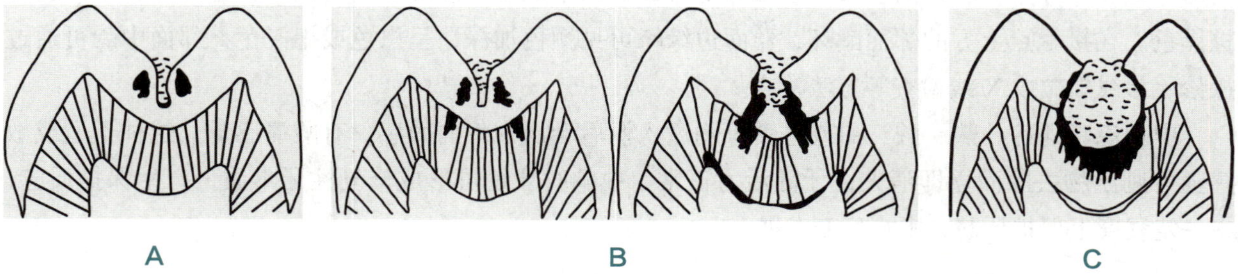

图 3-9　龋坏按深度分类示意图

A. 浅龋；B. 中龋；C. 深龋。

（五）隐匿性龋（undermined caries）

牙釉质脱矿常从其表面下层开始，可能在看似完整的牙釉质下方形成龋坏，具有隐匿性，临床检查易漏诊。隐匿性龋好发于磨牙沟裂下方和邻面。仔细检查可发现病变区色泽较暗，有时用探针针尖可以探入洞中。X 线检查可以协助确诊。

第四节　龋病的临床表现、诊断与鉴别诊断

一、龋病的临床表现

对于龋病，临床上最常使用的是按深度分类，下面主要介绍浅龋、中龋、深龋的临床表现。

（一）浅龋

牙冠部的浅龋发生在牙釉质，牙颈部的浅龋发生在牙骨质。

牙冠部的浅龋包括窝沟龋和平滑面龋，窝沟龋早期表现为龋坏部位呈棕褐色或黑色，用探针检查有粗糙感或回拉探针时有阻滞感，龋坏继续发展能卡住探针。平滑面龋早期表现为白垩色点或者斑，随着时间的延长，龋坏继续发展，变为黄褐色或褐色斑点。邻面早期平滑面龋比较隐蔽，不易发现，可用牙线或探针检查，配合 X 线检查作出正确诊断。

位于牙釉质的浅龋，患者一般无自觉症状；浅龋位于牙颈部的牙骨质或者牙本质，遇物理或酸、甜等化学刺激时有轻微酸软或不适感；浅龋患者牙髓活力正常。

浅龋早期诊断，可定期复查或采用荧光显示法、光纤透照法、X 线检查等辅助诊断方法，常规诊断时用 X 线检查，有利于隐蔽部位龋坏的诊断。

（二）中龋

中龋是已发展到牙本质浅层的龋病。牙本质内有机物含量比釉质多，而且有牙本质小管，有利于细菌入侵，龋病在牙本质内进展较快，形成龋洞。窝沟处的龋坏除向牙本质深层纵向发展外，还会沿牙釉质 - 牙本质界横向发展，在临床上常见到口小底大的龋坏，窝沟周围颜色加深，呈黑色或棕黑色。在接触点上方的邻面龋坏，𬌗面边缘嵴可见颜色加深，呈黑色或墨浸色，邻面中龋可通过探诊、牙线提拉或 X 线检查等方法检查。

中龋患者遇冷、热、酸、甜或进食等刺激入洞后会出现疼痛敏感，有酸痛感觉，这种不适或敏感随着刺激物去除而立即消失，牙髓活力正常。中龋时牙髓可形成修复性牙本质，产生保护反应，在一定程度上保护牙髓，阻止病变发展。

（三）深龋

龋病发展到牙本质深层，视诊可见明显的龋洞，易于探查，探诊敏感，去净龋坏组织后未露髓。位于邻面和充填体下方的深龋及有些隐匿性龋，洞口较小，外观仅有色泽改变，而病变进展很深，

临床检查较难发现，应仔细探查，必要时先去除无基釉再进行诊断。

深龋龋洞多呈开放状态，牙髓受到刺激，疼痛加重，食物嵌入洞内产生疼痛，遇冷、热或者化学刺激时，产生的疼痛比中龋更加强烈。

深龋时髓腔内形成的修复性牙本质一般比中龋多，牙髓也可能有轻度的炎症反应，临床治疗时应注意鉴别，尤其是与可复性牙髓炎和慢性牙髓炎相鉴别。临床检查时判断牙髓健康状况最为重要，可结合患者病史、体征，仔细检查，必要时进行X线检查和其他辅助检查明确诊断，以防误诊。

二、龋病的诊断

（一）基本诊断方法

微课：龋病的诊断与充填修复治疗

1. 问诊 问诊可获取主诉及病史内容。询问患者能否明确牙位；患牙有无刺激痛或自发性疼痛。刺激痛是患牙遇刺激（冷、热、酸、甜食物）时，引起疼痛或不适症状，龋病刺激解除后，疼痛立即消失；自发痛是没有任何外来刺激下发生的疼痛，单纯龋病无自发性疼痛。另外，通过问诊还可全面掌握患者整体口腔状况、卫生保健状态及全身健康状况。

2. 视诊 观察牙齿的形态缺损及色泽变化，可初步判断龋坏的性质和程度，如邻面龋时观察𬌗面边缘有无颜色变化。

3. 探诊 探查龋洞内质地是否变软，龋坏的位置、深度和范围，有无穿髓及出血等。邻面的早期龋坏，探针不易进入时，可用牙线检查有无变毛糙或撕断的情况。

4. 牙髓活力测试 当龋病发展到牙本质时，患者会对外界刺激产生反应，医师可用冷、热刺激检查牙髓状况。牙髓活力测试可以鉴别牙髓是否受累及受累程度，深龋与牙髓炎症进行鉴别时可用牙髓温度测验。

5. X线检查 X线检查可以观察龋坏部位、深度等，尤其邻面龋和继发龋可通过X线检查帮助诊断。

6. 光纤透照法 使用光导纤维装置透照牙齿，常用于前牙邻面龋坏的检查。

（二）龋病的诊断要点

1. 浅龋

（1）一般无自觉症状。

（2）龋坏部位颜色为棕黑，或表现为龋白斑，呈白垩色。

（3）点隙窝沟的浅龋，探诊检查可卡住探针；邻面的早期龋坏，探针不易进入时，可用牙线检查有无变毛糙或撕断的情况。

（4）对于隐蔽部位的龋坏可选择X线检查辅助诊断。

（5）牙髓活力测验结果正常。

2. 中龋

（1）龋坏达牙本质浅层。

（2）患者可有症状，如对冷、热、酸、甜刺激敏感，刺激去除后，症状立即消失。

（3）X线检查可协助检查邻面龋坏。

（4）牙髓活力测验结果正常。

3. 深龋

（1）存在大而深的龋洞，龋坏达牙本质深层。

（2）无自发性疼痛，冷、热、酸、甜刺激痛，刺激去除后，症状立即消失。

（3）X 线检查可协助检查隐匿性龋。

（4）牙髓活力测验结果正常。

三、龋病的鉴别诊断

（一）早期窝沟龋与正常窝沟

窝沟龋呈黑色或棕黑色，表面有粗糙感，探针检查针尖可卡入，回拉时有阻滞感。正常窝沟色浅，表面光滑，无卡探针现象。

（二）平滑面龋与釉质发育不全和氟斑牙

平滑面龋探诊表面粗糙、质软，色素沉着呈灰黄色或黄褐色斑块。釉质发育不全是牙齿在发育过程中，由于局部或全身因素影响而导致牙釉质发育障碍所产生的牙釉质结构缺陷，分为钙化不全与发育不全两种类型，有对称性。牙釉质钙化不全主要表现为出现白垩色变化，牙表面光洁，可累及牙齿各部位，浅龋有一定的好发部位；发育不全的牙齿表面因色素沉着表现为黄褐色或棕黄色，探诊表面质地坚硬光滑，有缺损，无卡探针现象，病变有对称性（表 3-1）。氟斑牙有地区流行性，主要原因是地方性水含量氟过高，有对称性，同一时期发育的牙齿全部受累，氟斑牙部分牙釉质呈黄褐色，表面光滑，严重时伴有牙体组织缺损（表 3-2）。

表 3-1　平滑面龋与釉质发育不全和钙化不全的鉴别要点

鉴别要点	平滑面龋	釉质发育不全	钙化不全
牙齿特点	无对称性	左右对称	左右对称，可累及牙齿各部位
釉质特点	病损局限	有缺损，呈黄褐色或棕黄色	呈白垩色
探诊	粗糙、质软	质地坚硬光滑，没有卡探针现象	表面光洁

表 3-2　平滑面龋和氟斑牙的鉴别要点

鉴别要点	平滑面龋	氟斑牙
牙齿特点	无对称性	有对称性，同一时期发育的牙齿全部受累
釉质特点	病损局限	表面光滑，严重者伴有牙体组织缺损
地区流行	无	有

（三）深龋与慢性牙髓炎

1. 自发性疼痛 深龋没有自发痛；慢性牙髓炎患者常有自发性疼痛或自发痛病史。

2. 刺激痛 深龋有明显的冷、热、酸、甜刺激痛症状，食物嵌入洞内或冷热刺激进入洞内引起疼痛，刺激去除后疼痛立即消失；慢性牙髓炎患者物理或化学刺激入洞后引起剧烈疼痛，疼痛持续时间较长。

3. 探诊 深龋探诊敏感，去净龋坏组织后无穿髓孔；慢性牙髓炎无穿髓孔者探诊迟钝，有穿髓孔患者，髓腔内有时可见牙髓息肉，探痛明显。

4. 牙髓活力测试 深龋常规温度活力检查无明显不适，牙髓活力正常；慢性牙髓炎敏感或迟缓性疼痛。

5. 叩诊 深龋同正常牙；慢性牙髓炎有不适感或轻度叩痛。

若深龋和无自发痛症状的慢性闭锁性牙髓炎难以区分时，可先采用诊断性治疗的方法，即用氧化锌丁香油进行安抚治疗或用氢氧化钙间接盖髓，在观察期内视是否出现自发痛等症状再明确诊断。深龋和慢性牙髓炎的鉴别诊断见表 3-3。

表 3-3 深龋和慢性牙髓炎的鉴别要点

鉴别要点	深龋	慢性牙髓炎
自发性疼痛	无	自发性疼痛史
刺激痛	食物嵌入洞内或冷热刺激进入洞内引起疼痛，刺激去除后疼痛立即消失	物理或化学刺激入洞后引起剧烈疼痛，疼痛持续时间较长
探诊	敏感、无穿髓孔	无穿髓孔者探诊迟钝，有穿髓孔者探痛明显
牙髓活力	正常	敏感或迟缓性疼痛
叩诊	正常	不适感或轻度叩痛

（四）深龋与可复性牙髓炎

深龋在冷热刺激进入洞内引起疼痛，刺激去除后疼痛立即消失。

可复性牙髓炎患牙在冷测牙面时出现一过性敏感的表现。

深龋与可复性牙髓炎难以区别时，可先进行安抚治疗，观察后确诊。

第五节 龋病的治疗

龋病是一种慢性进行性破坏性疾病，龋坏缺损一旦形成就不能自行修复，临床上治疗龋病多采用充填修复的方法。龋病治疗的目的是停止龋病发展，保护牙髓组织，恢复牙齿的生理形态、功能及美观，并维持与邻近软、硬组织的解剖生理关系。针对不同程度的龋坏，选择不同的治疗方法。一般来说，早期釉质龋未出现龋洞时可采用非手术治疗的方法；牙体组织出现缺损时，则应采用充填修复治疗；深龋近髓时，需正确判断牙髓状况，牙髓正常时先保护牙髓组织，再进行修复治疗。

一、非手术治疗

龋病的非手术治疗又称为保守治疗，是采用药物或再矿化等各种方法使龋病的病变终止或消除。非手术治疗主要适用于静止龋；未出现牙体硬组织缺损的早期釉质龋；牙釉质早期龋，形成龋洞较浅，损害部位不承受咀嚼压力，也不在邻面触点内的患者。

（一）药物治疗

指的是采用化学药物治疗龋病，终止或消除龋病病变发展的方法。

1. 适应证

（1）尚未形成龋洞的恒牙早期釉质龋。

（2）1 年内将被恒牙替换的乳前牙邻面浅龋和乳磨牙殆面广泛性浅龋。

（3）静止龋。

2. 常用药物及作用机制

（1）氟化物：氟化物有对软组织无腐蚀性、不使牙变色、前后牙均可使用的特点。

常用的氟化物有 75% 氟化钠甘油糊剂、8% 氟化亚锡溶液、酸性磷酸氟化钠溶液（APF）及含氟凝胶等。

氟化物防治龋病的作用机制：氟可与牙釉质中羟磷灰石作用，生成难溶于酸的氟磷灰石，增强牙釉质的抗酸性；氟化物可促进早期龋坏的再矿化，停止龋病病变；氟化物抑制细菌产酸，产生不利于变异链球菌的生态环境。

（2）硝酸银：常用氨硝酸银、10% 硝酸银溶液。

硝酸银对软组织有较强的腐蚀性，不可用于牙颈部龋，以防损伤牙龈；硝酸银涂布后会使牙齿变黑，一般只用于乳牙和恒牙的后牙。氨硝酸银对软组织的腐蚀性较硝酸银小。

硝酸银防治龋病的作用机制：硝酸银与人体组织和细菌的蛋白结合形成蛋白银沉淀物，低浓度时有收敛、抑菌的作用，高浓度有杀菌作用；使用还原剂如丁香油酚、10% 甲醛、2.5% 碘酊等，会生成黑色还原银或灰白色的碘化银，渗入牙釉质和牙本质后，可凝固有机质、堵塞牙釉质孔隙和牙本质小管、杀灭细菌，从而封闭病变区，终止病变发展。

3. 治疗方法

（1）暴露病变部位：磨除牙齿表面浅龋。

（2）牙面清洁：彻底清除牙面上的菌斑和牙石。

（3）隔湿、干燥。

（4）涂布药物。

1）氟化物：用橡皮杯或浸有氟化物药物的棉球，在患处反复涂擦 1 ～ 2 分钟，每周一次，4 ～ 6 次为一疗程；如用 8% 氟化亚锡凝胶、酸性磷酸氟凝胶，可用小刷子蘸稀释液仔细刷于各牙面，效果更理想。需要注意的是氟化物浓度较高，应严格控制氟摄入量，不可让患者吞食。

2）硝酸银：用浸有硝酸银药物的小棉球涂布患区，并用热空气吹干，再用还原剂涂擦患区，直至生成黑色的还原银或灰白色的碘化银。整个操作过程中应严格隔湿，防止与软组织接触。

（二）再矿化治疗

是用人工的方法使已脱矿、变软的牙釉质、牙骨质再矿化，恢复其硬度，使早期龋终止发展或消除的方法。早期牙釉质龋再矿化多采用人工再矿化液治疗，可以获得一定的疗效。

1. 适应证

（1）呈白垩斑或黄褐斑的光滑面早期龋。

（2）龋易感者可用于预防。

（3）急性龋充填修复治疗辅助用药。

2. 再矿化液组成　再矿化液中含有不同比例的钙、磷和氟，氟可明显促进牙釉质再矿化。再矿化液的 pH 一般为 7.0，需注意的是，酸性环境可减弱矿化液的再矿化作用。

3. 治疗方法

（1）含漱：配成漱口液，每日含漱 3 次，每次 5 ～ 10 分钟。建议在餐后进行含漱，含漱后 2 小时内不要进食。如作为预防使用，应从治疗前 1 周开始含漱，一直使用至停止治疗后 3 个月或者更长时间。

（2）局部应用：先清洁、干燥牙面后，再使用浸有药物的棉球湿敷脱矿部位，每次放置几分钟，反复 3 ～ 4 次。

（三）窝沟封闭及预防性树脂充填

1. 窝沟封闭　窝沟封闭是预防窝沟龋效果显著的方法，借助封闭剂形成的屏障作用，能使窝沟与口腔环境隔离，阻止细菌、食物残渣及其代谢产物等致龋因子进入窝沟，达到有效预防龋病的目的。

（1）适应证：窝沟可疑龋或无龋深沟裂。

（2）临床操作步骤：包括清洁牙面、隔湿干燥、酸蚀、冲洗隔湿干燥、涂布、固化和检查。

2. 预防性树脂充填　由窝沟封闭术衍生而成的，是窝沟龋有效的防治方法，治疗时的材料主要是窝沟封闭剂。它与窝沟封闭不同的是适用于已经发生或可疑发生龋坏的患牙，而窝沟封闭是预防点隙窝沟发生龋坏的方法，主要用于未发生龋坏的深点隙窝沟。

（1）适应证

1）窝沟内尚未累及牙本质的微小龋坏。

2）怀疑发生龋坏的窝沟。对此可以先用小球钻磨开窝沟，探查窝沟底是否发生龋坏并备洞，然后用窝沟封闭剂充填。

（2）治疗方法：除了去净龋坏组织和使用粘接剂外，操作与窝沟封闭相同。临床操作步骤：去净龋坏组织、清洁牙面、隔湿干燥、酸蚀、冲洗隔湿干燥、涂布粘接剂、涂布封闭剂、固化封闭剂及检查。

（四）渗透树脂治疗

渗透树脂治疗（resin infiltration）是一种阻止早期龋病发展的新技术，它为光滑面和邻面的未形成龋洞病损提供了微创的治疗方法。渗透树脂具有高渗透性、低黏度、高表面张力的特点，可以浸润到脱矿釉质的多孔隙结构中，在病损内部形成屏障，封闭酸性物质入侵和矿物质溶解流失的通道，最终起到再矿化和治疗早期釉质龋的作用。

1. 适应证 牙光滑面或邻面早期非洞形的牙釉质白垩斑病损。

2. 材料组成 主要包括三部分：酸蚀剂（15% 盐酸凝胶）、干燥剂（乙醇）和渗透树脂。

3. 操作步骤

（1）清洁牙面。

（2）术区隔湿。

（3）牙面涂布酸蚀剂（15% 盐酸凝胶）酸蚀 2 分钟。

（4）清水冲洗 30 秒，吹干，涂布乙醇干燥剂 30 秒，再吹干。

（5）用专用装置涂布渗透树脂，静置 3 分钟后去除多余的树脂材料。

（6）光固化 40 秒，邻面龋的治疗需从颊、舌、殆面多角度进行光照。

（7）用专用装置再次涂布渗透树脂，静置 1 分钟后去除表面多余树脂材料。

（8）光固化 40 秒。

（9）抛光。

二、牙体充填修复治疗

微课：龋病的诊断与充填修复治疗

牙体充填修复治疗是用牙体外科手术的方法去净龋坏组织，制备成一定的洞形，选择合适的充填材料修复缺损，终止病变发展，恢复牙齿的形态和功能。牙齿一旦形成实质性缺损，不能自行修复，只能采用牙体充填进行治疗。

（一）窝洞制备

用手术的方法去净龋坏组织，并按要求制备成一定的洞形，以容纳和支持修复材料，这一步骤称为窝洞制备，简称备洞。

1. 窝洞的分类 常用的分类方法是按照龋坏发生的部位和涉及的牙面数进行分类。

（1）G.V.Black（1908 年）分类：按龋坏发生的部位，将窝洞分为 5 类，这是目前国际上普遍采用的分类法（图 3-10）。

Ⅰ类洞：发生在所有牙发育点隙裂沟龋坏所制备的窝洞，包括磨牙和前磨牙的殆面洞、下颌磨牙颊面 2/3 的颊面洞和颊殆面洞、上磨牙腭面 2/3 的腭面洞和腭殆面洞、上前牙腭面洞等。

Ⅱ类洞：发生在后牙邻面龋坏所制备的窝洞。包括磨牙和前磨牙的邻面洞、邻殆面洞、邻颊面洞、邻舌面洞和邻殆邻面洞。

Ⅲ类洞：发生在前牙邻面未累及切角的龋坏所备成的窝洞，包括切牙和尖牙的邻面洞、邻舌面洞、邻腭面洞和邻唇面洞。

Ⅳ类洞：发生在前牙邻面累及切角的龋坏所备成的窝洞。

Ⅴ类洞：发生在所有牙的唇（颊）舌面颈 1/3 处的龋坏所备成的窝洞，包括前牙和后牙唇（颊）舌面的颈 1/3 洞。

G.V.Black 分类并不能完全满足临床需求，有学者将发生在前牙切嵴或后牙牙尖的龋坏所备成的窝洞称为Ⅵ类洞，较少见。

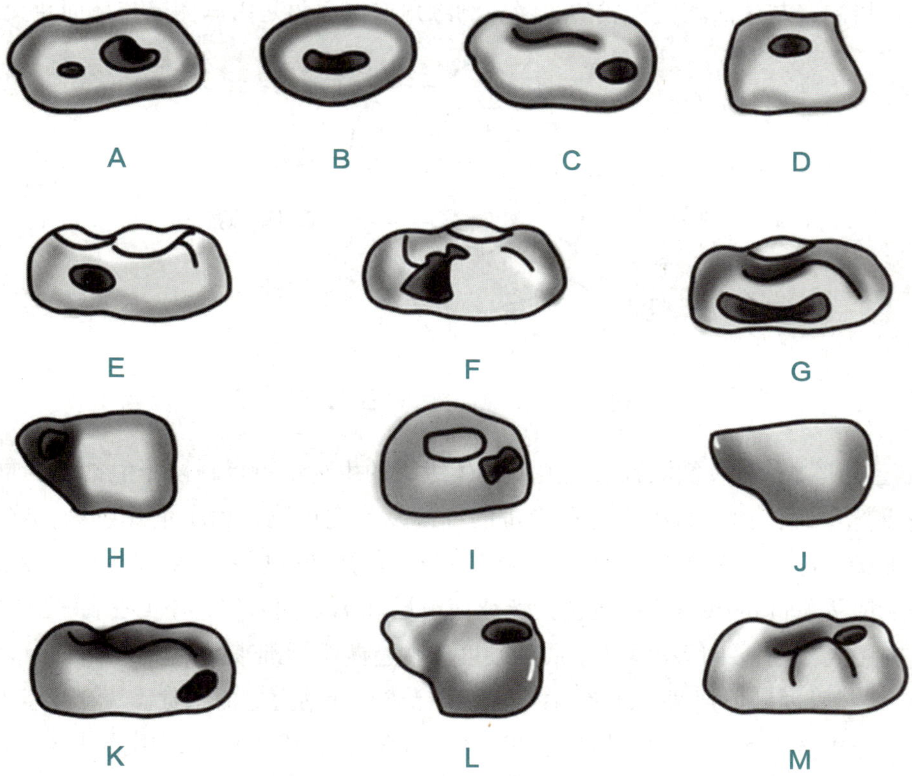

图 3-10 窝洞分类示意图

A～D. Ⅰ类洞；E～G. Ⅱ类洞；H～I. Ⅲ类洞；J. Ⅳ类洞；K～L.V 类洞；M. Ⅵ类洞。

（2）按窝洞涉及的牙面数分类：分为单面洞、双面洞和复杂洞。单面洞龋洞涉及 1 个牙面；双面洞涉及 2 个牙面；复杂洞涉及 2 个以上的牙面。

2. 窝洞的命名

（1）窝洞以其所在的牙面命名：如位于𬌗面的窝洞称为𬌗面洞，颊面的窝洞称为颊面洞，近中面和𬌗面的双面洞称为近中邻𬌗面洞，位于近中面、𬌗面、远中面的复杂洞称为邻𬌗邻面洞。

（2）临床上为了便于记录，通常以窝洞所在牙面的英文第一个大写字母表示：切缘 I（incisal），唇面 La（labial），舌面 L（lingual），颊面 B（buccal），𬌗面 O（occlusal），近中面 M（mesial），远中面 D（distal），腭面 P（palatal）。唇面和颊面可统一记录为 F（facial）。如近中邻𬌗面洞可记录为 MO。

3. 窝洞的结构 窝洞的结构由洞壁、洞角和洞缘组成（图 3-11）。

（1）洞壁：指窝洞的内侧壁，分为侧壁和底壁。

与牙面垂直的洞壁称为侧壁，牙冠部的侧壁由釉质壁和牙本质壁组成，牙根部的侧壁由牙骨质壁和牙本质壁组成。侧壁按所在牙面命名，如位于颊面的侧壁称为颊壁，位于近中面的侧壁称为近中壁，靠近龈缘的侧壁称为龈壁，还有舌壁、远中壁、切壁等。

底壁为位于洞底覆盖牙髓的洞壁，包括轴壁和髓壁。与牙长轴平行的底壁又称为轴壁，其余的底壁又称为髓壁，如可以将𬌗面洞底的洞壁称为髓壁。髓壁和轴壁相交形成轴髓线角，线角角尖向外，形成阶梯状结构。

（2）洞角：洞壁相交形成洞角，分为线角和点角。两壁相交构成线角，三壁相交构成点角。

洞角以构成它的各壁联合命名，如轴壁与髓壁相交构成的线角称为轴髓线角，邻面洞的颊、轴、龈三壁相交构成的点角称为颊轴龈点角。

（3）洞缘：指侧壁与牙面相交构成的边缘，洞缘角或洞面角是由洞侧壁与牙面相交形成的线角。

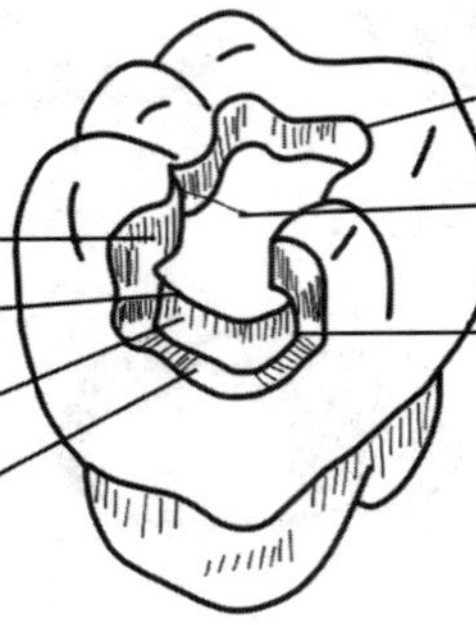

图 3-11　窝洞结构和命名示意图

4. 窝洞制备的基本原则　窝洞预备应遵循牙体组织的生物学特点，按照生物力学原理来进行。

（1）去净龋坏组织：龋坏组织中含有大量的细菌及代谢产物，为了消除感染，终止龋病发展，防止继发龋，原则上必须去净龋坏组织。龋坏组织包括坏死崩解层和细菌侵入层，而脱矿层是无细菌入侵的。备洞时需去除的感染牙本质包括坏死崩解层和细菌侵入层，不必去除脱矿层。在临床上很难确定细菌的侵入范围，一般根据牙本质的硬度和颜色两个标准来判断。

1）硬度标准：通过触觉判断，即使用挖器、探针或车针钻磨时的感觉。脱矿层仅开始脱矿，其硬度与正常牙本质差异不大，而细菌侵入层的无机物脱矿，有机物分解，用器械探查时可以感到质地明显变软。

2）颜色标准：研究表明，龋病过程中脱矿是最早的改变，随后是颜色改变，最后是细菌入侵。所以临床上不必去除所有着色的牙本质。

慢性龋病变发展缓慢，修复反应强，已脱矿、着色的早期病变组织随着再矿化可重新变硬，再矿化牙本质的颜色较正常牙本质深，质硬，应保留。急性龋病变进展快，脱矿层较厚，着色较浅，临床上很难判断龋坏组织是否去净。

可采用染色法识别龋坏组织，使用 1% 酸性品红丙二醇溶液染色，龋坏组织被染成红色，正常牙本质不着色。

（2）保护牙髓组织：备洞时应尽量减少对牙髓的刺激，保护牙髓的措施主要有间断操作，使用锋利器械，备洞过程中用水冷却；勿向髓腔方向加压，尤其是深的窝洞；熟悉牙体组织解剖结构、髓腔形态及增龄变化，以防止意外穿髓。

（3）尽量保留健康的牙体组织：保存健康牙体组织不仅对充填材料的固位很重要，而且使剩余的牙体组织有足够强度，承担咀嚼功能。现代牙体充填修复治疗对窝洞预备的要求更保守，要求尽量保留健康牙体组织。因此，备洞时主要有以下方面要求。

1）洞形做最低程度的扩展，尤其是颊舌径和牙髓方向。

2）龈缘只扩展到健康牙体组织，应尽量位于牙龈边缘的𬌗方。

3）尽量不做预防性扩展。为保存更多的牙体组织，平滑面的扩展仅限于龋坏范围，有发育缺损的点隙裂沟可采用釉质成形术、窝沟封闭或预防性树脂充填术等代替预防性扩展。

釉质成形术是釉质表面的再成形。用火焰状金刚砂车针磨去浅的沟裂，而沟裂的深度＜釉质厚度的 1/4 ～ 1/3，或将未完全融合的釉质磨圆钝，形成光滑、碟形的表面，以利于清洁，磨去部分应小于釉质厚度的 1/3。

（4）预备抗力形：使充填体和余留牙体组织获得足够的抗力，在承受咬合力时不折裂的形状称为抗力形（resistance form）。抗力形主要涉及充填体和剩余牙体组织两个方面，制备时要注意减少应力集中。每颗牙所承受咬合力的大小是不同的，牙齿的各部位所承受的咬合力也不同，抗力形在制备时应考虑余留牙和充填体所承受咬合力的大小。窝洞的抗力形结构包括以下部分。

1）窝洞的深度：窝洞有一定深度，充填体方可获得一定的厚度和强度，窝洞过深，充填体厚度虽然会增强，但是剩余牙体的抗力却会降低，因此，洞深的要求是使充填体能够承受正常咀嚼压力的最小厚度。洞底必须建立在健康牙本质上，洞深要求在釉牙本质界下 0.2 ～ 0.5mm，窝洞的深度在不同部位不一样，如𬌗面洞，承受咬合力大，洞深一般为 1.5 ～ 2.0mm，邻面洞承受咬合力小，洞深通常为 1.0 ～ 1.5mm。不同充填材料要求的洞深也不一样，银汞合金的最小厚度为 1.5mm。

2）盒状洞形：是最基本的抗力形（图 3-12）。制备要点为窝洞底平壁直，侧壁平面与洞底垂直，点、线角圆钝。盒状洞形使咬合力均匀分布，避免产生应力集中，圆钝的点、线角使应力向四周传递，并有利于充填材料的填入。

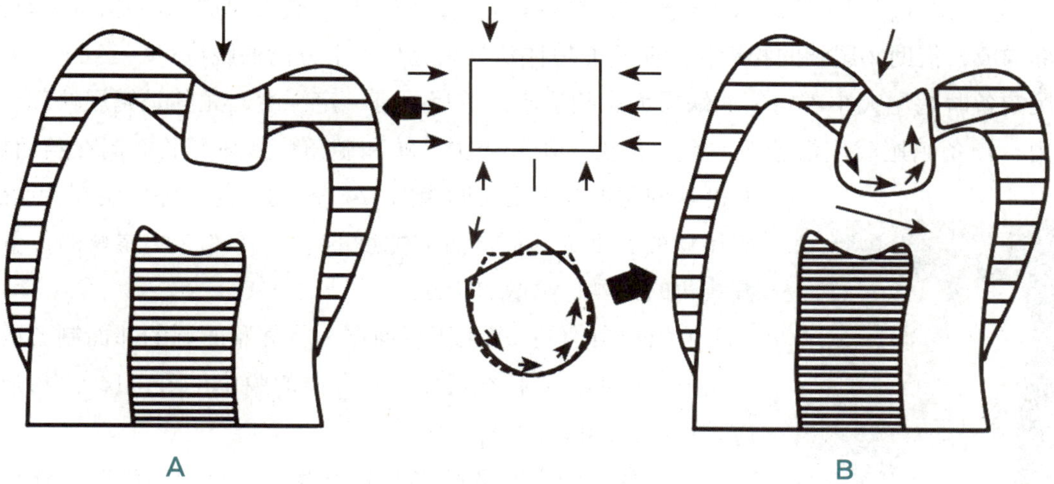

图 3-12　盒状洞形示意图

A. 正确；B. 错误。

3）阶梯结构：双面洞的𬌗面洞底髓壁与邻面洞的轴壁形成阶梯结构，不仅可以由髓壁和龈壁分担𬌗力，也是保护牙髓的必要措施。其中，龈壁应与牙长轴垂直，深度不得少于 1.0mm，方能承担咬合力。另外，尖锐的轴髓线角会使充填体在承受咬合力时受到张应力作用而折裂，因此，要求轴髓线角应圆钝（图 3-13）。

4）窝洞外形：窝洞外形线要求呈圆缓曲线，避开承受咬合力的牙尖、嵴。圆缓的外形能分散应力，尖锐的转角会使牙体组织应力集中而折裂。

5）余留牙体组织抗力：包括去除无基釉和避免形成无基釉及

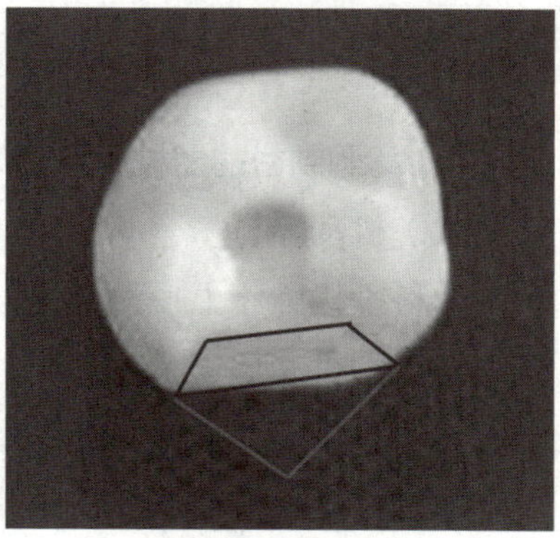

图 3-13　阶梯结构

薄壁弱尖的处理。

无基釉缺乏牙本质支持，在承受咬合力时易折裂。除前牙外，一般情况下都应去除所有无基釉。备洞时侧壁应与釉柱方向一致，避免形成无基釉。

薄壁弱尖是牙齿的脆弱部分，应酌情降低高度，减少咬合负担。如外形扩展超过颊舌尖间距的1/2时需降低牙尖高度。

（5）预备固位形：固位形（retention form）是防止充填体在侧向或垂直方向力量作用下移位、脱落的形状。常用的固位形有以下几种。

1）侧壁固位：是窝洞最基本的固位形，要求窝洞有足够深度，呈底平壁直的盒状洞形，侧壁借助于洞壁与充填材料之间的摩擦力产生固位作用，防止充填体沿洞底向侧方移位。

2）倒凹固位：是一种机械固位。在洞底的侧髓线角或点角处平洞底向侧壁作出的潜入小凹，有时也可沿线角做固位沟。充填体充入倒凹或固位沟内，可防止充填体与洞底呈垂直方向的脱位。制备倒凹时应注意洞深，若洞较深，超过釉牙本质界下0.5mm时，应先垫底后做倒凹。倒凹和固位沟一般以0.2mm深为宜，以防切割过多的牙本质。

侧壁固位良好的窝洞，当深度大于宽度时可不做倒凹。如果是𬌗面Ⅰ类洞，备成的洞侧壁略向洞口聚合，形成洞底略大于洞口的洞形，特别是牙尖高陡的𬌗面，聚合更明显，也不做倒凹固位。

3）鸠尾固位：多用于双面洞的机械固位结构。鸠尾固位的外形类似斑鸠的尾部，由鸠尾峡和膨大的尾部构成，借助鸠尾峡的扣锁作用防止充填体从与洞底呈水平方向的脱位。

鸠尾制备时鸠尾大小需与邻面缺损大小相适应；鸠尾要有一定深度，尤其是鸠尾峡部，以获得足够抗力；预备鸠尾时应沿𬌗面的窝洞扩展，避开牙尖、嵴和髓角；后牙邻𬌗面洞在𬌗面做鸠尾，鸠尾峡的宽度为颊舌尖间距的1/4～1/3，前牙邻面洞在舌面做鸠尾，鸠尾峡的宽度为邻面洞舌方宽度的1/3～1/2，鸠尾峡的位置应在轴髓线角的内侧，髓壁的𬌗方。

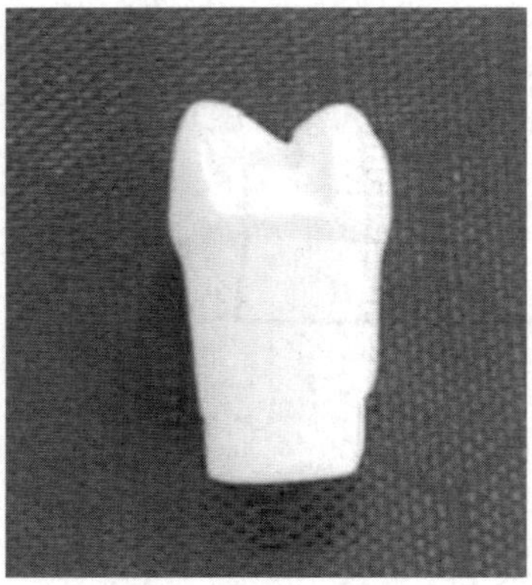

图3-14　梯形固位

4）梯形固位：多用于双面洞。将邻𬌗面洞的邻面制备成龈方大于𬌗方的梯形，防止充填体垂直方向的脱位（图3-14）。梯形的侧壁应扩展至接触区外的自洁区。

窝洞的抗力形与固位形是相关联的，窝洞的深度、盒状洞形与抗力和固位均有关。窝洞抗力形和固位形的要求与窝洞类型、牙齿承受咬合力的大小及充填材料的种类有关，临床上应综合考虑，合理应用抗力形和固位形制备的基本原则，设计窝洞的抗力形和固位形。

5. 窝洞制备的器械　备洞时使用的器械主要包括机动器械和手用器械。

（1）机动器械

牙科手机临床上使用的是气涡轮机，它借助空气压缩机产生的高速气流推动手机内的钻针转动，分为高速手机和低速手机。

钻针：用于切割牙体组织，其样式和品种多样，临床根据备洞需要选择，备洞时使用的钻针一般有球钻、裂钻和倒锥钻，各种钻针均有不同的大小和型号。球钻又称圆钻，常用于去除龋坏，开扩洞口，制作圆弧形倒凹等，有倾斜单刃和锯齿刃两种。裂钻常用于扩大洞形，修整洞壁，其工作头长 4.0 ～ 5.0mm，刃口相互平行，刃口有的和钻针方向一致，有的倾斜，还有的刃口呈锯齿状。倒锥钻常用于制作倒凹，备平洞底，扩大洞形，其钻头较短，长度为 0.5 ～ 1.5mm，倒锥钻顶端直径大于柄端，侧面有刃达顶端。

（2）手用器械：如挖匙，工作头呈匙形，边缘为刃口，一般是双头，可以左右两个方向对龋坏的牙体组织进行刮除。对于深龋近髓，使用刮匙可减少意外穿髓。

6. 窝洞制备的基本步骤

（1）开扩洞口：为使视野清楚，明确病变的范围和程度，正确设计窝洞外形，备洞时应先开扩洞口，进入病变区。

对于骀面潜行性龋损坏，洞口小，内部破坏大，需先去除洞口的无基釉，开扩洞口。

邻面龋根据龋洞位置不同采用不同方式。后牙邻面龋已破坏接触点时，应磨除骀面相应部位边缘嵴，从骀面进入龋洞；如果后牙邻面龋尚未累及接触点，仅局限于牙颈部，为了保持原有的接触点，可从颊或舌侧进入；如果是前牙邻面洞，为保持唇面的完整和美观，多从舌侧进入；若龋坏靠近唇面，也可从唇面进入。

（2）去净龋坏组织：用挖匙或球钻去净窝洞内软化牙本质，减少继发龋，防止穿髓。

（3）设计和预备洞外形：窝洞的洞缘构成了洞外形。窝洞外形的设计，应最大限度地减少继发龋的发生和尽量保存牙体组织。设计窝洞外形时必须遵循的原则如下。

1）以病变为基础，扩展到健康的牙体组织。

2）外形线尽量避开牙尖和嵴等承受咬合力的部位。

3）外形线圆缓，以减少应力集中，有利于材料的充填。

4）邻面洞的外形线应位于接触区以外达自洁区，以防继发龋的发生。

（4）制备抗力形和固位形：按要求制备抗力形和固位形。

（5）制备洞缘：包括洞缘釉质壁的修整和洞面角的设计。

在充填体与牙体组织之间需要形成良好的边缘封闭，防止出现缝隙，产生微渗漏。充填体与牙面形成平整的连接，洞缘处的充填体和牙体组织具有最大强度，以获得足够的机械强度。

制备洞缘时要考虑洞缘部位釉柱的方向，牙釉质壁的釉柱应止于健康牙本质。洞面角的设计取决于充填材料的种类，如充填银汞合金，为了充填体和牙体组织有最大强度，洞面角应设计为 90°。复合树脂材料的韧性好，洞缘釉质壁可作短斜面，有利于粘接修复。

（6）检查、修整、清洁窝洞：洞形制备后需清理窝洞，去除窝洞内所有碎屑，检查有无残存感染牙本质、无基釉及穿髓孔等。

7. 各类窝洞的制备方法及要点 主要介绍Ⅰ类洞、Ⅱ类洞、Ⅲ类洞、Ⅴ类洞的制备，Ⅳ类洞的治疗在临床上主要采用粘接修复或全冠修复等治疗方法。

（1）Ⅰ类洞：前磨牙为单面洞，磨牙为单面洞，也可为双面洞或复杂洞（图 3-15）。

1）骀面点、隙、裂沟单面洞的制备方法：用小球钻或裂钻从龋坏部位钻入，然后用较大的裂钻将洞稍扩大，用挖匙挖净洞内腐质，用裂钻扩展，制备洞壁和洞底。上颌磨牙去龋时不应破坏斜嵴，下颌前磨牙勿损伤横嵴，嵴两侧龋坏可分别制洞，若龋坏之间正常牙体组织小于 0.5mm，应将嵴两侧窝洞连成一个洞形。

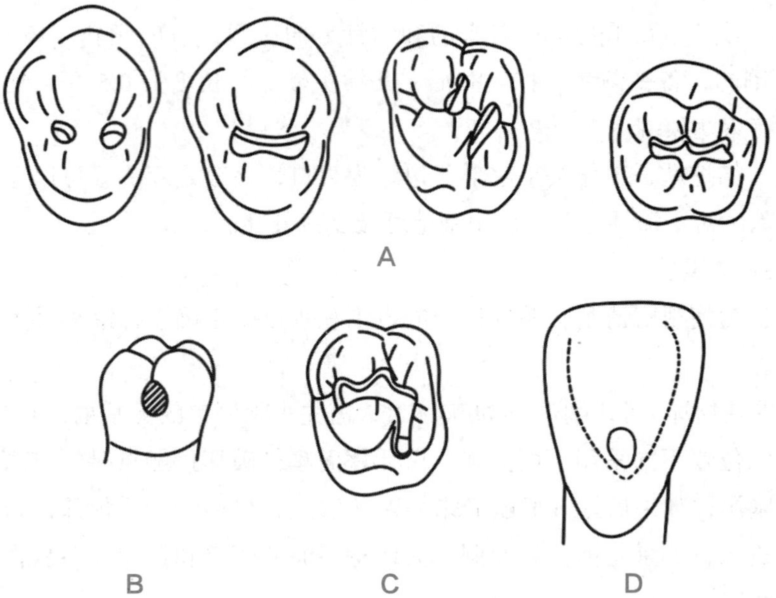

图 3-15　Ⅰ类洞的外形示意图

A. 𬌗面Ⅰ类洞；B. 磨牙颊（腭）面洞；C. 磨牙颊（腭）𬌗面洞；D. 前牙舌面洞。

制备要点为洞底平，洞壁直，洞深为 1.5 ～ 2.0mm；洞宽大于洞深时应制备倒凹固位；洞面角呈直角，洞外形呈圆缓曲线，点、线角圆钝；注意保护牙髓，洞底即髓壁应与𬌗面外形一致，以防止穿髓，如下颌第一前磨牙的颊尖高、舌尖低，洞底也应备成斜平面（图 3-16）；深龋洞底不平，可用垫底材料垫平。

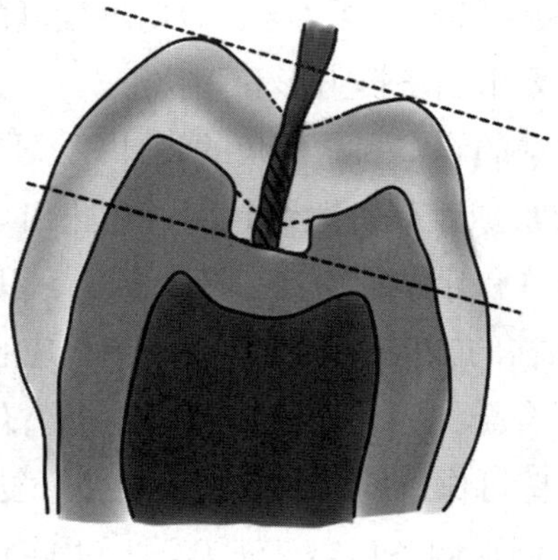

图 3-16　下颌第一前磨牙备洞洞底与𬌗面平行示意图

2）磨牙颊（腭）面单面洞的制备方法：上颌磨牙腭面和下颌磨牙颊面裂沟龋范围小，尚未累及𬌗面时可制成单面洞。制洞时主要考虑固位形，制成洞口略小于洞底的洞形，不做预防性扩展。

3）磨牙双面洞的制备方法：当𬌗面窝沟龋发展与颊（腭）面的沟裂龋相连，或颊（腭）面龋坏范围较大，导致𬌗面边缘嵴脆弱时，应备成颊（腭）双面洞，沿颊（腭）面沟制备梯形，𬌗面制备鸠尾固位形，轴壁与髓壁制备成阶梯，轴髓线角应圆钝。

4）上颌前牙腭面洞的制备方法：窝洞呈圆钝的三角形或圆形，洞深 1.0 ～ 1.5mm，洞底与舌面平行，侧壁垂直于洞底，点、线角清晰圆钝。

（2）Ⅱ类洞：根据病变范围可预备成单面洞、双面洞或复杂洞（图 3-17）。

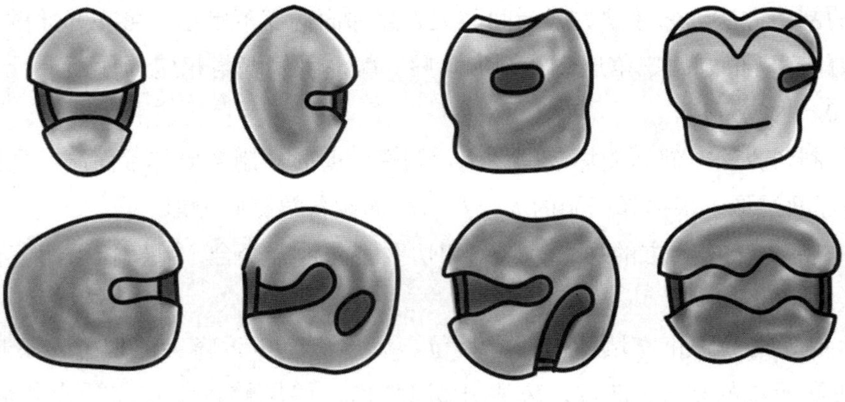

图 3-17 Ⅱ类洞的外形示意图

若病变已累及接触区，应备成邻𬌗面洞，而病变未累及接触区者，可制成单面洞或双面洞。较常见的Ⅱ类洞洞形为邻𬌗双面洞。

1）邻𬌗面洞的制备方法：由邻面洞和𬌗面洞两部分组成，预备时先备邻面洞，再根据邻面龋坏范围预备𬌗面洞。

邻面制备包括颊壁、舌壁、轴壁与龈壁的制备。制备时从邻面边缘嵴进入，颊、舌侧壁应越过接触区，达自洁区，且略向𬌗方聚合，形成龈方大于𬌗方的梯形。龈壁平直，位于接触点根方，龈壁深度即邻面洞深应为 1.0 ～ 1.5mm。轴壁与牙长轴平行，与牙邻面外形一致。颊、舌及龈壁应顺釉柱方向，略向外敞开，防止形成无基釉。

𬌗面制备包括制备鸠尾和鸠尾峡。沿点、隙、裂沟扩展洞形，避让牙尖和嵴；前磨牙越过中线；上颌磨牙尽量勿破坏斜嵴，在斜嵴的一侧制备鸠尾；下颌磨牙鸠尾做到中央窝；鸠尾峡应在髓壁上方，宽度为颊舌尖间距的 1/4 ～ 1/3，外形线圆缓。

2）后牙邻面洞的制备方法：若邻牙缺失，可仅在邻面制备单面洞；如邻牙不缺失，龋坏未破坏接触点，牙龈有退缩，器械易进入，视野又清楚，也可只在邻面做单面洞；制备单面洞有困难时，可做邻颊或邻舌双面洞。

3）如果近远中邻面均有龋坏，且累及接触区，在前磨牙可制备邻𬌗邻复杂洞。在磨牙若龋坏范围较大，可制备邻𬌗邻复杂洞，若龋坏范围较小，可分别制备两个邻𬌗面洞，尤其是上颌磨牙，以防破坏斜嵴。

（3）Ⅲ类洞：根据病变部位、范围和有无邻牙制备成单面洞或双面洞（图 3-18）。

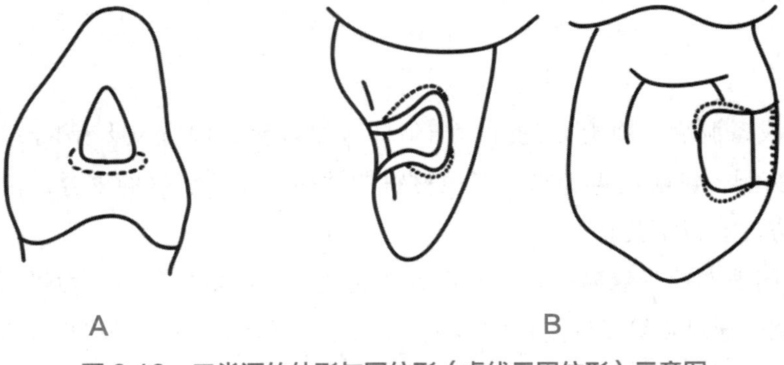

图 3-18 Ⅲ类洞的外形与固位形（虚线示固位形）示意图

A. 单面洞；B. 双面洞。

1）单面洞的制备方法：邻牙缺失或牙间隙大，且邻面病变范围小，可在邻面做单面洞，制备成与前牙邻面相似的底向根方的三角形盒状洞形。唇、龈、舌侧壁与相应的牙面平行，洞底与邻面弧度一致，洞深 1.0 ～ 1.5mm。

2）双面洞的制备方法：邻面龋坏范围大，舌侧壁较薄时，制备成邻舌面洞。先用小球钻或裂钻邻面去龋，预备邻面洞形，根据邻面洞的大小在舌腭面制备鸠尾固位形。

邻面洞制备成唇方大于舌方的梯形，龈壁和切壁略向舌方聚合，龈壁长于切壁，唇壁与唇面平行，洞深 1.0 ～ 1.5mm。

舌腭面需预备鸠尾，防止充填体向邻方移位。鸠尾应位于舌隆突的切方，不超过中线，切牙唇舌径小，特别是牙冠的切 1/3 部位，应避开切 1/3 区。鸠尾峡宽度在前牙为邻面洞舌方宽度的 1/3 ～ 1/2。

3）若邻面龋坏范围小，预备单面洞有困难时，可以从舌面边缘嵴处进入病变区，制备邻面洞形，不向舌面做鸠尾固位形。为加强固位，可在唇轴切点角处做倒凹固位或龈轴线角做固位沟。

（4）V类洞：一般为单面洞，因不直接承受咬合力，备洞时以固位形和外形为重点。

V类洞在临床上多见于颊面，不需要扩大洞形。前磨牙和磨牙制成肾形，前牙制成半圆形，按盒状洞形要求制备。

V类洞的制备方法：以固位形为主。凸面朝向牙颈部，凸缘距牙颈线 1.0mm；𬌗壁一般不超过颈 1/3 线；近远中壁与釉柱方向一致略向外敞开；轴壁与相应牙面弧度一致；洞深为 1.0 ～ 1.5mm，可在𬌗（切）轴线角与龈轴线角制备倒凹，增强固位（图 3-19）。

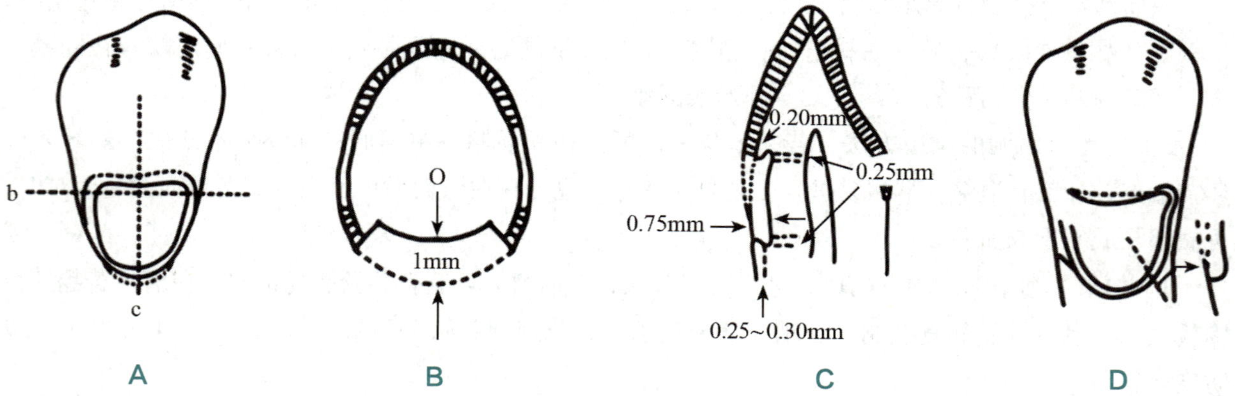

图 3-19　V类洞的外形与固位形示意图

A. 在𬌗轴线角和龈轴线角做固位沟；B. 图 A 的横切面观；C. 图 A 的纵切面观；D. 在 4 个点角处做倒凹。

（二）术区隔离

术区隔离指完成备洞后，将充填的牙齿与口腔环境隔离，隔湿主要是隔离唾液，避免细菌感染，防止唾液渗入窝洞，影响消毒药物和充填材料的性能，保证洞壁的密合，保证视野清晰，便于充填。常用的隔离方法有以下几种。

1. 棉卷隔离　用消毒棉卷隔离患牙，操作方法简便易行，是常用的一种隔离法。将消毒棉卷置于患牙唇（颊）舌侧，通过吸除术区附近的唾液可达到隔湿目的。尤其是将棉卷放置唾液腺导管开口处，隔湿效果更好。该方法存在隔湿维持时间较短的问题，故而在整个过程中要随时准备更换棉卷。

2. 使用吸唾器　利用水流和抽气产生的负压，吸出口腔内的唾液。将吸唾管置于患者口底时，注意勿紧贴黏膜，避免损伤黏膜和使管口封闭。一般吸唾器与棉卷隔离配合使用。

3. 橡皮障隔离 橡皮障隔离技术是牙体和牙髓治疗中广泛应用的术区隔离方法，其通过使用特制的橡皮膜，经打孔后套置于牙颈部，凭借橡皮膜良好的弹性实现紧箍固定，进而达到牙齿与口腔环境完全隔离的效果，目前已成为术区隔离的最为有效的方式。

橡皮障隔离操作复杂，一般需在四手操作下进行，此法具有较多的优点：①橡皮障将术区与口腔完全分隔，有效避免唾液污染及口腔湿气对术区的不良影响；②在手术过程中对软组织（牙龈、黏膜、舌等）形成保护屏障，降低软组织损伤的风险；③避免手术器械、切削的牙体组织碎屑及修复材料等吞入食管或吸入气管，确保手术安全；④橡皮障隔离还可避免医师手接触患者的唾液，减少医源性交叉感染，尤其是在防范乙型肝炎和艾滋病的传播方面发挥着至关重要的作用。

橡皮障的基本组成包括橡皮布、打孔器、橡皮障夹、橡皮障夹钳和橡皮障支架等（具体操作方法见实训E）。

4. 选择性辅助隔离法

（1）排龈线：在进行口腔治疗时，尤其是涉及接近龈缘和深达龈下的牙颈部窝洞，龈沟液常会对手术操作造成干扰。此时，可选取探针或其他薄而钝的器械边缘，把排龈线轻轻塞入龈沟内。使用浸有非腐蚀性收敛剂的排龈线，在物理和化学的双重作用下，龈缘会快速地向侧方和根方收缩，进而使龈沟处于开放状态，龈沟液的分泌量也会随之减少，手术区域能够保持干燥，视野也会变得清晰，为手术操作创造了有利条件。

选择排龈线时，需依据龈沟的宽窄及手术的范围来确定，要特别注意排龈线的直径，确保不会因过粗而使牙龈受到过度的压迫，进而导致牙龈缺血变白，保证牙龈的健康和手术的顺利进行。

（2）开口器：为了便于操作，可用开口器撑开口腔，维持患者恒定的张口度，减轻患者的疲劳。

（3）药物：必要时可用药物，如阿托品，减少唾液分泌。

（三）窝洞消毒

窝洞充填前，可选用适宜的药物进行消毒。窝洞消毒主要是为了消除残余在牙本质小管中的少量细菌，防止继发龋的发生。理想的消毒药物应具有消毒力强、有渗透性、不使牙变色、对牙髓无刺激性等特点。常用消毒药物有麝香草酚乙醇溶液、樟脑酚液、75%乙醇等。

目前有学者主张去净龋坏组织后清洗窝洞，不使用消毒药物处理窝洞。因为预防继发龋的关键是尽可能去净龋坏组织，而充填修复后，残留的少量细菌会受到抑制和减少，且有的消毒药物对牙髓刺激性大，因此，不必再使用药物消毒窝洞。

（四）窝洞封闭、衬洞及垫底

由于窝洞深度存在差异，洞底常常不平，而且部分充填材料对牙髓产生刺激作用，因此，在充填修复前应根据窝洞的深度及所选用的充填修复材料的特性对窝洞做适当处理。目的是隔绝外界环境和充填材料的刺激，保护牙髓组织，将洞底垫平，为形成理想的充填窝洞创造良好的条件。

1. 窝洞封闭 窝洞封闭是在洞壁涂一层封闭剂，以封闭牙本质小管，阻止细菌入侵和充填材料的化学刺激。封闭剂很薄，虽不能隔绝温度刺激，但封闭剂能增加充填材料与洞壁的密合性，减少微渗漏，并且防止银汞合金中的金属离子渗入牙本质小管导致牙齿变色。窝洞封闭剂主要有以下几种。

（1）洞漆：洞漆指溶于有机溶剂的天然树脂或合成树脂，呈清漆状，使用时涂于牙釉质壁和牙本质壁，一般涂 2 次。洞漆影响树脂的聚合，而树脂中的游离单体可溶解洞漆，因此，复合树脂充填时不能使用洞漆，并且洞漆现在临床上应用很少。

（2）树脂粘结剂：不但能有效封闭牙本质小管，而且不溶解，有效减少微渗漏的作用优于洞漆。

2. 衬洞 衬洞是在洞底上衬一层材料，厚度一般小于 0.5mm，衬洞剂能有效隔绝化学和一定温度刺激，而且有治疗作用。

常用的衬洞剂主要包括玻璃离子水门汀、氢氧化钙制剂和氧化锌丁香油水门汀。玻璃离子水门汀对牙髓的刺激小，能释放氟，有防龋作用；氢氧化钙制剂具有刺激修复性牙本质形成和抑菌的作用，主要用于接近牙髓的深窝洞及可疑穿髓者；氧化锌丁香油水门汀对牙髓有安抚作用。

3. 垫底 垫底是在洞底（髓壁和轴壁）垫一层足够厚度（大于 0.5mm）的材料，隔绝外界和充填材料的温度、化学、电流及机械刺激，同时有垫平洞底，形成充填窝洞，承受充填压力和咀嚼力的作用。

（1）常用的垫底材料：磷酸锌水门汀、氧化锌丁香油水门汀、聚羧酸锌水门汀及玻璃离子水门汀等。

临床上，对于封闭、衬洞和垫底的选择，主要根据余留牙本质厚度和充填材料的种类进行。衬洞剂和垫底材料不能完全区分，有些材料既可以用于衬洞又可用作垫底，只是衬洞时比较薄，而垫底时要求有一定厚度。

（2）垫底的适应证：去净龋坏组织后洞底不平者，应垫平洞底；深龋近髓的窝洞需垫底保护牙髓组织；窝洞虽然不深，但充填修复材料对牙髓有刺激性，需垫底隔绝充填材料的化学刺激；经完善根管治疗后的无髓牙，应垫底使洞形应力分布合理。

（3）垫底的方法：以余留牙本质厚度和充填材料的种类为依据。

窝洞较浅，即洞底距离牙髓腔的牙本质厚度大于 2mm 时，不需要垫底。需要注意的是，充填银汞合金材料时，需在洞壁涂布洞漆或树脂粘结剂封闭后充填；选择复合树脂材料只能用粘结剂处理后再进行充填。

对于中等深度的窝洞，即洞底距离牙髓腔的牙本质厚度大于 1.0mm 时，可单层垫底，垫一层聚羧酸锌水门汀、磷酸锌水门汀或玻璃离子水门汀。需要注意选用磷酸锌水门汀时，先涂封闭剂以隔离材料对牙髓组织的化学刺激，聚羧酸锌水门汀和玻璃离子水门汀可直接垫底，然后充填。

如果窝洞较深，洞底与牙髓腔距离很近，需要做双层垫底保护牙髓组织。第一层用氧化锌丁香油水门汀或氢氧化钙衬洞，第二层再用磷酸锌水门汀垫底。选用复合树脂充填材料时不能采用氧化锌丁香油水门汀垫底，可用对牙髓刺激小的聚羧酸锌水门汀或玻璃离子水门汀垫底。当窝洞的洞底接近髓腔或可疑穿髓时，应先选择氢氧化钙衬洞，促进修复性牙本质的形成，再使用玻璃离子水门汀或其他垫底材料；垫底后方可涂布洞漆或粘接剂于洞壁和基底上。

（4）垫底部位：只限于洞底，即秴面髓壁和邻面轴壁要求洞底平侧壁净，垫底后留出足够的深度（1.5 ～ 2.0mm），使充填体有足够的抗力和固位（图 3-20）。

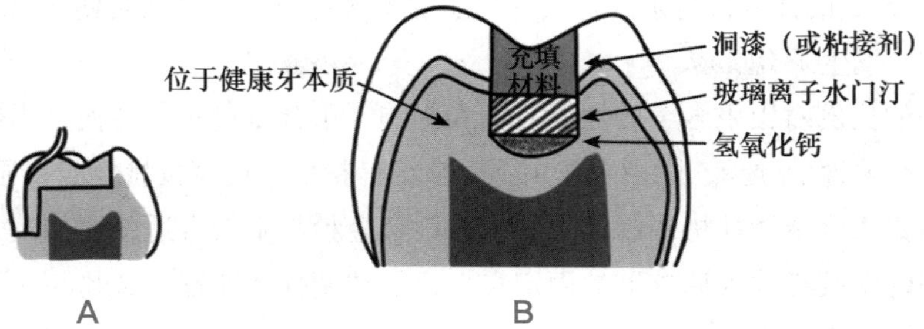

图 3-20　衬洞和垫底示意图

A. 轴壁垫底；B. 深窝洞的髓壁衬洞垫底。

（五）银汞合金充填术

银汞合金是历史悠久的充填材料，在唐代和宋朝医书中已经有用银膏填补龋洞的记载，与当今银汞合金充填龋洞极为相似。

银汞合金的优点是抗压强度好、硬度和耐磨性强、性能稳定、对牙髓无刺激、可塑性大、操作方便。其缺点是呈金属颜色，一般不用于前牙，主要用于后牙的充填；银汞合金与牙体组织无粘结性，因而对窝洞要求高，必须具备良好的抗力形和固位形。随着材料和器械的不断发展，银汞合金材料逐渐被树脂及玻璃离子材料所取代。

1. 适应证

（1）Ⅰ类洞、Ⅱ类洞。

（2）后牙Ⅴ类洞，由于银汞合金耐磨性强，特别适用于可摘义齿的基牙修复。

（3）对美观要求不高的患者，龋坏未累及唇面的尖牙远中邻面洞，偶尔也可用于下前牙邻面洞。

（4）大面积龋坏时配合附加固位钉的修复。

（5）冠修复前的牙体充填。

2. 窝洞预备的要求　银汞合金材料的性能特点决定了预备窝洞的原则。备洞时除应符合总原则外，还具有以下特点。

（1）窝洞具有一定的宽度和深度，使充填体有足够强度和固位；后牙𬌗面洞深为 1.5 ～ 2.0mm，唇（颊）舌（腭）及邻面为 1.0 ～ 1.5mm。

（2）银汞合金与牙体组织无粘结性，窝洞需制备成典型的盒状洞形，必要时增加辅助固位形，使充填体具有良好的固位。

（3）洞面角为直角，不能在侧壁的牙釉质制作短斜面（图 3-21）。

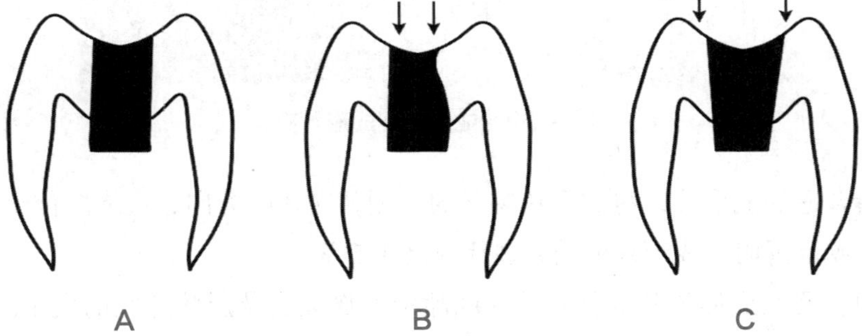

图 3-21　洞面角示意图

A. 直角；B. 无基釉；C. 短斜面。

3. 调制银汞合金 银合金粉与汞混合成一均质的团块称研磨。目的是使银合金颗粒表面被汞充分润湿，然后弥散，发生汞合反应。

银合金粉与汞的比例对银汞合金的性能有较大影响。汞含量过多，会使其强度和硬度下降，流动性和蠕变性增加；汞含量过少，则汞合作用不完全，呈粉状，使其机械性能明显降低。

现在一般使用银汞合金调拌机调制银汞胶囊。银合金粉与汞按合适的比例装入胶囊，中间有一层薄膜分开，使用时将胶囊放入调拌器的固定夹上，震动调拌，使银合金粉与汞充分混合。调制时间不宜过长，最长时间不得超过 40 秒。

自动调拌器调制的银汞合金质量好，节约时间，能够减少汞污染。

4. 银汞合金的充填

（1）保护牙髓：为防止金属离子渗入牙本质小管而导致牙齿变色，银汞合金在充填前，用树脂粘接剂进行窝洞封闭。同时，银汞合金为电、热的良导体，中等深度以上的窝洞，应衬洞和 / 或垫底。

（2）放置成形片和楔子：双面洞在充填前应放成形片，作为人工假壁，有利于恢复患牙邻面的解剖形态，建立与邻牙的接触关系，便于充填材料的加压成形。

银汞合金充填时用的成形片多为不锈钢薄片，成形片有 3 种规格，包括前磨牙双面洞、磨牙双面洞和后牙三面洞。成形片夹的作用是将成形片固定在牙上，成形片夹有 2 种，分别为用于邻𬌗面洞的成形片夹和邻𬌗邻面洞的成形片夹（图 3-22）。

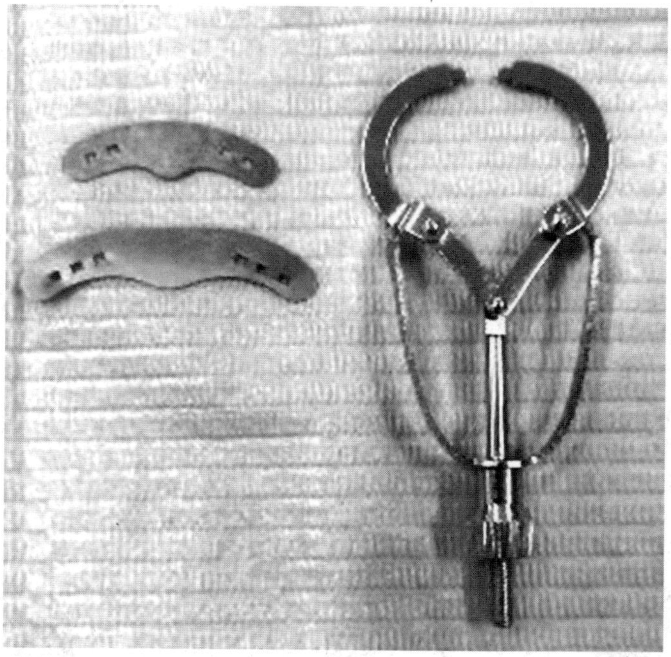

图 3-22 成形片及成形片夹

操作时，选择合适的成形片，将成形片突起的一侧朝向牙龈方向，边缘应位于窝洞龈壁的下方，龈壁位于成形片包涵范围内。成形片的𬌗方边缘应高于𬌗面。

在操作过程中，要在成形片颈部外侧的牙间隙中安放大小及形状适宜的楔子。楔子的主要作用有：①可以使成形片紧贴牙颈部，在充填时有助于邻面颈部获得解剖形态的充填效果。②可以使成形片更加稳固，使其在承受充填材料的压力和操作时，能够保持位置不变。③防止将充填材料压入龈沟，形成充填体悬突，损伤牙周组织。④楔子能够产生适度的分离力量，将相邻牙齿分开一定的距离，以补偿成形片的厚度，有利于拆除成形片后与邻面恢复正常接触关系。

楔子的选择，应确保大小、形状合适，楔子多为木质或塑料制成，横切面呈三角形或梯形。楔子底部的宽度需稍大于修复牙与邻牙间的牙间隙，适度分开相邻牙，但不能太宽，否则会导致充填体与邻牙无接触。一般舌侧间隙较大，楔子多从舌侧插入。楔子插入时注意底部位于窝洞龈壁的根方，切勿将楔子底部放于窝洞龈缘的𬌗方，使成形片陷入窝洞内而影响充填，同时要避免损伤牙龈。

（3）充填材料：采用银汞合金输送器将调好的银汞合金送入窝洞。充填时要遵循少量、多次原则，每次铺平后厚度不超过 1.0mm。先选用小的充填器将点、线角、倒凹及固位沟处压紧，再换较大的充填器向洞底和侧壁层层加压，使银汞合金与洞壁密合，充填的银汞合金略高于洞缘，最后用较大的充填器与洞缘釉质表面平行加压，保证洞缘银汞合金的强度（图 3-23）。对于双面洞的充填，先充填邻面洞，后充填𬌗面洞。从调制银汞合金到充填完毕，应在 6 ～ 7 分钟完成，若时间太长，调制的银汞合金变硬，可塑性降低，对材料与洞壁之间的密合效果产生不良影响。

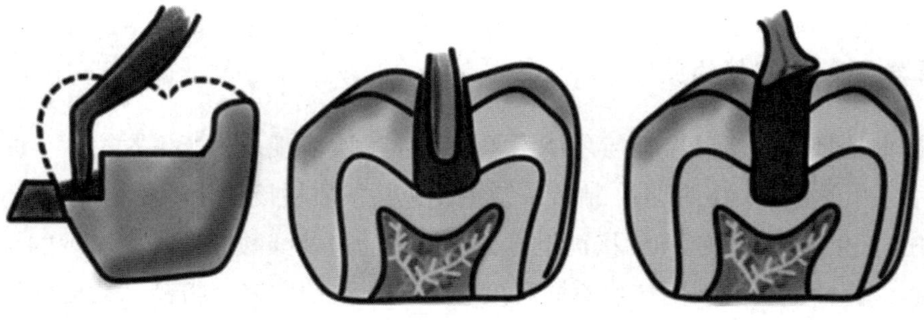

图 3-23　银汞合金充填方法示意图

A. 选用小的充填器将汞合金压入点线角、倒凹及固位沟；B. 向洞底和侧壁层层加压；C. 用较大的充填器与洞缘的釉质表面平行做最后加压。

（4）雕刻成形：先用雕刻器把𬌗面及边缘嵴多余的银汞合金充填物去除，然后取出楔子，松开成形片夹，取下成形片夹后拉出成形片，取成形片时可用镊子或手将成形片紧贴邻牙，从一侧邻间隙向颊𬌗（舌𬌗）方向慢慢移动。

取下成形片后雕刻牙齿外形，银汞合金充填后要恢复牙的功能外形、邻面接触关系、边缘嵴、楔状间隙及牙颈部的正常突度。

银汞合金调制后 20 分钟内可塑性大，24 小时后完全固化，因此，银汞合金充填完毕后应该在 20 分钟内进行雕刻成形。

在进行𬌗面的雕刻时，将雕刻器尖端置于裂沟所处的位置，刀刃一部分与牙面紧密贴合，部分在充填体上，沿着牙尖斜度，雕刻器紧贴牙面，从牙面向充填体方向进行仔细雕刻，对于邻𬌗面洞的雕刻，应从边缘嵴开始向𬌗面进行雕刻，以防充填体松动、脱落。双面洞还需检查和修整邻面，发现充填体悬突应及时去除，注意勿破坏接触区。

（5）调整咬合：在完成外形的初步雕刻后，需对𬌗面承受咬合力的部位进行调整，使患牙与对颌牙恢复正常的咬合关系。

先调磨对颌牙高陡的牙尖或边缘嵴，让患者轻轻咬合，做正中、侧向及前伸后退咬合运动，检查是否存在高点。若银汞合金充填物上有亮点，说明有咬合高点，应及时调磨，如此反复，直至合适为止。需要注意的是，银汞合金尚未初凝，强度很低，嘱患者勿用力咬合，以免充填体破裂。

（6）打磨抛光：银汞合金充填体 24 小时后完全硬固，方可打磨抛光。

用磨光钻从牙面向修复体方向打磨，用磨光砂条磨光邻面，最后用橡皮尖抛光。调整银汞合金充填体边缘，避免超过洞缘，同时去除充填体表面不平整的缺陷，使充填体表面变得光滑，降低菌斑沉积与腐蚀的风险，减少继发龋的发生。磨光后的充填体表面细腻、有光泽。嘱患者 24 小时内勿用患侧咀嚼，定期检查及抛光。

三、牙体缺损的粘接修复

粘接修复技术是通过粘接系统使修复的材料与牙体组织紧密结合，保存较多牙体组织，以减少修复材料与牙体组织间的微渗漏，继而减少龋坏发生的治疗方法。以复合树脂为代表的粘接性牙色材料不仅能提供美观的修复效果，还为预防和治疗龋病提供了最佳选择，而且扩大了牙体组织修复的适应证。

（一）牙体缺损粘接修复的原理

牙体粘接技术是将牙色修复材料与牙体组织通过牙本质粘接系统产生紧密、牢固结合，主要为机械性粘接作用，化学性粘接比较弱。粘接系统主要包括釉质粘接和牙本质粘接。

1．釉质粘接 由釉质酸蚀剂和粘接剂组成，主要是通过磷酸酸蚀技术来实现的。该技术通过磷酸酸蚀釉质表面，使釉柱及其周围产生不同程度脱矿，导致釉质表面粗糙，粘接树脂后可以获得微机械固位，从而增强复合树脂的粘接强度。

（1）常用的酸蚀剂：临床上常用 30% 磷酸。有水溶液和凝胶两种剂型，其中水溶液流动性大，易累及口腔软组织，易于清洗，但价格低廉；凝胶价格相对较贵但流动性小，能精确控制酸蚀部位，不易损伤软组织。

（2）酸蚀粘接的机制：釉质矿化程度高，含少量水和有机成分，主要成分为釉柱。经 30% 磷酸酸蚀处理后，表面变成具有高表面自由能蜂窝状。低黏度的树脂借助毛细作用渗入酸蚀后形成的微孔中发生聚合，渗入的树脂形成树脂突。釉质末端微空隙内形成许多微树脂突，相互交错构成网状结构，是产生微机械扣锁的主要因素，能增强釉质 – 树脂的粘接强度。

（3）酸蚀的作用：①酸蚀可以活化釉质表层，增强釉质表面极性，易与树脂牢固结合。②酸能溶解釉质表面羟磷灰石，暴露出釉质新鲜层，增加釉质表面自由能和可湿性，有利于粘接剂渗入。③酸蚀还可以增加釉质表面的粗糙程度和粘接面积。

（4）影响釉质酸蚀的因素：①酸蚀剂种类，以磷酸最优，经磷酸处理的釉质表面脱矿比较均匀，釉质新鲜层粗糙面可湿性和极化性好。②涂布酸蚀剂的压力，轻轻涂布酸蚀剂，釉质表面形成特征清晰且凹凸不平粗糙面，以釉柱为中心脱矿形成蜂窝结构，粘接强度最高。中等力涂布酸蚀剂，出现蜂窝结构的凹凸不平粗糙面较模糊，釉质周围凹陷浅，边缘不清。重压力涂布酸蚀剂，釉质表面的蜂窝结构被压塌，结构不清，无凹凸不平粗糙面，粘接强度较弱。③牙齿类型，乳牙釉质矿化程度较恒牙低，釉柱结构较少，酸蚀效果不如恒牙；氟牙症抗酸性较强。因此，两者均应适当延长酸蚀时间。④酸蚀面与釉柱方向的关系，酸蚀面与釉柱方向垂直者，釉柱末端暴露，形成的树脂突较长，酸蚀效果较好；酸蚀面与釉柱方向平行者，酸蚀效果较差。

（5）釉质粘接剂：釉质粘接剂是不含无机填料或含少量填料的低黏度树脂，渗入釉质酸蚀后的微孔中，与釉质形成最佳嵌合。为增强釉质－复合树脂的粘接强度，在釉质酸蚀处理后涂布釉质粘接剂，可以减少釉质－修复树脂界面的空隙，能有效防止洞缘与充填材料之间产生微渗漏。

2. 牙本质粘接　由于牙本质的化学组成及组织结构的特点，在牙本质上获得持久可靠的粘接力较釉质困难。同时牙本质的低表面能、玷污层的存在和牙髓的相容性等因素，对粘接技术和粘接材料要求更高。因此，牙本质粘接采用酸蚀牙本质、清除或溶解玷污层、预处理牙本质、湿性粘接等方法增加复合树脂与牙本质的粘接。

（1）牙本质粘接系统：根据作用机制的不同可分为酸蚀－冲洗粘接系统和自酸蚀粘接系统两大类。①酸蚀－冲洗粘接系统：亦称为全酸蚀粘接系统，包括酸蚀剂、预处理剂和粘接树脂三部分。酸蚀剂多为较强的无机酸，如 10%～37% 的磷酸。预处理剂主要成分为含有亲水和疏水基团的酯类功能单体，前者可渗入牙本质胶原纤维网，后者与粘接树脂发生聚合反应。粘接树脂多为不含或含少量填料的低粘度树脂。临床操作为酸蚀和冲洗、预处理和粘接两大步骤。该技术比较敏感，尤其是如何精确掌控牙本质润湿度，是粘接成功与否的关键。②自酸蚀粘接系统：包括自酸蚀预处理剂和粘接树脂两部分。自酸蚀粘接系统具有操作简洁、技术敏感性低、能有效隔绝修复材料，对牙髓刺激性小等优点。但对于根面牙本质和釉质的粘接能力较低。

（2）牙本质粘接机制：①酸蚀－冲洗粘接系统，先采用酸蚀剂处理牙本质表面，冲洗去除玷污层和玷污栓，暴露牙本质胶原纤维，冲洗后牙本质应保持一定润湿性，以防止牙本质胶原纤维网塌陷。涂布预处理剂，预处理剂是含有双性基团的良好助渗剂，可促进疏水粘接树脂润湿牙本质，常与粘接剂合用，并能与粘接树脂共聚。粘接剂能稳定混合层，同时延伸至牙本质小管中形成树脂突。粘接剂厚度要适中，过厚会降低粘接强度。②自酸蚀粘接系统，是微机械固位和化学粘接的结合。自酸蚀粘接技术对牙本质的酸蚀和预处理两个过程同时发生，也可与树脂发生化学结合。自酸蚀粘接系统粘接树脂渗入的深度取决于牙本质脱矿深度，混合层厚度与酸蚀剂的酸性有关。

（二）复合树脂粘接修复术

复合树脂由有机树脂基质、无机填料和引发体系组成，是目前临床应用最广、效果最好的理想型牙色修复材料，可以为患者提供更美观的修复效果。复合树脂充填时洞形制备比银汞合金简单，并能保存更多的健康牙体组织，扩大了牙体修复的适应证。具有美观、磨除牙体组织少、绝缘、固位好等优点。

1. 适应证　临床绝大部分牙体缺损都可以是复合树脂修复的适应证。

（1）前牙Ⅰ类洞、Ⅲ类洞、Ⅳ类洞的修复。

（2）窝沟封闭或预防性修复。

（3）形态或色泽异常牙的美容修复。

（4）后牙Ⅰ类洞、Ⅱ类洞，承受𬌗力小者。

（5）冠修复前的牙体充填。

（6）暂时性修复体。

2. 窝洞预备的要求　窝洞点、线角应圆钝，倒凹呈圆弧状，洞形预备较银汞合金修复保守，很少做预防性扩展，轴壁和髓壁深度视龋坏深度而定，不直接承受𬌗力的部位可适当保留无基釉。洞形制备时洞缘釉质壁应预备成短斜面。以此增加粘接力，减少微渗漏，增加美观。但后牙𬌗面由于其釉质排列方向内聚，洞壁预备时已有斜面形成，不用再次预备釉质斜面。

3. 成形片的放置 凡涉及邻面接触区的复合树脂修复，必须使用成形片。由于复合树脂固化后没有可塑性，在固化前需要利用成形片和楔子将患牙与邻牙分开，放置成形片有助于材料的充填、正确地恢复邻接关系，还可以隔绝窝洞，增强粘接力。临床常用透明聚酯薄膜成形片修复前牙邻面缺损。使用时将透明成形片嵌入患牙和邻牙之间，形成牙的轮廓外形，用镊子将楔子插入龈间隙以固定成形片。如果龋洞口位于舌侧，楔子从唇舌向插入；如果龋洞口位于唇侧，楔子从舌唇向插入。

4. 复合树脂修复的基本步骤

（1）比色：根据邻牙颜色，在自然光下比色。比色应在隔湿前，牙面清洁，呈自然湿润状态，快速比色，避免因视觉疲劳而影响比色效果。

（2）清洗窝洞、隔湿。

（3）保护牙髓：复合树脂材料和牙本质粘接剂具有绝缘性，一般不需要垫底。只有洞底近髓或有小穿髓孔时，需用氢氧化钙直接或间接盖髓，并用玻璃离子封闭盖髓区，防止酸蚀剂溶解氢氧化钙。忌用洞漆和酚类材料（氧化锌丁香油酚粘固剂），以免影响树脂聚合。

（4）酸蚀粘接：只涉及釉质层的修复常采用一次酸蚀法，在釉质表面涂一层酸蚀剂，30 秒后用水彻底冲洗，吹干釉质表面；若窝洞涉及牙釉质和牙本质，应先酸蚀洞缘釉质 15 秒，再酸蚀牙本质 15 秒，冲洗干净，用气枪吹干水分，釉质面呈白垩色，但窝洞面牙本质应保持相对湿润，避免胶原纤维网塌陷。

粘接时可以用小毛刷蘸取适量粘接剂涂布窝洞表面，用气枪吹匀呈薄层，光固化 10 秒。

（5）充填复合树脂：常采用斜向逐层充填术。充填时要控制充填厚度，分层充填和分层固化，以减少复合树脂材料聚合收缩。每层充填厚度明显影响光照固化，首层充填树脂厚度应该在 1.0mm 内，以后每层充填不宜超过 2.0mm。

（6）固化：操作时应使固化光源尽量接近树脂修复体，从不同方向照射。每层充填树脂光照时间为 20 秒。若充填材料过厚或光源难以触及的位置，应延长固化时间。

（7）调整咬合：充填后应用咬合纸检查咬合情况，调磨早接触点。

（8）修形和抛光：修复体固化后，与正常牙体解剖存在一定差异，为了获得理想的修复体外形、避免菌斑聚集、改善口腔咀嚼功能，应对修复体多余材料修整，抛光修复体表面。

5. 复合树脂修复失败的因素

（1）继发龋：多源于修复体与牙体组织间存在微渗漏，如未有效隔湿或充填时聚合收缩过大。

（2）修复体折裂：适应证选择不当或充填后存在咬合力集中点是修复体折裂的主要原因。

（3）磨损：特别是磨牙症患者，修复体使用一段时间后会出现不同程度的缺损。

（4）术后敏感：修复前牙髓状态判断有误、牙体预备不当、酸蚀和充填技术低，都可能导致术后敏感。

（5）其他：如边缘缺陷、修复树脂未固化完全等。

（三）玻璃离子水门汀修复术

玻璃离子水门汀由粉、液两剂型构成，两者调和后通过酸碱反应固化。该材料具有良好的粘接性和生物相容性；释放的氟离子具有防龋能力；对牙髓刺激性小；热膨胀系数最接近牙体组织，聚合时无收缩应力，封闭性好等。临床可用于修复体的粘接固位、垫底和直接修复。相较于复合树脂，玻璃离子水门汀在抗磨性、美观性、临床操作性及稳定性等方面欠佳，这在一定程度上限制了其临床应用的范围。随着玻璃离子水门汀材料性能的改进，新型玻璃离子水门汀材料，如光固化型玻璃离子水门汀和高强度玻璃离子复合体，越来越多地应用于Ⅴ类洞、根面龋、部分Ⅰ类洞和Ⅱ类洞的充填修复治疗，其治疗效果也明显提高。

1. 适应证

（1）Ⅲ、Ⅴ类洞和后牙邻面单面洞等不承受咀嚼压力的洞形。

（2）牙颈部缺损的修复。

（3）乳牙各类洞的修复。

（4）根面龋的修复。

（5）外伤牙折后暴露牙本质的覆盖，松动牙的固定及暂时性充填。

2. 窝洞预备的要求　与复合树脂修复相似，但洞缘釉质不做斜面，仅在必要时做固位。

3. 操作步骤

（1）牙体预备：方法同复合树脂修复。

（2）牙面处理：除洞底距牙髓不足 0.5mm 的深洞需先用氢氧化钙衬洞外，一般不需要垫底。

（3）涂布底漆和 / 或粘接剂，增加对牙面的粘接。

（4）填充材料：采用塑料充填器充填材料，从洞侧壁填入洞内，水平移动加压使材料就位。

（5）涂隔水剂：化学固化型完全固化需 24 小时，为防止固化反应受唾液干扰和固化脱水产生龟裂，充填后应在表面涂釉质粘接剂。

（6）修整外形及打磨：化学固化型应在 24 小时后进行，方法同复合树脂修复。

玻璃离子水门汀和复合树脂联合修复牙本质缺损，称夹层修复术（即三明治修复术），利用玻璃离子水门汀和牙本质、复合树脂和牙釉质的良好粘接性，先将玻璃离子水门汀垫于洞底与牙本质结合，固化后，再酸蚀牙面，充填复合树脂，两者借助微机械嵌合而结合，明显减少了洞壁的微渗漏，增强了固位效果。

修复的主要步骤包括：牙体制备；玻璃离子水门汀垫底；酸蚀粘固剂表面及洞壁釉质壁，冲洗，干燥；涂粘接剂；复合树脂充填窝洞。

四、深龋的治疗

龋坏进展到牙本质深层，牙髓受到外界温度、理化因素和细菌及其代谢产物刺激，牙髓常有一定炎症反应。如能及时去除刺激，牙髓可恢复正常，治疗不当可能造成牙髓不可逆性损害。因此，深龋治疗具有特殊性。

（一）深龋的治疗原则

1. 终止龋病发展　去净牙体龋坏组织，消除感染源是终止龋病发展的关键步骤。原则上应去净腐质而尽量不穿通髓腔。去腐时要格外小心，应根据不同年龄段髓腔解剖学特点，结合洞底颜色、硬度和患者的反应程度等具体情况合理处理。如年轻患者髓腔大、髓角高，同时急性龋软化牙本质多、着色浅，去腐易穿髓。若去净龋坏组织后可能穿髓且患牙无自发性疼痛，可两次甚至多次去腐，利用药物（氢氧化钙）抑菌，促进牙本质再矿化和修复性牙本质形成。

2. 保护牙髓 术中必须减少对牙髓的刺激，以保护牙髓。特别是防止深龋治疗时机械和温度对牙髓的刺激。去除软龋时可采用挖匙或较大球钻间断磨除，勿向髓腔方向施加压力；随时用温水冲洗龋洞，棉球拭干，以保持视野清晰；用探针沿洞底轻轻滑动，勿加压力，以防穿髓。注意合理选择消毒药物和垫底材料，常采取双层垫底法隔绝充填材料和外界对牙髓的刺激。

3. 正确判断牙髓状况 深龋治疗成功的关键是正确判断牙髓状况。深龋时，外界刺激导致牙髓发生病变的可能性很大，故在制订合理治疗方案之前要对牙髓状况作出精确判断。研究表明，牙髓反应与余留的健康牙本质厚度和钙化程度、病变进程、细菌的种类和数量及致病性、牙髓细胞活性及患者的年龄等因素有关。由于以上多种因素均可影响深龋牙髓反应，临床上应详细询问患者有无自发痛、激发痛及延缓痛等病史，并结合视、探、叩等临床检查精确诊断，避免将深龋误诊为牙髓炎或牙髓坏死。

（二）洞形制备特点

1. 深龋龋洞较大 应先去净洞缘的龋坏组织和无基釉以充分暴露龋坏。深龋洞较深，备洞时只能去净绝大部分龋坏牙本质，深层软化牙本质需用较大球钻或挖匙仔细去除。去净龋坏的洞底多为圆弧形或凹凸不平。窝洞预备时只能平直侧壁，勿将洞底磨平，以免穿通髓腔，常采用垫底材料垫平洞底。倒凹固位应在洞底垫平后进行。前牙唇面可保留少量无基釉以改善修复后的外观。

2. 制备抗力形和固位形 预备双面洞和复杂洞常辅以抗力形和固位形，以保证充填体和牙在承受殆力时不易折裂，同时充填体受到侧向殆力时固位良好。

3. 深龋时牙体组织破坏较大 若患牙承受咬合力大，应降低咬合，并磨低承担咬合压力的脆弱牙尖和嵴。

（三）治疗方法

在确定患牙无穿髓孔和不可复性牙髓炎病变后，依据龋坏能否彻底去净和牙髓有无充血，选择不同治疗方法。

1. 垫底充填 适用于无自发痛、无明显激发痛、刺激去除后无延缓痛、能去净龋坏组织的牙髓状态正常的患牙。

深龋备洞后洞底近髓腔，一般需用氧化锌丁香油水门汀和磷酸锌水门汀行双层垫底后再充填。即在洞底垫一层氧化锌丁香油水门汀以保护牙髓，再垫一层磷酸锌水门汀，使洞底平而硬，利于充填。也可垫一层玻璃离子水门汀或聚羧酸锌水门汀。垫底后可增加倒凹固位，并留出足够洞深，选择适宜的材料永久充填，恢复牙的生理外形和功能。

2. 安抚治疗 将具有安抚、镇痛和消炎作用的药物封入窝洞，使充血的牙髓恢复到正常状态，消除临床症状。某些患牙虽无自发痛，但激发痛明显，且备洞过程极其敏感，此时应该先做安抚治疗。清洁窝洞，放置含有丁香油或抗生素的小棉球，用氧化锌丁香油酚水门汀封洞，观察 1 ～ 2 周。若复诊症状完全消失者，取出棉球，再酌情双层垫底后永久充填，或行间接盖髓术；若仍有症状，则进行牙髓治疗。

3. 间接盖髓术 在洞底覆盖一层具有消炎和促进牙髓 – 牙本质修复反应的盖髓制剂，促进软化牙本质再矿化和修复性牙本质形成，以保存全部生活牙髓的方法。

适用于一次性去净软化牙本质可能穿髓、牙本质－牙髓反应能力正常，且无明显主观症状的深龋。临床上应根据洞深、病程长短、遗留软化牙本质量的多少及去龋过程中患者敏感程度等综合分析。

急性龋病程进展快，软化牙本质多，细菌入侵深度相对较浅，未进入深层脱矿层，一次性去净软化牙本质可能穿髓，可在洞底保留少许软化牙本质。窝洞预备好后，隔湿干燥，洞底覆盖一薄层氢氧化钙糊剂再垫底充填。也可盖一层氢氧化钙糊剂后，用氧化锌丁香油水门汀和磷酸锌水门汀双层暂封，观察 1 ～ 3 个月。复诊时若症状完全消失，牙髓活力正常，去除部分充填材料，做永久充填。

慢性龋病程进展慢，脱矿区较窄，再矿化区较宽，细菌可侵入脱矿区，如去净软化牙本质后易穿髓，可在洞底保留少许软化牙本质，隔湿干燥窝洞，于洞底覆盖一薄层氢氧化钙糊剂，单层或双层暂封，观察 3 ～ 6 个月，待修复性牙本质形成。复诊无症状，牙髓活力正常，应彻底去除暂封材料和残余软化牙本质。如无穿髓则可盖髓、垫底后，进行永久充填。如有穿髓或自觉症状，需进行牙髓治疗。

综合考虑龋病的类型、患牙牙髓状况和龋坏组织去除的程度，正确选择治疗方案（表 3-4）。

表 3-4 深龋的治疗方案

龋病分类	龋坏能否去净	牙髓状况	最佳治疗方案
急、慢性龋	能	正常	垫底充填
	能	充血	安抚→垫底充填
急性龋	不能	正常	间接盖髓→垫底充填
	不能	充血	安抚→间接盖髓→垫底充填
慢性龋	不能	正常	间接盖髓→去净软龋、间接盖髓→垫底充填
	不能	充血	安抚→间接盖髓→去净软龋、间接盖髓→垫底充填

五、根面龋的治疗

根面龋是因牙龈退缩导致牙根表面暴露而引起牙根发生的龋病。任何原因导致牙根暴露者均可以发生根面龋，老年患者多见。正常情况下牙根部被牙龈组织覆盖，未暴露于口腔内，不会发生龋病。一旦牙周组织退缩，根部牙骨质抗酸能力差，易发生龋坏。根面龋发病隐蔽，临床上不易被发现。第三次全国口腔健康流行病学调查显示，随着我国人口的老龄化，根面龋的发病率在老年人高达 8.4%，已成为影响老年人健康的重要疾病。

（一）根面龋的临床特点

1. 发生部位 好发于任何暴露在口腔内牙根表面的牙骨质，如邻面、唇面、舌面等，也可继发于楔状缺损。

2. 临床特征 早期，牙骨质表面在菌斑作用下，无机物脱矿，有机物分解，牙骨质结构完整性丧失。龋坏呈浅棕色或褐色且边界不清的浅碟状。随着龋坏发展，在颈缘处呈环形扩散，当病变侵入牙本质，则可向根尖发展，但一般不侵入冠方牙釉质，病变累及颈部釉质下方牙本质时可形成无基釉，侵入根部牙本质深层，导致根部牙体组织缺损，在咬合压力下易使牙根折断（图 3-24）。

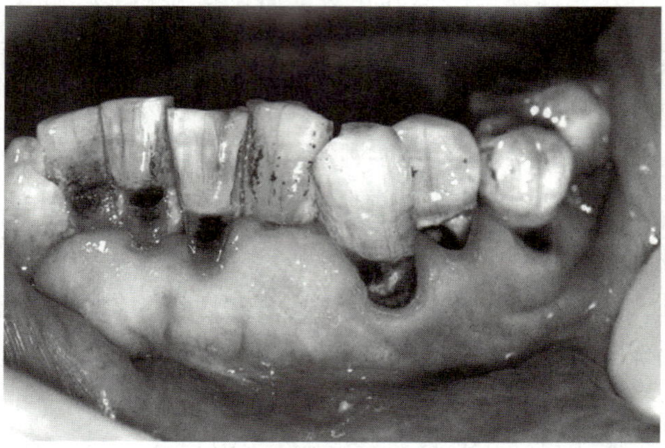

图 3-24 老年患者继发于楔状缺损的根面龋

（二）根面龋的治疗原则

1. 保守治疗 适用于细菌仅侵入根面牙骨质或牙本质浅层，且龋洞平坦而浅；龋坏部位易于清洁或自洁者；龋洞壁质地较硬，颜色较深，呈慢性或静止状态。用挖匙或球钻去除菌斑和腐质，隔湿干燥龋洞，涂布药物。选用药物时，因硝酸银对软组织具有较强的腐蚀性，并导致牙齿变黑，只能用氟化物。

2. 充填治疗 与龋病治疗原则一致，但要注意以下几点。

（1）去净龋坏组织，终止细菌感染：根部牙骨质和牙本质有机成分多，厚度较薄，龋坏进展快，易感染牙髓。因此，要及时去除龋坏组织，终止感染源，保护牙髓。

（2）制备洞形：根面龋所在部位不直接承受咬合压力，去净腐质修整洞形时应侧重于制备固位洞形，用小球钻修整洞壁或沿洞底增加倒凹固位。如果根面龋发生在接触点根方，可沿颊舌向进入，去除龋坏组织，制备单面洞或邻颊（舌）面洞；如果龋坏累及接触点向冠方或邻面延伸，并破坏边缘嵴，可制备成邻𬌗面洞。龋坏发展到龈下牙根组织，牙龈有不同程度的炎症，此时去净腐质后，先用氧化锌丁香油粘固粉暂封，待牙龈炎症消除或减轻后再进行充填治疗。

（3）窝洞消毒：消毒药物常选用 75% 乙醇，也可用木馏油或 5% 麝香草酚溶液。

（4）窝洞充填：龋洞紧邻牙龈或位于龈下，应严格隔湿，避免唾液、龈沟液污染窝洞，从而影响充填材料的粘接性能，同时要确保充填材料与根部紧密贴合，避免形成悬突。

六、龋病治疗中的并发症及处理

龋病充填治疗时，要根据龋坏程度，作出精确判断，制订合理的治疗方法。如果误诊或操作不当，会导致治疗失败，引起并发症。因此，在治疗过程中，根据患牙破坏程度，作出精确诊断和正确的治疗方案，严格进行规范操作，减少并发症的发生。

（一）意外穿髓

在窝洞制备过程中，由于操作不当或髓腔解剖形态变异而造成健康牙髓的意外暴露。

1. 原因 对髓腔解剖不熟悉；髓腔解剖结构变异；操作不当。

2. 处理 意外穿髓的牙髓多为健康牙髓，根据具体情况（牙髓活力状况、穿髓孔大小）选择不同的牙髓治疗方法，如直接盖髓术、牙髓切断术、根管治疗术等。

（二）充填后疼痛

充填后出现疼痛，根据引起疼痛的原因和性质分为牙髓性疼痛和牙周性疼痛。

1. 牙髓性疼痛

（1）激发痛：常见原因有备洞过程中的冷却水刺激，连续钻磨产热，中、深龋未垫底直接充填银汞合金传导温度刺激，以及磷酸锌粘固剂等垫底材料激惹牙髓的化学刺激。轻者可观察，若症状缓解可不作处理。症状未缓解或加重，则去除充填物，安抚治疗，待症状消失后，重新充填。

（2）与对颌牙接触时疼痛：多因相应两对颌牙存在不同金属修复体，两种不同电位的金属修复接触产生电位差，形成电流，引起牙髓疼痛。处理时需要去除原充填材料，改用非导体类材料或改用同类金属材料修复。

（3）自发痛：近期内出现自发痛多因对牙髓状况判断错误或存在小的穿髓孔；远期出现自发痛多为充填材料对牙髓的慢性刺激，致牙髓出现慢性炎症反应甚至坏死；或去龋未净，龋坏继续发展累及髓腔。处理时应先去除充填物，开髓引流，根据患牙牙髓和牙根发育情况，选择合理的牙髓治疗方法。

2. 牙周性疼痛

（1）咬合痛：因充填物过高，形成高点，咬合时早接触所致。处理时需检查确定早接触点，磨除高点。

（2）自发痛：持续性自发性钝痛，可定位，咀嚼时加重，与温度刺激无关。原因有术中器械损伤牙龈、牙周膜，或酸蚀剂溢至牙龈致牙龈发炎；充填物在龈缘处形成悬突（图 3-25），压迫牙龈，致牙龈炎症、出血；接触点恢复不良，造成食物垂直嵌塞，引起牙龈发炎、萎缩及牙槽骨吸收。

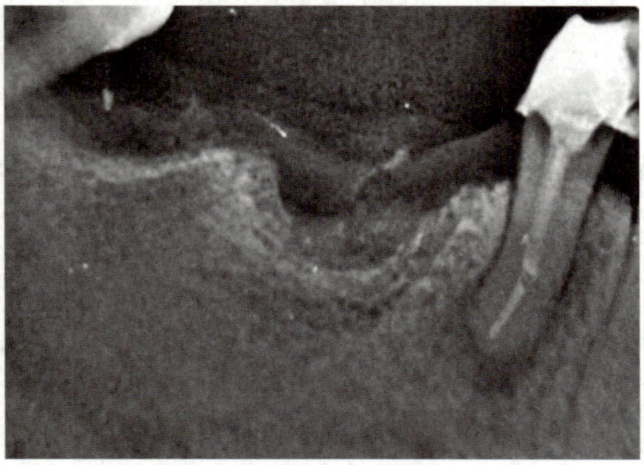

图 3-25 根管治疗充填形成悬突

对于轻度牙龈炎者，局部冲洗，涂 3% 碘甘油；有悬突者去除悬突，消除局部刺激因素；接触点恢复不良者应重新充填，必要时行全冠或嵌体修复，恢复正常邻接触关系。

（三）充填体折断、脱落

1. 原因 窝洞预备缺陷；充填材料调制不当；充填方法不当；过早承担咬合压力；充填物存在咬合高点。

2. 处理 制备足够的抗力形和固位形；按正确流程调制材料并充填；材料未完全固化不宜承担咬合力；磨除咬合高点并认真交代医嘱。

（四）牙齿折裂

1. 原因 窝洞周围牙体存在薄壁弱尖，窝洞制备时残留部分无基釉、未降低咬合或牙体组织磨除过多；点、线角过锐，应力集中；充填体过高、过陡，引起𬌗创伤；充填物过度膨胀（图 3-26）。

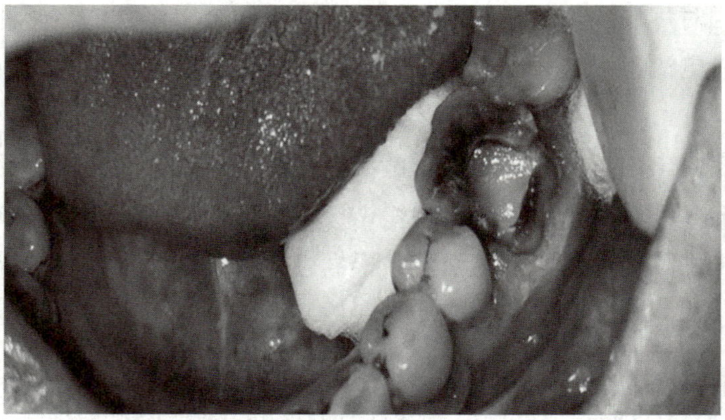

图 3-26　36 充填治疗后冠折

2. 处理 部分折裂者，去除充填物，修整洞形，重新充填。固位和抗力不良者，行粘接修复术、附加固位钉修复术、嵌体或冠修复。完全折裂至髓底者应拔除。

（五）继发龋

龋坏充填后，在洞底、洞缘或邻面牙颈部等处再次发生龋坏，称为继发龋。

1. 原因 备洞时未去净无基釉和龋坏组织；充填材料与洞壁间存在微渗漏；羽毛状充填物边缘和承受咬合力洞缘短斜面上的充填物，易受力时折裂出现缝隙。

2. 处理 去除充填物及腐质，修整洞形，重新充填。洞漆和粘接剂可增加充填材料与洞壁间的密合度，从而降低微渗漏的发生率。

▶知识拓展

汞污染及防治

银汞合金固化后一般不具有毒性，但医护人员如果长期接触银汞合金可受到汞污染。比较常见的是慢性汞中毒，初期表现为头晕、头痛、失眠、健忘等类神经征，进一步发展出现易兴奋症、震颤和口腔炎三大典型表现。

银汞合金的调制应在密闭情况下进行，加强室内通风，定期净化操作室空气。研磨银汞合金的工具应放在固定容器内，妥善处理。工作人员应注意防护，穿好工作服、戴帽子口罩，勿用手直接接触汞，定期体检；对汞中毒的职业病可采取排汞治疗，口腔可给予 2%$NaHCO_3$、0.02% 氯己定漱口液、生理盐水含漱。

考试知识点总结

本章小结

协和云课堂…… 拓展练习及参考答案

（瞿凤环　张　静　蔡智国）

教学课件

第四章　牙体硬组织非龋性疾病

微课：牙体硬组织非龋性疾病

学习目标

素质目标

（1）具备爱伤意识及人文主义关怀观念，并树立高尚的职业道德。

（2）具备良好的学习态度及严谨的工作作风。

（3）具备良好的人际沟通能力及团队协作精神。

知识目标

（1）掌握：釉质发育不全、氟牙症的病因及治疗方法，牙外伤的临床表现及治疗方法。

（2）熟悉：四环素牙、畸形中央尖、牙内陷的发病机制与治疗方法，牙体慢性损伤的表现及治疗方法，牙本质敏感症。

（3）了解：梅毒牙的病因、临床表现及防治。

能力目标

（1）能通过学习，具有对常见牙体硬组织非龋性疾病诊断的能力。

（2）初步具备对各种非龋齿性疾病制订合理的治疗方案的能力。

案例导入

【案例】

患者，女性，59岁。

主诉：右侧上颌牙齿刷牙酸痛2个月。

现病史：患者自觉2个月来刷牙时右侧上颌多数牙齿出现酸痛不适，近来疼痛加重，无自发痛和咬合痛。

口腔检查：13、14、15、16颊面颈部见楔形缺损，表面光滑，达牙本质浅层至中层，探诊时表现为一过性敏感，冷诊同对照牙，叩痛（–），其余未见异常。

【问题】

1. 初步估计其主诉的原因是什么？依据是什么？
2. 为进一步明确诊断，还应做何种检查？
3. 请对该患者选择合适的治疗方案。

·核心知识拆解·

牙体硬组织非龋性疾病，是指除了龋病以外的，发生在牙体硬组织（牙釉质、牙本质、牙骨质）的各种疾病或损伤的总称。常见的牙体硬组织非龋性疾病包括牙发育异常、牙体损伤、牙本质敏感症。本章着重介绍牙发育异常（牙结构异常、牙形态异常、着色牙、牙萌出异常、牙数目异常）、牙体损伤（牙急性损伤、牙体慢性损伤）、牙本质敏感症。应重点掌握釉质发育不全、氟牙症、牙体急性损伤、磨损、楔状缺损、牙隐裂、牙本质敏感症的病因、临床表现、治疗与预防。

第一节　牙发育异常

牙发育异常是在牙齿形成和发育过程中，因全身因素、局部因素或遗传因素的影响，导致牙齿在结构、形态、着色、萌出、数目等方面出现异常。

一、牙结构异常

（一）釉质发育不全

釉质发育不全（enamel hypoplasia）是在牙齿发育过程中，因全身疾病、营养不良或乳牙根尖周严重感染等因素，使釉质形成出现异常的一种情况。依据病因的不同，可以分为釉质矿化不全和釉质发育不全两种类型。当釉质基质能正常形成但矿化过程出现问题时，属于釉质矿化不全，这种情况下在临床上通常不会出现实质性的缺损；当釉质基质的形成本身就有障碍，导致釉质无法正常形成时，则是釉质发育不全，在临床上往往会有实质性的缺损出现。釉质矿化不全和釉质发育不全既可以单独发病，也可能同时存在。

1. 病因

（1）婴儿及母体疾病：婴儿的一些高热性疾病，如肺炎、水痘、麻疹、猩红热等可造成成釉细胞发育发生障碍。严重的消化不良，也可能是牙釉质发育不全的原因。孕妇在妊娠期如患有风疹、毒血症等可使胎儿在此期间形成的牙釉质发育不全。

（2）内分泌失调：在人体的内分泌腺中，甲状旁腺主要功能为分泌甲状旁腺激素，调节机体内钙、磷的代谢，甲状旁腺功能减退会减弱钙盐的吸收利用，影响釉质基质矿化，导致釉质发育不全。

（3）严重营养障碍：维生素 A、维生素 C、维生素 D 及钙、磷的缺乏，均可影响成釉细胞分泌釉质基质及基质的矿化。维生素 A 缺乏直接影响成釉细胞分化；维生素 C 缺乏使成牙本质细胞变性，不能形成正常牙本质；维生素 D 缺乏使钙盐在骨及牙体组织的沉积迟缓，甚至停止。釉质基质形成后得不到及时矿化则会塌陷，在釉质表面形成凹陷性的缺损。

（4）局部因素：乳牙严重的根尖周感染或外伤可影响其下方的恒牙牙胚发育，导致恒牙产生釉质发育不全。局部因素的影响通常只累及个别牙，常见于前磨牙，又称特纳（Turner）牙（图 4-1）。

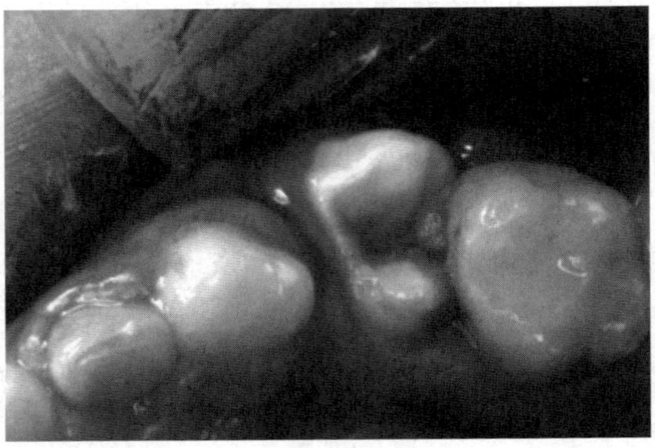

图 4-1　特纳（Turner）牙

2. 临床表现　根据损害程度可将釉质发育不全分为轻症和重症。釉质发育不全可发生在乳牙列、恒牙列，但多见于恒牙，乳牙受累较少见。釉质发育不全通常在多个牙齿上，呈对称性发生，尤其是在同一时期发育的牙齿上。一般无自觉症状。

（1）轻症：患牙釉质形态基本完整，表面无实质性缺损，仅表现为色泽和透明度改变，呈白垩色或黄褐色，这是由矿化不良、折光率改变所致。

（2）重症：患牙表现为颜色和形态缺陷。颜色呈棕褐色，表面有实质性缺损，呈带状（横沟状）或窝状凹陷。带状缺损是由于同时期釉质形成全部遭受障碍，其宽窄反映受障碍时间的长短。若障碍反复多次发生，牙面可上出现数条平行的横沟。窝状凹陷是由于成釉细胞成组破坏，而其邻近细胞却继续生存并形成釉质。严重者可呈蜂窝状，甚至釉质全部缺乏，前牙切缘变薄、后牙牙尖缺损或消失。

全身致病因素引发的釉质发育不全，其受累牙齿具有对称分布的特点，因而在临床实践中，可依据釉质发育不全所波及的牙齿位置，来反推当时发生发育障碍的具体时间（图 4-2）。如 11、13、16、21、23、26、31、32、33、36、41、42、43、46（FDI 记录法）的切缘或牙尖出现釉质发育不全，表示致病因素出现于 1 岁以内；如 12、22 的切缘受累，则致病因素已延续至出生后第 2 年；如前牙未受累，釉质发育不全发生于 14、15、17、24、25、27、34、35、37、44、45、47，则表明出生后 2 ～ 3 年受到致病因素影响。由乳牙根尖周感染所引起的继承恒牙釉质发育不全，通常累及单侧牙齿，其特征为牙冠尺寸偏小、颜色呈灰褐色且形状不规则。

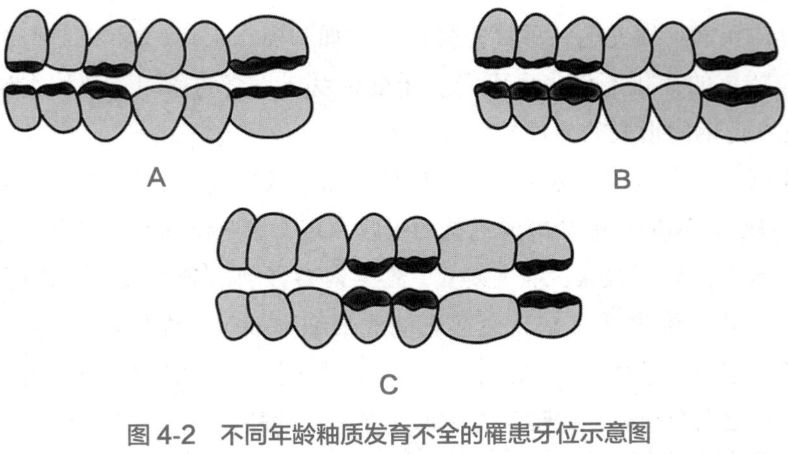

图 4-2　不同年龄釉质发育不全的罹患牙位示意图

A. 出生后第 1 年罹患牙位；B. 出生后第 1、2 年罹患牙位；C. 出生后第 3 年罹患牙位。

釉质发育不全的牙齿磨损快，菌斑易堆积，清洁难度大，易患龋病，且龋病发展快。若发生在前牙，会损害美观；若发生在后牙，牙冠会快速磨耗，进而影响咀嚼功能。遗传性釉质发育不全见图 4-3。

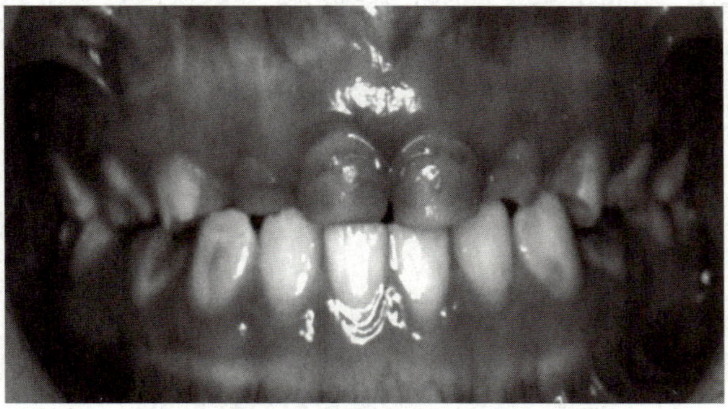

图 4-3　遗传性釉质发育不全

3. 诊断

（1）通常患者没有明显不适，但如果并发龋病或牙齿折断等情况，就会出现相应的症状。

（2）患者在婴幼儿时期牙齿生长发育的阶段，往往存在较为严重的全身性疾病或营养不良等病史，且发病时间与釉质发育不全所影响的牙齿位置有关联。

（3）由于乳牙根尖周围发生感染导致继承恒牙发育不全，会出现牙冠变小、形状不规则及常呈现灰褐色染色等表现。

（4）在相同时期发育并萌出的一组且呈对称分布的牙齿，其牙釉质都会出现颜色或结构上的异常改变。

4. 鉴别诊断　应与浅龋相鉴别，浅龋探诊质地软，可卡住探针；釉质发育不全探诊损害部位质地硬而光滑。

5. 防治

（1）预防：釉质发育不全是牙齿在颌骨内发育矿化时期产生的发育缺陷，萌出后才被发现，它不能表示现在机体的健康状况。因此，发现釉质发育不全后再补充维生素 A、维生素 D 及其他矿物质毫无意义。只有给予孕妇及儿童（尤其出生后第 1 ～ 3 年内）充足的营养并预防全身性疾病，才可有效地预防釉质发育不全的发生。

（2）治疗：对于已发生釉质发育不全的患牙，应根据患病情况酌情治疗。轻症者可不处理；前牙牙面缺陷影响美观者，可进行复合树脂充填修复、复合树脂贴面或烤瓷冠修复；后牙缺损严重并发龋病或可能发生龋病者，若周围有足够坚硬的釉质，可使用银汞合金充填。因釉质发育不全常伴有严重的牙本质发育缺陷，制备洞形时需注意窝洞深度，避免意外露髓。

（二）遗传性牙本质发育不全

遗传性牙本质发育不全（Hereditary dentine disorders）可分为遗传性牙本质发育不全及遗传性牙本质发育不良。遗传性牙本质发育不全根据临床表现分为三种亚型。

Ⅰ型牙本质发育不全指除牙本质发育不全外，还伴有全身骨骼发育不全。乳恒牙通常均呈琥珀色、半透明，磨损严重。影像学表现为牙根细短，牙本质肥厚，可能有的牙齿牙髓闭锁，有的牙齿牙本质表现正常。

Ⅱ型牙本质发育不全即遗传性乳光牙本质，无全身骨骼发育不全。该病是常见的人类显性遗传病。该型一个显著特征为牙颈部明显缩窄以致形成一个球根状的牙冠。

Ⅲ型牙本质发育不全，该病罕见。影像学表现为牙本质极薄，髓室和根管明显增大，被称为壳牙。

本节仅讨论第Ⅱ型，即遗传性乳光牙本质，因本病具有遗传性，牙冠呈一种特殊的半透明乳光色而得名。

1. 病因 本病为常染色体显性遗传病，可在家族中连续出现几代或隔代遗传。男、女无差异，乳牙、恒牙均可受累。

2. 临床表现 牙冠可呈现出淡淡的黄色且具有半透明的质感，在光线照射下会散发出类似乳光的光泽。牙釉质容易从牙本质表面脱落，导致牙本质暴露在外，进而引发较为严重的咀嚼磨损问题（图 4-4）。发生于乳牙列时，全部牙冠可被磨损至龈缘，影响美观，并造成咀嚼、语言功能障碍。严重的磨损导致咬合降低，进而继发颞下颌关节紊乱等疾病。X 线检查可见牙根短而尖细，髓室、根管狭窄或完全闭锁。

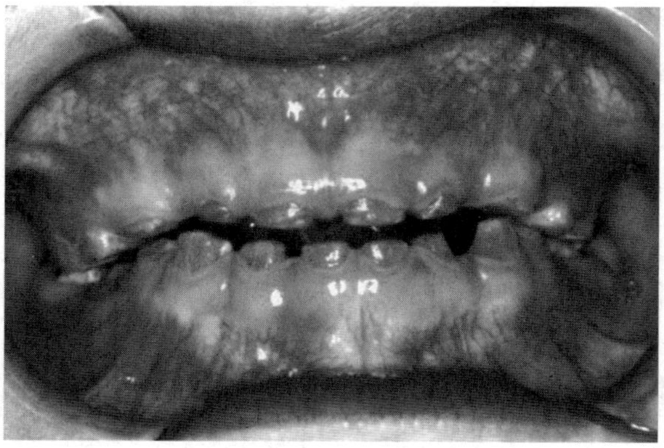

图 4-4 牙本质发育不全

3. 防治

（1）预防：因磨耗导致的乳牙列牙釉质和牙本质丧失，可用覆盖𬌗面及切缘的𬌗垫；恒牙列可做冠修复，也可用𬌗垫修复，牙齿做冠预备时，要十分小心。

（2）对并发牙髓炎、根尖周炎及颞下颌关节紊乱病的患者可做相应治疗。

（三）先天性梅毒牙

先天性梅毒牙（congenital syphilitic teeth）是在胚胎发育后期和出生后第 1 个月，牙胚受梅毒螺旋体侵犯，造成牙釉质和牙本质发育不全。10% ～ 30% 先天性梅毒患者，牙齿形态会发生改变，其牙齿表现为半月形切牙和桑葚状磨牙。主要见于恒牙，乳牙很少受累。

1. 发病机制 由于炎症细胞浸润，在牙胚形态发生期，特别是成釉器中有炎症渗出时，成釉细胞受损，部分牙釉质沉积停止。又由于牙本质矿化障碍，前期牙本质明显增多，因而牙本质塌陷，形成半月形损害。梅毒牙多见于切牙及第一磨牙，少见于乳牙列，可能与下列因素有关。

（1）梅毒对组织损害最严重的时期是胚胎末期及出生后第 1 个月。

（2）若梅毒在胚胎早期严重侵犯组织，则导致胎儿流产，不会遗留畸形牙。

（3）梅毒螺旋体不易经过胎盘屏障直接作用于胎儿。

2. 临床表现

（1）半月形切牙：又称哈钦森牙（Hutchinson teeth）。哈钦森（Hutchinson）发现先天性梅毒患者的三项特征，即间质性角膜炎、中耳炎或耳聋、半月形切牙。半月形切牙多见于上颌中切牙，切缘狭窄，中部凹陷有切迹，两切角圆顿，形似新月状。有时下颌切牙也可出现类似形态改变（图 4-5A）。

（2）桑葚状磨牙：发生于第一磨牙，牙冠短小，牙尖向中央聚拢而使牙最大横径位于牙颈部。牙尖皱缩，表面粗糙，牙釉质呈多个不规则的小结节和坑窝凹陷，散在分布于近𬌗面处，称为桑葚状磨牙（图 4-5B）。

（3）蕾状磨牙：有时第一磨牙不似桑葚，但牙尖仍向中央聚拢，使𬌗面收缩如花蕾，故称为蕾状磨牙（图 4-5C）。

先天性梅毒牙患儿还可出现牙位异常、缺额牙、牙齿萌出过早或过迟、乳牙滞留、咬合异常等症状和体征。确诊先天性梅毒的可靠依据为梅毒螺旋体血清学检查。

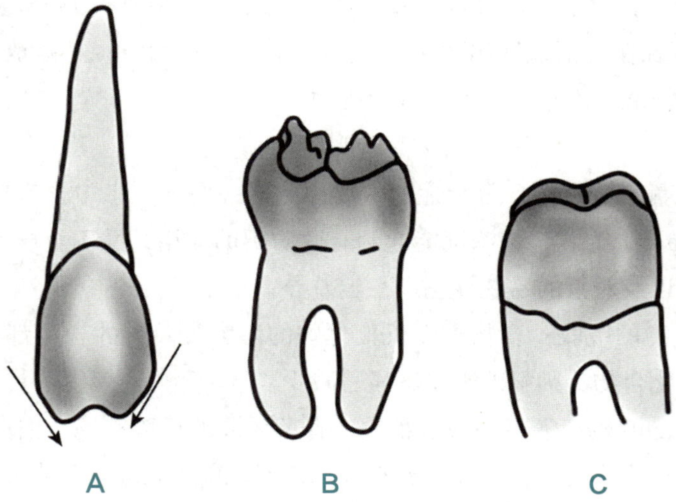

图 4-5　先天性梅毒牙示意图

A. 半月形切牙；B. 桑葚状磨牙；C. 蕾状磨牙。

3. 防治

（1）预防：在妊娠早期治疗梅毒，是预防先天性梅毒牙的有效方法。若在妊娠后 4 个月内使用抗生素治疗梅毒，95% 的婴儿可避免罹患先天性梅毒，从而预防先天性梅毒牙的发生。

（2）治疗：对先天性梅毒牙可以进行光固化树脂修复、贴面及冠修复。

二、着色牙

着色牙（Discoloration of teeth）主要包括内源性着色和外源性着色。

内源性着色牙是牙齿受到疾病或药物影响，牙内部结构包括牙釉质、牙本质等均发生着色，常伴有牙发育异常，活髓牙及无髓牙均可受累；外源性着色牙指由于药物、食物、饮料（茶、咖啡、巧克力）中的色素沉积于牙表面引起的着色，只影响美观，不累及内部结构，对功能无影响（图 4-6）。本节只讨论内源性着色牙中的氟牙症及四环素牙。

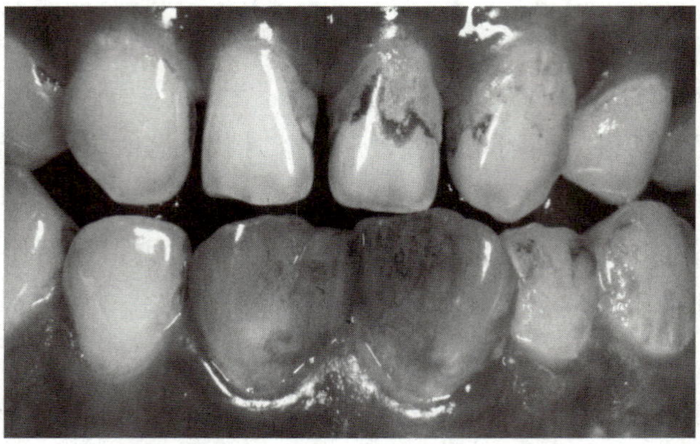

图 4-6　外源性着色牙

（一）氟牙症

氟牙症（dental fluorosis）又称氟斑牙或斑釉牙，是一种由慢性氟中毒引起的牙齿损害。这种病症是在牙齿发育过程中，由于摄入过量的氟元素而导致的一种特殊的釉质发育不全。氟牙症具有明显的地区性，主要出现在高氟地区出生和成长的人群中。在我国，高氟地区主要为东北、内蒙古、宁夏、陕西、甘肃、河北、山东、贵州、福建等地。

1. 病因

（1）饮用水中的氟含量过高：氟牙症的主要原因之一是饮用水中含有较高的氟。一般认为水中含氟量以 1ppm（1mg/L）为宜，该浓度能起到有效防龋的作用，又不会导致发生氟牙症。但个体因素及其他生活条件，以及对氟的易感性也有一定差异。

（2）食物中氟化物的吸收：食物中无机氟化物的溶解度及钙的含量都可以影响氟化物的吸收。如果食物中加入钙的化合物，则氟的吸收就显著减少。

（3）氟进入人体的时机：氟主要损害釉质发育期牙胚的成釉细胞，因此，过多的氟只有在牙齿发育矿化期进入机体，才能发生氟牙症。若在 6 ～ 7 岁之前，长期居住在饮水中氟含量高的流行区，即使日后迁往他处，也不能避免以后萌出的恒牙受累；反之，如 7 岁后才迁入高氟区者，则不出现氟牙症。

（4）工业污染：工业污染使空气、水、土壤中含氟量升高，人长期饮用或食用污染后的水、食物，可能会导致氟牙症。

（5）长期使用高氟煤取暖或烹饪：长期使用高氟煤取暖，吸入过多的含氟空气，可导致氟牙症；使用高氟煤烹饪，食物可被含氟气体污染，人长期食用这些食物也可导致氟牙症。

（6）错误使用含氟牙膏：使用含氟牙膏虽能有效防治龋病，但也具有不良反应，如果使用不当，易导致氟牙症。

（7）遗传：氟牙症涉及的发病机制尚未完全明确，可能是基因与环境共同作用的复杂病理过程。

2. 发病机制　碱性磷酸酶在牙齿发育矿化期有重要作用，可水解磷酸酯，为牙齿代谢提供无机磷原料。氟浓度过高可抑制碱性磷酸酶活性，从而造成牙釉质发育不良、骨质变脆等硬组织疾病。氟牙症患者牙釉质表面多孔，易吸附外来色素（如锰、铁化合物），从而在牙齿表现出现氟斑。

3. 临床表现

（1）发生部位：氟牙症多发生于同一时期萌出的同名牙上，呈对称性分布。氟牙症多发生于恒牙，乳牙很少发生并且程度也较轻，主要原因是乳牙釉质形成及矿化多在胚胎期及哺乳期，只有极少量氟元素可以通过胎盘屏障，母乳中氟含量相对稳定。

（2）牙面表现：患牙釉质表面呈白垩色、黄褐色、棕褐色横纹或斑块，严重者可有实质性缺损。氟牙症患牙釉质硬度低、耐磨性差，但抗酸能力较强。一般无自觉症状，发生于前牙可影响美观。

根据牙表面染色、光泽度及缺损程度，氟牙症分类如下。

1）正常：釉质呈半透明状，表面光滑有光泽，计 0 分。

2）可疑：釉质较正常通透度存在轻度异常，表面有小的白色斑点或条纹，计 0.5 分。

3）极轻：釉质上呈现不规则分布的白垩色条纹或小面积不透明区域，但不超过牙面的 25%，计 1.0 分。

4）轻度：釉质上不透明区域更广泛，但不超过牙面 50%，计 2.0 分。

5）中度：整个牙面釉质受累，呈黄褐色或棕褐色，有明显磨损，计 3.0 分。

6）重度：整个牙面受累，发育不全明显，牙面广泛呈棕褐色，形态改变，计 4.0 分。

（3）患牙牙数：患氟牙症牙数的多少取决于牙发育矿化期在高氟地区生活时间的长短。

（4）严重的氟中毒患者，除牙齿改变外，还可出现氟骨症、骨硬化症、关节病变、贫血等。急性氟中毒可引起恶心、呕吐、腹泻等症状，甚至出现肌痉挛、虚脱和呼吸困难，危及生命。

4. 诊断

（1）病史询问：了解患者在牙齿发育时期（一般是 6 ～ 7 岁之前）的居住环境，是否长期生活在高氟地区，或者是否有长期使用含氟量过高的水源、药物、食物等情况。

（2）口腔检查：检查牙齿的颜色、形态和质地。观察牙齿颜色改变的程度和范围，判断是否符合氟牙症的典型表现，如白垩色、黄褐色斑块等，同时注意检查牙釉质是否有缺损。还需要与其他可能导致牙齿变色的疾病相鉴别，如四环素牙（主要是由于在牙齿发育期间服用四环素类药物引起）。

5. 鉴别诊断 主要与釉质发育不全相鉴别。

（1）釉质发育不全白垩色斑块边界明显，且与生长线平行；氟牙症斑块呈云雾状，边界不清，与生长线不吻合。

（2）釉质发育不全可发生于一组牙或个别牙。氟牙症发生于多数牙，上前牙最多见。

（3）釉质发育不全无高氟地区生活史；氟牙症患者有高氟区生活史。

6. 防治

（1）预防：预防氟牙症的根本方法是改良水源，选择含氟量适宜的水源或用活性矾土去除水源中过量的氟，但后者费用昂贵，难以推广。

（2）治疗：氟牙症轻症者无须治疗，着色深但无明显缺损者可用漂白脱色法脱色；重度已形成缺损的患牙可进行复合树脂充填、贴面修复及冠修复。

（二）四环素牙

四环素牙（tetracycline stained teeth）是在牙发育矿化期间，使用了四环素类药物，如四环素、地美环素、土霉素、金霉素、米诺环素等，使牙齿的颜色和结构发生改变，导致牙齿萌出后呈灰褐色或深灰色。

1. 发病机制 在牙发育矿化期使用四环素类药物后，四环素分子能与牙体硬组织中的钙螯合，形成稳定的四环素正磷酸盐复合物，该复合物沉积在牙本质中，使牙着色（图 4-7）。同时该合物在沉积过程中可抑制牙本质细胞合成胶原，并抑制牙本质矿物质沉积，使牙齿形成不可逆的损害。

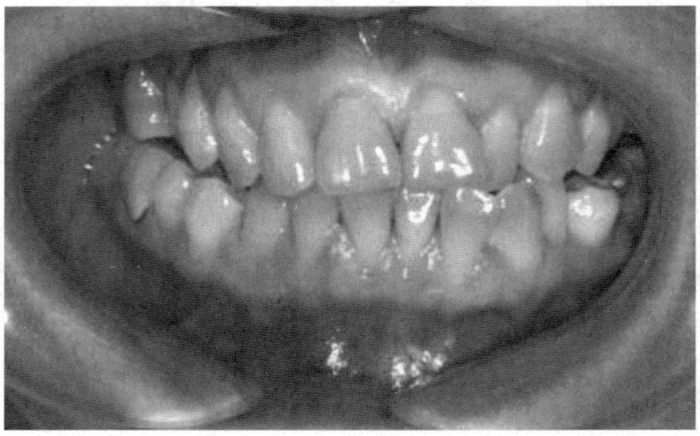

图 4-7　四环素牙

2. 临床表现

（1）发病人群：在我国，四环素牙多见于 20 世纪六七十年代出生的人，主要表现为牙面着色，或伴有不同程度的釉质发育不全。

（2）牙面表现：四环素牙萌出时一般呈黄色，阳光照射下呈明亮黄色荧光，以后逐渐变为棕褐色或深灰色。

（3）着色情况：牙着色程度与四环素的种类、剂量和给药次数及年龄有关。缩水四环素、地美环素、盐酸四环素引起的着色比土霉素、金霉素明显；长期服用比短期服用着色深，但短期大剂量服用比长期服用等剂量作用更明显；服药年龄越早，牙本质着色越靠近釉牙本质界，着色越明显。

3. 诊断

（1）全口牙冠暗晦无光，呈均匀一致的黄色，逐渐变为棕黄色、灰色或灰褐色。患牙可在紫外线灯下显示特有的黄色荧光。

（2）前牙比后牙明显，乳牙比恒牙明显。

（3）牙齿外形一般正常，坚硬光滑，偶合并釉质发育不全。

（4）患者在幼儿时期或其母在妊娠期有经常服用四环素类药物的既往史。

4. 防治

（1）预防：禁止妊娠、哺乳期妇女及 8 岁以下儿童使用四环素类药物，可预防四环素牙的发生。

（2）治疗：对已形成的四环素牙，着色浅、无明显缺损者可不处理；着色较深，无釉质缺损者可行漂白脱色法脱色；着色严重且釉质有明显缺损者可行光固化树脂充填、贴面修复及冠修复，也可漂白后再修复。

漂白治疗的方法主要为内漂白和外漂白两种。外漂白术只适用于完整的氟斑牙，轻、中度四环素牙，外染色牙及其他原因引起的轻、中度变色牙，主要用于活髓牙。对于重度四环素牙效果不明显。

外漂白又可分为诊室内漂白和家庭漂白。诊室内漂白大多使用强氧化剂，如 30% 过氧化氢、10% ～ 15% 过氧化脲等药物，置于牙冠表面，并辅以激光、红外线或冷光源照射，增加脱色效果。

外漂白术方法步骤为：①清洁牙面。②保护牙龈。③涂布过氧化物。④加热。⑤结束后冲洗牙面，擦去凡士林，移除橡皮障。⑥询问患者是否有敏感及其他不适，给予相应处理。⑦治疗时间一般为每周 1 次，每次 30 ～ 45 分钟，根据治疗效果持续 2 ～ 6 次。目前采用过氧化氢辅助冷光源照射，每次时间 8 ～ 12 分钟，一般 2 次即可。

三、牙形态异常

牙形态异常又称畸形牙，包括畸形中央尖、牙内陷、融合牙、双生牙、结合牙、过大牙、过小牙、锥形牙、釉珠等。

（一）畸形中央尖

殆面中央窝伸出一额外的圆锥形突起，称为畸形中央尖（abnormal central cusp）。该尖也可出现于颊尖三角嵴、舌尖三角嵴、近中窝和远中窝。一般认为是牙发育期间成釉器异常凸起，牙乳头伸入突起内，形成牙釉质和牙本质所致（图 4-8）。

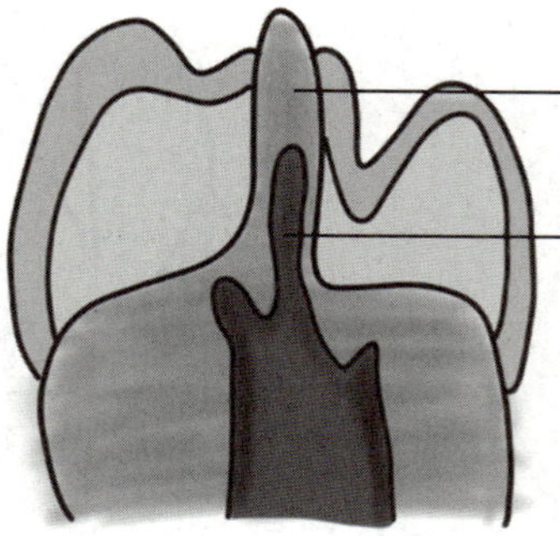

图 4-8 畸形中央尖示意图

1. 临床表现

（1）好发牙位：畸形中央尖多发生于下颌前磨牙，尤其是下颌第二前磨牙。可同时对称出现在一组前磨牙上，也可单独出现于个别前磨牙。

（2）牙面表现：畸形中央尖形态多为圆锥形、圆柱形或半球形，高 1.0 ～ 3.0mm。半数的畸形中央尖内有髓角伸入。当患牙萌出并建立咬合后，畸形中央尖常发生折断，在殆面留下圆形或椭圆形黑环，中央有浅黄色或褐色牙本质轴，轴中央黑色小点即为髓角。畸形中央尖折断后易穿髓，从而引起牙髓炎和根尖周炎。如在牙根发育完成前折断，常使牙髓感染，牙根停止发育，X 线检查可见牙根短、根尖部敞开呈喇叭口状。有些较圆钝的中央尖在建殆后被逐渐磨损，对应区域形成修复性牙本质或中央尖内无髓角伸入，这类牙可保存牙髓活力，不影响牙根的继续发育。

（3）并发症：可并发牙髓炎和根尖周炎。

（4）X 线检查：可见髓室顶突向给面的釉质和牙本质的中央尖，有时可见突入尖中的髓角。

2. 治疗

（1）圆钝而无妨碍的中央尖：可观察，暂不处理。

（2）尖而细长的中央尖：容易折断或磨损露髓，在牙刚萌出时进行少量多次调磨，促进髓角处修复性牙本质的形成，调磨后涂布氟化钠，以防牙本质过敏。也可在麻醉和严格消毒下一次性磨除中央尖，制备洞形，视牙髓暴露情况，选择直接盖髓术或间接盖髓术。

（3）根尖孔尚未形成：并发早期牙髓炎可行活髓切断术，尽可能保存根髓或牙乳头，使牙根继续发育；若根尖孔未形成，可行根尖诱导成形术。

（4）若根尖孔已形成：伴发牙髓炎或根尖周炎者，行根管治疗术。

（5）牙根短、根尖周感染严重、牙松动明显：可考虑拔除。

（二）牙内陷

牙内陷（dens invaginatus）是牙发育期间，成釉器过度卷曲或局部过度增殖，深入到牙乳头中所形成的发育畸形。

根据牙内陷的深浅程度及形态变异，临床上可分为畸形舌侧窝、畸形根面沟、畸形舌侧尖和牙中牙。

1. 临床表现

（1）畸形舌侧窝：畸形舌侧窝（图 4-9）是牙内陷程度最轻的一种情况，常见于上颌侧切牙。其主要特征是舌侧窝向内凹陷形成囊状，囊底通常没有釉质覆盖，牙本质的发育也不理想。由于食物残渣容易在该处堆积，容易滋生细菌，细菌感染可由此途径侵入牙髓，从而引发牙髓炎、牙髓坏死及根尖周病变。

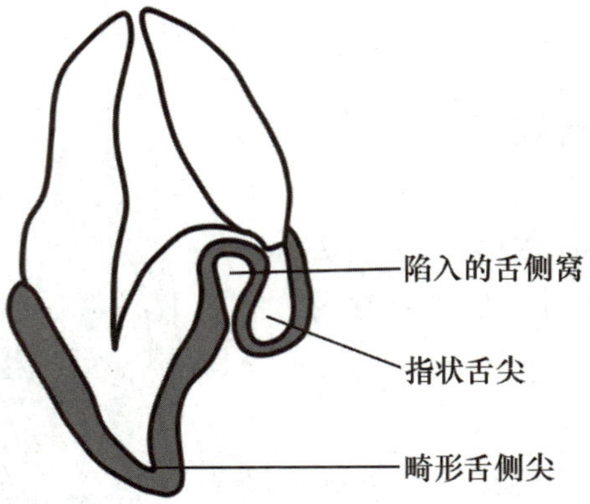

图 4-9　畸形舌侧窝示意图

（2）畸形根面沟：畸形根面沟（图 4-10）可与畸形舌侧窝同时存在，表现为舌侧一条长度和深度不等的纵向沟槽，严重时可延伸至根尖部位，甚至有时会将牙根分裂成两部分，形成一个额外的牙根。畸形根面沟会导致龈沟底部封闭不全，上皮在此处出现病理性附着，并且会形成骨下袋，成为细菌和毒素侵入的通道，进而引起牙周组织的破坏。

（3）畸形舌侧尖：除舌侧窝内陷外，舌隆突增生突起形成的牙尖（图 4-9）。牙髓组织亦进入舌侧尖内，形成纤细的髓角，易被磨损而引发牙髓及根尖周病变。

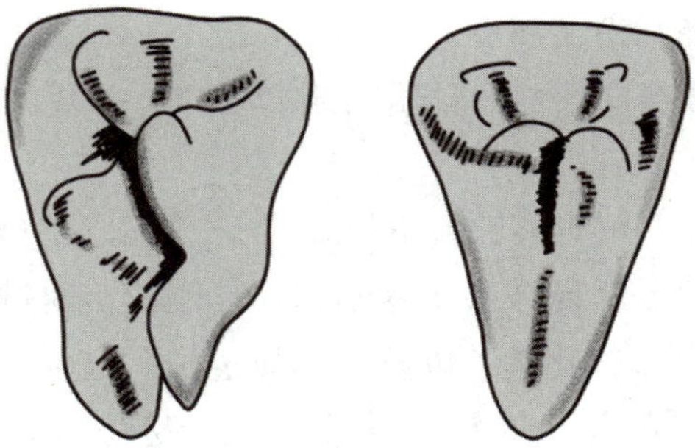

图 4-10　畸形根面沟示意图

（4）牙中牙：是牙内陷中最严重的一种。牙呈圆锥状，X 线检查显示其深入内陷部分类似包含一个在牙中的小牙。

2. 治疗　对牙内陷患牙进行牙髓活力测试及 X 线检查，了解有无并发症。

（1）无并发症：可进行观察，不做处理。

（2）畸形舌侧窝：龋病易感者，可在内陷处去除软化组织并制备洞形，用复合树脂做预防性充填。如并发牙髓病及根尖周病，及时行根管治疗术。

（3）畸形根面沟：应根据沟的深浅、长短及牙髓、牙周状况，采取相应的治疗措施。

1）牙髓活力正常伴腭侧牙周袋者，应先翻瓣暴露牙腭侧根面，沟浅者可磨除并修整外形；沟深者制备洞形，常规使用玻璃离子粘固剂充填或复合树脂修复，生理盐水清洗创面，缝合，上牙周塞制剂，7天后拆线。

2）牙髓活力异常伴腭侧深牙周袋者，可在根管治疗术后，即刻进行翻瓣术，并处理裂沟。若裂沟已深达根尖，且牙周组织破坏广泛，预后不佳者，应考虑拔除。

（三）融合牙、双生牙、结合牙

1. 融合牙　融合牙（fused teeth）由两个正常的牙胚融合形成的（图4-11）。在牙齿发育阶段，融合可能是完全的，也可能是不完全的。通常认为融合牙的形成是由于压力作用导致的。当这种压力出现在两个牙齿钙化之前时，牙冠部分会发生融合；而当压力发生在牙冠发育完成之后，牙冠会分开，牙根则融合为一体。牙本质在这两种情况下都是相互连通的。无论是乳牙还是恒牙，都可能出现融合牙的情况，其中下颌乳切牙是最常见的发生融合牙的部位。另外，正常牙齿与额外牙齿之间有时也会发生融合现象。

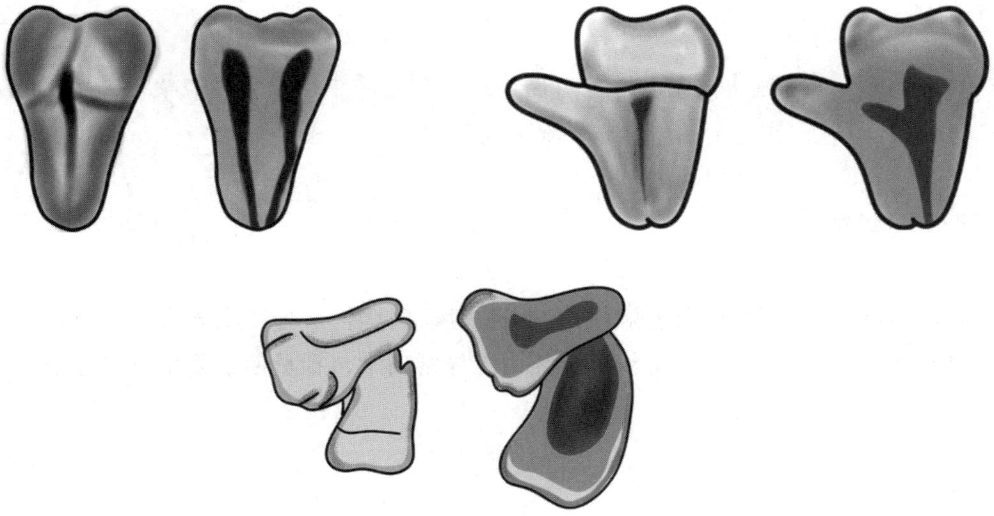

图4-11　融合牙、双生牙、结合牙示意图

2. 双生牙　双生牙（geminated teeth）系由一个内向的凹陷将一个牙胚不完全分开而形成不完全的双生牙。通常双生牙为完全或不完全分开的牙冠，有一个共同的牙根和根管。双生牙在乳牙列与恒牙列皆可发生。双生乳牙常伴有其继承恒牙的先天性缺失。

3. 结合牙　结合牙（concrescence of teeth）是两颗牙的牙根发育完全以后发生牙骨质粘连，牙借助增生的牙骨质结合在一起。结合牙产生的原因认为是创伤或牙拥挤，以致牙间骨吸收，使两个邻牙靠拢，之后增生的牙骨质将两牙结合在一起。结合牙偶见于上颌第二磨牙和第三磨牙区，这种牙形成时间较晚，而且牙本质是各自分开的，故结合牙容易与融合牙或双生牙相区别。

（四）过小牙、过大牙、锥形牙

牙的大小若与骨骼和面部的比例失去协调，就有过大或过小的感觉。个别牙若偏离了解剖上正常值的范围，且与牙列中其他牙明显不相称时，称为过小牙（microdontia）（图4-12）或过大牙（macrodontia）（图4-13）。

过小牙多见于上颌侧切牙、第三磨牙和额外牙。如为圆锥形，则称为锥形牙，即牙的切端比颈部狭窄。有时上颌中切牙牙冠过大，而牙根并不长。过大牙应和临床上更为常见的融合牙相区别。

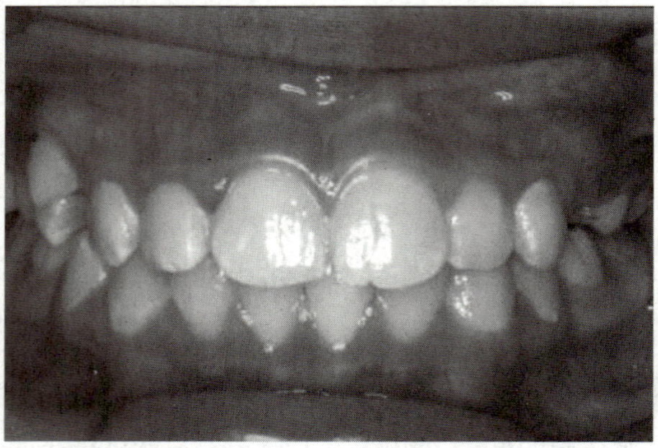

图 4-12　过小牙

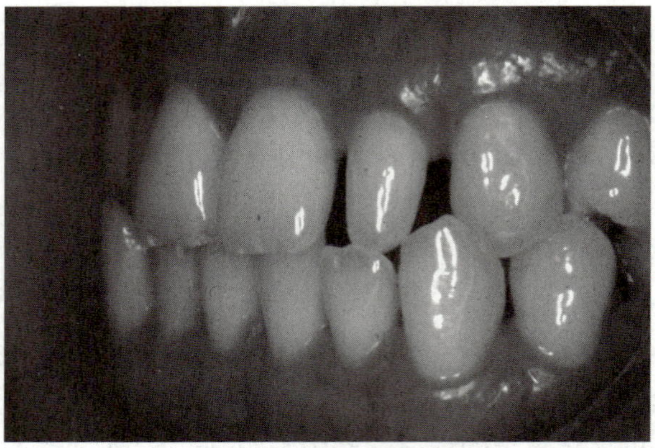

图 4-13　过大牙

（五）釉珠

釉珠（enamel pearl）是牢固附着于牙骨质表面的牙釉质小块，大小似粟粒，呈球形。它多位于磨牙根分叉内或其附近，或见于釉牙骨质界附近的根面上。

四、牙萌出异常

牙萌出有一定的生理规律，具有顺序性、对称性、时间性。牙萌出异常是牙齿在萌出过程中出现的时间、位置和方向等方面的异常情况。牙萌出异常通常包括早萌、萌出过迟和萌出困难、异位萌出三类。

（一）早萌

早萌指的是牙齿萌出时间比正常范围提前，这种情况多发生在下颌乳切牙。有些婴儿在出生时，或者出生后没过多久牙齿就已经萌出，如果是正常的乳牙提前萌出，一般是由于牙胚距离口腔黏膜太近导致的，也有可能是多生牙。早萌的牙齿牙根往往发育不完善，甚至可能完全没有牙根，因此，附着不够牢固，经常会自行掉落，也可以考虑尽早将其拔除。

个别恒牙提前萌出，大多是由于相应位置的乳牙过早脱落所引起的。而多数或全部恒牙提前萌出的情况非常少见。在脑垂体、甲状腺及生殖腺功能过于旺盛的患者身上，可能会出现恒牙过早萌出的现象。

（二）萌出过迟和萌出困难

萌出过迟指的是牙齿萌出时间明显晚于正常范围，又称为迟萌。全口牙迟萌多为系统病或遗传因素的影响，个别乳牙迟萌可能与外伤或感染有关。一般乳牙很少有异位或萌出困难。恒牙迟萌或异位，往往因乳牙滞留（图 4-14），占据恒牙位置或乳牙过早脱落，造成邻牙移位，以致间隙不够。恒牙萌出困难常见于上颌切牙，因乳切牙过早脱落，长期用牙龈咀嚼，使局部黏膜角化增强，龈质坚韧肥厚所致，必要时需切去部分龈组织，露出切缘以利萌出。

（三）异位萌出

牙齿在萌出过程中偏离了正常的位置即异位萌出（图 4-15）。最常见的是上颌第一恒磨牙的近中异位萌出，它会导致第二乳磨牙的牙根吸收，甚至会影响牙弓的正常发育。

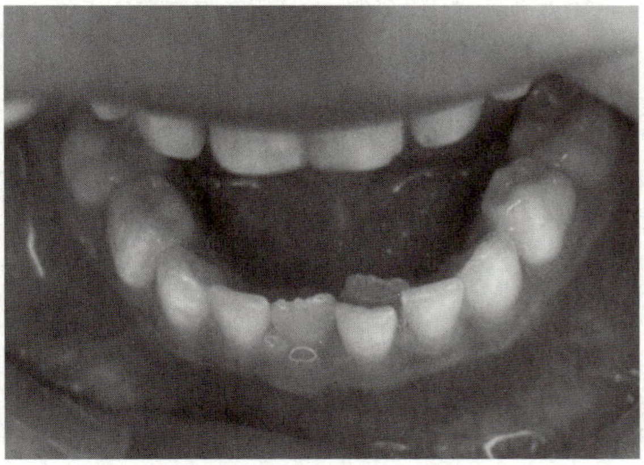

图 4-14 乳牙滞留

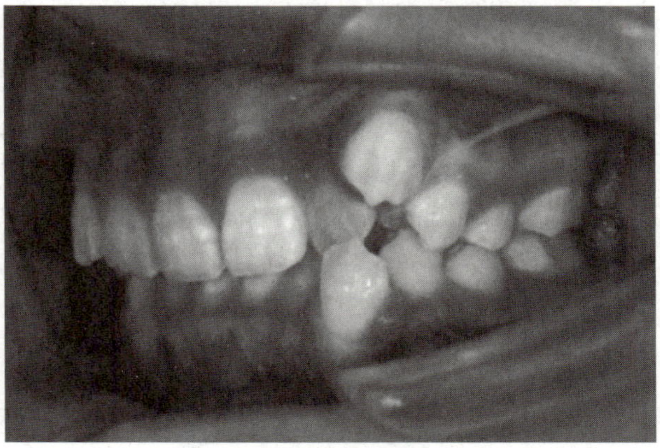

图 4-15 异位萌出

五、牙数目异常

牙数目异常主要包括额外牙和先天性缺额牙。正常牙数之外多生的是额外牙，而根本未曾发生的牙是先天性缺额牙。

（一）额外牙

额外牙的发生可能来自形成过多的牙蕾，也可能是牙胚分裂而成。额外牙可发生在颌骨任何部位，但最多见的是“正中牙”，即位于上颌两中切牙之间，常为单颗，但也可成对。“正中牙”体积小，牙冠呈圆锥形，根短。上颌第四磨牙也较常见，位于第三磨牙远中面。此外，额外牙还可在下颌前磨牙或上颌侧切牙区出现，额外牙可萌出或阻生于颌骨内，如有阻生，常影响邻牙位置，甚至阻碍其正常萌出，亦可导致牙列拥挤，成为牙周病和龋病的发病因素。乳牙的额外牙相对少见。

（二）缺额牙

先天性缺额牙可分为个别缺牙、多数缺牙和全部缺牙三种情况。个别缺牙多见于恒牙列，且多为对称性，最多见者为缺少第三磨牙，其次为上颌侧切牙或下颌第二前磨牙缺失。缺额牙也可能并不对称，比如在下颌切牙区内缺少个别牙，缺额牙在乳牙列很少见，个别缺额牙的原因尚不清楚，但一般认为有家族遗传倾向。

全口多数牙缺额或全口缺额牙，称为无牙畸形，常为全身性发育畸形的局部表现。无牙畸形常伴有外胚叶发育不全，如缺少毛发、指甲、皮脂腺、汗腺等，如追溯家族史，可能找到遗传关系。部分无牙畸形比全口无牙畸形多见。

▶**知识拓展**

家庭漂白术

家庭漂白术又称为夜间漂白术或托盘漂白术。该技术操作简单，可由患者自行操作，减少就诊次数。主要使用托盘和安全性较高的10% ~ 15%过氧化脲进行治疗。对外源性着色、内源性着色和增龄性变色效果均较好，对氟牙症有一定的漂白效果，但对中重度四环素牙效果较差。

家庭漂白术的方法如下：①制取模型。②制作软塑料夜间防护器，边缘修整至龈下0.5mm。③教会患者使用防护器及过氧化脲凝胶，嘱睡前清洁牙齿后，向防护器内倒入适量凝胶后，戴入口内过夜，明日取下，一般应保证凝胶与着色牙接触8小时左右。④2 ~ 6周可有明显效果，可维持1 ~ 3年，一般2周应复查1次，不适随诊。

第二节　牙体损伤

一、牙急性损伤

牙体急性损伤又称为牙外伤，是在突然的外力作用下，牙体硬组织、牙髓和 / 或牙周组织发生的急性损伤，多见于儿童和青少年，常见于上颌前牙。

（一）牙震荡

牙震荡（concussion of the teeth）是牙周膜受外力作用后发生的轻度损伤，不伴牙体组织的缺损。

1. 病因　较轻外力，如在进食时骤然咀嚼硬物或较轻的外力撞击等。

2. 临床表现

（1）牙齿酸痛和敏感：患牙可能会有轻微酸痛感，对冷刺激可能表现出一过性敏感症状。

（2）牙冠完整：牙震荡通常不会导致牙体组织的缺损，牙冠保持完整。

（3）牙齿松动和叩痛：患牙可能会有轻微松动或不松动，垂直向或水平向叩痛。

（4）牙龈出血：龈缘可能有少量出血，表明牙周膜有损伤。

（5）牙髓活力测试：牙髓活力测试可能从略敏感到无反应不一，一些患牙在外伤时可能表现为无反应，这是由牙髓在外伤时血管和神经受损伤引起的“休克”现象，但几周后反应可能恢复。

3. 治疗

（1）患牙休息：受伤后1～2周内不用患牙咀嚼，应使患牙休息，必要时降低咬合以减轻患牙的咬合力负担。

（2）定期复查：受伤后1、3、6、12个月应进行定期复查，观察牙冠是否变色，以及牙髓活力测试是否正常。

（3）根管治疗：若观察 1 年后，牙冠变色或牙髓活力测试无反应，表明可能有牙髓坏死迹象，应进一步进行根管治疗。值得注意的是，对于年轻恒牙，其活力可在受伤 1 年后才丧失。

（二）牙脱位

牙脱位（dislocation of the teeth）是牙齿由于受到外力作用而从其原有的牙槽窝中移出或部分移出的情况。由于作用力的大小和方向不同，牙脱位可表现为部分脱位和完全脱位。部分脱位又可分为脱出性脱位、侧向脱位和嵌入性脱位。

1. 临床表现

（1）部分脱位

1）脱出性脱位：牙齿沿牙长轴向切端部分脱出，牙冠较邻牙长，常有疼痛、松动及龈沟内出血，X 线检查可见患牙根尖区牙周膜间隙明显增宽。

2）侧向脱位：牙齿偏离其长轴向侧向移位，可造成牙周膜撕裂，常伴有牙槽窝骨壁骨折。由于牙齿与牙槽窝的锁结关系，牙齿通常不松动，叩痛明显，龈沟内有或无出血。X 线检查可见患牙近中、远中两侧牙周膜间隙不对称。但当牙齿唇舌向移位时，X 线检查无明显变化，必要时需拍摄 CBCT。

3）嵌入性脱位：牙齿沿其长轴向牙槽骨深部嵌入，可导致牙槽窝骨折或者碎裂，患牙临床牙冠变短，牙齿常不松动，牙龈可有淤血样改变。X 线检查可见牙周膜间隙变小或消失。

（2）完全脱位：牙齿完全脱出牙槽窝，探查牙槽窝内空虚，可伴牙槽窝骨壁骨折，常见牙龈撕裂、出血，多累及单颗牙。牙脱位后，可发生牙髓坏死、根管闭锁、牙根外吸收及牙槽突吸收等并发症。

2. 治疗 保存患牙是治疗牙脱位应遵循的原则。

（1）部分脱位牙：应在局部麻醉下复位，结扎固定 4 周。术后 3、6、12 个月进行复查，若发现牙髓已坏死，应及时进行根管治疗。

（2）嵌入性牙脱位：应在复位后 2 周进行根管治疗，对于发生嵌入性脱位牙的年轻恒牙，不可强行拉出复位，以免造成更大的创伤，诱发牙根和牙槽突的吸收。因此，对症处理，继续观察，任其自然萌出是最可取的处理方法，一般在半年内患牙可萌出到原来的位置。

（3）完全脱位牙：应立即进行牙再植，如能在 30 分钟内再植，多可避免牙根吸收。因此，牙脱位后，应立即将牙放入原位，如牙已落地污染，应就地用生理盐水或无菌水冲洗，然后放入原位。如果不能即刻复位，可放在盛有牛奶、生理盐水或自来水的杯子内。如无条件，可将患牙置于患者的舌下或口腔前庭处。切忌干藏，并应尽快到医院就诊。

对完全脱位牙，还应根据患者年龄、离体时间的久暂，明确具体的处理方案。

1）根尖发育完成的脱位牙：若就诊迅速或复位及时，应在术后 3 ～ 4 周再行根管治疗术。如果在脱位 2 小时以后再就诊，牙髓和牙周膜内细胞已坏死，不可能期望牙周膜重建，因而只能在体外完成根管治疗术，并经根面和牙槽窝刮治后，将患牙植入固定。

2）年轻恒牙完全脱位：若就诊迅速或自行复位及时，牙髓常能继续生存，不要贸然拔髓，一般疗效是良好的。若就诊不及时或拖延复位时间，则只能在体外完成根管治疗术，搔刮根面和牙槽窝后再植，预后欠佳。

3. 牙再植后的愈合方式

（1）牙周膜愈合：牙与牙槽之间形成正常牙周膜愈合。这种机会极少，仅限于牙脱位离体时间较短，牙周膜尚存活，而且又无感染者。

（2）骨性粘连：牙根的牙骨质和牙本质被吸收并由骨质所代替，发生置换性吸收，从而使牙根与牙槽骨紧密相连。临床表现为牙松动度减少，X线检查可见无牙周膜间隙。这种置换性吸收发生在受伤后6～8周，可以是暂时性，能自然停止，也可以呈进行性，直至牙脱落。这个过程可持续数年或数十年。

（3）炎症性吸收：在被吸收的牙根面与牙槽骨之间由炎症性肉芽组织替代。炎症性吸收在受伤后1～4个月即可在X线检查中显示为广泛的骨透射区和牙根面吸收。

（三）牙折

是牙齿因受到外力或长期咬合力作用导致牙体硬组织的完整性受损，部分牙体组织断裂或缺失的情况。

1. 病因 外力直接撞击是牙折的常见原因，而牙折也可因咀嚼时咬到砂石、碎骨等硬物而发生。

2. 临床表现 根据折断部位可分为冠折（图4-16）、根折（图4-17）和冠根联合折3型。

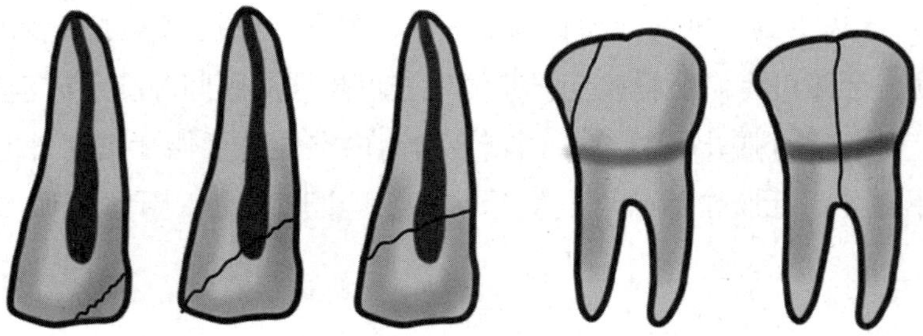

图4-16 冠折示意图

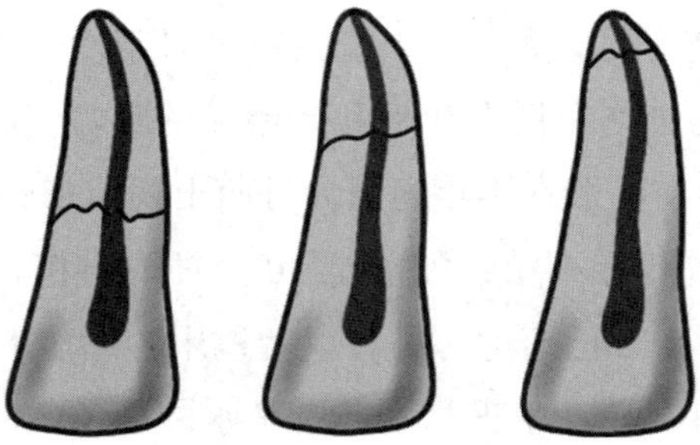

图4-17 根折示意图

（1）冠折：前牙可分为横折和斜折，后牙可分为斜折和纵折，并可表现为未露髓和露髓两种情况。

（2）根折：外伤性根折多见于牙根完全形成的成人牙，因为年轻恒牙的支持组织不如牙根形成后牢固，在外伤时常被撕脱或脱位，一般不会引起根折。引起根折的外力多为直接打击和面部着地时的撞击。根折时可有牙齿松动、叩痛，如冠侧断端移位可有龈沟出血、根部黏膜触痛等。有的根折早期无明显症状，数日或数周后才逐渐出现症状，这是由水肿和咬合使根折断端分离所致。

根折按其部位可分为颈侧1/3、根中1/3和根尖1/3，最常见者为根尖1/3，其折裂线与牙长轴垂直或有一定斜度，外伤性纵折很少见。X线检查是诊断根折的重要依据，但不能显示全部根折病例。

必要时可进行 CBCT 检查，明确根折的部位及折断的方向。

（3）冠根联合折：牙冠和牙根同时发生折断，这种类型的牙折通常预后较差，但只占牙外伤总数的一小部分，以斜行冠根折多见，牙髓常常暴露。

3. 治疗

（1）冠折：应根据冠折的具体情况进行治疗。缺损少，牙本质未暴露的冠折，可将锐缘磨光。牙本质已暴露，并有轻度敏感者，可进行脱敏治疗。牙髓已暴露的前牙，对牙根发育完成者应行牙髓摘除术。对年轻恒牙应根据牙髓暴露多少和污染程度进行治疗。

（2）根折：应先促进其自然愈合，即使牙似乎很稳固，也应尽早用夹板固定，以防活动。一般认为根折越靠近根尖其预后越好。

对于根尖 1/3 折断的情况，通常只需进行夹板固定，无须进行牙髓治疗，这样就有可能实现修复并维持牙髓的活力。有关根折牙应进行预防性牙髓治疗的观点是不正确的，因为根折后立即进行根管治疗术可能会把根管糊剂压入断端之间，反而影响其自然修复。不过，如果牙髓出现坏死，则需要迅速进行根管治疗术。

对根中 1/3 折断可用夹板固定，如牙冠端有错位时，在固定前应复位。复位固定后，每个月应复查 1 次，检查夹板是否松脱，必要时可更换夹板。复查时，若牙髓有炎症或坏死趋势，则应行根管治疗术。

颈侧 1/3 折断并与龈沟相交通时，将不会出现自行修复。如折断线在龈下 1.0 ～ 4.0mm，断根不短于同名牙的冠长，牙周情况良好者可选用的治疗措施如下：①切龈术，使埋藏于软组织内的牙根相对延长。②正畸牵引术。

（3）冠根联合折：患牙应尽可能保留，无法保留者应将患牙拔除。

二、牙体慢性损伤

（一）磨损

由机械摩擦作用造成的牙体硬组织缓慢的渐进性丧失称为磨损。根据牙体硬组织丧失的原因将其分为磨耗和磨损两种。

磨耗（attrition）是正常咀嚼过程中牙体硬组织的缓慢丧失，髓腔相应有继发性牙本质不断形成，属于生理性的增龄性变化，一般不需要进行特殊处理。

磨损（abrasion）是正常咀嚼运动之外的、高强度、反复机械摩擦造成牙体硬组织的快速丧失、髓腔相应部位可出现反应性牙本质，属于病理性磨损，应采取措施防止。

1. 病因

（1）牙体硬组织发育不良：如釉质发育不全或矿化不全，硬度较差，易被磨损。

（2）咬合关系不良：口腔内缺失牙过多或排列不齐，使个别牙或一组牙承受的咬合力过大而发生磨损；咬合关系异常如深覆𬌗、对刃𬌗或有𬌗干扰的牙磨损严重。

（3）饮食习惯不良：常吃粗硬食物，全口牙可出现磨损。

（4）不良习惯、刷牙方式不当：紧咬牙或磨牙等不良习惯可造成全口或局部牙的严重磨损；用牙咬硬物，如大量嗑瓜子、咬啤酒瓶盖等可造成特定部位牙齿的磨损。

（5）系统性疾病：内分泌紊乱、神经症和胃肠功能紊乱等疾病也可导致全口牙的过度磨损。

2. 临床表现

（1）牙面表现：磨损从牙体表面向深层进行，牙表面发生变化的同时，深层结构也有不同程度的损伤。后牙的磨损较前牙重，且船面为主（图 4-18）。磨损会导致尖、窝、沟、嵴结构模糊，牙本质外露。若磨损不均匀，常出现高耸的牙尖和锐利的边缘。磨损表面光滑，一般无色素沉着。后牙邻面的磨损常使邻接关系由紧密的点接触变为较松弛的面接触。检查中可有食物嵌塞、邻面龋及牙周病等。

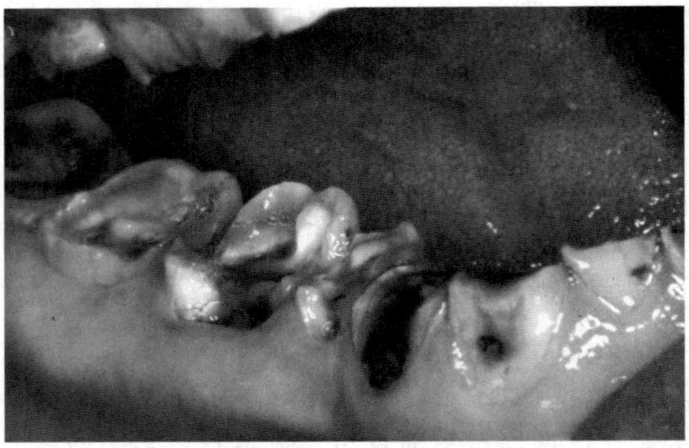

图 4-18 磨损

（2）磨损并发症：磨损常可导致以下并发症。

1）牙本质敏感。

2）食物嵌塞。

3）牙髓病和根尖周病。

4）颞下颌关节紊乱病。

5）创伤。

6）船创伤。

3. 治疗

（1）治疗原则：去除病因，修复缺失牙，调磨过高、过锐的牙尖，调整咬合关系，纠正不良习惯，治疗引起磨损的全身疾病。

（2）治疗方法

1）生理性磨耗：无症状可不处理。

2）病理性磨耗：不均匀磨损应调船；出现牙本质过敏者应进行脱敏治疗；个别牙重度磨损、与对船牙间有空隙的小凹陷可进行充填治疗；并发牙髓病及根尖周病患者应进行根管治疗术；牙体组织严重缺损者可在根管治疗后进行高嵌体或全冠修复；多个牙重度磨损者可用船垫适当恢复颌间距离后进行咬合重建。

（二）楔状缺损

楔状缺损是牙齿唇、颊面颈部硬组织由于某些因素的长期作用，发生缓慢磨损，形成类似楔形的组织缺损，且常伴牙龈退缩。多见于成年人前磨牙及尖牙，多发生于牙的唇颊面，一般上颌牙较严重。

1. 病因

（1）不正确的刷牙方法：使用硬质牙刷及横刷法是导致楔状缺损的主要因素。

（2）酸的作用：龈沟内的酸性环境使牙颈部硬组织脱矿，易被磨损。唾液腺的酸性分泌物、酸性食物、胃酸反流也与楔状缺损的发生有关。

（3）牙颈部结构：牙颈部釉牙骨质界处，釉质及牙骨质覆盖量小，甚至缺失，组织结构薄弱，易被磨损。

（4）应力疲劳：颊侧牙颈部为应力集中区，舌面受压应力，唇颊面受拉应力，其中拉应力使牙颈部牙体组织疲劳，易出现损坏。

2. 临床表现

（1）好发年龄及牙位：楔状缺损多见于中年以上患者的前磨牙，其次为第一磨牙和尖牙。相邻牙可同时发生不同程度的缺损。年龄越大，缺损越重。

（2）牙体表现：较浅的缺损局限于牙釉质或牙骨质内，一般无症状或仅有较轻微的过敏症状。缺损达牙本质中层或深层时，可有冷、热、酸、甜刺激痛。

（3）典型表现：典型的楔状缺损形成两平面相交，质地坚硬、光滑的口大底小，边缘整齐，可无染色或轻度染色（图 4-19）。缺损深达髓腔时，可出现牙髓病及根尖周病的症状，甚至导致牙折。

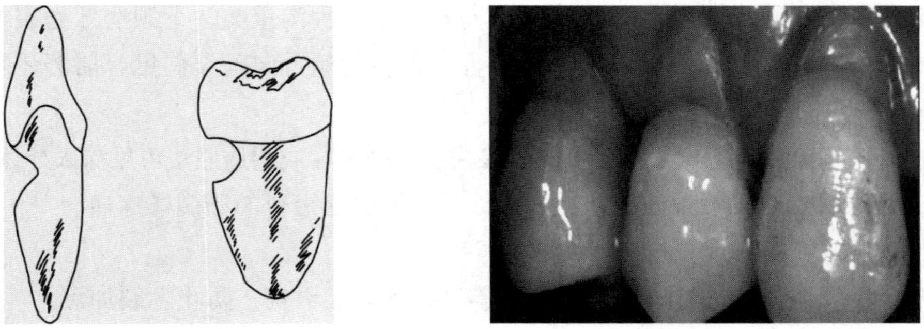

A　　　　　　　　B

图 4-19　楔状缺损

A. 楔状缺损示意图；B. 楔状缺损临床表现。

3. 治疗

（1）消除病因；改正刷牙方法，避免横刷，使用软毛牙刷及颗粒较细的牙膏。

（2）缺损较小且无症状者，可暂不处理；有敏感症状者，可进行脱敏治疗。

（3）缺损较大者可进行充填治疗，近牙髓者应先垫底。

（4）出现牙髓病及根尖周病患者，可进行根管治疗术。

（三）牙隐裂

牙隐裂（cracked tooth）是牙表面出现非生理性的微小而不易被发现的裂纹，这种裂纹可深达牙本质，甚至直达髓腔，牙隐裂可引起牙痛，也可导致成年人牙冠纵折而被拔除。临床上较多见，但由于裂纹细小，又很容易被忽略，应足够重视该疾病。

1. 病因

（1）牙齿结构薄弱：正常人的窝沟和釉板是牙齿结构中的薄弱环节，抗折裂能力低而本身又是咬合应力集中的部位。

（2）牙尖斜度：牙尖斜度越大，咀嚼时产生的水平分力越大，越容易发生牙隐裂。

（3）创伤性咬合力：牙齿磨损不均匀会形成高陡的牙尖，此时正常的咀嚼力变为创伤性咬合力，使窝沟底的釉板向牙本质方向加宽加深，这是隐裂的开始。在咬合力的不断作用下，裂纹逐渐向髓腔方向延伸，所以𬌗创伤是牙隐裂发生的重要因素。

（4）咬合意外：咀嚼中突然咬到沙砾、骨渣等，会使某个牙承受的咀嚼力骤然加大，这种突然变大的𬌗力可引起包括牙隐裂在内的牙体硬组织损伤。另外，外力撞击、医源性损伤也可导致牙隐裂的发生。

2. 临床表现

（1）好发部位：牙隐裂好发于磨牙及前磨牙的𬌗面，以上颌第一磨牙最为常见。

（2）牙隐裂表现：牙隐裂通常难以用肉眼发现，患者在遇到冷热刺激时，牙齿常会感到酸痛，并且会有长期的咀嚼不适或咬合疼痛，这种情况可能持续数月甚至数年之久。在咀嚼食物时，如果咬到某个特定位置，可能会引发剧烈的撕裂样疼痛。当隐裂延伸至髓腔时，还可能出现各种牙髓相关症状。如果出现上述症状，但在牙体上未发现深龋洞、深牙周袋或磨耗点，就应考虑牙隐裂的可能性，需要仔细检查是否存在隐裂线。隐裂处常有色素沉着，可继发龋病、牙髓炎、牙髓坏死或根尖周病。

（3）常见隐裂线走行：上颌磨牙的隐裂线常与𬌗面远中舌沟重叠，下颌磨牙隐裂线常与𬌗面近远中发育沟重叠，并越过边缘嵴到达邻面，与颊舌沟重叠的颊舌向隐裂偶见。前磨牙隐裂线多为近远中向。

（4）辅助检查：①涂以碘酊检查时可见碘酊渗入裂纹染色，或用透照法可见深入牙体内的细阴影。②在可疑隐裂处用咬诊法检查或探针加力探诊时，可引起短暂的撕裂样疼痛。

3. 治疗

（1）降低咬合，调磨过陡的牙尖，降低牙尖斜度，消除𬌗干扰，防止隐裂加深。

（2）治疗口腔其他患牙，修复缺失牙，平衡咬合力。

（3）隐烈牙的治疗

1）对于较浅的裂纹，可酸蚀后用釉质粘接剂光固化处理。

2）裂纹达牙本质浅层、中层时，一般有染色及继发龋，可沿裂隙备洞，氢氧化钙制剂盖髓，氧化锌丁香油暂封，观察 2 ～ 4 周，无症状后可进行光固化树脂充填。

3）裂纹达牙本质深层时，牙髓常被累及，可进行牙髓治疗。

4）为防止治疗过程中牙齿劈裂，应降低咬合并制作临时冠保护患牙。根管治疗结束后应及时进行全冠修复。如果咬合痛不能控制、牙周反复肿胀，甚至出现窦道，应考虑拔除患牙。

（四）酸蚀症

酸蚀症（eroion）是牙在酸雾或酸酐侵蚀下，引起牙体硬组织逐渐脱钙缺损的疾病（图 4-20）。

1. 病因 酸蚀症的发生与酸的种类、浓度及接触时间有关。盐酸和硝酸最易引起酸蚀症。从事制酸、汽车电池、电镀材料、化肥、酿酒等行业的人员是酸蚀症的高危人群。另外，大量摄入含有果酸、柠檬酸、碳酸等弱酸性饮料也会引起酸蚀症。各种原因导致的胃酸反流也可并发此症。

2. 临床表现

（1）症状：早期表现为牙本质过敏，尤其对冷、热刺激敏感，以后逐渐产生实质性缺损。

（2）好发部位：因主要为直接接触酸雾及酸酐所致，多发生于前牙唇面，特别是上颌的牙齿。

（3）牙损害形式：因酸的种类而异。

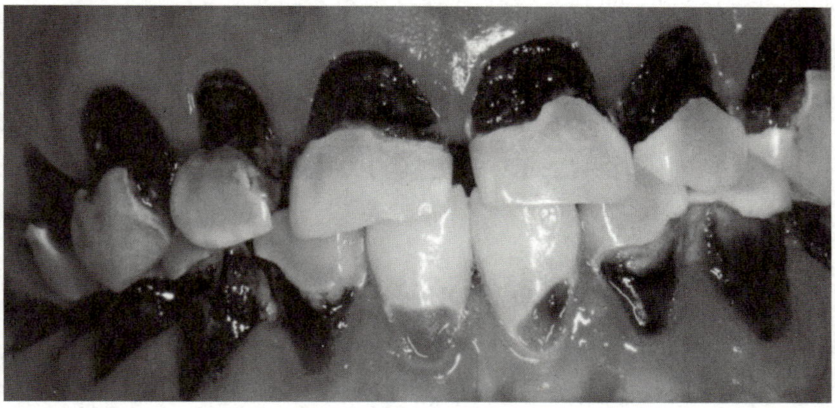

图 4-20　酸蚀症

1）盐酸所致者：表现为切缘向唇面形成刀削样的光滑斜面，质硬，色泽正常，切缘因变薄而易折断。

2）硝酸所致者：主要表现为牙面脱钙，形成白垩色、黄褐色或灰褐色斑块，质地松软，易崩碎而逐渐形成实质性缺损，缺损常位于牙颈部及唇与牙面接触位置。

3）硫酸所致者：因二氧化硫溶于水后形成的亚硫酸呈弱酸性，对牙齿腐蚀不明显，患者仅感觉口腔有酸涩感。

4）食物酸（如酸性饮料）所致者：主要引起上前牙唇面光滑而浅的缺损，重者可引起大面积深度破坏；长期胃酸反流的患者，易引起后牙舌腭侧及后牙𬌗面的凹陷性损害。

3. 防治

（1）预防：预防酸蚀症的根本方法是改善劳动条件，减少和消除空气中的酸雾。注意自我防护，戴口罩、防酸面罩、避免口呼吸及使用 2% 碳酸氢钠漱口；减少酸性饮料的摄入；积极治疗消化系统相关疾病。

（2）治疗：对已出现酸蚀症的患者，酌情采用相应的治疗措施。牙本质过敏者，进行脱敏治疗；牙体已形成缺损影响美观者，可进行光固化树脂充填或冠修复；并发牙髓炎及根尖周炎患者，应进行根管治疗。

▶知识拓展

牙根纵裂

牙根纵裂是发生于牙根的纵行裂开，多见于中老年人，以下颌第一磨牙常见。医源性牙根纵裂多因无髓牙牙体变脆、根管预备过度使管壁变薄、根充时侧向力过大、根管桩使牙根应力集中等所致。

患者一般可指出患牙，有牙髓病或根尖周病表现，如刺激痛、自发痛、咀嚼痛等；也可出现牙周病症状，如咬合无力、松动，牙周肿胀等。X 线检查典型特点是根管的异常增宽，早期为根尖孔变宽，时间较长时可发生裂片的移动。

第三节　牙本质敏感症

牙本质敏感症（dentine hypersensitivity，DH），是牙在受到温度（冷、热）、化学（酸、甜）及机械作用（摩擦或咬硬物）等外界刺激时引起牙齿出现短暂、尖锐的疼痛或不适的症状。牙本质敏感症并不是一种独立疾病，而是多种牙病共有的一种症状。

一、病因

（一）牙体硬组织疾病

使牙本质暴露的各种疾病，如龋病、釉质发育不全、楔状缺损、牙隐裂等均可发生牙本质过敏症。牙本质暴露的时间和修复性牙本质的形成速度有密切关系，有时敏感症状也可缓解或自行消失。

（二）牙周组织疾病

牙龈萎缩或牙周袋形成，牙根面暴露也会引起牙本质敏感。

（三）全身因素

包括健康状况不佳、神经症、长期失眠、妇女月经期和妊娠后期、因疾病过度劳累抵抗力下降等，使身体全身应激性增高，神经末梢敏感性增强，即使牙本质未露也会出现全口牙敏感症状。身体恢复后，敏感症状可自行消失。

二、临床表现

主要表现为激发痛，当刷牙、咬硬物或遇冷、热、酸、甜刺激时产生酸痛，刺激去除后症状立即消失。

三、检查

可见牙本质暴露。探针尖探查牙面时，可发现一个或几个敏点或敏感区，尤其是在探查殆面釉牙本质界和颈部釉牙骨质界处更为敏感。因全身因素引起者以主观症状为主，牙面上一般未发现牙本质暴露和敏感点。

四、治疗

治疗前需要先确定产生牙本质过敏症的原因是全身因素还是局部因素。

（一）全身因素所致者

应治疗系统性疾病，或适当休息，牙本质过敏症可得到缓解。

（二）局部因素所致者

一般采用脱敏治疗，其原理是通过药物在牙本质层形成非传导性、不溶性物质，或使牙本质小管内容物凝固变性，或促进修复性牙本质形成，从而使过敏症状消失。常用方法有以下几种。

1. 氟化钠脱敏治疗 治疗机制是氟离子渗入到牙体硬组织中与钙结合，形成氟磷灰石，堵塞牙本质小管，从而减少牙本质小管内液体流动，使牙齿脱敏。多采用 75% 氟化钠甘油，隔湿、干燥后，用镊子夹小棉球蘸糊剂，反复涂擦过敏区 1 ～ 2 分钟，重复 2 ～ 3 次。氟化钠对软组织无刺激，不会使牙齿变色，应用安全方便，可用于牙颈部过敏的处理。

2. 氟化锶脱敏治疗 常用 10% 氯化锶牙膏，也可局部涂擦 75% 氯化锶甘油。其产物钙化锶磷灰石可堵塞牙本质小管起到脱敏作用。

3. 碘化银脱敏治疗 牙面干燥、隔湿后涂 3% 碘化银 30 秒，再以 10% ～ 30% 硝酸银液涂擦，可见灰白色沉淀附着于过敏区。30 秒后同法再次涂擦，1 ～ 2 次即可。

4. 牙本质粘接剂脱敏治疗 其机制为牙本质粘接剂可封闭牙本质小管，阻断外界刺激。局部药物脱敏后用牙本质粘接剂封闭过敏区，效果较好。对𬌗面敏感区，粘接剂易被磨损，需多次封闭。

5. 钾盐脱敏治疗 多采用硝酸钾和草酸钾，治疗效果较好。硝酸钾脱敏可采用溶液和牙膏两种剂型，以 32% ～ 33% 的饱和硝酸钾溶液效果最好。用小棉球蘸药液涂擦敏感部位数分钟，然后漱口。用含钾牙膏刷牙应适当延长刷牙时间。草酸钾可显著降低牙本小管内液体流动和牙本质的渗透性，脱敏效果较好。

6. 激光脱敏治疗 其机制为激光的热效应可瞬间使暴露的牙本质小管热凝封闭，从而隔绝外界刺激。主要用 Nd：YAG 激光，功率为 15W，8 ～ 20 次为一疗程。

7. 离子导入脱敏治疗 适用于多个𬌗面过度磨损，多个牙颈部暴露和全口广泛脱钙引起的牙本质过敏。用直流电将 2% 氟化钠溶液或 15% 氟化钙溶液单独或交替导入牙面，促进牙再矿化，增强牙齿抗酸能力，减轻牙本质过敏症状。

8. 其他治疗方法 用含氟牙膏、咀嚼核桃仁、茶叶或生蒜均有一定脱敏作用，适用于全口牙或多数牙𬌗面过敏。对药物脱敏无效患者，可进行复合树脂充填。患者感觉极度痛苦，强烈要求下，可进行全冠修复或摘除牙髓，但此法应慎重使用。

考试知识点总结　　　　**本章小结**

协和云课堂…… 拓展练习及参考答案

（张　静　瞿凤环）

教学课件

第五章　牙髓病和根尖周病

学习目标

素质目标

（1）具备爱伤意识，具备对患者的人文主义关怀精神，树立高尚的职业道德。

（2）具备严谨的工作作风和精益求精的工匠精神，良好的人际沟通能力及团队协作精神。

（3）具备运用科学的思维方法，分析问题和解决问题的能力。

知识目标

（1）掌握：牙髓病和根尖周病的临床分类、临床表现、诊断、鉴别诊断及治疗方法。

（2）熟悉：牙髓和根尖周组织组织生理学特点，牙髓病和根尖周病的病因及发病机制。

（3）了解：显微根管治疗，根管治疗并发症的处理，根管外科。

能力目标

能通过学习，对各类牙髓病和根尖周病进行初步诊断及制订治疗计划。

案例导入

【案例】

患者，女性，34 岁。

主诉：左侧后牙自发性疼痛 3 天。

现病史：患者 3 天前左侧后牙出现自发性疼痛，呈阵发性发作，遇冷热水刺激时疼痛更加剧烈，疼痛牵涉至左侧的头面部，无法确定疼痛的具体牙位，疼痛在夜间发作时无法入睡，自服镇痛药无效。

口腔检查：颜面部对称，颞下颌关节未见异常，口内唇颊龈黏膜未见异常。26 近中邻面龋坏深，探痛，未探及穿髓孔，叩痛（–），无松动。冷热诊 26 疼痛剧烈，刺激去除后，疼痛持续约 15 秒。余牙未见明显异常。

X 线检查：26 冠部近中有一低密度影，近髓，根尖周无明显异常。

【问题】

1．请为该患者作出正确的诊断并说明诊断依据。

2．该病应与哪些疾病相鉴别？
3．请为该患者拟定合适的治疗方案。

·核心知识拆解·

牙髓病是发生在牙髓组织的疾病，包括牙髓炎、牙髓坏死和牙髓退变等。其中以牙髓炎最多见。根尖周病是发生在根尖周组织的炎症性疾病，多为牙髓病的继发病。牙髓病和根尖周病是多因素交互作用所致的病理机制非常复杂的病损，发病机制尚不明确。目前认为两者的病因相似，多为细菌感染引起。临床常见龋病引起牙髓病，再进一步发展为根尖周病。两者均可引起疼痛症状，治疗程序和方法有一定的连续性和一致性。因此，常将牙髓病和根尖周病一并叙述。

第一节　牙髓及根尖周组织生理学特点

牙髓是牙体组织中唯一的软组织，位于由牙本质围成的牙髓腔内，通过狭窄的根尖孔与根尖周组织相连。牙髓作为一种疏松结缔组织，所含的细胞、血管和神经对环境变化的反应与其他疏松结缔组织的反应相似。牙髓具有以下显著特点：①被无让性的牙本质包围。②基质富含纤维且具有黏性。③缺乏有效的血液侧支循环。这些特性导致牙髓受损通常难以恢复，并且容易引发疼痛。

一、牙髓生理学特点

（一）形态学特点

牙髓是在牙齿外伤时，暴露于口腔，呈红色的具有黏性的软组织。拔髓针可将牙髓从髓腔内完整地取出，可见牙髓是一个坚实的、具有黏性和弹性的实体组织。牙髓由明胶状基质构成，富含胶原纤维和纤维束。在显微镜下观察，牙髓从表层至深层可分为成牙本质细胞层、无细胞层、多细胞层和中央区。

（二）结构特点

牙髓的结构成分与机体其他疏松结缔组织大体相似，由细胞、细胞间质和细胞间液组成。

1．细胞　牙髓的细胞成分包括成牙本质细胞、成纤维细胞、防御细胞和储备细胞。

（1）成牙本质细胞：是一种特殊的牙结缔组织细胞，具有形成牙本质的功能，是牙髓牙本质复合体的特征性细胞。成牙本质细胞在牙髓周边呈并肩的栅栏状排列，但在髓角区，由于细胞的过度拥挤，也可呈假复层排列。细胞的大小和形状随其所在部位的不同而有所差异，在髓室区呈高柱状，在颈部和根中部则呈矮柱状或立方状，而在根尖区则变为扁平状。此类细胞的高度为 8 ～ 25μm，直径为 3 ～ 8μm。细胞的大小还与其功能状态密切相关，通常在功能旺盛时体积较大。成牙本质细胞无法进行有丝分裂，被认为是分裂后细胞或终末细胞。

（2）成纤维细胞：是牙髓中的主体细胞，又称牙髓细胞，广泛分布于整个牙髓，尤其在多细胞层中密集分布。成纤维细胞能够生成明胶状基质和胶原纤维，相对未分化的成纤维细胞具备分化为成牙本质细胞的能力。

成纤维细胞呈细长的纺锤形或具有多个短突起的星形。在功能活跃阶段，细胞体积较大；而在功能不活跃时，细胞体积相应减小。一般来讲，成纤维细胞的健康状态可以反映牙髓的年龄和活力及牙髓抵御外来有害刺激的潜能。

（3）防御细胞：牙髓结缔组织中还有一些具有防御作用的细胞，包括巨噬细胞、树突状细胞、淋巴细胞和肥大细胞。巨噬细胞来源于血液中的单核细胞或组织中的间质细胞，可吞噬细菌、异物或坏死细胞，同时具有抗原呈递作用，参与免疫反应，树突状细胞、淋巴细胞和肥大细胞可能与牙髓的免疫监视作用有关。牙髓出现炎症时，上述细胞的数量会显著增加。

（4）牙髓干细胞：牙髓中许多成纤维细胞被认为处于相对未分化状态，与大多数其他结缔组织中的成纤维细胞相比，牙髓组织中的成纤维细胞则更多维持在一种相对未分化状态，目前认为它们是牙髓干细胞，有高度增殖、自我更新的能力和多向分化的潜能。牙髓损伤修复，特别是牙髓暴露或牙髓切断术后牙本质桥形成的相关实验模型的研究结果表明，在新形成的成牙本质细胞分化之前的细胞有丝分裂活动主要发生在血管周的成纤维细胞中。

2. 细胞间成分 牙髓细胞间成分包括胶原纤维、不定形基质和细胞间组织液，它们在维持牙结构的完整性和牙髓的生理功能方面具有重要意义。

（1）胶原纤维：牙中含有丰富的胶原纤维，它们交织成松散、不规则的网状，以支持牙髓组织中的其他结构成分。牙髓中的胶原纤维由成牙本质细胞和成纤维细胞合成和分泌，胶原类型主要为Ⅰ型和Ⅲ型。牙本质胶原纤维主要为Ⅰ型，因此，Ⅰ型胶原纤维可能由成牙本质细胞合成。

牙髓中存在着不同大小的胶原纤维，一些细小的纤维是正在发育和年轻牙髓中的优势纤维，被称为网状、嗜银或原胶原纤维。随着牙髓的成熟，这些细小的胶原纤维在长度和直径上逐渐增加，成为成熟的胶原纤维。胶原纤维一旦成熟，就很难被破坏和从牙髓中清除。随着年龄的增长，胶原纤维在牙髓中不断聚积，最后导致牙髓纤维化。在牙髓周边还存在一种特殊排列的胶原束，被称为 von Korf 纤维，呈螺旋状，从成牙本质细胞间进入牙本质基质。

（2）基质：是细胞间的不定形胶状物质，其主要化学成分是蛋白多糖。蛋白多糖中的多糖成分种类较多，总称为糖胺多糖。牙髓中主要有两种类型的糖胺多糖，即透明质酸和硫酸软骨素，其中透明质酸是基质中的主要成分，它们使基质具有黏性且呈胶状。

基质包绕和支持着牙髓中的各种有形成分，并且是血管与细胞之间传递营养物质和废料的重要介质，胶状基质也是抵抗细菌和毒性产物在牙髓组织中扩散的一道屏障。黏性的基质使炎症时组织压的增加仅局限在受损区局部，同时胶原纤维也可增强基质的黏性，使组织压不易扩散到整个牙髓。但局部组织压的过度增高，可使静脉萎缩，血液淤滞或局部缺血，最终导致局部细胞的坏死。

（3）组织液：来源于毛细血管，其成分与血浆相似。一般情况下，组织液中的水与基质蛋白多糖相结合，构成液态胶体系统，有利于可溶性物质来往于基质中。炎症时，基质可以快速释放出游离的水，使组织压增高。实验表明，正常牙髓内组织压为 0.8 ～ 1.3kPa，在可复性牙髓炎时，组织压可上升到 1.7kPa 左右，而在急性牙髓炎时，其组织压可上升到 4.6kPa，过高的组织压提示牙髓处于不可复状态。

（三）牙髓的功能

1. 形成功能

（1）原发性牙本质：在牙萌出之前所形成的牙本质为原发性牙本质，呈管状且排列有规律，其原因是成牙本质细胞的排列不拥挤，牙也还未开始行使功能。

（2）继发性牙本质：在牙萌出之后所形成的牙本质为继发性牙本质，同样是规则的管状牙本质，且牙本质小管与原发性牙本质中的小管相延续。随着成牙本质细胞分泌基质和逐渐后退，会变得拥挤且排列紊乱，所形成的继发性牙本质呈波纹状，且形成的速度也相对缓慢。

（3）第三期牙本质：牙髓受到外界异常刺激如龋病、磨损、酸蚀症和备洞等所诱发形成的牙本质称为第三期牙本质，属于一种防御机制，其目的是保护牙髓免受不良刺激。第三期牙本质曾称修复性牙本质、刺激性牙本质或不规则牙本质等。目前认为，若第三期牙本质由原来的成牙本质细胞形成，则称为反应性牙本质，虽然牙本质形成的速度较快，但牙本质小管与继发性牙本质中的小管相延续。若第三期牙本质由新分化的成牙本质细胞样细胞形成，则称为修复性牙本质，其牙本质小管形态不规则，数目较少甚至缺乏，也不与继发性牙本质中的小管相延续。若修复性牙本质的形成速度过快，基质中就会含有细胞或组织，形成类似骨组织样外观，因此，又被称为骨样牙本质。

2. 营养功能 牙髓通过向成牙本质细胞和细胞突提供氧、营养物质及牙本质液来保持牙本质的活力，而牙髓丰富的周边毛细血管网是牙髓行使营养功能的基础。毛细血管动脉端的压力，可使血浆中的营养成分经毛细血管进入基质；在毛细血管静脉端，由于渗透压的不同，组织液携带代谢废物可再进入毛细血管和淋巴管。

牙髓的血液来源于上、下牙槽动脉。动脉经根尖孔进入牙髓后，在牙髓中央区向冠部走行，沿途向周边发出分支，从小动脉到微动脉，最后形成毛细血管。毛细血管存在于整个牙髓，并在成牙本质细胞下层形成了密集的毛细血管网，以满足邻近成牙本质细胞层和多细胞层内细胞的功能需要。流经毛细血管的血液回流到毛细血管后静脉和小静脉，出根尖孔后汇入牙槽静脉。多根牙在髓室内有丰富的血管吻合，但由于来源于副根管的交通血管不足或缺乏，牙髓无有效的侧支循环。

牙髓中有淋巴管存在，其毛细淋巴管以盲端状起源于牙髓周边，所收集的淋巴液逐步汇入较大的淋巴管，最后牙髓淋巴管与血管和神经一起出根尖孔，汇入相应的淋巴结。毛细淋巴管内皮细胞的间隙较大，且基底膜不连续，使得大分子物质，甚至细菌能够进入管中。炎症时，淋巴管可移走过多的组织液、蛋白成分、细胞碎片和细菌等，因此，它具有降低组织压，缓解早期炎症反应的功能。

牙本质液来源于组织液，其组成与血浆成分相似。组织液经成牙本质细胞间不断进入牙本质小管内，成为牙本质液，后者对维持牙本质的生理功能具有重要意义。

3. 感觉功能 牙髓丰富的神经分布是其行使感觉功能的基础。由于牙髓内仅有伤害感受器或称疼痛感受器，当它们受到各种外界刺激，如机械、温度或化学刺激时，其冲动传递到中枢都表现为痛觉。因此，牙髓的感觉功能是产生痛觉，功能单一。

4. 防御功能 牙髓在受到一定的外界刺激或损伤时，其内的神经、血管及牙髓牙本质复合体和防御细胞会出现相应的反应，发挥防御功能。牙髓的防御功能包括疼痛、第三期牙本质形成和炎症反应等。多种分子介质可以通过直接作用于髓周神经细胞，降低疼痛阈值，这些介质在诊断为牙髓炎的患牙中有明显增高表达，如前列腺素、血管活性胺缓激肽、肿瘤坏死因子 α、神经肽、P 物质、降钙素基因相关肽、神经激肽 A、儿茶酚胺等。伴有浅龋和中龋的牙髓中神经肽 Y 和它的 Y1 受体，均有明显高表达，神经肽 Y 作为交感神经系统的神经递质，能调控神经源性炎症。

（四）牙髓增龄性变化

牙髓增龄性变化是随着年龄的增长，牙在体积、结构和功能上所发生的一些生理性变化。值得注意的是，各种不良刺激可加速牙髓的这些变化。因此，在考虑牙髓增龄性变化时，要特别将一些病理性因素，即导致牙髓“早老”性变化的因素考虑进去。

1. 体积变化 成牙本质细胞具有不断形成继发性牙本质的功能，所以随着年龄的增长，髓腔周围的牙本质会不断增多，牙髓体积就会不断缩小。髓室由大变小，髓角变低或消失，根管由粗变细，根管走向复杂化，根尖孔变窄（图 5-1）。在某些病理因素的刺激下，如严重的磨损或龋病，牙髓可形成修复性牙本质，使髓腔变小，甚至闭塞，加速牙髓增龄性变化。因此，在进行牙髓治疗时，需要 X 线检查了解髓腔的大小和位置，以及根管的粗细和走向，以利于操作，避免髓室底或髓腔侧壁的穿孔。

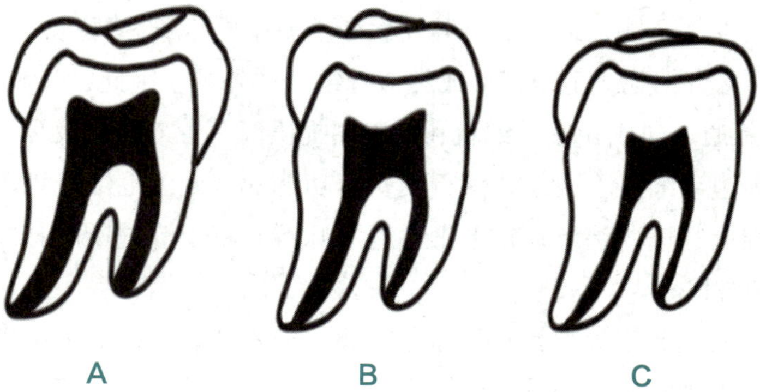

图 5-1 牙髓增龄性变化示意图

A. 青年；B. 成年；C. 老年。

2. 结构变化

（1）细胞的变化：牙髓内成纤维细胞的大小和数目逐渐减少。成牙本质细胞从高柱状变为立方状或扁平状，在磨牙髓室底处甚至消失。

（2）细胞间成分的变化：牙髓基质因逐渐失去水分而变得更黏稠。虽然胶原纤维的形成随着细胞成分的减少而逐渐减少，但成熟的胶原纤维不能从牙髓中清除。因此，胶原纤维在牙髓内的堆积可使牙髓出现纤维变性。

（3）神经、血管的变化：神经、血管的数目亦明显减少，导致牙髓营养不良性钙化的发生。钙盐可沉积在变性或坏死的细胞、血管壁、神经纤维及胶原纤维上，在根管内常形成弥散性钙化，而较大的钙化物仅见于髓室内。病理因素导致牙髓提前出现钙化多见于牙创伤和盖髓术后。

3. 功能变化 随着牙髓中细胞成分的减少，牙髓的各种功能会逐渐减退。根尖孔的变窄和血管数目的减少可造成牙髓血供的减少，使牙髓中的细胞因缺乏足够的营养物质和氧而逐渐丧失防御和修复的功能。神经纤维数目的减少，也导致了发生增龄性变化的牙髓对外界刺激的敏感性降低。继发性和修复性牙本质的形成，降低了牙本质的通透性，使牙髓暴露机会减少。但一旦牙髓受损，因其修复能力降低，痊愈比较困难。

二、根尖周组织生理学特点

根尖周组织是根尖部的牙周组织，包括牙骨质、牙周膜和牙槽骨，其组织生理学特点与牙髓有着明显的不同。

（一）牙骨质

牙根冠方 2/3 的牙骨质为薄的板层状结构，而根尖 1/3 的牙骨质为较厚的不规则的板层状结构，多为细胞性牙骨质。牙骨质的基本功能是将牙周膜的主纤维附着于根面上。除此之外，牙骨质还可行使一些其他的生理功能。

在正常情况下，根尖 1/3 不断有细胞性牙骨质的沉积，以补偿牙冠的磨耗。这种不断沉积的特点使牙根不断增长并使根尖孔逐渐缩小。根尖孔过度缩小将影响血液进入牙髓，诱发牙髓的退行性或增龄性变化。虽然牙根的长度在不断增加，但如果以牙本质牙骨质界为测量标准，随着牙冠的磨耗，根管工作长度在不断减少。在根管充填后，根尖牙骨质持续性的沉积将增加牙本质牙骨质界与根尖孔之间的距离。

根管预备的深度应止于牙本质牙骨质界，通常距根尖孔 0.5 ～ 1.0mm，在老年患牙该值大于 1.0mm。牙本质牙骨质界是根管最狭窄处，是牙髓与牙周组织的分界，因此，又被称为组织学根尖孔。在根管治疗中，组织学根尖孔可协助根管预备器械在根尖的定位，同时可预防根充材料超出根尖孔。

牙骨质可修复因炎症导致的牙根病理性吸收，也可修复因牙移位导致的牙根生理性吸收，在对后者的修复过程中，可使根尖孔开口更偏向侧方。另外，在根尖诱导形成术后，牙骨质在根端硬组织屏障形成中亦具有重要作用。

（二）牙周膜

牙周膜内分布有触觉（压觉）感受器和疼痛感受器。前者可传导压力和轻微接触牙体的外部刺激，发挥本体感受功能；而后者可传导痛觉，参与防御反应。当根尖周组织发生炎症时，由于炎症介质的释放、血管的扩张和局部组织压力的增加，患者既可感受到痛觉，又能指出患牙所在。

与牙髓相比，牙周膜的侧支循环较为丰富，其血供有 3 个来源：①牙槽动脉在进入根尖孔前的分支。②牙槽的血管通过筛状孔进入牙周膜。③牙龈血管也可分支至牙周膜。这些血管在牙周膜内形成血管网，能较好地清除炎性产物，使病变在接受合理治疗后易于恢复和痊愈。根尖周淋巴管也较丰富，因此，在发生根尖周炎时，所属淋巴结可肿大，扪压时产生疼痛。另外，牙周膜丰富的血液供应还有营养牙骨质的功能。经过治疗的无髓牙或死髓牙仍能保留于颌骨内并行使其咀嚼功能，就是借助于牙周膜的联系和营养。

根尖周牙周膜内含有成纤维细胞、组织细胞和未分化的间质细胞，后者在炎症过程中可分化成各种细胞，如成牙骨质细胞、成骨细胞或破骨细胞等。根尖周牙周膜内还含有来源于上皮根鞘的外胚叶细胞索，即牙周上皮剩余，在受到炎症刺激时可增殖，从而在根尖周囊肿的形成中起到重要作用。

（三）牙槽骨

牙槽骨由固有牙槽骨和支持骨组成。固有牙槽骨为薄层致密骨，构成牙槽窝的内壁，在X线检查上呈围绕牙根的连续阻射白线，又称硬骨板。持续性根尖周炎症可导致根尖周硬骨板的吸收，X线检查可表现为阻射白线的模糊、中断，甚至消失。硬骨板矿物质被吸收30%～50%时，在X线检查上才能显示出来，因此，早期根尖周病损不一定能被X线检查检出。

固有牙槽骨上有许多小孔，它们是血管、神经进出的通道，这些小孔使固有牙槽骨呈筛状外观，因此，固有牙槽骨又被称为筛状板。因为固有牙槽骨的筛状特点，由根尖周炎压力引发的疼痛远没有牙髓炎疼痛剧烈。

第二节　牙髓病和根尖周病的病因及发病机制

引起牙髓病和根尖周病的原因主要有细菌感染、物理和化学刺激，以及免疫反应等，其中细菌感染是导致牙髓病和根尖周病的主要因素。

一、微生物因素

（一）不同部位的致病细菌

牙髓病和根尖周病由微生物感染所致。人类对牙髓细菌感染的认识可追溯到100多年前。Miller于1890年首次证实了在人坏死牙髓组织中有细菌的存在。此后，许多研究亦相继证实了细菌与牙髓病和根尖周病的密切关系。目前认为，根管和根尖周的感染是以厌氧菌为主的混合感染，厌氧菌在牙髓病和根尖周病的发生和发展中具有重要作用。引起牙髓根尖周病的细菌主要有链球菌属、梭杆菌属、普雷沃菌属、卟啉单胞菌属、真杆菌属、消化链球菌属、拟杆菌属和乳杆菌属。

1. 炎症牙髓　炎症牙髓中的细菌无明显特异性，细菌的种类与牙髓的感染途径和髓腔开放与否有关。临床所见的牙髓炎多继发于龋病，炎症牙髓中所分离到的细菌多为牙本质深层的一些细菌，主要是兼性厌氧球菌和厌氧杆菌，如链球菌、放线菌、乳杆菌和革兰阴性杆菌等。牙本质深层是一个相对缺氧的环境，有利于上述兼性和专性厌氧菌的生长和繁殖。牙龈卟啉单胞菌和微小消化链球菌与龋源性牙髓炎所致的牙髓组织炎症和坏死有重要关系，龋坏中含有高水平的这些细菌将成为不可逆性牙髓炎的重要病原菌。若牙髓炎时髓腔是开放的，则口腔内的许多细菌，包括真菌，都能在炎症牙髓中检出，但厌氧菌极少能被检出。

2. 感染根管　感染根管内的主要细菌是厌氧菌，尤其是专性厌氧菌。根管内感染通常是5～8种细菌的混合感染，其中以1～2种细菌为优势菌。较常见的优势菌有卟啉单胞菌、普氏菌、梭形杆菌、消化链球菌、放线菌、真杆菌、韦荣球菌等。感染根管内的优势菌感染与根尖周病的临床症状和体征关系密切。研究表明，根尖部出现疼痛、肿胀、叩痛和窦道的形成与卟啉单胞菌和普氏菌、消化链球菌、真杆菌的感染有关。产黑色素普氏菌、牙髓卟啉单胞菌和牙龈卟啉单胞菌与急性根尖周炎症和根管内恶臭关系最密切。放线菌可能与顽固性根尖周病变和窦道经久不愈有关。

3. 根尖周组织 目前对根管感染之后根尖周组织内菌群的认识尚显不足。部分学者认为，根尖周肉芽肿内通常是一个无菌的环境。根尖周脓肿内被证实有许多种类的细菌。随着微生物检测技术和手段的发展，牙髓病和根尖周病感染灶微生物组成被证实更为复杂，除了有大量新的细菌被检测出来，很多非细菌微生物也陆续从感染根管和根尖周病灶中被检出。它们或单独致病，或与其他微生物协同参与疾病的发生。

（二）感染途径

引发牙髓感染的途径主要包括暴露的牙本质小管、牙髓暴露、牙周袋途径和血源感染，而根尖周的感染主要是继发于牙髓感染。

1. 暴露的牙本质小管 牙本质内含有大量的牙本质小管，当牙釉质或牙骨质的完整性被破坏后，细菌可通过暴露的牙本质小管侵入牙髓引发牙髓感染。龋病是引起牙髓感染最常见的原因。细菌在到达牙髓前其毒性产物便可通过牙本质小管引发牙髓出现炎症反应。一些牙体硬组织的非龋性疾病，如楔状缺损、磨损、牙体发育畸形等是导致牙本质小管暴露的另一原因。此外，窝洞充填前未去净的细菌亦可通过牙本质小管引发牙髓感染。

2. 牙髓暴露 龋病、牙折、楔状缺损、磨损、牙隐裂，以及治疗不当等均可引起牙髓直接暴露于口腔环境，使细菌直接侵入牙髓，出现牙髓炎症甚至坏死。牙髓坏死后，根管内的细菌可通过根尖孔或侧支根管扩散至根尖周组织，引起根尖周病变。

3. 牙周袋途径 牙髓和牙周组织可以借助根尖孔及侧支根管相互联系。牙周炎严重时，深牙周袋内的细菌可以通过根尖孔或侧支根管进入牙髓引发牙髓感染。由这种途径引发的牙髓炎称为逆行性牙髓炎。此外，感染或坏死的牙髓组织内的细菌及毒性产物，也可通过根尖孔或侧支根管进入根尖周组织导致根尖周或根侧方的病变。

4. 血源感染 受过损伤或病变的组织能将血流中的细菌吸收到自身所在的部位，这种现象被称为引菌作用。牙髓的血源感染途径归于引菌作用，这种情况极为少见。

（三）致病机制

1. 致病物质 细菌可产生多种有害物质，主要包括荚膜、纤毛、胞外小泡、内毒素、酶和代谢产物，它们可直接毒害组织细胞，或通过引发非特异性的炎症反应和特异性的免疫反应间接导致组织损伤。

（1）荚膜：革兰阳性和革兰阴性细菌均可产生荚膜，荚膜的主要功能是保护菌体细胞免遭宿主吞噬细胞的吞噬，也可促进细菌对组织的附着。

（2）纤毛：纤毛有利于细菌的聚集和对组织的附着，同时在细菌结合时参与遗传信息的传递。

（3）胞外小泡：革兰阴性细菌可产生胞外小泡，胞外小泡具有保护母体菌细胞的作用，同时还与细菌的凝集、附着、溶血和组织溶解有关。

（4）内毒素：内毒素是革兰阴性细菌的胞壁脂多糖，可在细菌死亡崩解时释放出来，也可由活菌以胞壁发泡的形式所释放。内毒素是很强的致炎因子，可诱发炎症反应，导致局部组织肿胀、疼痛及骨吸收。另外，内毒素对细胞有直接毒害作用，还可激活 T 细胞、B 细胞，调动免疫反应，加重组织损伤。

（5）酶：细菌可产生和释放多种酶，导致组织的破坏和感染的扩散。如胶原酶、硫酸软骨素酶和透明质酸酶能使组织基质崩解，从而促进细菌的扩散。蛋白酶和核酸酶具有降解蛋白质和DNA的功能，直接对牙髓和根尖周组织内的细胞造成损伤。还有一些酶可中和抗体和补体成分，使细菌免遭杀灭。

（6）代谢产物：细菌生长过程中释放的代谢产物，如氨、硫化氢、吲哚和有机酸等，能直接毒害细胞，导致组织损伤。

此外，菌体的许多成分具有抗原性，通过诱发机体免疫反应，可间接造成组织损伤。

2. 根管内生物膜的形成 根管生物膜是聚集于感染根管或难治性根尖周炎根管内壁表面的一种细菌、原生动物及真菌等的薄层微生物群体，其对于宿主的免疫抵抗力很强，并具有耐药性。根管内局部pH及营养物质的变化等是影响根管生物膜形成的最重要原因，在根管生物膜形成的初期，粪肠球菌属的疏水性明显高于牙髓卟啉单胞菌及梭形杆菌等其他菌属。在后期唾液的深入和营养物质不断消耗的过程中，粪肠球菌的疏水性会不断增强，同时，会与牙本质胶原结构进行结合并延伸进入牙本质小管，最终导致生物膜的形成。

3. 宿主对细菌感染的反应 细菌侵入后局部组织可发生非特异性的炎症反应和特异性的免疫反应，其目的是杀灭和清除细菌及其毒性产物。细菌侵入牙髓和根尖周后，是否引起组织的病变，以及导致组织损伤的程度，除了与细菌的毒力和数量有关外，还与宿主的防御能力有关。但在防御过程中，不可避免地会造成组织的损伤和破坏，这对牙髓病和根尖周病的发生、发展具有重要的作用。

二、物理因素

（一）创伤

创伤包括急性创伤和慢性创伤，是否能引起牙髓或根尖周的病变主要取决于其强度。偶然的轻微创伤不至于引起组织的病变或仅造成一过性的影响。

1. 急性创伤

（1）外伤：因交通事故、运动竞技、暴力斗殴或咀嚼时突然咬到硬物等均可造成根尖部血管的挫伤或断裂，使牙髓血供受阻，引起牙髓退变、炎症或坏死。

（2）医疗工作中的意外事故：如牙列矫正治疗时加力过猛使牙移动过快，拔牙时误伤邻牙，刮治深牙周袋时累及根尖部血管，根管治疗过程中器械超出根尖孔或根充物超出根尖孔等，也可引起急性牙外伤。牙齿急性创伤不仅可引起牙髓病变，还可损伤根尖周组织，导致炎症反应。

2. 慢性创伤 𬌗创伤、磨牙症、窝洞充填物或冠等修复体过高都可引起慢性的𬌗创伤，从而影响牙髓的血液供应，导致牙髓变性或坏死。同时，这些咬合创伤因素也可能导致根尖周的急性或慢性损伤。

（二）温度

牙髓对温度刺激有一定的耐受范围，过高、过低的温度刺激或温度骤然改变，如饮用过热的茶或进食过冷的食品，轻者引起牙髓充血，重者导致牙髓炎。临床上异常的温度刺激主要与备洞时钻磨产热或充填材料和抛光产热有关。备洞时施力过大、采用相对低的转速、无冷却处理和不间断地钻磨将会造成牙髓明显的热损伤。用银汞合金材料充填深洞时，若未采取垫底及隔离措施，外界温度刺激会反复、长时间地经充填物传至牙髓，从而引起牙髓的变性或坏死。对金属材质的修复体进行高压、高速、长时间、无冷却的抛光时所产生的热也可能刺激牙髓，导致牙髓损伤。

（三）电流

电流刺激牙髓的情况在日常生活中极其罕见，多发生在临床诊治过程中。例如，在相邻或对颌牙上用了两种不同的金属修复体，其咬合时可产生电流，通过唾液传导刺激牙髓，长时间后也可引起牙髓病变。进行牙髓活力电测试或采用离子导入治疗牙本质敏感症时，电流强度过大会刺激牙髓，引起牙髓病变。此外，在电外科手术中，若操作不当接触到银汞合金充填体，亦有引发牙髓坏死的风险。

（四）其他物理因素

恶性肿瘤患者接受放射治疗，以及激光的应用、气压的急剧变化等因素都可能会导致牙髓的病变。

三、化学因素

（一）充填材料

充填材料具有一定的毒性作用，充填后发生牙髓炎症反应，很可能就是由于充填材料中的有害物质所致。直接用磷酸锌水门汀进行窝洞充填，其凝固之前可释放出游离酸刺激牙髓，引起牙髓中度甚至重度的炎症反应。氧化锌丁香油酚水门汀对牙髓有镇痛、安抚作用，对牙髓的刺激作用很小，可直接用作深洞垫底材料。用一些可塑性材料如复合树脂和自凝树脂充填窝洞时，若未采取垫底等保护措施，这些材料中的有毒物质可穿过牙本质小管进入牙髓，降低牙髓的修复反应，甚至引起牙髓的变性或坏死。

随着材料学的不断发展，一些新型的垫底和盖髓材料也已在临床上开始应用，它们对牙髓的刺激较小，很少引起牙髓炎症。

（二）酸蚀剂和粘接剂

用酸蚀剂处理洞壁，能有效去掉涂层，增强修复材料的粘接和固位。对深洞应先行氢氧化钙制剂垫底，以避免酸对牙髓的刺激。

绝大多数粘接剂中含有树脂成分，其中的化学物质可以刺激牙髓，特别是用在深洞中。随着粘接剂成分的不断改进，细胞毒性作用不断减少，一般对牙髓仅有温和、短暂的刺激作用，基本不引起牙髓的炎症反应。

（三）失活剂与消毒药物

在牙髓病或根尖周病治疗过程中，若使用药物不当，药物会成为一种化学刺激，引发根尖周炎，称为药物性或化学性根尖周炎。在使用亚砷酸进行牙髓失活时，若封药时间过长或用于年轻恒牙时，药物有可能会扩散到根尖孔以外，引起药物性根尖周炎。在对根尖孔较大的患牙进行根管治疗时，若在根管内放入了过量的醛酚类制剂，药物可向根尖周组织渗透并引发药物性根尖周炎。

四、免疫学因素

某些抗原物质侵入牙髓和根尖周组织可诱发机体的特异性免疫反应，导致牙髓和根尖周的损伤。如在根管治疗中，长期反复使用某些药物的效果不佳，甚至出现病情加重的情况，或在封入某种药物后短时间内出现疼痛，均可能与药物的半抗原作用有关。

五、其他因素

除微生物因素、物理因素、化学因素和免疫学因素外，某些特异性因素可引起患牙牙髓的内吸收与外吸收。病毒感染、放射性骨坏死、发育性囊肿及肿瘤等也可导致牙髓或根尖周组织的病变。

第三节　牙髓病的分类及临床表现与诊断

一、牙髓病的分类

（一）组织病理学分类

组织病理学上病变牙髓可分为以下几种。

1. 牙髓充血

（1）生理性牙髓充血。

（2）病理性牙髓充血。

2. 急性牙髓炎

（1）急性浆液性牙髓炎

1）急性局部性浆液性牙髓炎。

2）急性全部性浆液性牙髓炎。

（2）急性化脓性牙髓炎

1）急性局部性化脓性牙髓炎。

2）急性全部性化脓性牙髓炎。

3. 慢性牙髓炎

（1）慢性闭锁性牙髓炎。

（2）慢性溃疡性牙髓炎。

（3）慢性增生性牙髓炎。

4. 牙髓坏死与坏疽。

5. 牙髓变性

（1）成牙本质细胞空泡性变。

（2）牙髓纤维性变。

（3）牙髓网状萎缩。
（4）牙髓钙化。
6. 牙内吸收。

（二）临床分类

根据临床表现和治疗预后，牙髓病可分为以下几种。
1. 可复性牙髓炎。
2. 不可复性牙髓炎
（1）急性牙髓炎（包括慢性牙髓炎急性发作）。
（2）慢性牙髓炎（包括残髓炎）。
（3）逆行性牙髓炎。
3. 牙髓坏死。
4. 牙髓钙化
（1）髓石。
（2）弥漫性钙化。
5. 牙内吸收。

二、各型牙髓病的临床表现及诊断

在牙髓病的临床诊断中，重点是正确诊断牙髓炎。确定患牙是诊断的关键，也是难点。临床诊断过程是一个仔细收集患者自觉症状、病史和体征等重要信息的过程，其中核心的内容和程序是：首先，仔细询问患者的病情，以获得对疾病的初步印象。其次，结合临床检查，寻找引起牙髓病变的病因。最后，通过牙髓温度测验去验证可疑患牙。通过了解主诉症状、寻找可疑患牙和验证判断的准确性三个步骤的综合分析后即可明确诊断。在临床上要准确地诊断牙髓病，特别是确定牙髓炎患牙，按照上述的步骤，可减少误诊的发生，最终制订出合适的治疗方案。

（一）可复性牙髓炎

可复性牙髓炎（reversible pulpitis）是牙髓组织以血管扩张、充血为主要病理变化的初期炎症表现，相当于牙髓病的组织病理学分类中的“牙髓充血”。“充血”是炎症全过程中自始至终的一种病理表现，因而，严格地讲“牙髓充血”不能构成一种组织学诊断，更谈不上作为临床诊断用语。在临床实际工作中，若能彻底去除作用于患牙上的病原刺激因素，同时给予患牙适当的治疗，患牙的牙髓是可以恢复到原有状态的。基于这一临床特点，将其称为“可复性牙髓炎”更符合实际。但若外界刺激持续存在，则牙髓的炎症继续发展，患牙可转成不可复性牙髓炎。

1. 临床表现
（1）症状
1）无自发性疼痛。
2）当患牙受到冷、热温度刺激或甜、酸化学刺激时，立即出现瞬间的疼痛反应，尤其对冷刺激更敏感，刺激去除后疼痛仅持续数秒随即消失。

（2）检查

1）患牙有深龋等近髓的牙体硬组织病损、深牙周袋或遭受过𬌗创伤。此外，正畸治疗时施力过大也会导致可复性牙髓炎。

2）患牙对牙髓活力温度测试，尤其对冷测表现为一过性敏感，且反应迅速。当去除刺激后反应持续数秒后即可缓解。

3）患牙对叩诊无不适感。

2. 诊断要点

（1）自觉症状：对温度刺激，尤其对冷刺激表现为一过性敏感，但没有自发痛的病史。

（2）病源牙：可找到能引起牙髓病变的牙体病损或牙周组织损害等病因。

（3）牙髓温度测试的结果：患牙对冷测的反应阈值降低，表现为一过性敏感。

3. 鉴别诊断

（1）深龋

1）冷测反应的不同：在进行牙髓活力温度测试时，用冰棒接触深龋患牙的正常牙面，其反应与对照牙是相同的，只有当冰水滴入龋洞内时患牙才会出现疼痛。而可复性牙髓炎患牙在冷测牙面时即出现一过性敏感。

2）冷刺激去除后的反应不同：可复性牙髓炎患牙在冷刺激去除后疼痛持续数秒后消失，而深龋的患牙在冷刺激去除后疼痛立即消失。

（2）不可复性牙髓炎

1）有无自发痛：可复性牙髓炎无自发痛史，不可复性牙髓炎一般有自发痛史。

2）温度测试反应的不同：可复性牙髓炎患牙表现为一过性敏感，而不可复性牙髓炎患牙由温度刺激引起的疼痛反应程度重，持续时间较长。

3）有无叩痛：可复性牙髓炎无叩痛，不可复性牙髓炎晚期有轻度叩痛。

（3）牙本质过敏症：牙本质过敏症和可复性牙髓炎对于不同的刺激源敏感程度不同，前者往往对探、触等机械刺激和酸、甜等化学刺激更敏感，而后者主要是对冷、热温度刺激一过性敏感。

（二）不可复性牙髓炎

不可复性牙髓炎（irreversible pulpitis）是一类病变较为严重的牙髓炎症，病变可发生于牙髓的某一局部，也可能涉及全部牙髓，甚至在炎症的中心部位已发生了程度不同的化脓或坏死。牙髓组织的炎症范围和性质在临床上很难准确区分，也几乎没有恢复正常的可能，病理变化自然发展的终点均为全部牙髓坏死。此时，临床治疗只有摘除牙以去除病变。因此，这类牙髓炎症被统称为不可复性牙髓炎。按其临床发病的特点和病程的经过，又可分为急性牙髓炎（包括慢性牙髓炎急性发作）、慢性牙髓炎、残髓炎和逆行性牙髓炎。

1. 急性牙髓炎 急性牙髓炎（acute pulpitis）的临床特点是发病急、疼痛剧烈。临床上有急性症状的绝大多数病例属于慢性牙髓炎急性发作，龋源性者尤为显著。无慢性过程的急性牙髓炎多出现在牙髓受到急性的物理损伤、化学刺激及感染等情况下，如手术切割牙体组织等导致的过度产热、充填材料的化学刺激等。

（1）临床表现

1）症状：急性牙髓炎的主要症状是剧烈疼痛。疼痛的性质具有以下四个特点：①在未受到任何外界刺激的情况下，患牙突然发生剧烈的自发性尖锐疼痛，疼痛可分为持续过程和缓解过程，即所谓的阵发性发作或阵发性加重。在炎症的早期，疼痛持续的时间较短，缓解的时间较长，可能一天之内发作两三次，每次持续数分钟。到炎症晚期，则疼痛的持续时间延长，可持续数小时甚至一整天，而缓解时间缩短或根本就没有疼痛间歇期。炎症牙出现化脓时，患者可主诉有搏动性跳痛。②疼痛通常在夜间发作，或夜间疼痛较白天剧烈。患者常因牙痛而无法入睡，或从睡眠中痛醒。③冷、热刺激可激发患牙的剧烈疼痛。若患牙正处于疼痛发作期内，温度刺激可使疼痛加剧。如果牙髓已有化脓或部分坏死，患牙可表现为所谓的“热痛冷缓解”。这可能与牙髓病变后产生的气体有关，气体受热膨胀后使髓腔内压力进一步增高，产生剧痛，遇冷收缩后使髓腔压力减小，疼痛得到缓解。患者常携带凉水瓶或口含冷水就诊，以起到暂时镇痛的作用。④疼痛发作时，患者大多不能准确指出患牙所在的部位，且疼痛呈放散性或牵涉性，常常是沿三叉神经第二支或第三支分布区域放射至患牙同侧的上、下颌牙或头、颞、面、耳等部位，患牙的对侧区域不会受到影响。

2）检查：①患牙可查及接近髓腔的深龋或其他牙体硬组织疾病，也可见牙冠有充填体存在，或可查到患牙有深牙周袋。②探诊常可引起剧烈疼痛。有时可探及微小穿髓孔，并可见有少许脓血自穿髓孔流出。③牙髓活力温度测验时，患牙的反应极其敏感或表现为激发痛。刺激去除后，疼痛症状仍会持续一段时间。当患牙对热测更为敏感时，表明牙髓已出现化脓或部分坏死。④在炎症的早期阶段，患牙表现为对叩诊无不适反应（－），进展到晚期时，患牙可出现垂直方向的叩诊不适（±）。

（2）诊断要点

1）典型的牙髓炎性疼痛症状。

2）能明确找到引起牙髓病变的牙体损害或其他病因。

3）牙髓活力温度测验结果可帮助定位患牙。对患牙的确定是诊断急性牙髓炎的关键。

（3）鉴别诊断：急性牙髓炎的主要症状为剧烈的牙痛不能定位，因此，在临床上遇到因牙痛主诉就诊的患者，还应与非牙源性牙痛的疾病进行鉴别，其中应先与可引起牙痛症状的邻近组织疾病进行鉴别。

1）三叉神经痛：三叉神经痛较少在夜间发作，多数不影响患者的睡眠。三叉神经痛的发作一般有疼痛“扳机点”，患者每触及该点即诱发疼痛，但每次发作时间短，最多数秒。患者在诉说病史时，往往忽略此点，应特别加以详细询问。冷、热温度刺激也不引发疼痛。

2）龈乳头炎：龈乳头炎也可出现剧烈的自发性牙痛，但疼痛性质为持续性胀痛；对冷热刺激也有敏感反应，一般不会出现激发痛。患者对疼痛多可定位。检查时可发现患者所指示的部位龈乳头有充血、水肿现象，触痛明显。患处两邻牙间可见食物嵌塞的痕迹或有食物嵌塞史。一般未查及可引起牙髓炎的牙体硬组织损害及其他疾病。

3）上颌窦炎：患有上颌窦炎时，患侧的上颌后牙可出现类似牙髓炎的疼痛症状。这是因为上颌后牙根尖区恰与上颌窦底相毗邻，且该区域的牙髓神经在走行过程中先经过上颌窦侧壁或突底，再进入根尖孔内。因此，上颌窦内的急性炎症可牵涉到相应上颌后牙的牙髓神经而引发“牙痛”，此时疼痛也可放散至头面部而易被误诊。详细询问病史，患者还可能伴有头痛、鼻塞、脓涕等上呼吸道感染的症状，以及在跑、跳、蹲等体位突然改变时，牙痛症状加重等表现。通过仔细检查，可发现在急性上颌窦炎时所出现的疼痛为持续性胀痛，患侧的上颌前磨牙和磨牙可同时受累而致两三颗牙均有叩痛，但未查及可引起牙髓炎的牙体组织疾病。这是因为叩诊可将压力传导至上颌窦，此时的叩诊反应是窦腔压力变化再传导至邻近多颗后牙牙周膜的结果。检查上颌窦前壁可有压痛表现。

2. 慢性牙髓炎 慢性牙髓炎（chronic pulpitis）是临床上最为常见的一型牙髓炎，有时临床症状很不典型，容易误诊而延误治疗。

慢性牙髓炎一般不发生剧烈的自发性疼痛，但有时可出现不甚明显的阵发性隐痛或者每日出现定时钝痛。慢性牙髓炎的病程较长，患者可诉有很长时间的冷、热刺激痛病史。炎症多已波及全部牙髓及根尖部的牙周膜，致使患牙常表现有咬合不适或轻度的叩痛。患者一般可定位患牙。

根据组织病理学的检查结果，视髓腔是否开放将慢性牙髓炎分为慢性闭锁性牙髓炎和慢性开放性牙髓炎，而慢性开放性牙髓炎又有溃疡性和增生性之分。在临床上，这三型慢性牙髓炎除了具有慢性牙髓炎共同的表现之外，又各有特点。

（1）临床表现

1）慢性闭锁性牙髓炎（chronic closed pulpitis）：无明显的自发痛。但是曾有过急性发作的病例或由急性牙髓炎转化而来的病例则可诉有过剧烈自发痛的病史，也有从无自发痛症状者。几乎所有患者都有长期的冷、热刺激痛病史。检查时需查及深龋洞、冠部充填体或其他近髓的牙体硬组织疾病。洞内探诊患牙感觉较为迟钝，去净腐质后无肉眼可见的露髓孔。患牙对温度测验的反应可为敏感，也可为冷热测引起迟缓性痛。多有轻度叩痛（+）或叩诊不适感（±）。

2）慢性溃疡性牙髓炎（chronic ulcerative pulpitis）：一般没有自发痛，但常有食物嵌塞痛和冷热刺激痛。查及深龋洞或其他近髓的牙体损害。大量软垢、牙石堆积在患牙周围，洞内食物残渣嵌入较多。去除腐质，可见穿髓孔。用尖锐探针探查穿孔时，浅探不痛，深探剧痛，且见有少量暗色血液从穿髓孔渗出。牙髓活力温度测验表现为敏感。一般没有叩痛或仅有极轻微的叩诊不适。

3）慢性增生性牙髓炎（chronic hyperplastic pulpitis）：此型牙髓炎的发生条件有两个，即患牙根尖孔粗大，血运丰富及穿髓孔较大，足以允许炎症牙髓增生呈息肉状并自髓腔突出。因此，慢性增生性牙髓炎多见于青少年患者。

一般无自发痛，有时可有患者诉说每进食时患牙感疼痛或有进食出血现象，因此，患者长期不敢用患侧咀嚼食物。患牙大而深的龋洞中有红色、“蘑菇”形状的肉芽组织，又称“牙髓息肉”，可充满整个洞内并达𬌗面，探之无痛但极易出血。由于长期的失用，常可见患牙及其邻牙有牙石堆积。当查及患牙深洞处有息肉时，临床上要注意与牙龈息肉和牙周膜息肉相鉴别（图 5-2）。

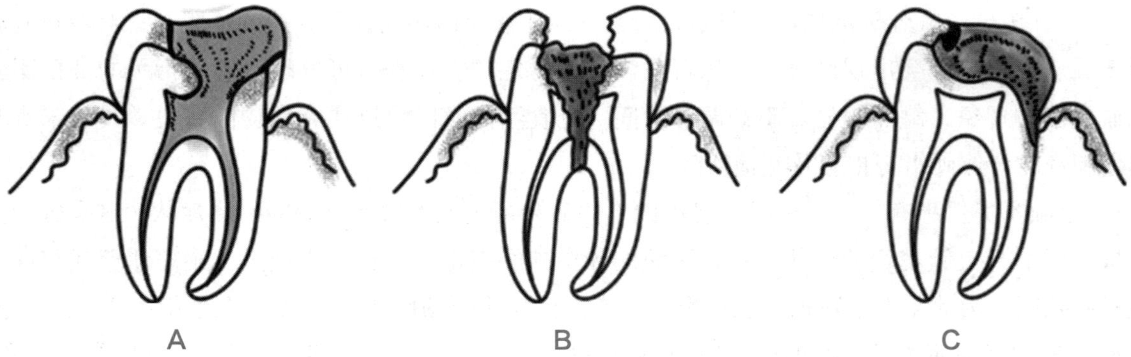

图 5-2 龋洞内息肉来源示意图

A. 牙髓息肉；B. 牙周膜息肉；C. 牙龈息肉。

牙龈息肉多是在患牙邻面出现龋洞时，由于食物长期嵌塞加之患牙龋坏处粗糙边缘的刺激，龈乳头向龋洞所形成的空间增生，形成息肉样肉芽组织。

牙周膜息肉是在多根牙的龋坏穿通髓腔后进而破坏髓室底，根分叉处的牙周膜因外界刺激而反应性增生，肉芽组织由髓底穿孔处长入连通髓腔的龋坏内，洞口外观极像牙息肉。

临床上进行鉴别时，先通过X线检查观察患牙根分叉区髓室底影像的连续性，再用探针探查息肉的蒂部以判断息肉的来源。当怀疑为牙龈息肉时，可自蒂部将息肉切除，如见出血部位位于患牙邻面龋洞龈阶外侧的龈乳头位置即可证实判断。对牙髓息肉和牙周膜息肉进行鉴别时，除X线检查的提示外，还应仔细探查髓室底的完整性。

（2）诊断要点

1）可以定位患牙的长期冷、热刺激痛病史和/或自发痛史。

2）肯定可查到引起牙髓炎的牙体硬组织疾病或其他病因。

3）患牙对温度测验的异常表现。

4）叩诊反应可作为重要的参考指标。

在临床诊断时，一般仅对患牙作出“慢性牙髓炎”的诊断即可。如果出现上述各型的典型表现，可以分别诊断为闭锁性、溃疡性及增生性。这是因为临床对洞底是否与髓腔穿通的检查结果与实际的组织学表现常有出入，而从治疗方法的选择上，这3种类型也并无区别。还有一点需要注意的是有些深龋患牙并无确切的牙髓炎表现，但在去净腐质时发现有露髓孔，甚至在去腐未净时已经露髓，此时亦应诊断为“慢性牙髓炎”。

（3）鉴别诊断

1）深龋：无典型自发痛症状的慢性牙髓炎有时与深龋不易鉴别。可参考温度测验结果进行判断。深龋患牙对温度测验的反应与对照牙是相同的，只是当温度刺激进入洞内才出现敏感症状，刺激去除后症状立即消失；而慢性牙髓炎对温度刺激引起的疼痛反应会持续较长时间。慢性牙髓炎可出现轻叩痛，而深龋患牙对叩诊的反应与正常对照牙相同。

2）可复性牙髓炎：见本节可复性牙髓炎鉴别诊断。

3）干槽症：患侧近期有拔牙史。检查可见牙槽窝空虚，骨面暴露，出现臭味。拔牙窝邻牙虽也可有冷、热刺激敏感及叩痛，但无明确的牙髓疾病指征。

3. 残髓炎 残髓炎（residual pulpitis）也属于慢性牙髓炎，发生在经牙髓治疗后的患牙，由于残留了少量炎症根髓或多根牙遗漏了有炎症牙髓的根管，故而命名为残髓炎。

（1）临床表现

1）症状：残髓炎的临床症状与慢性牙髓炎相似，常表现为自发性钝痛、放散性痛、温度刺激痛。因炎症发生于近根尖孔处的根髓组织，所以患牙多有咬合不适感或轻微咬合痛。患牙均有牙髓治疗的病史。

2）检查：患牙牙冠可见做过牙髓治疗的充填体或暂封材料。对患牙施以强冷或强热刺激进行温度测验，其反应可为迟缓性痛或仅诉有所感觉。叩诊轻度疼痛（+）或不适感（±）。去除患牙充填物，用根管器械探查病患根管至深部时有感觉或疼痛。

（2）诊断要点

1）有牙髓治疗史。

2）有牙髓炎症状表现。

3）强温度刺激患牙有迟缓性痛，以及叩诊疼痛。

4）探查根管有疼痛感觉，并在完善处理后症状消失方可确诊。

4. 逆行性牙髓炎 逆行性牙髓炎（retrograde pulpitis）的感染来源于患牙牙周炎所致的深牙周袋。袋内的细菌及毒素通过根尖孔或侧、副根管逆行进入牙髓，引起根部牙髓的慢性炎症，也可由局限的慢性牙髓炎急性发作。因为此型牙髓炎的感染走向与通常由冠部牙髓开始，逐渐向根部牙髓进展的牙髓炎方向相反，故名为逆行性牙髓炎。感染通过近牙颈部和根分叉部侧支根管引起的牙髓炎症多为局限性牙髓炎，疼痛并不是十分剧烈。而由根尖方向引起的逆行性牙髓炎对牙髓血运影响极大，临床上可以通过急性症状表现出来。逆行性牙髓炎是牙周 – 牙髓联合病变的一型。

（1）临床表现

1）症状：患牙可表现为自发痛，阵发痛，冷、热刺激痛，放散痛，夜间痛等典型的急性牙髓炎症状。也可呈现为慢性牙髓炎的表现，即冷、热刺激敏感或激发痛，以及不典型的自发钝痛或胀痛。患牙均有长时间的牙周炎病史，可诉有口臭、牙松动、咬合无力或咬合疼痛等不适症状。

2）检查：患牙有深达根尖区的牙周袋或较为严重的根分叉病变。牙龈水肿、充血、牙周袋溢脓。牙有不同程度的松动。无引发牙髓炎的深龋或其他牙体硬组织疾病。对多根患牙的牙冠不同部位进行牙髓活力温度测验，其反应可为激发痛、迟钝或无反应，这是由于同一牙不同根管内的牙髓病理状态不同所致。患牙对叩诊的反应为轻度疼痛（+）～中度疼痛（++），叩诊呈浊音。X 线检查显示患牙有广泛的牙周组织破坏或根分叉病变。

（2）诊断要点

1）患者有长期的牙周炎病史。

2）近期出现牙髓炎症状。

3）患牙未查及引发牙髓病变的牙体硬组织疾病。

4）患牙有严重的牙周炎表现。

（三）牙髓坏死

牙髓坏死（pulp necrosis）常由各型牙髓炎发展而来，也可因外伤打击、正畸矫治所施加的过度创伤力、修复治疗进行牙体预备时的过度手术切割产热，以及使用某些修复材料（如硅酸盐粘接剂、复合树脂）所致的化学刺激或微渗漏引起。当牙髓组织发生严重的营养不良及退行性变时，由于血液供应的严重不足，最终可发展为牙髓坏死，又称渐进性坏死。牙髓坏死如不及时进行治疗，病变可向根尖周组织发展，导致根尖周炎。

1. 临床表现

（1）症状：患牙一般没有自觉症状，也可见以牙冠变色为主诉前来就诊者。变色的原因是牙髓组织坏死后红细胞破裂致使血红蛋白分解产物进入牙本质小管。还常可追问出自发痛史、外伤史、正畸治疗史或充填、修复史等。

（2）检查

1）病原牙：牙冠可存在深龋洞或其他牙体硬组织疾病，或是有充填体、深牙周袋等。也可见有完整牙冠者。

2）牙冠颜色：呈暗红色或灰黄色，失去光泽。

3）牙髓活力电测验：无反应。

4）叩诊：叩诊同正常对照牙（–）或有不适感（±）。

5）窦道或瘘管：牙龈无根尖来源的窦道或瘘管。

6）X 线检查：患牙根尖周影像没有明显异常。

2. 诊断要点

（1）无自觉症状。

（2）牙冠变色。

（3）患牙对牙髓活力电测验表现为无反应。

（4）X 线检查显示患牙根尖周影像无明显异常。

（5）牙冠完整情况及病史可作为参考。

3. 鉴别诊断　患有慢性根尖周炎的患牙也可无明显的临床自觉症状。有窦型的慢性根尖周炎在进行临床检查时，可发现牙龈上有由患牙根尖来源的道口。进行 X 线检查，若发现有根尖周骨质影像密度减低或根周膜影像模糊、增宽，即可作出鉴别诊断。

（四）牙髓钙化

当牙髓的血液循环发生障碍时，会造成牙髓组织营养不良，出现细胞变性、钙盐沉积，形成微小或大块的钙化物质。牙髓钙化（pulp calcification）分为髓石和弥漫性钙化。前者或游离于牙髓组织中，或附着在髓腔壁上，后者甚至可造成整个髓腔闭锁，多发生在外伤后的牙，也可见于经氢氧化钙盖髓治疗或活髓切断术后的病例。

1. 临床表现

（1）症状：髓石一般并不引起临床症状。个别情况下出现与体位有关的自发痛，也可沿三叉神经分布区域放散，一般与温度刺激无关。

（2）检查

1）牙髓活力温度测试：表现为迟钝或敏感。

2）X 线检查：显示髓腔内有阻射的钙化物（髓石）或呈弥漫性阻射影像而致使原髓腔处的透射区消失。

2. 诊断要点

（1）X 线检查结果作为重要的诊断依据。

（2）需排除由其他原因引起的自发性放散痛的疾病，并经过牙髓治疗后疼痛症状得以消除，方能确诊。

（3）询问病史有外伤或氢氧化钙治疗史者可作为参考。

当临床检查结果表明患牙是以其他可引起较严重临床症状的牙髓疾病（如牙髓炎、根尖周炎等）为主，同时合并牙髓钙化性病变时，则以引起牙髓症状的牙髓疾病作为临床诊断。

3. 鉴别诊断　三叉神经痛：髓石引起的疼痛虽然也可沿三叉神经分布区域放射，但无扳机点，主要与体位有关。X 线检查的结果可作为鉴别诊断的参考。经诊断性治疗（牙髓治疗）后，视疼痛是否消失得以鉴别。

（五）牙内吸收

牙内吸收（intemnal resorption）是正常的牙髓组织肉芽性变，分化出破牙本质细胞从髓腔内部吸收牙体硬组织，致髓腔壁变薄，严重者可造成病理性牙折。牙内吸收的原因和机制尚不明确，可能与局部的前期牙本质破坏或形成受阻有关。临床上牙内吸收多发生于乳牙，恒牙偶有发生，见于受过外伤的牙、再植牙及做过活髓切断术或盖髓术的牙。

1. 临床表现

（1）症状：一般无自觉症状，多于X线检查时偶然发现。少数病例可出现自发性阵发痛、放散痛和温度刺激痛等牙髓炎症状。

（2）检查

1）内吸收发生在髓室时，肉芽组织的颜色可透过已被吸收成很薄的牙体硬组织层而使牙冠呈现为粉红色，有时见有牙冠出现小范围的暗黑色区域。内吸收发生在根管内时，牙冠的颜色没有改变。

2）患牙对牙髓测验的反应可正常，也可表现为敏感或迟钝。

3）叩诊检查同正常对照牙（–）或出现不适感（±）。

4）X线检查显示髓腔内有局限性不规则的膨大透影区域，严重者可见内吸收处的髓腔壁被穿通，甚至出现牙根折断线。

2. 诊断要点

（1）X线检查的表现作为主要依据。

（2）病史和临床表现作为参考。

第四节　根尖周病的分类、临床表现及诊断

一、根尖周病的分类

根尖周病（periradicular lesions）是发生在牙齿根尖及其周围组织的炎症性病变。这类疾病大多继发于牙髓感染或牙髓病，其主要的病因是根管系统内的细菌感染通过根尖孔蔓延至根尖周的组织。这种疾病的临床表现和进展受到病原体的毒力与人体免疫防御系统相互作用的影响。

在根尖周病的发病过程中，如果根管内的病原体具有较强的毒力，而人体的抵抗力相对较弱，病变往往会以急性形式表现出来。急性根尖周病通常伴随着剧烈的疼痛、肿胀，甚至可能形成脓肿，患者常常因此症状而紧急求医。相反，如果人体的免疫系统较为强大，或者病原体的毒力相对较弱，又或者患者曾经接受过不完全的牙髓治疗，根尖周病则可能表现为慢性过程。慢性根尖周病的特点是病程较长，症状可能时轻时重，有时甚至无明显症状，但长期下来可能导致根尖周组织的破坏和牙槽骨的吸收。

当人体的抵抗力极为强大，而根尖部的组织长期受到轻微、缓和的刺激时，机体的组织反应可能主要以增生为主。这种情况下，根尖周病可能表现为根尖周囊肿或其他类型的增生性病变。这些病变虽然发展缓慢，但若不及时治疗，仍可能导致牙齿支持结构的破坏，最终可能导致牙齿松动，甚至脱落。

根尖周病的诊断通常依赖于详细的病史询问、临床检查和影像学检查。X 线检查是诊断根尖周病的重要工具，它可以帮助医师观察到根尖周区域的骨质破坏情况。在现代牙科治疗中，根尖周病的治疗主要包括根管治疗和根尖手术。根管治疗旨在清除感染的牙髓组织，消毒和封闭根管系统，以阻止感染扩散。在根管治疗无法解决问题时，可能需要进行根尖手术，以清除根尖周的病变组织，并修复根尖孔。

总之，根尖周病是一种复杂的炎症性疾病，其发生、发展和转归受到多种因素的影响。及时、有效的治疗对于保存患牙、减轻患者痛苦至关重要。同时，预防和早期诊断也是减少根尖周病发生的重要措施。通过定期的口腔检查和良好的口腔卫生习惯，可以明显降低根尖周病的发病率。

根据临床表现和病理过程，根尖周病可分为以下几种类型（图 5-3）。

（一）急性根尖周炎

1. 急性浆液性根尖周炎。
2. 急性化脓性根尖周炎。

（二）慢性根尖周炎

1. 根尖周肉芽肿。
2. 慢性根尖周脓肿。
3. 根尖周囊肿。
4. 根尖周致密性骨炎。

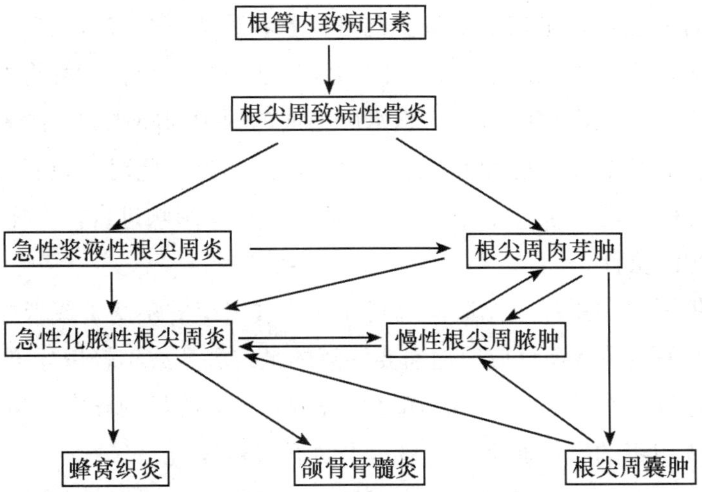

图 5-3　各型根尖周病的相互关系示意图

二、急性根尖周炎的临床表现及诊断

微课：急性根尖周炎的临床表现及诊断

急性根尖周炎（acute apical periodontitis，AAP）是从根尖部牙周膜浆液性炎症到化脓性炎症的连续过程，这一过程的特点是病情逐渐加重，受影响的区域也逐渐扩大。在炎症的发展过程中，由于炎症部位的渗出物增多和水肿现象，导致局部压力不断升高，同时炎症介质的化学刺激作用，使得患者主要感受到患牙及其周围组织的肿胀和疼痛。

急性根尖周炎的发展可以分为几个阶段，从最初的浆液期，逐渐发展到化脓期的根尖周脓肿、骨膜下脓肿，甚至黏膜下脓肿。在这个连续的过程中，不同阶段的炎症会侵犯不同范围的组织，因此，临床表现也各有差异。例如，在浆液期，患者可能仅感到轻微的疼痛；而在化脓期，疼痛会加剧，并可能出现明显的肿胀。

针对急性根尖周炎的不同阶段，需要采取相应的应急处理和治疗措施。在早期阶段，可能只需进行消炎镇痛治疗；而在病情加重时，可能需要进行根管治疗、切开引流等更为复杂的方法。总之，根据炎症侵犯的组织范围和临床特点，制订合适的治疗方案，以减轻患者痛苦，促进病情恢复。

（一）急性浆液性根尖周炎

急性浆液性根尖周炎作为根尖周炎的初始阶段，又称为急性根尖周炎浆液期，其临床病理特征和表现具有一定的特点。在这一阶段，主要的病理变化体现在根尖部牙周膜的血管扩张和充血，以及血浆为主的渗出物增多。这些渗出物和局部组织的水肿导致了中性粒细胞的浸润。在这个时期，根尖部的牙骨质及其周围的牙槽骨并未出现显著的病理改变。

1. 临床病理　病理上，如果细菌的毒力较强，同时人体的抵抗力相对较弱，且局部引流不畅，急性浆液性根尖周炎可能会迅速进展为化脓性炎症。相反，如果细菌毒力较弱，人体抵抗力较强，且炎症渗出得到有效引流，病情可能转向慢性根尖周炎。

2. 临床表现

（1）症状：患牙的主要症状是咬合痛。在发病初期，患者可能会感到患牙不适、麻木、浮出感、发胀感，尤其是在咬合时会出现早接触现象。此时，患者通常不会有自发痛，或者仅感到轻微的钝痛。有时，患者紧咬牙反而会感到舒适，这是因为渗出物较少，咬合时可将渗出物压入牙周膜纤维间隙内，使局部压力降低，从而缓解由于组织水肿造成的根尖周膜压力。随着病情的发展，牙周间隙内的压力逐渐升高，患牙的浮出感和伸长感会变得更加明显。此时，患者可能会出现自发性、持续性的钝痛，咬合时疼痛加剧，这会导致患者不愿咀嚼，进而影响进食。疼痛通常局限于患牙根部，患者能够明确指出患牙的位置。

（2）临床检查：患牙存在龋坏、充填体或其他牙体硬组织的疾病，或者探及深牙周袋。牙冠可能出现变色，牙髓活力测验通常无反应，但需要注意的是，乳牙或年轻恒牙可能会有反应。叩诊时，患牙可有轻度到中度的叩痛（+）～（++），而牙龈外观上可无明显的异常。患牙可能出现Ⅰ度松动。在X线检查中，根尖周组织的影像通常不会显示出明显的异常。

综上所述，急性浆液性根尖周炎的临床病理和表现具有一定的特征，通过细致的病史询问、临床检查和辅助检查，可以对该病进行准确的诊断，并据此制订相应的治疗计划。

（二）急性化脓性根尖周炎

急性化脓性根尖周炎也称为急性根尖周炎的化脓期，是根尖周炎发展过程中的一个重要阶段。这一阶段通常是由急性浆液期发展而来，也可能由慢性根尖周炎转化而来。临床上，此阶段被称作急性牙槽脓肿或急性根尖脓肿（acute apical abscess，AAA）。

1. 临床病理　在急性化脓性根尖周炎的病理过程中，白细胞尤其是中性粒细胞的浸润显著增多。根尖周膜中的炎症细胞在细菌及其产物中的毒素作用下破坏、溶解和液化，最终形成脓液。同时伴随组织水解酶的释放，导致牙周韧带的破坏。脓液初期仅局限于根尖孔附近的牙周膜内，炎症细胞主要浸润在根尖孔附近的牙槽骨骨髓腔中，此阶段称为根尖周脓肿阶段。若根尖部的脓液未能得到有效引流，脓液将向周围阻力较小的区域扩散，其扩散方式有三种。

（1）通过骨髓腔突破骨膜、黏膜或皮肤向外排脓：脓液首先在骨松质中扩散，然后到达骨外板，并通过骨皮质上的营养孔进入骨膜下区域。由于骨膜较为坚韧，脓液在此处积聚，导致局部压力上升，形成骨膜下脓肿。当压力足够大时，骨膜破裂，脓液便流向黏膜下或皮下，形成黏膜下脓肿或皮下脓肿。最终，脓肿破裂，脓液排出，急性炎症得以缓解，转为慢性炎症。

这种排脓方式是急性根尖周炎最常见的典型自然发展过程。这种排脓途径较为复杂，常伴有颌面部蜂窝织炎。临床中可见到以下四种排脓途径（图 5-4）。

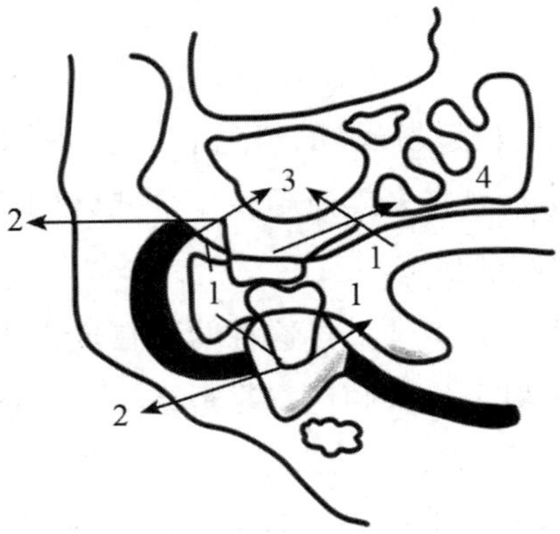

图 5-4　急性化脓性根尖周炎四种排脓途径示意图

1. 穿通骨壁至黏膜；2. 穿通骨壁至皮肤；3. 穿透上颌窦壁；4. 穿透鼻底黏膜。

1）穿通骨壁至黏膜：牙槽骨的唇、颊侧面较为薄弱，通常情况下，上颌的前牙、上颌后牙的颊侧根及下颌牙齿的根尖周围发生脓肿时，脓液往往会从牙槽骨的唇、颊侧骨板突破，进而形成骨膜下脓肿或黏膜下脓肿，并最终在口腔前庭部位排出脓液。如果患牙的根尖偏向舌（腭）侧，或者是上颌后牙的腭侧根，脓液可能会穿过舌、腭侧的骨板，在口腔内部排出脓液。如果口腔黏膜上的排脓孔长时间不愈合，就可能形成窦道或瘘管，称为龈窦或龈瘘。

2）穿通骨壁至皮肤：少数情况下，脓液不从口腔内排出，而是绕过龈沟从皮肤排出，形成皮窦。例如，下颌切牙的根尖周脓肿有时会穿透颏部皮肤，形成颏窦；上颌尖牙的脓液可能会从同侧眼眶下方皮肤排出，形成面窦；而下颌磨牙的根尖部脓液也可能在颊部皮肤排出，形成颊窦。

3）穿透上颌窦壁：因上颌前磨牙和磨牙牙根与上颌窦相毗邻，当上颌窦处于低位时，尤其是上颌第二前磨牙和第一、第二磨牙的根尖部分就可能被包裹在上颌窦当中，此处的上颌窦壁极薄，甚至缺乏骨板，根尖与上颌窦之间只有薄层结缔组织相隔。此时若发生根尖周炎，可累及上颌窦并发上颌窦炎，根尖部的脓液有可能穿通薄层上颌窦壁向上颌窦内排脓（图 5-5），这种情况在临床上较为少见。

4）穿透鼻底黏膜：极罕见的情况下，上颌中切牙的根尖脓液可能沿骨膜上行至鼻底黏膜下排脓（图 5-6）。

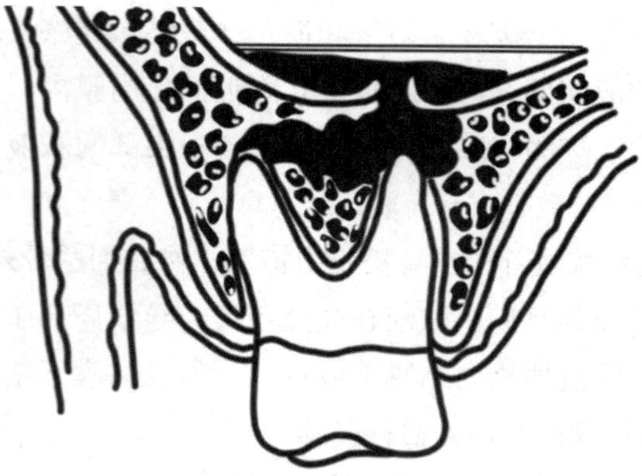

图 5-5　穿透上颌窦壁示意图

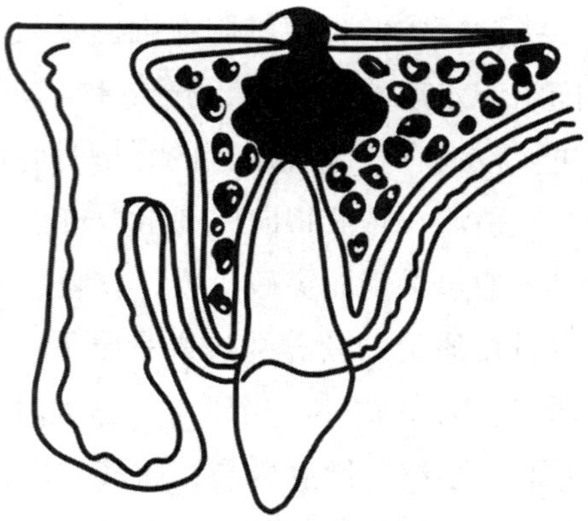

图 5-6　穿透鼻底黏膜示意图

（2）脓液通过根尖孔和根管从牙冠的缺损处排出：这种排脓方法对根尖周组织的损害相对较轻（图 5-7）。要实现这种排脓，牙齿需要满足的条件包括根尖孔较大、根管没有阻塞及牙冠部分有开放性缺损（龋洞）。然而，在成人急性根尖周炎的情况下，牙齿很难同时满足这三个要求。因此，在临床实践中，应尽快开髓引流，在脓液还未广泛蔓延至牙槽骨的松质骨之前，促使脓液通过这条路径排出，以尽可能减少对根尖周组织的伤害。

（3）脓液通过牙周膜从龈沟或牙周袋排出：这种情况在成人患者中常见于同时患有牙周炎的情况，预后通常不佳（图 5-8）。由于根尖的脓肿位置靠近牙周袋底部，脓液容易从薄弱的牙周膜结缔组织处突破，流入牙周袋中，形成牙周窦道。在脓液通过这种方式引流的过程中，牙周膜纤维会受到严重损害，会加剧牙周病的病情，导致牙齿更加松动，甚至可能导致牙齿脱落。在临床治疗中，还有一种情况是通过这种方式排脓，即乳牙发生根尖周脓肿时，由于儿童牙周膜组织较为疏松，脓液可以沿着牙周间隙扩散并从龈沟排出。不过，由于儿童正处于生长发育阶段，其修复和再生能力较强，且乳牙未伴随牙周病，因此，在局部急性炎症得到控制和适当治疗后，受损的牙周组织仍有愈合的可能。

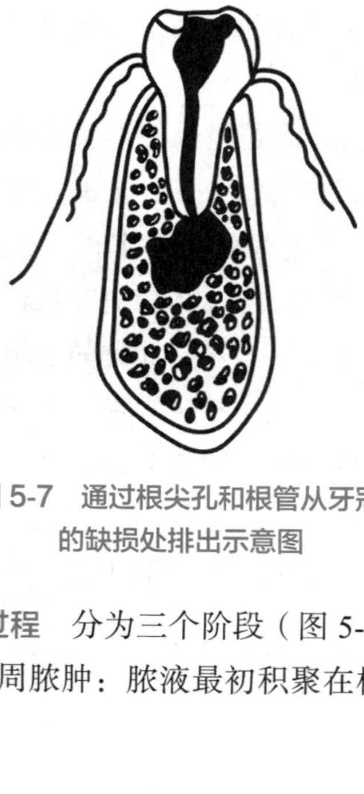

图 5-7　通过根尖孔和根管从牙冠的缺损处排出示意图

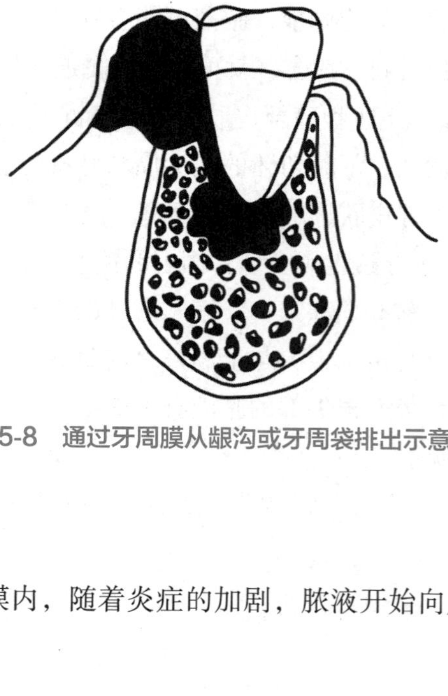

图 5-8　通过牙周膜从龈沟或牙周袋排出示意图

2. 发展过程　分为三个阶段（图 5-9）。

（1）根尖周脓肿：脓液最初积聚在根尖孔附近的牙周膜内，随着炎症的加剧，脓液开始向周围扩散。

（2）骨膜下脓肿：脓液穿过骨松质到达骨外板，再通过骨皮质上的营养孔到达骨膜下。由于骨膜坚韧、致密，不易穿破，脓液在此处积聚，造成局部压力增高，形成骨膜下脓肿。

（3）黏膜下脓肿：当骨膜下脓液的压力升高到一定程度时，骨膜破裂，脓液流注于黏膜下或皮肤下，形成黏膜下脓肿。最后，脓肿破溃，脓液排出，急性症状缓解，转为慢性炎症。

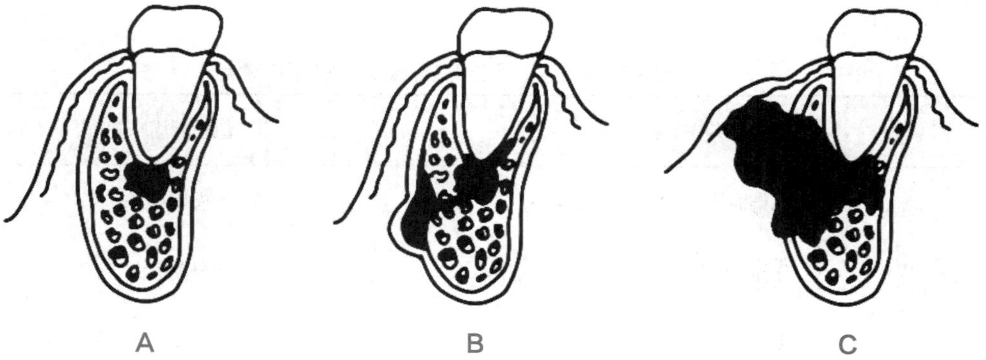

图 5-9　急性化脓性根尖周炎发展的三个阶段示意图

A. 根尖周脓肿；B. 骨膜下脓肿；C. 黏膜下脓肿。

3. 临床表现及诊断　急性化脓性根尖周炎的临床表现根据脓液集聚区域的不同，可分为以下三个阶段。

（1）根尖周脓肿：患牙出现自发性、持续性剧烈跳痛，伸长感加重，咬合引起剧烈疼痛。检查：患牙叩痛（++）～（+++），松动Ⅱ～Ⅲ度。根尖部牙龈潮红，尚无明显肿胀；扪诊可感到轻微疼痛。相应的颌下淋巴结或颏下淋巴结肿大及压痛。

（2）骨膜下脓肿：患牙持续性、搏动性跳痛更加剧烈，因骨膜坚韧、致密，脓液积聚于骨膜下后产生较高压力导致。此阶段患者疼痛达到最高峰，病期多已持续 3～5 日，患者感到极端痛苦。患牙浮起、松动感更加明显，轻触即疼痛难忍。同时患者可伴有体温升高、全身乏力等全身症状。检查：患者痛苦面容，精神疲惫。体温可升高至 38℃。患牙所属区域的淋巴结可出现肿大和扪痛。患牙叩痛（+++），松动Ⅲ度，牙龈红肿，移行沟变平，有明显的压痛，扪诊深部有波动感。严重的病例可在相应的颌面部出现蜂窝织炎，表现为软组织肿胀、压痛，致使面容改变。

（3）黏膜下脓肿：因黏膜下组织较疏松，当脓液到达黏膜下时，脓肿压力明显降低，患牙自发性胀痛及咬合痛也随之明显减轻。全身症状缓解，但患者可能出现发热、乏力等全身表现。检查：患牙叩痛（++），松动Ⅱ度，牙龈红肿，有波动感。颌下或颏下淋巴结可能肿大、压痛。

4. 鉴别诊断　急性根尖周脓肿和急性牙周脓肿都是口腔常见的疾病，它们都会导致牙齿周围的肿胀和疼痛，但在发病部位、病因、临床表现及治疗方法上有所不同。

（1）急性根尖周脓肿：通常由牙髓感染（牙髓炎或牙髓坏死）引起，导致根尖周组织的炎症和脓肿形成。而急性牙周脓肿通常由牙周炎的加重引起，牙周袋内的细菌感染导致牙周组织的炎症和脓肿的形成。临床表现：急性根尖周脓肿疼痛通常较为剧烈，定位明确，可放射至头、颈、耳部。牙齿可能对冷热刺激敏感，但不会松动。肿胀主要在根尖周区域，可能伴有面部肿胀。有时可见牙髓活力测试呈阴性反应。而急性牙周脓肿患牙除具有急性脓肿的表现外，检查还有深牙周袋、袋口溢脓、牙槽骨吸收，以及牙齿松动等牙周炎的表现。鉴于以上情况，增加了临床中的鉴别困难。

（2）急性牙周脓肿：多是患牙出现了多个牙面的深牙周袋，同时牙颈部的袋口软组织较窄，使深部牙周组织内脓液不能顺利从袋口引出，形成局限性脓肿。疼痛可能不如根尖周脓肿剧烈，但可能伴有咬合痛。牙齿可能会松动，牙周袋加深。肿胀主要在牙龈和牙周袋周围，可能伴有牙龈出血。牙髓活力测试可能呈阳性反应。鉴别急性根尖周脓肿和急性牙周脓肿通常需要详细的临床检查，包括病史询问、临床检查、牙髓活力测试、X 线检查等。正确的诊断是制订有效治疗方案的关键（表 5-1）。

表 5-1　急性根尖周脓肿和急性牙槽脓肿的鉴别要点

鉴别要点	急性根尖周脓肿	急性牙周脓肿
感染来源	感染根管	牙周袋
病史	牙体牙髓病史	牙周炎病史
疼痛程度	重	轻
牙体疾病	多有	一般无
牙髓活力	无	多有
牙周袋	无	有
脓肿部位	近根尖部	近龈缘
叩痛程度	很重	相对较轻
X 线检查	无明显改变，若为慢性根尖周炎急性发作，根尖周牙槽骨为透射影像	牙槽骨嵴破坏，可有骨下袋

三、慢性根尖周炎的临床表现及诊断

慢性根尖周炎（chronic apical periodontitis，CAP）是一种由于根管内长期存在的感染和病原刺激物引起的根尖周围组织的慢性炎症反应。这种炎症主要表现为炎症性肉芽组织的形成和牙槽骨的渐进性破坏。由于这种炎症过程较为缓慢，患者通常不会感到明显的疼痛。如果能够彻底清除根管内的病原刺激物，受损伤的根尖周组织有机会实现修复和愈合。慢性根尖周炎的病变类型较为多样，主要包括根尖周肉芽肿、慢性根尖周脓肿、根尖周囊肿及根尖周致密性骨炎等几种不同的病理表现。

（一）临床病理

1. 根尖周肉芽肿　由于根管内的病原刺激物长期存在，导致根尖部的牙周膜发生慢性炎症性变化，正常的组织结构被炎症肉芽组织所取代。这种炎症肉芽组织周围的破骨细胞活动导致邻近牙槽骨和牙骨质的吸收破坏，形成以炎症性肉芽组织为主的慢性根尖周肉芽肿，这是慢性根尖周炎的主要形式。

2. 慢性根尖周脓肿 随着炎症肉芽组织的增大，中心部血运受阻，导致组织细胞坏死、液化，形成脓液并积聚在根尖部的脓腔内，形成慢性根尖周脓肿。根据是否有窦道形成，可分为有窦型和无窦型，有窦型由于脓液可以排出，不易转变为急性炎症；无窦型则较易转为急性根尖周脓肿。

3. 根尖周囊肿 在慢性炎症的长期刺激下，牙周膜内的Malassez上皮剩余可增殖形成上皮团块或条索。这些上皮团块中心由于营养不足，上皮细胞发生退行性变，形成小囊腔。随着囊腔内渗透压的增加，周围组织液渗入，囊腔逐渐扩大或融合，形成根尖周囊肿。

4. 根尖周致密性骨炎 当根尖周组织长期受到轻微刺激，且机体抵抗力强时，牙槽骨不会发生吸收破坏，反而出现骨质增生，形成围绕根尖的致密骨团。这种骨小梁结构比周围骨组织更为致密，因含有少量慢性炎症细胞，故称为根尖周致密性骨炎，常见于下颌后牙。

（二）临床表现

1. 症状 慢性根尖周炎通常没有明显的不适，部分患者可能在咀嚼时感到不适，或出现咬合无力。有时可见牙龈起脓包，患者可能有牙髓病史、反复肿痛史或牙髓治疗史。

2. 体征与检查 患牙可能有深龋洞或充填体，以及其他牙体硬组织疾病。牙冠可能变色，深洞探诊无反应，牙髓活力测验无反应。叩诊可能无明显异常或仅有轻微不适，一般无松动。有窦型慢性根尖周炎者可在牙龈表面找到窦道开口。根尖周囊肿大小不一，小的囊肿牙龈表面可能无异常，大的囊肿则可能在牙龈处形成半球状隆起。X线检查可显示根尖区骨质变化的影像，不同类型的慢性根尖周炎在X线检查中有不同的表现。

由于慢性根尖周肉芽肿、慢性根尖周脓肿和根尖周囊肿在临床上有时难以区分，且它们的在X线检查中也不易准确分辨，加之治疗方法相似，因此，在临床上诊断时可统称为"慢性根尖周炎"。

（三）鉴别诊断

急性根尖周炎和慢性根尖周炎急性发作在临床表现上有相似之处，但它们的病程、症状特点、X线检查结果及治疗方式有所不同。以下是两者的鉴别要点。

1. 病程 急性根尖周炎病程较短，通常在几天到一周内迅速发展。慢性根尖周炎急性发作，病程较长，通常在慢性根尖周炎的基础上突然急性发作。

2. 症状特点 ①急性根尖周炎、疼痛通常非常剧烈，自发痛，夜间加重，可放射至头、颈、耳部。可能在根尖区或相应面部区域出现明显肿胀。患牙对咬合压力非常敏感。牙髓活力测试可呈现反应减弱或无反应。②慢性根尖周炎急性发作：疼痛可在原有慢性疼痛的基础上突然加剧，但通常不如急性根尖周炎剧烈。肿胀可不明显或有轻微肿胀，因为慢性炎症可能导致组织纤维化。可存在咀嚼痛，但不如急性根尖周炎时明显。牙髓活力测试可呈现反应减弱或无反应，但由于之前可能已经经历过牙髓坏死，测试结果可能不具有诊断意义。

3. X线检查 急性根尖周炎时X线检查可能看不到明显的根尖周透射区，或者透射区较小，周围骨质正常或轻微疏松。慢性根尖周炎急性发作时X线检查中通常可以看到较大的根尖周透射区，周围骨质可能有硬化边，这是慢性炎症的典型表现。

4. 治疗方式 急性根尖周炎需要紧急处理，包括开放牙髓引流、缓解疼痛、抗感染治疗，以及后续的根管治疗。慢性根尖周炎急性发作时在急性发作期需要控制炎症和疼痛，后续可能需要进行根管治疗或根尖手术，以及针对慢性炎症的治疗。

鉴别急性根尖周炎和慢性根尖周炎急性发作主要依赖于病史、临床表现、X 线检查及牙髓活力测试。正确的诊断有助于制订合适的治疗计划。

第五节　牙髓病和根尖周病的治疗

一、治疗的基本原则与治疗方案

牙髓位于牙髓腔内，被牙体硬组织包围。一旦这些硬组织受损，牙髓就可能受到影响，引发各种牙髓疾病。牙髓的血液供应和回流路径受限，仅通过根尖孔与外界相连。鉴于牙髓组织的这些解剖和生理特点，一旦发生病变，牙髓难以自我修复。因此，在治疗牙髓病时，必须先明确治疗原则，并制订详尽的治疗方案。

（一）治疗的基本原则

针对牙髓病和根尖周病的治疗方法多样，需根据患者的年龄、患牙位置及病变的类型和程度来选择适当的治疗手段。以下是一些基本原则。

1. 保存活髓　健康的牙髓具有营养、防御、修复和再生等功能，是牙齿健康的基础。因此，对于早期病变的恒牙和根尖孔未完全形成的年轻恒牙，应尽量保留牙髓，维持其功能。

2. 保留患牙　随着年龄增长，牙髓的增龄性变化和血液循环的特殊性使得牙髓炎症难以治愈。当无法保留活髓时，应去除病变牙髓，尽力保留患牙，以保持牙列完整和咀嚼功能。对于感染牙髓，应采取措施控制感染并防止其扩散，以保障患牙的健康。失去活髓后，牙齿的营养代谢还能源于牙周组织，因此，即使去除牙髓，仍可保留患牙的功能。但需要注意的是，失去牙髓的牙齿容易变脆和折裂，因此，在治疗过程中应尽量保留健康的牙体组织，并在必要时进行冠修复。

（二）治疗方案

治疗方案的制订取决于患牙病变的程度、位置、与其他牙齿的关系，以及患者的全身健康状况、依从性和就诊时间等因素，同时也与医务人员的经验、医疗设备和器械有关。

1. 治疗步骤　牙髓病和根尖周病的治疗应先缓解疼痛并清除感染物，控制急性症状后，再进行全面检查和治疗。具体步骤如下。

（1）控制急性牙髓炎或根尖周炎的疼痛。

（2）完成主诉牙的治疗。

（3）拔除无保留价值的患牙。

（4）对口腔中其他患牙进行治疗。

（5）牙周病治疗。

（6）修复治疗。

（7）维护期的健康指导和定期复查。

根据患牙条件和患者情况，可以调整治疗步骤，重点关注主诉患牙的治疗。

2. 术前沟通　临床医师应掌握必要的沟通技巧，与患者进行有效交流。首先，倾听患者对病情的描述，并表现出同情和重视。其次，制订的治疗计划应以患者利益为首要考虑。尊重患者的知情权，治疗前进行术前沟通，向患者简要介绍病情和治疗方法，提供相关资料帮助解释治疗过程。详细解释治疗的必要性、复杂性、局限性及可能出现的并发症，告知治疗步骤和大概费用，预先告知手术中可能出现的不适，使患者有充分的心理准备，避免治疗中的紧张、恐惧或不合作，减轻患者的担忧和误解。最后，治疗前与患者签署知情同意书，避免医患纠纷。

成年患者或患儿家长在了解病情及治疗计划后，可以选择接受或放弃治疗。患者对牙髓治疗的认可必须基于知情，若因未告知治疗难度和风险而发生纠纷，医师需承担责任。

二、明确患者状态与患牙状态

在治疗牙髓病和根尖周病前，应全面分析病例，了解患者和患牙的情况，明确治疗的必要性和可行性，选择有效的治疗方法。

（一）患者状态

患者状态包括生理和心理状态。治疗前应详细了解患者的全身状况。生理状态主要包括年龄和健康状况。牙髓治疗适合所有人群，但不同年龄段的患者可能存在不同的治疗难点。例如，幼儿患者需注意控制其抗拒行为，老年患者则可能面临根管口难找、根管钙化等问题。牙髓治疗虽无绝对禁忌证，但患者健康状况会影响治疗过程。例如，传染病患者需采取防护措施，高血压患者需控制血压平稳后再治疗，心肌梗死患者短期内不宜进行牙髓治疗，糖尿病患者需预防性使用抗生素等。患者的心理状况也会影响治疗，如焦虑患者需通过沟通或药物控制焦虑情绪。治疗也存在一定的局限性，由于患者的整体健康状况和患牙的具体情况存在较大差异，治疗难度也会相应有所不同。对于接诊医师来说，如果自身能力有限或科室的医疗设备、器械无法满足治疗需求，应寻求上级医师的会诊或转诊至上级医院进行治疗。

（二）患牙的状态

在进行牙髓治疗前，需评估患牙的状态以判断治疗的难度和可行性。操作难度可能受牙长度异常（过长或过短）、根管数目和形态异常（如多根管、弯曲或特殊形态的根管）、髓腔钙化、牙根吸收（内吸收或外吸收）及邻近组织结构（如上颌窦、鼻腔、颏孔及下颌神经管等）的影响。这些因素可能导致治疗时器械选择和使用困难，需采取适宜的预备器械和技术，以及根管显微镜、超声预备器械等辅助设备和材料，以确保治疗的有效性和安全性。

三、感染控制

口腔环境天然带有细菌，牙髓治疗过程中，病原微生物可能通过多种途径引发感染。通过物理和化学手段消灭或去除医疗环境及设备上的病原微生物，能够阻断其传播途径，避免微生物侵入人体或其他物品。这种技术操作被称作无菌技术。因此，采用物理或化学手段杀灭或清除治疗环境和器械上的病原微生物，对于阻断传播途径和防止交叉感染至关重要。牙髓治疗时，必须严格执行无菌操作，防止微生物侵入或污染，以获得良好的治疗效果。

（一）术区隔离

牙齿处于口腔环境中，术区容易受到唾液污染。可以通过使用棉卷隔离或橡皮障隔离等方法实现术区隔离，吸唾器通常与棉卷隔离或橡皮障配合使用。

1. 棉卷隔离 将消毒干棉球或棉卷置于唾液腺开口处及患牙两侧，以隔离唾液，保持术区干燥。这种方法简单易行，但不太适合儿童和唾液分泌较多的患者。

2. 橡皮障隔离 使用一块橡皮膜将患牙与口腔其他部分隔开，防止唾液和舌头等干扰治疗操作，同时保护医师和患者，避免医源性交叉感染。目前，橡皮障隔离是一种在临床口腔治疗中最常使用的技术，这种方法确保了治疗过程的无菌性，提高了口腔治疗的卫生安全水平。

（二）器械的清洗、消毒和灭菌

所有使用过的口腔治疗器械必须经过清洗、消毒和灭菌处理，才能再次用于其他患者。

1. 清洗 为了降低器械上的细菌含量，必须使用清洁剂和水并通过手工擦洗或机械操作清除附着在器械上的组织残留、材料碎片等任何非原有杂质。在口腔医疗领域，超声波结合多酶清洗技术因其能有效提高清洗效率被广泛采用以清洗诊疗器械。对于口腔手机等精密器械，清洗通常依赖于专业的手机清洁设备或细致的人工操作。至于车针、扩大针等工具，它们在经过多酶溶液的浸泡后，可以通过人工细致刷洗或结合超声波与多酶溶液的方法进行彻底清洁，以确保器械的卫生和安全使用。此外，这一系列的清洗步骤是维护器械性能和延长使用寿命的关键。

2. 消毒 利用物理或化学方法灭活器械上的非芽孢微生物，达到无害化状态。口腔器械主要采用干热或湿热高温消毒。全自动清洗加热消毒干燥机可一次性完成车针和扩大针等器械的消毒干燥。化学消毒法用于不耐高温的器械。

3. 灭菌 消除所有微生物生命状态的过程，包括芽孢，达到无菌状态。灭菌方法包括预真空压力蒸汽灭菌、干热 160℃及以上灭菌、环氧乙烷灭菌和辐射灭菌等。由于化学消毒剂的毒副作用较强（如对人体健康的影响、环境问题、材料损害、抗药性）且灭菌效果不够稳定等，因此，传统的化学浸泡消毒方法很少被采用。目前，预真空压力蒸汽灭菌因其稳定、安全的灭菌效果而被广泛使用。

（三）基本防护措施

在口腔医疗环境中，存在多种可能的感染源，如唾液、血液、操作过程中产生的飞沫、医护人员的手和头发、工作服、医疗设备，以及被污染的室内空气等。为了有效预防医院感染，必须严格执行防护措施。

1. 医护人员的防护措施 在进行治疗之前，医护人员应当修剪指甲，去除手部饰品，彻底清洁双手，佩戴医用手套、口罩，必要时使用塑料面罩和工作帽。治疗结束后，应丢弃使用过的手套，并再次洗手。

2. 患者的防护措施 在治疗前，患者应使用 0.2% 的醋酸氯己定或 0.12% 葡萄糖酸氯己定漱口，以减少口腔内的微生物数量和治疗过程中可能喷溅的气溶胶中的微生物。同时，患者在胸前放置一次性治疗巾以隔离污染物。所有使用过的器械都需经过彻底的消毒和灭菌处理，才能再次用于治疗。

3. 工作环境的防护措施 应使用消毒剂对地面和操作台面进行清洁；确保诊疗室有良好的通风，并定期进行空气消毒；医护人员经常触摸的物体表面用塑料膜覆盖；及时每位患者及时更换一次防污膜。诊室中若设备遭受气雾污染，需使用含氯或含氯消毒剂进行仔细擦拭消毒，并确保彻底清洁后，设备表面达到干燥状态以维持无菌环境。

四、急症处理

患者多因急性牙髓炎或急性根尖周炎疼痛难忍寻求治疗，大约有 90% 的牙髓炎和根尖周炎患者需要在诊所接受紧急的疼痛缓解治疗。因此，对于急性症状的迅速处理是初始治疗中最需要优先解决的重要问题。

（一）髓腔开放引流

急性牙髓炎，包括慢性牙髓炎的急性发作，其剧烈疼痛主要是由牙髓炎症导致的髓腔内压增高所致。通过开放髓腔进行引流减压，可以迅速缓解疼痛。紧急处理措施包括在局部麻醉下使用牙钻穿透髓腔，以便引流髓腔内的炎性渗出物，从而降低内压。同时，可以在龋洞内放入含有丁香酚等镇痛药物的小棉球，以立即缓解疼痛。如果条件允许，可以在局部麻醉下完全摘除牙髓，彻底清理根管内的感染组织，从而消除患者的疼痛。

在急性根尖周炎的早期阶段，感染通常限于局部区域。通过开通髓腔，彻底清除根管系统内的坏死牙髓，并穿透根尖孔，使炎症的渗出物或脓液能够通过根管引流，从而减轻根尖部的压力，缓解疼痛。紧急处理时，医师在钻磨开髓时应尽可能固定患牙，以避免因震动和压力刺激而产生疼痛；或者在麻醉下开髓，去除髓室顶，拔出残髓，使根尖周的炎性渗出物通过根尖孔向根管引流。如果根管内有明显的脓性分泌物流出，需要开放髓腔 2 ～ 3 天，然后再进行进一步治疗。

（二）切开排脓

在急性根尖周炎进展至骨膜下或黏膜下脓肿阶段时，必须采取局部麻醉或表面麻醉，并对患处进行切开以排除脓液。理想的切开时间是在急性炎症期的第 4 ～ 5 天，此时可触及明显的波动感。若波动感不明显，可通过穿刺方法来确认，一旦抽出脓液，应立即执行切开操作。若脓肿位置较深，则需相应扩大切口，并置入橡皮引流条，每日更换 1 次，直至不再有脓液排出为止。通常，髓腔的开放和脓肿的切开可以同步进行，或者先开放髓腔，待脓肿充分成熟后再行切开。掌握正确的切开时机极为关键，过早切开不仅会增加患者的痛苦，而且无法有效引流，而切开过晚则可能导致病情恶化，病变范围扩大，甚至可能引发全身性的不良反应。进行正确的操作及选择合适的切开时机，不仅可以减轻患者的不适，还能有效控制感染，防止病情进一步发展。

（三）调整咬合

当根尖周组织受到炎症影响时，患者通常会感受到牙齿有伸长感，以及在咬合时出现疼痛。通过适当调整咬合高度，可以减少咬合力，从而减轻患者的疼痛感，并防止因过度咬合而对根尖周组织造成进一步的损害。尤其是对于因外伤引发的急性根尖周炎，调整咬合让患牙得到休息是必要的，如有需要，还可以进行局部封闭或物理治疗。通过这种咬合调整，牙髓和根尖周的不适症状有可能得到显著缓解。在处理死髓牙时，通过调整咬合，不仅有助于缓解症状，还能降低牙齿因过度受力而发生的纵向折断风险。

（四）消炎镇痛

通常可以通过口服或注射的方式使用抗生素和镇痛药物来达到消炎和缓解疼痛的目的。在局部治疗方面，可以将含有樟脑酚或丁香油酚等镇痛成分的小棉球放置于患牙的窝洞中以减轻疼痛；局部封闭、物理治疗和针灸也是可行的镇痛方法。此外，局部应用具有清热、解毒、消肿、镇痛功效的中草药，有助于加快症状的缓解。虽然口服镇痛药对牙髓炎和根尖周炎有一定的镇痛作用，但对于急性牙髓炎和急性根尖脓肿引起的剧烈疼痛，往往需要通过局部麻醉进行开髓引流或切开排脓，这样才能有效缓解疼痛。因此，在严重疼痛的情况下，局部治疗通常是更为直接和有效的镇痛手段。

（五）去除刺激

针对因根管外伤或化学药物刺激导致的根尖周炎，治疗的首要步骤是移除刺激性物质，接着对根管进行多次冲洗，然后重新放置消毒药物或无菌棉捻，以防止再次感染。如果炎症是由根管内的充填材料引起的，需要仔细检查根管充填的质量。若发现根管超充，应取出过量充填物，并封入安抚药物以缓解症状，待情况稳定后再进行适当的根管充填治疗。通过去除刺激这种处理方法有效地促进根尖周组织的愈合。

五、疼痛控制

牙髓组织含有大量神经纤维，对各种刺激极为敏感，在牙髓治疗过程中，多种操作都可能引发疼痛，有时这种疼痛会达到患者难以承受的程度，进而影响患者对治疗的配合度和信任度。因此，有效地减轻或消除患者的疼痛感，不仅有助于提升患者的治疗依从性，还能增进医患之间的信任，确保牙髓病和根尖周病的治疗可以在尽量无痛或疼痛最小化的情况下进行，从而提高治疗的质量和效率。

（一）局部麻醉技术

局部麻醉技术涉及在特定区域注射麻醉药品，以实现在牙髓治疗过程中的无痛操作。在实施麻醉之前，必须询问患者是否有药物过敏史和全身性疾病史，特别是对于有心血管疾病的患者，使用含有肾上腺素的麻醉药物时要格外小心，而对于有药物过敏史的患者，应避免使用普鲁卡因等药物。常见的局部麻醉药物有普鲁卡因和利多卡因。以下是几种常用的局部麻醉方法。

1. 表面麻醉 将麻醉剂涂抹或喷在手术区域的表面，通过黏膜麻醉来阻断浅表末梢神经的感觉。这种方法适用于脓肿切开时的黏膜表面麻醉。

2. 浸润麻醉 也称为骨膜上浸润麻醉，是将麻醉药注射到根尖部的骨膜上，利用药物的渗透作用来麻醉根尖部的神经末梢。这种技术适用于上下颌前牙、上颌前磨牙和乳牙，主要用于单个牙的牙龈、牙槽骨和牙髓的麻醉。在麻醉牙髓时，应尽可能将药物注射在根尖部位，值得注意的是，老年患者和经常饮酒者可能需要适当增加药物剂量。

3. 阻滞麻醉 适用于范围较大的手术，如上牙槽后神经阻滞麻醉和下牙槽神经阻滞麻醉，适用于上下颌磨牙，以及浸润麻醉效果不佳时的下颌牙的牙髓治疗。

4. 髓腔内麻醉和牙周膜间隙麻醉　这两种方法是将麻醉药直接注入牙髓组织或牙周间隙内。髓腔内注射可能会引起较剧烈的疼痛，不易被患者接受，通常不单独使用（图 5-10）。牙周膜间隙麻醉注射时阻力较大，但用药量少，一般不会产生不良反应。由于麻醉药不能渗透牙槽间隔，对于多根牙，需要对每个牙根进行注射。这两种方法主要适用于浸润麻醉或阻滞麻醉效果不佳的病例。

通过以上这些方法，可以有效地减轻患者在牙髓治疗过程中的不适，确保治疗的顺利进行。

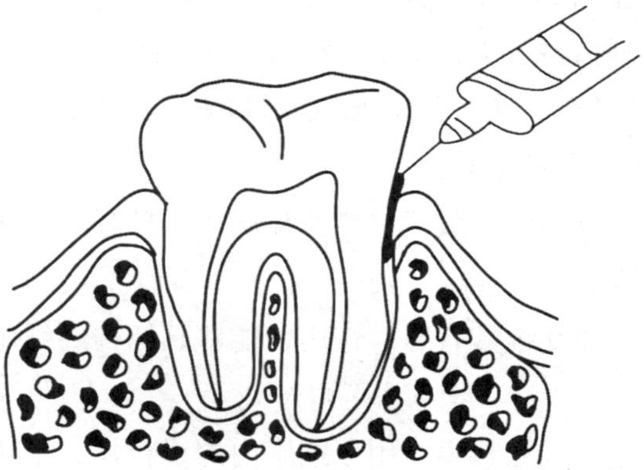

图 5-10　牙周膜间隙麻醉示意图

（二）无痛技术和抽吸式金属注射器的应用

无痛技术的局部麻醉主要包括神经末梢局部浸润麻醉和神经干阻滞麻醉两种方式。首先，麻醉前指导患者调整体位。采取常规的仰卧或半卧位，以确保操作的顺利进行。接下来，使用抽吸式金属注射器进行麻醉剂的注射。抽吸式金属注射器（图 5-11），由注射器杆、注射剂槽和拇指环组成，操作过程当中，需与麻醉剂安瓿、一次性注射针头及保护卡配合使用。操作时需要操作者向后抽拉注射器活塞杆，将麻醉剂安瓿放置在注射剂槽中，然后回推活塞杆，使安瓿底座固定，接着将注射针头安装在注射器前端的鼻状尖部。轻轻推动拉杆，检查是否安装正确且无液体泄漏，如有问题，需重新安装。选择患牙根尖部的前庭沟区域进行消毒，先对表面黏膜进行麻醉，然后以注射针与牙体长轴垂直的方向进针至骨膜上，以每秒 1 ～ 2mm 的速度缓缓推进注射杆，确保麻醉剂均匀注入。在注射过程中，应避免对感染组织进行局部浸润麻醉，以防感染扩散，此时可以选择阻滞麻醉作为替代方案。整个操作过程中，动作应轻柔，以减少患者的不适感。完成操作后，应将注射针头放置于保护套内，以防伤害到操作者。

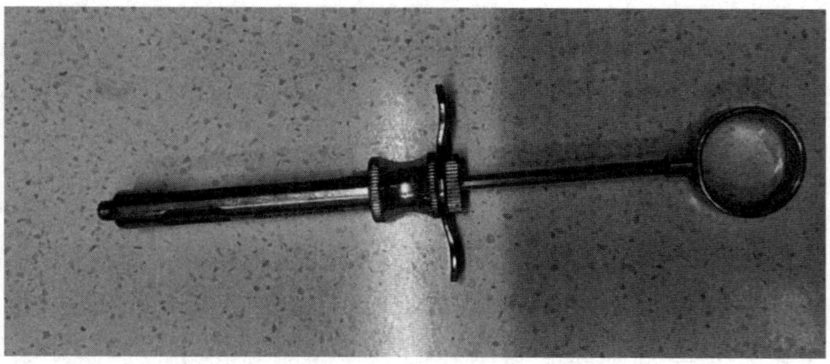

图 5-11　抽吸式金属注射器

（三）失活法

失活法是一种通过将化学药物封堵在牙髓创面上，导致牙髓组织坏死并失去活力的治疗方法。常用的失活剂包括多聚甲醛、金属砷和亚砷酸等。

1. 失活剂的类型

（1）多聚甲醛：主要成分为多聚甲醛，其作用机制是通过麻痹牙髓血管壁的平滑肌，导致血管扩张并形成血栓，从而引起血运障碍，最终使牙髓组织坏死。此外，多聚甲醛还具有凝固蛋白的作用，使得坏死的牙髓组织无菌性干化。因此，通常需要封药约 2 周，以确保牙髓组织完全失活。

（2）金属砷：金属砷是一种传统的牙髓失活剂，它通过化学反应使牙髓组织坏死，从而达到失活的目的。金属砷在接触到牙髓后，会逐渐氧化成亚砷酸，亚砷酸具有强烈的毒性，能够破坏牙髓内的血管和神经组织。具体作用机制如下。

1）破坏血管：金属砷氧化成的亚砷酸能够导致牙髓血管扩张、充血，进而形成血栓，阻断血液供应，使牙髓组织因缺血而坏死。

2）神经麻痹：亚砷酸对神经纤维具有麻痹作用，能够破坏神经纤维的髓鞘和轴索，导致神经传导功能丧失。

3）细胞毒性：亚砷酸还能通过细胞膜作用于细胞内的线粒体，干扰细胞的呼吸作用，导致细胞死亡。

在使用金属砷作为牙髓失活剂时，通常恒牙的封药时间为 5 ～ 7 天，乳牙的封药时间为 2 ～ 4 天。由于金属砷和亚砷酸都具有很强的毒性，因此，在临床使用时需要非常小心，以避免对周围组织造成损害或引起患者全身性的中毒反应。此外，出于对安全性和环保的考虑，金属砷等砷剂类材料的使用越来越受到限制，在许多地方已经被更为安全有效的非砷剂类失活剂所替代。

（3）亚砷酸：是一种具有剧毒性的物质，在临床使用时需要极为谨慎，因为任何失误都可能导致周围组织的破坏，给患者带来极大的痛苦。因此，许多国家和地区对亚砷酸的使用持反对态度或已经禁用。亚砷酸对牙髓的作用非常强烈，它能够麻痹神经纤维，破坏髓鞘和轴索，导致血管扩张、充血、出血，并形成血栓，从而造成血液循环障碍。同时，亚砷酸还能通过细胞膜作用于线粒体，破坏呼吸细胞的功能，导致细胞中毒死亡。通常在封药后 24 ～ 48 小时，牙髓就会失去活性。由于亚砷酸的剧毒性，其使用必须严格控制，以确保患者安全。

2. 操作步骤

（1）在进行封药处理之前，应向患者解释封药的目的及药物的有效期限，并根据患者能够按时回访的时间来挑选合适的失活剂。这样做是为了防止由于患者未能按时复诊，导致封药时间过长，进而对根尖组织造成损害。

（2）在处理龋洞时，需要清除洞内的食物残渣和软化的牙本质，使用锋利的挖匙或球钻在接近牙髓的位置暴露牙髓。操作时需轻柔快捷，以防引起患者剧烈疼痛。在封入失活剂之前，不必完全清除腐败物质，这一步骤可以在牙髓失活后进行。

（3）在放置失活剂时，需隔离唾液，对于干燥的龋洞，将适量的失活剂（通常体积与小球钻相当）放置在穿髓孔处，确保其紧贴暴露的牙髓。若穿髓孔出血较多，可用浸有肾上腺素的小棉球暂时压迫止血，随后再放入失活剂。

（4）使用氧化锌丁香油封闭剂来暂时封闭窝洞。在封闭暂封剂时，要注意不要移动失活剂，如果失活剂从穿髓孔移开，将无法达到预期的失活效果。特别是邻面的龋洞，需要确保封闭严密，防止失活剂泄漏并接触到牙龈，以免造成化学性损伤，甚至影响到牙槽骨，导致不良后果。

六、活髓保存治疗

在牙髓病的治疗中，根据临床表现和临床诊断，可以选择不同的治疗方案。如果牙髓病变是局限性的或者是可逆的，可以选择旨在保留活髓的治疗方法，即活髓保存治疗。如果牙髓病变范围广泛或不可逆，则选择去除牙髓同时保留患牙的治疗方法。活髓保存治疗的方法主要包括盖髓术和牙髓切断术。而对于牙根未完全形成且已经发生严重牙髓病变或根尖周炎的年轻恒牙，可以选择根尖诱导成形术和根尖屏障术等治疗方法。活髓保留治疗的成功率受多种因素影响，包括患者的年龄、牙齿的具体情况、感染的严重程度及治疗的技术水平等。

（一）盖髓术

盖髓术是一种旨在保存全部活髓的治疗手段，它通过使用特定的盖髓剂覆盖在牙髓暴露或近牙髓的牙本质表面的区域，以隔绝外界不利因素，并诱导成牙本质细胞生成修复性牙本质，从而实现保护牙髓和治愈病变的目标。盖髓术分为直接和间接两种形式，直接盖髓术是直接在暴露的牙髓上覆盖盖髓剂，而间接盖髓术则是在牙髓未暴露但接近牙髓的牙本质层上覆盖盖髓剂。

理想的盖髓剂应具有显著的杀菌和抑菌效果、良好的渗透能力、促进牙髓组织修复和再生的功能、与牙髓组织的良好兼容性、抗炎作用、稳定的药效和持久的效力、使用方便。以下是一些常用的盖髓剂类型。

氢氧化钙适用于直接和间接盖髓术。氢氧化钙因其强碱性，能有效中和炎症产生的酸性物质，减轻症状，激发成牙本质细胞的碱性磷酸酶活性，促进修复性牙本质的生成，并具有一定的抗菌功能。

氧化锌丁香油糊剂主要用于间接盖髓术。丁香油具有镇痛效果，而氧化锌丁香油糊剂在固化前呈酸性，有助于抑制细菌增殖，并且能够与牙本质紧密贴合，确保边缘的密封性。

三氧化矿物聚合体（mineral trioxide aggregate，MTA）由多种亲水氧化矿物质混合而成，具有良好的密封性、生物相容性、诱导成骨性和 X 线阻射性，以及与氢氧化钙相似的强碱性和抑菌功能。MTA 用于直接盖髓术和活髓切断术，其直接盖髓后牙髓炎症反应较轻，形成的牙本质桥厚且均匀。

1. 直接盖髓术　是一种用于保存牙髓活力的治疗方法，通过使用药物（盖髓剂）直接覆盖在较小的意外穿髓孔处。

（1）原理：牙髓中的细胞在受到刺激后可以分化为成牙本质细胞样细胞，促进受损牙髓的愈合。直接盖髓术多用于外伤性和机械性露髓的患牙，通过覆盖盖髓剂来消除感染和炎症，保护牙髓组织，促进其恢复健康。常用的盖髓剂有氢氧化钙和 MTA 等材料。

对于非龋源性穿髓、牙根尚未发育完成的年轻恒牙，可以进行直接盖髓术以保存活髓，待牙根发育完成后，再进行常规的根管治疗。对于成熟恒牙，尤其是龋源性露髓的患牙，直接盖髓术可能由于牙髓内的细菌及其毒性产物引起持续炎症，导致牙髓钙化或牙内吸收，影响桩钉固位修复，从而导致治疗失败。因此，在这种情况下，一旦根尖孔发育成熟，应立即进行根管治疗。

（2）适应证：根尖孔尚未发育完成，因外伤性或机械性露髓的年轻恒牙；根尖已发育完全，外伤性或机械性露髓，穿髓孔直径不超过 0.5mm 的恒牙。

（3）禁忌证：龋源性露髓的乳牙；临床检查显示有不可复性牙髓炎或根尖周炎表现的患牙。

（4）操作步骤与方法：局部麻醉、隔离患牙、制备洞形，清除龋坏组织、放置盖髓剂、充填、遵医嘱观察 1 ～ 2 周。

2. 间接盖髓术 间接盖髓术是在牙齿的牙本质层（接近牙髓的部分）覆盖一种生物相容性材料（盖髓剂），以覆盖和保护牙髓，防止细菌侵入和炎症扩散，同时促进牙本质的修复和再生。其目的包括保护牙髓，避免牙髓因外界刺激（如深龋、外伤等）而受到感染或损伤；同时激发牙髓细胞产生新的牙本质，形成一层保护性的屏障，以隔离细菌和毒素。

（1）原理：牙髓具有自我修复的能力，当牙本质受到损伤时，牙髓可以分化出成牙本质细胞，产生新的牙本质来封闭受损区域。间接盖髓术通过放置盖髓剂，为牙髓提供一个有利于修复的环境，同时阻止细菌的进一步侵入。在间接盖髓治疗中，随着外层感染的牙本质被去除，龋坏中大部分细菌即被去除，保留的脱矿区及下层的硬化层中遗留的少量细菌，因盖髓剂覆盖，细菌产酸所需的物质被隔绝而大幅度减少。氢氧化钙等盖髓剂作为一种温和刺激物或诱导剂，维持局部的碱性环境，有利于成牙本质细胞样细胞分化并形成修复性牙本质。硬化层的保留和修复性牙本质的形成，避免了牙髓暴露。间接盖髓术是保存活髓的有效治疗方法。

（2）适应证：深龋但未引起牙髓炎的牙齿；牙齿受到外伤，但牙髓尚未暴露或仅有轻微受损；在清除腐质后，难以判断牙髓状况的情况，可作为诊断性治疗。

（3）操作步骤与方法：局部麻醉、隔离患牙、去龋、放置盖髓剂充填、遵医嘱观察 1 ～ 2 周。

（4）预后与转归：盖髓术的成功与适应证的选择、操作时对牙髓的创伤及污染程度密切相关。影响盖髓术预后的因素包括患者年龄、患牙牙髓暴露的类型、部位、范围大小、暴露的时间、术中和术后的感染及全身因素等。

（二）牙髓切断术

牙髓切断术，亦称为活髓切断术，它是去除炎症的牙髓组织，并在健康的牙髓断面上覆盖干髓剂，以保留正常的牙髓组织的一种方法。该手术的原理是在确定牙髓炎症范围的基础上，通过临床体征来确定切除牙髓的深度，从而移除髓室内炎症牙髓组织，并在健康的牙髓断面上轻轻覆盖盖髓剂，以维持牙髓的正常状态和功能。

1. 适应证 包括病变仅限于冠髓且根尖未发育完成的年轻恒牙，不论是由龋病、外伤还是机械性损伤引起的，均可通过牙髓切断术保存活髓，直至牙根发育完成。牙根发育完成后，若牙髓切断术失败，可进行牙髓摘除术和根管治疗，或采取根尖诱导成形术和根尖外科手术。

2. 操作步骤

（1）对患牙进行隔湿和局部麻醉，遵循无菌操作原则，使用橡皮障或棉卷隔湿，并保持术区干燥，以防牙髓组织再感染。

（2）清除龋坏组织，用温水清洗龋洞，去除食物残渣和表层腐质，制备洞形，并用 3% 过氧化氢液冲洗窝洞。

（3）确定髓腔入口的位置，以避免破坏过多牙体组织。

（4）揭开髓室顶，使用高速牙钻机，根据不同牙齿类型选择合适的钻头暴露髓室。

（5）切除冠髓，使用锐利挖匙或球钻从根管口处切断冠髓，确保牙髓在根管口处有一个整齐的断面。

（6）如断面出血较多，可用生理盐水或 0.1% 肾上腺素的小棉球压迫止血，避免使用干棉球直接压迫断面。

（7）在牙髓断面上覆盖氢氧化钙等盖髓剂，厚度约 1.0mm，避免将盖髓剂压入牙髓组织，然后用氧化锌丁香油粘固剂封闭窝洞。

（8）可立即进行永久充填，或在观察 1 ～ 2 周后，若无症状，则进行永久充填。

牙髓切断术的成功关键在于适应证的选择、盖髓剂的选择及术中避免创伤和感染。预后与患者的年龄、牙位和病变程度相关，主要适用于牙髓炎症局限于冠髓的年轻恒牙。

七、根尖诱导成形术

根尖诱导成形术是一种针对年轻恒牙的治疗方法，适用于牙根尚未完全发育且出现牙髓严重病变或根尖周炎症的情况。该技术的核心在于在清除感染或治愈根尖周炎的基础上，利用特定药物促使根尖区域的牙髓和 / 或根尖周组织形成硬质结构，从而使牙根得以继续生长，根尖孔缩小或闭合。

八、根尖屏障术

根尖屏障术（Apexification）是一种用于年轻恒牙（尤其是牙根未完全形成的牙齿）的根尖治疗技术，旨在形成根尖的天然屏障。这种技术在牙齿因外伤、感染或其他原因导致牙髓严重受损，且牙根尚未发育完成时效果明显。

（一）目的

根尖屏障术主要目的是在开放的根尖处形成一道生物学或生物材料屏障，以阻止根管内的物质（细菌、感染物）渗漏到根尖周组织中，促进根尖周组织的愈合。

（二）适应证

1. 年轻恒牙的牙髓坏死或根尖周炎症，牙根尚未发育完成。
2. 牙根发育停滞，根尖开放，且无法通过传统根管治疗完成根尖封闭的情况。

（三）步骤

1. 诊断和制订计划 通过临床检查和 X 线检查确定牙齿状况，制订治疗计划。

2. 根管准备 去除感染的牙髓组织，清理和消毒根管系统。

3. 根管冲洗 使用次氯酸钠、EDTA 等溶液彻底冲洗根管，以去除残留的有机物和细菌。

4. 根管干燥 使用无菌纸尖或棉捻使根管系统干燥。

5. 屏障材料放置 常选用 MTA 作为生物材料屏障，使用专用器械将调拌好的 MTA 输送于根尖区，适当加压充填密实，直接封闭根尖孔。

6. 临时或永久封闭 根据所选材料的不同，可能需要临时封闭根管，待材料硬固后再进行永久充填根管。

7. 随访和评估 治疗后定期进行临床和影像学检查，评估根尖屏障的形成情况和根尖周组织的愈合状况。

（四）注意事项

根尖屏障术可能需要患者多次就诊，因为根尖屏障的形成和根尖周组织的愈合是一个缓慢的过程。需要精确控制屏障材料的放置，避免超出根尖孔，造成根尖周组织的损伤。治疗后需要密切监控患者的反应和根尖周组织的愈合情况。根尖屏障术的成功取决于多种因素，包括病例的选择、治疗技术的精确性，以及患者的合作程度。通过这种技术，可以保存年轻恒牙，避免因牙根发育不全而导致的牙齿丧失。

九、根管治疗术

根管治疗（root canal therapy，RCT）是治疗牙髓病和根尖周病最有效、最常用的方法。它通过使用专门的器械和程序对根管进行清洁和成形（根管预备），使用有效的药物对根管进行消毒和灭菌（根管消毒），然后用根管充填材料严密填充根管并进行冠部修复（根管充填），从而达到控制感染、修复缺损，促进根尖周病变愈合或防止根尖周病变发生的目的。

（一）根管治疗术的发展概况

现代西方口腔医学中，牙髓病和根尖周病的治疗被称为牙髓治疗，其术语是在 1928 年由美国牙医约翰斯顿（Johnston）提出，其含义是在牙齿内部进行治疗。考古发现表明，人类对牙髓的治疗历史至少可以追溯到 2000 多年前。我国汉代《金匮要略》一书中，就有使用雄黄治疗牙痛的记录。

被誉为“牙髓病学之父”的美国牙髓病学家路易斯 · I. 格罗斯曼（Louis I. Grossman）将过去 200 年的牙髓病治疗发展划分为四个阶段，每 50 年为一个阶段。最初阶段（1776—1826 年）的治疗方法相对原始，如使用强酸、强碱烧灼牙根或放血等。第二阶段（1826—1876 年）出现了全麻、三氧化二砷的应用和简单根管治疗器械，标志着治疗理念的开始转变。第三阶段（1876—1926 年）虽有局部麻醉和干髓术的应用，但“病灶感染说”的流行导致大量患牙被拔除，牙髓治疗发展受阻。第四阶段（1926—1976 年），Grossman 提出了系统的根管治疗理论，Ingle 规范了操作步骤，ISO 将其纳入国际标准。我国的史俊南教授于 1958 年出版了《牙髓学》，开启了中国牙髓病学专著的先河。

自 19 世纪以来，根管治疗术进入了现代阶段，这一阶段可分为非标准化、标准化和变革三个时期。自 20 世纪 80 年代末至今，根管治疗领域经历了丰富多样的技术革新，但始终围绕“彻底清除感染源”的核心思想。在这基础上，根管治疗不断向便捷、高效、微创的方向发展，以实现更优质的临床治疗效果。

（二）根管治疗的原理

根管治疗通过机械清创和化学消毒的方法处理根管，清除牙髓腔内的病原刺激物（包括已发生不可复性损害的牙髓组织、细菌及其产物、感染的牙本质层等），经过清理、成形，必要的药物消毒，以及严密充填，达到消除感染源，堵塞、封闭根管空腔，消灭细菌的生存空间，防止再感染的目的。在这个过程中，要防止原有感染的扩散和发展，也要防止新感染的引入。经过根管治疗的无牙髓牙可以依靠牙周组织供给营养，牙周膜中的营养物质经渗透进入牙骨质、牙本质。无髓牙虽然失去了来自牙髓的营养源，但在无感染的情况下，依靠与牙周膜的有机联系，仍能长期存在于颌骨内，不会像死骨一样被吸收和排出。这也是无髓牙的生存原理。患牙经过治疗被保存下来，可以行使咀嚼功能，维护了牙列的完整和咀嚼器官的功能。因此，根管治疗术的原理本质就是控制感染、促进愈合，前者是治疗的前提，后者是判定治疗是否成功的关键。

辨识根管感染的程度并加以区别对待是根管治疗成功的先决条件，根据根管感染的程度，临床上可将患牙分为三类。

1. 活髓患牙　牙髓已遭受不可复性损害，但根管深部尚未感染或感染轻微。对活髓患牙进行根管治疗又称为牙髓摘除术（pulpectomy）。对此类患牙，感染控制的重点在于严格坚持无菌操作，在良好局部麻醉效果下即刻摘除牙髓并一次完成治疗。

2. 死髓患牙（牙髓坏死和根尖周病患牙）　牙髓组织坏死或坏疽，根管系统遭受严重感染。这些牙齿内部的某些细菌可能以生物膜状态存活，增强了其致病性。因此，除了彻底进行根管清洁（结合机械清理和超声等方法）之外，还需通过封药来消灭根管内剩余的感染。

3. 再治疗患牙　根管治疗失败需要再治疗的患牙通常是因根管治疗不成功，而这往往与感染控制不充分有关。这些牙齿的根管被视为难以控制的感染源，可能由于根管的解剖结构特殊、诊断不准确、操作失误或微小的渗漏问题。在必要时，可以进行根管内的细菌培养和药物敏感性测试，以确定有效的治疗药物并加以使用。

（三）适应证

根管治疗术适用于有足够牙周支持组织且需保存患牙的下述病症。

1. 不可复性牙髓炎。
2. 牙髓坏死。
3. 牙内吸收。
4. 根尖周炎。
5. 对于牙根生长已完成的牙齿进行移植或再次植入的情况。
6. 某些非龋性牙齿硬组织疾病，具体内容如下。

（1）因重度釉质发育不全、氟斑牙、四环素牙等发育异常而需要进行全冠或桩核冠修复的牙齿。

（2）因重度磨损导致严重牙本质过敏且无法通过脱敏治疗改善的牙齿。

（3）需要通过全冠修复来解决隐裂问题的牙齿。

（4）对于牙根纵裂且需要进行根截手术的牙齿，涉及的非纵裂根管部分牙齿。

7. 因其他治疗需要而牙髓仍保持正常状态，具体内容如下。

（1）为义齿修复而需对错位、扭转的牙齿进行牙体预备，可能涉及露髓或需要桩核冠修复的情况。

（2）颌面外科手术中，涉及牙齿的某些颌骨手术。

（四）非适应证

现今，随着治疗水平的不断提高、器械设备的不断更新，根管治疗的绝对禁忌证已不存在。下列情况属于根管治疗术的禁忌证，不适合进行根管治疗术。

1. 牙齿由于牙周或牙体组织的严重损伤，已不具备修复保留的条件。
2. 患者存在较严重的全身性疾病，整体健康状况不佳，不适合进行治疗。
3. 患者因张口幅度受限，使得口腔治疗操作难以进行。

（五）恒牙髓腔解剖

1. 上颌前牙（图 5-12）

（1）上颌中切牙：髓腔在切端最宽，向根尖逐渐变窄；唇舌径在颈部最宽，向切端和根尖逐渐变窄。通常是单根管，根管粗大而直，髓室和根管之间没有明显的分界，根管横断面呈椭圆形。

（2）上颌侧切牙：髓室与上颌中切牙相似，但略小，根管直径较中切牙小，平均 22.0mm。根尖三分之一稍偏向远中，26% 有侧支根管。

（3）上颌尖牙：髓腔截面呈椭圆形，髓腔在髓角处最小，逐渐向颈部扩大，并逐渐向根尖缩窄。上颌尖牙有一条粗大的单根管，根管唇腭径比近远中径宽，根管横断面呈椭圆形，是口腔中最长的牙。开髓通常在近舌隆突上方的舌面窝进行，使用球钻或裂钻，方向与牙面垂直，达到牙本质层后，使牙钻与牙长轴方向一致，用球钻在洞内向冠方提拉，揭去髓室顶，并使窝洞的开口与根管连成一近似直线的通道。

2. 上颌前磨牙 髓室大致呈长方形，颊舌径大于近远中径，牙颈部显著缩窄，髓角在颊尖和舌尖处较高。上颌第一前磨牙通常为双根、双管，约占 87%；上颌第二前磨牙多为单根，约占 75%（图 5-13）。开髓在给牙合面中央窝进行，制备成细长椭圆形，揭去髓室顶，暴露根管口。前磨牙髓角较高，易误把髓角当成根管口；近远中径在颈部较窄，备洞时注意钻头与牙长轴方向一致，以免在此处造成髓室侧穿。

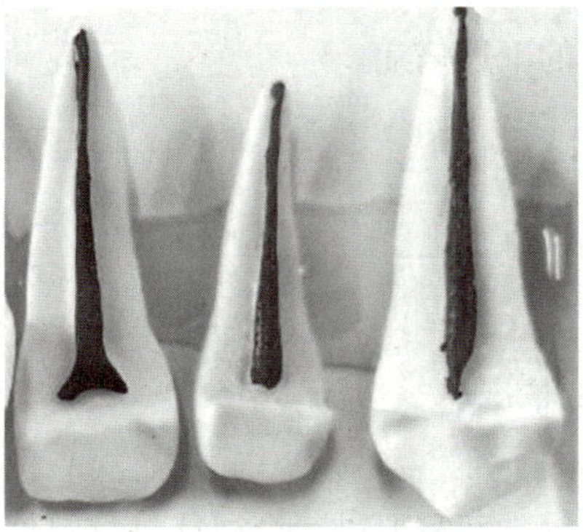

图 5-12 上颌前牙髓腔形态

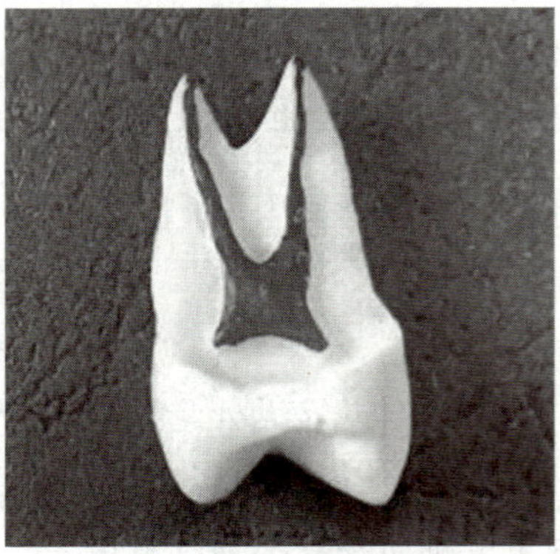

图 5-13 上颌前磨牙髓腔形态

3. 上颌磨牙 牙冠牙合面呈斜方形，髓室呈立方体形，髓角突入牙尖中；颈部横断面有 3 ～ 4 个根管口，即 2 ～ 3 个颊侧根管，1 个腭侧根管，排列成颊舌径长、近远中径短的四边形或三角形，两颊根管口距离较近，而与腭根管口距离较远，远颊根管口位于近颊根管口的远中舌侧（图 5-14）。

上颌第一磨牙近颊根管双管型占 60%，上颌第二磨牙近颊根管双管型占 38%。

开髓应从牙合面中央窝进行，开成颊舌径长、近远中径短的三角形，依次穿通各髓角，揭去髓室顶，修整髓腔壁。整个髓腔偏近中。

4. 下颌前牙 这些牙齿的髓腔体积较小，其唇舌径宽于近远中径；大多数是单根和单根管，其中下颌中切牙的双根管出现率为 27%，侧切牙为 23%，尖牙为 5%；大约 17% 的牙齿存在根分歧（图 5-15）。

（1）下颌切牙：包括中切牙和侧切牙，形态上较为相似，其中下颌中切牙的体积最小。髓室在近远中方向上较宽，而根管在唇舌方向上较宽，主要以单根管为主，也存在双根管的情况，大约 20% 的牙齿有侧支根管。

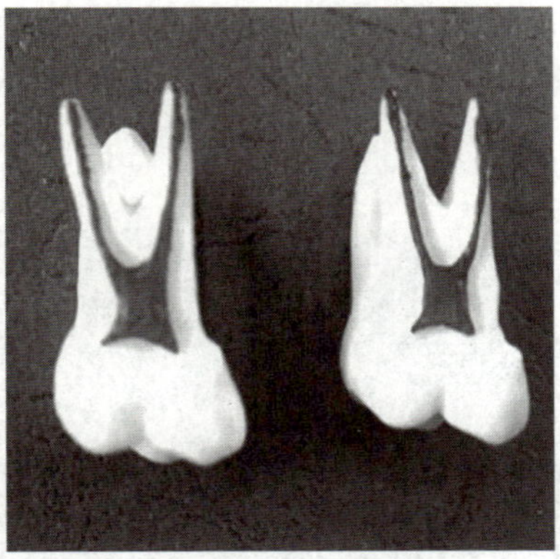

图 5-14　上颌磨牙髓腔形态

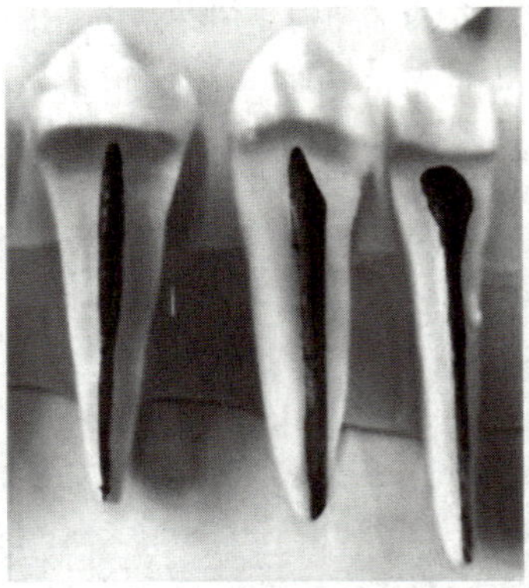

图 5-15　下颌前牙髓腔形态

（2）下颌尖牙：与上颌尖牙相仿，但略短一些。通常为单根管，偶尔会有双根管的情况，大约 30% 的牙齿存在侧支根管。开髓时应从舌面窝开始，注意颈部较窄，需避免向近远中方向过度扩展，以防颈部侧穿。

5. 下颌前磨牙　牙冠倾向于舌侧；髓室呈立方形，大多数为单根单管（图 5-16）。髓室并不位于𬌗面的中央窝下方，因此，开髓时应选择在牙面偏向颊尖的位置，呈椭圆形开口，钻针应偏向颊尖方向进入。

6. 下颌磨牙　下颌第一磨牙的𬌗面呈长方形，而第二磨牙的牙面则呈正方形；髓室较大，形状为长方体，近远中径大于颊舌径，髓角突出至牙尖处，髓室底位于颈缘下 2.0mm 处，髓室顶底间距不足 2.0mm，髓室底与根分叉的距离大约为 2.0mm；下颌第一磨牙的近中根大约有 95% 分为颊舌两根管，远中根大约有 46% 分为颊舌两根管（图 5-17）。

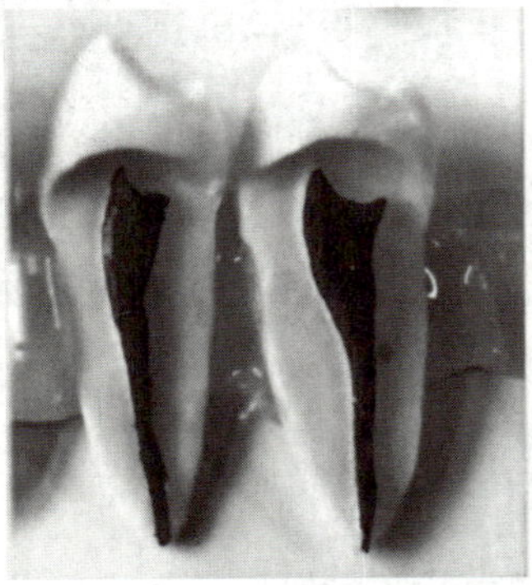

图 5-16　下颌前磨牙髓腔形态

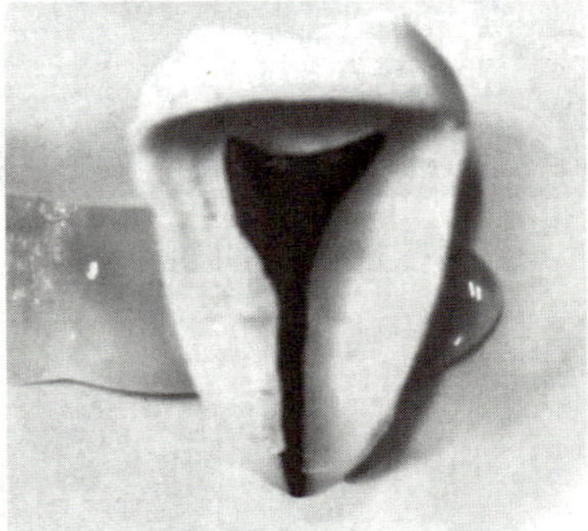

图 5-17　下颌磨牙髓腔形态

下颌磨牙的牙冠向舌侧倾斜，髓室偏向颊侧，因此，在开髓时应形成四边形开口，先进入近中颊侧的髓角，然后使用球钻以提拉的方式揭开髓室顶，以避免造成髓腔舌侧的穿孔。

（六）根管治疗常用器械

根管治疗的工具可分为几大类，包括髓腔预备器械、根管预备器械等。

1. 髓腔预备器械　包括开髓和根管探查的器械。

（1）常用的开髓工具：包括高速手机和低速手机搭配的各种裂钻和球钻（图 5-18）。通常先用裂钻穿透牙釉质和牙本质进入髓室，然后用球钻沿着穿髓孔去除髓室顶。

（2）根管探查器械：主要是光滑髓针（图 5-19），它是由钢丝压制成的锥体形状，横断面一般为圆形，也可能为三角形、四边形或六边形，表面光滑。光滑髓针原本用于探查根管口或探测根管，现在更多用于缠绕纤维制成棉捻，用于吸干根管或封药。

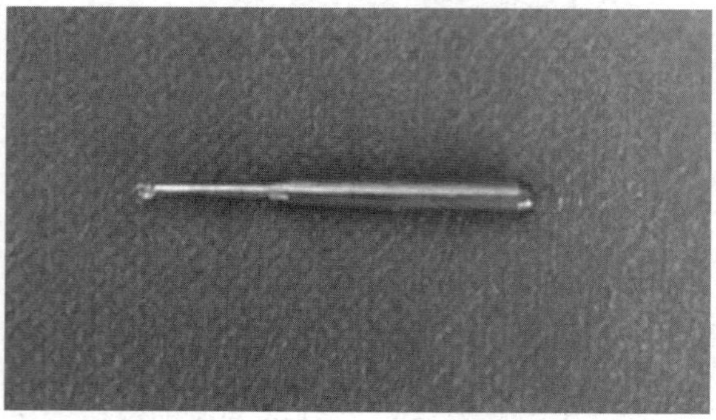

图 5-18　球钻

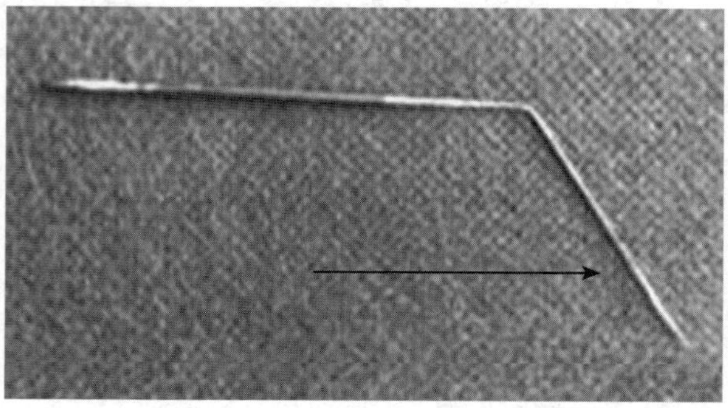

图 5-19　光滑髓针

2. 根管预备器械　主要包括拔髓器械，如倒钩拔髓针（图 5-20），它在细金属丝上刻有细长的倒刺，具有一定的锥度，主要用于拔出根管内的牙髓或取出根管内遗留的棉捻或纸捻；根管切削器械，包括各种锉和扩孔钻；根管长度测量器械，如根尖定位仪（图 5-21）和长度测量尺（图 5-22）；根管冲洗器械，如带 27 号冲洗针头的注射器和根管超声仪。

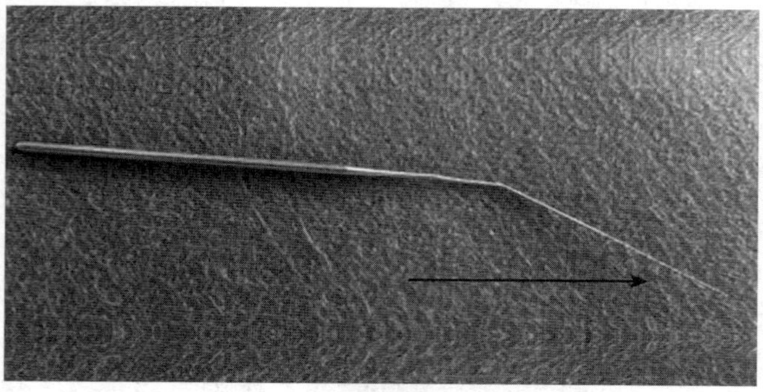

图 5-20　倒钩拔髓针

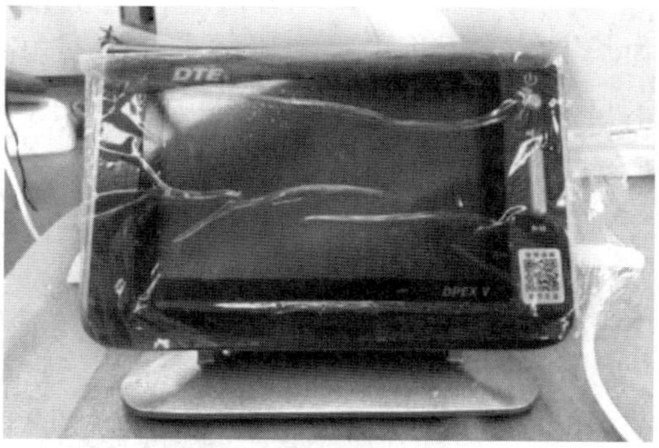

图 5-21　根尖定位仪

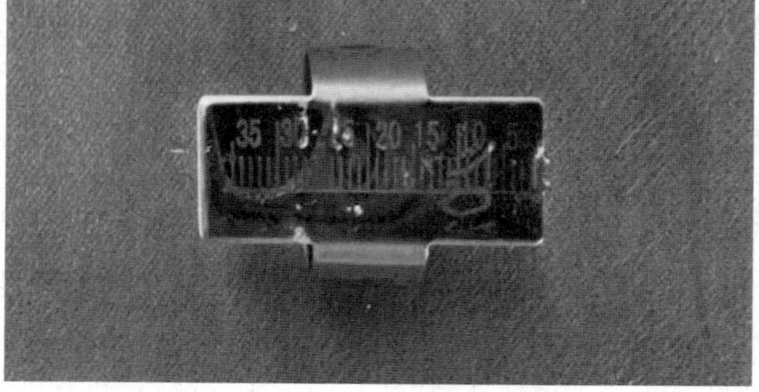

图 5-22　长度测量尺

（1）拔髓器械：也称为拔髓针，其主要作用是清除牙齿内的感染组织，去除牙髓和根管内的细菌，以治疗牙齿感染或疼痛。拔髓针通常由不锈钢制成，具有细长的柄和锐利的末端，末端分为手术切割器和针尖两个部分。手术切割器部分用于切割和清除牙髓组织，而针尖部分则用于在根管内清除细菌和感染组织。

拔髓针使用时的注意事项包括：①根据根管的粗细选择合适的拔髓针。②活髓牙应在局部麻醉下或采用牙髓失活法去髓。③对于慢性炎症的牙髓，可能需要使用拔髓针或K形锉轻轻振动，然后用3%过氧化氢和生理盐水交替冲洗。④对于外伤露髓或意外穿髓的前牙，可以将拔髓针插到牙根2/3以下，尽量接近根尖孔，旋转180°将牙髓拔出。需要注意的是，拔髓针的使用需要由经验丰富的医师进行操作，以确保治疗的安全和有效。

（2）根管切削器械：由三个部分构成——柄部、颈部和刃部，主要用于切割牙体组织，以便形成根管。它们分为手动和机用两种类型。在过去，这些器械多由不锈钢制成。近年来，镍钛合金根管器械因其良好的弹性和在预备弯曲根管时的优异表现而受到青睐，能有效减少根管偏移的情况。

手动不锈钢器械主要包括K型和H型及其改良版本。在1958年之前，K型和H型器械并无统一标准，直到Ingle在1958年提出了标准化建议，并最终演变为ISO标准（图5-23）。具体标准如下。①器械编号：每种器械的编号是通过将其尖端直径（D_1）乘以100来确定的。例如，如果器械的D_1为0.1mm，则该器械编号为10号；若D_1为0.15mm，则编号为15号，依此类推。每增加一号，D_1增加0.01mm，60号以上则每次增加0.1mm。②刃部：每个器械的刃部长度，即从刃部尖端到末端的距离，固定为16.0mm；刃部尖端的切割角度为75°。③器械长度：有21.0mm、25.0mm、28.0mm和31.0mm四种规格，但所有器械的刃部长度均为16.0mm。④锥度：所有器械刃部的锥度统一为0.02，即每增加1.0mm长度，直径增加0.02mm；D_2（刃部末端直径）比D_1大0.32mm。⑤柄部颜色：从15号开始，按照暖色（白、黄、红）和冷色（蓝、绿、黑）的顺序进行颜色标识；10号为紫色，10号之前的两个更小号分别为6号（粉色）和8号（灰色）（表5-2）。

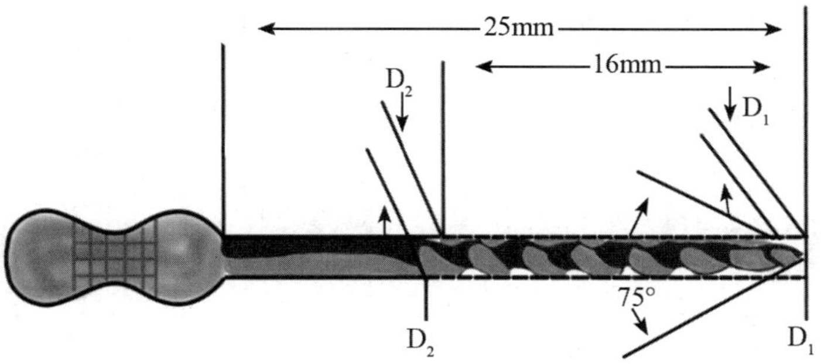

图5-23　根管预备器械标准化示意图

表5-2　K型和H型器械标准规格

号码	D_1（mm）	D_2（mm）	柄部颜色
6	0.06	0.38	粉红
8	0.08	0.40	灰色
10	0.10	0.42	紫色
15	0.15	0.47	白色
20	0.20	0.52	黄色

续　表

号码	D_1（mm）	D_2（mm）	柄部颜色
25	0.25	0.57	红色
30	0.30	0.62	蓝色
35	0.35	0.67	绿色
40	0.40	0.72	黑色
45	0.45	0.77	白色
50	0.50	0.82	黄色
55	0.55	0.87	红色
60	0.60	0.92	蓝色
70	0.70	1.02	绿色
80	0.80	1.12	黑色
90	0.90	1.22	白色
100	1.00	1.32	黄色
110	1.10	1.42	红色
120	1.20	1.52	蓝色
130	1.30	1.62	绿色
140	1.40	1.72	黑色

目前临床上常用的机用不锈钢器械有 G 钻（图 5-24）、长颈球钻和 P 钻。这些器械主要用于根管治疗，帮助清除牙髓和预备根管。① G 钻也称为 G 型扩孔钻，是由工作端、颈部和柄部组成的。它的设计包括一个螺刃缘和锥形钻尖，钻尖光滑无刃，可以防止形成台阶和侧穿。G 钻的长度有 38.0mm、32.0mm 和 28.0mm 几种，其中 28.0mm 的多用于后牙，而 32.0mm 和 38.0mm 的则更常用，具体的型号按照工作端横断面直径从小到大分为 1 ～ 6 号。G 钻主要用于根管口的敞开和根管中上段的预备，使后续器械和冲洗液更容易进入根管。使用时需小心，避免使用暴力，以免造成器械折断或形成台阶和侧穿。②长颈球钻的设计特点是头部为小球形，适用于根管治疗的特定需求，尤其是在处理弯曲或复杂的根管时。③ P 钻具有较长的刃部，适用于形成直线的长方形开口，更适合于“打桩”。P 钻的选择应根据根管的粗细来确定，以避免开口过粗，防止根折。这些器械的使用需要一定的技巧和经验，因为不当的使用可能会导致根管壁过薄、台阶和侧穿等问题出现。

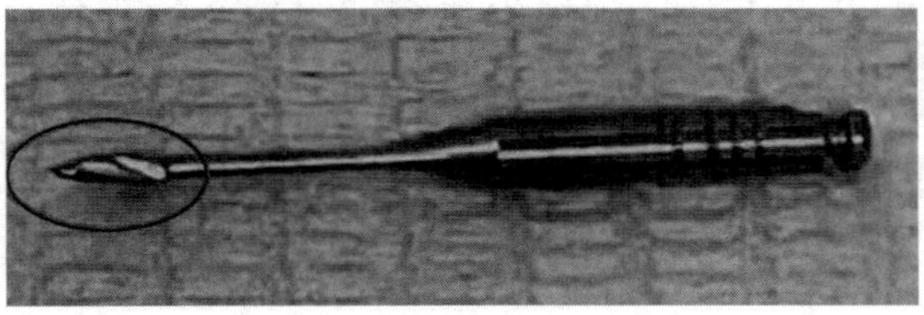

图 5-24　G 钻

镍钛合金根管预备器械在现代牙科治疗中扮演着重要角色，它们因其超弹性和柔韧性，能够快速且高效地预备根管，同时减少弯曲根管中台阶和穿孔的形成。镍钛合金器械的使用需要注意以下几点。①器械选择和操作：镍钛器械的分离大体上可以分为扭力折断和旋转疲劳折断两种。扭力折断通常发生在小号器械和器械的尖端，而疲劳折断则是由于金属弯曲疲劳所致。因此，选择合适的器械直径和锥度，以及正确操作，对于避免器械折断至关重要。②转速控制：不同品牌的机用镍钛器械，厂家推荐的转速不同。较高的转速会缩短器械的使用寿命，增加折断的概率。因此，应遵循厂家推荐的转速，并尽量选择较低的转速，以延长器械的临床寿命并降低折断的风险。③器械设计：镍钛器械的几何形状、横断面设计、纵轴设计等方面都有所改良，以提高切割效率、抗扭强度及弹性等性能。这些改进有助于在临床操作中提高工作效率。④使用注意事项：在使用机用镍钛器械之前，应先用不锈钢锉疏通根管。操作过程中不应用力推进器械，应上下移动，避免在原处旋转。每换一根器械都要冲洗并回锉，使用润滑剂 EDTA 凝胶，并用 0.5% 次氯酸钠液冲洗根管。此外，不能用于钙化或异物阻塞的根管，并要随时检查器械是否有变形等情况。综上所述，镍钛合金根管预备器械的使用需要综合考虑器械选择、操作技巧、转速控制和使用注意事项，以确保治疗效果和器械寿命。

（3）根管长度测定器械：①根尖定位仪，这是一种电子仪器，用于根管长度测定，具有较高的准确性。常见的型号有 Root ZX、ProPexII、Diagnostic 和 Raypex 5 等。②根管长度测量尺，可以由塑料或金属制成，使用时可以在根管预备器械上标明根管工作长度。

（4）根管冲洗器械：①冲洗用注射器及针头，临床上常使用带 27 号冲洗针头的注射器及侧方开口的根管专用冲洗针头进行根管冲洗。侧方开口针头冲洗时便于冲洗液在根管内的回流，且不会压出根尖孔（图 5-25）。②超声治疗仪，许多超声治疗仪可用于根管冲洗，效果优于注射器冲洗法。超声治疗仪配有多种工作尖，适用于根管冲洗、根管预备、去除根管内异物及牙周洁治等。

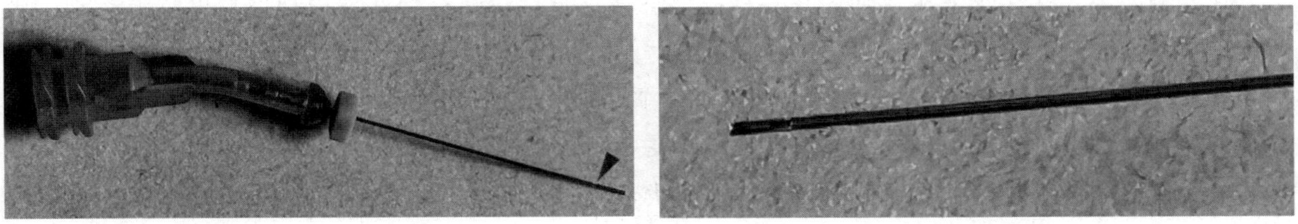

A　　　　　　　　B

图 5-25　侧方开口的冲洗针头

A. 三角形尖处为侧方开口位置；B. 针尖放大图。

（七）根管预备的基本概念及原则

1. 基本概念

（1）根管疏通和通畅锉：根管疏通是根管治疗过程中的一个关键步骤，它涉及使用特定的器械，如小号 K 锉，缓慢旋转进入根管，直到达到根尖狭窄部。这个过程的目标是确保根尖孔的通畅，即保持一个开放的状态，从而防止根尖阻塞和工作长度的丧失。根尖孔的通畅对于清除根尖孔周围的细菌生物膜至关重要，这是因为牙髓及根尖周疾病通常是由细菌感染引起的。然而，这个步骤也存在争议，因为一些研究表明，根尖通畅可能会将碎屑或冲洗液推出根尖孔，从而引起术后疼痛和根尖周炎症。在根管预备之前，需要对根管进行探查和疏通，以了解根管的通畅性、弯曲程度及根尖孔的大小。这一过程通常使用较小号的锉，如 10 号 K 锉，将其尖端 2.0 ～ 3.0mm 预弯后，轻轻插入根管，进行顺时针和逆时针方向的旋转，每次旋转 15°～ 30°，逐渐向根尖方向渗透，并以较小幅度的提拉动作来疏通根管。10 号锉可以略微超出根尖孔，随后使用 15 号锉，以相同的方法疏通至根尖止点的位置。

在根管预备阶段，当切换不同的切削工具时，可以采用 10 号 K 锉稍微超出根尖孔，其操作的目的是清除根管尖端的牙本质残屑，保障冲洗液能够顺畅流入根尖区，并且有助于保持根管的工作长度。这类用于保持根管通畅性的锉，称为通畅锉。

（2）初尖锉和主尖锉：初尖锉（initial apical file，IAF）指首次达到根管预定工作长度并与根管壁产生摩擦感的锉，其尖端直径反映了牙本质牙骨质界处根管的尺寸。例如，如果使用 15 号 K 锉作为初尖锉，该位置的直径大约是 0.15mm。而主尖锉（master apical file，MAF）则是用于完成根尖预备的最大号锉，一般比初尖锉大 2 ～ 3 号，至少应为 25 号锉。

（3）回锉：在根管预备过程中，每次更换锉之前，使用比当前锉小一号的锉子重新达到工作长度，该动作称为回锉（recapitulation）。这一步骤旨在将根尖部的碎屑带出，并维持根管的工作长度。在根尖部分的预备中，可以使用初尖锉或其前一号锉进行回锉；而在预备根管的上 2/3 部分时，则可通过主尖锉进行回锉。

（4）工作长度：工作长度（Wording length，WL）指从牙冠的参照点到根尖管壁上牙本质牙骨质界之间的距离。这一距离标志着根管预备的终点，通常位于解剖根尖孔的 0.5 ～ 1.0mm 处。

2. 常用的确定根管工作长度的方法

（1）根管器械探测法：通过插入根管器械并根据患者的痛感和术者的手感来确定根尖的位置。

（2）X 线检查法：通过正确的 X 线投照角度，确定牙齿在影像上不变形，然后根据参照点确定根管工作长度。

（3）电测法：使用根尖定位仪测量，通过电极与根管锉相连，当锉尖达到根管最狭窄处时，显示相应的信号确定工作长度。

3. 原则 在进行根管预备时，应遵循以下基本原则。

（1）必须在根尖区预备之前准确测量工作长度。

（2）在整个预备过程中要确保根管保持湿润状态。

（3）每次退出或更换器械时，都应当使用根管冲洗液对根管进行冲洗，以避免牙本质碎屑造成阻塞。

（4）使用根管锉时不应跳过号码；对于弯曲的根管，应预先弯曲根管锉以适应其形态。并且，为了确保根管充填的顺利进行，根尖区至少应扩大至 25 号，而主尖锉通常应比初尖锉大 2 ～ 3 号。

（5）根管预备的质量控制标准包括必须确保所选用的侧压器能够轻松到达距离工作长度 1.0 ～ 2.0mm 的位置；主牙胶尖应能顺利到达根管的尖部；保持根尖狭窄区的原始位置和大小不变；

形成清晰的根尖止点；确保根管壁光滑，无台阶形成；预备后的根管形态应呈现从冠方到根方逐渐缩小的连续锥形，且无任何偏移。

（八）根管预备的目的和方法

1. 根管预备的目的　根管预备是根管治疗中的关键，旨在通过机械和化学手段达到两个主要目的，一是清理根管，即移除根管系统内的感染物质；二是形成根管，即将根管预备成有利于后续冲洗、封药和充填的连续锥形结构，同时保持根尖孔的自然位置和形状。

2. 髓腔预备　开髓的目的是为了确保根管器械能够尽可能直线进入根管。开髓的位置和形状取决于髓腔的大小、根管的数量和根管口的位置。开髓洞的大小应以能去除髓室顶且不妨碍器械进入根管为标准。术前需进行 X 线检查以了解髓腔和根管的大致情况。开髓时，可以先使用球钻或直接用裂钻，穿通髓腔后用球钻做提拉动作去除髓室顶，清理髓室，去除窝洞内的腐败坏死组织，以便于在髓室底寻找根管口。拔髓是在开髓后，向根管内滴入 2% 氯亚明或用过氧化氢冲洗，然后使用拔髓针插入根管深处，轻轻旋转以抽出牙髓组织。若牙髓组织已坏死或坏疽，则需用氯亚明和 3% 过氧化氢及生理盐水交替冲洗根管，逐步深入清理根管的各个部分。

3. 根管预备方法　包括手用器械预备法和机用器械预备法。根管预备技术主要包括标准技术、逐步后退技术、逐步深入技术和混合技术。

（1）手用器械预备法及注意事项：手用器械预备法是最基础的方法，主要针对不锈钢器械，特别是手用不锈钢器械而设计。

1）标准技术：是最早使用的根管预备方法，适用于直或较直的根管。具体方法即在进行开髓操作之后，使用较小的器械对根管进行初步的探测和通畅处理，随后确定根管的工作长度。接下来，按照从小到大的顺序依次使用不同号码的根管预备器械，确保每一号器械都能够无障碍地到达根尖的狭窄部位。通常情况下，前牙的根管预备会扩大至 40 号器械，而后牙则扩大至 30 号器械。这种常规技术更适合于那些直或者相对直的根管，而在弯曲根管的情况下则不太适用，因为它可能无法有效地适应根管的弯曲形态，有可能会导致根管预备不足或者预备过度。

2）逐步后退技术：适用于直根管和轻、中度弯曲根管的预备。操作步骤如下：首先对根尖区域进行预备，在髓腔内加入润滑剂，使用较小号的器械进行根管的探测和疏通，进而确定根管的工作长度。接着，使用初尖锉（如 10 号锉这种细小的根管锉），根据测量出的工作长度和 X 线检查显示的根管弯曲程度，对锉进行预弯曲并确保根管通畅，通过反复提拉动作，直到锉能顺畅无阻地进入根管。随后，升级使用大一号的根管锉，至少要比初尖锉大 2 ～ 3 个号。当主尖锉预备完毕，可以采用每次增大一号锉，同时减少 1.0mm 工作长度的方法来预备根管的中段，即逐步后退。通常后退 2 ～ 4 根锉，或者退至根管直的部分，每次更换锉时需用主尖锉回锉并冲洗。根管中段预备完成后，使用 G 钻来预备根管冠部，使根管口段的壁光滑并呈漏斗状。最后，对根管壁进行修整，去除可能存在的微小台阶，并彻底冲洗根管，确保根管壁光滑，形成连续的锥形结构（图 5-26）。

逐步后退技术的优点在于它能够适应不同类型的根管，保持良好的根管形态和控制预备深度，同时通过逐步更换器械提高清洁效率，减少侧穿风险，并有助于维持根管的锥形结构。而其缺点则包括对操作者技术要求较高，操作过程耗时较长，容易导致器械损耗，可能造成根管预备不足，以及冲洗不彻底的风险。总的来说，逐步后退技术是一种有效的根管预备技术，但其效果很大程度上取决于操作者的技术和经验。

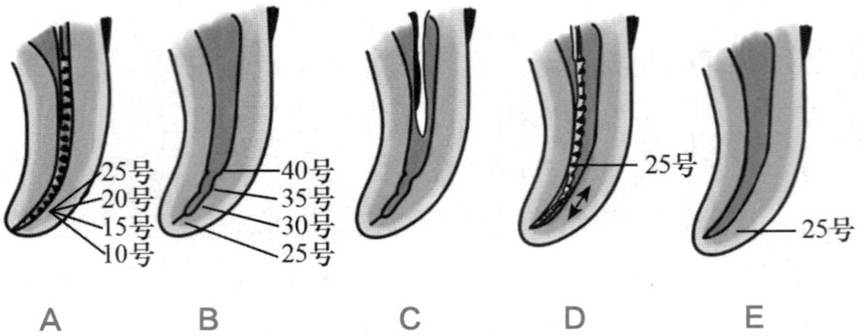

图 5-26　逐步后退技术示意图

A. 根尖预备；B. 逐步后退；C. 根管中上段敞开；D. 根管壁修整；E. 完成。

3）逐步深入技术：适用于弯曲根管的预备。首先使用最细的根管锉插入根管，进行 X 线检查以确定根管的弯曲方向和程度，从而确定扩锉的方向并测量根管的工作长度。接着，对根管的冠部进行预备，使用 H 锉依次伸入根管至遇到阻力或达到 16.0mm，并进行提拉动作扩大根管。然后，使用 G 钻敞开根管的冠部，依次使用不同号数的 G 钻，并在使用 G 钻时轻柔地向上提拉，远离根分叉方向，即朝向弯曲外侧壁用力。最后，使用逐步后退法的步骤预备根尖区，直至使用主尖锉（图 5-27）。

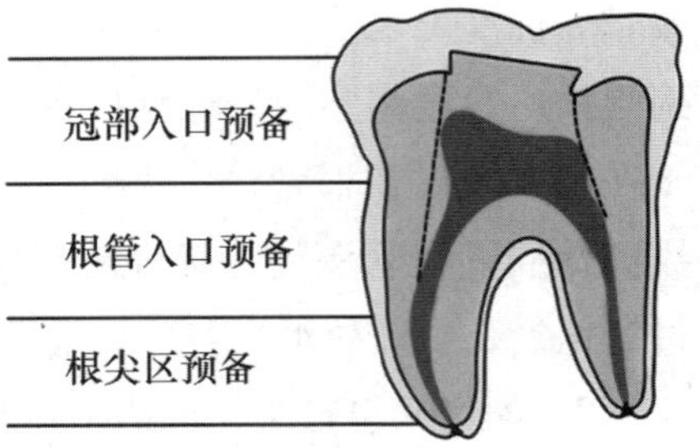

图 5-27　逐步深入技术示意图

逐步深入技术相较于逐步后退法具有许多优点，如提供直线的通路，减少根管的弯曲度，减少预备并发症；清除根管中上段的微生物，减少将其带入根尖区的可能性；便于根管的冲洗。

（2）机用器械预备法及注意事项：机用器械预备法主要涉及机用镍钛器械的预备技术。以 K3、TF 等器械为例，推荐采用根向预备技术，即从大号器械逐渐过渡到小号器械，向根尖方向进行预备。而 ProTaper、ProTaper Next、Mtwo、HyFlex 等器械则推荐使用单一长度技术，即除了起始锉外，每根器械都要达到工作长度来完成根管预备。对于机用镍钛器械的预备方法，不同类型的器械有不同的推荐技术。例如，K3 和 TF 等器械倾向于使用从冠部向根尖部逐渐减小器械尺寸的预备方法；而 ProTaper 系列、Mtwo 和 HyFlex 等器械则建议采用每根器械都达到预定工作长度的单一长度技术。以 ProTaper 为例，单一长度技术的操作步骤如下。①根管入口预处理：根据 X 线检查估计工作长度，使用 10 号、15 号 K 锉打通根管至估计长度 3.0 ～ 4.0mm 以内，但不超过 S1。②根管入口预备：用 SI、SX 器械打开根管中上段，至估计工作长度 3.0 ～ 4.0mm 处，SX 的进入深度需控制。③确定精确工作长度：使用 10 号、15 号 K 锉疏通至根尖狭窄区，以确定准确的工作长度。④根尖区初步预备：依次使用 S1、S2 器械达到工作长度，进行根尖区的初步预备。⑤完成根尖区预备：使用 F1、F2 或 F3 器械达到工作长度，完成根尖区的预备。

（3）超声法：超声法根管预备是利用超声波的振动效应来清理和成形根管的一种技术。超声法根管预备的过程通常如下。①开髓：暴露牙髓腔，去除牙髓组织。②超声设备准备：将超声波仪器与特制的超声工作尖相连接，这些工作尖有不同的形状和大小，适用于不同的根管解剖结构。③探查和通畅：使用超声工作尖探查根管，去除阻塞物，如牙髓组织、残屑或钙化物。④根管冲洗：超声工作尖在根管内产生微小的气泡，这些气泡的爆裂有助于清洁根管壁，同时超声波还能增强冲洗液的作用，提高清洁效率。⑤成形：超声工作尖可以用来修整根管壁，去除牙本质碎屑，帮助形成根管的连续锥形结构，为后续的充填做准备。

超声法根管预备的优点包括：提高清洁效率，尤其是对于弯曲或复杂根管。减少根管侧穿的风险，因为超声波能够精确控制工作尖的动作。增强冲洗液的清洁能力，减少根管内的细菌残留。然而，超声法也需要操作者具备一定的技术和经验，以避免对根管壁造成不必要的损害。此外，超声设备成本较高，且操作过程中可能会产生热量，需要谨慎使用以防止牙本质的热损伤。利用超声波在溶液内产生的空化作用，结合超声波的温度、搅动及声流作用，增强了抗菌冲洗剂的性能，有效溶解和松动根管内的坏死组织，彻底清除根管壁上的污染层。超声根管器械本身具有切割牙本质、扩大根管的作用，与手用器械联合应用可获得更理想的效果。

（4）化学预备常与机械预备联合使用：化学预备药物要求能溶解根管内的有机物质和腐败牙本质，具有根管抑菌和杀菌作用。对于根管狭窄、钙化或根管内异物，常用 EDTA 进行处理。

总之，根管预备的方法有多种，临床上可采用混合技术即采用两种预备原理进行根管预备。预备后的根管应达到管壁光滑无台阶、从根尖到根管口逐渐敞开形成良好的锥度、对弯曲根管预备，主尖锉在根尖部分至少应比初尖锉大 3 号、根管内无碎屑残留、根尖孔狭窄处无损伤的目标。

4. 根管冲洗

（1）根管冲洗的目的。

1）对整个根管系统消毒灭菌。

2）溶解坏死组织。

3）清除根管内的残留物质及牙本质碎屑。

4）去除玷污层。

5）作为润滑剂，帮助器械顺利进入根管和操作。

（2）常用的根管冲洗液。

1）3% 过氧化氢：其接触组织中的过氧化氢酶可以释放出新生氧，起到杀菌和除臭的作用。

2）氯己定：是一种广谱抗菌剂，能有效抑制粪肠球菌的活性。

3）次氯酸钠：是目前最常用的根管冲洗剂，使用浓度范围为 0.5% ～ 5.25%，浓度越高，溶解组织的能力越强。

4）EDTA：是一种强螯合剂，可润滑根管壁去除玷污层，通常使用的浓度是 17% 的溶液或凝胶制品。

（3）注意事项：在根管扩大过程中，每当更换不同规格的器械时，都需要进行一次根管冲洗。在冲洗过程中，应避免向根尖方向施加压力，以免将感染物质推向根尖外部。

5. 根管消毒　是在经过机械和化学预备后，对根管壁、侧支根管和根尖周等部位进行消毒。常用的消毒方法包括药物消毒、电解消毒和微波消毒，其中药物消毒是最常用的方法。药物消毒通过将纸捻或棉捻蘸取适量的根管消毒药液后暂封于根管内来实现。理想的根管消毒药物应具有强杀菌力、对根尖周组织刺激性小、药效持久、无毒性和不使牙齿变色等特点。常用的根管消毒剂包括氢氧化钙制剂、樟脑氯酚薄荷合剂、甲醛甲酚合剂、氯己定和碘仿糊剂。

（1）氢氧化钙制剂：在临床治疗中是一种常用的药物。它通过将氢氧化钙与蒸馏水混合，调配成一种稀薄的糊状物，然后将其填充至牙齿的根管内，并进行暂时的封闭，通常持续 1 周的时间，以达到治疗目的。

（2）樟脑氯酚薄荷合剂：具有较强的杀菌效果，虽然它对根尖周组织有一定的轻微刺激性，但仍然常被用于对轻微感染的根管进行消毒处理。在临床操作中，一般建议的封药时间为 5 ～ 7 天。

（3）甲醛甲酚合剂：不仅具有强大的杀菌和除臭功能，而且消毒能力显著。然而，它对根尖周组织的刺激性较大。因此，这种合剂通常用于治疗牙髓坏疽等严重感染的根管。为了减轻对根尖周组织的刺激，使用时需注意不要让棉捻蘸取过多的药物。有专家建议，只需将甲醛甲酚棉球封在髓室内，而不将其放入根管内，利用药物气体的渗透作用进行消毒，从而避免直接损害根尖周组织。通常，封药维持 1 周。

（4）氯已定：作为一种广谱抗菌剂，对革兰阳性菌具有显著的抗菌作用，同时对革兰阴性菌和真菌也有效。氯已定还能吸附在牙本质表面，延长其抗菌效果，并阻止细菌在牙本质上的定植。在根管内封药时，通常使用凝胶剂型，也有现成的氯已定药尖可供使用。其封药时间与氢氧化钙相同。

（5）碘仿糊剂：在与创面血液、渗出液接触时，能缓慢分解产生游离碘，从而发挥杀菌作用。它对组织无刺激，消毒效果持久。碘仿还能减少创面的渗出，并促进其吸收，适用于根尖渗出较多的根管。通常，封药时间为 7 ～ 14 天。碘仿还能与砷剂结合形成无毒物质，从而起到解毒作用，因此，它也被用于处理因封砷剂过期引起的化学性根尖周炎的根管换药。

6. 根管充填 根管充填应在根管预备和消毒完成后，且患牙无疼痛或其他不适，暂封材料完整，根管内无臭味及渗出液的情况下进行。理想的根管充填材料应具备持续的抗菌作用，与根管壁密合，充填后不收缩，促进根尖周病变愈合，易于消毒、使用和去除，不使牙变色，X 线阻射和无害于机体的特性。目前，常用的根管充填材料包括牙胶尖和根管封闭剂。

（1）根管充填的目的：利用根管充填材料持续的消毒作用消除根管内的残留感染，促进根尖周病变的愈合，并通过严密封闭根管，防止再感染。

（2）根管充填的时机：根管充填需要达到一定的条件，比如已经进行严格的根管预备和消毒；患牙无疼痛或其他不适；暂封材料完整；根管内所封棉捻无臭味及渗出液。符合以上条件即可进行根管充填。

（3）根管充填材料：常用牙胶尖，分为标准尖和非标准尖，牙胶尖具有较好的组织耐受性、X 线阻射性，且使用方便，但需配合根管封闭剂以填补空隙等特点。目前，临床上常用的根管充填材料是牙胶尖和根管封闭剂。

1）牙胶尖作为充填材料已有超过一个世纪的历史，它是临床上最常用的根管充填物质。牙胶尖分为标准尖和非标准尖（图 5-28）两种类型。标准牙胶尖的尺寸与 ISO 根管锉相匹配，尖端设计为圆钝形状。而非标准牙胶尖的锥度比标准牙胶尖更大。牙胶尖在加热后会变得柔软，并能被氯仿、乙醚和丙酮等化学溶剂溶解，这使得在根管充填过程中可以将其软化以适应根管的复杂形状。牙胶尖的毒性较低，很少引起变态反应，即使超出根尖孔也不会对周围组织造成大的损害。它具有 X 射线阻射性，不会收缩，操作简便，充填后也易于移除，但单独使用时无法完全填满根管，因此，通常需要配合根管封闭剂来填补剩余的空隙。在使用前，牙胶尖可以浸泡在 2.5% ～ 5% 的次氯酸钠或 75% 的乙醇溶液中进行消毒，持续时间为 1 分钟。

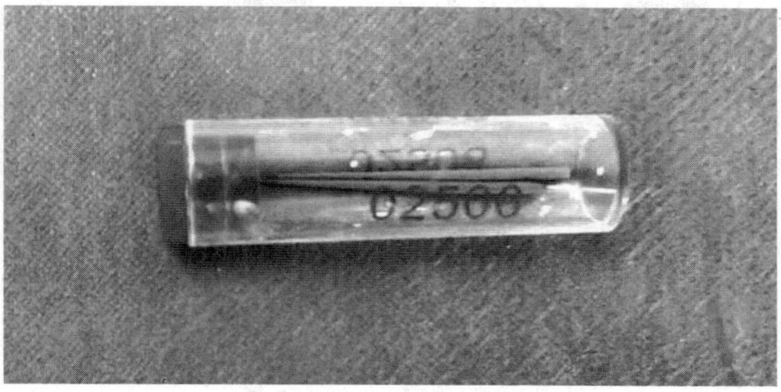

图 5-28 非标准牙胶尖

2）根管封闭剂的主要作用是填补牙胶尖之间、牙胶尖与根管壁之间的空隙，以及侧副根管和不规则根管区域。这类封闭剂种类繁多，通常由粉末与液体混合而成糊状，含有消毒和促钙化成分，充填后能够硬化。一些常见的根管封闭剂类型如下。①氧化锌丁香油糊剂：被广泛用作暂封和盖髓材料。在根管充填中，它的优势在于具有一定的黏稠度，能有效填充空隙，具有良好的封闭性能，无显著收缩性，硬固后对根尖周组织刺激小，且具有抗菌性。然而，它的缺点在于可溶解性，溶解后释放的丁香油和氧化锌可能引起炎症。②氢氧化钙糊剂：具有抑菌、中和炎症酸性产物的作用，并能促进牙本质和骨组织的形成与再生。对于牙根尖未完全发育的牙齿，由于牙髓坏死导致牙根发育停止，根尖呈喇叭口状，可以使用氢氧化钙糊剂进行临时根管充填，以诱导根尖封闭。③碘仿糊剂：具备防腐、防臭、减少渗出的功能，常用于渗出较多的根管情况。

（4）根管充填技术：临床上普遍采用的是侧方加压充填法和垂直加压充填法。侧方加压充填法是通过将主牙胶尖与主尖锉大小匹配后放入根管，并使用侧方加压器进行充填，以确保牙胶尖能够紧密贴合根管壁，从而实现有效的根管封闭。

1）侧方加压充填法：此方法涉及将主牙胶尖（与主尖锉尺寸相匹配）放入根管内，并使用侧方加压器进行充填。具体步骤如下。①选择主牙胶尖：根据根管的工作长度和主尖锉的大小，挑选合适的主牙胶尖。主牙胶尖应与主尖锉尺寸相匹配，能够达到或略短于 0.5mm 的操作长度。在主牙胶尖上标记根管工作长度，并将其插入根管。如果主牙胶尖能够达到工作长度或略短，并且在根尖 1/3 处紧贴根管壁，且回拉时有轻微阻力，则说明主牙胶尖选择合适。若主牙胶尖不能达到标记长度，则可能太粗，需要更换更细一号的牙胶尖；若能到达标记长度但回拉无阻力，则可能太细，需要更换更粗一号的牙胶尖或剪去尖端 1.0 ～ 2.0mm 再试。确认主牙胶尖合适后，插入并进行 X 线检查以确定其是否到达根尖狭窄区。②根管准备：在充填前进行常规隔湿，使用吸潮纸尖充分干燥根管，并调制根管封闭剂。③放置根管封闭剂：可以使用扩孔钻或螺旋充填器将根管封闭剂送入根管。如果使用扩孔钻，应以逆时针方向旋转退出，反复操作直到封闭剂充满根管；如果使用螺旋充填器，则因其螺旋方向相反，只需顺时针方向旋转即可将封闭剂均匀涂布于根管壁。④放置主牙胶尖和副牙胶尖：将选好的主牙胶尖蘸取少量根管封闭剂后插入根管至工作长度，使用侧方加压器进行侧压。侧方加压器的插入深度应比工作长度短约 1.0mm，然后插入与侧方加压器型号一致的副牙胶尖至相同深度，再次侧压，如此反复直到根管被严密充填。⑤完成根管充填和髓室充填：使用加热的挖匙或其他携热器械从根管口处切断牙胶尖，并擦去多余的封闭剂，进行 X 线检查，并暂封或永久充填（图 5-29）。

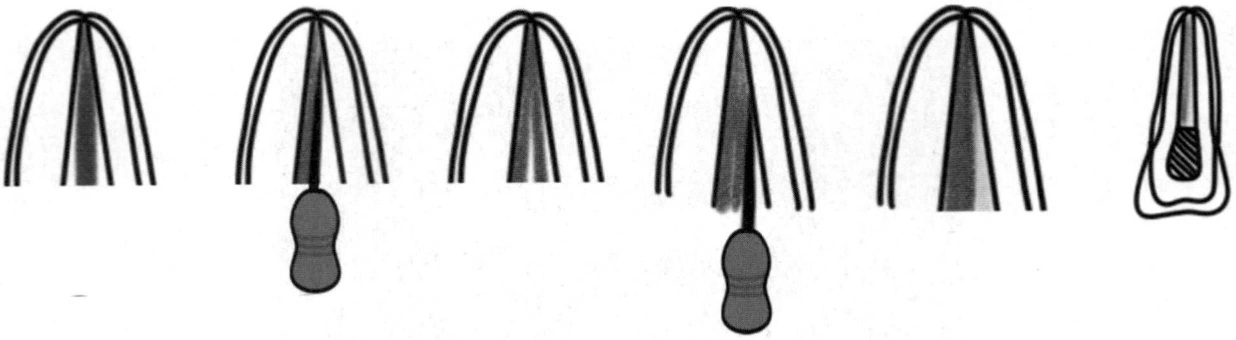

图 5-29　侧方加压充填法示意图

A. 放置牙胶尖；B. 侧方加压主牙胶尖；C. 放置副尖；D. 继续侧方加压；E. 继续放置副尖；F. 根充完成。

2）垂直加压法，该技术涉及加热根管内的充填材料至软化状态，随后向根尖方向施加压力以完成充填。具体操作流程如下。①确定主牙胶尖：依据根管的形状和尺寸，挑选适当锥度的非标准牙胶尖作为主牙胶尖，标记所需长度并插入根管，通过 X 线检查确认。若主牙胶尖在距离操作长度 0.5mm 处遇到阻力且能回拉，表明其锥度与根管匹配良好，并且在根尖处与根管壁接触紧密。②根管准备：在充填前，对根管进行彻底的消毒和干燥。③选择合适的加压器：根据需要挑选适宜的垂直加压器。④涂抹根管封闭剂：利用扩孔钻或螺旋充填器将封闭剂导入根管。⑤放置主牙胶尖：将消毒并蘸有封闭剂的主牙胶尖缓缓放入根管至工作长度，注意避免在根尖区堆积过多封闭剂。⑥进行垂直加压充填：此过程分为两个阶段，先充填主根管的尖 1/3 和侧支根管，然后是主根管的冠 2/3。使用携热器软化根管内的牙胶尖，并用垂直加压器加压至根尖 1/3，随后继续加热并加入牙胶段，选择合适的垂直加压器进行垂直加压，直至根管完全被充填。⑦清理残留物质：使用乙醇棉球清除髓室内的封闭剂和牙胶残留，术后进行 X 线检查，并进行暂封或永久充填。

因此，热塑牙胶充填技术是通过将牙胶加热至流动状态后注入根管进行充填，适用于形状不规则的根管系统，如侧、副根管和 C 形根管等。不过，牙胶尖加热后的流动性不易控制，可能导致根尖 1/3 的充填不足或过度。因此，热塑牙胶充填技术通常与其他根充技术结合使用，在完成根尖 1/3 的垂直加压充填或其他根充技术后，采用热塑牙胶注射方式充填根管的中、上段。

（5）根管充填质量的评价：理想的根管治疗充填应满足的标准如下。首先，充填材料需与根管内壁紧密贴合，确保整个根管系统的完全封闭；其次，充填材料本身应质地均匀、无间隙；再次，充填物的末端应准确到达牙骨质牙本质界；此外，应尽量减少根管封闭剂的使用；最后，在 X 线检查上，应观察到充填物恰好到达牙骨质牙本质界，无明显的超填或欠填现象。

在临床实践中，通过根尖 X 线检查来评估根管充填的质量，并根据充填物的影像特征及临床效果，可将根管充填情况分为以下几种。

1）恰填：X 线检查显示充填物均匀且致密，无间隙存在于充填物之间或充填物与根管壁之间，实现了根管系统的严密封闭。充填物距离根尖的距离在 0.5 ～ 2.0mm。恰填是确保根管治疗长期成功的关键。

2）欠填：当 X 线检查出现以下一种或多种情况时，即可判定为欠填。这些情况包括充填物分布不均、充填材料之间不紧密、充填物与根管壁之间存在间隙、根尖 1/3 区域仅有糊剂而无牙胶尖及充填物距离根尖超过 2.0mm。欠填可能导致治疗失败，原因在于根管预备不足或根管系统存在渗漏。

3）超填：在确保根管系统严密封闭的前提下，充填材料超出根尖孔，进入根尖周组织。虽然超填可能引起术后不适和疼痛，但长远来看，预后效果较好。

4）超充：与超填不同，超充情况下，尽管充填材料同样超出根尖孔进入根尖周组织，但根管系统并未实现严密封闭，根管内的感染物质仍可与根尖周组织相通，这种情况的治疗预后较差。

十、显微根管治疗

显微根管治疗是一种先进的根管治疗方法，它利用口腔科手术显微镜和特制的显微器械来完成治疗。这种治疗方法与传统根管治疗的主要区别在于手术显微镜能够提供充足的光源，使术者能够清晰地看到根管内部，并将根管系统放大，从而在直视下进行操作，显著提高了治疗牙髓病和根尖周病的成功率。

1. 显微根管治疗的治疗器械　口腔科手术显微镜根据其支撑系统的不同，可以分为吸顶式显微镜、壁挂式显微镜、地面固定式显微镜和落地移动式显微镜几种类型。显微根管治疗器械通常设计有较小的机头和长柄，这样的设计旨在减少器械对手术区域的不利影响，提高观察效果，同时减少手术损伤。在显微根管治疗中，使用高质量的口镜可以获得更清晰的图像。

2. 显微根管治疗的步骤

（1）根管口定位：在显微镜下彻底去除髓室顶后，使用次氯酸钠溶液冲洗髓室，以充分暴露髓室底。随后，利用 DG16 探针、小号根管锉或超声器械来寻找根管口。在显微镜下，可以根据牙本质颜色的差异、连接根管口的沟槽及髓室底和侧壁的交界处等特点来定位根管口。

（2）钙化根管疏通：钙化根管在临床治疗中较为常见，其特征是在 X 线检查上根管影像不清晰或根管细小，开髓后难以找到根管口或根管不通畅。在显微镜下，钙化根管内的修复性和继发性牙本质颜色较深，通常呈黑色或褐色。在高倍放大下，可以观察到细小的根管，使用 8 号或 10 号 K 锉，C+ 锉或 C 先锋锉可以直接疏通根管。如果根管完全钙化，可以在显微镜下使用小号球钻或超声工作尖，沿根管方向逐步去除钙化组织，直至根管疏通。

（3）对于根管形态的异常处理：当根管的形态存在显著变异，如横断面呈扁形、椭圆形或 C 形时，传统的 X 线检查可能无法提供精确的诊断。在采用常规根管治疗技术时，可能会出现某些区域预备过度而其他区域未能适当清理的情况。应用显微根管治疗技术时，通常采用垂直加压充填法或根向预备技术来进行治疗。

（4）清除根管内的充填物质：根管内的充填物质主要包括牙胶、封闭剂和黏桩材料。去除牙胶可以通过溶解剂、加热软化、手动或机械方法实现。在手术显微镜的帮助下，可以直观地监控牙胶的去除过程并确保清理彻底。封闭剂通常会随着牙胶一同被移除。黏桩材料一般为磷酸锌水门汀、复合树脂或玻璃离子水门汀，在显微镜下，可以通过颜色差异识别并使用超声工具切除，随后冲洗以确认材料是否完全清除。

（5）处理根管内折断的器械和取出根管桩：在根管预备过程中器械折断是常见的临床问题。治疗前需通过 X 线检查了解折断器械的尺寸、位置及根管的弯曲情况，以评估取出的难易程度。在显微镜下确定折断器械的位置后，根据其与根管壁的关系选择适当的处理方法。若器械在根管上部且与根管壁有空隙，可使用 K 型或 H 型根管锉创建通道，然后用超声锉或显微镊取出；若器械与根管壁紧密嵌合，则需采用超声振动等机械方法进行取出。

（6）治疗根管壁或髓室底穿孔：在临床实践中，及时识别根管壁或髓室底的穿孔至关重要。穿孔的修复可分为非手术性和手术性两种方法。非手术性修复适用于发生在髓室底部或根管颈 1/3 及中 2/3 处的穿孔，且能够通过原髓腔开口方便地进行操作。在显微镜下定位穿孔及其周围组织，并填充充填材料以隔绝根管与牙周组织的联系，防止对牙周组织的刺激。若非手术性修复效果不佳或无法实施，可选择手术性修复，即在显微镜下进行翻瓣去骨，明确穿孔或吸收范围后，使用充填材料进行修补。

十一、根管治疗并发症的预防及处理

根管治疗在狭窄的口腔环境中进行，由于根管解剖系统的多样性和复杂性，治疗过程中可能会出现一些并发症，导致治疗成功率下降，甚至引起术后不适或疼痛。因此，预防和正确处理这些并发症是治疗过程中的重要环节。

（一）根管治疗后疼痛

1. 根管治疗后疼痛原因分析

（1）牙髓组织残留：根管结构的复杂性，包括病变、髓石及随着年龄增长的变化，都可能使得医师在打开牙髓后难以准确寻找根管入口，从而可能导致某些根管的遗漏。除了主要的根管外，还存在众多侧副根管和副根管，这使得完全依靠机械方法彻底清除牙髓组织变得不切实际。如果根管内残留的牙髓组织遭受细菌感染、器械操作或药物的刺激，都有可能诱发残髓炎。同时，牙髓中的神经纤维在切断后，断端会出现神经肿胀，这种肿胀可能引起自发性的兴奋，并在遭遇强烈刺激时产生疼痛感。临床上，拔除牙髓后，牙髓断端的神经肿胀同样可能导致术后的疼痛反应。

（2）根尖区受到生物性刺激：根管治疗后的急性诊间并发症与术前牙齿的症状及牙髓状况紧密相关。特别是对于存在牙髓坏死、急性化脓性根尖周炎或需再次进行根管治疗的牙齿，这类并发症的发生率更高。由于根管清理操作通常是从根管冠部向根尖部推进，因此，对于细窄的根管来说，任何操作技术或工具都可能对根尖区产生向外的推力，导致根管内的物质被推向根尖区域。感染根管通常含有多种细菌及其代谢产物，如果在根管清理过程中，这些感染性碎屑被推出根尖孔，持续刺激根尖周组织，就极易引起根管治疗后的术后疼痛反应。

（3）根尖区的机械性及化学性刺激：在根管治疗中，若术者未能精确控制工作长度或因弯曲根管导致预备过程中的长度变化，可能会引起根尖区的过度预备，进而对根尖周组织造成机械性刺激，表现为根管内血性渗出和根尖区深探痛。同时，根管充填材料超出根尖止点可能引起异物反应，导致术后自发痛或咬合痛等急性根尖周炎症状。此外，若根尖屏障受损，治疗中使用的高细胞毒性冲洗剂溢出根尖孔，可引发化学性刺激，加剧根尖周组织的炎症反应。

2. 根管治疗后疼痛的预防方法与处理原则

（1）预防方法：根管治疗后疼痛预防的关键在于彻底清理根管并避免损伤根尖周组织。预防措施包括准确测定并监控根管工作长度，防止过度预备或预备不足；使用合适技术和器械预防细菌推出根尖孔，并清除牙本质碎屑；维护根尖孔的解剖形态，避免破坏根尖屏障。在预备过程中，需保持根尖通道畅通，并及时调整工作长度，使用次氯酸钠溶液冲洗根管以控制感染。

（2）处理方法：根管治疗后若出现疼痛或急症，应先检查确定原因并针对性处理。轻微疼痛可服非甾体抗炎药如布洛芬，观察 1 ～ 3 天，并调整咬合高点。严重疼痛或急症患者需清除根管内感染物质，重新封药消毒。如有大量渗出，可开放髓室，但此方法有争议。若出现肿胀、脓肿或全身症状，需切开引流并用抗生素治疗。若根管充填后持续疼痛，可能需重新预备根管并封闭根尖孔。对于难治性病例，可能需进行根尖显微外科手术。

（二）根管治疗中的器械分离

根管治疗中的器械分离是一种常见的并发症。这种情况发生时，分离的器械会阻碍根管的预备和清理，可能导致预后不良，甚至治疗失败。

1. 器械分离的主要原因

（1）根管解剖因素：弯曲钙化细小的根管，根管口存在明显牙本质钙化突起的阻挡，或根管内存在急弯的根管等，在这些部位容易发生根管内器械分离。

（2）器械因素：不锈钢器械在使用中若螺纹变稀或变密，应立即废弃，以防金属疲劳导致分离。镍钛器械在弯曲钙化根管内易分离，尤其是传统镍钛器械，因其折断前不易察觉形变，需谨慎使用。旋转器械若前端卡在根管内，马达持续旋转可能产生高扭转应力，导致器械在卡抱处分离。

（3）操作因素：开髓孔不充分或操作不当，如旋转角度过大、用力过猛、跳号预备等，均易引起器械在根管内分离。

2. 器械分离的预防方法、处理方法及对根管治疗预后的影响

（1）预防方法：使用前应再仔细检查器械有无缺陷、有无变形，如有变化应立即抛弃。另外，对每件器械的使用均需计次，及时弃置存在分离危险的器械。

（2）处理方法：处理根管内折断器械的方法有多种，包括超声取出法、H 锉取出法、套管取出法和根尖手术等。其中，超声仪器在取出根管折断器械或异物方面具有显著优势，被认为是最有效的方法。

（3）对根管治疗预后的影响：器械的材质、直径和锥度都可能影响器械折断的发生。一般来说，碳钢材质的器械易腐蚀，已较少使用。镍钛合金器械在弯曲根管中具有优势，但在极度弯曲的根管中容易超出弹性极限而发生折断。在处理器械分离时，需要评估保留分离器械对根管治疗效果的影响及取出分离器械的风险。如果取出风险过高，可能会选择将分离器械留在根管内，并进行定期观察。

（三）软硬组织损伤

这种损伤可能是由于治疗过程中使用的化学药物或材料引起的。虽然根管治疗是牙科中常见的治疗方法，但它并非没有风险。例如，治疗过程中可能出现的器械折断、穿孔等问题，都可能导致软组织化学损伤。此外，器械进入体内还可能造成皮下气肿、牙根纵裂等并发症。

1. 软组织化学损伤

（1）发生原因：三氧化二砷牙髓失活剂因具有多种毒性，无法在体内降解，未控制使用易导致药物性根尖周炎，使用时间不宜超过 24 小时。多聚甲醛类失活剂需在 2 周内规范使用。封入失活剂后，必须确保窝洞密封，防止渗漏损伤牙龈。酚醛类根管消毒药虽具抗菌性，但可能加重急性根尖周炎症状，且不良反应使其逐渐被淘汰。

（2）治疗方法：治疗药物引起的软组织化学损伤，关键在于迅速彻底清除髓腔和根管内的化学药物，以防损伤扩大，并后续使用刺激性小的药物。对已损伤组织，需清除坏死部分，消毒创面，控制感染，并采取对症治疗。

2. 皮下气肿

（1）原因与症状：皮下气肿通常由于根尖屏障缺陷、治疗中使用气枪强力吹气或过氧化氢溶液冲洗不当导致气体进入根尖周组织，并可能扩散至眼眶、颊部等部位。表现为肿胀感和捻发音，使患者常感到精神不安。

（2）预防方法：预防皮下气肿需保持根尖屏障完整，避免使用压缩空气干燥根管，改用纸尖或棉捻。冲洗根管时，使用侧方开口针头，禁止加压，确保回流通畅。根尖手术应使用超声器械或低速手机，防止空气进入组织。

（3）治疗方法：皮下气肿发生后，应建立引流，预防感染，可能需使用抗生素治疗。一般在一周内可自然消退。

（四）髓室壁穿孔

1. 髓室壁穿孔的原因 髓室壁穿孔是根管治疗中较为严重的并发症，可能导致牙齿缺失。根管治疗出现的髓室壁穿孔通常是由医源性因素（如根管预备、打桩前预备）或病理性因素（如牙根吸收）造成的。在根管预备过程中，穿孔的发生率为2%～12%。穿孔的位置、周围污染情况、封闭的可能性、穿孔时间，以及封闭所用的材料等因素都会影响穿孔的预后。

2. 对于髓室壁穿孔的处理 需要遵循“及时、无菌、严密”三个原则。这包括及时修复穿孔部位、无菌操作以防止感染，以及对穿孔部位进行严密修复。在根尖区域的根管穿孔预后一般较好，但前提是能够充分地严密地将细菌封闭和修补穿孔。

十二、根管再治疗

（一）根管再治疗的适应证

1. 临床失败

（1）持续疼痛或不适：根管治疗后，患者仍持续感到疼痛、肿胀或其他不适症状，这可能是由于根尖周炎症未得到控制。

（2）窦道形成：根尖周病变可能导致窦道形成，表现为牙龈或皮肤上的小孔，常有脓液排出。

（3）牙齿变色：牙齿可能出现颜色改变，这可能是牙髓坏死的迹象。

2. 影像学失败

（1）根尖周透射区：X线检查或CBCT显示根尖周有持续的或新的透射区，表明根尖周存在炎症或感染。

（2）根管填充不完善：包括根管内填充物距离根尖孔过远（欠填），或填充物与根管壁之间存在空隙（空虚、欠填），在X线检查时显示有明显透射区。

（3）遗漏根管：多根牙中对应根尖区出现持续的、不愈合的根尖周透射区，或根分叉区、根中1/3的透射区。

3. 技术失误

（1）根管预备不足：根管未能被充分扩大和清理，导致感染物质残留。

（2）根管侧穿：器械超出根管范围，导致根管侧壁破损。

（3）根管超填：根管填充物超出根尖孔，刺激根尖周组织。

（4）器械分离：根管治疗过程中，器械断裂并留在根管内。

4. 生物学原因

（1）根管内残留牙髓：根管治疗时未能彻底清除牙髓组织。

（2）细菌感染：根管内残留细菌，导致根尖周炎症。

5. 牙体修复需求

（1）根管治疗后牙齿需要进行桩核冠修复，但原有根管治疗不满足修复要求。

（2）具体适应证案例：患者甲，根管治疗后持续疼痛，X线检查显示根尖周有透射区，诊断为根尖周炎，需进行根管再治疗。患者乙，根管治疗后牙齿变色，窦道形成，经检查发现根管内残留牙髓，需进行根管再治疗。患者丙，根管治疗后X线检查显示根管填充不完善，有间隙，需进行根管再治疗。

（二）根管再治疗的术前评估

1. 详细病史询问　了解患者之前的根管治疗情况，包括治疗时间、治疗医院、使用器械等。询问患者目前的症状，如疼痛、肿胀、窦道等。了解患者的全身状况，如是否患有系统性疾病，是否正在服用特定药物等。

2. 临床检查　检查牙齿有无叩痛、松动、窦道、牙冠破坏程度等。观察牙龈状况，有无红肿、出血等症状。使用探针、牙线等检查牙齿邻面接触点情况。

3. 影像学评估　通过X线检查或CBCT检查根管填充情况、根尖周组织状况、根管钙化程度等。分析根管形态、弯曲程度、根尖孔位置等。

4. 诊断性测试　进行温度测试、电测试等，评估牙髓状态。使用染色剂或细菌培养等方法，检测根管内细菌种类和数量。

5. 评估治疗难度　根据牙齿位置、根管弯曲程度、根管钙化情况等因素，评估治疗难度。分析患者全身状况，评估治疗风险。

6. 制订治疗计划　根据术前评估结果，制订合适的治疗计划。与患者沟通，说明治疗流程、可能的风险和预后。

（三）根管再治疗步骤

1. 冠方入口建立

（1）去除原有修复体和腐质：使用高速手机和钻针，去除牙齿上的修复体和腐质，暴露牙本质。

（2）选择合适的开髓孔形态：根据牙冠破坏程度，选择圆形、椭圆形或三角形等开髓孔形态。

（3）打开髓腔：使用高速手机和钻针，打开髓腔，暴露根管口。

2. 根管入口建立

（1）寻找根管口：使用根管探针、DG16 探针等，寻找根管口。

（2）去除根管口钙化物：使用超声器械、钻针等，去除根管口钙化物，暴露根管口。开通钙化或堵塞。

十三、根管外科手术

根管外科手术是一种治疗牙髓疾病和根尖周疾病的方法，主要包括根尖切除术、根尖刮治术和根尖倒充术。以下是对这三种手术的详细介绍。

（一）根尖切除术

1. 概述　是在保留牙齿的前提下，切除牙齿根尖部分，清除根尖病变组织，形成新的根尖孔，以消除根尖周炎症，促进根尖周组织愈合的一种手术方法。

2. 适应证

（1）牙髓炎或根尖周炎经根管治疗无效者。

（2）根管治疗过程中，根管器械折断于根尖部，无法取出者。

（3）根管弯曲、狭窄或钙化，无法进行彻底根管治疗者。

（4）根尖周囊肿、根尖肉芽肿等疾病。

（5）牙齿因外伤导致根尖折断，需保留牙齿者。

3. 手术步骤

（1）局部麻醉：患者采取仰卧位，术区进行局部浸润麻醉。

（2）翻瓣：在患牙唇（颊）侧牙龈处做弧形切口，翻开黏骨膜瓣，暴露牙槽骨。

（3）去骨：用骨凿去除根尖部的牙槽骨，充分暴露根尖。

（4）切除根尖：用根尖切除器切除根尖部分，长度为 2.0 ～ 3.0mm。

（5）清除病变组织：彻底清除根尖周病变组织，包括肉芽组织、囊肿等。

（6）根管倒充填：将根管内的充填物取出，用热牙胶进行根管倒充填。

（7）缝合：冲洗创面，将黏骨膜瓣复位，缝合伤口。

4. 术后护理

（1）给予抗感染治疗，预防感染。

（2）保持口腔卫生，避免食物残渣残留。

（3）定期复查，观察创面愈合情况。

（4）如出现疼痛、肿胀等症状，应及时就诊。

（二）根尖刮治术

1. 概述　是在根尖切除术的基础上，进一步清除根尖周病变组织，刮除根尖肉芽肿、囊肿等，以消除炎症，促进愈合的一种手术方法。

2. 适应证

（1）根尖周肉芽肿、囊肿等疾病。

（2）根尖切除术未能彻底清除病变组织者。

（3）根尖周炎症反复发作，经久不愈者。

3. 手术步骤

（1）局部麻醉：患者采取仰卧位，术区进行局部浸润麻醉。

（2）翻瓣：在患牙唇（颊）侧牙龈处做弧形切口，翻开黏骨膜瓣，暴露牙槽骨。

（3）去骨：用骨凿去除根尖部的牙槽骨，充分暴露根尖。

（4）刮除病变组织：用刮匙刮除根尖周病变组织，包括肉芽组织、囊肿等。

（5）冲洗创面：用生理盐水冲洗创面，去除残留物。

（6）缝合：将黏骨膜瓣复位，缝合伤口。

4. 术后护理

（1）给予抗感染治疗，预防感染。

（2）保持口腔卫生，避免食物残渣残留。

（3）定期复查，观察创面愈合情况。

（4）如出现疼痛、肿胀等症状，应及时就诊。

（三）根尖倒充术

1. 概述　根尖倒充术是在根管治疗过程中，因根管弯曲、狭窄或钙化等原因，无法进行彻底根管预备和充填时，采用的一种手术方法。该手术通过切除部分牙根，使根管直线化，便于进行根管治疗。

2. 适应证

（1）根管弯曲、狭窄或钙化，无法进行彻底根管治疗者。

（2）根管器械折断于根管内，无法取出者。

（3）根管内异物无法取出者。

3. 手术步骤

（1）局部麻醉：患者采取仰卧位，术区进行局部浸润麻醉。

（2）翻瓣：在患牙唇（颊）侧牙龈处做弧形切口，翻开黏骨膜瓣，暴露牙槽骨。

（3）去骨：用骨凿去除根尖部的牙槽骨，充分暴露牙根。

（4）切除牙根：用根尖到充数器切除部分牙根，使根管直线化。

（5）根管预备：进行根管预备，清除病变组织。

（6）根管充填：用热牙胶进行根管充填。

（7）缝合：冲洗创面，将黏骨膜瓣复位，缝合伤口。

4. 术后护理

（1）给予抗感染治疗，预防感染。

（2）保持口腔卫生，避免食物残渣残留。

十四、根管治疗后的牙体修复

1. 根管治疗后牙齿的变化

根管治疗是一种常见的牙髓治疗方法，旨在清除牙齿内部的感染组织，保存牙齿。然而，根管治疗后的牙齿会发生一系列变化，这些变化对后续的牙体修复具有重要意义。

（1）牙齿变化：①牙本质和牙釉质的变化。根管治疗过程中，牙本质和牙釉质可能会受到一定程度的损伤，导致牙齿结构变弱。②牙髓活力丧失。根管治疗后，牙髓组织被清除，牙齿失去活力，变得干燥和脆弱。③牙根吸收。在极少数情况下，根管治疗可能导致牙根吸收。④牙冠颜色改变。牙齿失去牙髓后，可能会出现颜色改变，变得暗淡或发黑。⑤牙根折断。根管治疗后的牙齿在受到外力时，容易发生牙根折断。

（2）影响：这些变化对牙体修复提出了更高的要求，修复材料和方法需要能够适应这些变化，以确保修复体的成功率和使用寿命。

2. 牙体修复前的评估和预处理

（1）评估

1）检查牙齿剩余结构：评估牙本质、牙釉质的健康状况，确定修复方案。

2）根管治疗效果评估：确保根管治疗彻底，无残留感染。

3）牙周状况评估：检查牙周组织健康状况，必要时进行牙周治疗。

（2）预处理

1）去除腐质和原有充填物：清除牙齿表面的腐质和原有充填物，为修复创造条件。

2）制备洞形：根据牙齿缺损情况，制备合适的洞形，以容纳修复材料。

3）消毒：对牙体和根管进行彻底消毒，预防感染。

3. 根管治疗后牙齿的直接修复

（1）概述：直接修复是在根管治疗后，使用复合树脂等材料直接在牙齿上进行修复的方法。

（2）适应证

1）牙齿缺损较小，剩余牙体结构足以支持修复体。

2）患者对美观要求较高，希望尽量保留自然牙体。

（3）修复步骤

1）制备洞形：根据牙齿缺损情况，制备合适的洞形。

2）选择修复材料：根据患者需求，选择合适的复合树脂等材料。

3）充填修复材料：将修复材料充填至洞形内，恢复牙齿形态。

4）光照固化：使用光固化灯照射修复材料，使其固化。

5）打磨抛光：修整修复体边缘，使其与周围牙齿自然过渡，提高美观度。

4. 根管治疗后牙齿的间接修复

（1）概述：间接修复是在根管治疗后，使用牙冠、嵌体等修复体对牙齿进行修复的方法。

（2）适应证

1）牙齿缺损较大，剩余牙体结构不足以支持直接修复。

2）需要提高牙齿的咀嚼功能。

3）患者对美观有较高要求。

（3）修复步骤

1）制备牙体：根据修复体类型，制备相应的牙体。

2）取印模：使用印模材料取印模，确保印模准确。

3）制作修复体：根据印模制作牙冠、嵌体等修复体。

4）试戴修复体：将修复体试戴在牙齿上，检查密合度和美观度。

5）粘接修复体：使用粘接剂将修复体固定在牙齿上。

5. 注意事项

（1）确保修复体与牙体之间的密合度，防止细菌侵入。

（2）定期复查：检查修复体和牙周状况。

根管治疗后的牙体修复是一个复杂的过程，需要综合考虑牙齿的变化、修复前的评估和预处理、直接修复和间接修复等多种因素。为了确保修复成功，牙医和患者需密切配合，遵循正确的操作步骤。

▶知识拓展

牙髓塑化治疗

牙髓塑化治疗是一种治疗牙髓炎的方法，治疗时需要将根管内部分牙髓抽出，然后向根管内注入配制好的塑化液，与牙髓组织聚合一体，以消除病原刺激物。这种治疗方法操作简便，疗效好，适用于牙髓炎、根尖周炎的后牙，以及老年人的前牙。特别是在根管弯曲细小，或根管内器械折断未能取出时，塑化治疗是较好的选择。

牙齿塑化治疗的具体过程是将液态的酚醛树脂塑化剂注入已拔除大部分牙髓的根管中，塑化剂逐步渗透并填充满根管，聚合时将病原物质包裹塑化，从而治疗牙髓疾病。适应证包括成年人根尖孔牙髓病、急慢性牙髓炎、残髓炎、牙髓坏死、牙髓钙化（不完全）、急性根尖周炎（经急性处理使炎症消失）、慢性根尖周炎、根管器械折断未超过根尖孔的情况等。不过，这种治疗方法也有禁忌证，如乳牙和年轻恒牙、前牙、根尖狭窄区已被破坏的牙齿、根管完全钙化的牙齿等。

与根管治疗相比，塑化治疗在治疗方式上有所不同。塑化治疗不涉及根管预备和牙髓的彻底清除，而是用塑化液投入到根管内进行塑化封闭。根管治疗则包括根管的彻底清创、消毒、隔湿，并使用牙胶尖进行填充。根管治疗在临床上应用更广泛，治疗效果和复发率方面优于塑化治疗。

总的来说，牙髓塑化治疗是一种有效的治疗方法，特别适用于某些特定情况，但它也有其局限性。具体选择哪种治疗方法，应由专业牙科医师根据患者的具体情况来决定。

考试知识点总结

本章小结

协和云课堂……　拓展练习及参考答案

（郭方兴　张蕴涵）

第三篇

牙 周 病

第六章　牙周病概述

教学课件

学习目标

素质目标

（1）具备提高公众牙周健康的意识，并树立职业责任意识。

（2）具备严谨认真的学习工作态度。

（3）具备综合思辨能力。

知识目标

（1）掌握：牙周组织的应用解剖和生理特点。

（2）熟悉：牙周疾病的流行情况。

（3）了解：牙周疾病流行的影响因素及好发部位。

能力目标

（1）能判断牙周组织健康情况。

（2）能对牙周病患者进行正确的口腔卫生宣教。

案例导入

【案例】

患者，女性，21 岁。

主诉：刷牙时牙龈出血 1 年，近 1 周加重。

现病史：1 年来患者刷牙时出现牙龈少量出血，认为是“上火”，曾自服牛黄上清丸未见明显效果。近 1 周出血加重，但可自行止住，前来我院就诊。

既往史：否认肝病、血液病、糖尿病等疾病病史，否认药物过敏史。

个人史：无特殊嗜好。每日刷牙 2 次，横刷法。

家族史：父母身体健康。

口腔检查：口腔卫生不良，牙石（+），牙面沉积大量软垢。牙龈呈暗红色，牙龈边缘肿胀，龈乳头圆钝，质地松软，表面光亮，探诊易出血，龈沟深度 3mm，未探及附着丧失。无松动，叩（-），𬌗关系正常。

辅助检查：血常规检查正常，X线检查显示牙槽骨正常。

【问题】

1. 对该病例的描述中，患者哪些牙周组织为异常表现，其正常表现应该是什么？
2. 该患者牙周组织所表现的异常对前牙美学区是否有影响，有哪些影响？

· 核心知识拆解 ·

牙周病是发生在牙周支持组织疾病的统称，包括牙龈病和牙周炎两大类，牙龈病是发生在牙龈组织的疾病，而牙周炎则是累及牙龈、牙周膜，牙槽骨和牙骨质的炎症性破坏性疾病。

牙周组织是环绕牙齿周围的结构，包括牙龈、牙周膜、牙槽骨和牙骨质。牙周组织的健康状况对于牙齿的正常功能及整体口腔健康具有至关重要的影响。本章着重介绍牙周组织（牙龈、牙周膜、牙骨质、牙槽骨）的应用解剖和生理特点，牙周组织的血液供应及神经支配，牙周组织的增龄性变化，以及前牙美学区的临床特点，同时还介绍牙周病的流行病学特点。应重点掌握牙周组织的应用解剖和生理特点。

牙周病作为口腔主要疾病之一，在全球范围内患病率较高，尤其在我国，其发病率甚至超过了龋病。随着我国步入老龄化社会，牙周病正逐渐成为一个显著的社会健康问题。因此，口腔医务工作者肩负着重要的责任和使命，必须开展口腔健康教育，让更多人深刻认识到预防和治疗牙周病的重要性，并主动提升个人的口腔健康水平和保健意识。当前的医疗技术已经证明，通过有效的菌斑控制，牙周病是可以预防的，而且早期治疗通常能取得良好的效果。此外，牙周健康与多种口腔疾病紧密相关，甚至与全身健康状况和疾病相互影响。因此，口腔医师应当具备全面、综合和系统的诊疗观念。

第一节　牙周组织应用解剖和生理

牙周组织亦称为牙周支持组织，其组成包括牙龈、牙周膜、牙槽骨和牙骨质。牙骨质既属于牙体组织，也属于牙周组织，它与牙周膜、牙槽骨一样，都是由牙发育期牙囊中分化的细胞组成，与牙龈、牙周膜和牙槽骨共同构成了一个将牙牢固地附着于牙槽骨以承受咬合力的功能系统，该系统使口腔黏膜与牙体硬组织之间呈现良好的封闭状态。故将牙龈、牙周膜、牙槽骨和牙骨质合称为牙周支持组织。

一、牙龈

微课：牙龈的解剖特点

牙龈（gingiva）是覆盖于牙颈部周围和牙槽突表面的口腔黏膜上皮及其下方的结缔组织，其组成包括游离龈、附着龈和龈乳头三部分（图6-1）。其功能在于维护牙齿及其支持结构的完整性，抵御外部有害因素的侵袭。

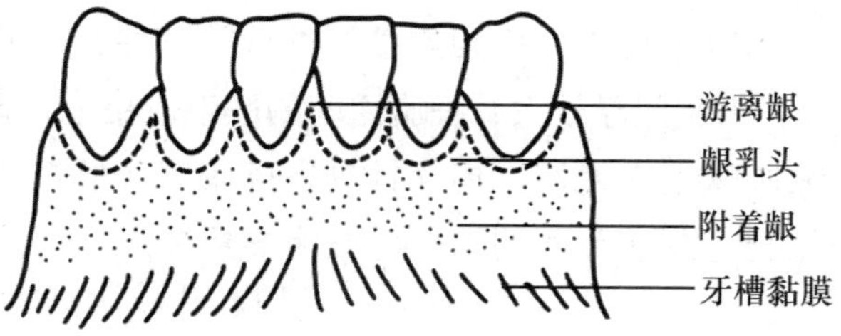

图 6-1　牙龈的表面解剖示意图

（一）游离龈

游离龈（free gingiva）又称边缘龈（marginal gingiva），正常游离龈色粉红，形态菲薄，宽约1mm，呈领圈状包绕牙颈部，紧贴牙面。其与牙面之间有一细小间隙，称为龈沟。在牙齿完全萌出之后，龈沟的底部位于釉牙骨质界处。常将龈沟的深度作为牙周病检查的重要临床指标之一，健康牙龈的龈沟组织学深度平均为 1.8mm。临床上，用带有刻度的钝头牙周探针探查的龈沟深度称为牙周探诊深度，正常的牙周探诊深度应不超出 3mm。

（二）附着龈

附着龈（attached gingiva）是与游离龈相连续的部分，都是角化上皮，有时将附着龈与游离龈合称为角化龈。二者之间表面有一条微向牙面凹陷的小沟，称为游离龈沟。附着龈血管较少，呈粉红色，质地坚韧，不可移动。其表面有橘皮样的点状凹陷，称为点彩，在牙龈表面干燥时点彩较明显，当牙龈发炎时，原有的点彩减少或消失，但部分正常人也可无点彩。附着龈向根方与牙槽黏膜相接，两者之间有明显的界限，称为膜龈联合。在人的一生中，膜龈联合的位置基本恒定。牙槽黏膜的上皮薄，无角化，其下方的结缔组织较为疏松，且血管丰富，因而牙槽黏膜颜色深红，移动度大。附着龈的复层鳞状上皮下方无黏膜下层，由固有层直接紧附于牙槽骨表面的骨膜上，固有层中富含胶原纤维。

（三）龈乳头

龈乳头（gingiva papilla）又称为牙间乳头，由游离龈和部分附着龈构成，呈锥形，充满于相邻两牙接触区根方的楔状间隙中。每颗牙的颊、舌侧龈乳头在牙齿的邻面接触区下方的汇合处略凹，称为龈谷（图 6-2）。此处上皮无角化，对局部刺激物的抵抗力较低，容易发生牙周疾病。

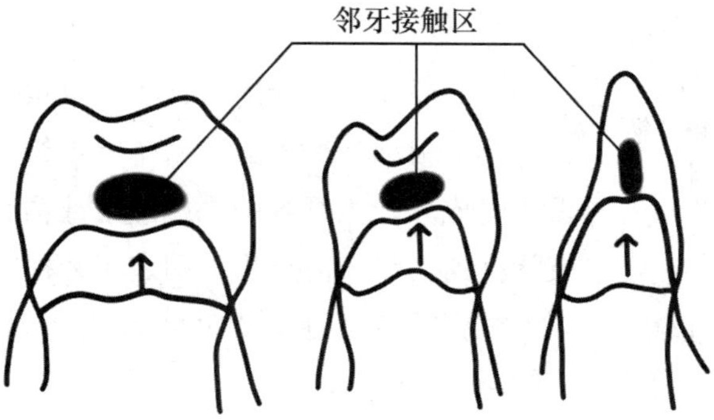

图 6-2　龈谷与牙形态的关系示意图

（四）龈牙结合部

龈牙结合部指牙龈组织借结合上皮与牙面相连接，进行了良好封闭的软硬组织交界处。结合上皮无角化层，也无上皮钉突，细胞间隙较大，细胞之间的联系较松弛，上皮通透性较高，所以机械力较易将其穿透或撕裂，故临床上在使用牙周探针进行健康龈沟的探查时，常会出现探针穿透到结合上皮内，而不是出现结合上皮从牙面剥离，此原因导致牙周探诊深度常大于组织学的龈沟深度。

（五）生物学宽度

生物学宽度指龈沟底与牙槽嵴顶之间的恒定距离，它包括结合上皮（约 0.97mm）和牙槽嵴顶以上的牙龈结缔组织（约 1.07mm），共约 2mm（图 6-3）。当牙齿主动萌出或采用人工牵引的方式使牙齿继续萌出时，牙槽嵴顶会随之增高；当将牙齿压入牙槽窝时，牙槽嵴会随之发生吸收。在这两种情况下，结合上皮附着的位置与牙槽嵴顶之间的关系保持不变。即使随着年龄增大或在病变情况下，上皮附着向根方迁移，牙槽嵴顶随之降低，但龈沟底与牙槽嵴顶之间的生物学宽度仍保持不变。

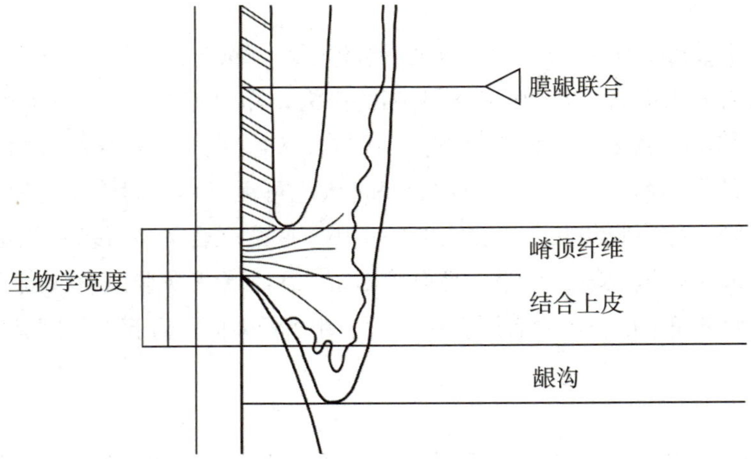

图 6-3　牙周生物学宽度示意图

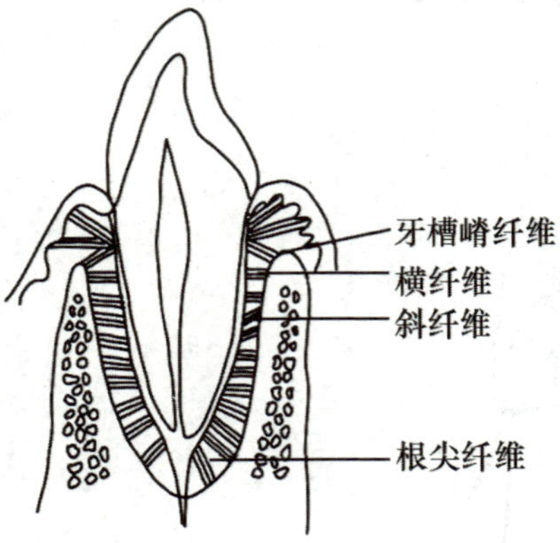

图 6-4　牙周膜主纤维

二、牙周膜

牙周膜又称为牙周韧带（periodontal ligament），是围绕牙根并连接牙根和牙槽骨的致密结缔组织，胶原构成的主纤维是其最重要的成分。主纤维的一端埋入牙槽骨，另一端埋入牙骨质，成束状排列，将牙齿悬吊、固定于牙槽窝内。

根据牙周膜主纤维束的位置、排列方向和功能可分为 5 组（图 6-4）。

（一）斜纤维

斜纤维是数量最多、力量最大的一组牙周膜纤维，自牙骨质斜行向冠方进入牙槽嵴。其功能是承受咀嚼力，并将该力转变为牵引力，均匀传递到牙槽骨上。

（二）牙槽嵴纤维

牙槽嵴纤维自结合上皮根方的牙骨质斜行进入牙槽嵴，其功能是牵引牙向牙槽窝内，并对抗侧方力量。

（三）横纤维

横纤维在牙槽嵴纤维的根方，自牙骨质呈水平方向进入牙槽骨。

（四）根尖纤维

根尖纤维位于根尖区的细小纤维，自牙骨质呈放射状进入牙槽窝底部的骨内。其可固定根尖，保护进出根尖孔的血管和神经。在牙根尚未完全形成的牙中，没有此组纤维。

（五）根间纤维

根间纤维仅存在于多根牙各根之间，其功能是防止多根牙向冠方移动。

在静止状态下，牙周膜纤维略呈波浪状，因此，牙存在微小的生理动度。虽然牙周膜主纤维在位置、排列方向及功能上有所不同，但是它们之间能够互相协调，共同支持和稳固牙齿，以完成咀嚼功能。

牙周膜的宽度随年龄和功能状态而有所不同，在牙根中部支点附近的宽度最窄，在牙槽嵴顶和根尖孔附近相对较宽，一般为 0.15 ～ 0.38mm。

三、牙骨质

牙骨质（cementum）覆盖于牙根表面，硬度与骨相似。其中含 45% ～ 50% 的无机盐，50% ～ 55% 的有机物和水，终生可不断沉积。

牙骨质既属于牙体组织，又属于牙周组织，它不仅稳固牙于牙槽窝内，承受和传递咬合力，还参与牙周病变的发生和修复，它的新生也来源于牙周膜。

牙骨质近牙颈部最薄，仅 16 ～ 50μm，向根方逐渐增厚，在根尖 1/3 和根分叉处可达 150 ～ 200μm。在牙颈部的牙釉质与牙骨质交界处为釉牙骨质界，有三种形式（图 6-5）。60% ～ 65% 的牙为牙骨质覆盖牙釉质，约 30% 的牙为两者端端相接，另外 5% ～ 10% 为两者不相接，其间牙本质暴露。对于第三种情况，当发生牙龈退缩而牙颈部暴露后，易发生牙本质过敏症。在牙周治疗时，牙颈部菲薄的牙骨质也容易被刮去而暴露牙本质。

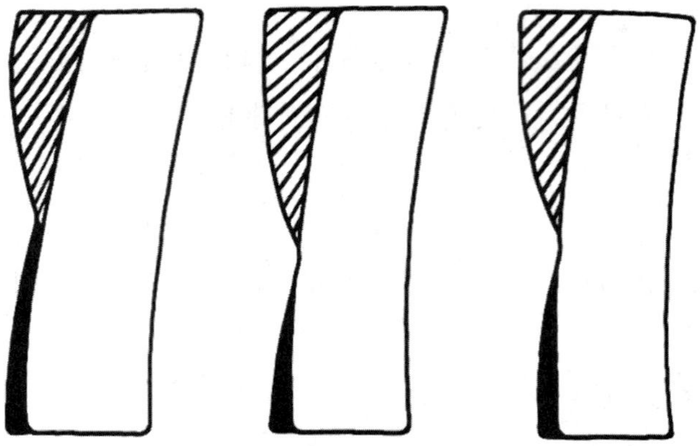

图 6-5　釉牙骨质界的三种形式示意图

四、牙槽骨

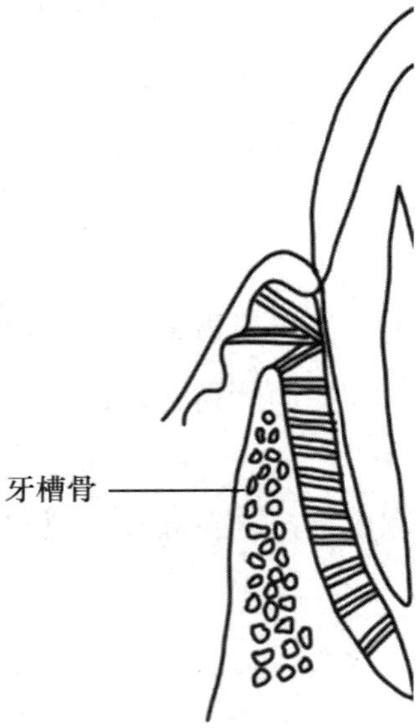

图 6-6　牙槽骨

牙槽骨（alveolar bone）又称为牙槽突，是上、下颌骨包绕和支持牙根的部分（图 6-6）。其容纳牙根的窝称牙槽窝，牙槽窝的内壁称为固有牙槽骨；牙槽窝冠方的游离端为牙槽嵴；牙槽骨最冠方，即邻近牙颈部处称为牙槽嵴顶，正常牙槽嵴顶处可呈不同的形态。两牙之间的牙槽突称为牙槽间隔。固有牙槽骨又称硬骨板，在 X 线检查中呈围绕牙根连续的致密白线。当因炎症或创伤等而出现牙槽骨吸收时，硬骨板模糊、中断或消失。硬骨板是检查牙周组织的重要标志之一。

牙周组织中代谢和改建最活跃的就是牙槽骨，其改建情况受局部和全身因素的影响。局部因素包括功能的需要和改变、炎症等，全身因素可能是性激素、甲状旁腺素、骨钙素影响等。在牙及牙槽骨承受咬合力时，牙槽骨的受压侧会发生吸收，受牵引侧会有新骨产生。咬合力在生理范围内时，骨的吸收和新生则保持平衡，牙槽骨的形态和高度保持相对的稳定。如牙的生理性近中移动，即当牙完成主动萌出，因长期磨耗造成牙的邻面变扁平，牙的近远中径变窄，在咬合力作用下牙趋向于近中移动。牙槽骨的重建就伴随在这种生理性近中移动中，牙槽骨在牙的近中受压区吸收增加，在牙的远中张力区形成新的束状骨层。

支持牙齿并使牙固定于牙槽窝内以行使𬌗功能是牙槽骨的主要功能。

五、牙周组织的血液供应及神经支配

牙龈有双重的血液供应，分别源于牙槽骨骨膜表面、牙槽骨间隔及牙周膜的血管，血管间相互吻合成网。牙龈的神经主要来自三叉神经感觉支，如上、下颌神经的上、下牙槽支。

牙周膜的血液供应来自牙龈的血管和上、下牙槽动脉进入牙槽骨的分支及牙槽动脉进入根尖孔前的分支，这些血管亦呈网状吻合。牙周膜内丰富的神经纤维来自三叉神经，牙周膜通过三叉神经传递触、压觉和痛、温觉，因此，当临床叩诊检查或牙周膜有急性炎症时，患者能明确指出患牙的位置（图 6-7）。

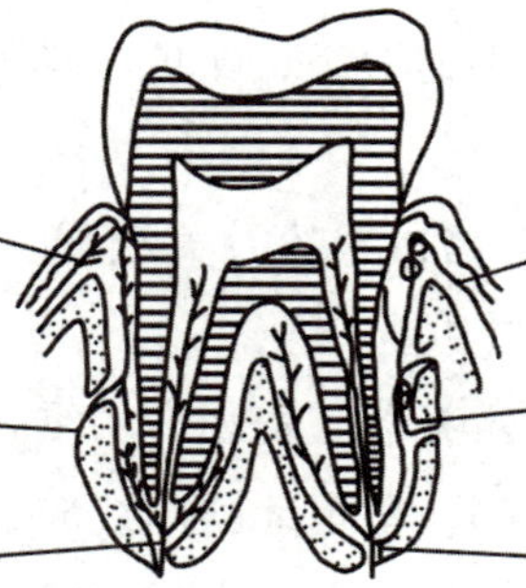

图 6-7　牙周组织的血管及神经示意图

六、牙周组织的增龄性变化

随着年龄的增长，牙龈、牙周膜、牙槽骨和牙骨质等牙周组织的结构会发生一系列变化。

（一）牙龈增龄性变化

随着年龄的增长，牙龈上皮角化程度降低，钉突减少或无改变。牙龈上皮细胞的分裂指数增加或无变化。牙龈结缔组织中的细胞数量减少，细胞间质增加，耗氧量下降。但是膜龈联合线的位置不随年龄的增加而改变，较为恒定。牙龈的脆弱性逐渐增加，更易发生牙龈炎和牙周炎。

（二）牙周膜增龄性变化

随着年龄的增长，牙周膜弹性纤维逐渐增多，血管数量、细胞有丝分裂活性及胶原纤维的量和黏多糖减少。可能是受失牙的影响，使剩余牙的功能性负荷加大导致牙周膜宽度增加，也可能是由于咀嚼肌强度的下降，使相应的牙周功能降低导致牙周膜宽度减少，还可能是由于牙骨质和牙槽骨的不断沉积而导致牙周膜间隙消失。牙周膜的弹性和韧性亦会下降，影响牙齿的稳定性。

（三）牙槽骨增龄性变化

牙槽骨的增龄性改变与机体其他部位骨骼系统的增龄性改变相似，包括骨密度降低、血管减少、代谢率及修复功能下降，导致牙齿的支撑力减弱，进而易引发牙齿松动乃至脱落。

（四）牙骨质增龄性变化

在牙周膜侧，牙骨质的增龄性变化更加不规则。牙骨质不断增多变厚，从 10 到 70 岁的增厚 3 倍，主要在根尖区和根分叉区，以代偿牙的𬌗面磨耗和继续萌出。牙骨质增生是明显的牙骨质增厚，可发生于一颗牙或整个牙列。牙骨质的轻微吸收也经常发生，但只有吸收程度严重时才能在 X 线检查上显现出来。

七、前牙美学区的临床特点

前牙美学区不仅关系到患者的外观，还涉及发音、咀嚼等口腔功能，以及对患者心理健康的影响。对前牙美学区的临床特征进行深入研究，对于提高口腔治疗效果和患者的生活质量具有重要意义。

前牙美学区的临床特征主要包括牙齿的形态、颜色、排列及牙龈的形态和颜色，还与患者的年龄、性别、职业等因素有关。

1. 牙齿的形态和颜色 直接影响到患者的笑容及美观度。

2. 牙齿的排列 关系到殆关系和咀嚼功能。

3. 牙龈的颜色和形态 也是影响前牙美学区美观度的重要因素，健康的牙龈呈粉红色，龈缘菲薄，形态饱满，包绕在每一颗牙的牙颈部，呈现牙龈曲线轮廓，在两牙之间的邻间隙有龈乳头凸向殆面方向，呈现牙龈曲线轮廓。根据牙槽骨水平、生物学宽度、邻牙接触区的位置及牙根外展隙形态，决定龈乳头的高度。当龈乳头不足以充满楔状隙时，就会在两牙的邻间形成“黑色三角”。如果龈乳头肿大与其他部位龈乳头不协调，亦会影响美观。龈缘一般呈弧线形，其最根方的点称为牙龈顶点。上颌侧切牙的牙龈顶点比中切牙和尖牙更靠近切缘方向 0.5 ～ 1.0 mm。牙龈平面是上颌中切牙与尖牙的牙龈顶点连线，其应与上颌切端曲线及下唇曲线相平行一致，还应平行于口角连线、瞳孔连线，或垂直于中线。如果不平行，则会影响美学平衡感，严重时需要手术进行矫正。

因此，在临床实践中，医师应运用现代美学理念，结合患者的社会文化背景和个人偏好，进行综合评估。通过与患者进行充分的沟通，了解其对美学治疗的期望和需求，制订出更加精准和个性化的治疗计划，以达到最佳的治疗效果。同时，医师还应关注治疗过程中患者的舒适度和治疗后牙的长期稳定性，确保患者在获得美观效果的同时，也能拥有良好的口腔健康和功能。

▶知识拓展

WHO 的健康十大标准

世界卫生组织（WHO）提出的健康十大标准如下。

1. 有充沛的精力，能从容不迫地担负日常生活和繁重工作，而且不感到过分紧张与疲劳。

2. 处事乐观，态度积极，乐于承担责任，事无大小，不挑剔。

3. 善于休息，睡眠好。

4. 应变能力强，能适应外界环境的各种变化。

5. 能够抵抗一般性感冒和传染病。

6. 体重适当，身体匀称。站立时，头、肩、臂位置协调。

7. 眼睛明亮，反应敏捷，眼睑不易发炎。

8. 牙齿清洁，无龋病，不疼痛；牙龈无出血现象。

9. 头发有光泽。

10. 肌肉丰满，皮肤有弹性。

以上标准涵盖了身体、精神和社会适应等多个方面，旨在帮助人们全面了解和维护自身的健康状况。

第二节 牙周病的流行病学

一、流行情况

牙周病是人类最易患的口腔疾病之一，在我国关于牙周病的调查资料有很多。我国分别于1982—1984年、1995—1997年、2005—2007年、2015—2017年进行了4次全国性的口腔流行病学抽样调查，以了解我国不同人群的口腔健康状况及变化。

第一次全国口腔健康流行病学调查抽样检查了29个省、市、自治区的7岁、9岁、12岁、15岁、17岁五个年龄组的131 340名中小学生龋病和牙周病的流行情况，结果显示，中小学生牙龈炎患病率为66.8%。第二次全国口腔健康流行病学调查抽样检查了11个省、市、自治区的12岁、15岁、18岁、35～44岁和65～74岁五个年龄组的117 260人的牙周状况，结果发现，牙周炎患病率随着年龄的增长而增高。第三次全国口腔健康流行病学调查抽样检查了30个省、市、自治区的5岁、12岁、35～44岁和65～77岁四个年龄组的93 826人的口腔状况，调查显示牙龈出血检出率35～44岁年龄组最高，达到77.3%，牙周探诊深度和牙周附着丧失随年龄的增长而增加。第四次全国口腔健康流行病学调查抽样检查了31个省、市、自治区的3～5岁、12～15岁、35～44岁、55～64岁和65～74岁五个年龄组的172 425人的口腔健康状况，结果发现，35～44岁居民中，口腔内结石检出率为96.7%，牙龈出血检出率为87.4%，与10年前相比上升了10.1个百分点，提示中年人牙周健康状况仍有待提升。

牙周病调查总的规律是牙龈炎在儿童和青少年中的患病率为70%～90%。牙龈炎最早可在3～5岁患病，其患病率和严重性随着年龄的增长逐渐增加，到青春期患病率达到高峰。牙周炎的患病率和严重性也随年龄增长而增加，35岁以后患病率增加明显，到50～60岁时患病率达高峰，以后患病率有所下降，可能与部分牙因牙周破坏严重而被拔除有关。

二、影响因素

1. 口腔卫生状况 口腔卫生不良容易导致或加速菌斑、软垢、牙石等病源性因素在牙面的积聚，诱发和促进牙周病损的形成，并且使病情迁延难愈。因此，目前口腔卫生仍然被认为是诱发牙周疾病及影响其病情的最主要因素。因为菌斑和牙石量的多少与牙周病之间多呈正相关，所以菌斑指数、牙石指数等也可作为参考指标用以评判牙周病的程度。

2. 年龄 老年人的牙周附着丧失重于年轻人，单纯的牙龈炎多见于年轻人和儿童。

3. 性别 男性的牙周病患病率和严重程度一般高于女性。

4. 种族 侵袭性牙周炎有较明显的种族倾向，黑种人患病率较高。

5. 社会经济状况 国外研究显示，受教育程度高和经济收入高者的牙周病患病率相对较低，这可能与这些人对口腔健康的重视程度较高和日常口腔护理程度较好有关。

6. 吸烟 吸烟者的病情相对重。

7. 全身性疾病 患有糖尿病、血液系统疾病等。

8. 特定的微生物感染 牙龈卟啉单胞菌、伴放线聚集杆菌、福赛坦氏菌、中间普氏菌的感染等。

9. 不良习惯 嚼槟榔的习惯可加重牙周炎。

10. 某些基因背景 白细胞介素 -1 基因多态性等。

三、好发部位

牙周病具有部位特异性。根据菌斑、牙石量、炎症程度及牙槽骨吸收程度等综合分析得出各个牙患病频率的顺序。最易受累的为下颌切牙和上颌磨牙，其次是下颌磨牙、尖牙和上颌切牙、前磨牙，最少受累的为上颌尖牙和下颌前磨牙。

对于牙槽骨吸收的总体分析结果：除下颌前牙外，上颌较下颌更重，邻面大于颊舌侧，切牙和磨牙区大于尖牙和前磨牙区，最少受累的是上颌尖牙和前磨牙区。这些结果与牙槽萌出时间、顺序、在牙弓中所处位置、承受咬合力大小、菌斑和牙结石分布特点、𬌗关系等均相关。

▶知识拓展

口腔健康的“8020”计划

俗话说，人老先从牙老，牙脱落的多，尚存的少。许多人认为，七八十岁的老人，牙齿全部脱落是非常正常的现象。但学者们通过调查发现，如果能够很好地维持口腔健康，80 岁老人应该还可以有 20 颗牙。这个概念最早是由日本学者提出的，得到了世界各国学者的认同。

世界卫生组织在 2001 年正式提出了“8020”计划，呼吁人们把 80 岁时仍然拥有 20 颗牙作为一个人生目标，即维持基本口腔功能状态，或通过最低限度的修复，尽可能修复口腔功能，以达到理想的生活质量。

目前我国的老年人群距离“8020”这个目标差距还很大。因此，在老年人中宣传口腔保健的知识是非常有必要的。只要每个老年人都关注自己的口腔健康，注意口腔卫生，发现问题及时咨询、就诊及治疗，每个人都可以达到“8020”计划的要求。即使到晚年，依然可以拥有洁白、整齐的牙齿，绽放自信美好的笑容。

—• 考试知识点总结 •—

—• 本章小结 •—

—• 协和云课堂…… 拓展练习及参考答案 •—

（曹长红 魏 丽 闫 闯 张文平）

第七章　牙周病的发病因素

教学课件

学习目标

素质目标

（1）具备提高公众牙周健康的意识。

（2）具备良好的学习态度及严谨认真的工作作风，并且树立职业责任意识。

（3）具备科学探索精神。

知识目标

（1）掌握：牙周病发病的微生物因素和常见局部促进因素。

（2）熟悉：牙周病发病的全身因素。

（3）了解：牙周组织防御机制及宿主的免疫炎症反应。

能力目标

（1）能分析牙周病病因。

（2）能对牙周疾病的预防进行宣教。

案例导入

【案例】

患者，女性，15 岁。

主诉：刷牙和吃苹果时牙龈出血 1 年。

现病史：1 年前，患者于每日刷牙或吃苹果时都会发生牙龈出血，但是出血经过含漱清水能够终止。曾做过牙周治疗，出血症状减轻。近 2 个月来再次发生牙龈出血，故来我院就诊。

既往史：无血液病、肝炎等系统性疾病史，无药物过敏史。

个人史：无特殊嗜好，每日刷牙 2 次。

家族史：父母身体健康，无类似疾病。

口腔检查：上下前牙牙列拥挤，软垢（+），牙龈色鲜红、水肿光亮，龈乳头呈球状突起，质地松软，探诊出血，牙周探诊深度 4mm，无松动。

辅助检查：血常规检查正常，X 线检查显示牙槽嵴顶无吸收。

【问题】

1. 引起患者出现牙周问题的主要原因有哪些?

2. 如何对该患者进行相关知识宣教?

·核心知识拆解·

牙周病的病因复杂，近一个多世纪以来，经过世界各国学者的共同努力，对于牙周病病因的研究已经进入一个崭新的时代。目前公认牙周病是多因素疾病，其中牙菌斑生物膜是最主要的致病因素，菌斑的细菌及其产物是引发牙周病必不可少的始动因子，直接和间接地参与了牙周病的全过程。但是，牙周病的发生、发展还受其他局部因素的影响和全身因素的调控。各因素之间互相联系、互为协同，或互相影响、互为拮抗。本章着重介绍牙周病的发病因素，应重点掌握牙周病发病的微生物因素和常见局部促进因素。

第一节 牙周病发病的局部因素

一、牙周病发病的微生物因素

（一）口腔正常菌群

超过 700 种微生物寄居在人类口腔中，包括需氧菌、兼性和专性厌氧菌，以及真菌、病毒、支原体、螺旋体等。口腔微生物群是在人类与微生物长期共存进化的过程中形成的产物，它们与人体共享空间、共同栖息，称为口腔正常菌群或共生微生物。它们能最大限度地适应口腔局部环境，刺激宿主的防御系统，或促使宿主产生耐受，宿主能持续控制这些共栖菌，防止其入侵组织。

正常情况下，许多口腔细菌的共栖方式错综复杂，维持着菌群之间及菌群与宿主的动态平衡，以维持口腔健康，这些菌群通常对宿主无害，甚至有益，故称为口腔正常菌群或固有菌群。它们的作用包括：①作为生物屏障，抑制外源性微生物定植。②维持口腔及全身（如消化道）微生物的生态平衡。③刺激宿主免疫系统发育。④发挥营养功能，如合成维生素（如 B 族维生素）、参与营养代谢等。这种菌群与宿主的和谐共栖，体现了二者长期适应、高度演变的动态平衡，对口腔健康至关重要。

正常菌群中各种微生物群体的种类和数量受物理、化学及生物因子的影响，其优势种群的种类和数量会发生消长和波动，也可随口腔卫生习惯、饮食及年龄等局部或全身情况发生变动。因此，口腔正常菌群具有相对性、动态性、可变性和条件性。当菌群间失去相互制约或微生物和宿主平衡被打破时，菌群可能变得有害。它们往往通过引发内源性感染、为外源性感染创造条件，或致敏宿主等方式，导致牙周组织破坏。

牙周组织所处的环境（唾液和龈沟液）形成了有氧到无氧的不同氧张力区域，加上适宜的湿度、温度和营养条件，也给微生物提供了定居的特殊微环境。从牙周袋分离出的微生物有500种以上，多数为口腔正常菌群，也有部分为短暂存在的过路菌。

（二）牙菌斑生物膜

1. 牙菌斑生物膜的新概念 菌斑这一名词是布莱克（Black）于1898年首先引入口腔医学的。牙菌斑（dental plaque）被描述为胶黏在牙面上不能被水冲去的细菌斑块。目前，对牙菌斑生物膜的新定义：牙菌斑是一种细菌性生物膜，是由基质包裹的互相黏附，或黏附于牙面、牙间或修复体表面的软而未矿化的细菌性群体，不能被水冲掉或漱掉。该定义强调牙菌斑生物膜不同于悬浮的单个细菌，它是以整体生存的微生物生态群体，凭借牙菌斑生物膜这独特结构，细菌黏附在一起生长，难以清除。另外，牙菌斑生物膜的形成是一种适应过程，使细菌能抵抗表面活性剂、抗生素或宿主防御功能等的杀灭作用，长期生存，并使各种细菌能在合适的微环境中发挥不同的致病作用。

2. 牙菌斑生物膜的形成

（1）获得性膜的形成：获得性膜（acquired pellicle）最初由唾液蛋白或糖蛋白吸附于牙面，形成一层无结构、无细胞的薄膜，由蛋白质、糖类和脂肪等组成。它形成的速度很快，在刚清洁过的牙面上，数分钟内便可形成，1～2小时迅速成层增厚，厚壁为1～20μm，在龈缘区较厚，牙尖区较薄。其作用在于能为细菌黏附提供特殊受体，可选择性吸附细菌至牙面，可促进早期细菌黏附定植，也为其他细菌附着提供表面，并能决定细菌附着的顺序，又可作为细菌的营养。因此，获得性膜是牙菌斑形成的基础。

（2）细菌黏附和共聚：细菌黏附（adhesion）一旦获得性膜形成，口腔内细菌便陆续地定植于薄膜上。细菌表面与宿主组织表面间存在着高度选择性，仅少数细菌具有直接黏附于薄膜上的能力。细菌共聚（coaggregation）是不同属（种）细菌表面的相应分子间的特异性互相识别、黏附。例如，由一种细菌的糖类与另一种细菌相应的植物凝集素样蛋白产生特异的蛋白酶性联结。近年来的研究发现，口腔微生物的共聚关系相当复杂，除细菌外，螺旋体及真菌也参与了共聚，如牙龈卟啉单胞菌和密螺旋体。

（3）菌斑成熟：细菌通过黏附和共聚相互连接，使菌斑形成有规则的群体，定植菌迅速繁殖、生长或扩散，导致菌斑细菌数量和种类增多，形成复杂菌群。在菌斑成熟过程中，细菌定植有一定的顺序，首先黏附到牙面的是革兰阳性球菌，其中占优势的是链球菌，其次是丝状菌、放线菌，以后随着菌斑的成熟，细菌的种类逐渐增多，菌斑的大小和厚度随之增加，革兰阴性厌氧菌、能动菌和螺旋体和梭形杆菌等的比例随之上升。一般形成12小时的菌斑便可被菌斑染色剂显示，早期菌斑增长较快，成熟时则较慢，9日后便形成各种细菌的复杂生态群体，10～30日菌斑发展成熟达到高峰。

3. 牙菌斑生物膜的结构 在聚焦显微镜下观察牙菌斑生物膜，可见不同生物量的细菌群体被获得性膜和胞外基质包裹，内部被丰富的大小不等的水性通道所间隔，通道内有液体流动（图7-1）。细菌群体内部几乎无氧存在，为厌氧生存环境。菌斑生物膜不单纯是细菌群体数量与体积的叠加，它还具有较强的抵抗力，耐受干燥，高黏度的基质屏障作用可有效抵抗宿主防御或药物的渗入，降低菌斑对药物的敏感性。

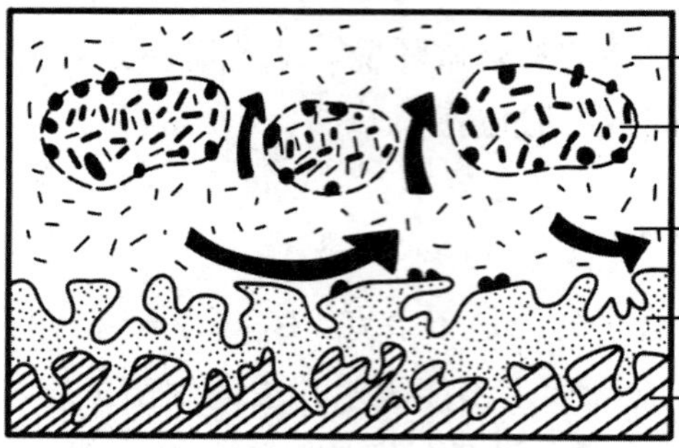

图 7-1　菌斑生物膜结构示意图

4. 牙菌斑微生物作为牙周病始动因子的证据　大量的流行病学资料、实验研究和临床观察证明，菌斑微生物是引发牙周病的始动因子，是造成牙周组织破坏的必需因素，证据如下。

（1）实验性龈炎观察：1965 年，勒（Löe）等选择 12 名牙周健康的牙科学生，停止口腔卫生维护措施，使牙菌斑在牙周积聚，10 ～ 21 日后均发生了实验性龈炎，菌斑量增多，牙龈有炎症、出血。牙周健康时，菌斑中革兰阳性球菌和短杆菌占 85%，龈炎形成过程中细菌数量增加，革兰阴性球菌的占比增加至 40% ～ 55%。在清除牙面菌斑，并恢复口腔卫生维护措施后，发炎的牙龈全部在 1 ～ 8 日内恢复健康。此实验研究结果有力地证明了牙菌斑的堆积可直接引起牙龈炎症。此后的一些动物实验也证实了长期的菌斑堆积可导致牙周炎的发生。

（2）流行病学调查：流行病学调查发现牙周病的分布、患病率和严重程度与该人群的口腔卫生状况、菌斑积聚多少呈正相关。口腔卫生状况差、菌斑积聚者，牙周病的患病率明显高于口腔卫生状况良好者。无牙菌斑存在，仅有修复体和其他机械刺激等局部因素，则几乎不引起牙龈炎症。

（3）药物抗菌或机械除菌的治疗效果：抗菌药物的使用能对急性坏死溃疡性龈炎产生明显的治疗效果，为明确细菌这一病因提供了直接证据。大量临床观察表明，抗菌疗法如用甲硝唑、替硝唑、四环素、氯己定（洗必泰）、螺旋霉素等，能使牙龈炎和牙周炎的症状得以缓解。

采用洁治、刮治、根面平整等机械除菌的方法，临床上可见牙龈炎症和肿胀消退，出血、溢脓停止，对阻止牙周组织破坏有效，甚至可促进修复，袋内的细菌数量也明显减少。

（4）宿主免疫反应：常可在牙周病患者的血清或龈沟液内检测到对牙周可疑致病菌的高滴度特异性抗体，在牙周病治疗后这种抗体的滴度下降。

（5）动物实验研究：无菌动物实验证明，在无菌环境下仅用牙石或丝线结扎等异物刺激牙龈，不会引起龈炎；而用加有细菌的食物饲养，实验动物则可出现牙周炎症，并有组织学证据表明细菌积聚与牙周破坏及骨吸收有关。

5. 牙菌斑的分类　根据牙菌斑所在部位，以龈缘为界，将其分为龈上菌斑和龈下菌斑（图 7-2）两类。

（1）龈上菌斑：位于龈缘以上，主要分布在近牙龈 1/3 的牙冠处和其他不易清洁的部位，如窝沟、裂隙、邻接面、龋洞表面等。优势菌包括革兰阳性需氧菌和兼性菌，与龋病、龈上牙石形成有关，龈缘附近的龈上菌斑还会危害牙周组织。肉眼常可直接观察到在牙颈部 1/3 处、邻面及错位牙等不易清洁的位置沉积的白垢。白垢也称软垢，是附着在牙面、修复体表面、牙石表面和龈缘处的软而未矿化的沉积物。白垢由微生物团块，脱落的上皮细胞、白细胞，以及唾液中的黏液素、涎蛋白、脂类和食物碎屑等不规则地混合堆积而成，附着相对松散，可用水冲去或漱掉。因白垢和菌斑主要的致病成分都是细菌及其产物，故现在临床上对二者不进行严格区分。

（2）龈下菌斑：位于龈缘以下，分布在龈沟或牙周袋内，可分为附着性和非附着性龈下菌斑。

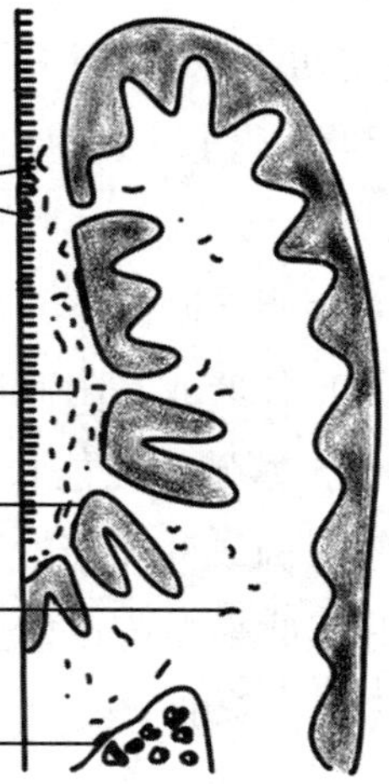

图 7-2 龈下菌斑示意图

1）附着性龈下菌斑：由龈上菌斑延伸到牙周袋内，附着于牙根面，结构、成分与龈上菌斑相似。优势菌为革兰阳性球菌及杆菌、丝状菌，还可见少量革兰阴性短杆菌和螺旋体等。它与龈下牙石的形成、根面龋、根面吸收及牙周炎有关。因健康牙龈的龈沟较浅，附着性龈下菌斑的量较少。当牙龈存在炎症时，由于龈沟加深或形成牙周袋，附着性龈下菌斑的量便会随之增加。

2）非附着性龈下菌斑：指位于附着性龈下菌斑表面或直接与龈沟上皮、袋内上皮接触的龈下菌斑，其结构较松散，优势菌为革兰阴性厌氧菌，如牙龈卟啉单胞菌、福赛坦氏菌和具核梭杆菌等，还包括许多能动菌和螺旋体。在牙周炎快速进展时，非附着性龈下菌斑的量明显增多，毒力增强，与牙槽骨的快速破坏有关，也与牙周炎的发生、发展具有密切关系，被认为是牙周炎的“进展前沿”。

各种牙菌斑的主要特性比较见表 7-1。

表 7-1 各种牙菌斑的主要特性

菌斑分类	接触组织	优势菌	致病性
龈上菌斑	牙釉质或龈缘处牙骨质	革兰阳性需氧菌和兼性菌	龋病、龈炎、龈上牙石
附着性龈下菌斑	暴露在牙周袋内的根面牙骨质	革兰阳性兼性菌和厌氧菌	根面龋、根面吸收、牙周炎、龈下牙石
非附着性龈下菌斑	龈沟上皮、结合上皮、袋内上皮	革兰阴性厌氧菌和能动菌	牙周炎、牙槽骨快速破坏

6. 牙菌斑生物膜的生态学 牙菌斑细菌之间及与宿主之间的相互作用称为牙菌斑生态系统。

直接暴露于口腔的龈上菌斑，容易受到口内食物及咀嚼摩擦作用的影响，还易受唾液冲洗和宿主防御成分的影响，细菌积聚受限。藏匿在龈沟或牙周袋内的龈下菌斑，其生长受解剖空间的限制和宿主先天性防御系统的制约，因而比较薄。健康的牙周可供细菌生长的龈下空间有限，在龈沟加深或产生牙周袋时，龈下细菌不断扩展生长空间，而宿主则通过完整的上皮细胞屏障及其他先天性防御功能和获得性免疫来限制其扩展。龈下菌斑所处的环境较龈上菌斑更具保护性，如缺乏唾液冲洗和自洁作用，不易受唾液防御成分的影响。龈沟或牙周袋是一个相对停滞的环境，使不易黏附于牙面的细菌有可能定居下来。龈沟液与血清成分相似，内含先天性和获得性免疫成分如溶菌酶、中性粒细胞、单核细胞、淋巴细胞、补体、抗体和IL-8等，对龈下细菌的抑制作用均较肯定。

而机体的防御机制之所以不能限制龈下菌斑的形成和扩展，主要在于龈下菌斑实际上也是一种细菌生物膜结构，不同细菌间有共聚或黏附倾向，可通过表面分子的相互作用或分泌细胞间黏附基质，以生态群体方式协同的生长繁殖，故能长期生存，难以控制。细菌团块之间基质的屏障作用，能阻止白细胞、抗体、补体等防御成分和药物渗入，使细菌免于被杀灭。此外，牙菌斑中的一些细菌，尤其是革兰阴性菌，如牙龈卟啉单胞菌能够不断释放外膜或膜泡，膜泡内含脂多糖、脂质和蛋白质等，能消耗宿主的免疫成分，有助于保护菌斑内细菌。

7. 牙菌斑的致病学说 近100多年来，由于时代背景、研究方法、认识观点等不同，牙周病的细菌病因至今仍未有肯定的结论，比较有代表性的菌斑致病学说有以下三种。

（1）非特异性菌斑学说：强调牙菌斑细菌的量，认为牙周病的发生发展是牙菌斑内总体微生物联合效应的结果，即由非特异性的口腔菌群混合感染所致。其主要依据是将健康者或牙周病患者的牙菌斑悬液接种于动物皮下，均可引起脓肿；临床上看到菌斑牙石多者，牙龈炎症较重；总体清除菌斑或减少菌斑量，对治疗牙周病有效。然而此观点不能解释为何有的患者仅某些牙发生牙周破坏，而另一些牙却不受侵犯；为何有些人菌斑、牙石很多，龈炎很严重，年代经久，却不发展成牙周炎；相反，有些人仅有少量菌斑，却发生严重的牙周组织破坏。

（2）特异性菌斑学说：该学说认为，牙周病可能是一组病因和进程各异而临床症状相似的疾病，即认为不同类型的牙周病由不同的特异性细菌所致。在为数众多的口腔微生物中，绝大多数细菌是口腔固有菌群，只有少数具有毒力和能损害宿主防御功能的特殊致病菌，才对牙周病的发生发展起关键作用。虽然各方面研究支持特异性菌斑学说的观点，但究竟何种细菌是何型牙周病的特殊致病菌，至今仍无定论；临床上似乎还没有仅去除特殊致病菌，保留其他细菌而治愈牙周病的足够证据，而某些证明有效抑制致病菌的药物，如四环素、螺旋霉素、甲硝唑等，多属广谱抗菌药。

（3）菌群失调学说：折中的观点认为，牙周病是一组由不同病因引起的疾病，某些类型的牙周病可能是由外源性的特殊致病菌感染所致，而另一些类型可能是由内源性的口腔固有菌群比例失调或某些细菌过度增殖而成机会性致病菌所致。

从微生态角度来看，口腔是一个复杂、完整的生态区，由众多生态系统组成，每个生态系统的生物都可能与口腔的健康和疾病有关。某些重要的毒性菌株并非单独致病，可能与其他菌共同或先后作用，导致疾病的发生和加重。

（三）牙周致病菌

牙菌斑中绝大多数细菌为口腔正常菌群，是人类与微生物长期共存进化过程中形成的微生物群，对宿主无不良影响。研究发现，仅少数细菌（约30种）与牙周病的发生、发展密切相关。在各型牙周病的病损区，常可分离出一种或几种优势菌，它们具有显著的毒力或致病性，能通过多种机制干扰宿主防御能力，具有引发牙周破坏的潜能，称为牙周致病菌。临床常见的几种重要的牙周可疑致病菌的生物学特性及致病性如下。

1. 伴放线聚集杆菌　伴放线聚集杆菌（aggregatibacter actinomycetemcomitans）因常与放线菌共生，也被命名为伴放线放线杆菌，为 20 世纪 70 年代发现的菌种。该菌是多年来在牙周炎的细菌病因学研究中，讨论得最多和研究较深入的细菌之一，公认该种细菌与牙周炎（特别是侵袭性牙周炎）关系密切。

（1）生物学特性：为革兰阴性短杆菌，有的略弯曲，无芽孢、无动力，表面有许多细小的突起、不定形结构和菌毛等附着器，成单、成双或小堆状排列，多次传代后菌体可较长。为微需氧菌，但在厌氧或 5% ～ 10% CO_2 的环境下均可生长，最适生长温度为 37℃。

（2）致病性和临床意义：较易定植在牙周袋内，可产生许多毒性因子，如白细胞毒素、细菌素、趋化抑制因子、细菌毒素因子、内毒素、胶原酶和抗生素抵抗因子等。其致病作用包括以下几个方面。①降低宿主抵抗力：它是唯一能分泌白细胞毒素的细菌，可损伤牙龈内和外周血中的中性粒细胞、单核细胞和淋巴细胞的细胞膜，导致白细胞死亡，释放溶酶体，进一步造成牙周组织的破坏。它还能产生中性粒细胞趋化因子、淋巴细胞抑制因子和杀上皮毒素等，可阻止白细胞向炎症部位聚集，降低牙龈部位的防御力。②骨吸收作用：它可产生内毒素，能刺激巨噬细胞释放白细胞介素及肿瘤坏死因子等，可通过膜泡释放到细菌外，造成牙槽骨吸收。③组织破坏作用：这种细菌能产生细胞毒素因子和成纤维细胞抑制因子，能抑制牙周组织内成纤维细胞合成胶原；胶原酶能破坏、降解牙周组织中的胶原和结缔组织，促使附着丧失，形成牙周袋，破坏牙周组织。

2. 牙龈卟啉单胞菌　牙龈卟啉单胞菌（porphyromonas gingivalis）又称牙龈紫质卟啉单胞菌，是牙周病（尤其是慢性牙周炎）病变区或活动部位最主要的优势菌，在健康龈沟内很少，它的存在与牙周炎在治疗后复发或病情继续加重有关。

（1）生物学特性：为革兰阴性无芽孢的球杆菌，表面有纤毛，专性厌氧，在血平板上可形成特征性的黑色菌落。最适生长温度为 35 ～ 37℃。

（2）致病性和临床意义：①附着凝集的有关因子，能附着于颊黏膜、牙周袋上皮及菌斑中其他细菌的表面，附着并凝集人或绵羊红细胞等。②抵抗宿主先天性免疫系统，能阻断防御反应的关键步骤，使白细胞不能与血管内皮细胞贴合，不能向血管外游走。进入逃避宿主先天防御的安全区，提供再次感染的来源。宿主缺乏有效的先天性免疫可能是牙周病发展的重要因素。③分泌大量的毒力因子，产生大量的胞外蛋白酶、内毒素、酸性和碱性磷酸酶、吲哚、有机酸等代谢产物，均可对牙周组织产生破坏作用。

3. 福赛坦氏菌　福赛坦氏菌（Tannerella forsythia）具有以下特性。

（1）生物学特性：为革兰阴性梭形类杆菌，两头尖细，中间膨大，属于坦氏菌属。专性厌氧、生长缓慢、营养要求很高。

（2）致病性和临床意义：常在重度牙周炎附着丧失处的龈下菌斑中检出，常与牙龈卟啉单胞菌、齿垢密螺旋体或具核梭杆菌同时检出，吸烟者的检出率明显升高。它能产生大量的毒性产物和酶，如吲哚、α- 岩藻糖苷酶、N- 乙酰 -β 葡萄糖甙酶和胰蛋白酶样酶等，导致组织损伤。

4. 具核梭杆菌　具核梭杆菌（fusobacterium nucleatum）是牙菌斑、牙周袋及感染根管等口腔感染部位的优势菌。大部分临床研究表明，具核梭杆菌检出数量、频率与牙周组织的炎症、破坏程度呈正相关。它是口腔坏疽性病变的主要病原菌，如急性坏死性溃疡性龈炎、牙源性颌面部感染等。

（1）生物学特性：为革兰阴性无芽孢的梭形杆菌，两端尖锐，中间膨大，胞内常有革兰阳性颗粒。专性厌氧，最适生长温度为37℃。

（2）致病性和临床意义：具核梭杆菌拥有多种凝集素，能凝集人及绵羊红细胞，附于上皮细胞和羟磷灰石表面。它既可与早期定植菌（链球菌、放线菌等）共聚，又可与晚期定植菌（卟啉单胞菌、聚集杆菌、螺旋体等）共聚，可作为早、晚期定植菌的连接桥梁。它能产生内毒素，可引起局部许瓦茨曼反应、组织出血性坏死和抑制细胞生长等毒性作用，还能产生蛋白酶、硫酸酯酶及一些有机酸等，诱导宿主免疫细胞发生凋亡，造成牙周组织的破坏。它还能作用于甲硝唑，使其产生乙酰胺而失去抗菌作用。

5. 中间普氏菌和变黑普氏菌 中间普氏菌（prevotella intermedia）和变黑普氏菌（prevotella nigrescens）以前归拟杆菌属，由于生物学特性与拟杆菌有差异，故划出而归入新的普氏菌属。

（1）生物学特性：为革兰阴性杆菌，长短不一，专性厌氧，最适生长温度为35～37℃。

（2）致病性和临床意义：中间普氏菌有许多与变黑普氏菌类似的毒性因子，如荚膜、纤毛、内毒素、酸性和碱性磷酸酶、胰蛋白酶样酶、IgA蛋白酶、IgG蛋白酶及氨等，可造成牙周组织的破坏。可从牙周袋、冠周袋、感染根管和头颈感染部位中检出。

中间普氏菌与中度或重度牙龈炎、急性坏死溃疡性龈炎和慢性牙周炎有关，特别是在妊娠期龈炎中，其常为主要优势菌。

6. 黏放线菌 黏放线菌（actinomyces viscosus）指口腔中存在着数量较多、种类复杂的放线菌，数量仅次于链球菌，是口腔正常菌群，主要定植在牙菌斑、牙石、龈沟、口腔黏膜等部位和唾液中。

（1）生物学特性：为革兰阳性杆菌，可弯曲，末端膨大，长短不一，排列成T、V、X和Y字状。兼性厌氧，厌氧培养时加5%～10% CO_2 生长良好。

（2）致病性和临床意义：一般认为它直接损伤牙周组织的毒力较弱，不产生易挥发的含硫化合物，酸性终末产物也不如其他细菌强，仅能产生少数蛋白酶和一些其他水解酶。黏放线菌定植后的环境，适合许多有毒力或需复杂营养的革兰阴性厌氧菌生长，如黏放线菌产生的琥珀酸盐促进牙龈卟啉单胞菌的生长，进一步造成牙周组织破坏。此外，它刺激炎症反应的作用较强，能引起宿主对其抗原的变态反应，间接影响牙周健康。

7. 齿垢密螺旋体 齿垢密螺旋体（Treponema denticola）是口腔常居菌群之一，很少出现于萌牙前的婴儿或无牙颌的成人，50%的学龄儿童及青年存在口腔螺旋体，年龄较大者几乎100%存在口腔螺旋体。齿垢密螺旋体主要存在于菌斑的外表面，与龈沟和袋上皮接触，可入侵牙周组织，在一定条件下具有致病性。

（1）生物学特性：齿垢密螺旋体为细长螺旋形细胞，末端尖削和稍弯，两根轴丝插入细胞的两端，几乎见不到从细胞末端伸出的轴丝。革兰染色不易着色，厌氧条件下在蛋白胨酵母提取物血清培养基中生长良好。最适生长温度为37℃，最适pH等于7。

（2）致病性和临床意义：正常位于牙和牙龈交界处，在牙周袋内氧张力低的部位定植，通过酸性黏多糖黏附于牙周上皮组织，产生一系列毒性产物，其致病机制尚无定论。

（四）牙周微生物的致病机制

菌斑细菌可通过毒性产物进入或细菌本身侵入牙周组织，直接破坏牙周组织，或通过抑制宿主的防御功能而引发变态反应等，间接地损害牙周组织。

1. 在牙周病发病中的直接作用

（1）牙周定植、存活和繁殖：细菌选择性地直接附着于口腔特定部位组织表面，或识别已附着在组织上的细菌，间接地附着至组织表面，并在营养环境中生长繁殖，才能引起组织破坏。细菌在宿主组织环境中繁殖的本能，由细菌的遗传特性所决定，还要具有抑制宿主防御功能的能力，否则就可能被宿主杀死或清除。

（2）入侵宿主组织：细菌附着后，其抗原成分和 / 或毒性产物引发白细胞的趋化、吞噬及炎症过程，造成表面组织的损伤，细菌及产物通过上皮细胞及细胞间隙入侵表层下组织。

（3）抑制或躲避宿主的防御功能：致病菌仅靠在营养环境中的生长繁殖能力是不够的，它们还必须抑制宿主的防御功能、非特异性免疫功能，特别是吞噬细胞。疾病的临床结局取决于细菌的侵袭、攻击与宿主的防御、修复能力之间的相互作用。结局可以是宿主破坏细菌，或者是细菌破坏组织，或者是介于两者之间的多种多样的情况，如患牙周炎时就可有活动期和静止期的交替出现。

（4）损害宿主牙周组织：细菌的抗原成分、各种酶、毒素及代谢产物，可直接刺激和破坏牙周组织，或引起牙周组织局部的免疫反应，造成组织损伤，具体如下。①菌体表面物质：如内毒素、脂磷壁酸、外膜蛋白等。②有关的致病酶：如透明质酸酶、蛋白酶、胰蛋白酶样酶、胶原酶、硫酸软骨素酶等。③毒素：如白细胞毒素、抗中性粒细胞因子。④代谢产物：如各种有机酸，硫化氢、吲哚、氨、毒胺等。

2. 在牙周病发病中的间接作用 牙周病的许多组织破坏，不是感染微生物直接引起的，而是宿主对感染微生物及其毒性产物的免疫应答间接引起的。机体在阻止微生物入侵或扩散时发生的免疫反应，也会损害局部牙周组织，宿主免疫的保护 – 破坏机制也是牙周病进程的重要环节。

二、牙周病发病的局部促进因素

局部促进因素（local contributing factors）是影响牙周健康的口腔、牙和船的局部因素。这些局部因素会促进或有利于牙菌斑的堆积，或造成对牙周组织的损伤，使之容易受细菌的感染，或对已存在的牙周病起加重或加速破坏的作用。

（一）牙石

牙石（dental calculus）是附着在牙面或修复体表面的钙化或正在钙化的菌斑及沉积物，由唾液或龈沟中的矿物盐逐渐沉积而成，不易除去。

1. 牙石的分类 依据牙石沉积的部位，以龈缘为界，分为龈上牙石（supragingival calculus）和龈下牙石（subgingival calculus）两类（图 7-3）。

（1）龈上牙石：沉积在临床牙冠，肉眼可见的牙石称为龈上牙石，呈浅黄或白色，常因烟、茶、药物、食物等外源性色素沉着而着色。龈上牙石体积较大，尤其是在与唾液腺导管开口相应的牙面上沉积更多，如上颌磨牙颊面、下颌前牙的舌面；也可沉积在无咀嚼功能的牙面上，如错位牙、无对颌牙和废用牙的牙面上。

（2）龈下牙石：沉积在龈缘以下的牙面上，肉眼看不到，附着在龈沟或牙周袋内的根面，需探诊才能查到的牙石称为龈下牙石，呈褐色或黑色，有时在 X 线检查中也可见到。龈下牙石体积较龈上牙石小而硬，附着更牢固，不易去除。

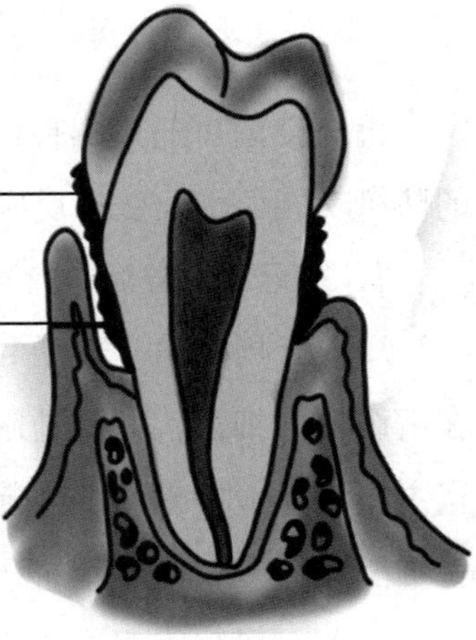

图 7-3 牙石的分类示意图

2. 牙石的成分 牙石中含无机盐 70% ～ 80%，其中钙占 40% 以上，磷约占 20%，还有铜、锌等微量元素，其余为有机物和水。

3. 牙石的形成过程 牙石的形成包括两个步骤，即菌斑生物膜的形成和菌斑生物膜的矿化。一是菌斑的形成和菌斑的聚集，成为后来矿化沉积的有机基质，即矿化的核心；二是菌斑的矿化，即矿物质沉积。菌斑形成两周后矿化即可达到 2/3 以上，表面又有新菌斑形成，再矿化，如此反复进行，使菌斑体积增大。唾液中的钙、磷等矿物盐呈过饱和状态，是龈上牙石中无机盐的主要来源，而龈下牙石则来源于龈沟液中的矿物盐。当唾液分泌至口腔后，由于张力的作用，CO_2 逸出，pH 升高，钙、磷等离子从过饱和状态析出而沉淀于菌斑中。牙石形成的速度因人而异，同一口腔不同牙位的沉积速度也不同，这与机体代谢、唾液成分、龈沟液成分、菌斑量、食物种类、牙齿排列、口腔卫生等因素有关。

4. 牙石的致病作用 牙石与牙周病的关系密切，流行病学调查表明，牙石量与牙龈炎症之间呈正相关，但牙石本身不是牙周病的始动因子。虽然牙石本身坚硬粗糙，对牙龈可能有一定的机械刺激，但牙石的致病作用主要是粗糙的表面为菌斑继续积聚和矿化提供了良好场所，能加快菌斑的形成速度，引起组织的炎症反应。此外，牙石的多孔结构也容易吸收大量的细菌毒素，牙石也妨碍口腔卫生措施的实施，因此，牙石是促进牙周病发生发展的重要致病因素之一。

（二）食物嵌塞

微课：食物嵌塞

在咀嚼过程中，由于各种原因使食物碎块或纤维被咬合压力楔入相邻两牙的牙间隙内，称为食物嵌塞（food impaction）。嵌塞的食物不仅可破坏龈乳头，导致牙龈炎，还可引起牙龈退缩、牙龈脓肿、邻面龋、口臭和牙槽骨吸收等。根据食物嵌塞的方式，可分为垂直型食物嵌塞和水平型食物嵌塞两类。

1. 垂直型食物嵌塞 咀嚼压力将食物从𬌗面以垂直方向嵌入牙间隙内称为垂直型食物嵌塞（vertical food impaction），嵌入较紧，不易剔除，局部有明显的胀痛感。造成垂直型食物嵌塞的原因是多方面的，概括为以下三种。

（1）邻面接触异常：正常情况下，邻牙之间有紧密的接触关系，完善而牢固的接触点能防止食物通过接触点进入牙间隙。当相邻两牙之间失去正常的接触关系，出现缝隙（尤其是窄缝）时，则会致使食物嵌入。这种情况常见于牙列不齐，牙错位或扭转，邻面龋破坏了接触区和边缘嵴，邻牙倾斜使相邻牙失去接触，缺失牙未及时修复或修复体未恢复正常邻接区，患牙周病致牙松动、移位改变接触关系等（图 7-4）。

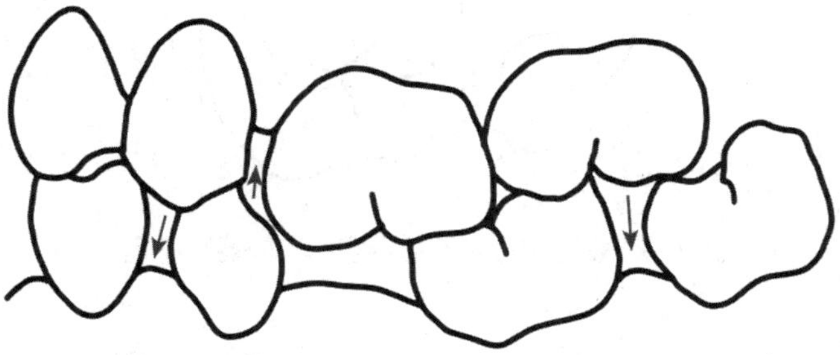

图 7-4 垂直型食物嵌塞示意图（邻面接触异常）
缺失牙未及时修复，邻牙倾斜，对颌牙下垂，导致食物嵌塞。

（2）来自对颌牙的楔力或异常的𬌗力：①牙形态异常，某个牙尖过高或位置异常，或不均匀磨损形成的尖锐牙尖、边缘嵴，在咬合时，牙尖像楔子一样将食物塞进相对的牙间隙中，引起食物嵌塞，此种牙尖被称为充填式牙尖。②不均匀的牙磨损或牙倾斜，使相邻两牙的边缘嵴高度不一致，呈阶梯状，在咬合时将食物挤进牙间隙。③在上下颌牙对咬时发生的水平分力，可使牙间暂时出现缝隙（图 7-5）。

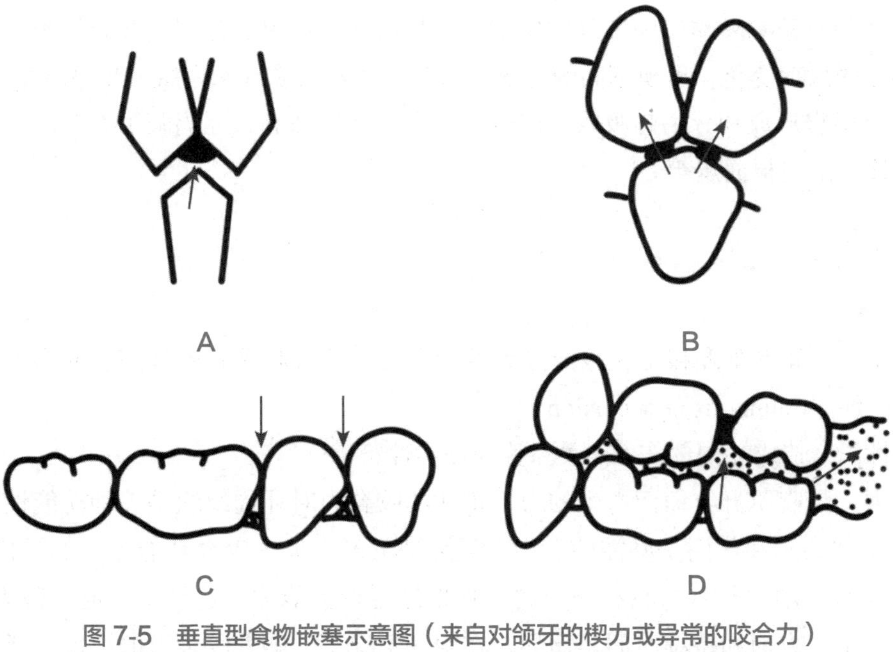

图 7-5 垂直型食物嵌塞示意图（来自对颌牙的楔力或异常的咬合力）
A. 楔形牙尖；B. 咬合时产生水平分力；C. 邻牙阶梯状边缘嵴；D. 牙间邻接损失。

（3）邻面和𬌗面的磨损：使食物外溢道消失，致使食物被挤入牙间隙。正常的接触区周围应有外展隙，𬌗面的裂沟应延长到边缘嵴或颊舌面，形成食物向颊舌侧溢出的通道，可避免出现食物嵌塞（图 7-6）。正常的边缘嵴还可阻止食物滑入牙间隙。

2. 水平型食物嵌塞 水平型食物嵌塞（horizontal food impaction）是由龈乳头退缩或牙周组织手术后而导致牙龈退缩，使支持组织高度降低，外展隙增大。进食时由于咬合力及唇、颊、舌运动的压力将食物从唇颊、舌腭侧水平方向挤入牙间隙造成滞留（图 7-7）。

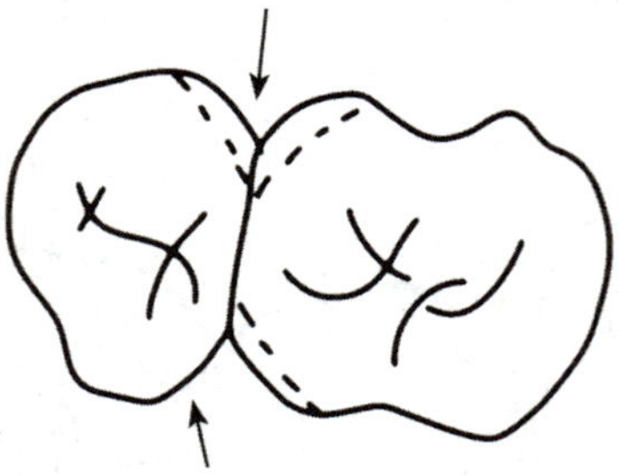

图 7-6　垂直型食物嵌塞示意图（外展隙不足）

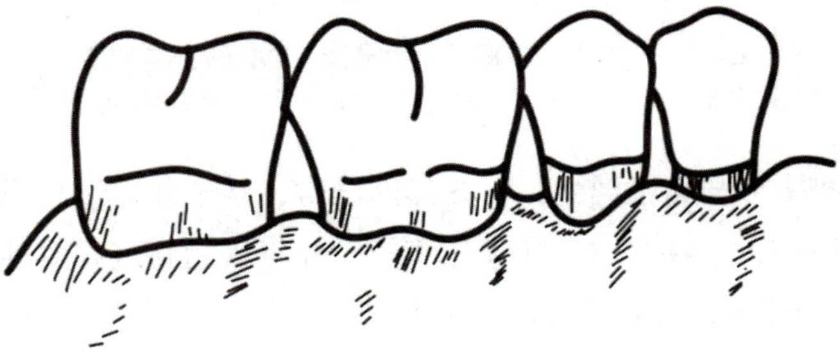

图 7-7　水平型食物嵌塞示意图

临床上检查食物嵌塞的原因时，常可发现多个因素并存，应分别解决。

由于嵌塞物的机械刺激作用和细菌的定植，食物嵌塞可以引起牙龈炎和牙周炎，也可以加重牙周组织原已存在的病理变化，出现不同的症状：如两牙间发胀或有深隐痛；牙龈出血，局部有臭味；龈乳头退缩；牙周袋形成和牙槽骨吸收，严重者可发生牙周脓肿；牙周膜可有轻度炎症，导致牙齿咬合不适或叩诊不适；根面龋等。

（三）𬌗创伤

1. 相关概念

（1）𬌗创伤：不正常的𬌗接触关系或过大的咬合力，造成咀嚼系统各部位的病理性损害或适应性变化称为𬌗创伤（trauma from occlusion）。

（2）创伤性𬌗：造成牙周创伤的𬌗关系称为创伤性𬌗。

（3）咬合力：是咬肌群收缩而产生的力，正常的咬合力对牙周组织是一种功能性刺激，对于保持牙周组织的正常结构和代谢是必需的。当对颌牙缺失时，失去咬合功能牙齿的牙槽骨可变稀疏。健康的牙周组织对于增大咬合力具有一定的生理性适应调整能力，这种适应能力因人、因牙而异，也因咬合力的大小、方向和持续时间等而异。在生理情况下，随着咬合力的增加，牙周膜增厚，牙周纤维增粗，牙槽骨密度增加。当咬合力超过牙周组织承受力时，可造成牙周组织的损伤，即牙周纤维破坏、牙槽骨吸收和牙齿松动等。

2. 分类　从咬合力与牙周组织两方面考虑，𬌗创伤可分为以下情况。

（1）原发性𬌗创伤：异常的咬合力作用于健康的牙周组织。

（2）继发性𬌗创伤：咬合力作用于病变的牙周组织，或虽然经过了治疗但牙周支持组织已经减少的牙齿。由于牙周支持力减弱，使原本可以耐受正常强度的咬合力变成了超负荷，导致继发性𬌗创伤。

（3）原发性和继发性𬌗创伤并存：在临床上，牙周炎患者的病因常两者并存，难以区分原发性和继发性𬌗创伤。

3. 造成𬌗创伤的因素 𬌗创伤是由于咬合力和牙周支持力之间不平衡所产生的，因此，造成𬌗创伤的因素应从𬌗力和支持力两方面来考虑。

（1）咬合力异常：即原发性𬌗创伤，与咬合力的大小、分布、方向、频率及持续时间有关，其中以力的作用方向最为重要。

1）咬合力方向：牙在咀嚼运动过程中，可以承受来自各个方向的咬合力，咬合力的方向大致可分为三种。①垂直压力：与牙体长轴平行的咬合力称为垂直压力。由于牙周膜主纤维的排列呈水平或斜行方向，因此，对于与牙长轴一致的垂直压力具有最大的耐受性，此时的斜行纤维束处于张力状态，可将咬合力传递到牙槽骨壁，促使新骨形成。但过大的垂直压力可使根尖区的牙周组织受压，造成根尖区骨吸收。②侧向压力：与牙体长轴呈大于45°的咬合力称为侧向压力或水平力。侧向压力使受力一侧的牙周膜纤维受压，牙槽骨吸收，另一侧的纤维受牵引。过大的侧向压力甚至可导致牙移位。③扭转力：使牙发生扭转的咬合力称为扭转力。扭转力对牙周组织的损伤最大。

2）𬌗力分布不均匀：在咬合活动时，如果在全口牙未接触前，有个别牙或者几个牙先发生接触，这种情况称为早接触。比同颌其他牙先接触的牙称为早接触患牙。整个牙列的咬合力分布不均匀，集中在某个或某几个有早接触的患牙上，使之受到超过其承受范围的过大咬合压力，便可引起牙周支持组织损伤。早接触可发生在牙排列紊乱、过高的修复体、牙移位或倾斜、深覆𬌗、𬌗面形态异常及牙尖干扰等情况。

（2）牙周支持力不足：即继发性𬌗创伤。牙周创伤的程度，除咬合力因素外，还取决于患牙的牙周组织适应能力。由于牙周支持组织的病变，如牙槽骨吸收、牙周纤维疏松和减少、牙排列紊乱，使牙周支持力量不足，此时，即使正常的咬合力，也可成为过重的负担，导致牙周组织进一步受到损伤。

4. 𬌗创伤与牙周炎的关系 目前关于𬌗创伤对牙周组织作用的认识可概括为以下几点。

（1）单纯、短期的𬌗创伤不会引起牙周袋的产生，也不会引起或加重牙龈炎。

（2）𬌗创伤会增加牙的动度，但牙的动度增加并不一定是诊断𬌗创伤的唯一指征，因为牙周膜增宽和牙松动可能是以往𬌗创伤的结果。

（3）当长期的𬌗创伤伴随严重的牙周炎或明显的局部刺激因素时，会加重牙周袋和牙槽骨吸收，但这种加重作用的真正机制尚不明确。

（4）自限性牙松动在没有牙龈炎症的情况下，不造成牙周组织的破坏。在牙周炎的治疗中，消除炎症是第一位的，在正畸治疗前必须先治疗已有的牙龈炎症。

总之，牙周炎的始动因子是菌斑微生物，疾病的本质是炎症导致的牙周组织破坏，而炎症扩展至牙周支持组织的途径和破坏的程度，则在一定程度上受咬合力的影响，因此，𬌗创伤是一个重要的局部促进因素。

（四）解剖因素

某些牙体和牙周组织的发育异常或解剖缺陷，常成为牙周病发生或加重的有利条件。

1. 牙体解剖因素

（1）牙体的特殊结构

1）根分叉（root furcation）：根分叉的解剖位置易使菌斑积聚，附着丧失达根分叉水平，使牙周治疗和口腔卫生措施难以施行。根分叉累及的水平和垂直深度因釉珠、根柱长度、分叉入口的大小和分叉顶部的解剖变异等条件而异。根分叉病变的严重程度主要取决于附着丧失的量和釉牙骨质界到分叉入口的距离，即根柱的长度。根柱短的在骨丧失较少时即可发生根分叉暴露，而根柱长的根分叉是因为牙根表面的牙槽骨覆盖严重不足所致，即使只有轻度病变，预后也很差。上颌磨牙的根柱较下颌磨牙长，离根尖最近的分叉是上颌第一磨牙的远中根，还有上颌前磨牙；根柱最短的是下颌第一磨牙，在牙周炎早期就会暴露根分叉。而根分叉入口（即根分叉的角度）的大小对于预示牙周治疗的成败极为重要。多数根分叉的入口小于新标准的 Gracey 刮治器的宽度，这种解剖形态增加了磨牙根分叉治疗的难度，即使进行手术治疗，窄根分叉区仍难以彻底清洁。

2）根面凹陷（root concavities）：又称根面凹槽（root fluting），在所有的磨牙中有不同程度的存在。凹槽存在于分叉顶部、根的表面，通常难以诊断，除非在给患者进行非手术治疗或牙根手术时麻醉下检查。凹陷的存在使菌斑积聚，促使附着丧失的进展。所有上颌前磨牙的邻面均有凹陷，近中面的凹陷要深于远中面，根分叉的位置也常接近根尖。

（2）牙体解剖异常

1）颈部釉突：牙釉质在釉牙骨质界的根方异位沉积呈指状突起伸向根分叉处，有的突起还能进入根分叉区内，被称为颈部釉突（enamel projection），是根分叉病变的发病因素。颈部釉突对根分叉的影响取决于突起的范围。

2）釉珠（enamel pearls）：发生率低于釉突，通常在 1.1% ～ 9.7%，但是也与根分叉病变的发病有关。

3）腭侧沟（Palatal Groove）：也称畸形舌侧沟，多发生于上颌侧切牙。它是一种发育异常，是由内釉上皮和 Hertwig 上皮根鞘内陷产生的沟，从上颌切牙的腭侧窝延伸至根面，甚至可接近根尖区。沟内易滞留菌斑，菌斑在沟槽的深部得以积聚而不易清除，且结合上皮不易附着，因而形成窄而深的牙周袋，有的甚至反复形成脓肿而出现窦道。因此，具有根向延伸的腭侧沟的患牙预后较差。

（3）牙根形态异常：如牙根过短或过细、锥形牙根、磨牙牙根融合等均使这些牙对殆力的承受能力降低，一旦发生牙周炎和骨吸收则疾病进展快。

（4）冠根比例失调：重症牙周炎患者、牙周接受治疗或手术后，或其他原因造成牙周支持组织高度降低、牙槽骨吸收，特别在同一牙各个面的牙槽骨均有不同程度吸收时，临床牙冠变长，冠根比例失调，牙周膜内的应力随牙槽骨高度的降低而逐渐增大，牙槽骨吸收超过根长的 20% 以后，应力的增长幅度明显增大，因而可进一步造成牙周组织创伤。

2. 骨开裂或骨开窗 在上、下颌的前牙区、下颌前磨牙区及上颌第一磨牙区，由于唇颊侧骨板很薄，牙的颊向错位、牙根凸度过大或骨质吸收等，可能发生牙槽嵴畸形，根面的骨覆盖区可被剥裸，根面仅覆盖骨膜和增厚的牙龈，易发生牙龈退缩或深牙周袋。若骨剥裸区延伸至边缘，即出现 V 形的骨质缺损，称之为骨开裂（dehiscence），易引起牙龈呈 V 形退缩。有时骨嵴顶尚完整，而根面牙槽骨缺损形成一圆形或椭圆形的小裂孔，即为骨开窗（fenestration）（图 7-8）。牙槽嵴畸形能使膜龈手术的情况复杂化。

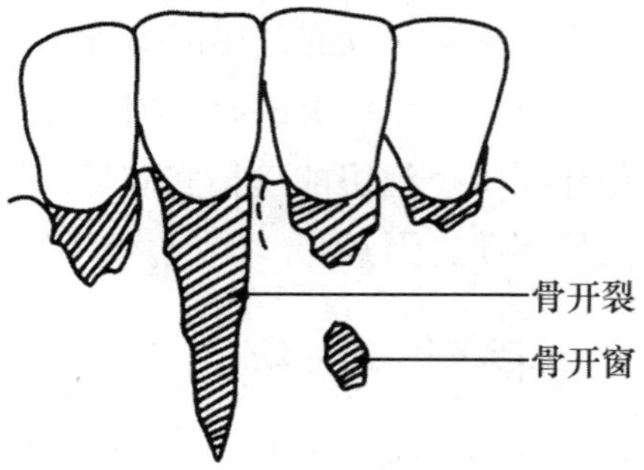

图 7-8　骨开裂和骨开窗示意图

3. 膜龈异常 膜龈是覆盖牙槽突的口腔黏膜部分，包括牙龈（角化上皮）和相邻接的牙槽黏膜。膜龈异常常见于系带附着异常及附着龈宽度过窄。

（1）系带附着异常：唇颊系带附着位置过高而进入牙龈或龈乳头，使游离龈缘和龈乳头在咀嚼或唇颊活动时被拉离牙面，加重了菌斑滞留和牙周病的发生及牙龈退缩，对于前庭较浅或附着龈较少的区域而言此问题尤为突出。

（2）附着龈宽度过窄：角化龈（keratinized gingiva）包括游离龈和附着龈。角化龈的宽度减去牙周探诊深度即是实际附着龈的部分。附着龈的宽度是一个重要的临床指标，是从膜龈联合至正常龈沟底的距离。牵动唇颊，同时观察黏膜的移动度，即可确定膜龈联合的位置，从而测得附着龈的宽度。因为附着龈紧密地附着于骨膜上，临床上一般认为附着龈是抵御感染、防止附着丧失的屏障。对于附着龈宽度过窄者可实施附着龈增宽术。

有学者研究了附着龈宽度、修复体龈下边缘和感染发生的关系，发现修复体边缘在龈下及角化龈较窄（＜2 mm）的牙齿更易患龈炎，而修复体边缘齐龈或在龈上的牙齿，无论角化龈宽窄，龈炎的发生率并无差异。因此，修复体边缘在龈下且角化龈较窄的牙齿要引起特别的注意。对于此种患者并且菌斑控制不良的，最好采取措施增加角化龈的宽度。

（五）牙齿位置异常、拥挤和错𬌗畸形

个别牙的错位、扭转、过长或萌出不足等，均易造成接触区位置改变或边缘嵴高度不一致等，导致菌斑堆积、食物嵌塞，因而好发牙周疾病。当缺失牙长期未修复时，邻近的牙常向缺牙间隙倾斜，在倾斜侧常产生垂直型骨吸收和深牙周袋。错𬌗畸形与牙周病有一定的关系，如前牙拥挤者易患牙周疾病，可能因牙排列不齐，妨碍了口腔卫生措施的实施，使菌斑堆积。对于口腔卫生状况良好的患者，则牙槽骨吸收与牙列拥挤间没有任何关系。

（六）其他促进因素

有些牙周炎和牙周组织的破坏是由于不适当的牙体治疗和修复体所引起或加重的，即所谓的医源性因素。

1. 充填体悬突 邻面充填体悬突是菌斑积聚和细菌增殖的场所，因为在这些区域难以进行牙间清洁。悬突能造成菌斑量的增加、菌斑成分改变，使得健康菌群转变为牙周致病菌群，还能刺激牙间乳头发生炎症，甚至牙槽骨吸收。

2. 修复体的设计

（1）修复体的龈缘位置、密合程度与牙周病变有密切关系。一些研究者比较了修复体边缘的不同位置对牙周组织的影响，发现冠边缘放在龈缘以下的牙面菌斑量较多，牙龈炎症较重，探诊深度较深；齐龈缘处的次之；在龈缘以上的牙周状况与无修复体的对照面相似。

（2）过凸的修复体外形对牙龈不利，易造成凸处与龈缘之间的牙面上菌斑堆积。如果修复体未能恢复适当的接触区、边缘嵴及外展隙，还易造成食物嵌塞。

（3）修复体表面粗糙，与牙面的密合程度不佳、粘接剂外溢或日久溶解出现牙体与修复体之间的裂缝等，易成为细菌生长堆积的有利条件，引发牙龈炎症。

（4）可摘式局部义齿的设计和制作的好坏对牙周组织有极大的影响。设计不良的局部义齿会增加菌斑的堆积和对基牙的𬌗负担。一般认为，金属支架或基托比树脂基托对牙周组织的危害小。

3. 修复材料 修复材料的光洁度和性能对牙龈有不同的影响，光洁度越高越不利于菌斑滞留，

如硅粘固粉、树脂充填材料等对牙龈的刺激大于精细抛光的烤瓷、黄金、银汞合金等。

4. 正畸治疗 矫治器会助长菌斑的堆积，引起牙龈炎甚至牙龈增生，或使原有的牙龈炎症明显加重。正畸治疗的对象大多为儿童，有的正处于萌牙或替牙期，此时上皮附着尚在釉质上，如将矫治器（如带环等）过于伸入龈下，将造成对牙龈的刺激。矫治的力量也要适当，过大、过快都会造成牙周膜及邻近牙槽骨的坏死和吸收。此时再加上牙龈及牙周膜的炎症，将会造成不可逆的牙周组织破坏。

更有甚者，不恰当地使用橡皮圈来矫正替牙期儿童前牙之间的缝隙，常使橡皮圈滑入龈沟和牙周膜间隙，在短期内造成深牙周袋和牙槽骨吸收，使牙齿极度松动。

（七）不良习惯

1. 口呼吸 口呼吸患者常兼有上唇过短，上前牙牙龈外露，患牙龈炎和牙龈增生的机会较大。有许多患者的增生区是以唇线明确为界。一般认为，口呼吸者的牙龈表面因外露而干燥，以及牙面缺乏自洁作用，均可使菌斑堆积而产生龈炎。

2. 吐舌习惯 由某些先天异常如巨舌症等，或由于幼时形成的不良习惯造成。有些人常将舌头置于上下牙之间，或在吞咽时将舌前伸，顶住前牙。吐舌习惯对牙（尤其前牙）造成过度的侧方力，使牙倾斜或移位，致使前牙出现牙间隙、开殆、牙松动等，也可使上下牙的殆关系紊乱及发生食物嵌塞等。

3. 不良的刷牙方法 使用不合理的牙刷或不正确的刷牙方法可引起软、硬组织的损伤。使用新牙刷，尤其是硬毛牙刷，易造成牙龈的损伤。横刷法不仅可引起牙本质过敏，导致楔状缺损、牙髓或根尖周病变，也可引起牙龈退缩和牙根暴露。

4. 其他 如咬唇（颊）习惯，使下颌位置偏斜；不正确地使用牙线、牙签或其他不恰当的工具剔牙；吮指、咬指甲或咬铅笔，夜磨牙或紧咬牙；职业性习惯，如木匠咬钉子、乐器吹奏者的唇齿习惯等，均可对唇颊、牙周膜及骨、牙体及殆关系造成一定影响。

（八）牙面着色

牙面色素通常与食物和化学物质、烟草等有关。

1. 食物和化学物质 一些食物如茶叶、咖啡、饮料、槟榔等易使牙面着色。某些金属色素进入口腔，可沉积于牙面或渗入牙组织，形成不易去除的颜色。此外，抗菌斑的药物氯已定（洗必泰）也能引起牙面、舌黏膜等部位着色。良好的个人卫生措施有助于预防或减少牙面着色。

2. 烟草 长期吸烟可使焦油沉积于牙面，形成烟斑，使牙面呈黄色、褐色或黑色。烟斑在牙面的分布，以下前牙舌侧和上磨牙腭侧最多，主要集中在颈 1/3 处牙面、邻面和点隙裂沟处，可随菌斑散在分布，呈不规则点状，或在龈缘处呈狭窄带状，或形成宽厚坚实的柏油样块，甚至扩展到整个牙冠。烟斑常与牙面的菌斑牙石结合，使牙石呈黑色，甚至还有烟斑渗透到釉小柱，故不易除去。

牙面着色本身对牙龈刺激不大，主要影响美观，但由于色素往往沉积在菌斑牙石上，故可作为口腔卫生情况和微生物多少的判断指标。大而厚的色斑沉积物能提供菌斑积聚和刺激牙龈的粗糙表面，继而造成或加重牙周组织炎症。

综上所述，局部促进因素可促进菌斑的积聚或妨碍菌斑的去除，甚至导致牙周组织的破坏。因此，发现并尽可能地去除可导致疾病发展的菌斑滞留因素是十分必要的。

第二节　牙周病发病的全身因素

研究结果表明，没有任何一种全身疾病会单独引起牙周病，但全身因素可增进宿主对细菌及其产物等致病因子的敏感性，降低牙周组织的抵抗力，促进牙周病的发生和发展，对牙周病影响较大。牙周病的发生、发展与以下全身因素有关。

一、遗传因素

近年来越来越多的研究表明，与遗传有关的宿主易感性可能是侵袭性牙周炎和重度牙周炎发病的主要决定因素之一。遗传因素能影响和改变宿主对微生物的反应，并决定疾病的进展速度和严重程度。单纯遗传因素不会引起牙周病，但某些遗传因素可增加宿主对牙周病的易感性。

（一）白细胞异常色素减退综合征

白细胞异常色素减退综合征（Chediak-Higashi syndrome）是一种罕见的常染色体隐性遗传病，45% 的患者有家族史。多数患者早年死于重度感染，50% 以上在 10 岁之前死亡。患者的中性粒细胞结构及功能异常，细胞有正常吞噬功能，但不能脱颗粒，细胞内杀菌的能力降低。其细胞特征为由嗜天青颗粒和特异性颗粒融合而成的巨大溶酶体包涵体。此病的口腔表现为重度牙周炎和口腔溃疡。

（二）低磷酸酶血症和缺触酶血症

低磷酸酶血症（hypophosphatasia）多为常染色体隐性遗传，但也有显性遗传，在牙发育期起作用，患者的牙槽骨吸收和附着丧失可能是发育异常而不单是牙周炎的结果。患者血清和组织中缺乏碱性磷酸酶，尿中可检测到碱性磷酸酶。患牙牙骨质完全缺如或发育不全，髓腔大、牙本质矿化低，有球间沉积，临床主要表现为乳牙过早脱落。

缺触酶血症（acatalasia）为常染色体隐性遗传，此病除日本外极少见，特征是牙龈和牙槽骨的进行性坏死，导致牙脱落。

其他一些遗传病也常伴有牙周破坏，如唐氏综合征、掌跖角化 - 牙周破坏综合征等，患者机体抵抗力降低，并有较严重的牙周病，造成菌斑堆积，牙周膜和牙槽骨严重破坏。

二、性激素

牙周组织是部分性激素的靶器官，牙龈和牙周膜细胞中含特异性的雌激素、黄体酮和睾丸素受体。性激素水平改变和牙周炎症程度有密切关系。

女性激素水平升高使牙龈组织对菌斑等局部刺激物的反应性增强，雌二醇和黄体酮还可能被某种细菌利用，使龈下菌斑的组成发生改变，产生更明显的炎症反应，或加重原有的慢性炎症。

雌激素在人体内具有广泛的生物学活性，它不仅对众多靶组织（生殖道、乳腺、骨骼、牙周组织等）的生长发育和功能有调节作用，还能影响免疫细胞的功能和细胞因子的表达，从而调节机体的免疫反应，甚至对某些病原微生物也有一定的影响。妇女在生理和非生理（激素替代疗法和使用激素类避孕药）情况下，激素水平的变化会导致牙周组织的明显改变，尤其是在已有菌斑诱导性牙龈炎症存在的情况下更是如此。许多研究表明，妊娠妇女的菌斑指数与妊娠前相比无明显改变，但牙龈炎的发生率和严重程度却增加，分娩后牙龈炎症可消退。同样，青春期少年牙龈炎的程度加重而菌斑并无增加。妊娠或服用激素类避孕药时，牙龈炎症加重，可能是血液和龈沟液中激素浓度增高的结果。妊娠期龈炎由菌斑引起，因激素水平增高而加重，牙周临床指数如牙龈探诊深度、出血指数和龈沟液量均增加，这些炎症可通过良好地控制菌斑来减轻。血浆雌激素和黄体酮水平增高有利于菌斑内的中间普氏菌繁殖，因而妊娠期牙龈炎症的加重可能是由于菌斑成分的改变，而不是菌斑量的增加，青春期龈炎也可能存在类似的机制。雌激素和黄体酮与炎症介质相互作用有助于解释为何激素水平波动时炎症会加重。

三、吸烟

烟草中含 4000 种以上的毒素，如一氧化碳、重金属盐、致癌物亚硝基胺和成瘾的兴奋剂尼古丁等。许多横向和纵向研究均证实，吸烟是牙周病尤其是重度牙周炎的高危因素，吸烟者较非吸烟者牙周炎的患病率高、病情重、失牙率和无牙率均高。纵向研究表明，吸烟与维护期中牙周炎的复发有关，并且为剂量依赖性。重度吸烟者（大于 10 支 / 日）疾病进展较快，戒烟者较现吸烟者牙周病复发的危险性低。牙槽骨的吸收程度与吸烟量有关，与局部菌斑多少无关。与非吸烟者相比，轻度吸烟者发生严重牙槽骨吸收的危险比值为 3.25，重度吸烟者则达 7.28。由于吸烟增加了附着丧失和骨丧失的危险性，使牙周组织的破坏加重，因而吸烟状况可作为评估个体牙周炎危险因素的一个重要指标。

吸烟导致牙周病发病的机制尚未明确，但普遍认为吸烟影响局部的血液循环（小血管收缩）、影响体液免疫、细胞免疫和炎症过程，尤其是削弱口腔中性粒细胞的趋化和吞噬功能。许多研究表明：①吸烟不仅直接抑制中性粒细胞和单核 - 巨噬细胞的防御功能，而且减少血清 IgG、IgM 和 IgA。②吸烟降低局部氧张力，有利于某些致病菌的生长。③吸烟者口腔卫生一般较差，牙面菌斑沉积多，牙石形成增加，舌侧牙龈退缩。④吸烟抑制成纤维细胞的生长并使之不易附着于根面，影响创口愈合；还抑制成骨细胞，导致骨质疏松和骨吸收。

四、精神压力

精神压力（stress）是机体对感受到的精神压力或不幸事件的心理和生理反应，它可增加激素（皮质激素、促肾上腺皮质激素、肾上腺素和去甲肾上腺素）及免疫介质（细胞因子、前列腺素）的释放，从而影响宿主防御系统的功能。精神压力不仅降低了机体的抵抗力，而且可以改变个体的生活方式，如可能忽略口腔卫生，致使菌斑堆积过多而加重牙周炎。另外，有精神压力者，可能吸烟量增加，饮酒过度，同样也可以加重牙周病。

五、有关的系统性疾病

（一）糖尿病

糖尿病是一类常见的内分泌代谢疾病。糖尿病（diabetes mellitus）的急、慢性病并发症累及多个器官，已成为致残率、死亡率仅次于肿瘤和心血管病的第三大疾病。临床研究表明，糖尿病患者发生牙周炎的风险比非糖尿病患者增高 2 ～ 3 倍。近年来，在口腔科就诊的糖尿病患者人数不断上升，有些患者因为牙周炎、牙周脓肿而就诊，经检查不仅患有牙周病而且患有糖尿病。因此，对于重度牙周炎和牙周脓肿的患者不仅应检查牙周状况，还应检查血糖和糖化血红蛋白。目前，已有学者提出牙周炎是糖尿病的第六并发症。糖尿病并发牙周病的病理机制可能是白细胞趋化和吞噬功能缺陷、组织内血管基底膜的改变、胶原合成减少、骨基质形成减少及免疫调节能力下降，使患者的抗感染能力下降、伤口愈合障碍。

牙周病破坏程度与菌斑数量、年龄等因素有关，还与血糖、葡萄糖耐量曲线、糖尿病的严重程度和病程长短有关。

（二）艾滋病

艾滋病（acquired immune deficiency syndrome，AIDS）是由人类免疫缺陷病毒（human immunodeficiency virus，HIV）感染所致。由于患者全身免疫功能低下，容易发生口腔内的机会性感染，HIV 感染或艾滋病患者发生牙周的感染性病损包括牙龈线性红斑、坏死性溃疡性牙龈炎和牙周炎。发生在 HIV 阳性患者的慢性牙周炎进程要比未感染者快。

（三）恶性中性粒细胞减少症

中性粒细胞是维护牙周组织健康的至关重要的防御细胞，无论其量的减少还是其功能的缺陷都与牙周组织的重度破坏有关。恶性中性粒细胞减少症（malignant neutropenia），主要见于 25 岁以上的成人，由血液循环中的中性粒细胞突然减少引起。50% 的患者有用药不当史，部分患者病因不明，部分患者为先天性的。与中性粒细胞减少有关的药物有镇痛药、吩噻嗪类、磺胺类、磺胺衍生物、抗甲状腺素药、抗癫痫药、抗组胺药、咪唑类药物等。

（四）骨质疏松症

骨质疏松症（osteoporosis）的特点是骨量的减少和骨组织的微细结构受损，骨的脆性增加，易发生骨折，还可引起畸形，有报告可加快牙槽骨吸收。雌激素对骨质有保护作用，据报告，妇女绝经后每年骨质吸收可达 0.5% ～ 1.0%，约 1/3 的 60 岁以上妇女受绝经后骨质疏松的影响。雌激素替代疗法治疗绝经后妇女能预防骨质疏松，维护骨密度。

此外，老龄、种族、男性、有牙周炎既往史、口腔卫生不良、牙科保健条件不够等均是牙周病的危险因素。如今的研究表明，先天的、后天的和环境危险因素决定和影响了牙周病的发生、进展和对治疗的反应。

第三节　牙周组织的防御机制及宿主的免疫反应

牙周病是慢性感染性疾病，微生物与宿主的相互作用决定了疾病的过程和进展。微生物可通过自身代谢产物引起组织破坏，直接发挥致病作用，或通过刺激和改变宿主反应间接起到致病作用。随着对牙周病发病机制的进一步了解，已清楚地认识到牙周病的大多数组织损害是由于宿主对感染的免疫应答引起的，而不仅是感染的微生物直接引起的。宿主对微生物的免疫应答可分为先天性免疫反应（innate immune response）和获得性免疫反应（acquired immune response），宿主的免疫反应由微生物的作用和宿主遗传特征（包括遗传因素）所介导，并受环境因素的影响，个体间差异很大，所致的组织破坏也不尽相同。

一、牙周组织的防御机制

（一）上皮屏障

1. 龈牙结合部的牙龈组织借结合上皮与牙齿表面连接，称为上皮附着，封闭软硬组织的交界处。结合上皮的更新周期通常为 5 天，比牙龈表面上皮的更新大约快 1 倍。表层的衰老细胞以较快的速率脱落到龈沟内，同时使附着于结合上皮的细菌也随之脱落，这是龈牙结合部的重要防御机制之一。

2. 结合上皮在抗菌防御中不仅具有上皮屏障的作用，而且结合上皮细胞本身能产生有效的抗菌物质，包括防御素和溶酶体酶。被微生物产物激活的上皮细胞能分泌趋化因子如白介素 -8，细胞因子如白介素 -1 和白介素 -6，以及肿瘤坏死因子 -α，它们吸引并激活专门的防御细胞如淋巴细胞和中性粒细胞。

（二）吞噬细胞

1. 中性粒细胞　龈沟内的中性粒细胞是抗牙周致病菌的第一道防线。有证据表明，某些伴有中性粒细胞数目减少或功能缺陷的全身性疾病，如周期性白细胞缺乏症、Chediak-Higashi 综合征、掌跖角化 – 牙周破坏综合征等患者常伴有严重的牙周炎。

中性粒细胞在牙周炎症过程中不仅是重要的防御细胞，还具有致炎的双重作用。如果中性粒细胞对病原刺激物的反应过于激烈，便会对机体产生免疫损伤。其产生和释放的致炎细胞因子也会加重炎症。中性粒细胞在炎症过程中还具有调节作用，通过合成和释放具有免疫调节作用的细胞因子而参与免疫应答的诱导。

2. 单核 – 巨噬细胞　是宿主防御系统的重要组成部分，在动员宿主的防御机制抗细菌感染中发挥关键作用，维持着宿主 – 微生物之间的平衡。

（三）龈沟液

龈沟液指通过龈沟内上皮和结合上皮从牙龈结缔组织渗入到龈沟内的液体。龈沟液的液体成分主要来源于血清，其他成分则分别来自血清、邻近的牙周组织（上皮、结缔组织）及细菌。内容物包括补体－抗体系统成分、各种电解质、蛋白质、葡萄糖、酶等，也包括白细胞（主要为通过龈沟上皮迁移而出的中性粒细胞）、脱落的上皮细胞等。

龈沟液具有以下作用：①冲洗龈沟内的外来物质，龈沟液这种清洗龈沟的作用是局部防御机制的一种重要方式。②含有可以促进上皮附着于牙面的血浆蛋白。③具有抗微生物的特异性抗体。④在牙龈防御机制中，其所含补体可促进抗体的活化。⑤龈沟液中的白细胞是重要的防御细胞。⑥龈沟液中含有多种酶，其中天冬氨酸转氨酶、碱性磷酸酶、胶原酶等与牙周病的严重程度和活动期等有一定的关系，同时龈沟液中还含有酶抑制物，能抑制中性粒细胞产生的多种中性蛋白酶等。⑦能提供龈下细菌丰富的营养成分。⑧提供牙石矿化的物质。⑨从全身途径进入体内的某些药物如抗生素等，也可进入龈沟液，并达到高而持久的浓度，因而可被利用来进行牙周治疗。

（四）唾液

唾液具有润滑、缓冲、清洁、抗微生物、凝集、薄膜形成、消化等多种功能，是宿主口腔免疫防御系统的重要组成部分。唾液的保护作用与其有效成分、流量、流速有密切联系，唾液功能失调会导致严重的口腔软硬组织疾病。

1. 唾液的物理特性可以起到生理性保护作用。有效的唾液流量、流速可以提供必要的润滑作用，帮助运送食物、清除细菌和脱落的上皮及不断补充新鲜的抗菌成分，如溶菌酶及免疫球蛋白等。唾液的缓冲作用对保持牙釉质的动态平衡是非常关键的。

2. 唾液蛋白参与了牙菌斑的初始形成，还参与了菌斑的矿化，形成牙结石。

3. 唾液中还含有丰富的抗微生物成分，如溶菌酶、过氧化物酶、乳铁蛋白、分泌型免疫球蛋白A（sIgA）等，并存在抗牙周致病菌的特异性抗体。

4. 唾液中的其他蛋白质，如富脯蛋白等可能对口腔细菌的生态环境有影响。

5. 唾液中的细胞成分除脱落的上皮细胞外，还含有主要来自龈沟液的各种白细胞，主要是中性粒细胞。

二、宿主的免疫反应

（一）先天性免疫反应

先天性（非特异性）免疫反应包括炎症反应，是抗感染的第一道防线，绝大多数有可能致病的细菌在导致明显的感染之前可被清除掉。牙周病的发生涉及一系列免疫反应。先天免疫系统由不同的细胞和因子组成。其中，可溶性因子——补体、急性期蛋白和干扰素具有广泛的活性。补体和急性期蛋白的固有功能是抗细菌和真菌，而干扰素是抗病毒感染。在感染期，这些可溶性因子的浓度增加，可达非感染期的100倍。

1. 补体　补体是血清和体液中一组具有酶活性的蛋白质，其功能主要是抗感染、控制炎症和免疫调节。目前已明确补体有三种抗菌作用：①有些补体蛋白具有溶解细菌膜的固有能力，导致细菌死亡。②一些补体蛋白（如 C5a）作为吞噬细胞的趋化因子，可诱导吞噬细胞向损伤或感染处迁移；同时，部分补体成分（如 C3a、C5a）还能通过激活血管内皮细胞，引起血管扩张和通透性增加。③补体调理或包被细菌，使吞噬细胞得以识别并吞噬细菌。

2. 急性期蛋白 当前研究认为，C 反应蛋白代表了急性期蛋白。C 反应蛋白调理细菌，有利于补体结合，使细菌较易被吞噬。牙周炎时急性期蛋白增加，C 反应蛋白的增加与牙周病的活动期或未治疗的牙周病有关。

3. 中性粒细胞 中性粒细胞在控制牙周微生物中发挥着重要作用，其数目的异常和功能的缺陷均会大大增加牙周炎的易感性和严重程度。中性粒细胞是结合上皮内和龈沟中的主要防御细胞，其功能包括从血管内皮细胞间隙移出、趋化、从上皮移出、吞噬细菌和吞噬后溶酶体体内杀死细菌，这些功能都必须完整无缺才能有效地控制细菌感染。中性粒细胞的功能障碍与细菌入侵牙周组织引起感染和侵袭性牙周炎有关；其数目的下降也十分有损牙周组织，与重度牙周炎有关。

综上所述，先天免疫反应与致病微生物为首次接触，免疫机制包括皮肤、黏膜上皮的物理屏障和炎症反应的血管和细胞成分。有效的免疫反应可以快速消除炎症病损，或是根本不发生损害；无效的免疫反应则可能导致慢性病损或破坏性病损。如果第一道防线被突破，则适应性免疫系统被激活，对各种病原体产生特异性免疫反应，从而消灭这种病原体，这种适应性或称获得性（特异性）免疫反应，是宿主较有效地抗致病菌的免疫反应。

（二）获得性免疫反应

获得性免疫反应又称适应性免疫反应（adaptive immune response），是个体在生活过程中与病原微生物等抗原物质接触后所产生的，在出生后形成，具有特异性，不能遗传。特异的适应性免疫的激活需要固有免疫的参与，固有免疫也在调节宿主 - 微生物相互关系中具有重要作用，参与先天性免疫反应的单核 - 巨噬细胞在特异性免疫应答中起重要作用。

特异性免疫应答通常紧接在感染性疾病恢复之后，这种反应包含一系列细胞的相互作用，包括特异性细胞产物。原发感染导致宿主对病原微生物再次感染的易感性下降，而特异性免疫细胞和分子能识别和区别对待外来物。获得性免疫系统通常由体液免疫（humoral immunity）和细胞免疫（cell mediated immunity）组成。体液免疫的特点是产生抗体，这是一类能与刺激物发生作用、结构独特的蛋白质。细胞免疫需要有活力的效应细胞参与。保护性获得性免疫类型因不同的感染因子而不同。一般来说，体液免疫有效地抵抗细胞外存在的感染微生物。相反，细胞内微生物感染主要通过细胞免疫解决。

在血浆或龈沟液中存在一些特异性抗体（免疫球蛋白），这些抗体具有结合抗原的能力。目前认为，抗体的质和量都是十分重要的，不同患者的抗体水平、类型和亲和性强度不同。具有有效抗体的人要比抗体的质和量均有缺陷的人更不易患牙周炎。牙周组织的炎症和组织破坏伴随着抗体的质、量和特异性而变化。抗体行使功能有利于宿主清除牙周致病菌；抗体也可中和细菌成分，在细菌的定植和宿主细胞的相互反应中起重要作用。

▶**知识拓展**

牙周炎发病机制

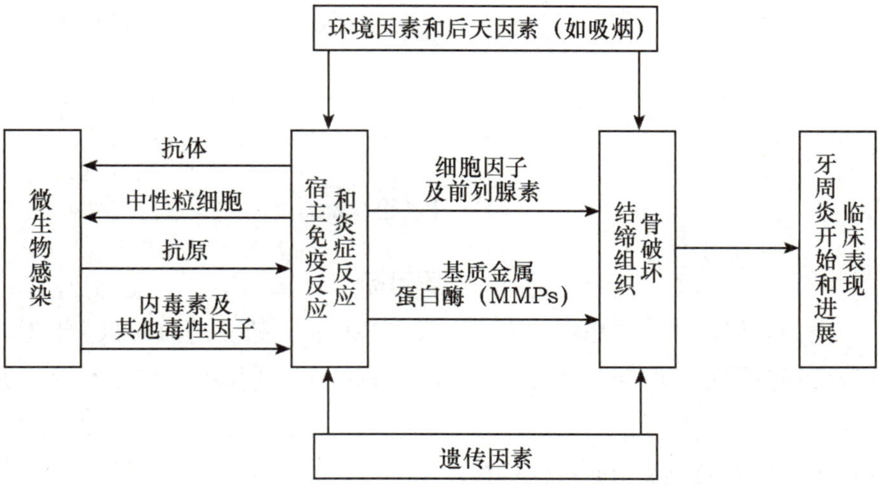

—• **考试知识点总结** •—

—• **本章小结** •—

—• **协和云课堂……　拓展练习及参考答案** •—

（曹长红　魏　丽　闫　闯　张文平）

第八章　牙周病的主要临床特征及临床病理

教学课件

学习目标

素质目标

（1）具备爱伤意识，具备对患者的人文主义关怀精神，树立高尚的职业道德。

（2）具备良好的学习态度及严谨的工作作风，提升科学的思维方法和不断创新、与时俱进的观念。

（3）具备人际沟通能力及团队协作精神。

知识目标

（1）掌握：牙龈炎症的临床表现及意义，附着丧失、牙周袋的概念，牙周袋的类型，牙槽骨破坏的形式，牙松动和病理性移位的原因。

（2）熟悉：牙周袋形成机制，牙槽骨吸收的局部因素。

（3）了解：牙周袋、牙龈炎症的临床病理，牙槽骨吸收的机制，牙周病活动期和静止期的特点。

能力目标

（1）能自主学习，具有根据症状和临床表现对牙周病进行诊断与鉴别诊断的能力。

（2）能根据临床病理阶段制订出适合的控制或维护牙周疾病的治疗计划。

（3）能对牙周病进行健康科普宣教。

案例导入

【案例】

患者，男性，47 岁。

主诉：左上后牙牙龈出血伴松动 3 年。

现病史：数年前刷牙牙龈出血，咬硬物出血，曾进行过一次全口洁治术，当时缓解，术后 1 年再次出现刷牙出血未重视。近 3 年来，右上后牙感咀嚼无力伴逐渐松动。

个人史：患者吸烟史 20 年，重度吸烟 10 年。

检查：患者一般状况好，查体合作，全身未见明显异常。全口卫生状况差，前牙唇舌面烟斑较多，全口牙牙龈边缘红肿，探诊易出血，36、37 牙体未见龋坏，叩（±），Ⅱ度松动，牙髓活力测试同对照牙。牙周探诊牙周袋深度（PD）为 5mm，附着丧失（AL）为 2mm，X 线检查可见 36、37 牙体未见异常，牙周膜增宽，牙槽骨水平性吸收到根长的 2/3。

【问题】

1. 针对此患者，怎样从病因及临床表现方面进行牙周健康知识宣教？

2. 有温度的关怀与定期电话回访是否能改善牙周病症状反复的问题？还可以通过哪些方式维护患者牙周健康？

·核心知识拆解·

牙周病主要包括牙龈病与牙周炎两大类，作为感染性疾病，临床病理对应着疾病的发展阶段，牙周组织呈现出不同的临床表现。从牙龈色、形、质的炎症改变，到出血症状开始，逐渐发展为牙周炎，牙周炎不仅出现牙龈的炎症变化，还有牙周袋形成、牙槽骨吸收、牙松动和移位等症状。本章着重介绍牙周病四大典型临床特点相应的组织病理学表现及发生过程，掌握牙龈炎症的临床表现及意义，附着丧失、牙周袋的概念，牙周袋的类型，牙槽骨破坏的形式，牙松动和病理性移位的原因。

第一节　牙龈炎症和出血

牙龈病和牙周炎是牙周病的两大类型，属于感染性疾病，牙菌斑微生物作为其主要感染源，一般易堆积在牙颈部及龈沟内。菌斑微生物及其产物长期作用于牙周组织，会先导致牙龈组织的炎症反应。牙龈炎的病变局限于牙龈上皮组织和结缔组织内。当炎症扩延到深部牙周组织时，引起牙龈及牙周膜胶原纤维溶解破坏，导致牙槽骨吸收，最终形成牙周袋，此时即发展为牙周炎。

牙龈炎是牙周病进展为牙周炎的前期阶段，但并非所有牙龈炎均会发展成牙周炎，及时有效的菌斑控制会延缓牙周病的进展。目前，对于由龈炎转变为牙周炎的机制尚未完全明确。两者在牙龈组织中的病理和临床表现十分相似，均为慢性非特异性炎症，只是炎症的范围和程度有所不同。牙龈炎症和出血在牙龈炎和牙周炎中均可存在，故应根据牙周病其他典型症状，如是否有牙周袋形成、牙槽骨吸收等其他特征来区别牙龈炎与牙周炎。

一、病理

佩奇（Page）和施罗德（Schroeder）在 1976 年根据人类样本和动物实验临床和组织学的观察资料，将健康牙龈到牙周炎的发展过程分为初期病损、早期病损、确定期病损、晚期病损四个阶段，但它们之间并无明确界限，而是移行过程。近年来，对人健康牙龈的组织学观察表明，在临床上表现为健康牙龈者，大多数其组织学表现类似动物（狗）实验性龈炎的初期病损和早期病损，而临床所见的牙龈炎的组织学特征类似初期病损、早期病损和确定期病损，牙周炎则类似晚期病损。基纳（Kinane）和林德（Lindhe）以 Page 和 Schroeder 提出的四个阶段为框架，根据牙周炎进展的最新知识提出了补充和修改（图 8-1）。

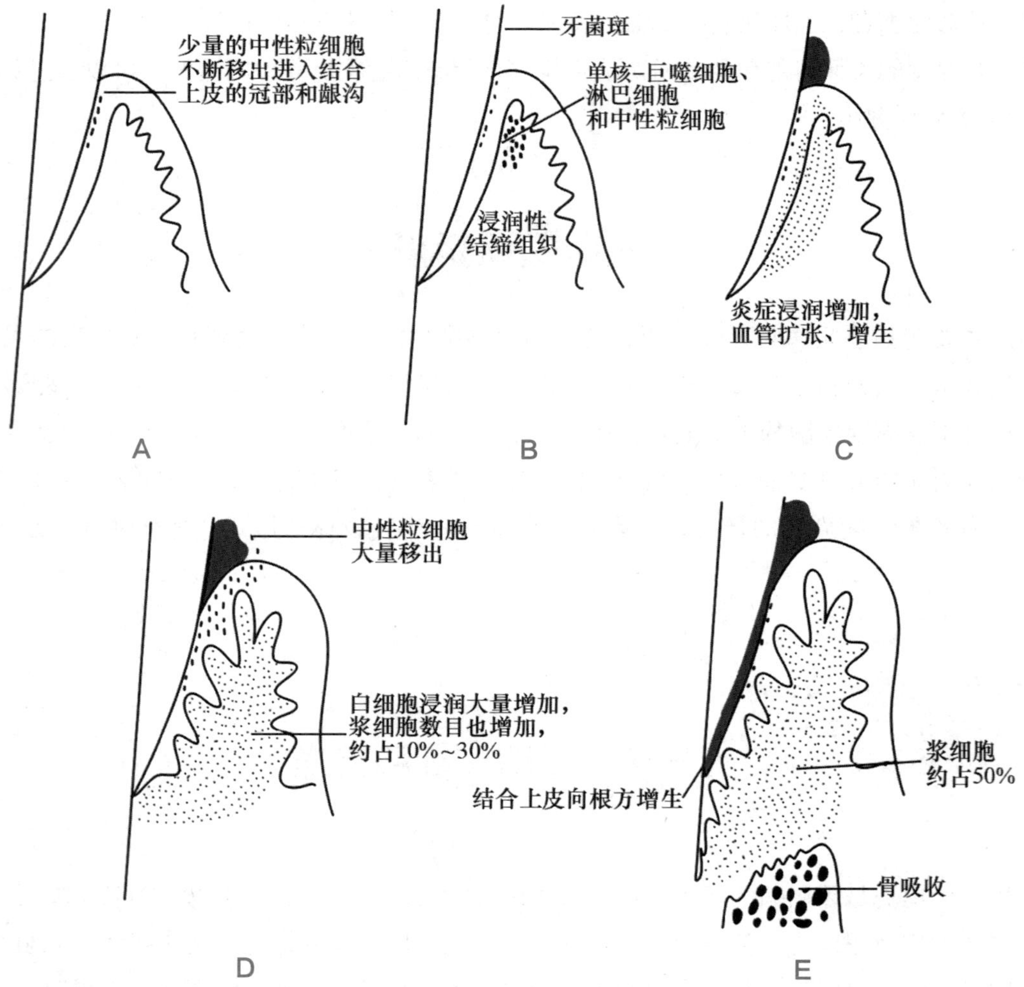

图 8-1　牙龈炎和牙周炎发生过程牙龈组织的变化示意图

A. 正常龈；B. 初期龈炎病损；C. 早期龈炎病损；D. 确定期龈炎病损；E. 晚期病损（牙周炎）。

（一）初期病损

初期病损指牙龈炎的初期，当菌斑沉积在牙面时，牙龈炎症病理状态出现，24 小时内结合上皮下方的微血管丛即出现明显的变化，组织学可见牙龈血管丛的小动脉，毛细血管和小静脉扩张。此时微循环内的流体静压增加，毛细血管的内皮细胞之间形成细胞间隙。由于微血管床的渗透压增加，液体和血浆蛋白渗出到组织中，并通过上皮进入龈沟形成龈沟液。血管周围的胶原纤维减少。

随着病损的扩大，龈沟液流量增加，微生物的毒性产物在组织和龈沟内被稀释，并从龈沟被冲洗出。龈沟液渗出的量与牙龈炎症程度成正比，其中包含来自血浆的蛋白防御性成分，如抗体、补体、蛋白酶抑制物和其他巨球蛋白等。在血管改变的同时，黏附分子和其他黏附素促使白细胞贴壁黏附到毛细血管后静脉，并帮助细胞移出血管。白细胞沿趋化梯度向龈沟移出。淋巴细胞则起到局部的细胞免疫和体液免疫的功能。

在菌斑堆积的第 2 ～ 4 天，细胞反应已十分明显。在菌斑微生物和宿主细胞产生和分泌的趋化因子作用下，白细胞穿过结缔组织到达结合上皮和龈沟区积聚。此期的炎症浸润区约占结缔组织的 5%。

综上所述，初期病损在临床上表现为健康状态的牙龈，可视为正常生理状况。牙龈防御反应可以有效地抵御微生物的挑战时，则不发展为牙龈炎疾病状态。

（二）早期病损

早期病损指牙龈炎的早期，菌斑堆积持续 4 ～ 7 天时，组织学见结合上皮下方的血管扩张，数目增加。淋巴细胞和中性粒细胞是此期的主要浸润细胞，浆细胞很少见。炎症细胞浸润约占结缔组织体积的 15%，病损内成纤维细胞发生退行性变，有较多的白细胞浸润，同时，浸润区的胶原细胞继续破坏达 70%，主要波及龈牙纤维和环状纤维。结合上皮和沟内上皮的基底细胞增生，出现上皮钉突，反映了机体加强对菌斑的防御屏障。此起病损在临床上可见炎症表现，牙龈发红，探诊出血。

对于人类，早期病损的持续时间还不明确，可能持续时间较长，由此期进入确定期病损所需的时间受个体易感性的影响。

（三）确定期病损

确定期病损指牙龈炎已确立，随着菌斑的不断积聚与成熟，牙龈炎症程度进一步加重，组织和龈沟内的液体渗出和白细胞移出增加，临床上牙龈有明显的炎症和水肿，表现为牙龈色泽鲜红或暗红，龈沟深度加深，牙龈肿胀而不再紧贴牙面，此期可视作慢性牙龈炎病损。

确定期病损是浆细胞为主的病损。此时的典型病理变化是大量的浆细胞主要位于近冠方的结缔组织，围绕血管。当炎症不断向深部和根方延伸，组织深处也发生胶原丧失和白细胞浸润。此期沟内上皮和结合上皮继续增生，钉突向结缔组织深处延伸以维持上皮的完整性和形成防御细菌的屏障，但上皮附着的位置不变。沟内上皮有大量白细胞浸润，中性粒细胞穿过上皮向龈沟移出。此时的沟内上皮比正常的结合上皮通透性更强，使物质更易进出于下方的结缔组织，并可能出现暂时的溃疡。

确定病损期可能有两种转归。一种是病情稳定长达数月或数年，另一种则发展为活动型，成为进行性破坏性病损。

（四）晚期病损

本期也可称为牙周破坏期。随着牙龈炎症的扩展和加重，上皮向根方生长并从冠方与牙面剥离，形成牙周袋，菌斑也继续向龈下的根方延伸，并在袋内的厌氧环境下繁殖。牙周炎病损除了具有确定期病损的所有特性外，重要的区别是结合上皮从釉牙骨质界向根方繁殖和迁移，形成牙周袋，牙槽嵴顶开始有吸收，牙龈结缔组织内的胶原纤维破坏加重，并有广泛的炎症和免疫病理损害。一般认为，浆细胞是此期病损的主要浸润细胞。临床上探及牙周袋和附着丧失，X线检查可见牙槽骨的吸收。

二、临床表现

（一）牙龈出血

牙龈炎症最初的临床表现是龈沟液量的增多和龈沟探诊出血。对于健康的牙龈，轻探龈沟不引起出血，但在初期或早期龈炎阶段，轻探龈沟即可出血。探诊出血是诊断牙龈有无炎症的重要指标之一，对判断牙周炎的活动性也有很重要的意义。

牙龈出血常为牙周病患者的主诉症状，多在刷牙或咬硬食物时发生，偶也可有自发出血。

（二）牙龈颜色改变

牙龈颜色变化是牙龈炎和牙周炎的重要临床体征之一。正常健康牙龈呈粉红色，牙龈炎时游离龈和龈乳头呈鲜红色或暗红色，炎症加重时充血范围可波及附着龈，牙周炎患者牙龈充血一般与牙周袋的范围一致。当血管减少，纤维增生或上皮角化增加时，牙龈颜色变浅或苍白。

（三）牙龈外形改变

正常的龈缘菲薄而紧贴牙面，附着龈有点彩。牙龈有炎症时，组织充血、水肿，龈缘变厚，牙间乳头圆钝，与牙面不再紧贴。点彩可因组织水肿而消失，表面光亮，但有些轻微炎症的牙龈点彩仍可部分存在，也有正常牙龈无点彩的情况，故不能单纯以点彩的有无来判断牙龈有无炎症。在以炎症和渗出为主要病变的患者中，牙龈松软肥大，表面光亮，龈缘可有糜烂渗出；在以纤维增殖为主的病例中，牙龈坚韧肥大，可呈结节状并覆盖部分牙面。

（四）牙龈质地改变

炎症时质地致密坚韧的牙龈变得松软脆弱，缺乏弹性，这是由牙龈结缔组织内炎性细胞浸润及胶原纤维消失导致的结果。有些慢性炎症时牙龈表面上皮增生变厚，胶原纤维增生，牙龈质地坚硬肥厚，而龈沟和牙周袋的内侧壁仍有炎症，探诊仍有出血。

（五）探诊深度增加及附着丧失

对人类健康牙龈进行组织学测量，龈沟深度（从龈沟底到龈缘的距离）为1～2mm。在临床上用牙周探针探测龈沟时，通常探针会超过组织学的龈沟底，进入结合上皮1/3～1/2处，因此，一般健康牙龈的龈沟探诊深度为2～3mm。当患牙龈炎时，由于牙龈肿胀或增生，龈沟探诊可超过3mm，但此时结合上皮仅开始向根方和侧方增殖，尚未与牙面分离形成牙周袋。也就是说，上皮附着水平仍位于正常的釉牙骨质界处，没有发生结缔组织附着的降低，故又称为龈袋或假性牙周袋，这是区别牙龈炎和牙周炎的一个重要标志。当有牙周袋形成时，探诊深度超过3mm，而且袋底位于釉牙骨质界的根方，也就是说已发生了附着丧失（attachment loss，AL），附着丧失是牙周支持组织破坏的结果（图8-2）。

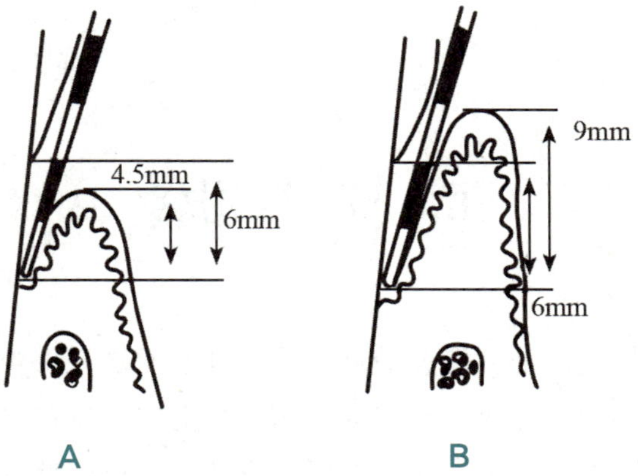

图 8-2 探诊深度和附着水平示意图

A. 牙龈有退缩，探诊深度为 4.5mm，附着丧失为 6mm；B. 探诊深度为 9mm，附着丧失为 6mm。

（六）龈沟液渗出增多

牙龈健康者龈沟内只有极少量龈沟液。龈沟液渗出增多是牙龈炎症的重要指征之一，因此，测定龈沟液的量可作为炎症程度的一个比较敏感的客观指标。使用小滤纸条放入龈沟内 30 秒之后取出，可用龈沟液测量仪测定或用精密天平称重；也可用茚三酮染色后，再根据染色面积来判断龈沟液量的多少。

龈沟液内许多内容物的含量与牙龈炎症有关，如多种白细胞介素、酶和 PGE_2 等的水平随炎症加重而增高。

除以上各种表现外，龈缘还可有糜烂或肉芽增生，龈沟或牙周袋也可溢脓。

▶知识拓展

无牙龈炎而出现牙龈缘位于釉牙骨质界根方的情况

临床上有的患牙探诊深度在正常范围，牙龈无炎症或很轻微，然而龈缘位于釉牙骨质界的根方，这种情况可能有 3 种原因：①长期刷牙不当等持续存在的小量刺激或轻度炎症的积累作用使牙龈轻度退缩。②原有的牙周炎经治疗后，袋壁退缩或被切除，患者能保持良好的口腔卫生，牙龈无炎症。③牙周炎在治疗后牙龈退缩，但仍有一定程度的炎症。

对这些情况尚无统一的诊断名词，若牙龈无炎症则只诊断为牙龈退缩；若有轻度炎症而无明显的进展性表现（牙槽嵴顶硬骨板消失等）则可诊为牙龈炎；若虽有牙龈退缩但探诊深度仍大于 3mm，炎症明显且有牙槽骨的进行性吸收，则诊断为牙周炎。

第二节　牙周袋

牙周袋是病理性加深的龈沟，是牙周炎最重要的病理改变之一。当患牙龈炎时，龈沟加深是因为牙龈的肿胀或增生使龈缘位置向牙冠方向移动，而结合上皮的位置并未向根方迁移，此时为假性牙周袋，或称龈袋。而患牙周炎时，结合上皮向根方增殖，其冠方部分与牙面分离形成牙周袋，此时称为真性牙周袋。

一、牙周袋的形成机制

牙龈边缘部的慢性炎症扩展到深部牙周支持组织，形成牙周炎。牙周炎发生前必经历牙龈炎阶段，但并不是所有的牙龈炎都必然发展为牙周炎。

关于牙周袋形成机制尚未统一，仍有各种争论。早期认为，最先发生的主要病理改变是上皮附着增生和根向移位，导致牙周袋的形成。但有学者发现，结合上皮深部炎性细胞的积聚发生在附着上皮增生之前，认为此区是始发病损区，因而将注意力转移到下方结缔组织的改变。近年来对组织破坏机制有了进一步理解，认为上皮增生和根向移位也能够发生在牙周袋尚未形成时。概括来说，牙周袋的形成始于牙龈结缔组织中的炎症，以及炎症所引起的胶原纤维破坏和结合上皮的根方增殖。牙周袋的最初加深发生在结合上皮和牙面之间或结合上皮内。龈沟转变为牙周袋产生了菌斑不能被去除的区域，确立了反馈机制。随着牙周袋的加深及牙龈炎症所致肿胀的加剧，更有利于牙菌斑的堆积和滞留，由此更加重了炎症，加深了牙周袋，形成一个进行性破坏的恶性循环。

二、牙周袋的病理

（一）软组织壁

牙周袋一旦形成，袋上皮是细菌生物膜和结缔组织之间的唯一屏障。袋上皮薄，表面常有糜烂或溃疡，使细菌得以进入结缔组织和血管。电镜观察可见，细菌入侵到袋内壁和袋底的上皮及结缔组织内。有研究证据表明，大量活的革兰阳性菌及革兰阴性菌细胞壁脂多糖（Lipopolysaccharide，LPS）和其他可溶性细菌成分能进入结缔组织和血液循环。

袋底的结合上皮通常短于正常龈沟的结合上皮，其冠根长度减少到 50 ～ 100μm。牙周袋的内（侧）壁发生严重的退行性变化，袋内壁上皮显著增生，上皮钉突呈网状突起伸入结缔组织并向根方延伸。然而，牙周袋退行性变的严重性与袋的深度不一定一致。内壁溃疡可发生在浅袋，偶尔也可观察到深袋的内壁上皮相对完整，只有轻微的变性。牙周袋的袋口（龈缘）上皮一般完整且厚，有明显的钉突，形态类似牙龈炎的沟内上皮，有中性粒细胞移出。除袋上皮的变化外，结缔组织也发生明显的变化，如水肿、退变、坏死、渗出，甚至增生。

牙周炎是慢性炎症病损，在组织破坏的同时不断发生着修复。牙周袋软组织壁的状况是组织被破坏和修复相互作用的结果。破坏的特征是液体渗出和细胞浸润、胶原纤维的溶解和减少，伴有细菌引起的退行性变。修复的特征是血管形成和胶原纤维新生，以修复炎症引起的组织损害。但由于局部刺激物的存在，袋壁组织不可能彻底愈合，这些刺激物持续刺激使液体渗出和细胞移出，并使新修复的组织成分产生退行性变。炎症与修复过程中何者占优势，决定着牙周袋软组织的颜色、质地和表面结构。若炎症占优势，则龈色暗红或鲜红，质地松软，表面光亮。若修复占优势，则袋壁坚韧，表面呈粉红色，但袋内壁仍有溃疡或炎症、坏死，探诊牙周袋后会有出血。牙周袋各种表现的病理改变见表 8-1。

表 8-1　牙周袋的临床表现与病理改变

临床表现	病理改变
牙龈呈暗红色	慢性炎症期，局部血液循环阻滞
牙龈质地松软	结缔组织和血管周围的胶原破坏
牙龈表面光亮，点彩消失	牙龈表面上皮萎缩，组织水肿
牙龈粉红，且致密	袋的外侧壁有明显的纤维性修复，但袋内壁仍存在炎症改变
探诊后出血及有时疼痛	袋内壁上皮变性、变薄，并有溃疡。上皮下方毛细血管增生、充血
有时袋内溢脓	袋内壁有化脓性炎症

（二）根面壁

根面壁是暴露于牙周袋内的牙根面，未经治疗的牙周袋内的牙根面有牙石沉积，其上覆有龈下菌斑，使感染更易驻留，牙周治疗更为复杂。牙石下方牙根面的牙骨质可在结构、化学性质和细胞毒性方面发生改变。

1. 结构改变

（1）牙骨质表面脱矿：菌斑内细菌产酸，导致牙骨质脱矿、软化，易发生根面龋。在探诊和刮治时，软化的牙骨质易被刮除，引发根面敏感，菌斑持续作用下硬组织破坏进展形成根面龋。

（2）牙骨质高度矿化：当牙龈退缩、牙根暴露于口腔时，脱矿的牙根面可发生基于唾液源的再矿化。

2. 化学改变　牙周袋内牙根面的牙骨质表面脱矿，钙、磷等含量降低，而暴露于口腔中的牙根面则钙、磷、镁、氟均可增多。

3. 细胞毒性改变　牙骨质中也可渗入有害物质，如细菌及内毒素均可进入牙骨质，甚至可深达牙骨质牙本质界。

根据根面壁的表面形态，牙周袋底可见五个区域：①牙石覆盖牙骨质区域。②附着性菌斑覆盖的牙石区域。③非附着性菌斑围绕附着性菌斑向根方延伸区域。④结合上皮附着区域：此区在牙周健康的正常龈沟大于 500μm，而在有牙周袋时通常减到 100μm 以下。⑤结合上皮根方结缔组织纤维部分破坏区域。

（三）袋内容物

牙周袋内含有菌斑、软垢、龈沟液、食物残渣、唾液黏蛋白、脱落的上皮细胞和白细胞等，免疫细胞吞噬、坏死、分解后形成脓液。袋壁软组织由于受牙根面龈下牙石的机械刺激，常引发袋内出血。

三、牙周袋的分类

（一）根据牙周袋形态、牙周袋袋底位置及其与相邻组织的关系分类

1. 骨上袋 牙周袋底位于釉牙本质界的根方、牙槽骨嵴的冠方，牙槽骨一般呈水平型吸收，是牙周支持组织发生破坏后所形成的真性牙周袋。

2. 骨下袋 此种真性牙周袋的袋底位于牙槽嵴顶的根方，袋壁软组织位于牙根面和牙槽骨之间，也就是说，牙槽骨构成了牙周袋壁的一部分（图 8-3）。

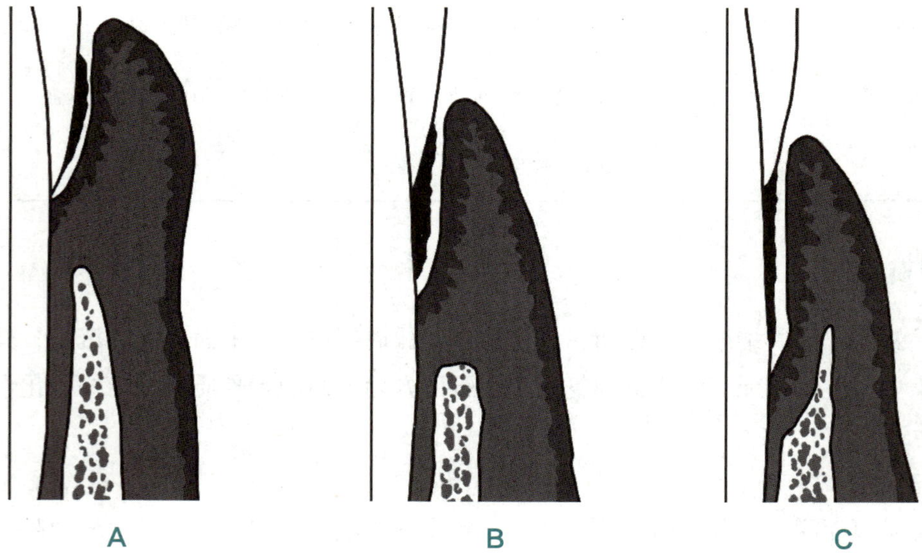

图 8-3 牙周袋的类型示意图

A. 龈袋（假牙周袋）; B. 骨上袋; C. 骨下袋。

（二）根据累及牙面的情况分类

1. 单面袋 只累及一个牙面的牙周袋称为单面袋。

2. 复合袋 牙周袋累及两个及以上牙面称为复合袋。

3. 复杂袋 是一种螺旋形袋，起源于一个牙面，但迂曲回旋于一个以上的牙面或根分叉区的牙周袋称为复杂袋（图 8-4）。

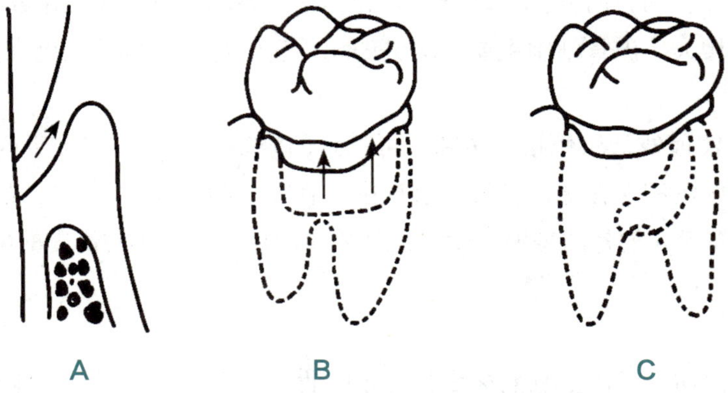

图 8-4　牙周袋的不同形状示意图
A. 单面袋；B. 复合袋；C. 复杂袋。

第三节　牙槽骨吸收

牙槽骨吸收是牙周炎的四大主要病理变化之一。由于牙槽骨的吸收，使得牙齿的支持组织丧失，牙齿逐渐松动，最终导致牙齿脱落或拔除。牙槽骨是人体骨骼系统中代谢和改建最活跃的部分。在生理情况下，牙槽骨的吸收和新生保持动态平衡，故牙槽骨的高度不变。当骨吸收增加或骨新生减少，或者两种情况并存时，即发生骨丧失，表现为牙槽骨高度降低。

一、牙槽骨吸收的机制

近年来的研究表明，与骨吸收有关的细胞受一系列因素的局部调控。如 IL-1、IL-6、TNF-α 和淋巴毒素。菌斑内细菌释放脂多糖和其他产物到龈沟，刺激组织内的免疫细胞、成骨细胞释放炎症介质，激活巨噬细胞和成纤维细胞分泌细胞因子和前列腺素 E_2，即 PGE_2，诱导大量的破骨细胞形成和牙槽骨的吸收。PGE_2 是牙周骨吸收最有力的刺激因素。其他一些局部因素，如细胞因子 IL-1β、TNF-α、IL-6 在牙周炎的进展和骨吸收中也起到重要作用。许多研究证明，牙周炎患者的牙龈组织中有较高水平的 IL-1β 和 TNF-α，龈沟液中的 IL-1β 和 TNF-α 的含量也明显高于健康者，治疗后这些因子在龈沟液中的含量下降。

二、牙槽骨吸收的病理

引起牙槽骨吸收的局部因素是慢性炎症和𬌗创伤。两种因素的独立和共同作用导致牙槽骨吸收类型和程度的差异。

（一）慢性炎症

慢性炎症是牙周炎骨破坏的最常见原因。当牙龈中的慢性炎症向深部牙周组织扩展作用于牙槽骨组织上时，骨表面和骨髓腔内分化出破骨细胞和单核 – 吞噬细胞，发生陷窝状骨吸收，或使骨小梁吸收变细，骨髓腔增大。破骨细胞主要去除骨的无机矿物部分，单核细胞在降解有机基质方面起作用。

在距离炎症中心较远处，病变相对缓和，可见骨的修复性再生。在被吸收的骨小梁的另一侧，也可见类骨质和新骨的沉积。在牙周炎发病过程中，骨吸收和修复性再生常在不同时期、不同部位出现。新骨的形成可缓解牙槽骨的丧失速度，也是牙周治疗后产生骨质修复的生物学基础。

（二）𬌗创伤

牙周炎常伴有𬌗创伤。受压迫侧的牙槽骨发生吸收；受牵引侧牙槽骨发生骨质新生。有观点认为创伤引起的常为牙槽骨的垂直吸收，形成骨下袋；而炎症则多引起水平吸收，形成骨上袋。

牙周组织健康时，结合上皮和牙槽骨之间的距离相对稳定，平均距离为 2mm 左右（即生物学宽度）。附着性菌斑到牙槽骨之间的距离在 0.5 ～ 2.7mm。这些发现提示细菌诱导的骨吸收活性存在于这个距离范围之内。

三、牙槽骨吸收的类型及临床表现

在牙周炎时，同一牙的不同部位和牙面，可以存在不同类型和不同程度的牙槽骨吸收。牙槽骨的破坏方式可表现水平型吸收、垂直型吸收、凹坑状吸收等多种形式。

（一）牙槽骨吸收的类型

1. 水平型吸收 是最常见的吸收方式。牙槽间隔、唇颊侧或舌侧的嵴顶边缘呈水平吸收，而使牙槽嵴高度降低，通常形成骨上袋，即牙周袋袋底位于牙槽嵴顶的冠方。

2. 垂直型吸收 也称角型吸收，指牙槽骨发生垂直方向或斜形的吸收，与牙根面之间形成一定角度的骨缺损，牙槽嵴的高度降低不多，而牙根周围的骨吸收较多。垂直型吸收大多形成骨下袋，牙周袋底位于牙槽嵴顶的根方。

骨下袋根据骨质破坏后剩余的骨壁数目，可分为下列几种（图 8-5）。

（1）一壁骨袋：牙槽骨破坏严重，仅存一侧骨壁。这种袋常见于邻面骨间隔区，因该处的颊、舌侧和患牙的邻面骨壁均被破坏，仅有邻牙一侧的骨壁残留。一壁骨袋若发生在颊、舌侧，则仅剩颊或舌侧的一个骨壁。

（2）二壁骨袋：即骨袋仅剩下两个骨壁。最多见于相邻两牙的骨间隔破坏而仅剩颊、舌两个骨壁。此外，亦可有颊邻骨壁或舌邻骨壁。

（3）三壁骨袋：袋的一个壁是牙根面，其他三个壁均为骨质，即邻、颊、舌侧皆有骨壁。这种三壁骨袋还常见于最后一个磨牙的远中面，由于该处牙槽骨宽而厚，较易形成三壁骨袋。

（4）四壁骨袋：牙根四周均为垂直吸收所形成的骨下袋，颊、舌、近中、远中四面似乎均有骨壁，牙根孤立地位于骨下袋中央，而骨壁与牙根不贴合。虽称为四壁骨袋，实质上相当于四个面均为一壁骨袋，治疗效果较差。

（5）混合骨袋：垂直吸收各个骨壁的高度不同。在牙周手术中，常可见骨下袋在近根尖部分的骨壁数目多于近冠端的骨壁数。

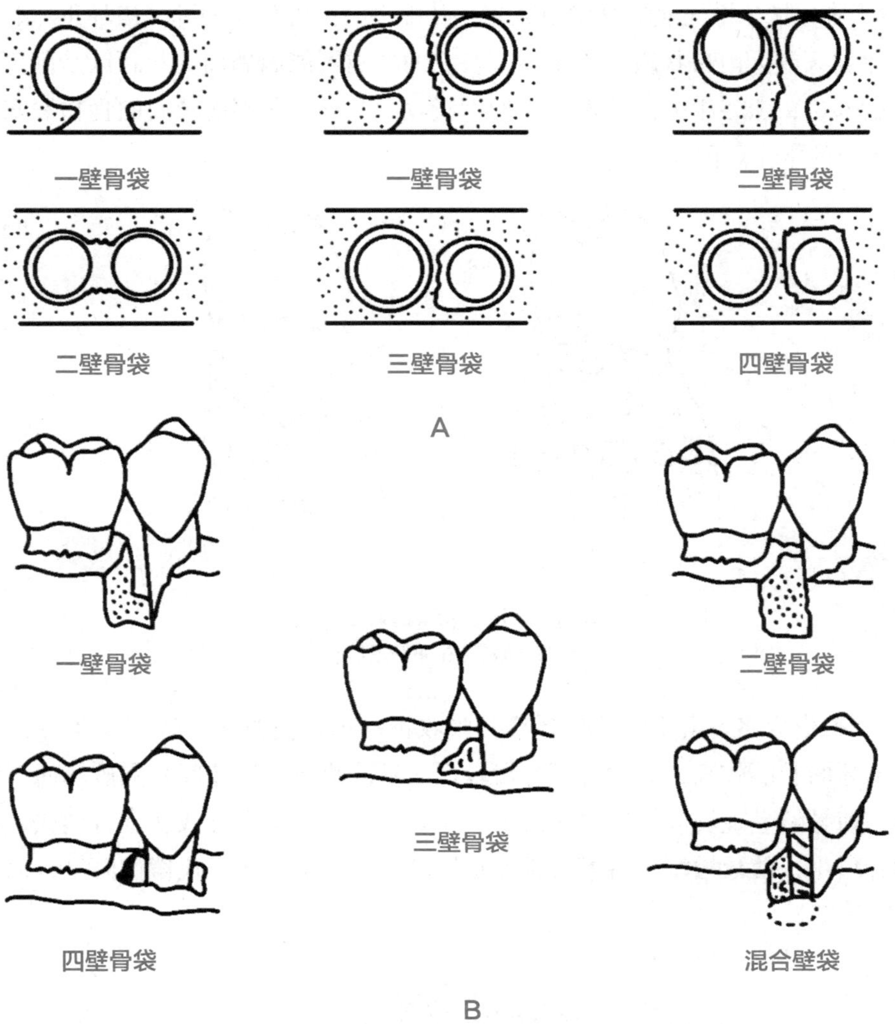

图 8-5　骨下袋的类型示意图
A. 牙根横断面观；B. 立体图示。

骨下袋最常见于邻面，但也可位于颊舌面。骨下袋和骨上袋的炎症、增生和退行性变都类似或相同，它们的主要区别是软组织壁与牙槽骨的关系、骨破坏的类型、牙周膜越隔纤维的方向。有关骨上袋和骨下袋的区别要点见表 8-2。

表 8-2　骨下袋和骨上袋的区别要点

区别要点	骨上袋	骨下袋
袋底位置	牙槽嵴顶的冠方	牙槽嵴顶的根方，骨与软组织壁相邻
骨破坏方式	水平型	垂直型（角形）
邻面越隔纤维	水平排列在相邻两牙袋底根方的越牙槽骨嵴顶	斜行排列。从袋底的牙骨质沿着骨面斜行过嵴顶，附着到邻牙的牙骨质
颊舌面纤维	从袋底根方的牙根面向着牙槽嵴顶走行	从袋底的牙骨质沿着骨斜面走向冠方，越过顶与骨外膜汇合

3. 凹坑状吸收 指牙槽间隔的骨嵴顶吸收，其中央与龈谷相应的部分破坏迅速，而颊舌侧骨质仍保留，形成弹坑状或火山口状缺损（图 8-6）。它的形成可能因邻面的龈谷区是菌斑易于堆积、组织防御力薄弱的部位，龈谷根方的牙槽骨易发生吸收。此外，相邻两牙间的食物嵌塞或不良修复体等也是凹坑状吸收的常见原因。

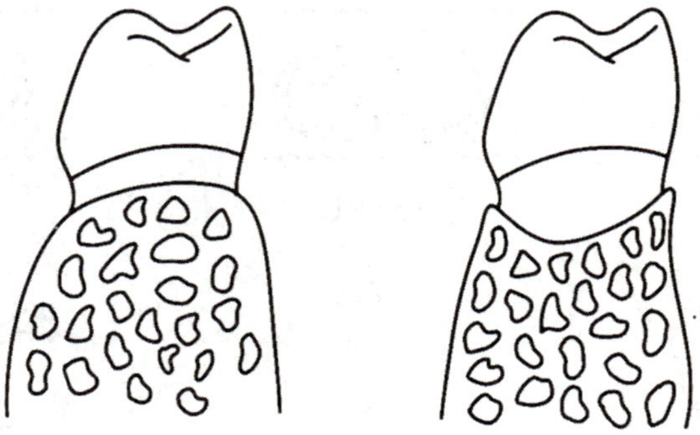

图 8-6 凹坑状骨吸收示意图

A. 正常嵴顶；B. 凹坑状吸收。

4. 其他形式的骨变化 由于各部位牙槽骨吸收不均匀，使原来整齐而呈薄刃状的骨缘参差不齐，正常情况下牙间骨隔较高，而颊舌面骨嵴较低，呈波浪形。当牙间骨隔破坏而下凹，而颊舌面骨嵴未吸收时，使骨嵴呈现反波浪形的缺损（图 8-7）。由于外生骨疣或扶壁骨形成、适应性修复等而使唇颊面的骨增生，使牙槽嵴呈唇形或骨架状增厚。此情况虽属于代偿性修复，但是属于不利于菌斑控制的形态改变。

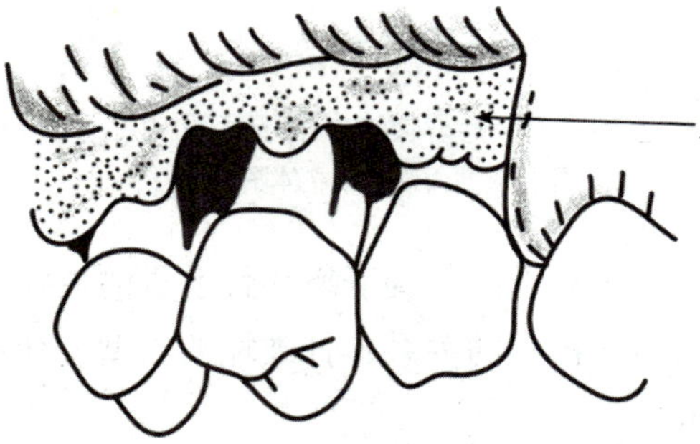

图 8-7 反波浪形骨吸收示意图

（二）牙槽骨吸收的临床表现

牙槽骨吸收的方式和程度，可以通过 X 线检查来观察，但 X 线检查主要显示牙齿近远中的骨质情况，而颊舌侧骨板因牙与骨组织重叠而显示不清晰。牙周炎的骨吸收最初表现为牙槽嵴顶的硬骨板消失，或嵴顶模糊呈虫噬状。嵴顶的少量吸收使前牙的牙槽间隔由尖变平或凹陷，在后牙则使嵴顶由宽平变凹陷，以后牙槽骨降低。正常情况下，牙槽嵴顶到釉牙骨质界的距离为 1 ～ 2mm，若此距离超过 2mm 则可视为发生了牙槽骨吸收。

骨吸收的程度常用吸收区在牙根长度所占的比例来描述，如吸收为根长的 1/3、根长的 1/2 或根长的 2/3 等。邻面的垂直型吸收在 X 线检查上很容易发现，大多数垂直型吸收都形成骨下袋，但在

X线检查上观察难以确定属于几壁骨袋，只有在手术翻开牙龈后三维观察才能确定。凹坑状吸收也难以在X线检查上显示。良好的X线检查投照条件及正确的投照角度是进行正确的临床诊断的有力保障。

▶知识拓展

PGE_2介导牙周炎的组织破坏

PGE_2介导牙周炎的组织破坏得到了充分证实：①牙龈炎组织中的PGE_2水平约是健康牙龈的10倍。牙周炎牙龈组织中的PGE_2含量是健康牙龈的15倍，龈沟液中的PGE_2水平较健康人明显增高，与附着丧失直接相关，是牙周炎继续加重的重要指标。②体外细胞培养证实，从牙周病患者的牙龈中分离出来的巨噬细胞经LPS刺激，可产生大量的PGE_2，局限型青少年牙周炎患者的单核细胞分泌的PGE_2较广泛型者明显增加。炎症时，PGE_2的产生除了LPS的直接刺激外，还受一些细胞因子的间接影响，如牙龈成纤维细胞在培养中受IL-1影响分泌PGE_2。③采用抑制PGE_2产生的非甾体抗炎药能有效抑制和治疗动物的人工牙周炎。一组长期服用非甾体抗炎药的关节炎患者，其牙周附着丧失和骨吸收较不服药的对照组患者明显减少。

第四节　牙松动和病理性移位

一、牙松动

牙在生理状态下有一定的松动度，一般不超过0.02mm，松动主要是水平方向的，也有极微小的轴向动度，临床上并不容易察觉。在病理情况下，牙松动超过生理范围。牙松动也是牙周炎的主要临床表现之一。引起牙松动的原因有以下几点。

1. 牙槽嵴吸收　牙松动最主要的原因是牙槽嵴吸收导致的牙周支持组织减少。早期牙周炎不会出现牙松动，一般在牙槽骨吸收达根长的1/2以上时，特别是牙齿各个面的牙槽骨均有吸收时，临床冠根比例失调，使牙松动度逐渐增大。单根牙比多根牙容易松动，邻牙丧失时也易松动。

2. 𬌗创伤　𬌗创伤时牙槽骨一般发生垂直型吸收，牙周膜间隙呈楔形增宽，牙齿松动，但单纯的创伤不会引起牙周袋的形成。当过大的𬌗力消除后，牙槽骨可以自行修复，牙齿松动度恢复正常。当患有牙周炎的牙齿同时伴有𬌗创伤时，可以使松动度明显增加。临床上若见到牙槽骨吸收不重而牙周膜增宽，且牙齿较明显地松动时，应考虑𬌗创伤存在的可能性，常见于夜磨牙、紧咬牙、早接触、正畸加力过大等情况。

3. 牙周膜的急性炎症　如急性根尖周炎或牙周脓肿等可使牙明显松动，这是由于牙周膜充血水肿、炎性渗出所致。急性炎症消退后牙齿松动度可恢复。

4. 牙周翻瓣手术后 由于手术的创伤及部分骨质的去除，组织水肿，牙齿松动度会暂时性增加。一般在术后几周牙齿即能逐渐恢复稳固。

5. 女性激素水平变化 妊娠期、月经期及长期口服激素类避孕药的妇女可出现牙齿松动度增加的临床表现。

6. 其他 如生理性（乳牙替换）或病理性牙根吸收（囊肿或肿瘤压迫等）也可使牙松动。

二、牙病理性移位

引起牙齿病理性移位的主要因素有以下两个方面。

1. 牙周支持组织的破坏 牙齿在牙弓中的正常位置有赖于健康的牙周支持组织及其牙槽骨的足够高度。当牙周炎使牙槽骨吸收、支持组织减少后，该牙所受到的力之间失去平衡，即发生了继发性𬌗创伤，使牙齿向受力的方向发生移位。牙周肉芽组织也会使患牙向𬌗方挺出或移位。有些牙周炎患牙在经过治疗消除牙周袋后，可以自行复位。

2. 𬌗力的改变 正常的接触区、良好的牙齿形态及牙尖斜度、牙列的完整性、𬌗力与唇颊舌肌力的平衡等都是保持牙齿正常位置的重要因素。上述因素任何一种发生异常，都可能对牙周组织产生侧向的异常𬌗力，使牙齿发生移位。邻牙缺失后长期得不到修复也会使牙齿向缺牙间隙倾斜，或对颌的牙齿伸长。牙移位可能导致食物嵌塞、邻面龋坏、牙周炎等。

病理性移位常发生于前牙，也可发生于后牙。一般向𬌗力方向移位较多见，常伴有牙齿扭转。侵袭性牙周炎患者常在患病早期即可发生上、下前牙的唇向移位，出现较大的牙间隙，称为扇形移位。

考试知识点总结

本章小结

协和云课堂…… 拓展练习及参考答案

（闫　闯　吴晓童　魏　丽　曹长红）

第九章　牙周病的检查及专科病历书写

教学课件

学习目标

素质目标

（1）具备对患者的人文主义关怀精神，树立高尚的职业道德。

（2）具备良好的学习态度及严谨的工作作风，提升科学的思维方法和不断创新、与时俱进的观念。

（3）具有良好的人际沟通能力及团队协作精神。

知识目标

（1）掌握：牙周袋、牙松动度、根分叉、口腔卫生状况、牙龈状况的检查和记录方法，正常牙周组织和牙周炎时的X线检查表现。

（2）熟悉：牙周病历的书写。

（3）了解：牙周病其他检查方法。

能力目标

（1）能正确测量牙周袋深度与附着丧失，进行牙周专科检查与病历书写。

（2）能正确填写牙周记录表。

案例导入

【案例】

患者，男性，58岁。

主诉：左下后牙牙龈溢脓半个月。

现病史：患者自觉左下后牙有脓液溢出，进食时咬东西咬不动。吃冷饮时偶感有牙齿冷刺激痛，曾有刷牙出血，口服甲硝唑缓解后反复。

检查：患者一般状况好，查体合作，全身未见明显异常。全口卫生状况不良，中度牙石堆积。左下第一磨牙、左下第二磨牙松动度Ⅰ度，叩诊（+），探及深牙周袋PD ≥ 4.5mm，可探及釉牙骨质界，挤压牙周袋有脓液溢出，温度刺激牙齿与右侧对照牙相同。X线检查示36、37牙槽骨有不同程度水平型吸收。

【问题】

1. 此病例中，对患者做了哪些牙周检查?

2. 根据本病例问诊时应关注哪些内容?

3. 问诊内容涉及患者隐私时医师应该怎样做?

·核心知识拆解·

牙周病的检查和病历书写区别于口腔内科牙体牙髓疾病检查和病历书写的重点，具有其专业特殊性。本章从病史采集、临床检查内容和方法、专科病历记录等方面来系统介绍牙周病检查和诊断的基本程序。学习本章内容时在关注牙周病治疗长期性，提升患者依从性的基础上，要求掌握病史收集、口腔卫生和牙龈状况、牙周袋、附着水平、牙松动度、根分叉的检查方法，能正确判别牙周组织的 X 线检查正常和异常影像，能正确书写记录牙周专科病历。可根据实际情况针对不同个体灵活选择治疗方案，培养患者预防观念和提升医患沟通技巧。

第一节　牙周病的检查

正确的牙周病预防与治疗方案的提供依赖于对疾病正确的诊断。准确、全面、专业的问诊和牙周专科临床检查等客观指标是医师进行综合分析的诊断依据。牙周病的检查是通过详细地询问全身和局部的病史、一系列常规检查和辅助检查来完成的，完善的牙周检查对诊断结果至关重要，没有及时准确的疾病诊断，就没有对症的诊治与可靠的治疗效果。

一、病史采集

牙周病与全身健康情况关系密切，应询问患者系统病史。本章结合临床需要，介绍系统病史收集、口腔病史收集、牙周病史及个人口腔卫生习惯和家族史收集等内容，结合检查综合分析诊断给出治疗方案，将所有病历资料收集整理后，完成牙周专科病历书写。

（一）系统病史

牙周病受全身因素的影响，某些全身疾病可能影响或加快牙周病的发生和发展，全身的健康状况也可不同程度地反映在牙周组织，甚至口腔表现可作为全身疾病的先期症状。在询问病史时，要重点询问与牙周病有关的系统性疾病，较为常见的有血液病、心血管疾病、糖尿病或其他内分泌疾病、神经系统疾病、免疫功能缺陷及某些遗传性疾病等。还有一些传染性疾病如各类型肝炎、艾滋病、梅毒等，这些疾病不仅影响牙周病情变化、病程，还有助于治疗方案的选择和治疗过程中防护措施的实施。

（二）口腔病史

询问牙周组织疾病以外的口腔其他疾病情况，如牙体牙髓疾病的慢性根尖周炎患者可在牙龈上发现窦道。口腔黏膜病特别是部分口腔黏膜与皮肤同时存在的疾病可发生在附着龈等牙周组织，如口腔黏膜白斑、扁平苔藓、天疱疮、类天疱疮等。口腔颌面外科的颌骨外伤、颌骨肿瘤及朗格汉斯细胞组织细胞增生症等能导致牙齿松动、移位等。另外，正畸治疗史也能影响牙周健康。总之，在检查牙周组织病变时，应考虑患者有无口腔其他疾病的存在及与牙周病损之间的相互影响。

（三）牙周病史及个人口腔卫生习惯

主要通过问诊收集病史，了解患者本次就诊的主要目的、主诉疾病发生的时间、可能引发的因素、主要症状和疾病进展过程、是否经过治疗及疗效如何，如牙龈出血、牙周脓肿出现的情况、诱因、部位、频率，经治过程和治疗反应等。另外，详细询问患者的口腔保健意识、个人口腔卫生习惯、常规采取的口腔卫生保健措施等，如刷牙习惯，是否使用牙线、漱口水、间隙刷，每天刷牙次数、效果如何等。使临床医师明确疾病的发展过程及对治疗的反应，能够制订个性化牙周诊疗方案，针对性地进行菌斑控制指导。

（四）家族史

询问直系亲属如父母、祖父母、外祖父母或兄弟姐妹的牙周健康状况，尤其是与遗传可能相关的牙周病，如侵袭性牙周炎、遗传性牙龈纤维瘤病等。此外，对于发现牙列、牙齿、颌面发育有异常表现而怀疑有遗传倾向时，应关注家族史。

二、牙周组织检查

牙周组织检查器械，除常规口腔一般检查器械外，还应备有牙周探针、牙线、咬合纸和蜡片等。通过视诊、叩诊、探诊、扪诊、制取研究模型和影像学辅助检查等方法进行诊断。随着对疾病本质的深入认识和诊断技术的发展，一些新的检查方法也不断被引入，以提高牙周病诊断的准确性。

（一）口腔卫生状况

口腔卫生状况和牙周组织健康关系密切。口腔卫生检查包括用菌斑显示剂显示菌斑、软垢、牙石、色素沉积的情况，观察有无口臭和食物嵌塞，使用牙线邻面清洁等。这些检查结果可作为判断患者口腔健康措施和清洁效果的参考。

1. 菌斑的检查　使用菌斑显示仪或菌斑显示剂辅助观察菌斑，后者一般用2%碱性品红溶液或荧光素钠等。患者用清水漱口后，用棉签或小棉球蘸取药液，涂拭在牙面上，再次漱口后，染色区域即是菌斑附着区。也可使用片剂，口中咀嚼后用舌舔至牙面再漱口，但使用时注意询问过敏史。若只需简单了解门诊患者菌斑控制的一般情况，只要检查所有的牙，或是选定的六颗牙（16、21、24、36、41、44），每颗牙按唇（颊）侧、舌（腭）侧、近中、远中四个牙面计，凡显示有菌斑存在的牙面，可在记录卡中相应部位的格内用“-”表示；凡未萌出或缺失的牙，用“×”表示（图9-1）。然后计算出有菌斑的牙面占总牙面数的百分比，一般已有菌斑的牙面不超过总牙面数的20%

微课：
菌斑
检查表

为口腔卫生较好的指标。这种方法可用于检查菌斑控制的效果，也可用于患者自我检查。

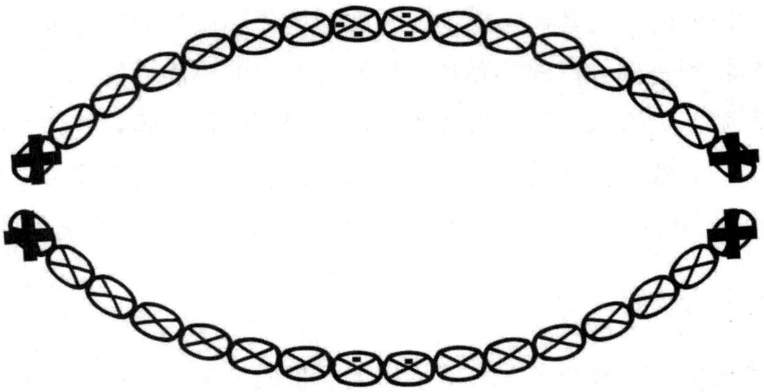

菌斑检查记录为 11 D 和 L 有菌斑记为“–”，21 La 和 L 有菌斑记为“–”，31、41 L 有菌斑记为“–”，四颗智齿未萌出记为“×”。

图 9-1 菌斑检查示意图

2. 牙石和软垢沉积情况 一般可记录为三种分度。

（1）Ⅰ度：牙石附着不足牙冠的 1/3，软垢较少，口臭不明显。

（2）Ⅱ度：牙石附着超过牙冠的 1/3，但不足 2/3 者，有软垢和轻度口臭。

（3）Ⅲ度：牙石附着超过牙冠的 2/3，或软垢较多，有明显的口臭。

（二）牙龈情况

可通过观察牙龈颜色、形态、质地的变化和探诊后是否出血及牙龈附着情况等来初步判定牙龈是否有炎症。

1. 牙龈颜色 正常牙龈呈粉红色。有炎症时牙龈鲜红色或暗红色；牙龈薄且有龈下牙石时，牙龈常色泽变暗或呈紫红色；如有严重贫血则牙龈色变白；吸烟、重金属、黑色素沉着时可见牙龈呈黑色或褐色，合并有白色病变的黏膜病时牙龈可有白色改变。

2. 牙龈形态 健康牙龈组织，边缘薄如刀刃，紧贴在牙颈部，龈乳头恰位于外展隙。如有炎症则牙龈肿胀、边缘钝厚，甚至肥大增生，菌斑利于积聚；如牙龈退缩，则牙间隙暴露，常导致水平型食物嵌塞。

3. 牙龈质地 健康的牙龈质地坚韧而有弹性。一旦发生炎症，牙龈组织因充血水肿而变得质地松软，以探针压迫，可见凹陷的明显压痕。

4. 牙龈炎症探诊出血 健康的牙龈不出血，刷牙时也不出血，用牙周探针探诊健康龈沟亦不会出血。如牙龈发生炎症，丧失角化或出现龈沟内壁溃疡，则探针检查时牙龈易出血，可作为牙周炎症活跃的标志之一。根据探诊出血（bleeding on probing，BOP）有无，记为 BOP 阳性或阴性，特别是将探针插入牙周袋底后是否出血已被普遍接受作为评估龈下炎症的方法。但检查 BOP 的操作者需要经过严格的训练，掌握正确的操作方法，结果才有意义。

操作时有两种方法，一种是用钝头牙周探针的尖端置于龈缘下 1mm 或更少，轻轻沿龈缘滑动后观察片刻，看有无出血，但是探龈缘法只能反映龈缘的炎症状况，可能会低估病情；对于 PD ≥ 4mm 的牙周袋位点探诊出血的阳性检出率低于探袋底法，因为深牙周袋的炎症浸润病损主要在袋底，而边缘龈相对健康，用此法就可能检测不到牙周袋的病变实质。另一种方法是轻轻探到袋底或龈沟底，取出探针后观察 10～15 秒看有无出血。该法特别需要注意探诊时的压力，有研究表明，较大的探诊压力可使 BOP 的阳性位点增加。

（三）牙周探诊

牙周探诊是牙龈病与牙周炎诊断中最重要的检查方法，其主要目的是了解有无牙周袋、牙周袋深度及是否有附着丧失情况，探查根分叉病变有无等。

1. 探诊器械　牙周探诊在临床上是用普通牙周刻度探针或电子探针来进行探测。牙周探针（图 9-2）的种类有很多，其共性是都带有刻度，但根据检查目的不同而设计特点有所差异，表现在探针的弯曲角度和刻度间距上有所不同，每个刻度有 1mm 或 2～3mm，工作端基本为圆柱形，逐渐变细，利于插入；尖端处为钝头，直径为 0.5mm。

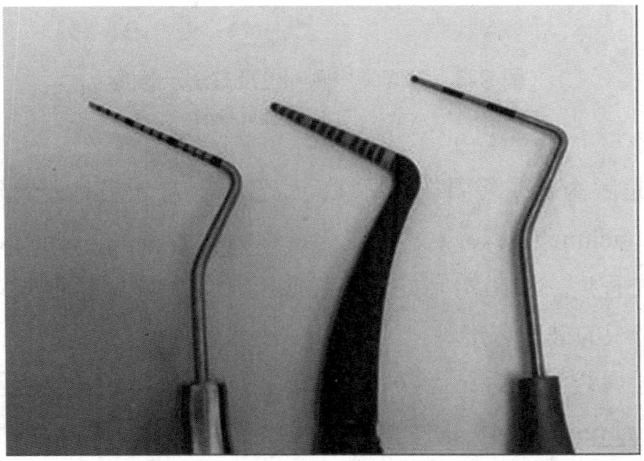

图 9-2　各式牙周探针头

2. 探诊注意事项　探诊时应注意以下几点。

（1）支点应稳固，尽可能靠近牙面进行探诊。

（2）探测力量应掌握恰当，不可用力过大，一般以 20～25g 的压力为宜。这一力量可发现病变，同时又不致引起疼痛和损伤。训练这种感觉力量的方法是轻轻将探针插入指甲内，以不引起疼痛和不适为宜。

（3）探测位置和角度要恰当，牙周探针始终紧贴牙面，探针应与牙长轴方向一致，才能了解牙周袋的真实情况。

（4）按一定的顺序探测，以免造成漏探。牙周探诊要能反映牙周袋在牙面的分布，分别在牙的颊、舌侧的近中、中央、远中共六个位点测量记录，在探诊过程中应沿着牙周袋底提插式行走，以便探明同一牙面上不同深度的牙周袋（图 9-3）。若做全口牙周探诊时，应按一定顺序进行，以防止遗漏，一般从右上颌后牙开始，依次完成一个象限后，继续按二、三、四象限顺序完成探测，并且最好由助手进行记录。

3. 探诊深度　是龈缘至袋底的距离。探诊深度与龈下牙菌斑生物膜和炎症状况密切相关，是决定牙周治疗的重要依据。但因为很少有龈缘恰与釉牙骨质界相一致的情况，因此，该项指标往往并不能反映出实际的牙周支持组织丧失情况，临床上更多的是通过附着水平来反映牙周附着丧失的情况。

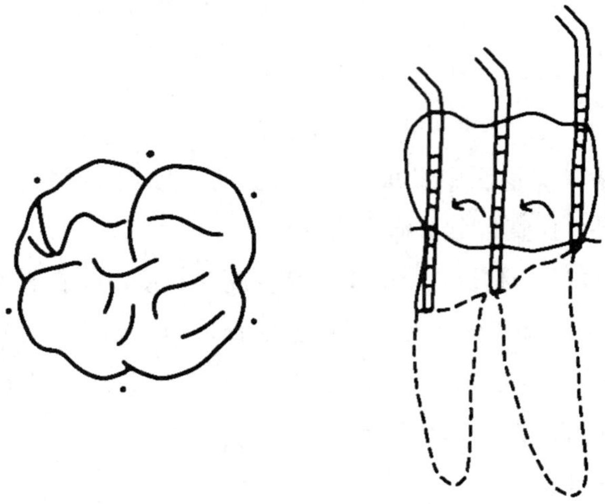

A　　　　　　　　B

图 9-3　牙周袋探测部位及方法示意图

A. 六个位点；B. 提插式探测。

4．牙周附着水平　是龈沟底或牙周袋底所在的位置。正常牙龈时牙周附着水平位于釉牙骨质界处，当牙周附着水平（attachment level）发生变化，称为附着丧失（attachment loss，AL）。牙周组织的破坏程度以附着丧失程度，即龈沟底或牙周袋底至釉牙骨质界的距离来表示，它较探诊深度更客观准确地反映出牙周组织的破坏程度。

具体操作：在测量牙周袋深度后，当探针尖沿牙根面退出时，探寻釉牙骨质界位置，测得釉牙骨质界到龈缘（gingival margin，GM）的距离，将袋深度减去该距离即为附着丧失的程度（图 9-4）。若两数相减为零或不能探到釉牙骨质界，说明无附着丧失；若牙龈退缩使龈缘位于釉牙骨质界的根方，则应将两个读数相加，得出附着丧失的程度。由于釉牙骨质界一般均被龈缘所覆盖，不能直视，增加了定位的难度，若釉牙骨质界比较平坦，则更不易寻找。因该处比较粗糙，或原本已为牙石所覆盖，都会导致难以找准部位。因此，若要获得比较准确的数值，应该除去牙颈部牙石后再进行附着水平的测量。

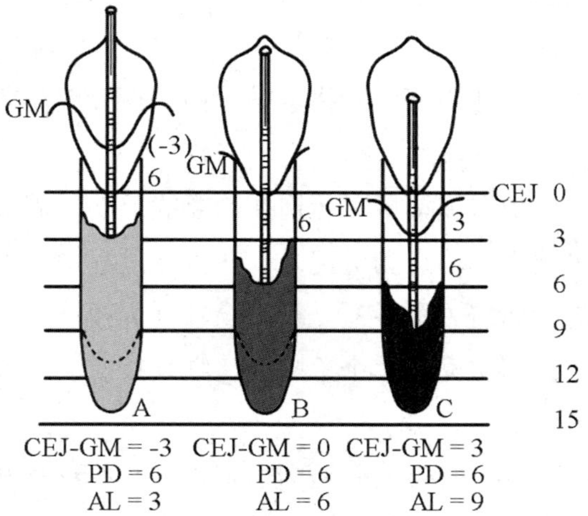

图 9-4　附着水平探测示意图

（四）牙松动度检查

正常情况下，牙有微小的生理性动度，主要是水平方向的动度。单根牙略大于多根牙。晨起时，牙的动度最大，可能因为夜间上、下牙没有接触而使牙略有伸长挺出所致。日常进食时由于咀嚼和吞咽动作，可将牙压入牙槽内。这种微细的变化在正常的牙周组织不明显。患牙周炎或其他疾病时，由于牙槽骨吸收、𬌗创伤、牙周膜急性炎症及其他牙周支持组织的破坏而使牙的生理性动度超过了一定范围，即为病理性牙松动。

1. 牙松动记录法　检查牙松动范围有两种方式。

（1）以松动幅度计算

1）Ⅰ度松动：松动度超过生理动度，但幅度小于 1mm。

2）Ⅱ度松动：松动幅度在 1.0 ～ 2.0mm。

3）Ⅲ度松动：松动幅度在 2mm 以上。

（2）以松动方向计算

1）Ⅰ度松动：仅颊（唇）舌方向松动。

2）Ⅱ度松动：颊（唇）舌和近远中方向均有松动。

3）Ⅲ度松动：颊（唇）舌、近远中和垂直方向均松动。

2. 松动度检查方法　前牙用牙科镊夹住切缘，做唇舌方向摇动；对于后牙，闭合镊子，用镊子尖端抵住𬌗面窝，向颊舌、近远中方向或垂直向摇动按压。

（五）牙周炎的影像学检查

1. 硬骨板 X 线检查　患牙周炎时，硬骨板遭到破坏，连续性中断，牙周膜间隙也出现增宽趋势。硬骨板的变化，侧面反映出疾病的进展变化，在疾病治疗前或活动期，硬骨板往往消失；待牙周治疗后，硬骨板则重新形成，且呈致密连续影。进行 X 线检查观察硬骨板的变化可以间接判断患者维护期病情的恢复状况及牙周炎的稳定性。

2. 牙槽骨吸收 X 线检查　在 X 线检查的标准根尖片上，当牙槽嵴顶到釉牙骨质界的距离超过 2mm 时，可认为有牙槽骨吸收。牙槽骨吸收的类型表现为水平型吸收和垂直型吸收（图 9-5）。

（1）水平型吸收：牙槽骨高度呈水平状降低，骨吸收面呈水平状或杯状凹陷。前牙因牙槽嵴窄，多呈水平型吸收。

（2）垂直型吸收：X 线检查显示骨的吸收面与牙根间有一锐角形成，也称角形吸收，多发生于牙槽间隔较宽的后牙。

（3）骨吸收的程度：一般按吸收区占牙根长度的比例来描述，通常分为以下三度。

1）Ⅰ度：牙槽骨吸收在牙根的颈 1/3 以内。

2）Ⅱ度：牙槽骨吸收超过根长 1/3，但在根长 2/3 以内，或吸收达根长的 1/2。

3）Ⅲ度：牙槽骨吸收大于根长 2/3。

在 X 线检查上可以看到牙槽嵴的高度虽然已降低，但吸收的边缘整齐，骨嵴顶端有致密的硬骨板，骨小梁致密且排列整齐，表明牙槽骨的破坏已经停止或存在修复。X 线检查的可靠性受多种因素的影响，观察结果必须结合临床检查，综合分析判断，才能作出准确的诊断。

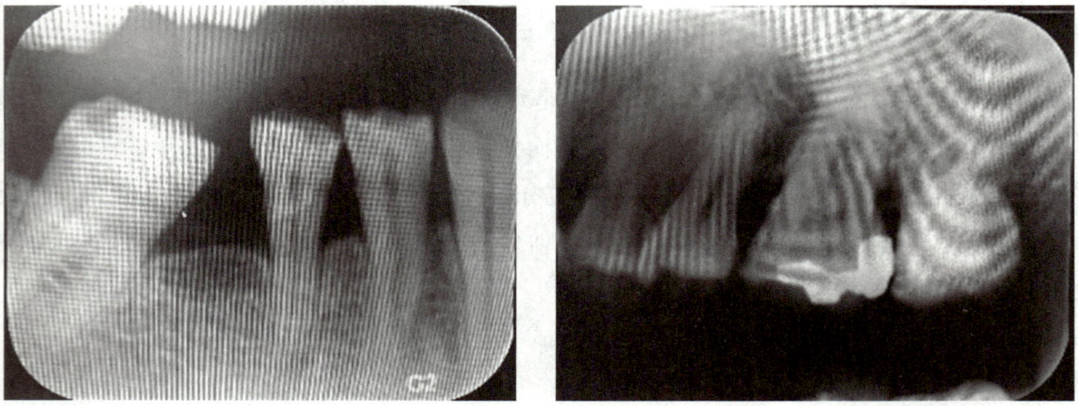

A　　　　　　　　B

图 9-5　牙槽骨吸收 X 线检查

A. 水平型吸收；B. 垂直型吸收。

▶知识拓展

牙龈指数

牙龈指数（gingival index，GI）由学者于 1963 年、1967 年提出，按牙龈病变的程度分级，检查是仅将牙周探针放到牙龈边缘龈沟开口处，并沿龈缘轻轻滑动，牙龈组织只被轻微地触及。共记为 4 级：0= 正常牙龈；1= 牙龈略有水肿，探针探之不出血；2= 牙龈水肿并探诊出血；3= 牙龈有自发出血倾向或溃疡。

牙龈指数相对客观而操作记录简便，可广泛用于流行病学调查和临床疗效评价，但医师需要经过严格的训练，才能掌握探诊的深度和力量，使记分达到客观而标准。而且，此指数用于牙龈炎症较重的人群时有一定的缺陷，因为凡有出血则记为 2，不能区别出血程度的轻重；同时属于 1 的个体又相对较少。

第二节　牙周病病历书写要求

病历是医学检查、临床诊断和治疗工作的全面记录，是进行科学研究，评价医疗质量，学习诊疗经验的重要依据。作为法律裁定的原始资料，病历书写要求简明扼要、重点清晰、内容准确、项目齐全、不得随意涂改。牙周专科病历书写应围绕牙周疾病的发生、发展及治疗过程进行记录，突出牙周病特点，同时应包括相关口腔疾病及与牙周病相关系统疾病的记述。

一、病史内容

病史内容应以牙周病史为主，同时应包括相关的口腔病史及系统病史等，内容及要求详见本章

第一节病史采集部分。病史内容是医师通过问诊询问患者收集的，牙周病史资料等经过逻辑整理并按格式要求可书写成病历。包括主诉、现病史、既往史、家族史及个人习惯。

主诉包括三要素，主要病症的部位、症状和持续时间，力求用一句话简明扼要表达。现病史是对主诉的展开，应详细记录主诉症状的发生、发展及变化的全过程。着重在现阶段的牙周病发展情况及患者自己认为可能的病因及诱发因素。病史收集注意询问与牙周病有关的症状，包括牙龈出血、牙龈肿胀、牙齿松动、口腔异味等，以及是否进行过牙周治疗，进行的是何种治疗及效果如何。患者有无口腔不良习惯，如吸烟、夜磨牙、咀嚼槟榔等。患者口腔卫生维护情况，如刷牙的频率、方法，是否应用牙线、牙间隙刷、漱口水等其他控制菌斑的方法。其余病史是具体或有选择地记录与主诉牙周病相关的内容。

二、检查内容

口腔检查重点应侧重牙周组织的检查，但不应只局限于牙周组织，对口腔其他相关部位也应做全面的检查，必要时选用辅助检测方法来检查全身有关项目。

（一）牙周检查

牙周检查是病历书写中的主要检查内容，包括口腔卫生检查，菌斑百分数，软垢及牙石的量及分布情况，牙龈的色、形、质、是否有出血，有无溢脓，有无牙龈退缩及附着龈过窄等。还包括牙周袋的探诊深度，有无附着丧失及附着丧失的量及牙周袋的位置、范围等，磨牙有无根分叉病变及其分度，有无牙松动或移位等，有无不良修复体、食物嵌塞等其他不良因素。如进行X线检查，应观察并描述牙周组织在X线检查上的表现如牙槽骨吸收类型及程度等。

（二）口腔黏膜检查

口腔黏膜基本病损如溃疡、斑纹、色素沉着、疱疹等同时涉及牙龈及其他口腔黏膜的情况，需要全面检查记录。

（三）牙体牙髓疾病检查

龋病、牙髓病及根尖周病与牙周病的关系非常密切，如邻面龋引起的食物嵌塞、慢性根尖周炎引起的龈瘘等都直接影响牙周组织的健康。牙周牙髓联合病变等更是应根据具体情况进行牙周与牙体疾病的检查。

（四）口腔正畸修复等情况检查

包括错𬌗畸形、牙列缺损、修复体情况等相关项目的检查，还包括种植体周黏膜及牙周组织情况等。

（五）𬌗关系及颞下颌关节检查

𬌗关系是否正常会影响颞下颌关节的功能，如深覆𬌗、磨牙症患者均有可能出现颞下颌关节的不适或弹响等症状，牙周炎患者也可以有𬌗关系的异常，因此，检查发现此情况时可请专科医师会诊协同诊断与治疗。

（六）其他辅助检查

根据病情需要可做其他检查，如血液生化检测和活体组织检查等。

可根据牙周检查的各项内容填写牙周检查记录表（见实训 B 牙周专科检查内容）。牙周炎因涉及多个牙，且检查指标又多，故设计按牙位记录探诊深度、附着丧失、炎症程度、出血情况、根分叉病变、牙动度等数据的牙周炎专用检查表。必要时还可以画出牙周袋深度及牙槽骨吸收的示意图，使病情直观可见。

三、病历书写

病历书写在内容上注重牙周疾病内容的记述。以初诊内容为例，流程见图 9-6。

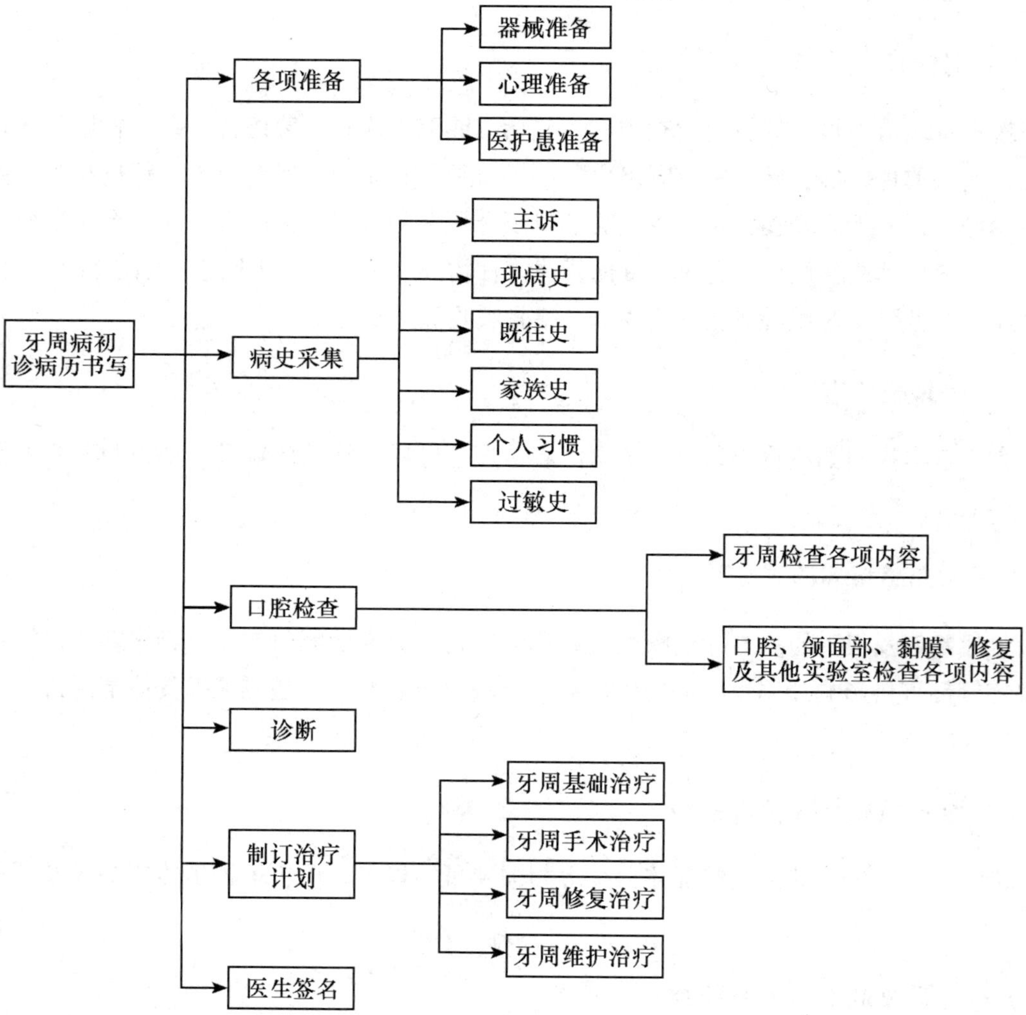

图 9-6　牙周病初诊病历书写流程

▶**知识拓展**

压力敏感探针

压力敏感探针是通过电子装置来辅助进行牙周探诊，它有如下几个特点：①恒定地控制探诊的压力以保证每次探查时均使用统一的压力，可以避免因压力差异所造成的探诊结果的误差，因而重复性好。②探诊结果可直接输入并储存在计算机内，使用比较方便。③有附着水平的参考标志，包括自动定位釉牙骨质界或以可重复的咬合边缘做支撑和标志。

压力敏感探针常见种类有 Florida 探针、Alabama 探针等，这些自动电子探针的误差小，准确率可达 99%。它们的优点是可重复性好，较手工操作能更早发现细微的附着变化，利于早期诊断及确定治疗间隔期。但是在操作时，传递于手感觉的敏感性不如手用探针，且龈下牙石对压力敏感探针在牙周袋内的深入干扰性大。所以先经过龈下刮治后再进行电子探诊的结果才比较可靠。目前，压力敏感探针已逐步用于临床和科研工作。

考试知识点总结　　**本章小结**

协和云课堂……　拓展练习及参考答案

（闫　闯　吴晓童　魏　丽　曹长红）

第十章　常见牙周病

教学课件

学习目标

素质目标

（1）具备对患者的人文主义关怀精神，树立高尚的职业道德。

（2）具备良好的学习态度及严谨的工作作风，提升科学的思维方法和不断创新、与时俱进的观念。

（3）具备良好的人际沟通能力及团队协作精神。

知识目标

（1）掌握：各类牙周病的临床表现及诊断要点。

（2）熟悉：各类牙周病的病因及治疗方法。

（3）了解：牙周病的分类方法。

能力目标

（1）能对各类牙周病进行相关知识宣教。

（2）能根据临床表现对各类牙周病作出诊断。

案例导入

【案例】

患者，女性，35 岁。

主诉：刷牙时牙龈出血半年。

现病史：近半年来，患者刷牙时牙龈经常出血，有时咬硬物也会出血，无明显疼痛，自觉口腔有异味。

既往史：否认系统性疾病史，无药物过敏史。

个人史：不吸烟，无特殊不良习惯。

家族史：无特殊家族遗传病史。

口腔检查：口腔卫生状况较差，牙面有大量软垢和牙石。牙龈边缘红肿，质地松软，探诊易出血，龈沟深度约 3mm。

辅助检查：X线检查显示牙槽骨正常。

【问题】

1．该患者的诊断是什么？

2．诊断依据是什么？

3．该病应与哪些疾病相鉴别？

4．该病治疗原则是什么？

·核心知识拆解·

在1999年世界牙周病分类研讨会上，将牙周病主要分为牙龈病和牙周炎两大类。牙龈病是一组发生于牙龈组织的疾病，包括牙龈炎症及全身疾病在牙龈的表现。各型牙龈病虽然在临床表现和病理改变上存在差异，但均强调对因治疗。牙周炎包括慢性牙周炎、侵袭性牙周炎、反映全身疾病的牙周炎等，还包括在疾病发展过程中引起的各种伴发病症等。临床上，应依据患者的临床表现，明确诊断，并选择合适的治疗方案。本章着重介绍常见牙周病的诊疗知识，重点掌握常见牙周病的临床表现及诊断要点。

第一节　牙周病分类

一、分类的原则和发展

疾病的分类是建立在人类对该病认识的基础上的，它又转而指导临床的诊断、治疗和预后判断。准确而统一的疾病分类法，还有助于对该病的病因、发病机制等进行深入的研究。自19世纪以来，牙周病的名称纷杂，分类混乱而多变，这种情况正反映了人们对牙周病的认识还很不统一。随着对牙周病本质认识的深化，分类法也在不断地发展和变化。

纵观历来的分类方法，可归纳为以下几种。

1. 按病理学分类　如炎症、萎缩、退行性变、增生、创伤等。

2. 按病因学分类　如细菌性感染、创伤性、功能性、药物性、特发性等。

3. 按临床表现分类　如急性、慢性、快速进展性；单纯性、复杂性、复合性；局限型、广泛型等。

二、1999年牙周病分类法

在20世纪的大部分时间里，牙周炎的分类主要基于其发病年龄、进展速度及是否伴有全身疾病等因素。1989年的世界临床牙周病学研讨会上，将一种常见于35岁以上成年人的牙周炎命名为“成人牙周炎”，而另一些病情较重、多发生于青春期前后且发展迅猛的牙周炎归类为“早发性牙周炎”，并进一步细分为青春前期、青少年和快速进展性三型。此外，还存在伴全身疾病的牙周炎、坏死性溃疡性牙周炎和顽固性牙周炎等分类。

然而，随着对疾病的研究，这些分类法逐渐显露出其局限性。它们没有涵盖牙龈病的分类，过分强调了疾病的始发年龄及进展速度（这两者在临床上往往难以准确判断），且某些类型的标准和定义不够明确，甚至在疾病范畴上存在重复。

为了克服这些不足，美国牙周病学会于1999年组织召开了牙周病分类的国际研讨会，基于当时的最新科学资料和概念共识，提出了新的分类法。这一新分类法的主要变动如下。

1. 增加了牙龈病的分类 将牙龈病明确分为菌斑性牙龈病和非菌斑性牙龈病两大类，从而填补了原有分类法在牙龈病方面的空白。

2. 调整了牙周炎的分类名称 用“慢性牙周炎”取代了“成人牙周炎”，以更准确地反映该型牙周炎可发生于任何年龄段的特征；同时，用“侵袭性牙周炎”取代了“早发性牙周炎”，以强调其高度破坏性和不应以年龄及疾病发展速度作为分类依据的原则。

3. 取消了快速进展性牙周炎的命名 鉴于侵袭性牙周炎和慢性牙周炎均可表现出阶段性的快速破坏方式，因而建议取消这一命名，以避免混淆。

4. 重新归类了部分牙周炎类型 将大多数广泛型青春前期牙周炎归类为“反映全身疾病的牙周炎”，而对全身健康的牙周炎患儿，则分别诊断为慢性牙周炎或侵袭性牙周炎。同时，取消了顽固性牙周炎的独立疾病地位，因其缺乏明确的定义且难以与治疗不彻底或复发的病例区分。

5. 合并了坏死性溃疡性龈炎与坏死性溃疡性牙周炎 将两者统称为坏死性溃疡性牙周病，因为目前的科学资料尚无法确定它们是否为同一疾病的不同阶段或两种独立疾病。

6. 单独列出了牙周脓肿、牙周－牙髓联合病变、软硬组织的先天或后天形态异常等 尽管这些病变常作为易感因素或牙周炎的伴发病损出现，但它们的独特性和重要性不容忽视。单独列出有助于医师在诊断和治疗过程中给予足够的关注。

综上所述，1999年牙周病新分类法具有分类细化、术语更新、强调全身疾病关联和促进科研与交流等优势，但也存在分类体系复杂、某些疾病定义模糊和需要不断更新等局限性。在实际应用中，医师应充分理解新分类法的精神和要求，结合患者的具体情况进行诊断和治疗。同时，随着研究的深入和临床实践的不断发展，新分类法也需要不断更新和完善以适应新的需求。

三、2018年牙周病新分类法

相较于1999年的牙周病分类法，2018年推出的牙周病新分类法带来了若干关键性的变革与精进，具体体现在以下几个方面。

1. 牙周及种植体周围组织健康概念的明确 新分类法首次清晰地界定了牙周健康与种植体周围组织健康的标准，为临床评估与干预提供了更为坚实的理论基础。

2. 牙周炎分类的整合与细化 显著的变化在于将原先的“慢性牙周炎”与“侵袭性牙周炎”两大类别合并为统一的“牙周炎”，这一举措简化了分类体系，同时强调了对牙周炎进行更为详尽的分期与分级的重要性。分期依据牙周组织的破坏程度及牙槽骨吸收状况，从Ⅰ期（最轻微）至Ⅳ期（重度破坏伴潜在牙列缺失风险），逐级递增；分级则结合了疾病进展速度与全身因素，分为A级（慢速进展）、B级（中等速度进展）和C级（快速进展），为制订个性化治疗方案提供了科学依据。

3. 种植体周围病的国际统一分类 新分类法在种植体周围疾病领域实现了国际标准化，不仅明确了种植体周围组织健康的标准，还首次对种植体周围黏膜炎与种植体周围炎给出了精确的定义，这对于提升种植体治疗的成功率与患者满意度具有重要意义。

综上所述，2018 年的牙周病分类法不仅实现了分类体系的简化与整合，更在细节上进行了深化与细化，特别是在牙周健康概念的明确、牙周炎的分期分级及种植体周围病的国际统一分类方面，均展现出了显著的进步与创新，为牙周病学领域的临床实践与研究提供了更为全面、精准的指导框架。

▶知识拓展

从预防到管理：全面理解牙周病的综合防控策略

牙周病的防控需注重预防与长期管理。全面的防控策略应包含基础口腔卫生教育，强调正确刷牙、使用牙线和牙缝刷等工具，以及定期口腔检查和洁治的重要性。风险评估与早期干预也至关重要，通过考量年龄、口腔健康、生活习惯等，识别高风险人群，并加强口腔卫生指导和定期监测，以降低发病风险。

对于已患病者，需采取多学科协作治疗，涵盖牙周病专科、正畸、修复等，以恢复口腔功能和美观，控制病情。长期管理与随访同样关键，包括定期随访、评估疗效、调整方案，并教育患者家庭护理方法，确保治疗成功并防止复发。实施此综合防控策略，能有效预防和管理牙周病，提升患者的口腔健康和生活质量。

第二节 牙龈病

牙龈病是一组主要发生于牙龈组织的病变，涵盖牙龈组织的炎症及全身疾病在牙龈的特定表现。这类疾病通常不侵犯深层的牙周组织。

一、慢性龈炎

慢性龈炎是菌斑性牙龈病中最普遍的类型，也被称为边缘性龈炎或单纯性龈炎。该疾病的炎症主要集中于游离龈和龈乳头，是极为常见的牙龈病。慢性龈炎的患病率极高，几乎覆盖全球所有地区、种族和年龄段的人群。尽管其诊断和治疗并不复杂，但因其高复发率和部分患者可能发展为牙周炎的特点，口腔医务工作者面临着艰巨的治疗任务，因此，预防其发生和复发显得尤为重要。

（一）病因

牙菌斑是慢性龈炎的始动因子，它堆积在龈缘附近的牙面上。此外，牙石、食物嵌塞、不良修复体、牙错位拥挤、口呼吸等因素均可加速菌斑的积聚，从而引发或加剧牙龈的炎症。在牙龈炎期间，龈缘附近的菌斑数量增多，细菌种类也变得更加复杂，革兰阴性菌的数量显著增加，产黑色素类杆菌、梭形杆菌和螺旋体的比例也明显上升。

（二）临床表现

慢性龈炎的炎症通常局限于游离龈和龈乳头，严重时可能波及附着龈。前牙区是炎症的主要区域，尤其是下前牙区。部分患者主要表现为牙龈组织的炎性肿胀，并伴有细胞和胶原纤维的增生，曾称增生性龈炎。

1．自觉症状 患者常在刷牙或咬硬物时牙龈出血，这是就诊的主要原因。但通常无自发性出血，这有助于与其他疾病引起的牙龈出血相鉴别。部分患者可能感到牙龈局部痒、胀等不适，并伴有口臭等症状。

2．牙龈色泽 正常牙龈呈粉红色，而慢性龈炎时，游离龈和龈乳头变为鲜红或暗红色，这是由于牙龈结缔组织内血管增生和充血所致。水肿明显的患者，牙龈表面光亮，尤其是龈乳头处。

3．牙龈形状 正常牙龈的龈缘菲薄且紧贴牙颈部，龈乳头充满牙间隙。而慢性龈炎时，由于组织水肿，龈缘变厚，不再紧贴牙面，龈乳头变得圆钝肥大，有时可呈球状增生，甚至覆盖部分牙面（图 10-1）。附着龈水肿时，点彩可能消失，表面光滑发亮。

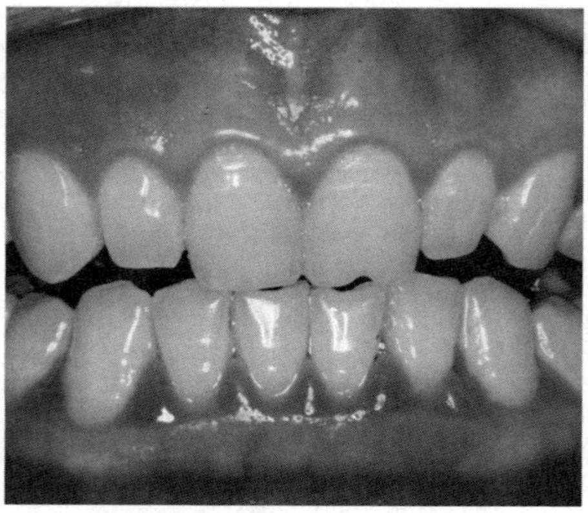

图 10-1　慢性龈炎

4．牙龈质地 正常牙龈质地致密而坚韧，尤其是附着龈处的上皮下方富含胶原纤维。而慢性龈炎时，由于结缔组织水肿和胶原破坏，牙龈变得松软脆弱，缺乏弹性。但当炎症较轻且局限于龈沟壁一侧时，牙龈表面仍可保持一定的致密度。当牙龈以增生性反应为主时，龈乳头和龈缘呈坚韧的实质性肥大，质地较硬而有弹性。

5．龈沟深度 健康龈沟的探诊深度一般不超过 2 ～ 3mm。当牙龈有炎症时，由于组织水肿或增生，龈沟的探诊深度可达 3mm 以上，但此时上皮附着的位置仍在釉牙骨质界处，形成的是假性牙周袋。是否有附着丧失是区分牙龈炎和牙周炎的关键。

6．龈沟探诊出血 健康牙龈在刷牙或轻探龈沟时均不出血。而慢性龈炎时，用钝头探针轻探龈沟即可引起出血。在龈炎早期或炎症主要局限于龈沟壁上皮一侧时，牙龈表面炎症不明显，但探诊后出血对早期诊断具有重要意义。

7．龈沟液量增多 健康牙龈的龈沟液极少，而牙龈有炎症时，龈沟液量增多，其中的炎症细胞也明显增多。部分患者还可能出现龈沟溢脓现象，这是由龈袋内壁的化脓性炎症所致。龈沟液量的增加可作为评估牙龈炎症的客观指标。

（三）诊断要点

1．龈缘处牙面存在菌斑、牙石等。

2．呈现慢性龈炎的典型病损表现，如牙龈色泽、外形、质地的改变，以及探诊出血等。

3．无附着丧失和牙槽骨吸收。

（四）鉴别诊断

1．与早期牙周炎的鉴别　部分慢性龈炎若长期存在，可能逐渐发展为牙周炎，表现为附着丧失和牙槽骨的吸收。牙周炎的治疗相较于龈炎更为复杂，疗程长且维护治疗要求高。因此，对于病程较长且症状较重的慢性龈炎患者，应仔细检查是否存在附着丧失和牙槽骨吸收，必要时进行X线检查以明确诊断，并及早进行干预治疗。

2．与血液病引起的牙龈出血的鉴别　白血病、血小板减少性紫癜、血友病、再生障碍性贫血等血液系统疾病，均可导致牙龈出血。对于以牙龈出血为主诉并伴有牙龈炎症的患者，需警惕这些血液系统疾病的可能性，必要时进行血常规和凝血功能检查以进行鉴别。

3．与坏死性溃疡性龈炎的鉴别　坏死性溃疡性龈炎除了牙龈自发性出血外，还具有特征性的龈乳头和龈缘坏死表现，且疼痛症状明显。而慢性龈炎则无自发痛，可通过这一特征进行鉴别。

4．与HIV相关性龈炎的鉴别　HIV相关性龈炎是HIV感染者较早出现的症状之一，表现为游离龈龈缘呈明显的火红色线状充血带（牙龈线形红斑），附着龈可出现点状红斑。患者自述有刷牙后出血或自发性出血，且去除局部刺激因素后牙龈充血仍不消退。此外，HIV感染者的口腔内还可能出现毛状白斑、卡波西肉瘤等病变。血清学检测有助于确诊HIV感染。

5．与以牙龈增生为主要表现的疾病的鉴别　对于以牙龈增生为主要表现的慢性龈炎患者，还需与药物性牙龈增生、牙龈纤维瘤病、白血病引起的牙龈肥大，以及浆细胞性龈炎等疾病相鉴别。浆细胞性龈炎（牙龈浆细胞增多症或浆细胞性肉芽肿）较少见，病因不明，可能与局部接触变应原有关。临床表现为牙龈鲜红、肿大、松软而脆弱，表面呈结节状或分叶状，极易出血。手术切除是主要治疗方法，但易复发。

（五）治疗

1．去除病因　慢性龈炎作为最常见的牙龈病，其病因明确且未涉及深层牙周组织的破坏。通过洁治术彻底清除菌斑和牙石，消除菌斑滞留和局部刺激牙龈的因素，通常1周左右牙龈的炎症即可消退。结缔组织中胶原纤维新生，牙龈的色泽、形态和质地可完全恢复正常。对于牙龈炎症较重的患者，可配合局部药物治疗，如1%～3%过氧化氢溶液、0.12%～0.20%氯己定及碘制剂。对于不伴有全身疾病的慢性龈炎患者，不建议使用全身抗菌药物。

2．手术治疗　大多数慢性龈炎患者在去除病因后，炎症会消退，牙龈形态恢复正常。然而，对于少数牙龈纤维增生明显，炎症消退后牙龈形态仍无法恢复正常的患者，可考虑施行牙龈成形术，以恢复牙龈的生理外形。

3．防止复发　慢性龈炎的治疗并不复杂，疗效也较为理想。然而，重要的是防止疾病的复发。口腔医务工作者应积极开展椅旁口腔卫生宣教工作，指导并教会患者控制菌斑的方法。患者应保持良好的口腔卫生状况，并定期（每 6 ～ 12 个月 1 次）进行复查和维护治疗，以确保疗效并防止复发。

二、青春期龈炎

青春期龈炎，又称青春期相关牙龈炎，是牙龈炎中一种受内分泌显著影响的类型。此病男女皆可罹患，但女性患者的比例略高于男性。

（一）病因

1. 局部因素 菌斑是青春期龈炎的首要致病原因。在此年龄段，由于乳恒牙的交替、牙齿排列参差不齐、口呼吸，以及佩戴矫治器等，使得牙齿清洁变得尤为困难。加之这一年龄段的患者往往难以维持良好的口腔卫生习惯，如规律刷牙、使用牙线等，从而容易导致菌斑的滞留和牙龈炎的发生。值得注意的是，相较于菌斑，牙石的形成在此阶段相对较少。

2. 全身因素 青春期少年体内性激素水平的变化，是青春期龈炎发生的全身性诱因。牙龈作为性激素的靶组织，在激素水平波动的影响下，其对菌斑等局部刺激物的反应性显著增强，从而引发更为明显的炎症反应，或使原有的慢性牙龈炎症状加剧。

（二）临床表现

青春期龈炎主要累及前牙唇侧的龈乳头和龈缘，而舌侧牙龈则相对较少受累。患者的前牙唇侧牙龈肿胀显著，龈乳头常呈球状突起，颜色为暗红或鲜红，表面光亮，质地柔软。探诊时出血明显，龈沟可能加深形成假性牙周袋，但附着水平并未发生改变，亦无牙槽骨的吸收。患者常自述在刷牙或咬硬物时出血，伴有口臭等症状。

（三）诊断要点

1. 患者处于青春期。
2. 局部存在刺激因素。
3. 病变主要集中在前牙唇侧的龈乳头和龈缘。
4. 牙龈的炎症反应超出了局部刺激物所能引起的正常程度。

（四）治疗

1. 去除局部刺激 通过洁治术彻底清除菌斑和牙石，纠正不良的修复体等。必要时，可辅助局部药物治疗，如龈袋冲洗、局部上药及含漱等。

2. 手术治疗 对于病程较长、牙龈增生的患者，应考虑在青春期过后进行牙龈切除术。

3. 防止复发 加强口腔卫生宣传教育，指导患者掌握正确的刷牙方法，培养良好的口腔卫生习惯，以防疾病复发。对于正畸治疗的患者，应在治疗前治愈原有的牙龈炎，并在治疗过程中定期进行牙周检查和预防性洁治。

三、妊娠期龈炎

妊娠期龈炎是女性在妊娠期间，由于体内女性激素水平的显著升高，导致原有的牙龈慢性炎症加重，出现牙龈肿胀或形成妊娠期龈瘤的现象。分娩后，随着激素水平的下降，病损通常会自行减轻或消退。关于妊娠期龈炎的发生率，不同研究报道存在差异，但普遍认为妊娠期龈炎的发生率及严重程度均高于产后妇女龈炎，尽管两组的菌斑指数并无显著差异。

（一）病因

1. 局部因素　菌斑微生物是妊娠期龈炎的直接病因。若妊娠期妇女忽视口腔卫生，牙菌斑和牙石易在龈缘附近堆积，从而引发牙龈炎症。若同时存在食物嵌塞和不良修复体，牙龈炎症可能进一步加重。

2. 全身因素　妊娠本身并非牙龈炎的直接原因，但在菌斑存在的情况下，妊娠期间性激素水平的改变会增强牙龈对局部刺激的反应性，使原有的牙龈慢性炎症加重或特性改变。牙龈作为女性激素的靶组织，在妊娠期间，由于激素水平升高，特别是黄体酮水平显著升高（妊娠 6 个月后可达平时的 10 倍），导致牙龈毛细血管扩张充血，血管通透性增加，炎症细胞和液体渗出增多，从而加剧了菌斑引起的炎症反应。此外，激素水平的改变还可能影响组织的新陈代谢，改变牙龈对菌斑的反应性。妊娠期龈炎患者的龈下菌斑中，中间普氏菌的数量明显增多并成为优势菌，其数量、比例及临床症状与妊娠月份及血中黄体酮水平的变化密切相关。

（二）临床表现

1. 妊娠期龈炎　可表现为龈缘和龈乳头的炎症，也可表现为一个或多个龈乳头呈瘤样肥大。患者通常在妊娠前即有不同程度的慢性龈炎，从妊娠 2 ～ 3 个月后开始出现明显症状，至 8 个月时达到高峰。妊娠期龈炎可发生于个别牙龈或全口牙龈，以前牙区为重。龈缘和龈乳头呈鲜红或暗红色，松软而光亮，或呈现显著的炎性肿胀和肥大，形成龈袋，轻触即易出血。患者吮吸或进食时也易出血，常为就诊时的主诉症状。严重时，龈缘可有溃疡和假膜形成，伴有轻度疼痛（图 10-2）。

2. 妊娠期龈瘤　也称孕瘤，通常发生于单个牙的龈乳头，尤其是下前牙唇侧龈乳头，多发生于个别牙排列不齐的龈乳头。妊娠期龈瘤在妊娠妇女中的发生率为 1.8% ～ 5.0%，始发于妊娠第 3 个月，迅速增大，色泽鲜红光亮或暗紫，表面光滑，质地松软，极易出血。瘤体常呈扁圆形向近远中扩延，有的呈小的分叶状，有蒂或无蒂。直径一般不超过 2cm，但严重的病例可因瘤体较大而妨碍进食或被咬破而出血感染（图 10-3）。

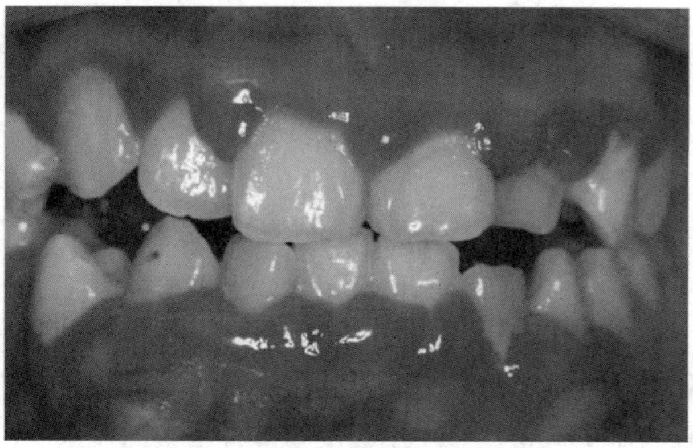

图 10-2　妊娠期龈炎

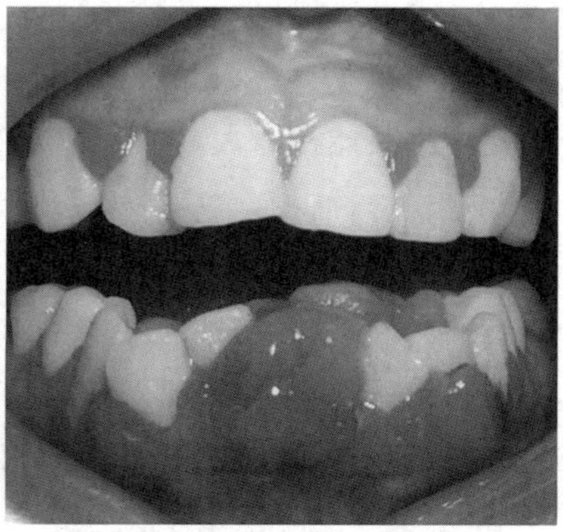

图 10-3　妊娠期龈瘤

（三）诊断要点

对于育龄妇女，若其牙龈出现鲜红色、高度水肿、肥大，且有明显出血倾向，或有龈瘤样表征，应询问其月经情况，了解是否妊娠。若已怀孕，则可诊断为妊娠期龈炎。

（四）鉴别诊断

妊娠期应与化脓性肉芽肿相鉴别。化脓性肉芽肿也可发生于非妊娠妇女，临床表现为个别龈乳头的无痛性肿胀、突起的瘤样物，有蒂或无蒂，牙龈颜色鲜红或暗红，质地松软极易出血。多数病变表面有溃疡和脓性渗出物，一般可找到局部刺激因素。化脓性肉芽肿的病理变化为血管瘤样的肉芽性病变，血管内皮细胞和新生毛细血管大量增殖，并有炎症细胞浸润，上皮可萎缩或增厚，表面常有溃疡和渗出。

（五）治疗

妊娠期龈炎的治疗原则与慢性龈炎相似，但应特别注意避免使用全身药物治疗，以免影响胎儿发育。

1. 去除局部刺激因素 如菌斑、牙石、不良修复体等。由于牙龈易出血且患者处于妊娠期，操作时应特别仔细，动作轻柔，尽量减少出血和疼痛。

2. 维护口腔卫生 在去除局部刺激因素后，患者应认真进行菌斑控制和必要的维护治疗，严格控制菌斑。

3. 外用药物治疗 对于较严重的患者，如牙龈增生明显、龈袋有溢脓时，可用3%过氧化氢溶液和生理盐水冲洗。也可使用刺激性小、不影响胎儿生长发育的含漱液，如1%过氧化氢溶液。

4. 手术治疗 经上述治疗后，牙龈的炎症和肥大通常能明显减退或消失。对于体积较大的妊娠期龈瘤，若已妨碍进食，可在彻底清除局部刺激因素后考虑手术切除。手术时机应尽量选择在妊娠期的4～6个月内，以免引起流产或早产。术中应避免流血过多，术后应严格控制菌斑，以防复发。

（六）预防

妊娠前及妊娠早期应及时治疗原有的慢性龈炎，整个妊娠期应严格控制菌斑，可减少妊娠期龈炎的发生。

四、药物性牙龈增生

药物性牙龈增生（drug-induced gingival enlargements）指的是因长期服用特定药物而引发的牙龈纤维性增生及体积增大。

（一）病因

1. 药物 导致药物性牙龈增生的三类常用药物如下。

（1）抗癫痫药物：如苯妥英钠。癫痫患者长期服用此类药物后，原本存在炎症的牙龈组织可能发生纤维性增生。尽管药物导致牙龈增生的确切机制尚未完全明确，但有研究显示，服药者中有40%～50%会发生牙龈增生，且这一现象在年轻人中更为常见。增生程度与多种因素的关系，一些研究认为，增生程度与性别、服药剂量、用药持续时间，以及血清和唾液中苯妥英钠的浓度无关，但也有报告指出增生程度与服药剂量有关。体外研究表明，苯妥英钠能刺激成纤维细胞的有丝分裂，增加蛋白合成，并增强胶原合成能力，同时抑制胶原溶解酶的活性，导致胶原合成超过降解，结缔组织增生肿大。此外，药物性牙龈增生患者的成纤维细胞对苯妥英钠的敏感性可能增强，这可能与遗传背景有关，但具体遗传因素尚待进一步研究。

（2）免疫抑制剂：如环孢素，此药常用于器官移植或某些自身免疫病患者，据报道，服用此药者有 30% ～ 50% 会发生牙龈纤维性增生。

（3）钙通道阻滞剂：如硝苯地平、维拉帕米等。这些药物也可引起药物性牙龈增生。硝苯地平是常用的降压药，近年来随着我国高血压患病率的上升，服用该类药物的患者增多，因此，钙通道阻滞剂诱导的牙龈增生已成为药物性牙龈增生的主要原因。钙拮抗剂和免疫抑制剂联合使用会增加牙龈增生的发生率和严重程度。关于这两种药物导致牙龈增生的具体原因，目前尚不完全清楚，但可能与降低胶原酶活性或影响胶原酶合成有关。

2. 菌斑 菌斑引起的牙龈炎症可能促进药物性牙龈增生的发生。长期服用上述药物可使原本有炎症的牙龈发生纤维性增生。研究表明，牙龈增生的程度与原有的炎症程度和口腔卫生状况密切相关。若无明显刺激物和牙龈炎症，药物性牙龈增生可以减轻或避免。然而，也有学者报告称，增生可发生于无局部刺激物的牙龈。尽管局部刺激因素不是药物性牙龈增生的原发因素，但菌斑、牙石、食物嵌塞等引起的牙龈炎症能加速和加重药物性牙龈增生的发展。

（二）临床表现

苯妥英钠所致的牙龈增生通常在服药后的 1 ～ 6 个月开始。增生起始于唇颊侧或舌腭侧龈乳头，呈小球状突起于牙龈表面。随后，增生的龈乳头继续增大并相互靠近或相连，向龈缘扩展，严重时波及附着龈，使牙龈外观发生明显变化。龈乳头可呈球状、结节状，增生的牙龈表面可呈桑葚状或分叶状。增生的牙龈基底与正常牙龈之间有明显的沟状界线（图 10-4）。牙龈增生严重者，甚至可覆盖大部或全部牙冠，严重影响进食、美观和口腔卫生。增生的牙龈还可将牙齿挤压移位，多见于上颌前牙。药物性牙龈增生的牙龈组织一般呈淡粉红色，质地坚韧，略有弹性，不易出血。多数患者无自觉症状，无疼痛。由于牙龈增生肿大，使龈沟加深，形成假性牙周袋，加之牙龈失去正常生理外形，菌斑易于堆积。因此，多数患者均合并有不同程度的牙龈炎症，此时的牙龈可呈深红或紫红色，质地较松软，牙龈边缘部分易于出血（图 10-5）。

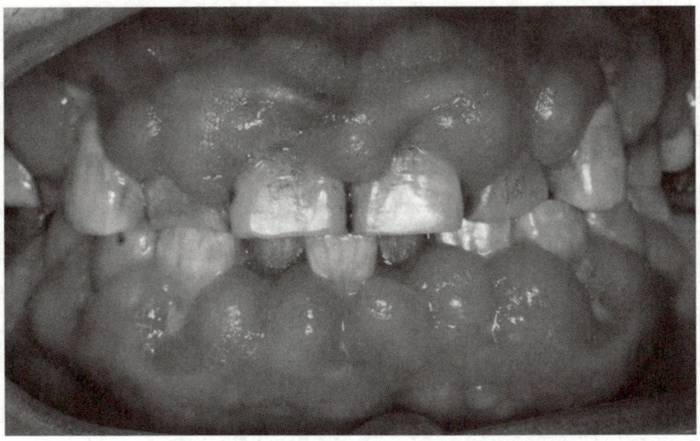

图 10-4 苯妥英钠引起的牙龈增生

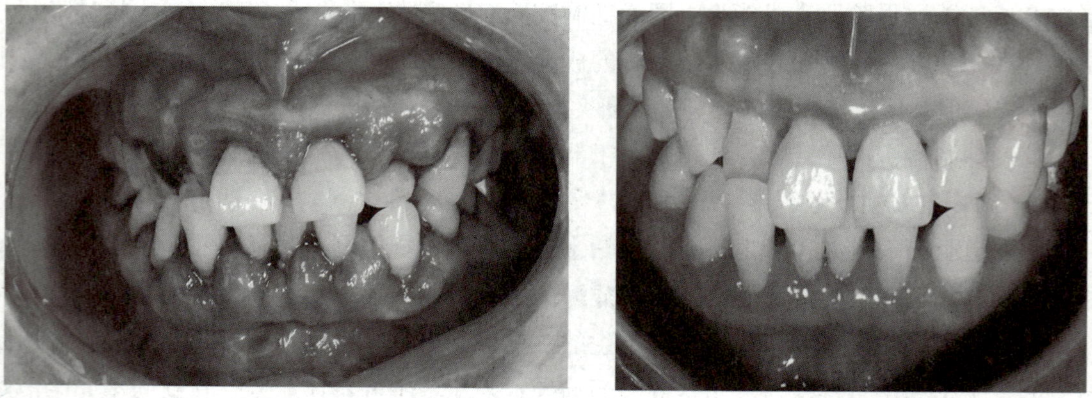

A　　B

图 10-5　硝苯地平引起的牙龈增生

A. 基础治疗前；B. 基础治疗后。

药物性牙龈增生常发生于全口牙龈，但以上、下颌前牙区为重。它只发生于有牙区，拔牙后，增生的牙龈组织可自行消退。

（三）诊断

根据牙龈实质性增生的特点及长期服用上述药物的历史，诊断本病并不困难。但应仔细询问全身病史以排除其他可能的原因。

（四）鉴别诊断

1. 遗传性牙龈纤维瘤病　此病无长期服药史，但可能有家族史。牙龈增生范围广泛且程度重。

2. 以牙龈增生为主要表现的慢性牙龈炎　一般炎症较明显，好发于前牙的唇侧和龈乳头，增生程度较轻，覆盖牙冠一般不超过 1/3。有明显的局部刺激因素，无长期服药史。

通过仔细询问病史、临床检查和必要的辅助检查，可以准确诊断药物性牙龈增生，并与其他类似疾病进行鉴别诊断。

（五）治疗

1. 去除局部刺激因素　通过洁治和刮治来彻底清除菌斑和牙石，并消除其他一切可能导致菌斑滞留的因素。对于部分症状较轻的病例，甚至是牙龈增生很明显的病例，在经过上述处理后，牙龈增生状况可得到明显好转甚至消退。以往认为停止使用或更换引起牙龈增生的药物是对药物性牙龈增生的最根本治疗。然而，许多临床资料显示，即使患者不停药，经过认真细致的牙周基础治疗，牙龈增生也可能消失。对于牙周治疗后牙龈增生状况改善不明显的患者，应考虑停止用药，并与相关专科医师协商更换药物或采用其他治疗方案以减轻不良反应。

2. 局部药物治疗　对于牙龈有明显炎症的患者，可以使用 3% 过氧化氢溶液冲洗牙周袋，并在袋内置入抗菌药物。待炎症减轻后，再进行进一步的治疗。

3. 手术治疗　对于牙龈增生明显的患者，如果经过上述治疗，增生的牙龈仍不能完全消退，可采用牙龈切除并成形的手术治疗。手术应选择在患者全身病情稳定时进行，并确保术后患者能够维持良好的口腔卫生，否则复发难以避免。

4. 菌斑控制指导　指导患者严格控制菌斑，以减轻服药期间的牙龈增生程度，并减少和避免术后的复发。这包括教会患者正确的刷牙方法和使用牙线等工具，以及定期进行口腔检查和洁治。

（六）预防

对于需要长期服用苯妥英钠、环孢素和钙通道阻滞剂等药物的患者，应在开始用药前先进行口腔检查，消除一切可能引起牙龈炎症的刺激因素。同时，教会患者控制菌斑和保持口腔卫生的方法，如正确的刷牙技巧、使用牙线等。积极治疗原有的龈炎或牙周炎，也能有效减少本病的发生。通过这些预防措施，可以降低药物性牙龈增生的风险，保护患者的口腔健康。

五、白血病的牙龈病损

白血病是一种严重的恶性血液疾病，其特征是骨髓中大量不成熟血细胞的异常增殖，这些异常细胞不仅充斥骨髓腔，取代正常的骨髓组织，还会进入血液循环，并可能浸润身体的各个器官和组织，包括牙龈。牙龈肿大是白血病患者常见的口腔症状之一，尤其常见于急性单核细胞白血病和急性粒细胞白血病，偶尔也可见于急性淋巴细胞白血病。据统计，约有 3.6% 的白血病患者会出现牙龈肿胀。这些患者往往因牙龈肿胀和出血而首先求助于口腔科，有时甚至在全身其他症状尚未显现时，即由口腔医师首先发现白血病迹象，因此，口腔医师的正确鉴别和早期诊断对于避免误诊和漏诊至关重要。

（一）病因

白血病导致的牙龈病损，其根源在于患者末梢血中的幼稚血细胞在牙龈组织内的大量浸润和积聚，而非牙龈结缔组织自身的增生。这种浸润不仅引起牙龈肿大，还因牙龈肿胀和出血导致口腔自洁能力下降，菌斑大量堆积，进一步加剧了牙龈的炎症。

（二）临床表现

白血病的牙龈病损广泛波及龈乳头、龈缘和附着龈，主要表现为：牙龈肿大，颜色可能呈现暗红紫色或苍白，组织质地松软、脆弱或中等硬度，表面光亮。牙龈肿胀常呈全口性，并可覆盖部分牙面（图 10-6）。由于牙龈肿胀和菌斑堆积，牙龈通常伴有明显的炎症。此外，牙龈中大量幼稚血细胞的浸润、积聚可能导致末梢血管栓塞，降低局部组织对感染的抵抗力，引发龈缘组织坏死、溃疡和假膜形成，类似坏死性溃疡性龈炎，严重者坏死范围广泛并伴有口臭。牙龈有明显的出血倾向，龈缘常有渗血且不易止住，牙龈和口腔黏膜上可见出血点或瘀斑。严重的患者还可能出现口腔黏膜坏死或剧烈的牙痛。

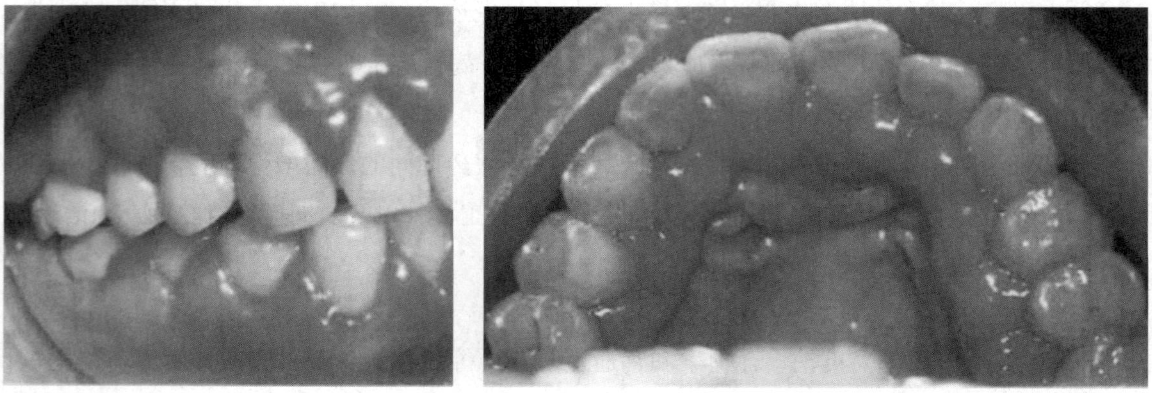

A　　B

图 10-6　白血病引起的牙龈肿大

A. 颊面观；B. 腭面观。

（三）诊断

根据白血病牙龈病损的典型临床表现，结合血常规及血涂片检查，发现白细胞数目及形态的异常，即可作出初步诊断。

（四）治疗

在可疑或已确诊为白血病的情况下，应及时与内科医师配合进行综合治疗。牙周治疗以保守治疗为主，避免进行手术或活组织检查，以防止出血不止或感染、坏死。对于出血不止的情况，可采用局部压迫止血或药物止血，必要时可放置牙周塞治剂观察数天，待切实止血后再拆除。在无出血的情况下，可用3%过氧化氢溶液轻轻清洗坏死龈缘，然后敷以消炎药或碘制剂。使用0.12%～0.20%氯己定溶液含漱有助于减少菌斑、消除炎症。一般不建议对急性白血病患者进行洁治，若全身情况允许且必要时，可进行简单的洁治，但应特别注意动作轻柔，避免引起出血和组织损伤。同时，对患者进行口腔卫生指导，加强口腔护理，防止菌斑堆积，以减轻炎症。

六、急性坏死性溃疡性龈炎

急性坏死性溃疡性龈炎（acute necrotizing ulcerative gingivitis，ANUG），也被称为文森特（Vincent）龈炎、梭形杆菌螺旋体龈炎或战壕口，是一种发生于龈缘和龈乳头的急性炎症和坏死性疾病。此病由文森特（Vincent）于1898年首次报道，并在第一次世界大战期间在前线战士中广泛流行。然而，随着经济发展和卫生条件的改善，此病在发达国家已变得较为罕见，在我国也逐渐减少。

（一）病因

1. 微生物　虽然梭形杆菌和螺旋体常在ANUG病损处被发现，但关于它们是否为ANUG的致病菌，学界尚未达成一致。目前普遍认为，ANUG是由多种微生物引起的机会性感染，这些微生物在局部抵抗力降低的组织和宿主中才能发挥其毒力。中间普氏菌也被认为是ANUG的优势菌之一，但这些微生物也广泛存在于慢性龈炎和牙周炎患者的菌斑中。

2. 慢性龈炎或牙周炎 已存在的慢性龈炎或牙周炎是ANUG发生的重要条件。深牙周袋内或冠周炎的牙龈环境适合螺旋体和厌氧菌的繁殖，当存在某些局部组织的创伤或全身因素时，这些细菌会大量繁殖并侵入牙龈组织，导致ANUG的发生。

3. 吸烟 绝大多数ANUG患者有大量吸烟史。吸烟可能导致牙龈小血管收缩，影响牙龈局部的血流，并降低白细胞的趋化功能和吞噬功能，从而加重牙龈的病变。

4. 心身因素 心身因素也与ANUG的发生密切相关。患者常诉说有精神紧张、睡眠不足、过度疲劳等情况。这些因素可能通过影响皮质激素的分泌和自主神经系统，改变牙龈的血液循环和免疫力，使局部组织抵抗力降低而引发本病。

5. 免疫功能 某些使机体免疫功能降低的因素，如营养不良、恶性肿瘤、急性传染病、血液病等，也易诱发ANUG。艾滋病患者也常有类似ANUG的损害。

（二）临床表现

ANUG常发生于青壮年男性吸烟者，病程较短，常为数天至1～2周。其特征性损害是龈乳头和龈缘的坏死，尤以下前牙多见。患处牙龈极易出血，患者常有明显的疼痛感、腐败性口臭，以及全身症状。重症患者还可能出现低热、疲乏等全身症状，下颌下淋巴结可能肿大并有压痛。

1. 易感人群 本病通常发生在青壮年群体中，尤其以男性吸烟者更为常见。在欠发达国家或贫困地区，它也可能在极度营养不良或患有麻疹、黑热病等急性传染病的儿童中发生。

2. 病程特点 本病起病迅速，病程相对较短，通常持续数天至1～2周。

3. 特征性损害 以龈乳头和龈缘的坏死为主要特征，尤其是下颌前牙区域更为多见。在疾病初期，龈乳头会出现充血、水肿，随后在个别龈乳头顶端发生坏死性溃疡，并覆盖有灰白色的污秽坏死物。去除这些坏死物后，可以发现龈乳头的颊舌侧部分仍然存在，而中央部分则呈现火山口状的凹陷。对于早期轻型患者，应仔细检查龈乳头的中央区域，以避免漏诊。随着病变的迅速扩展，它会沿着牙龈边缘向邻牙蔓延，导致龈缘呈现出虫蚀状的外观。坏死区域还会出现灰褐色的假膜，这些假膜易于擦去，去除坏死组织后，下方会暴露出血的创面。龈乳头被破坏后，会与龈缘形成一条直线，呈现刀切状的外观（图10-7）。值得注意的是，这种病变通常不会波及附着龈。

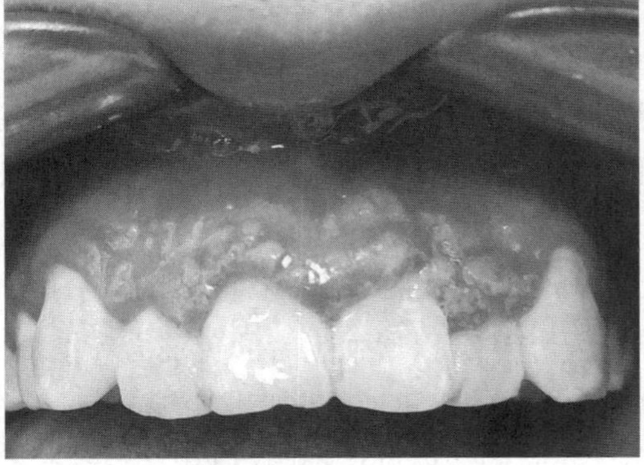

A

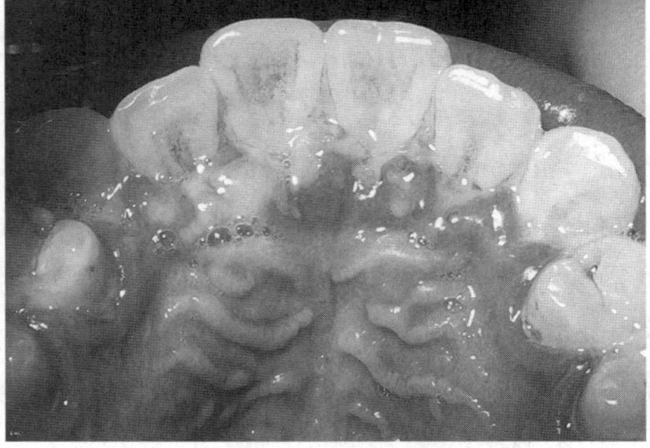

B

图10-7 急性坏死性溃疡性龈炎

A. 唇颊面观；B. 腭面观。

4. 牙龈出血 患处牙龈极易出血，甚至有时会出现自发性出血。

5. 疼痛感明显 患者常常感到明显的疼痛，或者有一种牙齿被撑开或胀痛的感觉。

6. 腐败性口臭 由于组织的坏死，患者还会出现特殊的腐败性恶臭，这是 ANUG 的一个典型症状。

（三）诊断

根据 ANUG 的临床表现，包括起病急、牙龈疼痛、自发性出血、腐败性口臭，以及龈乳头和龈缘的坏死等特征，诊断并不困难。病变区的细菌学涂片检查可见大量梭形杆菌和螺旋体，这有助于本病的诊断。

（四）鉴别诊断

1. 慢性龈炎 此病病程较长，属于慢性病范畴，患者通常无自发痛。尽管龈乳头和龈缘可能出现红肿，探诊时容易出血，并伴有轻度口臭，但慢性龈炎一般不会出现自发性出血、牙龈坏死或特殊的腐败性口臭，这些症状与 ANUG 存在显著差异。

2. 疱疹性龈（口）炎 该病由单纯疱疹病毒感染引发，主要好发于 6 岁以下儿童。起病急骤，初期常有 1 ～ 2 天的发热前驱期。牙龈充血、水肿会波及全部牙龈，而不仅仅局限于龈缘和龈乳头。典型的病变特征是牙龈和口腔黏膜上出现成簇状的小水疱，溃破后会形成多个小溃疡，或溃疡相互融合。形成的假膜不易擦去，且无组织坏死和腐败性口臭。此外，病损还可能波及唇部和口周皮肤。

3. 急性白血病 在急性白血病中，牙龈组织内会浸润大量不成熟的血细胞，导致牙龈出现大范围明显肿胀、疼痛，并伴有坏死。患者还可能出现自发性出血和口臭，同时伴有贫血和器官衰竭表现。血常规显示白细胞计数明显升高，并存在幼稚血细胞，这是诊断急性白血病的重要依据。当梭形杆菌和螺旋体在口腔内大量繁殖时，急性白血病患者还可能并发 ANUG。

4. 艾滋病 艾滋病患者由于细胞免疫和体液免疫功能低下，容易遭受各种细菌的机会性感染。这些患者可能并发坏死性溃疡性龈炎和坏死性溃疡性牙周炎（necrotizing ulcerative periodontitis, NUP），且后者也多见于艾滋病患者。艾滋病患者的口腔感染症状往往复杂多变，需要综合患者的全身状况和口腔表现进行诊断。

（五）治疗

1. 去除局部坏死组织 在急性期，首要任务是轻柔地去除龈乳头及龈缘的坏死组织，并初步清理大块的龈上牙石。这一步骤对于缓解炎症和减轻患者疼痛至关重要。采用 3% 过氧化氢溶液进行局部擦拭、冲洗和反复含漱，有助于清除残余的坏死组织。当过氧化氢与组织和坏死物中的过氧化氢酶接触时，会迅速释放出大量新生态氧，从而有效杀灭或抑制厌氧菌的生长。在清洁后的局部，可根据需要涂布或贴敷抗厌氧菌制剂，以增强治疗效果。

2. 全身药物治疗 全身给予维生素 C、蛋白质等支持疗法，以增强患者的免疫力和抵抗力。对于重症患者，可口服甲硝唑或替硝唑等抗厌氧菌药物 2 ～ 3 天，以迅速控制病情并减轻症状。

3. 口腔卫生指导 立即更换牙刷，保持口腔清洁，并向患者提供详细的口腔卫生指导。教育患者建立良好的口腔卫生习惯，如定期刷牙、使用牙线等，以预防疾病的复发。

4. 全身性因素矫正与治疗 针对患者的全身性因素进行矫正和治疗，如调整饮食习惯、改善生活方式等，以消除潜在的致病因素。

5. 急性期过后的治疗 在急性期过后，应及时对原已存在的慢性龈炎或牙周炎进行治疗。通过洁治和刮治术彻底去除菌斑、牙石等局部刺激因素，恢复牙龈的健康状态。对于外形异常的牙龈组织，可通过牙龈成形术等手术方法进行矫正，以利于局部菌斑的控制和防止疾病的复发。

总之，急性坏死性溃疡性龈炎是一种由多种微生物引起的机会性感染疾病。了解其病因、临床表现、诊断要点和治疗方法对于预防和治疗此病具有重要意义。

七、牙龈纤维瘤病

牙龈纤维瘤病（hereditary gingival fibromatosis），亦被称为家族性或特发性牙龈纤维瘤病，是一种罕见的牙龈组织弥漫性纤维结缔组织增生性疾病。

（一）病因

尽管该病的具体病因尚未明确，但部分病例显示有家族遗传倾向，可能涉及常染色体显性或隐性遗传。然而，并非所有患者都有家族史。

（二）临床表现

此病可在幼儿期发病，最早可发生于乳牙萌出后，但更常见于恒牙萌出后。牙龈广泛且逐渐增生，可累及全口的龈缘、龈乳头及附着龈，严重时可达膜龈联合处，其中上颌磨牙的腭侧受影响最为严重。增生的牙龈可能覆盖部分或整个牙冠，影响咀嚼功能，并可能导致牙齿因挤压而发生移位。增生的牙龈颜色正常，组织坚韧且表面光滑，有时呈颗粒状或小结节状，点彩明显，且不易出血。此外，牙龈的增厚还可能阻碍牙齿的正常萌出（图 10-8）。

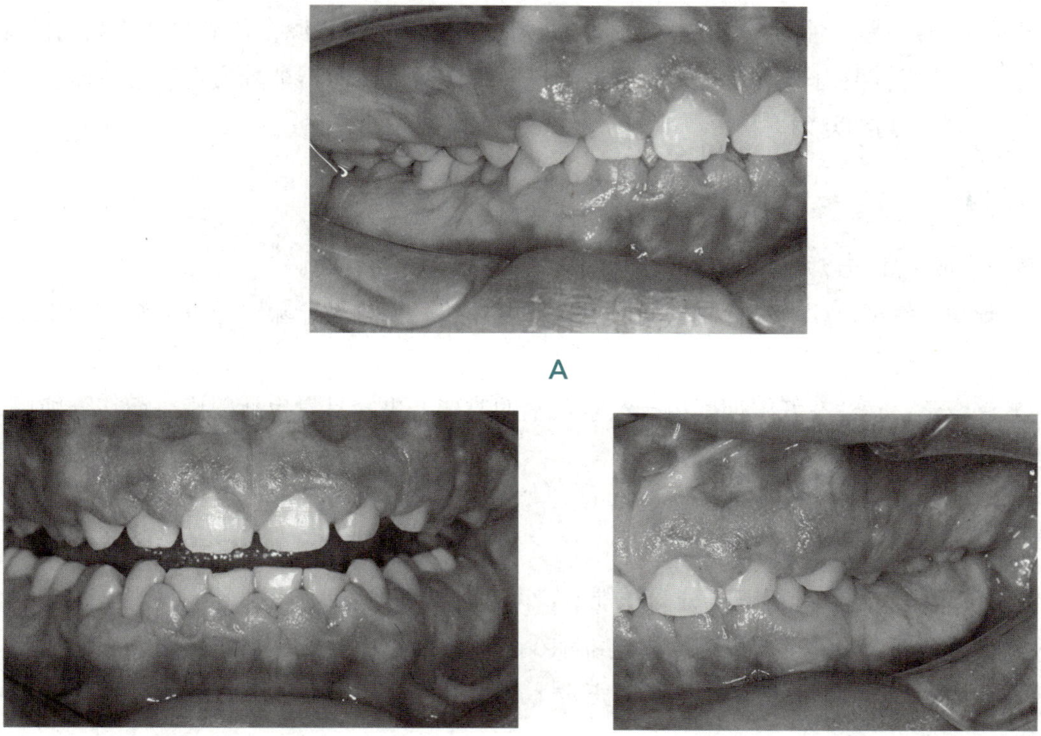

A

B　　　　C

图 10-8　牙龈纤维瘤病

A. 牙龈纤维瘤病右侧面观；B. 牙龈纤维瘤病正面观；C. 牙龈纤维瘤病左侧面观。

（三）诊断

根据典型的临床表现或家族史，即可对该病进行诊断。无家族史的患者也不能完全排除此病的可能性。

（四）鉴别诊断

1. 药物性牙龈增生 此病有明确的服药史而无家族史，增生主要局限于龈缘和龈乳头，不累及附着龈。与牙龈纤维瘤病相比，药物性牙龈增生的程度较轻，一般覆盖牙冠约 1/3，且常伴发慢性龈炎。

2. 以增生为主要表现的慢性龈炎 此病主要侵犯前牙的龈乳头和龈缘，增生程度相对较轻，覆盖牙冠不超过 1/3，多数伴有炎症，局部刺激因素明显，且患者无家族史。

（五）治疗

牙龈纤维瘤病的治疗以牙龈成形术为主，旨在切除增生的牙龈并修整其外形，以恢复牙龈的生理功能和外观。然而，此病手术后易复发，复发率与患者的口腔卫生状况密切相关。保持良好的口腔卫生习惯有助于避免或延缓复发。由于本病为良性增生性疾病，复发后仍可考虑再次手术治疗。

值得注意的是，部分患者在青春期后病情可能有所缓解，因此，手术最好在青春期后进行。尽管有报告指出拔牙后牙龈增生能逐渐消退，但鉴于患者年龄较小且受累牙齿数量较多，一般不推荐拔牙作为治疗手段。

八、牙龈瘤

牙龈瘤（epulis）是一种发生于龈乳头区域的炎性瘤样增生物，源自牙周膜及牙龈的结缔组织。尽管其外观类似肿瘤，但由于缺乏肿瘤的生物学特性和结构，因而不被视为真正的肿瘤。然而，牙龈瘤在切除后具有较高的复发率。

（一）病因

牙龈瘤的形成主要与以下因素有关。

1. 局部刺激 菌斑、牙石、食物嵌塞或不良修复体等长期刺激牙龈，导致牙龈结缔组织发生反应性增生。

2. 内分泌变化 女性在妊娠期间由于激素水平的改变，更容易发生牙龈瘤，而在分娩后，牙龈瘤可能会缩小或停止生长。

（二）分型

根据组织病理学表现，牙龈瘤可分为纤维型、肉芽肿型和血管型。

1. 纤维型牙龈瘤 主要由成束的胶原纤维和少量成纤维细胞构成，血管无明显充血或增生，炎症细胞较少。此型牙龈瘤质地坚韧，色泽与正常牙龈相近，不易出血。部分纤维型牙龈瘤还可能伴有成骨现象。

2. 肉芽肿型牙龈瘤 主要由肉芽组织构成，含有较多的炎症细胞和充血的毛细血管。临床上表现为有蒂或无蒂的瘤样物，表面呈红色或暗红色，质地较软，易出血。

3. 血管型牙龈瘤　含有丰富的血管，触之极易出血。妊娠期牙龈瘤多属于此型。

（三）临床表现

牙龈瘤多见于中青年女性，主要发生在唇颊侧的龈乳头，舌腭侧较为少见。肿块通常呈圆球形或椭圆形，大小不一，直径从几毫米到 1 ～ 2 厘米不等，表面有时呈分叶状（图 10-9）。瘤体通常有蒂，基底较宽，边界清晰，生长速度相对较慢。较大的肿块可能因被咬破而发生溃疡、出血或感染。长期存在的肿块还可能破坏牙槽骨壁。X 线检查可显示骨质吸收和牙周膜间隙增宽。牙齿可能因受到影响而松动、移位。

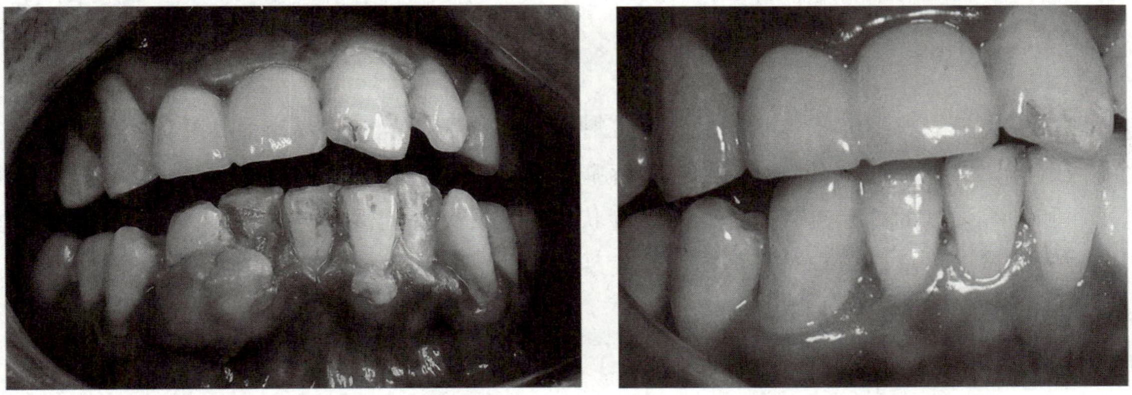

A　　　　B

图 10-9　牙龈瘤

A. 龈切病例，治疗前；B. 龈切病例，治疗后。

（四）诊断要点

牙龈瘤的诊断主要依据其瘤样表现、有蒂的瘤体、基底宽、边界清晰，以及生长速度较慢等特点。确诊需通过手术切除后进行组织病理检查。

（五）鉴别诊断

牙龈的恶性肿瘤如牙龈癌，其增生物表面常呈菜花状溃疡，易出血和发生坏死。因此，在诊断牙龈瘤时，需与牙龈癌进行鉴别。

（六）治疗

牙龈瘤的主要治疗方法是手术切除。切除必须彻底，以防复发。手术时应在瘤体基底周围的正常组织上做切口，将瘤体连同骨膜完全切除，并刮除相应部位的牙周膜。若牙龈瘤复发，可按上述方法再次切除。若复发次数较多，必要时可考虑拔除患牙以预防复发。

九、急性龈乳头炎

微课：急性龈乳头炎

急性龈乳头炎是一种较为普遍的牙龈急性病变，其特征在于病损仅限于个别龈乳头，呈现出急性非特异性的炎症状态。

（一）病因

急性龈乳头炎的直接诱因主要源于龈乳头所遭受的机械性或化学性刺激。具体包括以下几个方面。

1. 食物嵌塞 食物在牙缝中的滞留不仅会对龈乳头造成压迫，其发酵产物还会进一步刺激龈乳头，从而引发急性炎症。

2. 不当剔牙 使用牙签或其他工具时方法不当，或是食用过硬、过锐的食物导致龈乳头受伤，以及邻面龋尖锐边缘的摩擦，均可成为急性龈乳头炎的诱因。

3. 修复体刺激 充填体的悬突、不良修复体的边缘、义齿的卡环尖，以及不当的松牙固定方式等，均可能对龈乳头产生刺激，进而引发炎症。

（二）临床表现

急性龈乳头炎的典型症状包括龈乳头发红肿胀，探触和吸吮时容易出血，并伴有自发性胀痛和显著的探触痛。对于女性患者而言，月经期疼痛感可能会加剧。此外，部分患者还可能表现出明显的自发痛和中等强度的冷、热刺激痛，这些症状容易与牙髓炎相混淆。检查时，可见龈乳头鲜红肿胀，探触痛明显，易出血，有时还可在局部发现刺激物。牙齿可能伴有轻度叩痛，原因是龈乳头下方的牙周膜也受到了炎症和水肿的影响。

（三）治疗

针对急性龈乳头炎的治疗，主要遵循以下步骤。

1. 去除局部刺激因素 通过仔细检查，发现并去除明显的局部刺激因素，如嵌塞的食物、充填体的悬突、鱼刺、折断的牙签等。

2. 消除急性炎症 清除邻面的菌斑和牙石，以减轻或消除龈乳头的急性炎症。

3. 局部使用抗菌消炎药物 如采用 1% ～ 3% 的过氧化氢溶液进行冲洗等。

4. 彻底去除病因 在龈乳头急性炎症消退后，应进一步查找并彻底去除病因，如解决食物嵌塞问题、治疗邻面龋，以及修改不良修复体等。

（四）预防

预防急性龈乳头炎的发生，应消除可能引发该病的各种潜在因素。例如，矫正食物嵌塞问题、及时治疗邻面龋等。同时，口腔医师在进行口腔治疗时，应特别注意防止对龈乳头的刺激，以避免急性龈乳头炎的发生。

第三节　牙周炎

牙周炎是由菌斑生物膜引起的牙周组织感染性疾病，可导致整个牙周组织的破坏，其主要临床表现为牙龈炎症及出血、牙周袋形成、牙槽骨吸收和牙齿松动，随着病变的逐渐发展，可能出现牙齿病理性移位，以及牙龈退缩、急性肿胀疼痛等并发症，直至牙齿脱落。牙周炎是成人牙齿丧失的首要原因。

一、慢性牙周炎

慢性牙周炎曾称成人牙周炎或单纯性牙周炎，是一种感染性疾病。它导致牙周支持组织发生炎症，进行性附着丧失和骨丧失。作为牙周炎中最常见的一种类型，其病程长、进展慢、发病率高，约占牙周炎患者的95%。

（一）病因

慢性牙周炎通常在菌斑性龈炎的基础上发展而来，其病因与菌斑性龈炎相似。主要诱因包括口腔卫生状况不良，牙面上有大量菌斑堆积。龈下牙石、食物嵌塞、𬌗创伤、不良修复体和不良充填体等，这些都会加重菌斑滞留。长期刺激下，牙龈会发炎肿胀，并从龈上逐渐向龈下发展。龈下微生物提供的营养成分使龈下菌斑数量增多，其中与牙周炎关系最密切的微生物包括牙龈卟啉菌、福赛坦氏菌、放线菌、中间普氏菌、梭形杆菌及螺旋体等。这些微生物加重牙龈炎症，导致胶原纤维破坏，结合上皮向根方增殖，进而加深龈沟，形成牙周袋，并导致牙槽骨吸收，最终演变为牙周炎。此外，系统病或与之相关的疾病（如糖尿病、HIV感染）、吸烟和情绪等因素也可能影响此病的发展。

（二）临床表现

1. 发病年龄　慢性牙周炎多见于成人，但儿童和青少年也可能发病。病程呈缓慢或中等速度进展，有时也可能出现快速进展期。随着年龄增长，发病率和严重程度都会增加。

2. 临床特点　该病可累及个别牙、一组牙或多数牙。破坏程度与局部因素相一致，通常与多种细菌有关，并伴有龈下牙石和菌斑。主要症状包括牙龈红肿、出血，进一步发展则形成牙周袋、牙槽骨吸收、牙齿松动、咀嚼无力或疼痛。当机体抵抗力低下时，还可能发生急性牙周脓肿。

3. 分型和分度

（1）分型：根据附着丧失和牙槽骨吸收波及的范围（患牙数），慢性牙周炎可分为局限型和弥漫型。一般认为，受累部位小于30%的为局限型，若大于30%的部位受损则为弥漫型。

（2）分度：通常根据牙周袋深度、牙周附着丧失和牙槽骨吸收情况来确定牙周组织破坏的程度。

1）轻度：牙周袋深度≤4mm，附着丧失1～2mm，X线检查显示牙槽骨吸收不超过根长的1/3，牙齿一般不松动，可有或无口臭。

2）中度：牙周袋深度≤6mm，附着丧失3～4mm，X线检查显示牙槽骨吸收超过根长的1/3，但不超过根长的1/2，牙龈有炎症和探诊出血，也可有溢脓，根分叉区可能有轻度病变，牙齿轻度松动。

3）重度：牙周袋深度>6mm，附着丧失≥5mm，X线检查显示牙槽骨吸收超过根长的1/2，存在根分叉病变，牙齿明显松动，牙龈炎症状明显，并可能发生牙周脓肿（图10-10）。

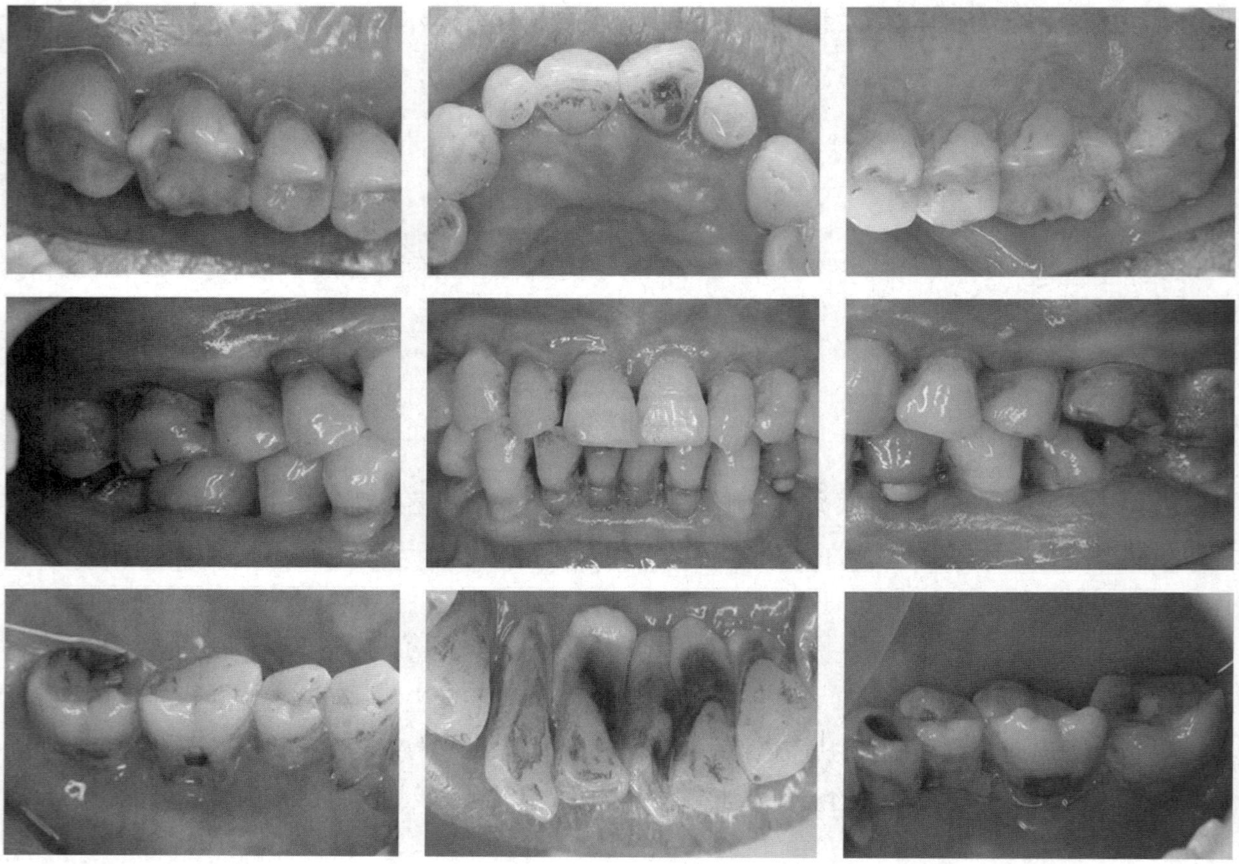

图 10-10　重度慢性牙周炎

慢性牙周炎患者除有上述主要特征（牙周袋形成、牙龈炎症、附着丧失、牙槽骨吸收）外，晚期常可出现其他伴发病变和症状，主要包括以下几种。

（1）牙齿病理性移位：由于牙齿松动和牙槽骨的吸收，牙齿的位置会发生改变。

（2）食物嵌塞：牙齿的松动、移位，以及龈乳头的退缩，都会导致食物容易嵌塞在牙缝中。

（3）继发性𬌗创伤：牙齿支持组织的减少、牙齿的松动和移位，以及牙齿的不均匀磨耗，都可能引发继发性𬌗创伤。

（4）急性牙周脓肿：当深牙周袋内的脓液引流不畅，或者患者抵抗力低下时，可能会出现急性牙周脓肿。

（5）口臭：牙周袋的溢脓和牙间隙的食物嵌塞，都是导致口臭的原因。

（6）根面龋：牙龈的退缩导致牙根暴露，加上牙自洁作用变差，容易引发根面龋。

（7）逆行性牙髓炎：当深牙周袋接近根尖时，可能会引起牙髓的逆行感染，导致逆行性牙髓炎。

（三）诊断

1．早期阶段，患者常出现牙龈出血；晚期阶段，则可能出现牙齿松动乃至移位。

2．口腔卫生状况普遍不佳，伴有牙龈炎症表现，牙龈的颜色、形态及质地发生异常变化。

3．牙龈探诊时易出血，牙周探诊结果显示深度增加，形成牙周袋，并伴有附着丧失。

4．X 线检查可观察到牙槽骨吸收。

5．疾病发展至晚期，牙齿松动和移位成为显著特征。

（四）鉴别诊断

慢性牙周炎应与龈炎鉴别（表 10-1）。

表 10-1　慢性牙周炎与龈炎的鉴别要点

鉴别要点	龈炎	慢性牙周炎
牙龈炎症	有	有
牙周袋	无或有假性牙周袋	有
附着丧失	无	有，能探到釉牙骨质界
牙槽骨吸收	无	骨嵴顶吸收，或硬骨板消失
治疗结果	病变可逆，恢复正常	炎症消退，病变静止，但已破坏的支持组织难以完全恢复

（五）治疗

1．基础治疗

（1）口腔卫生指导：对患者实施全面的口腔卫生教育，旨在培养其自觉控制菌斑的意识，并教会其正确的口腔卫生维护技巧。

（2）清除局部致病因素：彻底清除牙石等引发炎症的刺激物，可通过龈上洁治术、龈下刮治术和根面平整术来实现。

消除或纠正所有可能促进菌斑堆积的因素，包括粗糙的修复体表面、设计不合理的修复体、牙齿解剖异常，以及未充填的龋病等，这些因素均是牙周炎发生和复发的潜在风险。

（3）局部药物治疗：常选用 3% 过氧化氢溶液冲洗牙周袋，并在袋内放置碘合剂、甲硝唑等药物，选用缓释剂型的药物，以达到更佳的治疗效果。

2．牙周手术　经基础治疗 6 ～ 8 周后，若牙周袋深度仍超过 5mm，且探诊时有出血，或存在难以清除的龈下牙石，则视情况决定是否需要再次进行刮治或采取手术治疗。手术治疗能更彻底地消除炎症，并改善牙周软硬组织的形态。

3．建立平衡𬌗关系　通过调整咬合、进行义齿修复和使用牙周夹板固定松动牙等方法，建立健康的𬌗关系。

4．全身治疗　大多数患者在接受基础治疗后，牙周组织能恢复健康状态，无须全身使用抗菌药物。对于伴有糖尿病、消化道疾病、贫血等全身系统性疾病的慢性牙周炎患者，应先治疗这些全身性疾病，以促进牙周组织的愈合。在牙周治疗前后，可根据情况酌情全身使用抗生素，以预防和控制全身及局部的感染。吸烟者对牙周治疗的反应通常较差，建议戒烟。

5．拔除患牙　对于无保留价值的患牙，应及时进行拔除处理。

6．维护治疗　患者经过适当治疗后，牙周炎症消退。为防止复发，应进入维护期治疗。复查的间隔期应根据患者的具体病情和控制菌斑的程度来确定。鼓励和动员患者坚持维护治疗，是长期保持牙周炎疗效的关键条件之一。

二、侵袭性牙周炎

侵袭性牙周炎（aggressive periodontitis，AgP）是一种牙周病，其特征是牙周结缔组织和牙槽骨迅速丧失，且牙周卫生状况通常较好，与牙周破坏的严重程度不匹配。该病包括 1989 年分类法中的青少年牙周炎、快速进展性牙周炎和青春前期牙周炎，于 1999 年的国际研讨会上被统一命名为侵袭性牙周炎，并进一步明确了局限性侵袭性牙周炎的定义，即牙周病变局限于切牙和第一恒磨牙，至少两颗恒牙有邻面附着丧失，其中一颗是第一磨牙，非第一磨牙和切牙不超过两颗。

（一）病因

侵袭性牙周炎的具体病因尚不明确，但被认为与以下因素密切相关。

1. 微生物 在患者的龈下菌斑中，常能分离出伴放线聚集杆菌，其阳性率高达 90% ～ 100%，是主要的致病菌。这种细菌对牙周组织具有毒性和破坏作用，通过产生白细胞毒素来杀伤人体白细胞，抑制中性粒细胞的趋化能力，并产生内毒素、酶等物质来破坏结缔组织，阻止胶原合成，同时促进骨吸收。此外，在某些人群中，牙龈卟啉单胞菌的比例也可能升高。

2. 全身因素 研究表明，本病患者周缘血的中性粒细胞趋化功能存在异常。有学者报道，中性粒细胞的吞噬功能也可能存在障碍。这种缺陷具有家族性，可能是由于抑制中性粒细胞表面的趋化物受体数目减少，以及白细胞表面的糖蛋白减少所致。此外，本病还表现出家族聚集现象，且存在种族易感性差异。

（二）病理改变

从组织学角度来看，侵袭性牙周炎与慢性牙周炎在变化上并无明显区别，均以慢性炎症为主。在牙龈组织内，浆细胞浸润是主要特征，但产生 IgA 的细胞数量少于慢性牙周炎，且游走到袋上皮内的中性粒细胞数目也较少。

（三）临床表现

侵袭性牙周炎根据累及范围可分为局限型和广泛型。

1. 局限型

（1）年龄与性别：通常始于 11 ～ 13 岁，早期症状不明显，常在 20 岁左右就诊，女性患者多于男性。本病也可发生在青春前期的乳牙列。

（2）口腔卫生状况：菌斑和牙石量相对较少，牙龈表面炎症轻微，但已存在深牙周袋和牙槽骨破坏。

（3）好发牙位：病变多局限于切牙和第一恒磨牙，且多为左右对称。

（4）X 线检查表现：牙槽骨吸收局限于切牙和第一恒磨牙，第一恒磨牙的邻面出现垂直型吸收，若近远中均有垂直型吸收，则形成典型的弧形吸收。切牙区多为水平型吸收（图 10-11），牙齿可能自行脱落。

（5）病程进展快：牙周破坏速度比慢性牙周炎快 3 ～ 4 倍，患者常在 20 岁左右就需拔牙。

（6）早期出现牙齿松动与移位：多见于上切牙，呈扇形散开排列。

（7）家族聚集性：在家族中常有多代、多人患病，患者同胞中有 50% 的患病概率，存在遗传倾向。

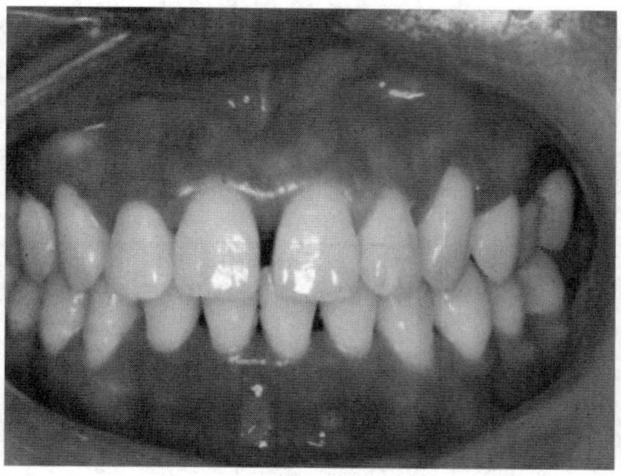

A

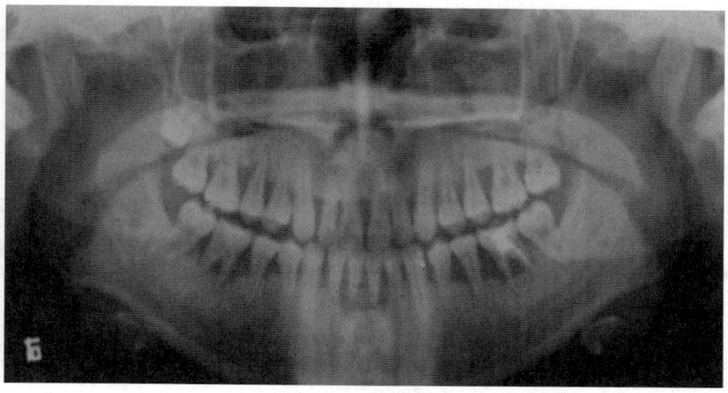

B

图 10-11　局限型侵袭性牙周炎

A. 牙面无明显不洁，前牙呈扇形散开排列，牙间隙增宽，牙龈退缩，牙松动；B. 牙槽骨吸收严重，切牙区呈水平型骨吸收，第一磨牙呈“弧形吸收”。

2. 广泛型

（1）发病年龄：多为 30 岁左右。

（2）附着丧失：具有广泛的邻面附着丧失，侵犯除切牙和第一恒磨牙以外的牙数在 3 颗以上。

（3）牙周破坏：有严重而快速的牙周附着丧失和牙槽骨吸收。

（4）菌斑与牙石：多数患者有大量的菌斑和牙石，但也可较少。

（四）诊断

诊断侵袭性牙周炎时，并非需要满足所有特征，而是根据临床表现、X 线检查表现、病史等资料进行早期诊断和治疗。

1. 局限型侵袭性牙周炎

（1）好发于青春期女性。

（2）口腔卫生状况：牙周组织破坏程度与局部刺激物的量不成比例。

（3）病变范围：多局限于切牙和第一磨牙。

（4）X 线检查：第一磨牙出现典型的弧形吸收。

（5）病程发展迅速。

（6）早期出现牙齿松动与移位，上颌切牙多见扇形移位。

（7）有家族史和遗传倾向。

2. 广泛型侵袭性牙周炎

（1）发病年龄：多为 30 岁左右。

（2）病变范围：除累及第一恒磨牙和切牙以外，至少还累及其他 3 颗以上的恒牙。

（3）牙周破坏：严重而快速。

（4）多数患者有大量菌斑和牙石。

（5）对常规治疗和全身药物治疗有明显疗效。

（五）鉴别诊断

在诊断时还需注意将侵袭性牙周炎与慢性牙周炎进行鉴别。

侵袭性牙周炎与慢性牙周炎在发病情况、病因、好发牙位、牙松动移位、牙周袋，以及X线检查显示等方面存在显著差异（表10-2）。

表10-2 侵袭性牙周炎与慢性牙周炎的鉴别要点

鉴别要点	侵袭性牙周炎	慢性牙周炎
发病情况	发病率低，常见于青年女性	发病率高，常见于中老年人
病因	特异性菌斑	非特异性菌斑
好发牙位	多见切牙和第一磨牙，广泛型可侵及全口	个别牙、一组牙或多个牙
牙松动移位	早期出现	晚期可有牙松动乃至移位
牙周袋	早期可无，但发展迅速，窄而深的骨下袋	宽而浅的骨上袋
X线检查	牙槽骨垂直吸收和弧形吸收为主	牙槽骨水平吸引为主，牙周膜间隙增宽

（六）治疗

1. 早期治疗 消除感染，防止复发，加强维护，并定期复查。建议每2～3个月复查1次，至少持续2～3年。

2. 抗生素应用 可口服四环素（0.25g，每日4次，连服2～3周）或螺旋霉素（0.2g，每日4次，服用1周）。近年来，还主张在龈下刮治后口服甲硝唑和羟氨苄青霉素（阿莫西林）合用，效果更佳。局部也可配合使用抗厌氧菌类抗生素治疗。

3. 调整机体防御功能 据报道，在牙周基础治疗后服用六味地黄丸可减少复发率。服药数月后，患者的白细胞趋化功能和吞噬功能也可能有所改善。

4. 正畸治疗 对于牙周炎病情相对较轻，但存在患牙移位、倾斜的患者，可以在炎症得到有效控制后，采用正畸手段将患牙复位并排列整齐。然而，在正畸治疗过程中，必须高度重视菌斑的控制和牙周病情的监测，同时施加的力量也应保持轻缓，以确保治疗的安全性和有效性。

5. 定期维护，预防复发 广泛性侵袭性牙周炎治疗后存在较高的复发风险（据国外学者报告，复发率约为1/4）。长期疗效的维持，关键在于患者自我控制菌斑的依从性和维护治疗的措施。因此，定期的监测和必要的后续治疗对于保持长期疗效至关重要。应根据每位患者菌斑和炎症的控制情况，制订个性化的复查计划。初期建议每1～2个月复查1次，若半年后病情稳定，可适当延长复查间隔。在复查过程中，一旦发现病情复发或加重的牙位，应立即重新全面评估局部和全身的危险因素及促进因子，并据此制订相应的治疗措施，如必要的再次刮治、手术或药物治疗等。

三、反映全身疾病的牙周炎

在 1989 年的牙周炎分类法中，“伴有全身疾病的牙周炎”被定义为一组伴随全身疾病、具有严重且迅速破坏性的牙周炎。1999 年的牙周炎分类法对此进行了微调，将其更名为“反映全身疾病的牙周炎”，这一改动更强调了牙周炎作为某些全身疾病突出表征之一的地位，而不仅仅是全身因素对牙周炎病情的影响，如内分泌、药物等因素。

属于这一范畴的牙周炎主要包括两大类：血液疾病（如细胞数量和功能的异常、白血病等）和遗传性疾病（如掌跖角化 – 牙周破坏综合征，21 三体综合征）。

（一）掌跖角化 – 牙周破坏综合征

掌跖角化 – 牙周破坏综合征又称为 Papillon-Lefèvre 综合征。本病由帕皮伦（Papillon）和勒菲弗（Lefèvre）两位学者于 1924 年首次报道，其特点为手掌和脚掌部位的皮肤过度角化、皲裂和脱屑，同时牙周组织遭受严重破坏，部分病例还伴有硬脑膜的异位钙化。该病在人群中的患病率极低，为 1/1 000 000 ～ 4/1 000 000。

1. 病因

（1）病原体：对患者龈下菌斑的培养发现，其菌群与慢性牙周炎的龈下菌群相似，但与青少年牙周炎不同。在牙周袋近根尖区域存在大量螺旋体，牙骨质上也黏附有螺旋体。有报告指出，患者血清中存在抗伴放线聚集杆菌的抗体，且袋内也可分离出该菌。此外，还有报告发现非细菌的小集落形成。

（2）遗传因素：本病为常染色体隐性遗传病。即使父母不患病，也可能因血缘婚姻（约占 23%）而携带致病基因。只有当双亲均携带常染色体基因时，其子女才可能患病。患者的同胞中也可能有患病者，且男女患病机会均等。有报告指出，本病患者的中性粒细胞趋化功能较低。最近的研究还发现，本病与角质素基因的突变有关。

2. 病理　本病与慢性牙周炎在病理上无明显区别。牙周袋壁呈现明显的慢性炎症，主要为浆细胞浸润，而袋壁上皮内几乎不见中性粒细胞。破骨活动显著，而成骨活动稀少。患牙根部的牙骨质非常薄，有时仅在根尖区存在较厚的有细胞的牙骨质。X 线检查显示牙根细而尖，表明牙骨质发育不佳。

3. 临床表现　皮损及牙周病变通常在 4 岁前共同出现，有报告指出可早在出生后 11 个月即发生。皮损包括手掌、足底、膝部及肘部局限性的过度角化、鳞屑、皲裂，并伴有多汗和臭汗。约有 1/4 的患者易发生其他部位感染，但智力及身体发育正常。

牙周病损在乳牙萌出后不久即可出现，表现为深牙周袋、炎症严重、溢脓、口臭，以及牙槽骨的迅速吸收。在 5 ～ 6 岁时，乳牙即相继脱落，且创口愈合正常。待恒牙萌出后，又按萌出顺序相继发生牙周破坏，常在 10 多岁时即自行脱落或需拔除。有患者报告第三磨牙在萌出后数年内也会脱落，但也有报告指出第三磨牙不受侵犯。

4. 治疗　本病对常规的牙周治疗效果不佳，患牙病情持续加重，往往导致全口拔牙。有报告指出，对幼儿可将其全部已患病的乳牙拔除，并在恒切牙和第一恒磨牙萌出时口服 10 ～ 14 天抗生素，以预防恒牙发生牙周破坏。若患儿就诊时已有恒牙萌出或受累，则需将严重患牙拔除（也有主张将已萌出的恒牙全部拔除），并重复多疗程口服抗生素。同时，进行彻底的局部牙周治疗，每 2 周复查和洁治一次，以保持良好的口腔卫生。

这种治疗原则的出发点是基于本病是由伴放线聚集杆菌或其他致病微生物感染所致，且致病菌在牙齿刚萌出后即附着于牙面。在关键时期（如恒牙萌出前）消灭一切患牙，创造不利于致病菌生存的环境，以防止新病变的发生。虽然这种治疗原则取得了一定效果，但病例尚少，需长期观察，并辅以微生物学研究。患者的牙周病损得到控制或拔牙后，皮损虽不能痊愈，但可略减轻。

（二）21 三体综合征

1. 病因 本病是一种由染色体异常引发的先天性疾病，具有家族性倾向。患者的龈下菌斑细菌构成与一般牙周炎患者相比并无显著差异，但有报告指出，产黑色素拟杆菌的数量可能增多。牙周病情的迅速恶化，可能与细胞免疫、体液免疫，以及吞噬系统的缺陷有关。

2. 临床表现 患者通常表现出发育迟缓和智力障碍。大约一半的患者伴有先天性心脏病，约15% 的患儿在 1 岁前不幸夭折。面部特征包括扁平、眶距增宽、鼻梁低宽，以及颈部短粗。口腔方面，患者常出现上颌发育不足、萌牙延迟、错𬌗畸形、牙间隙过大，以及系带附着位置过高等问题。几乎所有患者都会遭受严重的牙周炎困扰，且牙周破坏程度远超菌斑、牙石等局部刺激因素所能解释的范围。全口牙齿均可见深牙周袋及炎症，下颌前牙区域尤为严重，有时伴有牙龈退缩，病情迅速恶化，甚至可能并发坏死性龈炎。乳牙和恒牙均可受累。

3. 治疗原则 针对本病的治疗并无特殊方法。彻底的常规牙周治疗和严格的菌斑控制，有助于减缓牙周破坏的进程。然而，由于患者智力低下，往往难以坚持治疗。

（三）白细胞数目和功能异常

病原微生物感染是牙龈炎和牙周炎的主要病因，而机体完善的防御反应则起着平衡和调节的作用，保护个体免于发病或使疾病长期处于牙龈炎阶段而不发展为牙周炎，或使牙周炎处于静止期。当菌斑病原微生物发生改变或机体抵御能力下降时，牙周炎便会发生或进入活动进展期。中性粒细胞作为机体抵御细菌感染的第一道防线，在牙周炎的多个部位均有大量分布。因此，当中性粒细胞功能异常时，牙周炎的发生便不足为奇。此类疾病多为遗传性疾病。

1. 白细胞数目减少 轻者周缘血中中性粒细胞数量为（1 ～ 2）$\times 10^9$/L。大多数病例为特发性，可能具有基因背景，也可继发于药物使用不当、放射治疗、某些全身疾病、各种感染或自身免疫病等。还有一种罕见的周期性白细胞减少症，患儿每隔 3 周发生白细胞数目明显降低，伴发热、感染等症状，持续 1 周后白细胞数量回升，如此反复循环。患者的口腔表现包括早发性牙周炎、复发性溃疡、牙龈疼痛等。

2. 白细胞功能异常 中性粒细胞行使功能包括贴壁及黏附于血管壁、移出管壁并趋化至感染部位、识别并吞噬细菌、最终在细胞内将细菌杀死和消化。上述任何功能的削弱都会降低对菌斑病原微生物的抵抗力，从而增加牙周炎的发生和严重程度。侵袭性牙周炎患者中常存在这些功能异常中的一种或数种。

（四）糖尿病

糖尿病是一种受多种遗传因素影响的内分泌代谢性疾病，其主要特征为胰岛素生成不足、功能受损或细胞表面胰岛素受体缺乏，进而导致血糖水平升高和糖耐量下降。长期以来，糖尿病与牙周病之间的紧密联系一直是研究的热点。然而，早期研究因糖尿病类型、病情控制状况及牙周病诊断标准多样性的影响，使得各研究间的结论难以直接比较。近年来，两者之间的关系逐渐变得清晰。临床对照研究显示，在局部刺激因素相当的情况下，糖尿病患者罹患牙周病的概率及其严重程度均高于非糖尿病患者。因此，有观点提议将牙周炎视为糖尿病的第六大并发症。但值得注意的是，糖尿病本身并不直接导致牙周炎，而是通过一系列基本病理变化，如小血管和大血管病变、免疫功能下降、中性粒细胞功能减弱，以及胶原分解增加与合成减少等，间接削弱牙周组织对局部致病因素的防御能力，从而加速并加剧牙周组织的破坏。

流行病学研究同样证实，糖尿病患者的牙周炎范围和程度普遍高于非糖尿病患者。经过多因素校正分析，发现糖尿病患者罹患牙周炎的风险是无糖尿病患者的 2.8 ～ 3.4 倍，使 2 型糖尿病成为仅次于年龄和牙结石的第三位牙周炎危险因素。

在 1999 年的牙周病分类国际研讨会上，专家们达成共识，认为糖尿病能够影响牙周组织对细菌的反应，并将“伴糖尿病的龈炎”归类于“受全身因素影响的菌斑性牙龈病”。尽管当时“反映全身疾病的牙周炎”分类中未明确纳入糖尿病，但临床实践显示，糖尿病主要影响牙周炎的发病及进展，尤其是血糖控制不佳的患者，其牙周组织炎症更为严重，表现为龈缘红肿、肉芽状增生、易出血和牙周袋脓肿（图 10-12），牙槽骨破坏迅速，最终导致牙周袋加深和牙齿松动。而一旦血糖控制得当，牙周炎的病情也会有所缓解。

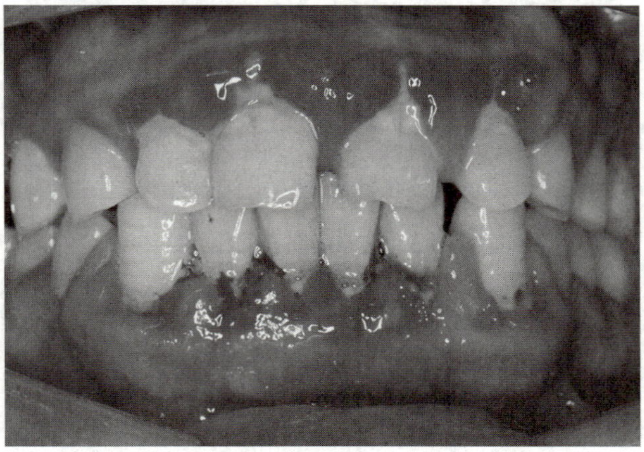

图 10-12　伴糖尿病的牙周炎（牙周袋溢脓）

此外，国内外均有报道指出，对糖尿病患者实施彻底有效的牙周治疗，能够显著降低其糖化血红蛋白水平，并减少胰岛素的用量。这进一步印证了牙周炎与糖尿病之间的密切联系。

（五）艾滋病

艾滋病的全称是获得性免疫缺陷综合征（acquired immunodeficiency syndrome，AIDS），它是

由人类免疫缺陷病毒（human immunodeficiency virus，HIV）感染引发的疾病。在感染 HIV 后，患者的血清可能会呈现 HIV 抗体阳性，但在临床上尚未表现出明显症状，此阶段的患者被称为 HIV 携带者。从感染到发病的潜伏期可能持续数年，甚至长达 10 年。值得注意的是，约 30% 的艾滋病患者先在口腔出现症状，其中许多症状位于牙周组织，尽管关于牙周病变的具体发生率尚未有统一报道。

1．病因 HIV 感染者由于全身免疫功能的显著降低，容易发生口腔内的机会性感染，这些感染可能由真菌、病毒、细菌等引起。多项研究表明，HIV 阳性者与 HIV 阴性者在牙龈炎或牙周炎处的微生物种类上并无显著差异，主要微生物包括伴放线聚集杆菌、牙龈卟啉单胞菌、中间普氏菌和具核梭杆菌等。然而，在 HIV 感染者的龈下菌斑中，白念珠菌的检出率显著高于非 HIV 感染的牙周炎患者。使用抗生素和龈下刮治对这类牙周炎患者有效，这进一步支持了病原微生物是其主要病因的观点。

2．临床表现 温克勒（Winkler）等人在 1987 年首次报告了 AIDS 患者的牙周炎，这些患者在 3 ～ 4 个月内牙周附着丧失可达 90%。目前认为，与 HIV 相关的牙周病损主要有 3 种。

（1）线形牙龈红斑（linear gingival erythema，LGE）：在牙龈边缘处有明显的鲜红色红边，宽 2 ～ 3mm，附着龈上可能呈现瘀斑状，极易出血（图 10-13）。LGE 对常规治疗反应不佳，且在此阶段一般无牙槽骨吸收。近年来，已知 LGE 与口腔白念珠菌感染有关。LGE 的发生报道不一，但它具有较高的诊断意义。

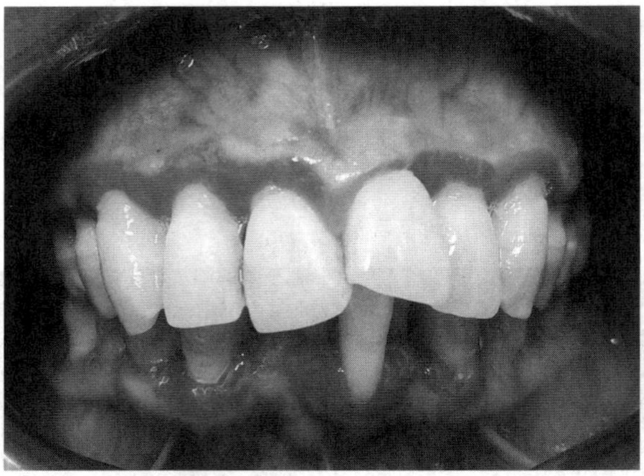

图 10-13　艾滋病患者的龈缘红线

（2）坏死性溃疡性龈炎（necrotizing ulcerative gingivitis，NUG）：AIDS 患者所患的 NUG 在临床表现上与非 HIV 感染者相似，但病情更为严重，病势更凶猛。需要结合血清学等检查来进行鉴别。

（3）坏死性溃疡性牙周炎（necrotizing ulcerative periodontitis，NUP）：NUP 可能由于患者抵抗力极度低下而从 NUG 迅速发展而来，也可能在原有的慢性牙周炎基础上，NUG 加速和加重了病情。在 HIV 感染者中，NUP 的发生率为 4% ～ 10%。NUP 患者的骨吸收和附着丧失特别严重，有时甚至有死骨形成。然而，牙指数和菌斑指数并不一定相应升高。换言之，在局部因素和炎症并不太严重的情况下，牙周破坏却迅速发生，并伴有坏死性龈病损的特征时，应引起高度警惕，并注意寻找其全身背景。最近有学者报告指出，NUP 与机体免疫功能的极度降低有关，$CD4^+$ 辅助 T 细胞计数与附着丧失程度呈负相关。正常人的 $CD4^+$ 计数为（600 ～ 1000）/mm^3，而 AIDS 合并 NUP 的患者则明显降低，可能降至 100/mm³ 以下。

需要强调的是，LGE、NUG、NUP 及白念珠菌感染等均可发生于正常的无 HIV 感染者或其他免疫功能低下者。因此，不能仅凭上述临床症状就作出艾滋病的诊断。口腔科医师应提高警惕，对可疑病例进行恰当和必要的化验检查及转诊。

此外，AIDS 在口腔中的表现还包括毛状白斑、白念珠菌感染、复发性溃疡等。在晚期，患者可能发生卡波西肉瘤，其中约有一半可能发生在牙龈上，必要时可进行病理检查以证实。此类患者的短期死亡率较高，严重者还可能发展为坏死性溃疡性口炎。

3. 治疗 对于 NUG（坏死性溃疡性龈炎）和 NUP（坏死性溃疡性牙周炎）患者，均可按照常规流程进行牙周治疗，包括局部清除牙石和菌斑，以及全身给予抗菌药物。首选的抗菌药物为甲硝唑，剂量为每天 200mg，分 3 ～ 4 次服用，共服 5 ～ 7 天。甲硝唑相对不易引发继发的真菌感染。此外，患者还需使用 0.12% ～ 0.20% 浓度的氯己定含漱液，该含漱液对细菌、真菌和病毒均具有杀灭作用。经过治疗后，疼痛通常可在 24 ～ 36 小时内得到缓解。

然而，对于 LGE 患者而言，其对常规牙周治疗的反应往往较差，难以完全消失。因此，常需要配合全身使用抗生素进行治疗。在治疗过程中，口腔科医师应密切关注患者的病情变化，并根据实际情况调整治疗方案。

需要注意的是，虽然上述治疗方法对 NUG、NUP 和 LGE 患者具有一定的疗效，但并不能完全治愈由 HIV 感染引起的免疫缺陷。因此，在治疗过程中，口腔科医师应与患者保持密切沟通，提醒其注意口腔卫生，定期进行口腔检查，并关注全身健康状况。同时，对于疑似或确诊的 HIV 感染者，应建议其接受专业的抗病毒治疗和免疫支持治疗，以控制病情进展，提高生活质量。

第四节 牙周炎的伴发病变

牙周炎的伴发病变并非一种独立疾病，而是可能伴发于任何类型的牙周炎。在治疗中也应遵循牙周炎的基本治疗原则，同时针对病变特点制订治疗计划。

一、牙周 – 牙髓联合病变

尽管牙周炎与牙髓根尖周病的发病机制和病理过程不尽相同，但两者在感染源上存在共通之处，即牙周袋内与感染的牙髓内均含有以厌氧菌为主的混合感染菌群。它们所触发的炎症和免疫反应存在诸多相似之处，且感染和病变在两者之间可相互扩散、相互影响，进而引发牙周 – 牙髓联合病变。

1999 年的牙周病分类法将牙周 – 牙髓联合病变定义为：“同一颗牙齿上同时存在牙周病变和牙髓病变，且两者相互融合、连通。”这种联合病变的感染既可源自牙髓，也可源自牙周，或两者独立发生但相互贯通。2018 年的牙周病新分类也对牙周 – 牙髓联合病变进行了相应的介绍。值得注意的是，这种联合病变既不同于单纯的牙槽脓肿，也不同于牙周脓肿，其核心在于两处病变的融合与相通。

因此，深入了解牙周炎与牙髓根尖周病的相互关系及其相互影响，对于指导临床诊断和治疗设计具有重要意义。

（一）解剖关系

牙髓组织与牙周组织在解剖学上存在紧密的相互关联，且两者在组织发生学上均源自中胚叶或外胚叶与中胚叶的相互作用。它们之间通过多种途径实现交通与联系，具体如下。

1. 根尖孔 作为牙周组织与牙髓之间的关键通道，它允许血管、神经和淋巴管相互贯通，这一结构特性也意味着感染和炎症能够轻易地在这两个区域之间扩散，彼此影响。

2. 侧支根管 在牙齿的发育过程中，由于Hertwig上皮根鞘的穿孔，牙囊结缔组织与牙髓组织得以相连，形成了根管的侧支结构。尽管部分侧支在牙齿成熟后会逐渐变窄或封闭，但仍有一部分保持开放状态，尤其在乳牙和年轻恒牙中更为常见。即使在成年后，这些侧支直径也可达到10～250μm的程度，且数量各异。

3. 牙本质小管 是贯穿牙本质全层的微小管道，它们连接着牙髓腔与牙齿表面。正常情况下，牙根表面覆盖有牙骨质作为保护层，但在牙颈部，牙骨质往往较为薄弱，厚度仅为15～60μm，易受牙刷磨损或治疗操作的影响而暴露下方的牙本质。更有10%左右的牙齿在牙颈部甚至完全没有牙骨质覆盖，牙本质直接暴露在外，成为牙髓与牙周组织之间的直接通道。牙本质小管的表面端直径约为1μm，而靠近牙髓的一端则扩大至2～3μm，这为菌斑细菌的毒性产物、药物，以及染料等物质的双向渗透提供了可能。

4. 其他解剖异常或病理情况 根面的发育沟、组织内陷、牙根上的裂纹，以及牙骨质发育不良等，这些因素都可能进一步促进牙髓组织与牙周组织之间的异常沟通，增加感染和炎症的风险。

（二）临床类型

1. 牙髓根尖周病对牙周组织的影响 根尖周感染急性发作，会形成牙槽脓肿。脓液可能沿着牙周膜间隙排入龈袋，或者穿透密质骨到达骨膜下，从颊侧龈沟排出。

牙周袋可能深达根尖部，而牙髓治疗如根管侧穿、髓室或根管内封入刺激性物质（如三氧化二砷、牙髓塑化液、干髓剂等），也可能通过根管侧穿、根分叉和侧支根管波及牙周组织。

本型病变的特点是牙髓无活力或活力异常，牙周袋和根分叉区病变局限于个别牙。X线检查会显示牙周骨质破坏与根尖病变相连，呈烧瓶形。

2. 牙周病变对牙髓的影响 深牙周袋内的细菌和毒素可能通过根尖孔或侧支根管进入牙髓，引起逆行性感染。患牙通常伴有深达根尖的牙周袋、牙龈退缩、牙齿松动等症状。

长期存在的牙周病变中，牙周袋内的毒素可能刺激牙髓，轻者导致修复性牙本质形成，重者则引起牙髓炎症、变性、钙化或坏死。

牙周治疗如根面刮治和平整也可能影响牙髓，导致牙本质暴露和牙髓反应性改变。

3. 牙周病变与牙髓病变并存 指牙周病和牙髓病同时存在于同一颗牙齿中的情况。

（三）治疗

对于具有保留价值的牙周－牙髓联合性病变患牙，应采取以下治疗措施。

1. 牙髓根尖周病对牙周组织的影响 牙髓多已坏死，应先进行牙髓治疗。对病程较长的患者，应尽快进行牙周治疗。

2. 牙周病变对牙髓的影响 若患牙能保留，应先进行牙髓治疗，再进行牙周治疗。如牙周病已十分严重，患牙过于松动，可考虑直接拔牙以缓解疼痛。

3. 牙周病变与牙髓病变并存 应同时进行彻底的牙髓治疗和牙周治疗。

4. 无法明确诊断的患牙 若牙髓已无活力，可先进行牙髓治疗并观察一段时间，再配合规范的牙周治疗；活髓牙则先做系统的牙周治疗和调咬合，再视情况进行牙髓治疗。

二、根分叉病变

根分叉病变是牙周炎的病理变化影响到多根牙的根分叉区域，这一病变可见于各种类型的牙周炎中，尤其以下颌第一磨牙的发病率最高，并且其发生率随着年龄的增长而上升。

（一）病因

菌斑是引发根分叉病变的主要因素，而𬌗创伤也是一个不可忽视的诱因。由于根分叉区域对𬌗力尤为敏感，一旦牙周炎波及此处，往往会导致凹坑状或垂直型吸收。此外，解剖结构上的特点也起着重要作用，例如，2/5 的多根牙在牙颈部存在釉突，使得根分叉距离釉牙骨质界较近；而磨牙的髓室底则常常存在数量不等的副根管，这些都为病变的发生提供了便利条件。

（二）病理

根分叉病变的组织病理学特征与慢性牙周炎相似，其改变及牙菌斑生物膜成分并无独特之处。牙周袋壁呈现出慢性炎症的特点，骨吸收模式可能为水平型或垂直型。在牙根表面，可见牙石、菌斑的附着，同时，也可能观察到牙根的吸收或某些极端情况。

（三）临床表现

在正常情况下，根分叉区域被牙槽骨间隔所充满，因此，从龈沟内无法探及分叉区。然而，一旦牙周袋形成并伴随骨吸收波及至根分叉区，临床上即可通过探诊触及牙根的分叉。为了准确判断病变的程度，临床主要依赖于探诊检查和 X 线检查的观察。

1. 格利克曼（Glickman）分类法 由 Glickman 提出，将根分叉病变分为 4 度。

（1）Ⅰ度根分叉病变：表现为牙周袋深度达到根分叉区，可以探及根分叉的外形，但牙槽骨并未受到破坏，X 线检查中也无法显示骨质吸收。

（2）Ⅱ度根分叉病变：表现为根分叉区的骨质吸收仅限于颊侧或舌侧，或者两侧均有骨吸收但尚未相通。X 线检查上可能仅显示牙周膜增宽或骨质密度降低。

（3）Ⅲ度根分叉病变：病变已经波及整个根分叉区，根间的牙槽骨全部被吸收，探针可以穿过该区域，但仍然有牙龈覆盖。X 线检查上可见该区域的骨质已经完全消失，形成透射区。

（4）Ⅳ度根分叉病变：是最为严重的一种，病变已经波及整个根分叉区，根间的牙槽中隔被完全破坏，牙龈退缩，使得根分叉区完全暴露于口腔中。X 线检查所见与Ⅲ度病变相似。

2. Hamp 分类法 由 Hamp 提出，根据水平探诊根分叉区骨破坏的程度来分度。

（1）Ⅰ度：探针能探入根分叉区，探诊深度不超过牙齿宽度的1/3。

（2）Ⅱ度：水平探诊深度大于牙齿宽度的1/3，但尚未与对侧穿通。

（3）Ⅲ度：水平探诊能贯通。

（四）治疗

1. Ⅰ度根分叉病变 如果牙周袋较浅且牙槽骨外形无明显破坏，仅需要行龈下刮治术即可。然而，如果牙周袋较深且牙槽骨形态不佳，容易造成菌斑堆积，需要行牙龈翻瓣术和修整骨外形。

2. Ⅱ度根分叉病变 如果牙周袋较深，则不宜单纯进行切除手术，因为这可能会导致附着龈的丧失且治疗效果不佳。此时应进行翻瓣术，并在必要时修整骨外形，将龈瓣根向复位，以便充分暴露根分叉区并让患者自我控制菌斑，防止病变复发。对于骨质破坏不太严重、根柱较长且牙龈能充分覆盖根分叉开口处的下颌磨牙病变，可以考虑进行引导组织再生术。

3. Ⅲ度和Ⅳ度根分叉病变 由于根分叉病变已经相通，因此，需要进行颊侧根向复瓣术和舌侧牙周袋切除术来充分暴露病变区。对于治疗效果不佳和病情严重的患者，可以考虑进行截根术、分根术或牙半切术来暴露根分叉区并保存患牙。

此外，为了减轻患牙的咬合负担，还需要进行调𬌗处理。如果患者的牙髓活力异常，应在术前先进行牙髓治疗或根管治疗术。

三、牙周脓肿

牙周脓肿是牙周袋周边组织发生的一种局限性化脓性感染，它会破坏牙周膜和牙槽骨。此病并非一种独立的疾病，而是牙周炎发展到晚期，并出现深牙周袋后的一种常见并发症。

（一）病因

1. 深牙周袋内的化脓性炎症向深层结缔组织蔓延，导致脓性渗出物难以顺畅引流。

2. 复杂型深牙周袋，尤其是伴根分叉病变的情况，会进一步阻碍脓性渗出物的顺利排出。

3. 在进行洁治或刮治的过程中，不慎将牙石碎片推入牙周袋深部，或是对牙龈组织造成损伤，均可能诱发牙周脓肿。

4. 深牙周袋的刮治处理不彻底，或未经刮治便直接全身使用抗生素，虽然可能使袋口收紧，但袋底仍可能残留炎症，无法得到有效的引流。

5. 牙周炎患牙若遭受外力创伤，或在牙髓治疗过程中发生根管及髓室底侧穿、牙根纵裂等情况，有时也会成为牙周脓肿的诱因。

6. 牙周炎患者若机体抵抗力较弱，或存在严重的全身性疾病（未得到控制的糖尿病），则更容易发生牙周脓肿。

（二）临床表现

1. 急性牙周脓肿 发病急，通常在患牙的唇侧或舌侧牙龈上形成椭圆形或半球状的突起。伴有牙龈疼痛、肿胀，以及色泽的改变，患牙可能出现松动和浮出感。当脓肿化脓时，扪诊可感受到波动感，脓液可能自行从袋内流出或破溃，随后肿胀逐渐消退。脓肿可能发生在单个牙、多个牙，或者此起彼伏（图 10-14）。部分患者还可能出现全身反应，如发热、淋巴结肿大等。

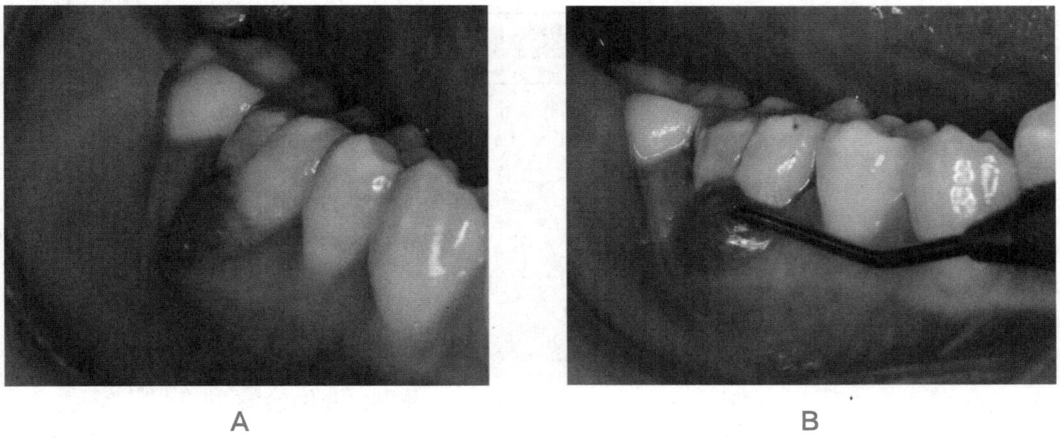

图 10-14　急性牙周脓肿

A. 颊面观；B. 脓肿探诊。

2. 慢性牙周脓肿　通常由于急性期治疗不及时或病情反复发作而形成。一般无明显症状，但可在牙龈表面观察到窦道的形成。

牙周脓肿对患者的生活质量有着显著的影响，因此，一旦发现相关症状，应及时就医并接受专业治疗。

（三）诊断

牙周脓肿的确诊需综合考虑患者的病史、临床表现，并辅以 X 线检查。

（四）鉴别诊断

1. 与牙龈脓肿的鉴别　牙龈脓肿主要影响游离龈或龈乳头，表现为化脓性感染；而牙周脓肿则是牙周组织的化脓性炎症，具有深牙周袋及牙槽骨吸收的特征。

2. 与冠周脓肿的鉴别　冠周脓肿通常发生在未完全萌出的牙齿周围组织内，常见于下颌第三磨牙萌出不全的情况，通过临床检查即可明确区分。

3. 与牙槽脓肿的鉴别　两者因感染来源和炎症扩散途径的不同，呈现出不同的临床表现（表 10-3）。

表 10-3　牙周脓肿与牙槽脓肿的鉴别要点

鉴别要点	牙周脓肿	牙槽脓肿
感染来源	牙周袋	牙髓病或根尖周病
牙体情况	无龋坏	有龋病或非龋疾病，或修复体
牙髓活力	有	一般无

续　表

鉴别要点	牙周脓肿	牙槽脓肿
脓肿部位	局限、靠近龈缘	弥漫、位于根尖部
病变程度	相对较轻	较重
牙松动度	明显，消炎后仍松动	较轻或重，治愈后逐渐恢复
叩痛程度	较轻	很重
X 线检查表现	骨下袋	根尖周骨质破坏
病程	较短，3～4 天	较长，5～6 天

（五）治疗

急性牙周脓肿的治疗重点在于缓解疼痛、防止感染扩散，以及促进脓液引流。在脓肿尚未形成阶段，可清除大块牙石，冲洗牙周袋并放置碘合剂，必要时采用全身抗生素或支持疗法。脓肿形成并出现局部波动时，可选择在牙龈表面或牙周袋内进行引流，切开后需彻底冲洗脓腔，并涂抹碘合剂。患者应使用盐水或氯己定含漱，严禁使用过氧化氢溶液冲洗脓腔，以避免因气泡产生剧痛。

对于慢性牙周脓肿，可在洁治的基础上进行牙周手术，如脓肿切开术或翻瓣手术。

四、牙龈退缩

牙龈退缩（gingival recession）是龈缘向牙齿根部方向退缩，导致牙根部分暴露，在严重情况下，甚至可能伴随牙槽骨的吸收。

（一）病因

1. 解剖因素　牙齿唇向错位会导致唇侧牙槽骨变薄，从而在受到𬌗创伤或正畸力时，骨质更容易被吸收，进而引起牙龈退缩。此外，附着龈的宽度过窄或唇颊系带的高位附着也与牙龈退缩有一定的关联。

2. 局部刺激因素　不正确的刷牙方法、使用过硬的牙刷，以及牙膏中摩擦剂颗粒过大等，都可能对牙龈造成刺激。尖牙和前磨牙由于其牙根较为突出，更容易受到机械摩擦的影响而发生牙龈退缩。不良修复体的压迫，如低位卡环、基托边缘等，也可能刺激龈缘，导致食物嵌塞。此外，不良的口腔卫生习惯、咬硬物等行为也与牙龈退缩有关。

3. 牙周炎症治疗后　在牙周治疗或牙周袋切除过多后，也可能导致牙龈退缩。

4. 正畸力与咬合力　当牙齿受到过度的咬合力或在正畸治疗过程中牙齿向唇颊方向移动时，也常发生牙龈退缩。

（二）临床表现

1. 影响美观 牙龈退缩可能累及个别或多个牙齿。轻度时可能无症状，但当牙根暴露、龈缘高低不齐时，会显著影响美观。

2. 牙根敏感 在进行牙周刮治时，可能会刮除根面的牙骨质，导致治疗后牙龈退缩，使牙本质直接暴露于口腔环境中。当受到温度、机械或化学刺激时，牙根会产生变态反应，这种敏感是激发性的，刺激去除后立即消失。

3. 食物嵌塞与根面龋 当龈乳头退缩导致牙间隙增大时，常会引起食物嵌塞。若不及时取出食物或未进行邻面菌斑控制，则容易发生根面龋。

（三）治疗原则

一旦发生牙龈退缩，无论其原因是否明确，都很难使牙龈组织再生并恢复原有形态。因此，治疗的主要目标是防止其进一步加重。

1. 去除致病因素与消除局部炎症 应消除食物嵌塞、调整咬合关系、纠正不良的口腔卫生习惯，并采用正确的刷牙方法。同时，进行牙龈按摩和叩齿以增进牙周健康。

2. 改善上颌前牙严重牙龈退缩的外观 对于上颌前牙严重牙龈退缩导致牙根暴露影响美观的情况，可以制作树脂义龈来改善外观。

五、牙根面敏感

牙本质敏感症在临床上颇为常见，特别是在牙周病患者中，据文献报道其根面敏感的发生率高达 68% ～ 98%。

牙根表面原本被牙骨质所覆盖，而牙骨质是一种无神经、无血管的组织。因此，从理论上讲，即使牙根暴露于口腔环境中，它对外界刺激本不应产生疼痛反应。然而，实际情况却并非如此。牙颈部的牙骨质非常薄，厚度通常仅在 16 ～ 50μm，而且有 10% 的牙颈部甚至缺乏牙骨质的覆盖。更为关键的是，在牙周治疗过程中，医师常常会刮除根面的牙骨质，这会导致牙本质直接暴露于牙周袋内或口腔环境中。一旦牙本质暴露，温度、机械或化学等外界刺激就可以直接通过牙本质小管传入牙髓，从而引发敏感症状。这种敏感症状可能会让患者感到不适，甚至影响日常生活。

通常情况下，对于牙周治疗后出现的一过性牙根敏感并不需要特殊处理。但为了避免患者产生不必要的担忧和误解，医师在刮治前会详细解释清楚这一可能出现的情况。

然而，对于少数症状严重、已经影响到进食的患者，可以采取一些局部治疗措施来缓解敏感症状。例如，可以使用氟化钠凝胶（或 2% 的氟化钠溶液）、含钾的制剂或精氨酸制剂等局部涂布于敏感部位；也可以使用含钾盐等成分的脱敏牙膏进行日常护理。此外，含氟的矿化液含漱也是一种有效的缓解方法。需要注意的是，在治疗过程中应尽量避免使用烈性脱敏药物，以免给患者带来不必要的痛苦和不良反应。

六、呼气异味

呼气异味，亦称口腔异味或口臭，指的是人们在呼吸时释放出的不愉快气味。这种现象可以是生理性或暂时性的，也可以是病理性的表现。

（一）病因

呼气异味的来源主要有两方面：一是口腔内因素，如舌苔、牙周病等；二是口腔外因素，如呼吸系统疾病、消化系统疾病，以及代谢异常等。

（二）临床表现

1. 生理性口臭 多见于晨醒时，由于夜间唾液分泌减少和口腔活动降低，细菌代谢活动增强，从而产生更多异味。这种异味在进餐后和刷牙后即可消失。此外，饥饿、进食某些食物（如大蒜、葱、萝卜）、吸烟、饮酒或服用某些药物（如甲硝唑）也可能引起暂时性的呼气异味。部分女性在排卵期和月经前后，由于呼气中挥发性硫化物浓度增加，也会出现暂时性呼气异味。

2. 病理性口臭 表现为持续的慢性呼气异味，可能持续数个月至数年。这种异味的成分主要包括挥发性硫化物，由口腔内细菌在代谢过程中分解含硫氨基酸（如蛋氨酸、半胱氨酸、胱氨酸等）产生。

（三）诊断

在诊断呼气异味时，应详细询问病史并进行全面的口腔检查。检测口臭的手段包括感官法和仪器法。对于无法确定是否存在呼气异味的患者，可能是假性口臭，应择日重新测定或辅以其他检查手段。

（四）治疗

针对呼气异味的处理原则，应根据其来源采取综合措施。对于口腔内因素引起的口臭，应彻底清除菌斑牙石，并教会患者认真控制菌斑，保持口腔清洁，以降低硫化物水平并减轻口臭。市场上销售的含漱液和牙膏中，含有消毒防腐药成分，其中氯已定最为有效。对于口腔以外原因引起的口臭，需要与内科、耳鼻喉科医师等多学科合作进行诊断和治疗。

▶知识拓展

牙周炎的不同分期与分级在临床治疗中的应用

牙周炎是牙周病中较严重的一类疾病，其分期与分级对于临床治疗具有重要意义。牙周炎的分期主要依据牙周组织的破坏程度和牙槽骨的吸收状况，而分级则结合疾病进展速度和全身因素进行。

在临床治疗中，牙医会根据牙周炎的分期与分级，制订相应的治疗计划。对于早期、轻中度的牙周炎，通常采用洁治、刮治等基础治疗方法，以去除牙菌斑和牙结石，控制炎症发展。对于晚期、重度的牙周炎，可能需要结合手术治疗，如牙周翻瓣术、植骨术等，以恢复牙周组织的健康。

同时，牙周炎的分级也影响着治疗方案的制订，如快速进展的牙周炎可能需要多次治疗和频繁随访，以确保病情的稳定。

考试知识点总结

本章小结

协和云课堂…… 拓展练习及参考答案

（魏　丽　曹长红　吴晓童　张文平）

教学课件

第十一章　牙周病的治疗

学习目标

素质目标

（1）具备科学严谨的临床思维与工作作风，强化职业道德，恪守患者隐私保护原则。

（2）具备以患者为中心的人文关怀理念，提升医患沟通及团队协作能力。

知识目标

（1）掌握：牙周病的治疗目标及治疗程序，牙周病的洁治、刮治、根面平整等基础治疗方法。

（2）熟悉：牙周手术治疗的适应证和手术方法，牙周病预防措施。

（3）了解：牙周病危险因素的评估内容、牙周病治疗中的感染控制及牙周病药物治疗、激光治疗等新型治疗方法。

能力目标

（1）具有对牙周病患者进行治疗及预防相关知识宣教的能力。

（2）能对牙周病患者做出个性化治疗及进行初步治疗。

案例导入

【案例】

患者，男性，61 岁。

主诉：牙龈刷牙时出血 10 年，牙齿松动 3 年。

现病史：10 年来刷牙或咬硬物时有牙龈出血，自觉牙床肿胀，有时感觉咀嚼无力，近 3 年感觉牙齿松动。

既往史：患者自述其 3 年前曾被诊断为乙肝，现已治愈；无血液病、糖尿病等其他系统疾病。

口腔检查：全口牙石指数（+++），菌斑指数（++），牙龈红肿，探诊易出血，前牙牙周袋深 5 ～ 6mm，后牙牙周袋深 4 ～ 7mm，以邻面为重，附着水平丧失 3 ～ 5mm，上下前牙松动 I 度，咬合关系未见异常。

辅助检查：X 线检查显示全口牙槽骨水平型吸收，吸收程度达根中 1/3 区，骨嵴顶区密度减低，白线消失。

临床诊断：全口慢性牙周炎。

【问题】

1．如何设计治疗方案？

2．应采取哪些措施以维持良好的医患关系？

3．如何给该患者进行相关口腔知识宣教？

·核心知识拆解·

牙周病通常病程长，临床表现多样，牙周组织破坏持续，因此，对牙周病明确诊断后，应制订详细的治疗计划并采取规范的治疗措施，还要进行疗效的维护以防复发。

牙周病治疗的关键在于控制炎症、去除病因并恢复牙周健康。基础治疗至关重要，包括彻底清洁牙齿，去除牙菌斑和牙结石，可通过龈上洁治、龈下刮治等手段来完成。同时，患者需接受口腔卫生指导，学会正确刷牙和使用牙线的方法，以减少菌斑形成。若基础治疗效果不佳，可通过评估后进行相关手术治疗，如牙周翻瓣术，以彻底清除牙周袋内的病变组织。术后，可能还需进行修复治疗，如普通修复或种植牙，以恢复牙齿功能和美观。维护治疗同样重要，患者应定期复诊，接受专业口腔清洁和检查，及时发现并处理潜在问题。本章着重介绍牙周病的治疗计划、程序及方法，重点掌握牙周病的治疗目标及治疗程序，牙周病的洁治、刮治、根面平整等基础治疗方法。

第一节　牙周病的治疗计划

一、牙周病治疗的总体目标

（一）控制菌斑与消除炎症

菌斑作为牙周病的始动因素，其内的细菌及其毒性产物能够诱发牙龈炎症与肿胀，进而可能演变为牙周炎，导致牙周组织的严重破坏。值得注意的是，即便菌斑被清除，仍会不断在牙面上重新形成。因此，牙周炎患者必须将菌斑控制视为重中之重，每日坚持不懈地彻底清除菌斑，以消除牙周炎症及其引发的疼痛、出血等症状，阻止牙周组织的进一步破坏，并预防治疗后的复发，从而长期维持牙周健康。

（二）恢复牙周组织的生理形态与功能

1．牙龈与骨组织的恢复　牙周组织的炎症和破坏可能导致牙周袋、骨缺损、牙龈退缩，以及牙齿松动、移位等问题。在有效控制炎症后，需通过牙周手术等手段进行纠正，以恢复牙龈及骨的生理性外形。对于附着龈过窄、牙龈退缩或系带过短等牙龈外形异常，也需通过手术进行修复，以满足牙周组织健康与美观的需求。

2. 牙齿及邻接关系的调整 通过充填龋洞、纠正修复体边缘悬突、恢复边缘嵴及邻面接触点等措施，可以消除食物嵌塞现象，并有利于菌斑的控制。

3. 修复缺牙 牙列的缺失不仅影响咬合功能，还可能加重余留牙的负担，造成𬌗创伤，甚至导致邻牙倾斜、移位等新的创伤。因此，缺失牙应及时进行修复，以恢复其应有的功能。

4. 调整咬合关系 正常的咬合关系是牙周健康不可或缺的功能性生理刺激。通过调𬌗、正畸治疗及松动牙固定等手段，可以获得合适的咬合关系，从而恢复咬合功能。

5. 纠正不良咬合习惯 夜磨牙、紧咬牙等不良习惯会加重牙周组织的负担，造成𬌗创伤。因此，必须及时纠正这些不良习惯。

（三）维持长期疗效与预防复发

在执行牙周治疗计划的过程中，需要对患者进行反复、细致且有针对性的口腔卫生指导，并鼓励患者坚持自我控制菌斑，同时劝其戒烟。通过定期复查、复治等措施，可以巩固疗效，从而长期或终生保存牙齿。

二、牙周病治疗的程序

（一）第一阶段：基础治疗

此阶段的核心目标是协助并指导患者树立正确的口腔健康观念，同时培养并熟练掌握有效的口腔保健方法。这一阶段也被称为病因治疗。

1. 指导患者学习自我菌斑控制技巧，例如，掌握正确的刷牙方法，培养良好的口腔卫生习惯，以及正确使用牙线、间隙刷等辅助清洁工具。

2. 进行洁治术和根面平整术，以彻底清除龈上和龈下的菌斑及牙石，消除菌斑滞留的诱因和其他局部刺激因素，如填补龋洞、纠正不良修复体、解决食物嵌塞问题等。对于无法保留或预后极差的牙齿，将考虑拔除。在炎症得到有效控制后，会根据需要进行咬合调整，以建立平衡的咬合关系，并在必要时进行暂时性的松牙固定。

3. 在药物辅助治疗方面，如刮治后袋内冲洗并放置抗菌药物，并提供漱口剂；对于侵袭性牙周炎和某些重度牙周炎患者，适当使用抗生素。同时，应积极寻找并尽可能纠正全身性因素和环境因素，如吸烟、用药情况、全身性疾病的控制等。

4. 基础治疗阶段结束后 4 ～ 6 周，患者应复诊以评估前一阶段的治疗效果，并了解全身情况和危险因素的改善情况。由于基础治疗阶段耗时较长，因此，需要多次反复评估疗效。

（二）第二阶段：手术治疗

在第一阶段治疗结束后 1 ～ 3 个月，全面评估患者的牙周状况。若仍存在 5.0mm 以上的牙周袋，且探诊时仍有出血，或牙龈及骨形态不良、膜龈关系异常，则可能需要进行手术治疗，如翻瓣术、植骨术、引导性组织再生术、膜龈手术或牙种植术等。

（三）第三阶段：修复治疗

修复治疗通常在牙周炎症得到控制后进行，或在牙周手术后 2 ～ 3 个月进行。此时，牙龈外形和龈缘位置已基本稳定，适合进行永久性修复和正畸治疗。

（四）第四阶段：牙周支持治疗

牙周支持治疗，也称为牙周维护治疗，从第一阶段治疗开始即应启动，并贯穿整个治疗过程。其内容包括定期复查和复治，一般每 3 ～ 6 个月复查 1 次，必要时进行 X 线检查以评估治疗效果。复查内容涵盖菌斑控制情况、牙龈及牙周状况、牙齿松动度、咬合功能和危险因素控制情况等。根据复查结果，制订个性化的治疗计划和再治疗方案，并提供针对性的口腔卫生指导。

第二节　治疗中的感染控制

口腔是一个充满多种细菌的环境，尤其在牙周病损区域，存在着大量具有强致病力的病原微生物。牙周病的治疗过程往往伴随着创伤，因此，在牙周基础治疗和手术治疗中，医师不仅会接触到患者的唾液和菌斑，还可能接触到血液和龈沟液。考虑到我国人群中乙型肝炎病毒的携带者占比高达 10%，并且近年来性传播疾病如艾滋病、尖锐湿疣、梅毒等也呈现出明显的增多趋势，这些病原体有可能在医患之间或患者与患者之间通过交叉感染传播。早在 1986 年，我国卫生部就已经将院内感染控制列为医院分级管理的重要指标之一，近年来院内感染控制更是受到了越来越多的关注。

院内感染的传播途径多种多样，包括直接接触病损、血液、体液等；吸入含有病原微生物的气雾或接触其飞溅物；通过污染的器械、手部、综合治疗台等间接接触传染媒介；手机供水管道中的存水反流入口中等。在牙周治疗过程中，上述传播途径均有可能出现，因此，医务人员必须采取严格且有效的防范措施，并在出现意外感染时能够妥善处理。牙周病治疗中控制感染的特点及原则归纳如下。

一、病史采集及必要的检查

在接诊患者时，应高度重视询问其有无全身性疾病，特别是传染性疾病，如肝炎、结核病等。由于某些慢性传染性疾病可能无法通过问诊或口腔检查确诊，因此，应遵循普遍预防（universal precaution）原则，即假定每位患者都可能携带血源性传播的感染性疾病，并在诊治过程中一律按照严格的防交叉感染原则进行操作。必要时，还需进行相关的检查，以便为患者制订合适的治疗程序、操作技术和治疗场所，并采取相应的防范措施。

二、治疗器械的消毒

根据治疗过程中涉及牙周组织的范围和深度，将牙周治疗器械进行分类，并分别采用不同的消毒方法。对于穿透软组织或接触骨组织的器械，如注射器针头、牙周手术包内的器械、牙周洁治器、刮治器等，由于它们会接触到血液，因此必须进行灭菌处理。对于只接触黏膜表面的器材，如口镜、镊子、探针、手机等，则可以采用灭菌或化学消毒等高效消毒法。

在使用过的器械处理方面，应及时用流动水进行彻底清洗。有条件的医院可以使用加酶洗液进行清洗，对于结构复杂、缝隙多的器械，则应采用超声清洗，再用流动水冲洗干净。干燥后，根据器械的性质和要求选择高压蒸汽灭菌或其他消毒方法。对于某些不能使用高压蒸汽灭菌或气体消毒的较大型设备，如综合治疗台表面等，则需使用可靠的消毒剂进行表面擦拭。同时，应尽可能使用可进行高压蒸汽灭菌的治疗用手机，并严格做到一人一机，以确保患者的安全和医务人员的健康。

三、采用保护性屏障

医师在治疗过程中，特别是在使用超声波洁牙机和手机磨光牙面时，必须使用全面的防护装备，包括防护性面罩、帽子、防护眼镜、面罩、手套及工作服等，以有效避免和减少与病原菌的接触。在治疗过程中，医师应严格遵守操作规范，严禁使用已污染的手套随意触摸周围物品。治疗结束后，医师需先清洗手套上的血污，然后再安全摘除手套，进行后续工作（如书写病历等）。

为了进一步提升防护效果，医师应尽量使用一次性用品，如手套、口罩、帽子等。此外，为了降低交叉感染的风险，医师应尽量使用脚控开关来调节治疗椅，而对于照明灯扶手、开关等易接触部位，则可使用一次性包裹物进行妥善覆盖。

在治疗结束后，一次性器械及覆盖物应被妥善且单独回收，并统一进行销毁处理，以确保医疗环境的卫生和安全。

四、减少诊室空气中的细菌量

在进行超声波洁牙、牙齿磨光，乃至向患者演示牙线使用方法等口腔治疗和清洁程序中，均有可能导致细菌、血液及唾液飞溅。据学者研究报告显示，诊疗椅周围直径 60cm 范围内，器械及空气均存在显著的污染情况。因此，在开始治疗之前，应采取措施尽量减少患者口腔内的细菌数量，如让患者使用 1% ～ 3% 过氧化氢溶液或 0.12% 氯己定溶液等含漱液鼓漱 1 分钟，此举可大幅降低超声波洁治过程中产生的气雾污染。此外，诊室内应确保良好的通风条件，工作人员应避免在诊室内饮水和进食，以减少污染风险。

五、综合治疗台水管系统的消毒

在 1985 年以前，综合治疗台的管道系统普遍缺乏阻止水回流的装置，导致手机中残留的水和细菌容易进入水管系统，进而形成难以清除的生物膜。这种被污染的管道系统所流出的冷却水中，可能含有高达 1.0×10^7CFU/ml 的致病或非致病微生物。尽管近年来已有安装防回吸阀和可高压蒸汽灭菌的手机问世，但在当前实际操作中，仍需采取必要的清洁措施。

对此应在每位患者治疗结束后，再空放水 30 秒，以彻底冲净手机中残留的细菌及液体。同时，每天开始工作前，应再次冲水 1 分钟至数分钟，以确保清洁效果。此外，国外专家建议为超声波洁牙机配备单独的净水储水器，并每周使用 1∶10 的次氯酸钠溶液冲洗储水系统，随后立即用蒸馏水进行冲洗。

总之，在实施牙周治疗过程中，我们必须严格遵守控制医院感染的原则，以保护患者的权益和医务人员的安全，从而将病原微生物的扩散和环境的污染降到最低程度。

第三节　牙周病的危险因素评估及预后

牙周病是一种由多因素引发的牙周组织慢性炎症病变，其发病风险涉及局部、全身、行为及社会心理等多个方面。在预测疾病进展和规划治疗方案之前，对每位牙周病患者进行详尽的危险因素评估至关重要。这一评估旨在深入分析并识别与患者牙周病发生发展紧密相关的各类危险因素，同时判断哪些因素是可调控的，对于牙周病的精确诊断、个性化治疗方案的制订及预后评估均具有深远意义，能够显著提升治疗的针对性和预见性。因此，危险因素评估应当被纳入口腔与牙周检查、牙周病预后评估及治疗计划设计的核心环节。

一、牙周病的危险因素评估

（一）不可调控的危险因素

1. 遗传因素　牙周炎具有家族聚集性特点，特别是存在重度牙周炎家族史或携带易感基因的人群，其发病风险显著增加。

2. 年龄因素　随着年龄的增长，牙周病的患病率和严重程度普遍上升，这是牙周组织长期受损累积的结果。老年人群牙周组织的血液循环、细胞数量及功能均有所下降，导致防御和修复能力减弱。

3. 种族差异　不同种族间牙周病的易感性存在差异，如非洲裔人群更易感侵袭性牙周炎。

4. 牙体和牙周组织发育异常　包括先天牙根短小、根形态异常等，这些发育异常或解剖缺陷会加速牙周炎症和骨吸收过程，导致牙齿过早松动、脱落。此外，牙骨质缺乏或发育不全也不利于形成稳固的牙周附着，进一步增加了牙周病的发生风险。

（二）可调控的危险因素

1. 局部因素

（1）牙菌斑生物膜：牙菌斑生物膜中的牙周致病菌及其代谢产物是牙周病发病的起始因素。菌斑微生物的积聚和牙周致病菌的大量增殖，直接导致了牙周炎的发生和发展。

（2）牙石：牙石对牙周组织的主要危害在于其表面容易积聚牙菌斑生物膜。牙石为牙菌斑的形成提供了一个理想的附着面，使得牙菌斑与牙周组织表面紧密接触，从而加剧了牙周病的进程。

（3）𬌗创伤：当咬合力超过牙周组织的承受范围时，会对牙周组织造成创伤。长期的𬌗创伤，尤其是在伴有牙周炎症的情况下，会加速和加重牙周组织的破坏。

（4）食物嵌塞：不仅其机械刺激直接损害牙周组织，还促进了细菌的定植与生长繁殖，是引发局部牙周组织炎症和破坏的常见且重要的致病因素。

（5）局部解剖因素：某些牙齿的解剖结构特点，如磨牙根柱偏短、分叉角度偏小、根面存在凹陷、牙颈部有釉质突起、畸形舌侧沟、牙槽突骨开裂或骨开窗等，以及系带附着位置异常（如附着过高）、附着龈过窄或缺失，还有牙齿排列异常（如拥挤和错𬌗畸形）等，都可能有利于牙菌斑生物膜的形成，同时不利于菌斑的有效清除。这些结构特点还容易造成牙周组织的损伤，从而成为牙周病发生的诱因或加速牙周组织破坏的进程。

（6）其他局部刺激因素：口腔内的某些修复体或治疗操作也可能成为牙周病的局部刺激因素。例如，充填体或修复体边缘处理不当，如边缘过低破坏了生物学宽度，或修复体边缘不密合、表面粗糙，都可能对牙周组织造成刺激。此外，不恰当的正畸治疗也可能因施加的力量不当而对牙周组织产生不良影响，进而引发或加重牙周病。

2. 全身因素

（1）糖尿病：尤其是未得到有效控制的患者，其牙周组织感染难以控制，组织愈合能力差，且存在再感染的高风险。这种状况加剧了牙周病的进程，使得治疗更加复杂。

（2）骨质疏松症：虽然骨质疏松症本身不会直接引起牙周炎，但骨密度的下降却增加了牙槽骨丧失和牙周病的风险。这种全身性疾病对牙周健康构成了潜在的威胁。

（3）艾滋病：艾滋病患者的口腔损害较为常见。艾滋病患者在接受清创治疗和口腔治疗后，伤口的愈合期会明显延长，特别是在免疫功能严重低下的患者中，这种风险显著增加。

3. 行为和社会心理因素

（1）吸烟：是牙周炎发病和病情加重的重要危险因素。吸烟量与牙周炎的严重程度成正比，尤其在年轻人中表现更为突出。吸烟不仅会降低牙周炎的治疗效果（包括非手术治疗、手术治疗和牙周组织再生治疗），还容易使牙周炎复发。

（2）心理压力与精神紧张：人们常面临情绪紧张和心理压力。这些压力因素会增加牙周病的易感性，因为它们会刺激肾上腺皮质激素的分泌，进而抑制机体的免疫防御功能，影响牙周炎的发生和发展。此外，过度的心理压力还可能改变个体行为，导致口腔卫生状况恶化，从而加重牙周组织的破坏。

（3）患者的依从性：虽然患者的依从性差与牙周炎的发生、发展不直接相关，但它却是影响牙周病治疗、预后的重要因素之一。患者的治疗配合程度直接影响到治疗效果和疾病的康复进程。

牙周病危险因素的评估在牙周治疗计划中占据着举足轻重的地位，它应该成为每一名牙周病患者综合评估不可或缺的一部分。在众多的牙周病危险因素中，局部因素如牙菌斑生物膜、𬌗创伤等是可以通过治疗和生活方式的改变来控制的；行为因素如吸烟及社会心理因素也是可能通过教育和心理干预来调整的；某些全身因素如糖尿病虽然无法根治，但可以通过药物治疗和生活方式的改变来有效控制；而遗传因素则属于不可改变的因素。在深入了解宿主和环境危险因素的基础上，可以发现，吸烟和糖尿病是牙周组织破坏最为重要和常见的危险因素，需要特别关注和干预。

二、牙周病的预后

在确诊牙周病并着手制订治疗计划之前，医师需细致评估患者的口腔状况及每颗受累牙齿的预后情况。预后（prognosis）是医师依据对患者的全面检查、危险因素分析及诊断结论，进行综合考量，以预测疾病的进展趋势、预期治疗效果及最终转归。这一判断通常基于患者的病史、年龄、疾病类型、病情发展速度、牙周组织的破坏程度、牙石与菌斑的数量、局部解剖结构特点、全身状况或环境因素，以及患者的个人意愿和能否有效配合治疗等多方面因素。实质上，它是对所有相关危险因素的一个综合评估。牙周病的预后可以细分为以下几类。

（1）预后佳：无牙槽骨吸收，局部刺激因素可完全消除，口腔卫生状况佳，牙龈能恢复至健康状态，患者依从性高，无全身及环境因素导致的风险。

（2）预后较好：存在轻度牙槽骨吸收，可能伴有Ⅰ度根分叉病变和/或轻度牙齿松动，可疑致病因素能得到控制，口腔卫生维护较好，患者依从性较高，无吸烟习惯，无全身性疾病风险。

（3）预后差：中至重度牙槽骨吸收，伴有Ⅱ～Ⅲ度根分叉病变，牙齿松动达到Ⅱ度，治疗器械难以触及病变区域以有效清除菌斑和牙石，或患者不配合治疗，有吸烟习惯，存在全身健康问题。

（4）预后极差：重度牙槽骨吸收，牙齿明显松动，病变区域无法进行有效处理以清除菌斑和牙石，患者吸烟且全身健康问题显著或未得到控制，符合拔牙指征。

（一）牙龈病的预后

1. 无系统性疾病的牙龈病预后 对于未受系统性疾病影响的牙龈病患者，治疗的关键在于彻底清除菌斑、牙石等局部刺激因素，并纠正导致菌斑滞留的原因。通过认真进行菌斑控制，牙龈可以完全恢复健康状态。对于已经出现增生的龈炎病例，经过治疗后，需进一步观察并根据情况酌情进行手术修整外形，以确保牙龈的全面康复。

2. 伴有系统性疾病的龈炎预后 当牙龈病伴有系统性疾病时，预后情况可能较为复杂。例如，由某些药物引起的药物性牙龈增生，在经过局部治疗后，病情通常会有明显的改善。对于出现纤维性实质增生的牙龈，也可考虑手术切除进行纠正。然而，长期的疗效还取决于患者能否有效控制菌斑及全身性疾病是否得到有效控制。

对于白血病等血液病所引发的牙龈病损，其局部病情的改善主要依赖于对全身血液病的控制情况。如果血液病未能及时控制，可能会导致病情恶化。此外，青壮年及儿童期的患者如果错过了最佳治疗时机，也可能造成无法恢复的组织缺损。

坏死性溃疡性龈炎如果全身无严重疾病，且治疗及时、得当，牙龈通常可以完全恢复健康。然而，如果延误了治疗时机，同样可能造成无法逆转的组织缺损。因此，对于牙龈病的治疗，及时性和准确性至关重要。

（二）牙周炎的预后

1. 病情严重程度

（1）轻度牙周炎：如果牙周炎处于早期阶段，病变较轻，牙齿松动不明显，牙槽骨吸收较少，预后通常较好。通过及时有效的治疗，如洁治、刮治等基础治疗，以及患者良好的口腔卫生习惯，牙周炎可以得到有效控制，甚至可以逆转病情。

（2）中度牙周炎：病情发展到中度时，牙齿可能出现一定程度的松动，牙槽骨吸收也较为明显。此时，预后取决于治疗的及时性和有效性，以及患者的配合程度。如果能够及时接受专业治疗，并保持良好的口腔卫生习惯，预后仍然可以较为乐观。

（3）重度牙周炎：当牙周炎发展到重度阶段时，牙齿松动明显，牙槽骨吸收严重，甚至可能出现牙齿脱落的情况。此时，预后相对较差，治疗难度较大。即使经过积极治疗，也可能无法完全恢复牙齿的功能和稳定性。

2. 患者依从性

（1）口腔卫生习惯：保持良好的口腔卫生习惯是预防和控制牙周炎的关键。患者应养成早晚刷牙、饭后漱口、使用牙线等良好的口腔卫生习惯，以减少细菌滋生，防止病情复发。

（2）定期复诊：患者需要定期到口腔科进行复诊，以便医师及时了解病情变化，调整治疗方案。如果患者不配合治疗或不注意口腔卫生，牙周炎的预后可能会受到影响。

3. 全身健康状况

（1）全身性疾病：一些全身性疾病，如糖尿病、心血管疾病等，可能会影响牙周炎的预后。这些疾病会降低患者的免疫力，使牙周炎的治疗更加困难。因此，患者需要积极治疗全身性疾病，以改善牙周炎的预后。

（2）年龄与体质：年龄较大或体质较弱的患者，其牙周炎的预后可能相对较差。这是因为随着年龄的增长，人体的修复能力和免疫力会逐渐下降，从而影响牙周炎的治疗效果。

4. 治疗方式与效果

（1）基础治疗：包括洁治、刮治等，旨在去除牙齿表面的牙菌斑和牙结石，控制炎症。对于轻度牙周炎患者，基础治疗通常可以取得较好的效果。

（2）手术治疗：对于重度牙周炎患者，可能需要进行手术治疗，如牙周翻瓣术、植骨术等。手术治疗可以帮助修复受损的牙周组织，但手术效果也取决于患者是否积极配合和维护。

（3）药物治疗：在牙周炎的治疗过程中，医师可能会根据患者的具体情况开具抗生素、抗炎药等药物，以控制感染和炎症。药物治疗的效果也取决于患者的用药依从性和病情严重程度。

第四节　牙周病的治疗方法与疗效维护

一、牙周病的基础治疗

（一）菌斑控制

菌斑控制是通过物理或化学方法有效消除或阻止菌斑的形成，进而控制牙周炎症，旨在恢复并维持牙周健康，确保牙周治疗的效果得以持久。在众多菌斑控制手段中，机械清除法因其高效性而被广泛应用。常用的机械清除方法包括采用水平颤动法刷牙、使用牙线及牙签等辅助工具，这些方法能够深入牙缝，有效清除难以触及的菌斑。此外，控制菌斑的另一条途径是应用有效的化学药物来抑制菌斑的形成和杀死菌斑中细菌，如氯己定溶液的应用。

（二）龈上洁治术

龈上洁治术又称洁治术，是牙周病基础治疗的核心环节，旨在利用专业的洁治器械彻底清除龈上菌斑、牙石及色渍，并对牙面进行磨光处理，以预防或延缓龈上菌斑和牙石的再次沉积。当前，执行龈上洁治术所使用的器械主要包括超声波洁治器和手用洁治器两大类。超声波洁治器以其高效、便捷的特点受到广泛青睐，而手用洁治器则凭借其精细的操作能力，在某些特定情况下仍具有不可替代的优势。

1. 适应证

微课：龈上洁治术的适应证

（1）龈炎与牙周炎：洁治术是牙周治疗的基石，对于所有牙周病而言，它都是不可或缺的第一步。通过这一治疗，绝大多数的慢性龈缘炎都能得到有效治愈。而对于牙周炎患者，在洁治术的基础上，还需结合龈下刮治术及其他治疗手段。因此，洁治术被视为各型牙周病最基本的治疗方法。

（2）预防性治疗：众多研究已充分证实，对于已接受过牙周治疗的患者而言，在维护期内，除了需要坚持不懈地进行自我菌斑控制外，还需要定期（通常为 6 个月至 1 年）进行洁治，以清除新生的菌斑和牙石。定期洁治是维持牙周健康、有效预防牙龈炎和牙周炎发生或复发的重要措施。

（3）口腔内其他治疗前的准备：在进行修复缺失牙等口腔治疗时，洁治术同样扮演着重要角色。在取印模前，进行洁治术可以清除基牙及余牙的龈上牙石，从而确保印模的准确性，使义齿更加贴合。此外，在部分口腔手术如肿瘤切除、颌骨切除术等前，也需要先进行洁治术，以确保手术区域周围的清洁，消除潜在的感染风险。正畸治疗前和治疗期间，洁治术同样不可或缺，它可以帮助消除原有的牙龈炎，并有效预防正畸过程中牙龈炎的发生。

2. 手用器械洁治 手用器械洁治靠牙医手腕力量刮除牙石，费力耗时但效果明确可靠，是牙周医师的必备技能。

（1）器械类型：手用洁治器的基本结构分为工作端、颈部及柄部三个部分。在常规应用中，手用洁治器主要包括以下几种类型（图 11-1）。

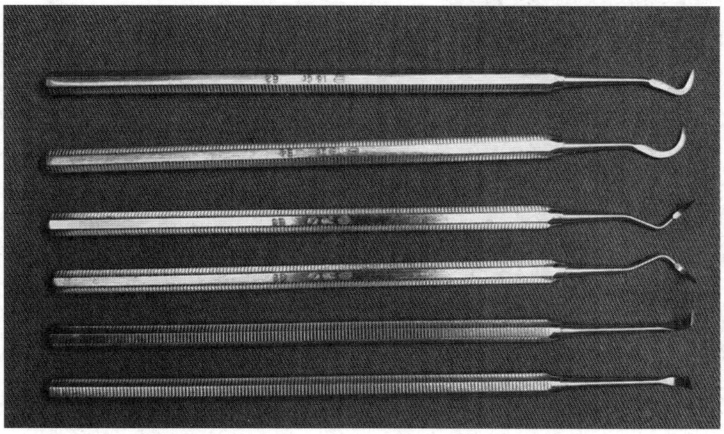

图 11-1 手用洁治器

1）镰形洁治器：分为前牙与后牙专用，各配备两件。前牙镰形器的柄与喙处于同一平面，相交形成小弯形，专为刮除前牙邻面的龈上菌斑和牙石设计。其中，大弯镰形器还适用于唇（颊）、舌面大块牙石的清除。后牙镰形器的柄与喙则不在同一平面，相交构成大弯形，专为后牙邻面的龈上菌斑和牙石清理而设计。

2）锄形洁治器：成对使用，其刃口一端为锐角，另一端为钝角。锐角端能够紧密贴合牙颈部，深入龈沟，有效去除前、后牙颊舌面的龈上菌斑及龈下牙石。

3）磨光器：常用的有橡皮杯、环状刷及细砂纸片，这些工具在洁治后用于对牙面进行磨光处理。

（2）基本操作方法

1）器械握持与支点：通常采用改良握笔法握持器械（图 11-2），即拇指与示指握持器械，中指指端抵住器械柄，无名指作为支点，支点一般置于相邻牙齿上。操作时，以腕部发力，利用杠杆原理刮除牙石。

2）洁治技巧与顺序：将洁治器械的前部刃口 1 ～ 2mm 放置于牙石底部，使刀刃与牙面形成约 80°的夹角。通过手指、腕部及前臂肌肉的运动，以拉推力进行垂直、水平或斜向刮治，力求整块刮除牙石（图 11-3）。先使用镰形器去除唇颊、舌腭面的大块牙石及邻面牙石，再用锄形器清理去除唇颊、舌腭面的细小牙石。可将上下牙列分为上颌前牙、下颌前牙、上颌后牙、下颌后牙 4 个区域，逐区逐牙分段进行洁治。

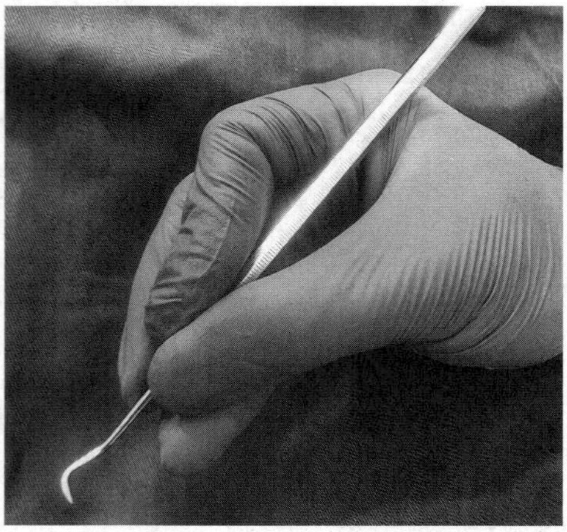

图 11-2　改良握笔法

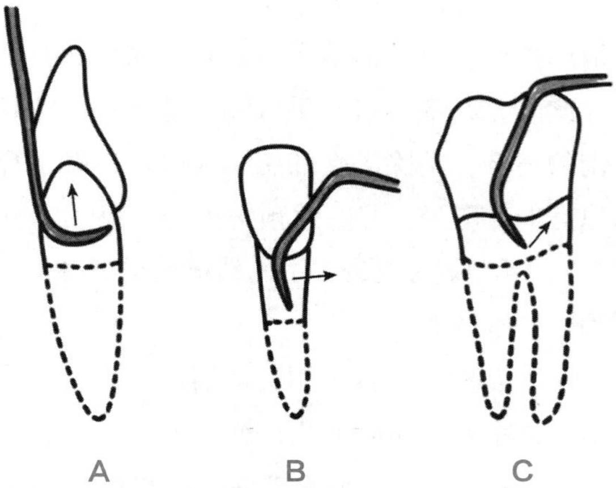

图 11-3　洁治时不同方向刮除牙石示意图

A. 垂直向；B. 水平向；C. 斜向。

3）磨光处理：洁治完成后，在牙面上涂抹磨光剂，使用橡皮杯或环状刷对牙面进行磨光，对于邻面则使用砂纸进行磨光处理。

4）上药：洁治全部完成后，进行冲洗并干燥牙面，然后使用镊子或探针取适量碘甘油，放置于牙周袋内，以达到消炎杀菌的目的。

3. 超声波洁治器洁治　超声波洁治器作为一种高效、省力的洁牙工具，已在临床上得到广泛应用，并取得了显著效果。该设备由超声波发生器（主机）和换能器（手机）两大核心部件构成。其工作原理是将高频电能高效地转换为超声振动能，每秒振动可达 25000 次以上，振幅微小（约 1/1000），通过换能器上的工作头产生高频振荡，从而有效去除龈上的菌斑和牙石。

每台超声波洁治器均配备多种类型的工作尖，以满足不同大小、不同部位的牙石清除需求。同时，设备自带的喷水装置能够降低工作尖产生的热量，并持续冲洗牙面，确保清洁效果。

在使用超声波洁治器时，需遵循以下操作规范。

（1）消毒处理：使用前，需对器械的工作头进行专用消毒处理，确保无菌状态。

（2）排水与冲洗：每次使用前，需拆下手机部件，并开启水阀进行 1 ～ 2 分钟的流水冲洗，以彻底排除管道积水中的细菌，防止空气污染。

（3）频率调节：根据牙石的多少，适当调节输出功率，并调整水源至产生适量气雾，以确保最佳的清洁效果。

（4）椅位与光源调整：为患者调整合适的椅位和光源，同时对口内进行必要的消毒处理。

在操作方法上，采用握笔式执手机，在口外选好支点。通常，工作头的前部与牙面保持平行或以小于15°的夹角轻触牙石下方，通过来回移动的方式击碎并振落牙石。需要注意的是，应避免工作头长时间停留在同一位置，以免造成牙面损伤或产生过多热量。

超声波洁治完成后，可根据需要进行手持器械洁治，以彻底去除遗漏的菌斑和牙石。之后，进行常规的抛光牙面、冲洗和上药处理。需特别注意的是，安装心脏起搏器的患者不宜使用超声波洁治。此外，在洁治术前后，患者均需使用消炎含漱剂进行含漱，以确保口腔健康。

（三）龈下刮治术及根面平整术

龈下刮治术是一种专业的牙周病治疗方法，旨在通过器械刮除位于牙周袋内牙根面上的菌斑和牙石。在进行龈下刮治时，还需要同时清除牙根表面受感染的病变牙骨质及嵌入其中的牙石，并通过根面平整术使刮治后的牙根面变得平整、光滑，从而为牙周新附着的形成创造有利条件。

龈下刮治术主要包括超声波刮治和手工刮治两种方法，其中超声波刮治的操作与龈上洁治相似，但术前需对牙周袋的深度与形态、根面及根分叉情况、牙石的位置与数量进行详细探查，并选用合适的龈下工作头。操作时，工作头需与根面保持平行，并以中低档功率进行水平向、有重叠的迂回运动，从根方逐渐移向冠方。

此处以手工龈下刮治为例介绍所使用的器械及其操作方法。

1. 所用器械

（1）牙周探针：这是一种具有刻度和钝头的工具，主要用于探测牙周袋的深度。

（2）尖探针：该探针的尖端较细，能够探查龈下牙石的具体位置和数量，为刮治操作提供精确指导。

（3）匙形刮治器：分为通用型刮治器和Gracey刮治器两种（图11-4）。在临床上，Gracey刮治器因其优越的性能而得到广泛应用。两者的区别见表11-1。

表11-1 Gracey刮治器与通用型刮治器的区别

区别	Gracey刮治器	通用型刮治器
应用区域	共9支，具有区域特殊性，适用于不同牙面	仅2对4支，适用于各牙面
切刃角度	偏位刃缘，刃缘与器械柄颈部呈60°～70°	非偏位刃缘，刃缘与器械柄颈部呈90°
切刃缘应用	仅用单侧切刃缘，长而大的外侧切缘为工作缘	两侧切刃缘皆可作为工作缘

Gracey刮治器系列中共有9支双头、成对的刮治器，它们各自适用于不同的牙齿区域。其中，Gracey # 1/2、# 3/4适用于前牙区域；Gracey # 5/6适用于切牙、尖牙及前磨牙区域；Gracey # 7/8、# 9/10适用于磨牙和前磨牙的颊舌面；Gracey # 11/12适用于磨牙和前磨牙的近中面；Gracey

13/14 适用于磨牙和前磨牙的远中面；Gracey # 15/16 和 # 17/18 则分别适用于后牙的近中面和远中面。

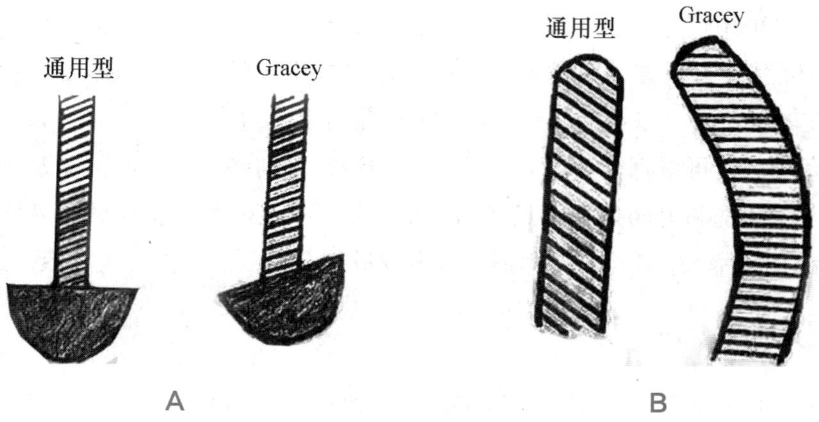

图 11-4 通用型刮治器和 Gracey 刮治器工作特点示意图

A. 刃缘与器械柄颈部的角度：Gracey 刮治器为 60°～70°，通用型刮治器为 90°；B. 刃口形状：Gracey 刮治器的外侧长弧形刃口，通用型刮治器为平行的双侧刃口。

（4）锄形器：此器械共有 4 根，分为近远中面和颊舌面各 1 对，用于清除深牙周袋内的龈下菌斑和龈下牙石，确保这些难以触及的区域也能得到彻底的清洁。现临床已少用。

（5）根面锉：此工具包含近远中面和颊舌面共 2 对，其主要功能是锉光牙根面，使其更加平整光滑，有利于牙周组织的健康恢复。

2. 操作方法

（1）术前准备与探查：首先，对术区进行常规消毒处理，必要时可给予局部阻滞或浸润麻醉以减轻患者痛苦。随后，使用牙周探针精确测量牙周袋的深度和范围，并用尖探针仔细探查龈下牙石的具体位置和数量，为后续的刮治操作提供准确指导。

（2）刮治操作：利用匙形刮治器依次刮除各牙邻面的龈下菌斑和龈下牙石。在操作过程中，匙形刮治器应与牙齿保持两点接触，即刃部置于根面牙石底部，上端则轻触牙面。通过提拉动作，可以有效地将牙石从根面刮除。若牙石较多，可多次重复提拉刮治，且每次刮治时都应与前一次有部分重叠，以确保刮治效果。完成邻面的刮治后，再使用锄形器对唇、颊、舌、腭面的龈下菌斑和龈下牙石进行刮除。同样地，刮治时应保持刮治器与牙齿的适当接触，并以提拉动作进行刮治。最后用根面锉锉光根面。

在匙形刮治器的使用过程中，需要注意其工作端（尖）分为上、中、下三部分。在操作时，只有下 1/3 部分与根面紧密贴合。当匙形刮治器进入牙周袋时，其工作端应与根面保持平行（交角为 0°）。到达袋底后，刮治器的刃面与根面形成约 45°的夹角，以钩住牙石。随后，转约 80°进行提拉动作，如此反复操作直至根面变得平整光滑。完成刮治后，再将刮治器转成 0°，缓缓退出牙周袋（图 11-5）。每次刀刃的移动幅度应控制在 2～4mm。

各牙面刮治完毕后，使用生理盐水或其他适宜的冲洗液对牙周袋进行冲洗，以去除残留的牙石碎片和菌斑。最后，在牙周袋内涂抹适量的碘甘油，以起到消炎杀菌的作用。

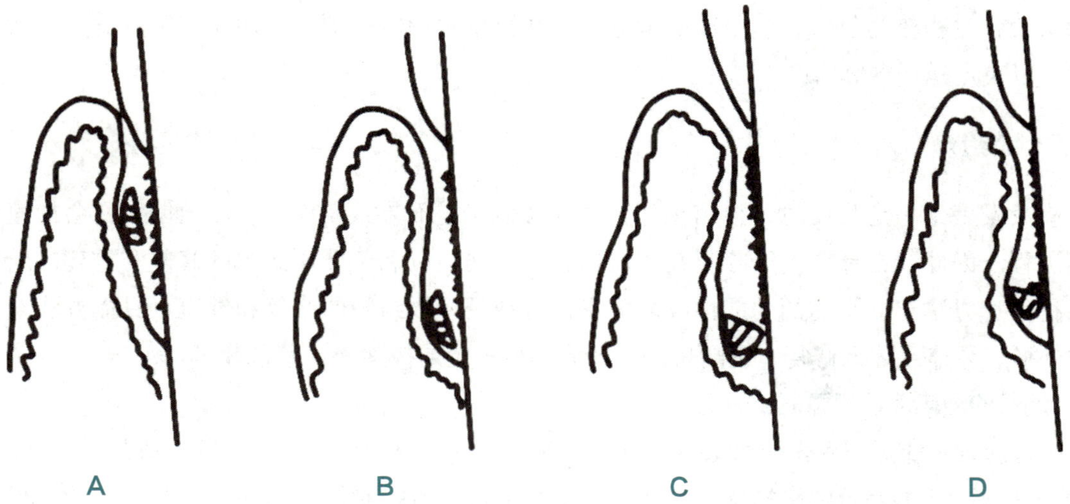

图 11-5　龈下刮治操作示意图

A. 刮治器 0°置入牙周袋内；B. 刮治器进入袋底置于牙石根方；C. 改变角度，与根面呈 80°；D. 向冠方用力，刮除牙石。

（四）食物嵌塞的治疗

食物嵌塞主要分为水平型和垂直型两种。对于水平型食物嵌塞，常需要采用修复法进行矫治；而垂直型食物嵌塞则可以通过咬合调整来矫治，具体方法如下。

1. 调整边缘嵴　𬌗面过度磨损和边缘嵴高低不平是导致食物嵌塞的常见原因。对此可以选择合适的磨削工具，调整锐利边缘或过高一端的边缘嵴，以恢复其原有外形和高度。在调整过程中，可能需要多次进行调𬌗，并同时进行脱敏处理。

2. 重建食物溢出沟　后牙𬌗面严重磨损后，常使食物溢出沟变浅、变小，甚至消失。此时可以使用尖锥形或杯状磨具加宽、加深颊舌侧发育沟，以便咀嚼食物能够顺利从沟内溢出（图 11-6）。

3. 恢复牙尖的生理形态　磨牙不均匀磨损易形成楔形牙尖，咀嚼时易将食物挤入对颌牙邻间隙。对此可以适当调低牙尖，并尽可能恢复其原有圆钝的生理外形，以消除不规则牙尖的楔力作用。

4. 加大外展隙　相邻牙邻面过度磨损会使接触区变成面接触，颊舌侧外展隙缩小，导致食物易嵌入而不易排出。此时，可以使用轮状砂石将邻面和轴面角磨改，以加大外展隙，并尽可能恢复小圆点接触，从而有利于食物的排溢（图 11-7）。

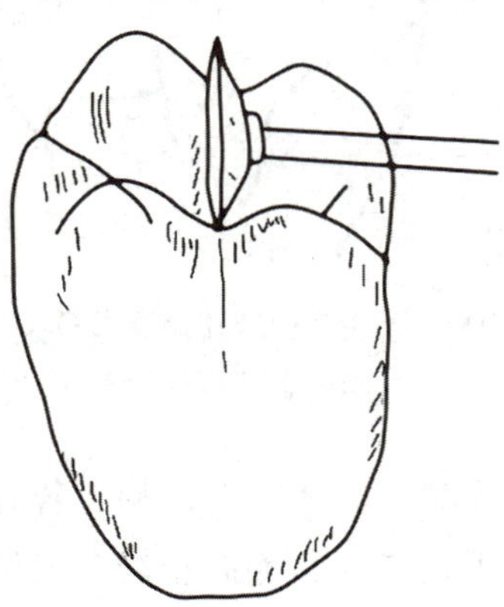

图 11-6　重建溢出沟示意图

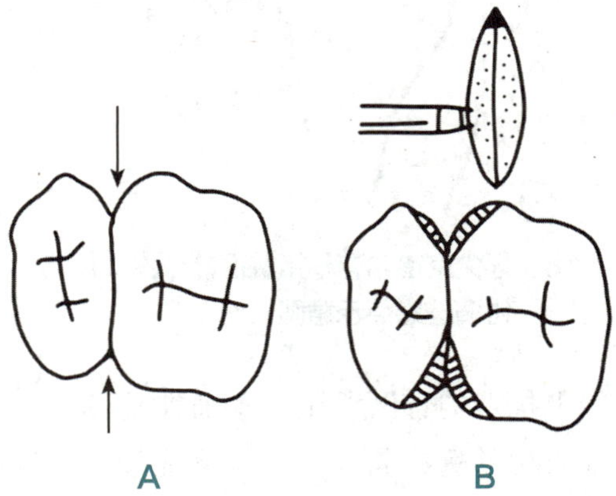

图 11-7　加大外展隙示意图

A. 接触区变宽、外展隙减小；B. 调磨，加大外展隙。

调整咬合过程较为复杂，应多次少量进行，并慎重对待。医师应定期观察患者的咀嚼效果和检查结果，以决定是否继续磨改。

（五）殆治疗

牙周炎发展到一定程度时，会出现牙松动和移位，进而导致殆创伤。而殆创伤又会加速牙周炎的破坏进程。因此，在牙周炎治疗早期就应纠正殆创伤，以利于牙周组织的修复和重建。殆治疗是利用多种治疗方法建立平衡的功能性咬合关系，有利用牙周组织的修复和健康。具体方法包括调磨牙齿的外形、牙体或牙列修复、正畸矫治、牙周夹板固定或拔除松动移位牙等。

1. 调殆的适应证、禁忌证和时机

（1）适应证：①原发性和继发性殆创伤。②咬合关系异常导致咀嚼功能障碍或效率降低。

（2）禁忌证：①无殆创伤的预防性调殆。②未进行菌斑控制等基础治疗。③牙齿严重松动、移位、无保留价值。④未获得患者同意、理解和配合。

（3）时机：牙周手术前和牙周炎症得到控制后。

2. 调殆的目的 减少咬合对牙周组织的损伤；增加咬合的稳定性，降低牙松动度，促进牙周组织重建和修复；消除食物嵌塞；增加患者的舒适感，提高咀嚼效率。

3. 调殆治疗的选磨原则 在调殆治疗过程中，需要指导患者进行牙尖交错殆、前伸殆及侧方殆的咬合动作。通过视觉观察、手指触摸、咬蜡片和寄存模型研究等方法找出早接触点或殆干扰点，并确定需要选磨的患牙。

（1）早接触点的选磨原则：①若牙尖交错殆有早接触而非牙尖交错殆协调，应磨改牙尖对应的窝，即上颌前牙的舌面窝或磨牙的殆面窝（图 11-8）。②若牙尖交错殆正常而非牙尖交错殆有早接触，应磨改与牙尖对应的斜面，即上颌前牙的舌面窝至切缘的斜面，上颌磨牙颊尖的舌侧面或下颌磨牙舌尖的颊侧面（图 11-9）。③牙尖交错殆与非牙尖交错殆均有早接触，应磨改有早接触的牙尖或下颌前牙的切缘。

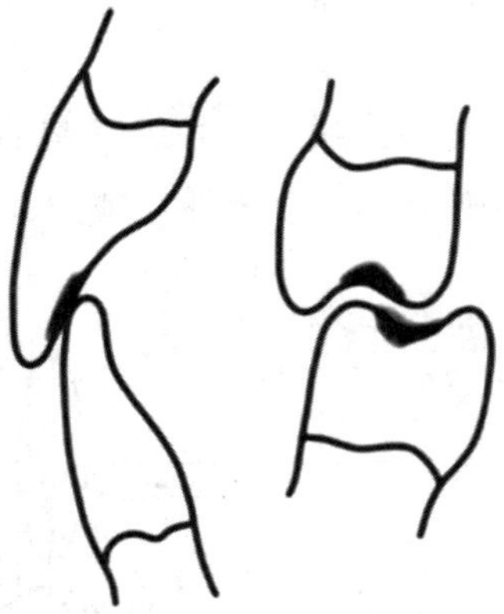

图 11-8 牙尖交错殆有早接触而非牙尖交错殆协调选磨点示意图

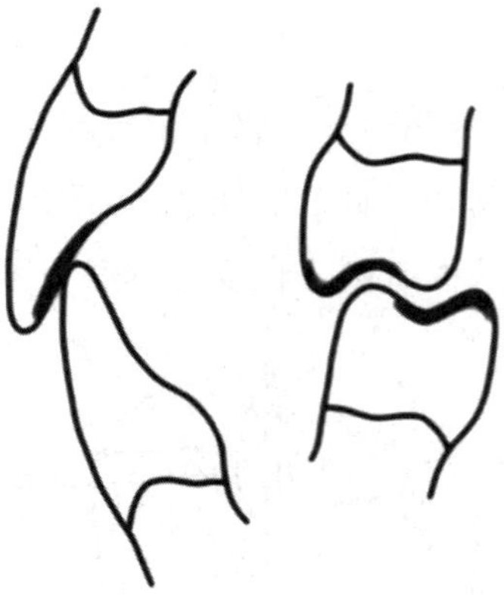

图 11-9 牙尖交错殆正常而非牙尖交错殆有早接触选磨点示意图

（2）殆干扰点的选磨原则：①前伸殆时，多个前牙保持接触，后牙应无接触，若有接触，可磨改上颌磨牙舌尖的远中斜面与下颌磨牙颊尖的近中斜面上的干扰点。②侧向殆时，工作侧有多个牙接触，非工作侧一般无接触，若有接触，可调磨上颌牙腭尖或下颌牙颊尖殆斜面的干扰点。殆干扰点均位于磨牙的功能性牙尖上，调磨避免降低牙尖高度。

（3）不均匀或过度磨损牙的选磨原则：①磨牙非功能尖磨损形成的高尖陡斜面，磨改时应降低高陡的牙尖，形成相应的溢出沟并缩小𬌗面的颊舌径（图 11-10）。②磨牙𬌗面磨损形成的平面，磨改时应缩减𬌗面的颊舌径、尽量恢复𬌗面的生理外形。③应恢复牙齿的球面外形、不应降低牙尖的高度。

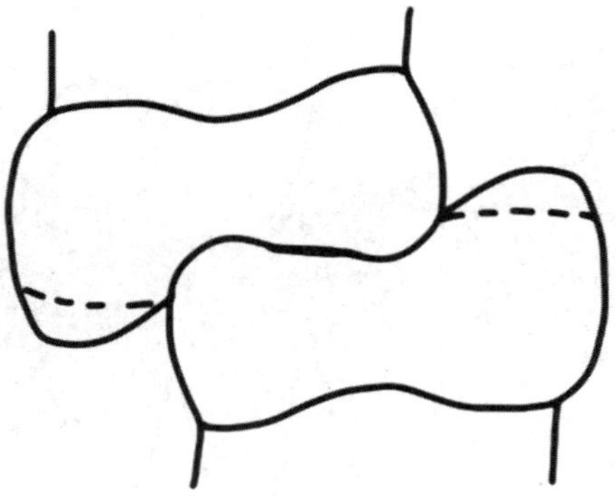

图 11-10　沿虚线磨改高陡的牙尖示意图

4. 选磨方法

（1）选择大小、形状合适的磨改工具，如砂石轮、砂石尖等，用水冷却，中速转动，间断磨改，避免产热刺激牙髓。

（2）先磨改牙尖交错位的早接触点，尽量保留功能牙尖高度，边查边磨，少量多次进行，避免磨削过度。

（3）对松动牙齿的磨改，应用手指将松牙固定，以减少磨改时的不适与创伤。

（4）若选磨的牙位多，应分次完成，以免患者肌疲劳而造成咬合运动失调。如果在磨改过程中患牙十分敏感，也应分次进行，对敏感的部位可进行脱敏治疗。

（5）在选磨工作中，应尽量恢复牙齿的球面外形，这样可减少牙间接触面，提高咀嚼效率，减轻𬌗创伤。

（6）磨改结束后，应抛光牙面，避免患者有不适感及牙菌斑的积聚。

（六）松牙固定术

由于牙龈炎、𬌗创伤及牙槽骨的吸收，许多牙周病患者的牙齿都会存在不同程度的松动。尽管进行了治疗，但牙齿的松动往往难以完全恢复。松动牙不仅会导致功能障碍，还可能加剧𬌗创伤。松牙固定术是一种有效的治疗方法，它通过牙周夹板将多个松动牙连接并固定到健康牙上，形成一个新的咀嚼单位，从而分散松动牙的𬌗力，减轻其负担，有助于牙周健康的恢复。

1. 适应证

（1）外伤导致的牙齿松动、移位，且经复位固定后能够保留的牙齿。

（2）牙周炎经过常规治疗后炎症得到控制，但患牙仍然松动，且牙槽骨吸收不超过根长 1/3 的牙齿。

（3）牙周手术前后，为防止患牙松动、移位加重或出现错位愈合的牙齿。

（4）重度牙周病患牙，需经根管治疗并进行骨内固定的情况。

2. 牙周夹板的种类和制作方法　牙周夹板主要分为暂时性牙周夹板和永久性牙周夹板两种。

（1）暂时性牙周夹板：以往主要利用细不锈钢丝将患牙结扎固定于健康邻牙上，使松动牙暂时固定，此法预先在基牙上制备沟槽以防止钢丝下滑，对基牙有一定损伤。现在随着复合树脂、强力纤维等材料的不断发展与应用，由于其具有简便、美观等优越性，已逐渐取代了原来的不锈钢丝夹板。暂时性牙周夹板使用时间多为 1 ～ 3 个月，有的可在 1 年以上（图 11-11）。

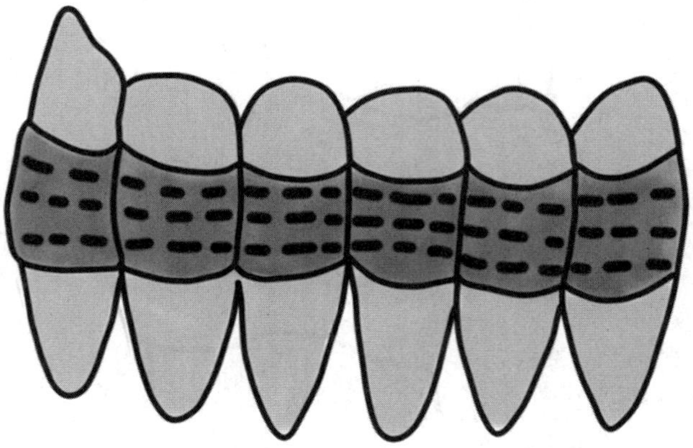

图 11-11　暂时性牙周夹板示意图

1）树脂夹板：使用光固化树脂制作夹板时，无须进行牙体制备，也不会损伤牙龈，具有美观易行的优点。制作前，先清洗拟粘结的牙邻面，并进行预处理。然后，用树脂充填于接触点周围或邻面冠的中 1/3 处，同时保留龈乳头上方的部分牙间隙以便于清洁。

2）不锈钢丝加树脂联合夹板：这种方法结合了不锈钢丝和树脂的优点，既省去了钢丝夹板加力的步骤，又能避免多次加力导致钢丝折断的问题。制作时，先用不锈钢丝进行结扎，然后用树脂进行粘结封闭。这种联合夹板美观易抛光，使用更舒适，且使用时间可在 1 年以上。有时，还可在后牙的殆面制备沟槽，内置不锈钢丝后再用树脂进行封闭。

3）纤维夹板：是将玻璃纤维条或强力纤维条用高强度流动树脂同时粘接在松动牙与健康牙上，以起到松牙固定作用。此法外形美观，异物感小，患者易于接受。

（2）永久性牙周夹板：分为可摘式和固定式牙周夹板两种。

1）可摘式牙周夹板：唇颊侧多采用铸造式连续长环，舌腭侧则采用高基板。患者可自行摘戴这种夹板，易于清洁，并可同时修复缺失的牙齿。

2）固定式牙周夹板：多利用连续全冠或联合嵌体将松动牙与基牙联成一个整体，形成新的咀嚼单位。对于单个牙松动的情况，也可通过根管的骨内种植体进行固定。但需要注意的是，在种植体种入的初期，还需要使用牙周夹板进行一段时间的固定。

3．注意事项

（1）在进行松牙固定术时，应保持患牙原本正常的位置，避免因扭结牵拉而使其移位。

（2）结扎固定后，应注意牙周夹板的维护。患者应避免咬过硬的食物或反复频繁地磨牙，并定期复查。如果牙周夹板出现折断或破损，应及时进行修复。同时，患者应加强口腔卫生，防止菌斑堆积。

二、牙周病的药物治疗

药物治疗在牙周病的控制和辅助治疗中扮演着重要角色，旨在抑制牙菌斑的形成，包括针对病原微生物的抗菌疗法、阻断牙周组织破坏过程的疗法及中医中药治疗。

（一）牙周病的全身用药

牙周病的全身用药主要包括全身抗菌药和全身非甾体抗炎药。

1. 全身抗菌药

（1）用药原则

1）对于急性感染性牙周炎，如牙周脓肿，可先采用抗生素治疗，并在取得明显疗效后立即停药，以避免不必要的药物使用。

2）当基础治疗效果不佳时，可考虑使用抗生素作为短期辅助治疗，以增强治疗效果。

3）在用药前，建议进行药物敏感试验和细菌学检查，以便进行针对性治疗和监控，确保用药的准确性和有效性。

4）在用药前，应尽可能去除牙菌斑和牙石，以破坏细菌的生态结构，为药物治疗创造有利条件。

5）在可能的情况下，应尽量采用局部给药途径，以减少全身用药的不良反应和药物在体内的分布。

（2）常用全身抗菌药

1）甲硝唑（又名灭滴灵）：作为硝基咪唑类药物的代表，甲硝唑能有效杀灭厌氧菌，对牙龈卟啉单胞菌、中间普氏菌、具核梭杆菌、螺旋体等具有较强的杀菌作用。其用法为每次 200 ～ 400mg，每日 3 ～ 4 次，5 ～ 7 日为 1 个疗程。然而，甲硝唑可能引起恶心、厌食、头痛、共济失调等不良反应，停药后这些不良反应通常能消失。对于严重肝、肾及血液病患者，应慎用或禁用甲硝唑。

2）替硝唑：作为第二代咪唑衍生物，替硝唑的作用与甲硝唑相似，但疗效更佳，半衰期更长，疗程更短。其用法为口服，首日顿服 2g，以后每次 0.5g，每日 2 次，3 ～ 4 日为 1 个疗程。

3）螺旋霉素：作为大环内酯类抗生素，螺旋霉素对革兰阳性杆菌、奈瑟菌、黏性放线菌、产黑色素类杆菌和螺旋体具有较强的抑制作用，对革兰阴性杆菌也有一定效果。其用法为每次 200mg，每日 4 次口服，连用 5 ～ 7 日。螺旋霉素与甲硝唑合用可提高疗效。其不良反应主要有恶心、呕吐、乏力、头昏等，但较红霉素与甲硝唑的不良反应少而轻。

4）四环素类药物：这是一类广谱抗生素，常用的有四环素、多西环素及米诺环素。该类药物对骨亲和力较强，口服吸收后龈沟的药物浓度可达血药浓度的 2 ～ 10 倍。其用法根据具体药物而异，如四环素每次 0.5g，每日 4 次口服，连用 3 ～ 7 日；多西环素首日 100mg，服用 2 次，以后每次 50mg，每日 2 次，服用 1 周；米诺环素每次 100mg 口服，每天 2 次，连服 1 周。然而，长期使用四环素类药物可能引起消化道刺激症状、药疹、菌群失调等不良反应。对于肝、肾功能不全者及孕妇、婴幼儿，应禁用这些药物。

2. 全身非甾体抗炎药　牙周炎的发病过程中，有多种炎症因子参与，其中花生四烯酸经环氧化途径产生的代谢产物前列腺素是一种强效的促骨吸收因子。为了抑制和阻断牙周病的牙槽骨吸收，可以使用吲哚美辛等药物来阻断环氧化酶的作用，从而抑制前列腺素的合成。

（1）吲哚美辛（消炎痛）：每次服用 25mg，每日 3 次，7 天为 1 个疗程。然而，它可能会引起胃肠道刺激症状等不良反应。

（2）布洛芬：每次服用 1 片，每日 2 次，7 天为 1 个疗程。芬必得作为布洛芬的缓释剂型，每次服用 0.3g，每日 2 次，连用 3 天。布洛芬与芬必得的主要不良反应为变态反应，患者在使用时需注意。

（二）牙周病的局部用药

局部用药是牙周病药物治疗的首选方法，因其用药剂量小、局部药物浓度高、效果可靠，且毒副作用相对较小。

1. 牙周冲洗药 牙周冲洗是牙周病治疗的常用辅助手段，常用钝弯针头配合注射器进行冲洗，针头进入龈下 2 ～ 3mm 并稍加压力进行冲洗。患者也可选择使用电动加压冲洗器。

（1）1% ～ 3% 过氧化氢溶液：与组织体液中的过氧化氢酶接触后，能产生大量气泡和新生氧，具有清创、止血、灭菌、除臭等作用，有助于形成有氧环境，抑制和减少厌氧菌的生长繁殖。通常需治疗 10 ～ 20 次。

（2）0.12% ～ 0.20% 氯己定溶液：氯己定又名洗必泰，是双胍类高效广谱抗菌药。它能较快地吸附于细菌表面，通过改变细胞膜的渗透性而达到杀菌效果。每日冲洗，持续 4 周以上才能看到明显效果。

（3）西吡氯铵：又称西吡氯烷，是一种阳离子季铵化合物，可与细菌细胞壁上的负电荷基团作用，从而杀灭细菌。

2. 牙周缓释、控释药 缓释药与控释药均通过载体发挥作用。前者在施药后 2 ～ 3 日内即可释放 80% ～ 90% 的药物；后者则能恒速释放药物，维持药物的有效浓度时间较长，因此效果较好。常用的载体有胶原膜、纤维空心管、凝胶等，常用药为甲硝唑、四环素、米诺环素和有效中药。

3. 含漱药 由于含漱药在口腔内的停留时间有限，且难以深入牙周袋深处，因而对牙周袋深部的细菌无效。然而，它们对牙龈及黏膜浅表炎症仍有一定的帮助，并能减少菌斑的附着。

（1）0.12% ～ 0.20% 氯己定溶液：每日 2 次，每次 10ml，含漱 1 ～ 3 分钟。它能有效减少菌斑的形成，并抑制牙龈的浅表炎症。

（2）复方硼砂溶液：又称朵贝氏液，是临床常用的含漱液，具有抑菌和收敛作用。

（3）复方氯己定含漱液：内含少量甲硝唑，也是临床常用的含漱液。

（4）其他含漱液：还包括 2% 盐水、1% 过氧化氢溶液、0.02% 呋喃西林液等。

4. 消炎收敛药 这类药物具有强大的消毒防腐作用，有的还能凝固蛋白质，具有灭菌和收敛功效。然而，由于它们的刺激性强，易使组织产生瘢痕愈合，因此已较少使用。

（1）碘甘油：含有碘化钾、碘、甘油等成分，具有一定的收敛和灭菌作用。其刺激性小，患者可自行使用。

（2）碘酚：是一种腐蚀性较强的药物，有腐蚀坏死组织、清除溢脓、减少炎性渗出等作用。使用时应避免灼伤周围正常组织。

（三）中医中药治疗

中医认为，疾病是由于机体气血瘀滞、阴阳失调所导致的。除了局部外邪的侵入外，更重要的是机体功能的失调。因此，中医在治疗牙周病时多从机体全身入手，在去邪的同时注重扶正和调和。这可以弥补西医仅从疾病局部着眼的不足，并增强机体的抗病能力。

1. 内服药

（1）阴虚有热型：类似于临床单纯性牙龈炎。患者可见牙龈充血水肿、易出血、溢脓，但无牙周袋形成。全身症状包括口干不思饮、咽干、口鼻内灼热感、月经提前且量多、手足心热或伴有疲劳、头晕、睡眠差等。舌苔薄白、质稍红，脉象沉细。治疗原则为养阴清热或佐以补气之品。可服用的方剂组成包括生地、当归、白芍、川芎、丹皮、栀子、黄芩、黄连、生石膏等，或在医师的指导下选择沙参、黄芪、生地、麦冬、当归、丹皮、栀子等组合。

（2）胃热炽盛型：相当于急性牙周炎、牙周脓肿。患者局部可见牙龈红肿、出血、牙松动甚至形成牙周脓肿。全身症状包括口渴喜饮、舌质红、脉弦数或浮数及下颌下淋巴结肿痛等。治疗原则为清胃泻火，可服用清胃散或牙周败毒饮。

（3）肾虚胃热型：相当于中、晚期牙周炎、牙周脓肿。患者可见牙龈红肿、出血、牙松动及脓肿形成。全身症状包括头晕、耳鸣、腰酸背疼、乏力、盗汗、手足心热等。舌苔薄黄、质红且脉细数，尺脉弱。治疗原则为滋阴补肾清胃热，可服用玉女煎加减。

（4）肾虚型：相当于侵袭性牙周炎。患者牙龈红肿不明显，但牙松动、移位、咀嚼无力。X 线检查显示牙周膜增宽、硬板破损或消失及牙槽骨吸收。全身症状包括腰酸、腿软、耳鸣、目眩、畏寒、失眠及阳痿或月经失调等。舌苔少或无苔、质淡或红且脉沉细，尺脉弱。治疗原则为补肾固齿，可服用固齿膏。

2. 外用药 常用的外用药包括固齿散、黄玄含漱液等。

三、牙周病的手术治疗

（一）牙周手术治疗的原则

1. 手术的主要目的 直观且彻底地清除牙周袋内壁的病变组织、根面污染物、牙石及病变组织；使牙周袋变浅乃至恢复正常形态；通过矫正牙周病引发的软硬组织不良外形，重建其生理性结构，以便于患者的菌斑控制；促进牙周组织的修复与再生，建立新的附着关系；恢复牙齿的美观与功能。

2. 手术的适应证 基础治疗后牙周袋深度仍≥ 5.0mm 并伴有探诊出血；基础治疗手段无法完全清除牙周袋内的病变组织、牙石及菌斑；牙槽骨外形不规则，需通过手术进行骨成形、植骨术或牙周引导性组织再生术；根分叉病变达到Ⅱ度或Ⅲ度；附着龈过窄、牙龈退缩等需通过膜龈手术进行治疗的情况；牙体充填治疗、修复或改善美观需求而需手术延长临床牙冠的情况。

3. 手术的禁忌证 病因及局部炎症未得到消除；患者依从性不佳或无法配合手术；患有全身性疾病，无法承受手术的患者。

4. 手术的时机 通常选择在牙周基础治疗后 1 ～ 3 个月。通过牙周检查及 X 线检查，全面评估患者的牙周状况，以确定是否需要手术及具体的手术方法。对于无手术禁忌证且符合适应证的患者，方可进行牙周手术治疗。

5. 手术的基本要点 包括术前务必完成牙周基础治疗，彻底去除牙石及局部促进因素，并确保患者菌斑控制良好。术前应向患者详细解释手术目的及术中、术后可能出现的情况。通过问诊、化验检查等手段，全面了解患者的全身健康状况。

详细记录术区的牙周临床指标，并根据术区解剖特点，选择合适的麻醉方式。在手术过程中，应严格遵循无菌原则，预防交叉感染。术中需彻底清除菌斑、牙石及病变组织，操作应准确、轻柔，有效控制出血，避免对牙周组织造成医源性损伤。龈瓣缝合时，应确保完全覆盖骨面，并与骨面和牙面紧密贴合，缝合后进行牙周塞治。

术后护理的重点在于确保患者良好的菌斑控制及保持术区牙龈组织的稳定。根据手术种类、范围及患者的全身状况，酌情使用抗生素以预防感染。

（二）牙龈切除术

牙龈切除术是用手术方法切除肥大、增生的牙龈组织或后牙某些部位的中等深度牙周袋，以修整牙龈的不良外形，更利于对菌斑的控制。

1. 适应证

（1）牙龈增生，形成龈袋，且经基础治疗未能消除。

（2）后牙区存在中等深度的骨上袋，袋底未超过膜龈联合，且附着龈宽度足够。

（3）牙龈瘤或妨碍进食的妊娠瘤，在全身状况允许的情况下可考虑手术。

（4）智齿冠周炎形成盲袋，龈瓣影响牙齿萌出。

2. 非适应证

（1）未接受牙周基础治疗，牙周炎症未消除。

（2）牙周袋过深，超过膜龈联合。

（3）牙槽骨缺损或形态不佳，需进行其他手术。

（4）前牙的牙周袋，因牙龈切除术可能导致牙根暴露，影响美观。

3. 器械与用途

（1）牙周探针：探测龈袋深度及范围。

（2）牙周印记镊：探测龈袋深度并在牙龈表面做记号。

（3）斧形切龈刀：用于唇颊侧及舌腭侧切口。

（4）龈乳头刀或柳叶刀：切除龈乳头。

（5）大弯镰形器、锄形刮治器：刮除炎性肉芽组织。

（6）小弯手术剪：修整牙龈。

4. 手术步骤

（1）常规麻醉、消毒、铺巾。

（2）用牙周探针和牙周袋印记镊在牙龈表面做标记，测定牙周袋深度（图 11-12、图 11-13）。

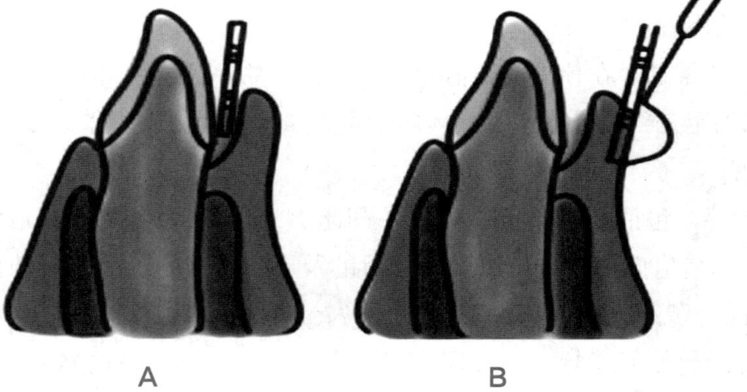

图 11-12　探针法牙龈切除术定点示意图

A. 探针测量袋深；B. 牙龈表面测量并标记袋深位置。

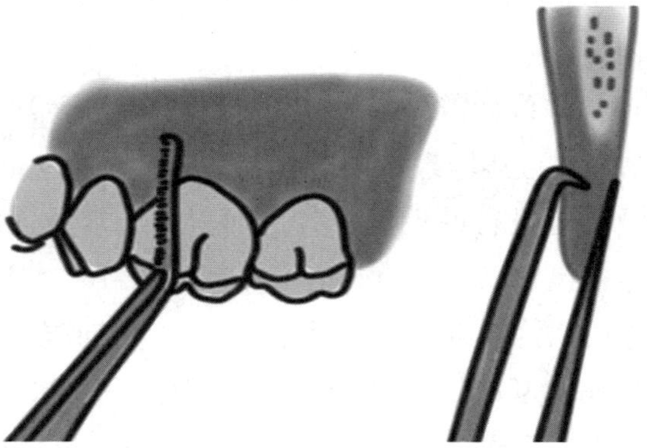

图 11-13　印记镊法牙龈切除术的定点示意图

A. 印记镊定袋底；B. 侧面观：印记镊直端位于袋底，带齿端从牙龈表面刺入。

（3）用斧形切龈刀的后刀缘在距标记线 2.0 ～ 3.0mm 的根方牙龈处切开，斜形切至龈袋底，用龈乳头刀切断龈乳头（图 11-14）。

（4）完整去除切断的牙龈组织，刮除残留的肉芽组织和牙石，修整龈缘至接近正常生理外形。

（5）冲洗、止血，并置于牙周塞治剂（图 11-15）。

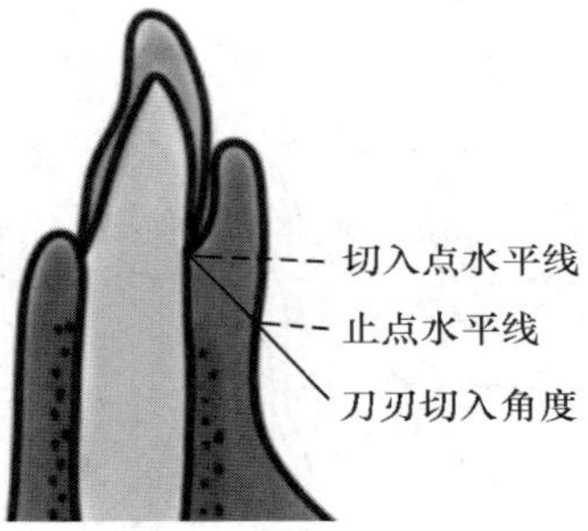

图 11-14　牙龈切除术切口示意图（从定点的根方 1 ～ 2mm 处做切口，与牙面呈 45° 角外斜切入至袋底的根方）

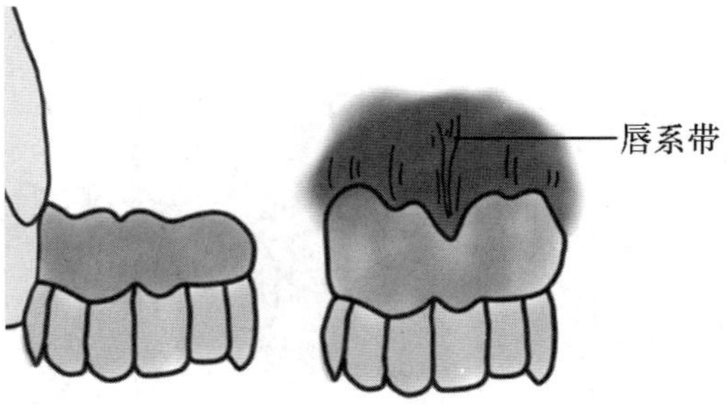

图 11-15　牙周塞治示意图

A. 放置牙周塞治剂；B. 覆盖术区，避开系带。

（三）翻瓣术

翻瓣术是通过手术方法翻起牙龈黏骨膜瓣，切除牙周袋内壁，在直视下刮净龈下牙石和肉芽组织，修整牙槽骨，然后将牙龈复位并缝合，以达到消除牙周袋、使牙周袋变浅或促进新附着形成的目的。

1. 适应证　翻瓣术是目前应用最广泛的牙周手术方法，基础治疗后 1 ～ 3 个月后复查，有下列情况，可进行翻瓣术。

（1）深牙周袋或复杂性牙周袋，经基础治疗后牙周袋仍在 5.0mm 以上，且探诊出血。

（2）牙周袋超过膜龈联合，不宜进行牙周袋切除。

（3）需修整骨缺损或进行植骨术、牙种植术及截根术。

（4）根分叉病变伴随深牙周病变的患者，需要在直视下平整根面，暴露根分叉，或者需要截除某一病变牙根的患者。

2. 手术方法及步骤 以改良 Widman 翻瓣术为例，翻瓣术的基本步骤和操作方法如下。

（1）常规麻醉、消毒、铺巾。

（2）切口设计：翻瓣术的切口设计需综合考虑手术目的、所需暴露的牙面及骨面程度、龈瓣复位的水平及保证龈瓣的良好血液供应等因素。

1）水平切口：即沿龈缘附近进行的近远中方向切口，通常涵盖术区患牙，并向两侧各延伸 1 ～ 2 个健康牙齿。其具体操作包含以下三个关键步骤（图 11-16）。①第一切口，即内斜切口。在距龈缘 0.5 ～ 2.0mm 处开始，使用 # 11 或 # 15C 刀片，以 10°角向根方切入，直至牙槽嵴顶或其附近。从术区唇面（或舌面）的一端起始，刀片以提插方式移动，每次插入均确保到达骨嵴顶。在沿逐个牙的牙龈扇贝状外形移动时，需特别注意刀片方向的转变，以保留龈乳头的外形，避免误切。内斜切口主要是将欲切除的组织，包括袋内壁的上皮、炎症肉芽组织、结合上皮及袋底与骨嵴顶间的结缔组织纤维切开。这些组织将在后续步骤中被清除。②第二切口，即沟内切口。在第一切口完成后，使用骨膜起子将龈瓣从骨面分离，暴露第一切口的最根方。随后，将刀片从袋底切入，直达牙槽嵴顶或其附近，围绕术区牙齿的一周均做此切口。将欲切除的袋壁组织与牙面彻底分离，为后续的组织清除和龈瓣复位做准备。③第三切口，即牙间切口。亦称牙间水平切口，是在完成龈瓣翻开后进行的。操作时，将刀片与牙面保持垂直，于骨嵴顶的冠方位置，水平地切断袋壁组织与骨嵴顶及牙面的连接。此切口不仅沿颊、舌面进行，更需在两牙之间的邻面深入，刀片需伸入邻间隙，从颊舌方向彻底断离欲切除的组织与骨嵴顶和牙面的连接。

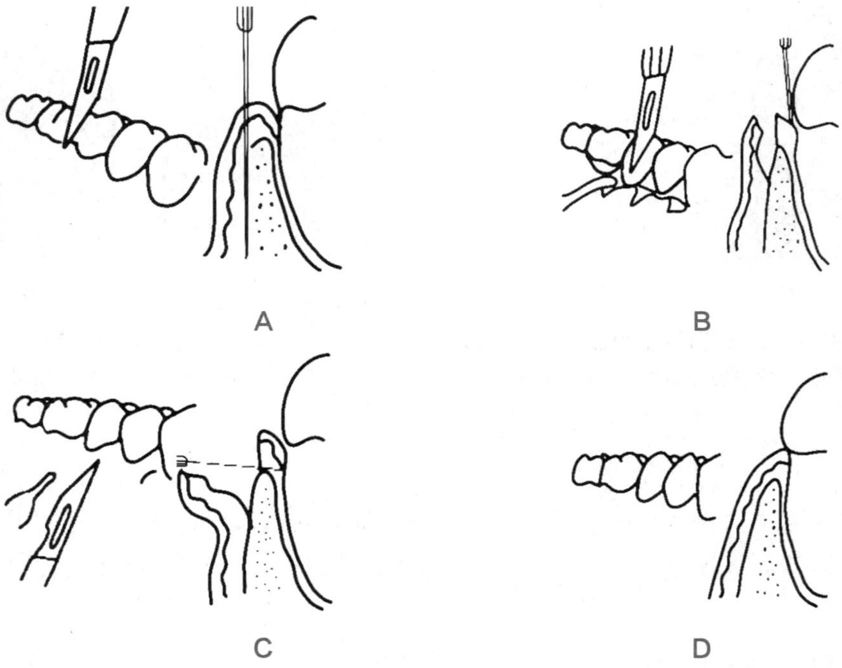

图 11-16　水平切口示意图（改良 Widman 翻瓣术）

A. 内斜切口；B. 沟内切口；C. 牙尖水平切口；D. 龈瓣原位复位。

2）纵行切口：又称垂直切口，是在水平切口的近中端或两端所作的纵行延伸，旨在减小组织张力，更好地暴露术区。切口自龈缘起始，穿越附着龈，直至牙槽黏膜或颊侧移行沟。在双侧均做纵行切口时，需确保龈瓣的基底部略宽于龈缘，呈梯形，以保障龈瓣的血供。纵行切口应选在术区近、远中侧健康的牙龈组织上，位于牙的颊面轴角处，通常将龈乳头纳入龈瓣内，便于术后缝合。应避免在龈乳头中央或颊面中央做纵行切口，因为这些位置不利于切口愈合。同时，舌腭侧也应尽量避免，以防伤及血管、神经，导致出血过多，影响愈合。是否实施纵行切口，需依据手术目的和龈瓣的设计而定。

3）保留龈乳头切口：在植骨术、引导性组织再生术，以及存在前牙美观需求时，若龈乳头的近远中径较宽，可将整个龈乳头保留在某一侧的龈瓣上，而非将其从颊、舌向切开翻起。通常，完整保留的龈乳头会与唇（颊）侧瓣相连。此方法的优点在于，能更严密地覆盖邻面植骨处，防止植入物脱落或感染，同时减少术后龈乳头的退缩，维护美观。其切口方法为对每个术区患牙均做环形沟内切口，不切断邻面颊舌侧的龈乳头，而是在舌腭侧距龈乳头顶端至少 5.0mm 处做弧形切口，贯通两侧邻牙的轴角。随后，用尖柳叶刀从弧形切口处伸入，指向唇面，切透龈乳头基底部的 1/2 ～ 2/3。翻瓣时，通过牙间隙将龈乳头翻至唇（颊）侧，与唇侧龈瓣一同翻起。

（3）翻瓣　在手术切口之后，进行龈瓣的翻开。龈瓣的种类包括全厚瓣和半厚瓣两种。大多数情况下，翻起的软组织瓣为黏骨膜瓣，也称为全厚瓣。用骨膜分离器进行钝分离，沿牙槽骨将骨膜连同龈瓣一同翻起，以暴露病变区。

（4）刮治和根面平整：龈瓣翻开后进行彻底的清创。用刮治器刮除暴露于根面和病变处的肉芽组织。肉芽组织被刮净后，出血即可明显减少，术野清晰。仔细检查根面，在直视下刮净牙根表面的牙石及含有内毒素的表层牙骨质，即进行根面平整。可用手工刮治器，也可手工和超声器械联合使用，提高效率，从而达到彻底清创的目的。

（5）龈瓣的复位：在龈瓣复位前，用弯剪刀清除和修剪龈瓣内面（尤其是龈乳头内侧）残留的肉芽组织和上皮，并适当修剪龈瓣外形，使颊、舌侧乳头处的龈瓣能对接，龈瓣的外形与骨的外形相适应并能覆盖骨面。修剪完毕后，用生理盐水冲洗创口，并仔细检查，在确定无残留牙石及肉芽组织后，根据手术的目的将龈瓣复位，然后用湿纱布在表面轻压 2 ～ 3 分钟，由根方压向冠方，挤压出多余的血液及空气，使龈瓣与骨面、牙面紧贴，其间仅有薄层血块，避免术后形成无效死腔和感染，以利于术后愈合。根据手术的不同目的，可将龈瓣复位于不同的水平，分为原位、根向、冠向及侧向复位 4 种。

（6）缝合：在龈瓣复位后，需要对龈瓣进行缝合以固定其位置。龈瓣的缝合方法有多种，包括牙间间断缝合、悬吊缝合、褥式缝合、锚式缝合等。其中，悬吊缝合法和牙间间断缝合是翻瓣术中最常用的缝合方法（图 11-17 ～图 11-20）。

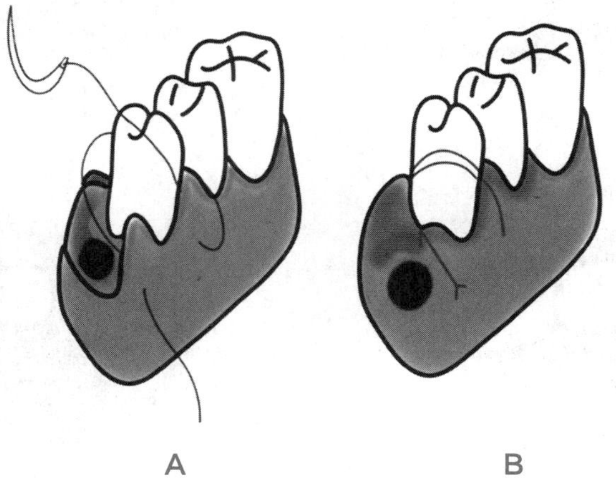

图 11-17　单侧翻瓣时，双乳头悬吊缝合示意图

A. 从瓣的近中乳头外表面进针，缝线环绕牙齿，到达同侧龈瓣的远中，再从远中龈乳头的外表面进针；B. 返回近中龈乳头处，打结，将单侧瓣的两个乳头悬吊在牙上。

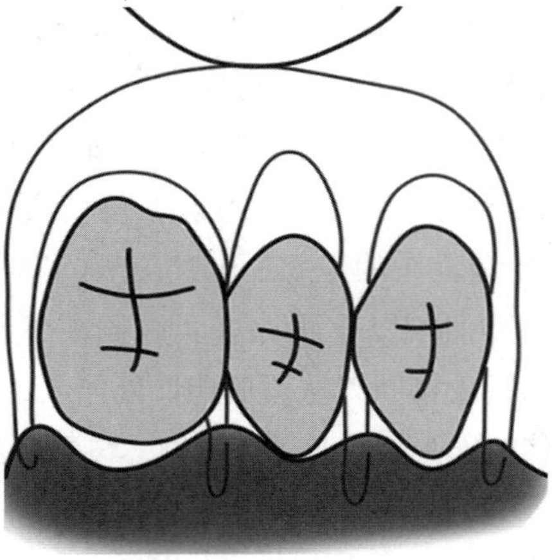

图 11-18　单侧连续悬吊缝合示意图

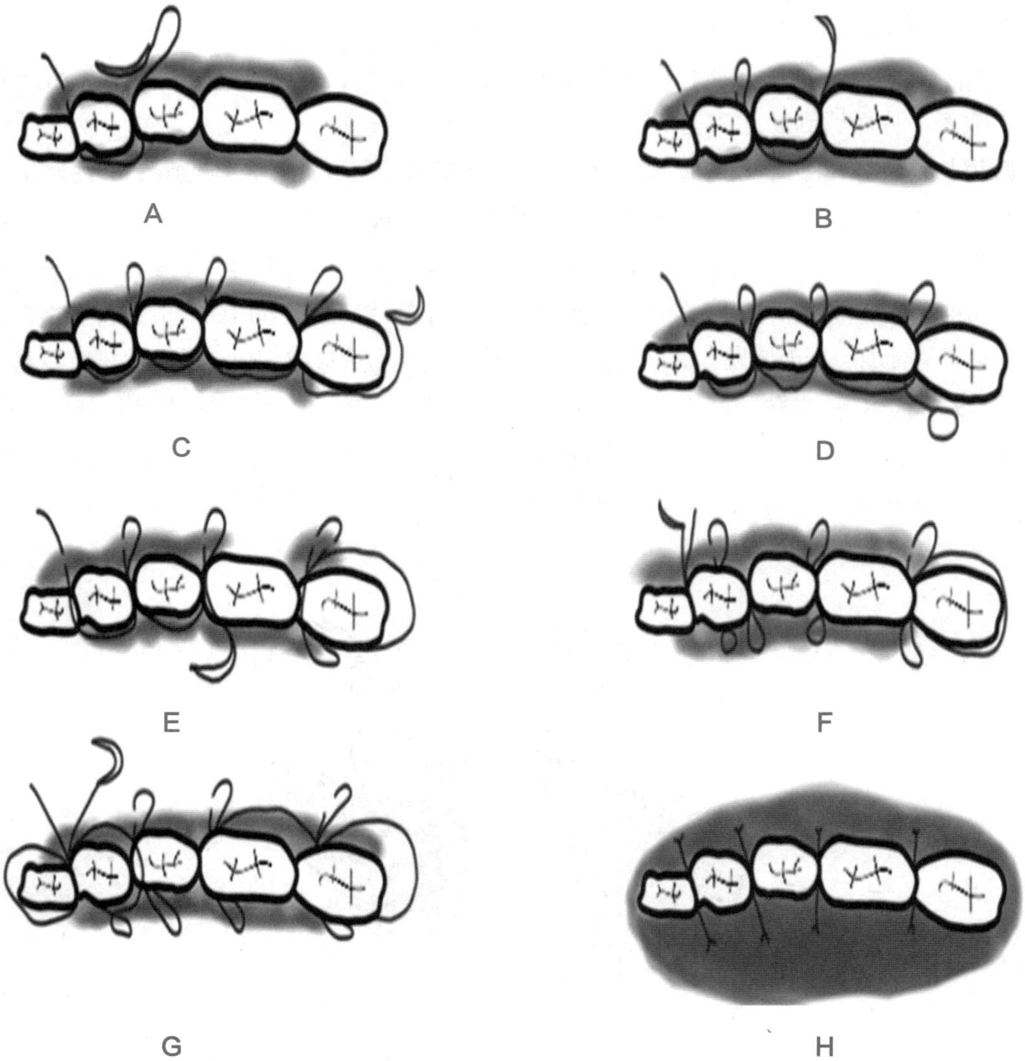

图 11-19　双侧连续悬吊缝合示意图

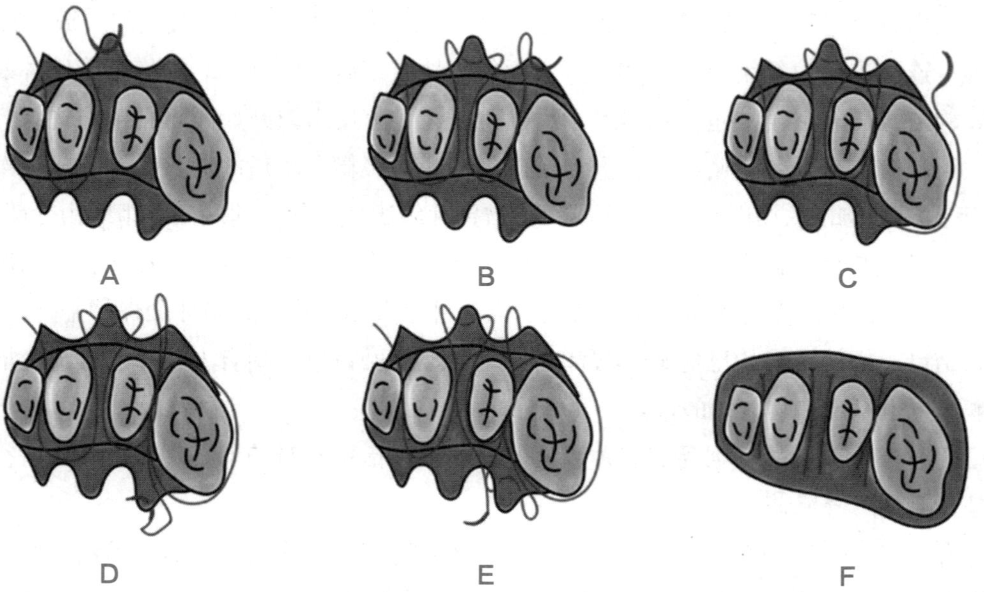

图 11-20　连续悬吊加水平褥式缝合示意图

（7）牙周塞治：止血、保护创面、促进组织愈合。

3. 术后护理　术后 24 小时内，建议在与手术区相应的面部间断放置冰袋，以有效减轻术后组织水肿。手术当天可刷牙，但需避免刷及手术区域。同时，应使用 0.12% 或 0.2% 的氯己定溶液含漱，每天 2 次，直至可以恢复正常刷牙为止。妥善护理有助于减少菌斑形成，保持口腔清洁。

患者需了解的是，在术后的第 1 个月内，保持口腔及牙面清洁至关重要。若手术范围广或涉及骨成形、植骨等复杂操作，可预防性口服抗生素 4 ～ 5 天以预防感染。一般情况下，术后 1 周可除去塞治剂并拆线。在塞治剂被移除后，通常会观察到切口处已被上皮所覆盖，轻触可能会引发出血。这些新生的上皮组织极为娇嫩，需倍加呵护，避免任何形式的损伤。手术后，牙齿的稳固性可能会暂时下降，但通常在 4 周内即可恢复至术前水平。在此期间，特别是术后 6 周内，应避免对牙周袋进行探测，以免破坏软组织与根面的附着关系。

4. 术后并发症及处理

（1）术后出血：若术后出血持续存在，应立即移除塞治剂，定位出血点，并采用压迫法或电烧灼法进行止血。止血成功后，需重新放置塞治剂。

（2）术区牙齿咬合疼痛：可能是由于塞治剂过多或咬合高点所致。应调整咬合关系，去除多余的塞治剂。若疼痛由炎症扩展至牙周膜，一般会随时间逐渐消退。但若症状加重，则需检查术区有无感染及残留牙石，必要时进行切开引流和彻底清洁。

（3）肿胀：术后 2 天内，可能在与术区相对应的面颊部出现无痛性肿胀，甚至伴有淋巴结肿大和体温升高。这是手术引起的局部炎症反应，通常会在术后第 4 天开始消退。若肿胀持续或加重，或出现疼痛，应立即使用抗生素如阿莫西林，并嘱患者热敷肿胀区域以促进消退。

（4）低热：部分患者可能会在术后 24 小时内感到虚弱或低热，这是手术引起的短暂菌血症的全身反应。术前预防性使用抗生素可有效降低这一症状的发生概率。

（5）塞治剂脱落：及时复诊以重新放置。

5. 术后的组织愈合

（1）组织学愈合过程：翻瓣术后，龈瓣与牙面或骨面的连接起始于血凝块的形成。在术后的24小时内，这一连接主要由纤维蛋白网及其间富含的中性粒细胞、红细胞、损伤细胞碎片及伤口边缘的毛细血管构成，同时渗出液也会增多。术后1～3天，上皮组织开始爬行至龈瓣边缘，并逐渐覆盖至牙面。若龈瓣与牙槽骨紧密贴合，炎症反应将会相对轻微。术后1周，结合上皮逐渐形成并稳固地附着于牙根面。此时，龈瓣下方的血凝块已被肉芽组织所替代，这些肉芽组织由牙龈结缔组织、骨髓腔或牙周膜细胞分化而来。若龈瓣与牙（骨）面贴合不紧，肉芽组织的形成会更为旺盛，炎症也会相对加重，从而影响愈合速度。术后2周，胶原纤维开始形成，并与牙面保持平行。术后3～4周，上皮和结缔组织的重建均已完成。龈沟内被正常上皮所衬里，结合上皮也已形成，同时牙槽嵴以上的牙龈纤维也呈现出功能性的排列。

手术后的牙槽骨愈合过程则受到多种因素的影响，包括手术时的暴露程度、是否进行骨成形及术后骨面是否得到严密覆盖等。

（2）愈合方式：牙周治疗的一个核心目标在于将牙周袋变浅或消除，而手术治疗则是达成这一目标的重要手段之一。治疗完成后的愈合转归有以下几种方式。

1）牙龈退缩：手术中，牙周袋壁被切除、龈瓣被根向复位，或术后牙龈组织因炎症水肿消退，这些都会导致临床上龈缘位置向根方移动，牙根暴露，从而使牙周袋变浅或消失。这种变化有利于患者自我控制菌斑，保持牙龈健康，但在前牙区域可能会影响美观。

2）炎症消退与探诊深度减少：结缔组织内的炎症浸润消退后，会有新的胶原纤维生成，使组织变得更加致密。这导致探针无法穿透结合上皮进入结缔组织内，同时袋壁也会变得紧绷，使得临床探诊深度减少。尽管牙周袋变浅或消失，但新形成的龈沟底仍位于治疗前的水平，牙周附着并未增加。

3）长结合上皮愈合：当袋深度变浅或消失时，在袋内壁与原来暴露于牙周袋内的牙根表面之间会形成一层长而薄的结合上皮。这种愈合方式称为长结合上皮愈合。在菌斑控制良好的情况下，该处牙龈可以长期保持健康。然而，由于根面被上皮覆盖，阻止了新的结缔组织附着的形成。虽然临床上牙龈无炎症，龈沟较术前变浅，临床探诊检查时可能显示有附着获得，甚至有一定程度的牙槽骨新生，但组织学观察证明，在长结合上皮下方的结缔组织中只有与牙根面平行走向的胶原纤维，缺乏功能性排列的牙周膜纤维，因此，并非真正的结缔组织附着获得。这是翻瓣术后最常见的愈合方式。

4）牙周组织再生：这是最理想的愈合方式。在原来已暴露于牙周袋内的病变牙根面上，会有新的牙骨质形成，并伴有新生的牙周膜纤维埋入其中。这些纤维束的另一端埋入新形成的牙槽骨内，形成了有功能性的牙周支持组织。新形成的结合上皮位于治疗前牙周袋底的冠方。以前，这种愈合方式被称为新附着。目前，关于新附着的概念已有所更新，特指在原来暴露于牙周袋内的根面上有新的牙骨质形成并有新的胶原纤维埋入的情况。

在翻瓣术后的愈合过程中，龈瓣与根面之间先由血凝块连接。之后，牙龈上皮、牙龈结缔组织、牙周膜、牙槽骨四种来源的细胞会先后向根面生长贴附。最终的愈合方式取决于上述四种细胞的生长速度及条件。由于上皮生长速度最快，因此，长结合上皮愈合是最常见的愈合方式。而牙周组织再生则是最理想的愈合方式，但在临床上，常规翻瓣术后很少获得这种再生。

（3）利于新附着和促进组织愈合的措施如下。

1）彻底切除袋内壁上皮，以防止上皮过早地与牙面接触而形成长结合上皮。

2）术中尽量少暴露骨面，或缩短其暴露时间。手术结束时，应尽量将龈瓣覆盖骨面，以减少骨吸收。改良 Widman 翻瓣术就具有这一优点。

3）清创过程需确保彻底，但同时需细致谨慎，力求在清理的同时保留近牙槽嵴根面上健康的残余纤维组织。

4）龈瓣复位后，应轻轻按压片刻，确保其与牙面紧密贴合，从而有效减少血块堆积的厚度，促进愈合。

5）术后应严格预防感染，并采取措施防止龈瓣从牙面剥离或发生撕裂，确保治疗效果的稳定与持久。

（四）引导性组织再生术

引导性组织再生术（guided tissue regeneration，GTR）是运用膜性材料作为一道屏障，在愈合过程中阻止牙龈上皮沿根面向上生长，并防止牙龈结缔组织与根面直接接触。这种屏障同时创造了一个空间，促使具有再生潜能的牙周膜细胞优先占据根面。在这一过程中，原本暴露于牙周袋内的根面上会形成新的牙骨质，并伴随牙周膜纤维的嵌入，从而实现牙周组织的再生（图 11-21）。

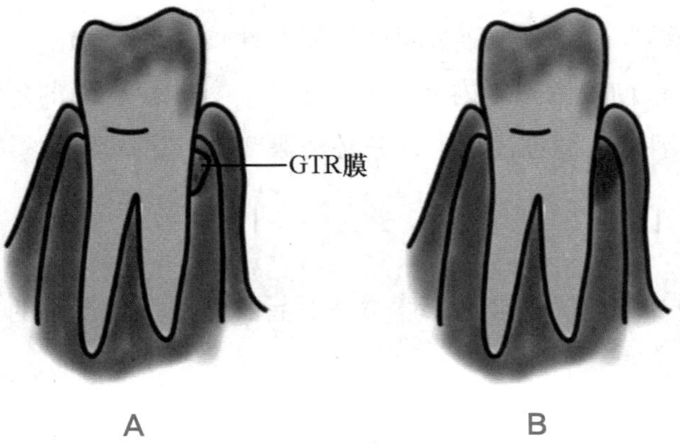

图 11-21 引导性组织再生术示意图

A. 在术区放置屏障膜，引导具有形成再生能力的牙周膜细胞优先占领根面；B. 愈合后形成牙周组织再生。

GTR 手术所使用的膜性材料主要分为两大类，包括不可吸收性膜和可吸收性膜。

不可吸收性膜，其主要成分为聚四氟乙烯（polytetrafluoroethylene，PTFE），在人体内无法降解或吸收。因此，需要在手术后的 6 ～ 8 周内进行第二次手术，以取出这层膜。由于其分子结构稳定，不引发任何组织反应，属于临床应用最早且使用最广泛的膜材料，其临床效果已得到肯定。

相比之下，可吸收性膜在手术愈合过程中能够逐渐降解并被吸收，因此，无须进行二次手术取出。这类膜包括胶原膜、聚乳酸膜等。在国外，已有胶原膜和聚乳酸膜的商品化产品问世，而在国内，也有使用牛腱提取的胶原制备成的胶原膜等产品。

1. 适应证

（1）骨内袋：对于窄而深的骨内袋，GTR 手术效果最佳。若骨袋过宽，则手术效果可能不佳。

其中，三壁骨袋由于牙周膜细胞来源丰富且易于提供生长空间，手术效果最好。同时，窄而深的二壁骨袋也是较好的适应证。

（2）根分叉病变：Ⅱ度根分叉病变是 GTR 手术的适应证，但要求有足够的牙龈高度以完全覆盖手术区域。尤其是下颌磨牙的Ⅱ度根分叉病变，其手术效果尤为显著。尽管有学者报告Ⅱ度根分叉病变的早期疗效存在一定的不确定性，但总体而言，该手术对于此类病变具有积极的治疗作用。

（3）局限性牙龈退缩：仅限于唇面的牙龈退缩，且邻面无牙槽骨吸收且龈乳头完好的情况下，GTR 手术也是一个有效的选择。

对于符合上述适应证的患者，在进行 GTR 手术之前，必须先进行牙周基础治疗，包括口腔卫生指导、洁治、刮治和根面平整、调𬌗等，以控制牙周感染。吸烟者可能会影响术后的愈合过程，因此手术效果可能较差。

2. 手术方法

（1）麻醉与消毒：在进行局部麻醉时，应注意避免在龈缘及牙间乳头处过度浸润麻醉，以减少边缘组织的局部缺血。术前，患者应使用 0.12% 氯己定溶液含漱 1 分钟，并进行口周常规消毒。

（2）切口设计：切口的设计应尽可能保留牙龈组织。内斜切口应切入龈缘处，必要时可做保留龈乳头切口。水平切口应向患牙的近远中方向延伸 1 ～ 2 个牙位，以充分暴露骨病损。当需要增加瓣的移动性时，可在颊侧做垂直松弛切口，并确保切口超过膜龈联合。

（3）翻瓣：翻起全厚瓣，以充分暴露骨缺损及邻近骨质 3 ～ 4mm。

（4）清创与根面平整：彻底去除袋内所有肉芽组织，并刮净根面的牙石等刺激物。平整根面对于组织再生的形成至关重要。在清创过程中，务必确保彻底清除骨质内的内毒素。

（五）截根术

截根术是一种针对磨牙根分叉病变的手术方法，旨在切除病变严重的牙根，保留健康的牙根和牙冠，使患牙保持一定的功能。

1. 适应证

（1）多根牙的一个或两个根牙槽骨破坏严重，伴有Ⅲ度或Ⅳ度根分叉病变，其余牙根病情较轻，牙齿松动不明显。

（2）磨牙的一个根发生纵裂或横折，其他根完好。

（3）磨牙的一个根有严重的根尖病变，根管不通或器械折断于根管内，影响治疗效果。

2. 手术方法

（1）翻瓣：暴露根分叉区，彻底刮治、清创、根面平整。

（2）截根：在根分叉处截断患根并取出，修整截根面（图 11-22）。

（3）密封根管口：在根断面根管口处备洞，用银汞合金或树脂充填。

（4）清创：刮净根分叉深部及拔牙窝内的病变组织。

（5）缝合与塞治：将龈瓣覆盖截根区创面，复位缝合，上塞治剂。

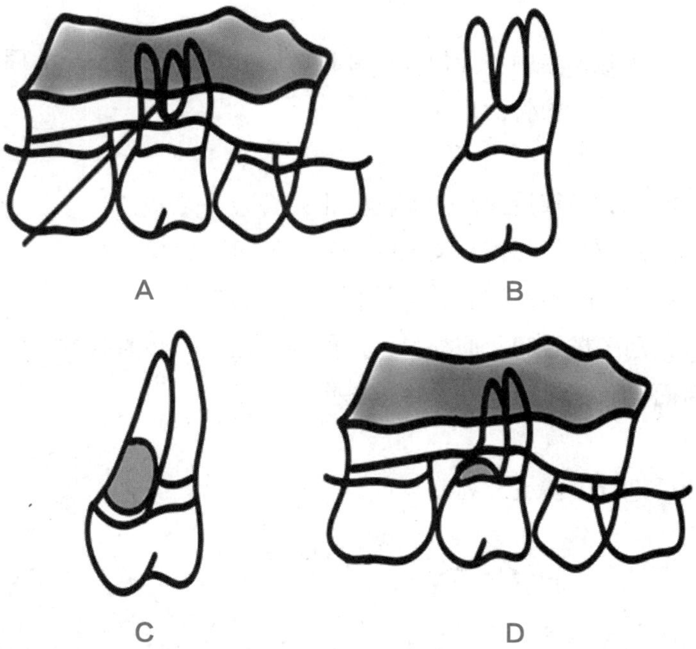

图 11-22　截根术示意图

A. 用高速细裂钻将患根截除；B. 患根切除部位，红色线示应修整的部位；C. 患根截除后，断面应成流线形，消除根分叉的倒凹；D. 修整后的截断面。

3. 术后护理及并发症

（1）调低牙尖，减轻咬合力，避免用患牙咀嚼。

（2）可能的并发症包括余留牙根的牙周破坏加重或根折。

（六）分根术

分根术是将下颌磨牙从正中沿颊舌方向截开，形成两个独立的类似单根牙的牙体，以彻底清除根分叉区深在的病变组织。

1. 适应证

（1）下颌磨牙根分叉区Ⅲ度或Ⅳ度病变，深牙周袋不能消除。

（2）患牙两个根周围有充分的支持骨，牙无明显松动。

2. 手术方法

（1）根管治疗：术前常规根管治疗，髓室内用银汞合金充填。

（2）切开：内斜切口，保留龈缘组织，必要时做垂直切口。

（3）翻瓣：暴露根分叉区，彻底刮除病变组织。

（4）分根：从正对根分叉部位沿颊舌向发育沟切开，将患牙分为近、远中两半。

（5）缝合与塞治；清创、刮除病变组织，冲洗、止血，龈瓣复位、缝合，放置牙周塞治剂。伤口愈合期间制作临时冠，6 ～ 8 周后再进行永久冠修复。

（七）牙半切除术

牙半切除术是将下颌磨牙牙周组织破坏较严重的一个牙根连同该半侧牙冠一起切除，保留病变较轻或正常的另一半。

1. 适应证

（1）下颌磨牙根分叉病变，其中一牙根周围牙槽骨吸收严重，另一牙根周围组织较健康。

（2）患牙尚不松动且能进行根管治疗。

2. 手术方法

（1）根管治疗：术前常规根管治疗，髓室内以银汞合金充填。

（2）切口、翻瓣：同截根术，如根分叉已完全暴露，可不翻瓣。

（3）分割患牙：用高速金刚砂钻或涡轮裂钻将患牙分为近远中两部分（图 11-23）。

（4）拔除患侧冠根：刮净拔牙窝及原根分叉区的病变组织，必要时做骨修整。

（5）修整保留侧断面边缘：形成良好的牙体外形。

（6）龈瓣复位缝合。

（7）伤口完全愈合后进行牙体或牙列修复。

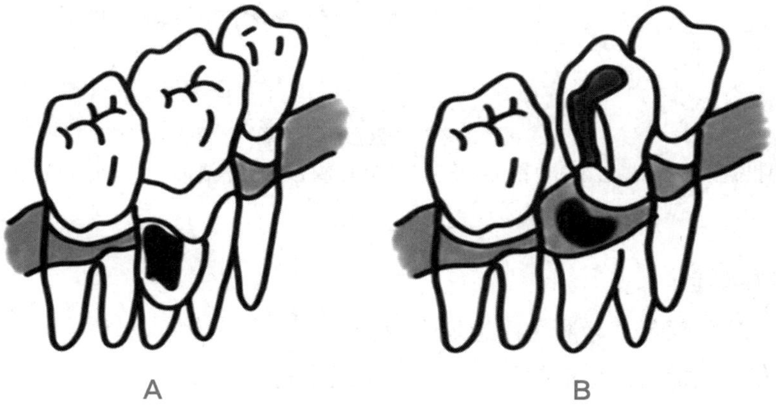

图 11-23　牙半切除术示意图

A. 磨牙根分叉病变，其中一个根的牙周组织破坏严重；B. 牙半切除术。

这些手术方法都是针对磨牙根分叉病变的有效治疗手段，能够彻底清除病变组织，促进牙周组织的愈合和再生。术后护理和并发症的预防同样重要，以确保手术的成功和患者的口腔健康。

（八）牙冠延长术

牙冠延长术是一种通过外科手术降低牙槽骨和龈缘位置的技术，旨在将原本隐藏于龈下的健康牙齿结构暴露出来，进而增加临床牙冠的长度。这一方法不仅有助于牙齿的修复，还能有效解决美观方面的问题。

1. 适应证

（1）牙折裂达到龈下，影响牙体预备、取印模及修复。

（2）龋坏深入龈下，影响治疗或修复。牙根外吸收位于颈 1/3 处，但牙齿仍有保留价值。

（3）修复体侵犯了生物学宽度，需暴露健康牙齿结构以进行重新修复。

（4）临床牙冠过短，导致冠修复时固位不良，需延长临床牙冠以增加固位力。适合上述情况的患牙应具备一定的牙根长度，以确保在手术切除部分牙槽骨后，仍能保持足够的牙周支持。若患牙牙根过短或过细，则不适合进行牙冠延长术。

（5）前牙临床牙冠过短，导致笑时露出过多牙龈，需改善美观效果。

2. 禁忌证

（1）牙根过短，冠根比失调。

（2）牙齿折断达龈下过多，在进行骨切除手术之后，剩余的牙槽骨高度并不足以支持牙齿行使功能。

（3）若为了暴露牙齿断缘而需要切除过多的牙槽骨，可能会导致与邻牙不协调或明显损害邻牙的情况，此时应谨慎考虑手术方案。

（4）对于全身状况不适宜进行手术的患者，应避免手术。

3. 手术方法

（1）术前消除牙龈炎症，并有效控制菌斑，为手术创造良好条件。

（2）仔细探查牙断端的位置及范围，预估术后龈缘应处的位置，并据此设计切口。对于前牙，应考虑术后龈缘位置与邻牙是否协调，切口位置应遵循牙龈的生理外形，特别注意中切牙、侧切牙及尖牙龈缘位置的关系。

（3）根据术后龈缘的新位置，确定内斜切口位置。若附着龈宽度不足，则需采用相应的根向复位技术。

（4）翻瓣，切除被标记的牙龈组织，充分暴露根面或牙根断面。

（5）进行骨修整，切除部分支持骨，确保骨嵴顶降至牙断缘根方至少 3.0mm 处。对于改善露龈笑的美容手术，骨嵴应在釉牙骨质界根方 2.0mm 处，以使术后龈缘位于釉牙骨质界的冠方 1.0mm。同时，还需注意中线两侧牙齿的龈缘位置关系，保持左右对称，注意协调美观。

（6）进行彻底的根面平整操作，去除根面上残余的牙周膜纤维，防止术后形成再附着影响手术效果。

（7）修剪龈瓣的外形和适宜的厚度，确保龈瓣过厚不影响术后龈缘的外形，同时避免过薄导致牙龈退缩。然后，将龈瓣复位并缝合于牙槽嵴顶处水平位置。一般采用牙间间断缝合方式，必要时可配合水平或垂直式缝合。对于根向复位瓣术，则需采用悬吊缝合方式。

（8）在冲洗、压迫止血后，仔细观察龈缘的位置及牙齿暴露情况，确保满意后放置牙周塞治剂进行保护。

（9）术后护理等事项与翻瓣术和骨切除术相同，需遵循医嘱进行恢复和护理。

4. 术后修复的时机　通常情况下，术后 4 ～ 6 周是组织愈合、龈缘位置基本稳定的关键时期。为了保障组织的正常愈合与修复体的完美适配，建议在手术后先使用临时冠进行过渡。至于永久修复体的制作，最好在术后 6 周之后进行。若过早进行修复，可能会干扰组织的正常愈合进程，导致修复体边缘在组织充分愈合后出现暴露等不良情况。对于涉及美容效果的修复，建议在术后至少 2 个月后再进行。而对于薄龈生物型的美学修复患者，由于组织变化可能更为复杂，修复时间可进一步延后至 3 ～ 6 个月，以确保修复体与患者口腔环境的完美融合。

四、牙周病的修复与正畸治疗

牙周病的修复与正畸治疗是牙周炎患者治疗过程中的一个重要阶段，通常作为第三阶段牙周治疗来实施。在患者经过系统的牙周治疗并有效控制菌斑后，炎症逐渐消退，牙周组织得以恢复健康，为患者的缺失牙修复或正畸治疗提供了良好的条件。然而，需要注意的是，不恰当的修复治疗或正畸治疗也可能对健康的牙周组织造成损害。

（一）牙周病的修复治疗与修复体设计要求

1. 修复治疗的措施 牙周病的修复治疗主要包括松牙拔除后的永久义齿修复，以及采用牙周夹板进行牙齿的固定。这些措施旨在恢复患者的咀嚼功能和美观。

2. 修复体的设计与制作要求

（1）位置选择：修复体的边缘应尽量放置在龈缘的冠方，以确保不会对牙龈造成过多的压迫。在美学要求较高的牙齿位置，修复体边缘可以稍微深入龈下，但一般不超过 0.5mm，以避免侵犯生物学宽度。

（2）外形设计：修复体的冠部外形设计应有利于菌斑的控制，例如避免颊、舌面过于突出，恢复正确的接触区，确保冠缘与牙面紧密贴合，以及修复体边缘与牙体的平滑过渡。

（3）材料选择：修复材料应具备良好的生物相容性，使机体能够适应，以确保不会对牙周组织产生不良反应。

（4）表面处理：修复体表面必须抛光至光滑，以减少菌斑的附着和滋生。

（5）咬合关系：修复重建后的咬合关系应稳定且有利于牙周健康的维持，避免过度的咬合压力对牙周组织造成损伤。

3. 修复治疗的时机与前提 修复治疗应在牙周炎得到有效控制、患者具备良好的菌斑控制和口腔卫生习惯，并且治疗后咬合关系稳定的情况下进行。患者的修复治疗计划应在初次就诊时即开始考虑，需综合患者的牙周状况、治疗反应及依从性等因素，精心设计治疗方案，并在治疗过程中根据实际情况不断进行调整和优化。

（二）牙周病的正畸治疗

1. 正畸对牙周组织的影响

正畸治疗通过机械力使牙齿移动，是牙周组织改建的结果。加力的大小、方向、持续时间及正畸装置的设计和放置方式，都会对牙周组织产生预期（治疗性）或不良（破坏性）的影响。正畸治疗过程中可能发生的牙周组织不良临床反应如下。

（1）菌斑堆积和牙龈炎症：正畸患者多为青少年，对口腔卫生的重视程度不够，且处于青春期龈炎的好发年龄。正畸装置的存在往往不利于菌斑的清除，因此，大多数正畸患者在治疗过程中都会发生不同程度的龈炎。

（2）牙龈退缩：正畸压力侧的牙龈厚度和骨板厚度对防止牙龈退缩至关重要。治疗前应充分评估角化牙龈的厚度和宽度。当需要扩弓或使牙齿向唇颊侧移动时，由于牙轴的改变可能导致牙根向唇侧倾斜，使原本较薄的骨板迅速吸收，进而引起牙龈退缩和根面暴露。然而，对于某些因牙位不正导致的轻度牙龈退缩，正畸治疗可将其纠正至正常位置。

（3）牙根吸收：正畸加力时，受压侧的牙槽骨和相应的牙根都可能发生吸收。当加力过快或过大时，可引起明显的甚至严重的牙根吸收，通常发生在根尖处。少数患者还可能出现牙颈部的牙根外吸收。

2. 牙周病患者正畸治疗的适应证 牙周炎患者的以下问题可通过简易正畸治疗解决。

（1）纠正前牙的深覆𬌗、前牙病理性的扇形移位、过长、扭转和间隙。

（2）调整基牙的位置，使其处于平行状态，便于义齿的戴入，同时减少对牙体组织的切割。

（3）后牙缺失未及时修复时，邻牙向缺牙间隙倾斜形成深骨下袋，可通过正畸治疗使其直立。

（4）拥挤错位的牙齿可通过正畸治疗建立良好的咬合关系和重要的咬合标志。

（5）前牙折断达龈下时，可用正畸方法将牙根牵引萌出，以延长临床牙冠，便于修复。

（6）改善软组织外形，如通过正畸将前牙排齐或压低，从而改正龈缘位置。

（7）Ⅱ度～Ⅲ度根分叉病变可做分根术，使多根牙成为两个“单根”。若分根后两根过于靠近，可用正畸手段将其推开，有利于修复。但需注意，对于牙槽骨吸收已超过根长 1/2 的患牙，正畸治疗应谨慎进行。

3. 牙周病患者正畸治疗的注意事项

（1）开始正畸治疗的时机：必须在牙周炎症已得到有效控制、刺激因素及深牙周袋已消除、牙龈保持健康状态且患者已掌握菌斑控制方法的情况下开始正畸治疗。未经治疗的牙周炎或虽经治疗但炎症仍存在、菌斑未控制、病情仍处于活动阶段的患者是正畸治疗的主要禁忌证。

（2）正畸治疗开始前，应对每位需要正畸治疗的患者进行全面的评估，包括口腔卫生状况、习惯，有无未经治疗的牙周炎或牙龈炎，牙周炎是否定期进行维护治疗，受力区牙和牙槽骨的厚度、冠根比，治疗牙和全口的咬合负担，有无夜磨牙或紧咬牙习惯，有无不良修复体，牙周病的家族史及全身健康状况等。

（3）正畸治疗过程中要注意以下几点。

1）正畸装置必须放置合理，避免对牙周组织造成不必要的损伤。

2）每次复诊均应监测菌斑控制情况，定期进行牙周检查和维护治疗。

3）对牙周支持组织已经减少的患牙，施力大小及方向应特别注意，避免过度加力导致牙周组织进一步损伤。

4）矫治过程中要经常检查有无𬌗干扰和过度的牙松动，及时找出原因并采取相应的纠正措施。

（4）正畸加力停止后，甚至保持器佩戴数月后，牙周纤维和牙槽骨的改建仍在持续进行。特别是牙周炎患者，由于牙周组织通常存在一定的松动性，其愈合过程更为缓慢。因此，佩戴保持器的时间至少为 1 年，部分患者甚至需要终身保持。在此阶段，仍应高度重视口腔卫生，并定期进行牙周支持治疗。正畸治疗的最终目标是使患者获得既具备良好功能又健康美观的牙列，而这其中，牙周组织的健康无疑是不可或缺的。

五、牙周病的疗效维护

牙周病的疗效维护是一个长期的过程，需要患者和医师的共同努力来维护治疗效果。

（一）自我维护

自我维护是牙周病疗效维护的基础，患者应该掌握并坚持的口腔基本保健方法如下。

1. 正确刷牙　选择适合自己的牙刷和牙膏，采用正确的刷牙方法，如巴氏刷牙法，每天至少刷牙 2 次，每次至少 3 分钟。

2. 使用牙线　牙线可以清除牙缝中的食物残渣和菌斑，是刷牙的重要补充。

3. 剔牙 对于难以用牙刷和牙线清除的食物残渣，可以使用牙签或牙线棒进行剔牙。

4. 牙龈按摩 适当的牙龈按摩可以促进血液循环，增强牙龈的抵抗力。

5. 叩齿 叩齿可以锻炼牙齿和牙周组织，增强其功能。

（二）定期复查与维护治疗

定期复查和维护治疗是确保牙周病治疗效果的关键。

牙周治疗后，患者应在 3 ～ 6 个月内进行 1 次复查。复查内容包括口腔卫生状况、牙龈炎症程度、牙周探诊出血倾向、牙周袋深度、附着水平及牙齿松动度等。医师应详细记录检查结果，并根据需要检查牙龈指数、菌斑指数、牙周指数等。此外，每半年至一年应进行 1 次 X 线检查观察牙槽骨、牙周膜等的变化。

维护与治疗措施如下。

1．根据菌斑染色情况，指导患者加强口腔卫生，如增加刷牙次数、使用牙线等。

2．进行必要的龈上洁治术、龈下刮治术和根面平整术，以清除牙菌斑和牙结石。

3．进行脱敏和牙面抛光，以减少牙齿敏感和牙面粗糙度。

4．调𬌗矫正食物嵌塞，拔除松动牙，以改善口腔环境和功能。

5．确定复诊的时间和治疗方法，根据患者的具体情况制订个性化的维护计划。

通过自我维护和定期复查与维护治疗，患者可以有效维护牙周病的治疗效果，预防疾病的复发。同时，医师也应给予患者充分的指导和支持，帮助患者建立良好的口腔卫生习惯，提高自我维护的能力。

▶知识拓展

中医在牙周病治疗中的作用

中医在牙周病的治疗中也有一定的价值。中医认为牙周病主要是由于胃火上炎、肾阴亏虚等原因引起。通过中药方剂调理，可以清热泻火、滋阴补肾，从而改善牙周病的症状。此外，中医的针灸、推拿等疗法也可以起到调节气血、疏通经络的作用，促进牙周组织的血液循环，增强局部组织的抵抗力。

但中医治疗牙周病通常需要与现代口腔医学的治疗方法相结合，以达到更好的治疗效果。

—• 考试知识点总结 •—

—• 本章小结 •—

—• 协和云课堂…… 拓展练习及参考答案 •—

（魏 丽 曹长红 吴晓童 蔡成莲 张文平）

第十二章　种植体周组织及疾病

教学课件

学习目标

素质目标

（1）具备爱伤意识，具备对患者的人文主义关怀精神，并树立严谨的科学态度和良好的职业道德。

（2）具备良好的学习态度及严谨的工作作风，提升科学的思维方法，不断创新、与时俱进的观念。

（3）具备良好的人际沟通能力及团队协作精神。

知识目标

（1）掌握：种植体周围疾病的临床表现、诊断方法及治疗原则。

（2）熟悉：种植体周组织的定义、结构和功能。

（3）了解：牙周病患者的种植治疗在口腔修复中的关键作用。

能力目标

（1）能通过学习，具备进行种植体周组织的临床检查中，包括黏膜颜色、质地、探诊深度等关键指标的评估能力。

（2）能独立制订种植体周疾病的治疗计划。

案例导入

【案例】

患者，男性，45 岁。

主诉：右下第一磨牙缺失多年，现计划进行种植修复。

现病史：平时刷牙时偶尔出血，有轻度口臭，且刷牙方法为横刷。

个人史及既往史：无吸烟史，但患有轻度糖尿病，血糖通过饮食控制相对稳定。

口腔检查：右下第一磨牙缺失区可见食物残渣滞留，邻牙牙颈部有轻度牙结石附着，牙龈轻度红肿，探诊出血。口腔黏膜无明显异常，牙齿排列整齐，咬合关系良好。

影像学检查：右下第一磨牙缺失区骨量充足，主要为板层骨，无明显骨质缺损或病变。

【问题】

1. 患者的哪些个人习惯和健康状况可能影响进行种植牙后的口腔健康？如何建议患者改善？

2. 如何制订该患者的治疗方案？

·核心知识拆解·

种植体周组织指紧密围绕在已经成功实现骨结合的牙种植体周围的组织结构，主要分为种植体周黏膜和骨组织两部分，具有独特解剖生理特点，其经历的生理变化，包括与周围软硬组织的整合及软组织愈合，为种植体的长期稳定性奠定基础。种植体周组织疾病是围绕种植体的软硬组织发生的炎症性病变，包括种植体周黏膜炎和种植体周炎，其发病与口腔卫生、咬合负荷、手术等因素有关，治疗方案包括机械清除菌斑和牙石、药物治疗和手术干预；种植体周疾病的预防至关重要，它贯穿于种植治疗的全过程，包括治疗前、治疗中及治疗后。为确保种植体的长期稳定性和健康，必须采取综合措施来预防疾病的发生，并定期进行维护。另外，牙周病患者在种植治疗前应进行完善的牙周系统治疗，全面系统评估后才能进行种植，以防止种植体周组织疾病的发生。

第一节　种植体周组织

种植体周组织，特指紧密围绕在已形成骨结合的牙种植体周组织，分为软组织部分与硬组织部分。其中，软组织部分即种植体周黏膜，是种植体被植入口腔内或基台被安置后，伤口愈合过程中的自然产物。它如同一个精心编织的保护层，覆盖在种植体的表面。硬组织部分为骨组织，与种植体的表面紧密结合，保持种植体的稳定。基于组织学和解剖学的特点，种植体周组织具有两个基本功能：种植体周黏膜保护其下方的骨组织，骨组织则支持种植体。

一、种植体周黏膜

种植体周黏膜（peri-implant mucosa），指紧密包绕在种植体周边的软组织结构，它在种植体植入后的组织愈合阶段扮演着至关重要的角色。这一黏膜的形成可以追溯至一段式种植体被妥善植入，并随之关闭黏骨膜瓣后的愈合期，或是二段式种植体与基台成功连接后所经历的愈合阶段。在此过程中，种植体周黏膜逐渐出现与天然牙周围组织相似的复杂结构，包括类似游离龈、附着龈及龈沟的特征。

种植体软组织沟的深度与种植体周软组织的高度有关。种植体软组织沟的深度与种植体周软组织高度有关，一般在正常无炎症或仅有极轻微炎症状况下为 1.5 ～ 3.0mm。种植体周黏膜在邻面也有类似龈乳头的外形，在两个种植体支持的修复体之间平均高度 3mm，在种植体支持的修复体与天然牙之间乳头的高度≤ 5mm，乳头的高度取决于支持骨嵴顶的高度。龈乳头高度通常不超过 5mm。

龈乳头的高度并非固定不变，而是受到支持其下方骨嵴顶高度的直接影响。这一精细的解剖结构不仅增强了种植体周围组织的稳定性，还进一步提升了修复体的美观度与功能性。

1. 穿黏膜附着　种植体周黏膜紧密地附着于种植体之上，这一过程被称为穿黏膜附着（transmucosal attachment）。这一独特结构在种植体周软组织与种植体之间构建了一道生物学封闭，能有效地阻挡口腔内的细菌及其有害代谢产物侵入下方的骨组织，从而维护了种植体周围环境的清洁与健康。

穿黏膜附着由两个关键部分协同构成，它们共同构成了强大的生物学屏障。①结合上皮：亦被称为屏障上皮（barrier epithelium）。这部分结构与天然牙龈的结合上皮具有诸多相似之处，其长度约为 2mm。它紧密地贴合在种植体表面，通过基底板和半桥粒的连接方式，实现了与种植体的牢固附着。②结缔组织附着区：这一区域位于屏障上皮与骨嵴顶之间，其高度为 1 ～ 2mm。在这个区域内，结缔组织直接与种植体表面相连，形成了另一道坚实的附着层。这两部分结构相互协作，共同构成了种植体周围的生物学屏障，为种植体的长期稳定和成功提供了保障。

2. 种植周黏膜的性质　种植体的植入位置既可能在角化黏膜上，也可能在非角化黏膜上。因此，种植体周黏膜的性质也相应地具有多样性，既可以是角化黏膜，也可以是非角化黏膜。当种植体周黏膜为角化黏膜时，其外部呈现出角化良好的口腔上皮特征，这层上皮与沟内上皮紧密相连。沟内上皮继续向根方延伸，直至与屏障上皮相接，而屏障上皮则牢牢地附着在种植体的表面。在屏障上皮的根方区域是结缔组织附着区，它为种植体提供了额外的稳固支撑。角化黏膜的最小量对维持种植体周组织的健康至关重要，目前学术界的研究结果尚存在分歧。有研究显示，种植体周角化黏膜厚度小于 2mm 的部位，更容易积聚菌斑，并可能导致种植体周黏膜发生炎症。这一发现提示，角化黏膜的厚度可能在某种程度上影响着种植体周组织的健康状况。

3. 种植体周黏膜的结缔组织　构成相当复杂，其中胶原纤维和基质占据主导地位，占比高达 85%，成纤维细胞与血管则相对较少，分别约占 3% 和 5%。在沟内上皮与屏障上皮相邻的结缔组织中，可以观察到少量的炎症细胞聚集，并且存在类似于龈牙血管袢的精细袢状血管结构。然而，在直接贴附于种植体表面的结缔组织区域（即结缔组织附着区），血管结构则显得较为稀疏。在结缔组织附着区，与天然牙周围的组织相比，该区域缺乏牙骨质和插入的结缔组织纤维。相反，结缔组织与种植体表面直接接触，且该区域的胶原纤维含量相较于天然牙的牙周组织更为丰富。这些胶原纤维主要来源于牙槽骨嵴顶的骨膜，它们从骨膜向软组织边缘延伸，其方向与基台表面保持平行。当远离种植体时，胶原纤维呈现出环形围绕种植体的排列方式。这种环形纤维的具体作用尚未完全明确，推测其可能有助于形成围绕种植体周的软组织“封闭”，从而维护种植体的长期稳定与健康。

种植体周的结缔组织内血管分布相对较少，这些血管均源自骨膜的大血管分支。种植体周围并不存在牙周膜结构，钛种植体与骨组织之间的界面也缺乏血管丛的存在。因此，种植体周黏膜的血供主要依赖于牙槽骨嵴外侧骨膜上的大血管。血管分支至牙槽骨上方的黏膜区域，形成位于口腔上皮下方及紧邻屏障上皮侧方的毛细血管丛。

二、种植体周骨组织

缺牙区域的骨组织构成主要包括占比 46% 的板层骨、占比 23% 的骨髓，以及占比 12% 的纤维组织和 4% 的类骨质。上颌前牙区的骨组织富含骨髓成分，下颌前牙区的骨组织主要由致密的板层骨构成。牙种植体植入后组织愈合中，种植体与骨组织间会出现骨结合，这是种植体成功的必要条件。

骨结合的概念由布兰马克（Brånemark）首次提出，指在光镜下观察到的负载种植体表面与周围骨组织直接接触现象。随后，施罗德（Schröder）等人采用“功能性骨固连（functional ankylosis）”来描述这一结合。后来，阿尔布雷克特松（Albrektsson）和塞纳比（Sennerby）进一步明确了骨结合的定义，即有活性的骨与负载种植体表面之间的直接且紧密的功能性和结构性连接。

骨结合是种植体与骨组织结合的理想方式，𬌗力通过种植体直接传导于颌骨，种植体与周围组织间无相对运动，力虽不能缓冲，但能较好地传导和分散，只要力量适度，就不会对种植体与骨组织复合体造成损伤。种植体界面达不到100%的完全骨结合，也会与骨髓组织相接触或纤维结缔组织接触，骨、骨髓、纤维的相对比例对种植体的寿命和功能状态起着决定性作用。普遍观点认为，只要种植体界面中骨组织的比例达到30%～75%，即可认为形成了有效的骨结合。然而，如果种植体大部分或全部被纤维组织所包裹，可能会导致种植体松动、脱落，最终导致种植失败。

种植体植入后，其周嵴顶骨高度会发生一定的变化。在种植体植入和负载初期，骨的改建会导致嵴顶骨高度降低。种植体基台界面（即微间隙）的位置可能影响最初的边缘骨丧失量，不同设计的种植体在嵴顶骨高度降低的量上可能存在差异。一般而言，这种由骨改建导致的嵴顶骨高度降低通常不超过2.0mm。

三、健康种植体周组织的临床特征

1．种植体周黏膜呈现健康的粉红色，无肿胀，质地坚韧，且不存在肉眼可见的炎症表现（图12-1）。

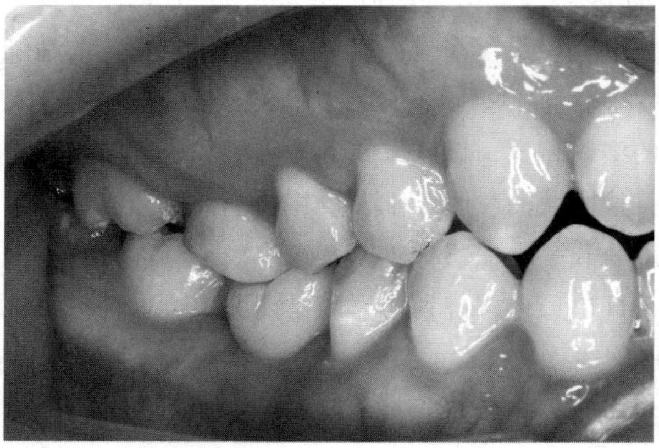

图12-1　健康的种植体周围组织（46种植体修复）

2．探诊后，种植体周围软组织未出现出血现象，即无线状或溢出至种植体软组织沟的出血。

3．探诊深度稳定，具体数值主要取决于种植体植入时该部位的软组织原始高度，且在此后的观察中，探诊深度并未出现加深。

4．在种植体植入后的初期阶段，骨组织经历愈合与改建过程，此后未观察到进一步的骨吸收现象。具体而言，初期骨改建导致的骨高度降低应不超过2mm。

第二节　种植体周组织疾病

种植体周组织疾病是围绕种植体的软组织和硬组织发生的炎症性病变。这种病变有两种主要形式。一种是较为轻微的种植体周黏膜炎，它主要影响软组织，通常是可逆的，意味着如果得到及时治疗，可以恢复健康；另一种是更为严重的种植体周炎，它不仅影响软组织，还会深入破坏支持种植体的牙槽骨，导致骨量减少。种植体周炎若未能及时得到妥善处理，将会引发持续的骨质流失，破坏种植体与骨骼之间的紧密结合，最终可能导致种植体的松动乃至脱落。因此，种植体周炎被视为影响牙种植体长期稳定性和成功率的关键因素之一，是导致种植体失败的重要原因。

一、病因

种植体周组织疾病的根源主要在于菌斑的积聚。有慢性牙周炎病史、口腔卫生维护不当、种植后未能按期复查保养的患者，以及吸烟者和糖尿病患者，都更容易患上种植体周炎。此外，还有一些其他因素，尽管相关证据较少，但也被认为是影响因素之一，如种植体周围缺乏角化黏膜、种植体位置不利于清洁等。咬合负载过重也曾被视为种植体周炎的一个重要原因，但最新的研究并未发现直接证据支持这一观点。

（一）菌斑微生物侵害种植体

多数学者认为，种植体周组织疾病与牙周疾病相似，主要由菌斑积聚导致。证据包括菌斑积聚引发黏膜炎；成功与失败种植体周围微生物群落差异大；引入致病菌导致骨吸收；抗生素治疗改善症状；控制菌斑减轻炎症。口腔卫生不佳是种植体周炎的重要风险。健康种植体周围菌斑以革兰阳性球菌及非能动菌为主，炎症时则变为革兰阴性厌氧菌、产黑色素菌及螺旋体，数量大增，能动菌比例高达 50%。探诊深度超过 6mm 时，细菌总量增加 20 倍，厌氧菌增多。菌斑生物膜结构类似龈下牙菌斑。部分缺牙患者种植体周围菌斑含牙周致病菌，如牙龈卟啉单胞菌、螺旋体，无牙患者则较少，主要由机会致病菌组成。天然牙周袋可能传播致病菌至种植体。全口拔牙也不能完全消除致病菌，只会使致病菌数量减少。因此，种植前需彻底治疗牙周炎，全口拔牙患者也需关注种植后牙周健康维护。

（二）生物力学负载过重

咬合负载过重曾被认为是种植体周炎发病的重要促进因素，认为它可导致种植体 – 骨界面产生微小骨折，形成垂直骨吸收，继而有上皮和结缔组织向根方增殖移行，包绕种植体。但目前没有证据表明咬合负载过重会导致种植体周炎。

可能会导致种植体生物力学过载的因素如下：

义齿接触异常致侧向力过大；义齿上部结构固位不佳易损伤；种植体数量不当影响受力；义齿

设计不合理，如单端桥过长增大末端应力；种植体位置排列异常，力向不一；上下颌骨关系异常难获理想咬合；种植体周围无牙周膜及感受器，受力迟钝，易受创伤。

（三）其他多种影响因素

1. 牙周炎病史影响 有牙周炎病史的患者在接受治疗后，种植体周炎的发生率仍高于无病史者，凸显彻底治疗牙周炎的重要性。牙周炎易感者易患种植体周炎。

2. 口腔卫生与维护

（1）菌斑控制不当是种植体周炎的高风险因素，口腔卫生维护不佳的患者更易患病。

（2）定期维护对于降低种植体周炎发病率至关重要。

3. 种植义齿与种植体特性

（1）不同类型的种植义齿在菌斑控制上存在差异，固定义齿相对更难控制。

（2）粗糙的种植体表面虽然促进骨结合，但感染后难以清除。

4. 手术及术后因素

（1）手术过程中的创伤和术后口腔卫生不佳可能引发感染。

（2）骨的质和量对种植体骨结合有重要影响。

5. 黏膜与种植体设计

（1）角化黏膜有利于口腔卫生维护，缺乏时可能影响种植体周围组织健康。

（2）种植体的位置、生物学宽度、深度及龈瓣设计等因素均影响种植体周围组织健康。

6. 全身健康因素

（1）糖尿病患者的血糖控制不佳增加种植体周炎的发生风险。

（2）吸烟是影响种植体周围骨丧失的重要因素，戒烟可改善治疗效果。

（3）酗酒也被视为种植体周炎的危险因素。

（4）其他全身系统性疾病，如骨质疏松症，可能影响种植体愈合及周围组织反应。

二、临床表现

微课：种植体周疾病的临床表现

1. 种植体周黏膜炎 是一种局限于黏膜层的炎症，不累及骨组织，与龈炎类似。通过适当的治疗，这种病变是可以逆转的。它主要由口腔卫生不佳和菌斑积累引起。患者没有明显症状，或仅感到疼痛。在种植体周围有菌斑存在，有黏膜红肿、光亮等炎症表现。轻探诊后，黏膜出现线状出血或溢出软组织沟的出血，轻压或探诊后还可能溢脓。由于肿胀或黏膜对探诊的敏感性增加，探诊深度可能会加深，但重要的是，这种情况并不伴有骨吸收。去除菌斑后，炎症通常约 3 周消退。

有一特殊类型表现为“增生性黏膜炎”，当上部结构长期覆盖或压迫软组织，且没有保持适当的清洁空间时，可能导致局部卫生状况不佳，从而导致软组织增生性炎症。在种植体周围，可以看到无角化黏膜区域。

2. 种植体周炎 种植体周炎是种植体周围组织的病理状况，其特征是黏膜炎症和支持骨组织的丧失。这种病变已经突破了黏膜屏障，影响到了骨组织，与牙周炎类似。但通过适当的治疗，可以阻止进一步的骨丧失。

可表现为种植体周黏膜红肿、疼痛，探诊后出血和 / 或溢脓。探诊深度比基线水平加深，形成种植体周袋，黏膜边缘退缩。影像学检查显示骨丧失超过了骨改建的正常变化。手术翻开时，可以看到围绕种植体的环形骨吸收模式。在严重情况下，种植体可能出现松动，甚至脱落。由于种植体周围组织的防御能力较弱，炎症进展通常比牙周炎更快，可能在数月内导致种植体失败。

三、辅助检查

在种植体周组织疾病的诊疗过程中，医师的作用举足轻重，负责及时检查、准确诊断、有效预防与积极治疗。为了确保种植体的稳固与功能，尽早发现、诊断及治疗种植体周组织疾病是保障种植体种植成功的关键。

1. 口腔卫生状况评估　仔细检查存留牙及种植义齿表面的菌斑和牙石量。采用改良菌斑指数记录与评估种植体周的菌斑情况。其标准分为 4 级，0 级表示无菌斑，1 级为探针尖轻划即可发现菌斑，2 级为肉眼可见菌斑，3 级则存在大量软垢。

2. 种植体周黏膜检查　观察种植体周黏膜是否红肿，软组织有无增生。检查是否存在溢脓和瘘管形成，如条件允许可检测龈沟液量或流速。

3. 探诊检查　使用普通牙周探针进行轻压力探诊，评估种植体周袋深度、附着丧失量和探诊出血情况（图 12-2）。注意探诊时应避免压力过大，以防损伤黏膜与种植体表面的附着。采用改良龈沟出血指数评估探诊出血情况。

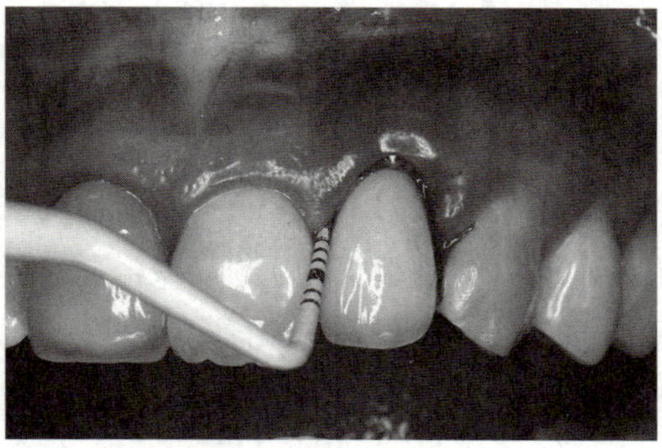

A

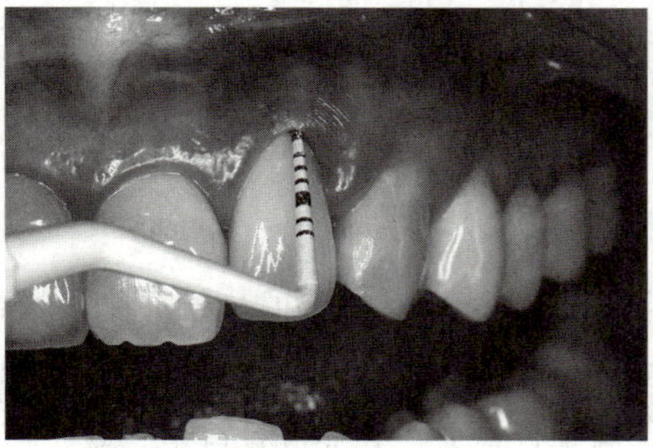

B

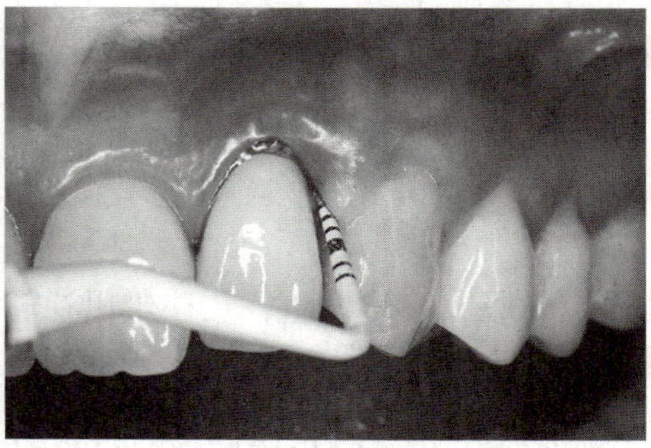

C

图 12-2　种植体周探诊且探诊后出血

A. 近中；B. 中点；C. 远中。

4. 上部结构关系检查　检查咬合关系是否稳定，无前伸及侧方运动时的干扰。使用咬合纸或蜡片检查是否存在干扰，避免侧向力及过大的咬合力导致的生物力学负载过重。

5. X线检查 术后每年进行X线检查（根尖片或曲面体层片），及时检查种植体周骨吸收水平（图12-3）及骨结合情况。观察种植体–骨界面的骨结合情况，如出现透射影则提示有纤维组织介入，是晚期种植体周炎的表现。

6. 种植体松动度检查 出现临床可见的松动时，表明炎症已完全破坏骨结合，需考虑拔除失败的种植体。使用Periotest动度检测仪进行量化分析，以更准确地评估种植体松动度。

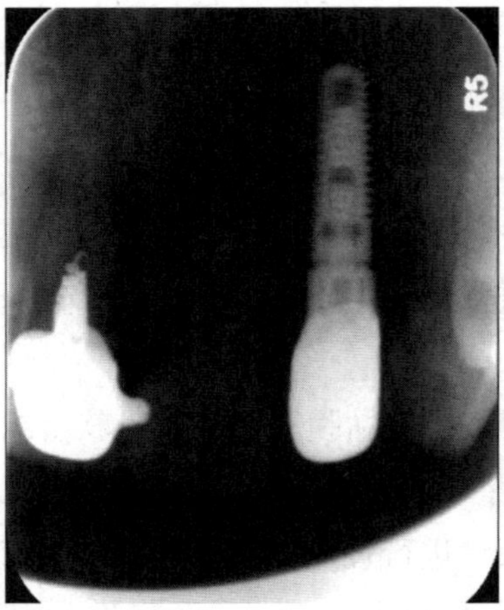

图12-3 X线显示种植体颈部骨吸收

四、诊断

1. 种植体周黏膜炎 临床诊断时，需具备以下特征：种植体周黏膜出现炎症表现（红、肿、质软）；探诊后有明显出血（线状出血或溢出软组织沟）和/或溢脓；探诊深度可能加深，但也可能保持不变；除最初骨改建时骨嵴顶水平有少量变化外，无骨丧失。

2. 种植体周炎 临床诊断时，需具备以下特征：种植体周软组织出现炎症变化（红、肿、质软）和探诊后出血和/或溢脓；与上部结构放置时相比，探诊袋深度加深；影像学检查显示与修复体完成后1年时相比有进展性骨丧失；在没有最初的X线检查和探诊深度记录的情况下，如果骨丧失≥3mm和/或探诊深度≥6mm并伴有明显出血，也可诊断为种植体周炎。

五、治疗

种植体周围骨吸收一旦发生，往往难以逆转，因此，种植术后的维护与预防种植体周炎显得尤为重要，其意义甚至超过治疗本身。治疗种植体周组织疾病的核心治疗原则在于长期、彻底地清除菌斑，有效控制感染，消除种植体周围的袋状结构，遏制骨丧失，并促进骨再生。

（一）初期治疗策略

种植体周疾病的初期治疗，首要任务是彻底去除病因，包括菌斑和牙石的沉积。

1. 机械清除菌斑与牙石 当种植体周围黏膜探诊出血阳性，但无溢脓，且探诊深度不超过4mm时，应优先考虑机械除菌斑治疗。

（1）使用专为种植体设计的器械，如与种植体硬度相当的钛刮治器或塑料器械，以避免损伤钛表面。

（2）若采用超声波洁牙器械，需选用碳纤维工作尖等专用工作尖，以确保牙石碎裂并安全清除。

（3）彻底清除天然牙齿及种植义齿各部位（包括种植颈、种植基台、上部结构软组织面）的菌斑和牙石。

（4）使用橡皮杯和抛光膏对种植体表面进行抛光，以进一步清除菌斑并减少其沉积。

（5）甘氨酸喷砂也是一种有效的菌斑清除方法。

（6）若咬合负荷过重，需考虑调整以减轻负担。

2. 氯己定辅助治疗

（1）对于探诊出血阳性、探诊深度在 4 ～ 5mm，无论有无溢脓的种植体部位，除机械除菌斑治疗外，可辅助使用氯己定。

（2）建议患者每天使用 0.12%～ 0.20% 的氯己定溶液含漱。

（3）对种植体周袋部位使用 0.2%～ 0.5% 氯己定溶液进行龈下冲洗。

（4）在感染部位局部涂抹 0.2% 氯己定凝胶。

（5）通常需持续 3 ～ 4 周的抗菌剂治疗以达到治疗效果。

3. 抗生素治疗

（1）当种植体部位探诊出血阳性、探诊深度达到或超过 6mm，且 X 线检查显示骨吸收，同时种植体周袋内检测到革兰阴性厌氧的牙周致病菌时，无论有无溢脓，应考虑使用抗生素治疗。

（2）抗生素的使用旨在消除或减少致病菌，促进软组织愈合。

在持续 10 天的氯己定治疗期间，为增强对厌氧菌的抗菌效果，建议联合应用直接针对厌氧菌的抗菌药物，如甲硝唑或替硝唑，进行全身给药。此外，局部使用控释抗生素也是一种有效的辅助治疗手段。但需注意的是，仅当抗生素释放装置能够动态、持续地释放药物时，才能确保获得良好的临床效果。同时，抗生素在局部的浓度必须足够高，且能够维持至少 7 ～ 10 天，以确保其能够穿透牙菌斑生物膜并发挥治疗作用。

（二）手术治疗

在初期治疗成功控制炎症后，针对部分病例，可进一步采取手术治疗，手术治疗主要分为切除性手术和再生性手术两大类。

1. 切除性手术　目标在于使种植体周围的袋状结构变浅，修整不规则的骨外形，并彻底清除种植体表面的菌斑和牙石，使其恢复光洁状态。

2. 再生性手术

（1）除了达到切除性手术的目标外，还有促进种植体周围骨再生的目标。

（2）临床观察表明，对于垂直型骨吸收的种植体周围病变，植骨后的骨再生效果通常优于水平型骨吸收的病变。

在选择再生治疗还是切除治疗时，需综合考虑局部骨吸收的程度、范围及患者的具体情况。对于部分无附着黏膜包绕种植体颈部，且反复发生黏膜炎的患者，可考虑进行膜龈手术，以在种植体周围重建附着黏膜，从而改善局部环境和预后。

六、预防和疗效维持策略

种植体周组织疾病的预防至关重要，它贯穿于种植治疗的全过程，包括治疗前、治疗中及治疗后。为确保种植体的长期稳定性和健康，必须采取综合措施来预防疾病的发生，并定期进行维护。

（一）严格把控种植治疗适应证

对于牙周炎未得到有效控制、病变持续进展或存在重度牙周炎病史的患者，应谨慎考虑种植修复治疗，以免增加种植体周疾病的风险。

术前患者需戒除烟酒等不良习惯，并接受常规治疗以处理邻牙及口内其他天然牙的牙周炎问题。同时，应保持良好的口腔卫生习惯，并定期复查以确保口腔健康。只有在探诊深度≤ 5mm，且 BOP（出血指数）阳性位点≤ 25%的情况下，才可考虑进行种植治疗。

（二）优化设计种植体及其上部结构

1. 材料选择 种植体材料应具有良好的生物相容性和耐腐蚀性，以确保长期稳定性。

2. 表面形态设计 种植体表面形态应有利于菌斑控制，减少细菌附着和繁殖的机会。

3. 上部结构设计 软组织面设计应便于清洁和维护，以减少菌斑积聚。同时，种植体的位置应确保完全位于骨组织内，避免暴露于唇（颊）侧或舌（腭）侧骨板之外。

4. 力学分布 种植体的数目、位置、排列及上部义齿的咬合关系应经过精心设计，以确保力能够均匀分散，从而减少种植体承受的侧向力和扭力，降低并发症的风险。

（三）严格无菌操作与抗生素预防

1. 无菌操作 在进行种植手术时，应严格遵守无菌操作原则，确保手术区域的清洁和无菌状态。

2. 抗生素预防 对于范围较大、操作复杂的种植手术，建议术前预防性应用抗生素，以降低术后感染的风险。抗生素的选择和使用应遵循医嘱，并确保用药的安全性和有效性。

第三节 牙周病患者的种植治疗

一、预后和风险

牙周病在我国成人中普遍存在，且是导致牙齿丧失的主要原因。因此，在寻求种植修复的患者群体中，牙周病患者占据了相当大的比例。牙周炎患者在经过牙周治疗后，并非完全不能进行种植治疗，但其种植失败的风险确实相比于牙周健康人群有所增高。此外，这些患者还可能出现更多的边缘骨吸收，患种植体周炎的风险也会增加。特别是重度牙周炎病史的患者，其种植体周围的临床附着丧失情况明显更为严重，与牙周健康患者及轻度牙周炎患者相比存在显著差异。同时，广泛型侵袭性牙周炎患者的种植失败率也高于慢性牙周炎患者和牙周健康者。

二、种植前的准备

牙周病患者在考虑进行种植治疗前，需进行一系列细致的准备工作，旨在确保种植治疗的成功与长期效果，进而满足患者对咀嚼功能、舒适度及美观性的需求。关键在于，若患者口腔内仍有存留牙且伴有牙周变，这些病患部位的牙周致病菌极易迅速转移并定植于新植入的种植体上。因此，彻底消除牙周病损，并在种植前确立严格的菌斑控制机制，是保障种植治疗成功的核心要素。

为确保种植治疗的顺利进行，患者还需接受全面的临床检查与放射学评估。这一过程不仅有助于医师全面了解患者的口腔状况，还能通过对潜在危险因素的细致分析，为患者量身定制出既科学又合理的种植治疗方案。

（一）牙周感染控制

牙周感染控制是种植治疗成功的关键前提。对于即将接受种植治疗的患者而言，牙周感染的有效控制是不可或缺的先决条件。尤其对于牙周炎患者，邻近缺牙区的深牙周袋内潜藏着大量牙周致病菌，这些致病菌极易在种植体周围定植，进而引发种植体周围感染，对治疗效果构成严重威胁。因此，在种植治疗开始之前，必须严格执行牙周基础治疗。包括详细的口腔卫生指导，确保患者能够掌握并实践正确的口腔清洁方法，通过龈上洁治、龈下刮治及根面平整等专业手段，全面清除牙石和菌斑，消除致病菌滋生的环境，在必要时，还需辅助以药物治疗，无论是全身性用药还是局部用药，均旨在更彻底地杀灭病菌。完成基础治疗后，需对患者进行再次评估，以确认牙周感染是否得到有效控制。只有当各项感染指标达到理想状态，如菌斑指数降至 20% 以下，全口出血指数不超过 25%，且余留牙的探诊深度保持在 5mm 以内，方可考虑进行后续的种植治疗。若评估结果显示感染控制不佳，特别是存在深牙周袋时，需进一步采取治疗措施，如牙周手术清创或牙周组织再生性手术，以创造更加健康的牙周环境，为种植治疗奠定基础。关于种植前牙周感染控制的具体标准，虽然目前尚未形成统一规定，但普遍认为上述指标是评估感染控制效果的重要依据。特别是余留牙周袋深度≥ 5mm 时，会显著增加患种植体周炎的风险，因此，必须予以高度重视。

（二）种植前的全面检查与风险评估

在种植修复前，对患者进行全面的检查和细致的评估是确保治疗成功与安全的必要步骤。这一过程不仅能够帮助医师全面了解患者的口腔状况，还能准确识别潜在的风险因素，从而作出是否适合进行种植修复的判断。检查内容涵盖了患者的口腔健康状况、牙槽骨质量、咬合关系及全身健康状况等多个方面。医师需综合考虑这些因素，结合患者的年龄、性别、生活习惯等个人特征，进行风险评估。

在种植修复治疗的初步评估中，全面而详尽的病史采集是至关重要的，它不仅帮助医师理解患者的治疗需求与期望，还为制定个性化治疗方案提供参考。

1. 主诉 主诉的获取是首要步骤，它直接反映患者寻求种植治疗的核心动机、最关切的问题、对治疗效果的期待及个人对治疗成功的定义。通过细致询问，医师需评估患者对种植治疗的期望是否合理，避免因期望过高而导致的后续沟通障碍或治疗满意度下降。

2. 现病史 应重点了解患者的牙周健康状况，包括疾病的起病、发展过程及以往治疗经历。特别是关于牙齿丧失的原因、时间节点，以及既往修复治疗的类型、成效与存在的问题，这些信息对于评估牙槽骨的现状（如高度、宽度缺损程度）至关重要。失牙时间的长短直接影响骨量的变化，是制定治疗计划时不可忽视的因素。

3. 全身状况评估 评估患者的全身状态是否适宜进行种植手术，识别任何可能妨碍伤口愈合的疾病或状况。特别留意那些构成种植治疗禁忌或增加风险的因素，确保治疗安全并最大化成功率。

（1）全身系统性疾病史：需全面回顾患者的全身健康状况，特别关注糖尿病、骨质疏松症等可能影响骨代谢的疾病，以及血液系统、心血管系统、免疫系统、神经系统的疾病史。同时，了解患者是否处于妊娠期，有无颌面部肿瘤或放疗经历，这些均可能对种植治疗产生直接或间接影响。

（2）口腔病史：详细询问口腔卫生习惯、既往口腔治疗经历（特别是修复治疗），以及是否使用过双膦酸盐类药物或是否有头颈部放疗史，这些因素与骨坏死风险相关。此外，还需注意患者是否有磨牙等不良习惯，以及烟酒嗜好、药物依赖等情况。

三、牙周炎患者种植治疗的独特性与考量

牙周炎患者在牙周感染得到有效控制的前提下，同样可以接受种植治疗，且种植手术的基本原则与常规手术保持一致。然而，牙周炎导致的牙齿丧失患者，与非牙周炎患者相比，其特殊性在于缺牙区域往往伴随着软、硬组织的缺损，同时邻近缺牙区的牙齿也可能存在牙槽骨的损害。这些状况无疑增加了种植治疗的难度，要求医师在治疗过程中必须全面考虑，并采取针对性的措施。

（一）牙周炎患者种植修复计划的周全规划

针对牙周炎患者的种植修复计划，需从全面、长期的功能性和稳定性角度出发。由于牙周炎患者的存留牙齿大多存在不同程度的牙周支持组织缺损，因此，医师需根据患者的具体情况制订个性化的治疗方案。

1. 对于牙周缺损程度较轻的牙齿，在经过系统的牙周治疗后，若能够保留，则只需对缺牙区域进行常规的种植治疗。

2. 对于牙周缺损严重、疾病难以控制，或即使暂时控制感染也难以维持长期疗效、无法发挥正常功能的牙齿，应考虑拔除，并将其纳入整体的种植修复计划中，与其他失牙一同进行综合考虑。

3. 对于牙周缺损程度介于上述两种情况之间的牙齿，医师需评估现有牙周治疗方法的预后。若治疗能够带来长期的稳定效果，包括可能的牙周再生治疗具有良好的预后，则应先进行牙周治疗（含再生治疗），待病情相对稳定后，再实施缺失牙的种植治疗。有研究表明，在种植治疗的同时对缺牙区邻牙的牙周缺损进行再生治疗，也能取得满意的效果。

若牙周治疗的预后不佳，为了确保种植体的长期功能及预后，应考虑拔除相关牙齿，并进行全面的种植治疗设计，以避免未来可能出现的并发症。这样的决策旨在确保牙周炎患者的种植治疗既安全又有效，同时满足患者对美观和功能性的长期需求。

（二）牙周炎患者后牙区域种植治疗的独特挑战

后牙区作为牙周炎侵袭的重灾区，牙齿丧失后往往伴随着显著的骨质流失，为后续的种植治疗带来了诸多复杂性和挑战。特别是上颌后牙区，骨量不足成为了一个普遍存在的问题，尤其是垂直方向的骨量缺失更为显著。因此，在牙周炎患者的上颌后牙区进行种植治疗时，骨增量手术成为不

可或缺的一环。除了常规的颊腭向骨增量外，上颌磨牙区还常需进行上颌窦底提升术，以进一步增加骨量，为种植体提供稳固的支撑。近年来，虽然短种植体的应用为部分骨量不足的患者提供了新的解决方案，但其长期效果仍需更多的临床研究和数据支持。对于即使经过上颌窦底提升术仍无法解决垂直骨缺损的患者，垂直向骨增量治疗成为一种必要的选择。然而，这一治疗领域的难度和挑战依然较大，其治疗效果的预测性仍有待提高。

在下颌后牙区，骨量不足同样是一个需要关注的问题。无论是颊舌向的宽度不足还是垂直向的骨量缺失，都可能对种植治疗造成阻碍。为了解决这些问题，医师们可能会采用引导性骨再生术等来促进骨质的再生和修复。同时，对于垂直向骨量不足的患者，除了考虑垂直向骨增量手术外，短种植体方案也是一个值得期待的选项。在治疗前，准确评估下牙槽神经管的位置对于确保治疗的安全性和有效性至关重要。

（三）牙周炎患者前牙美学区种植治疗的特殊考量

牙周炎不仅会导致牙槽骨的高度降低，还会使前牙区的骨量变得尤为珍贵。唇侧骨量和垂直向骨量的同时缺失，以及邻牙牙龈退缩等问题，都为前牙美学区的种植治疗带来极大的挑战。在治疗过程中，医师需要综合考虑患者的咬合关系、笑线位置、唇侧与垂直向骨量缺损程度、牙龈组织厚度及患者对美观的期望和需求。通过充分的沟通和交流，引导患者形成合理的美观期望，是确保治疗效果的重要前提。

为了解决前牙区的骨量缺损问题，医师可能会采用植骨术、引导性骨再生术、自体块状骨移植术等多种技术手段进行联合治疗。在某些情况下，还需要配合上皮下结缔组织移植术等软组织手术来进一步优化治疗效果。对于需要拔除前牙进行种植修复的患者，微创拔牙技术结合拔牙窝植骨术可以最大限度地保留骨壁并促进骨量的早期恢复，从而缩短治疗周期并提高美观效果。

对于伴有牙齿移位的牙周炎患者，正畸治疗与种植治疗的联合应用可能是一个有效的解决方案。在牙周治疗控制感染和炎症后，通过正畸治疗矫正牙齿移位，再进行种植治疗，可以显著提升修复效果和美观度。然而，由于这类患者的治疗过程复杂且难度较高，因此，建议寻求经验丰富、技术精湛的医师进行治疗。

（四）牙周炎患者种植治疗中软组织缺陷的个性化处理

除了硬组织缺损外，部分牙周炎患者还可能存在软组织缺陷的问题，如牙龈组织过薄、角化龈缺失等。这些软组织问题同样需要得到妥善的处理和解决。针对牙龈组织过薄的情况，上皮下结缔组织移植术可以成为一种有效的治疗手段；而对于角化龈缺失的患者，游离龈移植术则可能是一个更好的选择。这些软组织移植技术与方法在膜龈手术中得到了广泛的应用和验证，可以为牙周炎患者的种植治疗提供有力的支持。

四、牙周病患者种植治疗后的综合评估与长期维护

对于牙周病患者而言，种植治疗后的评估与维护是确保治疗效果长期稳定的关键环节。评估工作应包括种植体的骨结合状态、稳定性、修复体状况及种植体周围和天然牙牙周组织的整体健康情况。临床视诊、探诊、动度仪（如 Periotest）检测、共振频率分析及放射学检查等，均是评估种植

体状态的重要手段。其中，种植体的稳定性作为判断种植成功与否的核心指标，需通过松动度检查、动度仪检测、共振频率分析及放射学检查等多种方法进行综合评定。

为确保种植治疗的长期成功，牙周病患者必须遵循规律的定期复查和支持维护计划。复查内容应涵盖种植体及周围软硬组织的健康状况评估、种植体稳定性检查、修复体的完整性与稳定性验证、患者口腔卫生维护能力和菌斑控制情况的考察，以及对种植体周围和牙周组织的专业维护处理。

种植体周围组织的健康维护对于种植治疗的长期疗效至关重要。良好的口腔卫生习惯和定期的专业维护是保障种植体周围健康的基础。在种植治疗完成后的首年，建议每 3 个月进行 1 次复查。此后，可根据患者的具体情况调整复诊间隔。对于口腔卫生控制良好的患者，复诊间隔可适当延长；而对于口腔卫生状况较差或牙周炎患者，则应缩短复诊间隔，建议每 3 ～ 6 个月复查 1 次，以确保及时发现问题并采取相应措施。

▶知识拓展

种植体材料的选择与生物相容性

由于种植体材料长期埋入机体组织中，与体液广泛密切接触，因此，种植体的材料与其周围组织的结合至关重要。常见的种植体材料如钛合金，因其良好的生物相容性和耐腐蚀性而被广泛采用。材料的选择不仅要考虑其机械强度，还要评估其对周围组织的影响，包括是否会引起变态反应或排斥反应。另外，常对种植体表面进行疏松、粗糙化处理而使得其表面获得更好的生物黏附力、表面张力、表面亲水性、骨组织亲和力和适宜的电势能，使种植体与骨组织更加稳固的结合。

随着材料科学的发展，新型生物活性材料的应用也在不断探索中，这些材料能更好地促进种植体与骨组织的结合，提高种植成功率。

—• 考试知识点总结 •—

—• 本章小结 •—

—• 协和云课堂……　拓展练习及参考答案 •—

（吴晓童　闫　阔　吴　双）

第十三章　牙周医学

教学课件

学习目标

素质目标

（1）具备对伴有全身疾病患者及特殊人群（如孕妇、老年人、糖尿病患者等）牙周治疗的特殊关注和人文关怀精神。

（2）具备治疗过程中的责任心和风险意识，提高良好的人际沟通能力及团队协作精神。

（3）具备强化口腔卫生意识和预防为主的健康理念。

知识目标

（1）掌握：牙周医学的概念。

（2）熟悉：伴有全身疾病患者及特殊人群的牙周治疗流程及注意事项。

（3）了解：牙周疾病与全身疾病和健康的关系。

能力目标

（1）能对伴有全身疾病患者及特殊人群的牙周病患者进行相关知识宣教。

（2）能根据患者的全身健康状况，制订个性化的牙周治疗方案。

案例导入

【案例】

患者，男性，55 岁。

主诉：牙龈出血、牙齿松动半年余。

现病史：患者半年前出现刷牙或咬硬物时牙龈出血，并感觉牙齿松动，近日加重，遂来就诊。

既往史：2 型糖尿病病史 5 年，控制尚可；高血压病史 3 年，服用降压药控制。

口腔检查：口腔卫生状况差，牙石多，牙龈红肿，11、16、21、25、26、36、45 缺失；剩余牙普遍牙周探诊出血，12、17、22、27、31、34、35、41 探及牙周袋，深度均超过 3mm，部分位点可达 5mm，31、41 有牙周溢脓；12、17、22、27、31、34、35、41 普遍松动Ⅰ～Ⅱ度。X 线检查显示牙槽骨普遍吸收，呈水平型吸收。

【问题】

1. 患者的既往史如何跟牙周病相互影响?

2. 针对患者的全身健康状况，制订一个详细的牙周治疗方案。

·核心知识拆解·

牙周医学是涉及牙周病与全身健康或疾病双向关系的学科，即牙周病可影响全身健康或疾病，而系统性疾病也可以影响牙周健康或疾病。它是牙周病学的一门分支学科。牙周病不仅影响口腔健康，还可能对全身健康产生不良影响。因此，在治疗伴有全身疾病患者及特殊人群的牙周疾病时，需要更加谨慎和个体化。

第一节　牙周医学概述

牙周医学是涉及牙周病与全身健康或疾病双向关系的学科，即牙周病可影响全身健康或疾病，而系统性疾病也可以影响牙周健康或疾病。它是牙周病学的一门分支学科。牙周医学的发展促使牙周病和系统性疾病的诊断及治疗有了新的认识。

一、口腔病灶与全身疾病

病灶是一个局限而具有致病微生物感染的组织，它本身可以表现或不表现症状。当病灶内的微生物或其毒性产物向远隔器官或组织转移，引起该远隔器官的疾病或症状时，称为病灶感染。

米勒（Miller）在1891年就指出口腔病灶中的微生物及代谢产物进入身体其他部位，可导致很多疾病，如败血症、骨髓炎、脑炎、消化道紊乱等，并可产生“转移性脓肿”。英国内科医师威廉·亨特（William Hunter）把龈炎和牙周炎也列为导致多种系统性疾病的主要原因。1911年，比灵斯（Billings）将此情况定名为病灶感染，且当时报道最多的是牙病与关节炎的联系，拔除患牙后，关节炎或其他全身疾病得以痊愈或缓解。其他疾病如流产、乳腺炎、肾炎、毒血症、虹膜睫状体炎等也被认为可能是病灶感染的结果。1989年，芬兰学者马蒂拉（Mattila）发表了口腔感染与急性心肌梗死的研究报告，揭开了口腔感染与全身疾病的新篇章。

在20世纪40年代以前，病灶学说盛行，以致大量患牙髓病及牙周病的牙齿被拔除。然而，大量临床观察表明，除去“病灶牙”后，并非所有全身病都能治愈；有的细菌学实验也未能被其他人重复。由于缺乏科学的临床分析和验证，病灶学说在20世纪中叶以后逐渐被冷落和否定。后来，口腔医学界开始主张清除感染而保存患牙治疗，从而极大地推动了现代牙体牙髓病学和牙周病学的发展。

二、牙周医学的兴起

循证医学的大规模流行病学研究证实了牙周病与某些全身疾病的关联。1996 年，奥芬巴赫（Offenbacher）教授提出“牙周医学”概念，推动了病因机制研究，并对诊疗策略提出了新要求。

牙周医学的建立改变了临床诊疗理念。重度牙周炎患者的牙周袋内壁溃疡总面积可达 50 ～ 72cm^2，细菌及其代谢产物易进入血液，炎症介质扩散至远隔器官，影响全身健康。因此，牙周治疗的目标不仅是阻断疾病发展、重建功能，还应包括控制感染、消除全身健康风险，以提高生命质量、降低死亡率。

口腔医师需拓宽视野，关注患者全身健康，积极预防和治疗口腔感染。对每位患者应全面检查口腔，及时控制感染和炎症，发现牙周病需告知患者并妥善处理。现代口腔医师应掌握精准治疗手段，尽可能保留可治愈的自然牙，对无法保留的患牙应尽早拔除，并正确掌握种植牙适应证，预防种植体周感染。

第二节　牙周病与全身疾病和健康的关系

牙周病与全身健康之间存在着密切的相互联系，主要体现在两大方面。一方面，体现在某些全身疾病和状况能对牙周病的发生、进展及治疗反应产生影响。另一方面，体现在牙周炎对全身健康及疾病状态的影响。近十多年的大量研究资料提示，牙周感染或许与心脑血管疾病（动脉硬化、心肌梗死、脑卒中等）、糖尿病、妊娠并发症、消化系统疾病等多种疾病存在关联，被视为这些疾病的危险因素。

一、牙周病与心脑血管疾病

口腔感染引起急性或亚急性感染性心内膜炎是牙周病与全身健康有关的最为明显和肯定的例子。当存在心脏瓣膜病损或人工瓣膜时，一过性菌血症可导致血小板凝集形成血栓，病原菌黏附其上，进而引发心内膜炎。据统计，10%～ 30%的心内膜炎病例与牙源性感染或牙科治疗有关。

牙周炎与急性心肌梗死和冠心病的关系也得到印证。Mattila 等发现，冠心病患者的口腔健康状况显著差于非冠心病者，且冠状动脉病变程度与牙源性感染程度呈正相关。追踪研究进一步表明，牙源性感染与冠心病急性发作及死亡率显著相关。国外有研究报告，患牙周炎者因冠心病死亡或入院的风险比无牙周炎者高 25%。贝克（Beck）等（1996 年）发现，牙槽骨吸收者发生冠心病的概率为牙周正常者的 1.4 倍，发生脑卒中的概率为牙周正常者的 2.1 倍。国内研究也显示，陈旧性心肌梗死患者的中、重度牙周炎患病率显著高于健康组，缺牙数大于 11 是其独立危险因素。此外，25% 的脑卒中患者有牙源性感染，而对照组仅为 2.5%，牙周炎作为脑卒中的危险因素，其危害甚至大于吸烟，且独立于其他已知危险因素。因此，牙周炎是冠心病和脑卒中的独立危险因素。

过去认为冠心病和脑卒中与不良生活方式有关，现在则认为其起因与血管内皮损伤和炎症过程密切相关。研究表明，感染引起的炎症在动脉粥样硬化的发生和发展中起关键作用。牙周袋内的致病菌及代谢产物可进入血流，引发或加重全身炎症，促进粥样硬化斑块形成。在冠状动脉斑块、颈动脉斑块及血栓中均检测出牙周病原微生物，如牙龈卟啉单胞菌和牙垢密螺旋体。动物实验也证实，牙周病原菌可导致动脉硬化。

牙周病细菌影响心脏病的机制包括：①牙周炎患者常出现严重菌血症。②动脉粥样硬化部位发现牙周微生物。③牙龈卟啉单胞菌诱导血小板凝集。④牙龈卟啉单胞菌黏附和侵入内皮细胞。牙周炎作为慢性感染性疾病，不仅直接损害心血管系统，还引发全身免疫反应和炎症反应。牙周病与高水平的 C 反应蛋白、纤维蛋白原和胆固醇相关，这些均是冠心病的独立危险因素。伴有 CRP 水平升高的牙周炎患者心血管疾病风险最高，提示牙周炎可能是心血管疾病的危险因素，可能与遗传或其他慢性感染有关。综上所述，牙周炎通过炎症机制加剧动脉粥样硬化，增加心脑血管疾病风险。

心脑血管疾病的病因认识已从传统的遗传和饮食因素扩展到包括感染因素的多病因模式。牙周炎与心脑血管疾病的密切关联表明，积极预防和治疗牙周病有望显著降低心血管疾病的风险。

二、牙周病与糖尿病

多年来，已有大量研究表明，糖尿病（包括 1 型和 2 型）是牙周病的一个重要危险因素。近年来已有研究显示，糖尿病和牙周病之间存在双向的关系，不但糖尿病会影响牙周病，牙周感染反过来也会影响内分泌代谢，从而影响血糖的控制及增加发生糖尿病并发症的风险。泰勒（Taylor）等（1996 年）报道，重度牙周炎与血糖控制不佳密切相关。格罗西（Grossi）等（1997 年）进行的干预性研究发现，与对照组相比，接受牙周治疗及辅助使用四环素的 2 型糖尿病患者的牙周状况明显好转，糖化血红蛋白（glycated hemoglobin，HbAlc）降低 10%。其他研究也显示，牙周治疗及辅助使用抗生素，通过减少牙周致病菌及控制炎症，有助于减少重度糖尿病患者的胰岛素抵抗，恢复对其的敏感性，从而改善血糖控制及患者的病情。可能的机制为抑制糖化蛋白，减少晚期糖基化终末产物（Advanced Glycation End-products，AGE）的形成及降低基质金属蛋白酶（Matrix Metalloproteinase，MMPs）和其他炎症介质的活动。因此，预防和治疗牙周病是控制糖尿病的重要一环。

三、牙周病与早产及低出生体重儿

早产（孕周＜ 37 周）和低出生体重儿（出生体重＜ 2500g），是目前国内外妇产科临床上的重要问题。据报道，早产和低出生体重儿常伴发。目前已知的有关危险因素包括高龄（＞ 34 岁）或低龄（＜ 17 岁）生育、胎儿护理不足、吸烟、酗酒、滥用药物、高血压、生殖泌尿道感染、糖尿病等。然而，上述因素并不能解释临床所有病例。甚至 25%～ 50% 的病例没有上述危险因素。近年来，人们认为孕妇的生殖泌尿道细菌感染可能是其中的一个重要因素。除了局部感染外，非局部的由远隔感染和细菌产物及其诱发产生的大量炎性细胞因子和炎性介质也起了重要作用。因此，牙周感染可能是妊娠意外的一个未被揭示的危险因素。牙周致病菌可引起胎膜的慢性炎症，细菌内毒素则刺激产生各种炎性因子和介质（IL-1β、TNF-α 和 PGE_2），增加早产风险。而牙周感染又可影响胎儿生长，导致炎性羊水过多，增加子宫肌收缩而诱发早产。

奥芬巴赫（Offenbacher）等人于1996年首次报道，患有严重牙周炎的孕妇发生早产和低出生体重儿的风险比牙周健康的产妇高7.5倍。如果是在妊娠期间牙周病变加重的产妇，其风险甚至比牙周健康产妇高10倍。最近有干预性研究发现，产前得到良好的牙周治疗和维护的妇女，其早产和低出生体重儿的发生率（1.84%）明显低于无牙周治疗的对照组（10.11%），降低了82%。妇女在妊娠前后，应尽早请牙科医师进行牙周检查并及时进行牙周治疗与维护，以期减少早产和低出生体重儿的风险。

四、牙周病与消化系统疾病

口腔是消化道的开口，也与呼吸道直接相通。口腔内的细菌，尤其是牙周袋内毒性较强的厌氧菌，可直接进入消化道和呼吸道。在一般情况下，它们不会引起全身疾病，但对于有全身疾病导致抵抗力降低，或呼吸道、消化道有慢性疾病等的人群，口腔和牙周感染部位的微生物则可引发深部器官的疾病。例如，幽门螺杆菌（Helicobacter pylori，Hp）是慢性胃炎、胃溃疡的病原菌，研究显示牙菌斑是Hp的贮库，牙周袋内可检出Hp，牙龈出血部位Hp检出率高于不出血处。也有报告表明，牙菌斑中的Hp与同一患者胃中的Hp有相同的基因型，同一家庭成员的口腔和胃中也有相同基因型的Hp，全面的牙周治疗可使牙周临床情况改善、菌斑中Hp大大减少。对于伴有牙周炎且Hp阳性的胃病患者，采用三联用药结合牙周基础治疗可有效地提高胃Hp根除率。

第三节　伴有全身疾病患者及特殊人群的牙周治疗

微课：伴有全身疾病患者及特殊人群的牙周治疗

牙周炎的发病与宿主防御机制密切相关，其预后受全身健康状况影响。随着年龄增长，牙周炎患病率及严重程度上升，心血管疾病、糖尿病等慢性病发病率也随之升高，这一问题在人口老龄化背景下尤为突出。据统计，美国约24%的牙科患者因并发全身疾病需内科医师协同诊治。因此，牙周炎治疗需超越口腔范畴，口腔医师应全面评估患者的全身疾病史及治疗经历，识别潜在风险因素。制订治疗方案时，需综合考虑患者的整体健康状况及易感性，确保个性化与合理性。在全身状况允许的前提下，应积极治疗牙周病变，根除感染，并教育患者控制菌斑。对于预后不佳的严重患牙，应避免过度保守，必要时积极拔除。

针对伴有风湿性心脏病、糖尿病、肾病等疾病的高危患者，复杂口腔治疗前应预防性使用抗生素，防止暂时性菌血症。手术操作应轻柔，减少创面及组织损伤，确保治疗安全有效。

一、心脑血管疾病患者

对于非急性期或无显著心脑血管指标异常的心脑血管疾病伴牙周病患者，其牙周治疗原则与单纯牙周病患者相同。牙周治疗有助于降低系统感染和心脑血管意外风险。中老年患者若牙齿缺失多、牙周感染重，尤其是C反应蛋白等炎症因子水平升高时，应警惕心脑血管疾病风险，积极进行牙周检查、评估和治疗，控制菌斑，消除炎症。治疗时需注意心脑血管状况，确保安全。牙周治疗时的注意事项如下。

1. 病史采集 病史采集要尽量全，包括用药情况、既往发作、有无其他危险因素等；临床牙周检查内容要尽量细致；积极应用多种牙周治疗手段阻断牙周感染。

2. 与内科医师密切合作 包括咨询、讨论治疗方案、治疗时机、用药选择等；尤其对于既往有过发作病史的患者，需要考虑可能的并发症及其应对措施；与患者积极沟通，讲明可能的潜在危害及风险程度，使之能积极配合治疗及自我预防。

3. 预防性使用抗生素 对风湿性心脏病、先天性心脏病和有人工心脏瓣膜者，应预防性使用抗生素以防感染性心内膜炎；在接受牙周检查或治疗的当天应服用抗生素；对牙周手术患者，抗生素的应用应延长至拆线后。还可在治疗前用过氧化氢或氯己定溶液含漱，以减少口腔内的细菌，拔牙和手术前应局部消毒。美国心脏病协会强调，感染性心内膜炎的易感者应特别注意口腔卫生，以减少细菌入血。除非心脏科医师建议，对心脏搭桥患者一般不需预防性使用抗生素。

4. 治疗时间 有心梗发作史或脑血管意外患者，应在病情稳定 6 个月后再考虑进行牙周治疗，牙周治疗最好避免清早（尤其冬季），宜选在近中午前后。

5. 特殊患者处理

（1）对有不稳定型心绞痛病史的患者不宜过多牙周处理，一般仅进行急症处置，在内科医师指导下再择期实施其他治疗。

（2）心脏搭桥（主动脉冠状动脉）、股动脉搭桥、血管成形术和动脉内膜切除术已成为缺血性心脏病患者常选择的手术治疗方法，如果患者近期曾做过此类治疗，在进行选择性牙周治疗前应先咨询其内科医师，确定患者心脏受损或动脉阻塞的程度、患者病情的稳定性及发生感染性心内膜炎或排异反应的可能性。

（3）新型的心脏起搏器具有屏障功能，能够较少受到超声波洁牙机的干扰，但为了确保安全，对安装心脏起搏器的患者，应询问起搏器安装的时间、起搏器的类型、使用状况等，以判定超声治疗是否会干扰起搏器。应了解洁牙机的性能，并与患者内科医师会诊了解患者目前心脏的状况、起搏器或自动式心脏复律 – 除颤器的类型及是否需采取预防措施。

（4）高血压和牙周炎有一些共同的风险因素，也有学者认为牙周病可能是高血压的一个有意义的风险因素。牙周治疗是有创性治疗，应根据血压控制情况和个人健康状况实施，血压状况对制订牙周治疗计划时的参考方案如下。

1）高血压前期：收缩压 120 ～ 139mmHg 或舒张压 80 ～ 89mmHg，牙周治疗同健康人。

2）1 级高血压：收缩压 140 ～ 159mmHg 或舒张压 90 ～ 99mmHg，常规内科咨询，每次就诊时测量血压，告知患者其血压情况，牙周治疗同健康人，减小精神压力。

3）2 级高血压：收缩压＞ 160mmHg 或舒张压＞ 100mmHg。告知患者血压情况，常规内科咨询，每次就诊时测量血压。如果收缩压＜ 180mmHg 和舒张压＜ 110mmHg，可进行选择性的牙周治疗（常规检查、预防性洁治、牙周非手术治疗和牙体治疗），减小压力。

4）3 级高血压：如果收缩压≥ 180mmHg 或舒张压≥ 110mmHg，建议立即进行内科治疗，牙周只进行急症处理。

6. 其他注意事项 局部麻醉药中肾上腺素的浓度不应超过 1 ∶ 100 000，避免使用血管收缩剂，注射控制用量和注射速度，勿使麻药入血。治疗前后均要注意舒缓患者的紧张情绪，减少其思想负担和压力；充分解释病情、治疗计划和目的；治疗中注意有效的镇痛、镇静，诊室备有急救药物，避免治疗中体位的快速变化。定期服药的患者要保证在治疗前服用药物。

应用钙通道阻滞剂治疗高血压的牙周炎患者或在其他情况使用时，应该注意监测是否伴有牙龈增生。这种影响最常见于硝苯地平，而地尔硫䓬、氨氯地平和维拉帕米则较少发生牙龈增生。总之，对患有较重心血管疾病的牙周炎患者，应仔细了解其病情，必要时咨询其内科的主治医师。

二、糖尿病患者

糖尿病是一种常见的内分泌代谢疾病，其急慢性并发症累及多个器官，致残率和死亡率仅次于肿瘤和心血管疾病，严重影响患者健康并带来沉重负担。近年来，牙周专科就诊的糖尿病患者人数不断上升，部分患者因牙周炎或牙周脓肿就诊时被发现同时患有糖尿病。因此，对严重牙龈红肿、反复急性脓肿、骨吸收严重或对常规治疗反应不佳的牙周炎患者，应考虑合并糖尿病的可能性，并进行血糖检测及内科检查。对未患牙周炎的糖尿病患者，建议采取积极预防措施并定期监测牙周状况；对已伴有牙周炎者，应积极控制牙周炎症。

（一）牙周治疗时的注意事项

糖尿病患者的牙周病情一般较严重，要尽可能进行菌斑控制和牙周基础治疗，手术治疗应在血糖控制稳定后考虑。对糖尿病患者进行牙周治疗时需要注意以下事项。

1. 了解病史　包括糖尿病诊断类型、病程、血糖监控状况、血糖控制水平、有无糖尿病并发症、目前所使用胰岛素或其他药物的类型和效果、对治疗的依从性等，还需要了解患者家族史，必要时应咨询患者的内科医师。

2. 口腔卫生宣教和椅旁个性化指导　治疗前应告知糖尿病患者自身具有较高的牙周炎易感性，尤其是血糖控制不佳的患者，其牙周炎症更难控制，且易出现牙周急性炎症。牙周健康对于糖尿病患者非常重要，治疗牙周炎能减少糖尿病危险情况的发生，有助于糖尿病患者血糖水平的控制。

3. 控制感染　针对糖尿病患者抗感染能力差的问题，应加强口腔和全身健康的教育。糖尿病患者的抗生素治疗并非常规治疗，在急性期感染和重度感染时给予抗生素以控制感染；在机械性根面清创的同时短期应用抗生素对牙周组织的愈合及血糖控制也有帮助。

4. 安排好治疗时间　低血糖反应最易发生于胰岛素水平较高时，也就是从用药后的活性峰值时间 30 分钟至 8 小时不等。在可能的情况下，最好将牙周治疗安排在胰岛素活性的高峰期前或后，如尽量安排在上午早饭后和服降糖药后 1.5 小时，治疗时间尽量控制在 2 小时以内。

5. 尽量采用非手术治疗　必要时根据血糖控制水平和稳定性决定是否手术及手术时机；操作中慎用含有肾上腺素的局部麻醉药，必要时可增加镇静药。控制患者情绪，减轻焦虑，因为焦虑导致的肾上腺水平增高可能会增加胰岛素的利用，从而加速胰岛素水平的降低。

6. 防止低血糖的发生　牙周治疗前应了解患者的基本餐饮规律和就诊前的餐饮情况，结合用药情况充分考虑治疗风险；如果用药后又未进餐或进食后已经经过较长时间，则会增加低血糖的发生率。

7. 加强牙周维护　维护期缩短至 1～3 个月，强调日常护理。

（二）制订牙周治疗计划

糖尿病患者的牙周治疗计划应根据血糖的控制情况和全身健康状况进行。

1. 血糖控制理想的患者（空腹血糖 4.4 ～ 6.1mmol/L，HbA1c ＜ 6.5%），牙周治疗操作同全身健康者。

2. 血糖控制良好的患者（空腹血糖 6.1 ～ 7.0mmol/L，HbA1c 6.5%～ 7.5%），牙周治疗操作同全身健康者，尽量采用非手术治疗。治疗当日按处方服药并合理进食，减轻治疗焦虑。

3. 血糖控制差甚至存在并发症或者使用大剂量胰岛素的患者（空腹血糖＞ 7.0mmol/L，HbA1c ＞ 7.5%），可进行非手术治疗，预防性使用抗生素减少治疗后感染和伤口不愈的发生。慎用含有肾上腺素的局部麻醉药，不建议牙周手术。若必须进行手术治疗，尽可能控制 HbA1c ＜ 10%，若达不到这一水平，应预防性应用抗生素；如果手术会影响 1 型糖尿病患者饮食，应与患者的内科医师协商是否需要调整胰岛素的使用剂量。

4. 血糖控制极差者（空腹血糖＞ 11.4mmol/L），牙周治疗后感染概率增大，建议仅做对症急诊处理如脓肿切开引流、全身辅助抗生素应用、口腔卫生指导、局部用药（袋内放置、冲洗、漱口剂）等，待血糖控制后再开始牙周常规治疗。

总之，对糖尿病患者的牙周治疗宜采取多次、短时、基础治疗为主的基本原则。在初期以应急处理为主，待血糖水平控制较为稳定或内科治疗保障条件下再开始复杂治疗。

三、凝血功能异常患者

临床上凝血功能异常的患者可能与血液系统本身的疾病有关，也可能与高血压、心脑血管疾病、严重肝病或因其他原因长期服用抗凝剂者有关，在牙周诊疗过程中应加以考虑、鉴别及制订应对措施。

1. 仔细询问病史，了解是否伴有血液系统或肝脏疾病等，既往是否易发生皮肤瘀斑、鼻出血、经量过多、创面出血难止等情况，是否应用抗凝药及使用时间等。

2. 对于出血较多，尤其是出血量与局部刺激因素不成比例的牙周炎患者，在进行龈上洁治、龈下刮治、手术等治疗前，应进行血液检查，必要时与内科医师密切合作商讨治疗方案及防护措施。对于使用抗血小板药物或抗凝药物，以及血液检查提示凝血功能异常者，应谨慎处理。当血小板 $< 60 \times 10^9$/L 时，不宜进行牙周非手术治疗；当血小板 $< 80 \times 10^9$/L 时，不宜进行牙周手术治疗；国际标准化比值（international normalized ratio，INR）≥ 1.5 ～ 2.0 者，不宜进行牙周治疗。

3. 牙周专科检查和治疗时，动作尽量轻柔，减少创伤，也可使用含血管收缩剂的麻药在局部麻醉下分次、分区域实施牙周基础治疗。治疗结束后轻轻压迫牙龈并仔细检查有无残留的肉芽组织及渗血，并酌情使用牙周塞治剂压迫止血，必要时应观察 20 分钟，确认局部无活动性出血时，尚可让患者离开。手术治疗宜慎重，在必要时及全身情况较为稳定状况下再实施。

4. 此类患者常因为恐惧口腔出血而刻意减少或停止刷牙等常规口腔卫生保健措施，应针对性进行口腔卫生重要性和方法的指导教育，坚持正确的日常口腔保健措施。

四、传染性疾病患者

肝炎、结核病和艾滋病、梅毒等疾病可通过血液、唾液或皮肤黏膜的伤口传染。因此，口腔医师在临床上必须对这些传染性疾病有一定的警惕和识别能力。对于活动性传染病，不做常规的牙周治疗，只在严格防止交叉感染的条件下，做应急处理。有些患者可能不知道自己患有传染性疾病或不向医师报告，因此，在临床上应按“一致对待”原则来处理每位患者，以防止医院内感染。

传染性疾病伴发牙周病时，临床检查、诊断、治疗的基本原则相同，但应特别注意消毒、交叉感染和诊疗环境防护等。注意事项如下。

1. 了解、判断系统性疾病的程度和是否处于急性期，必要时向内科医师咨询和商议，以确定牙周治疗的时机和内容。

2. 临床尽量避免手术治疗，操作时采用手工器械，以牙周基础治疗为主。

3. 用超声器械或高速手机等操作，易发生气溶胶传播，医师要注意自我防护和对诊疗设备、环境的防护，操作结束后严格消毒。

4. HIV 感染者的牙周病发生与宿主抵抗力下降相关。急性期初诊时，条件允许下，可进行彻底的机械刮治，指导患者使用化学性菌斑控制制剂，如用过氧化氢溶液、0.12%～0.20%氯己定溶液含漱。对感染 HIV 的牙周炎患者，应用甲硝唑可能有助于减轻急性疼痛及促进组织愈合；若伴真菌感染，可同时进行抗真菌治疗。在维护期，由于 HIV 感染者伤口愈合延迟，推荐加强邻面清洁以防止疾病复发。许多 HIV 血清阳性患者伴有坏死性牙周病，如果可能，可以向所有坏死性牙周病患者推荐 HIV 感染测试。对于缺乏 HIV 感染情况信息的患者，临床医师必须采取严格的保护措施防止病毒交叉感染。

5. 肝功能出现异常时，可引起凝血功能障碍，因此，肝病患者查肝功能前，不宜进行牙周治疗。肝病患者治疗时还应注意尽量避免使用需要经过肝脏代谢的药物，以减轻肝脏负担。

五、备孕期、妊娠期和哺乳期女性患者

女性牙周病患者的临床表现和诊治原则与男性患者相同，但女性处在不同生理周期时，应对治疗进行适当调整。

1. 备孕期　备孕期应保持良好的口腔卫生，尽早实施预防性口腔维护。需向患者强调孕前牙周检查的重要性和必要性，并进行口腔卫生宣教，帮助其掌握正确的刷牙和菌斑控制方法。对于患有牙周炎的患者，孕前应接受牙周基础治疗，必要时进行牙周手术治疗。

2. 妊娠期　妊娠期口腔治疗需谨慎，治疗前应评估患者的内科病史及营养状况。必要的口腔检查（包括 X 线检查）在妊娠期是安全的，但需结合患者的生理和心理状态。治疗应优先安排在妊娠 4～6 个月的安全期，重点控制菌斑，降低局部炎症。整个妊娠期应保持良好的口腔卫生，尽早实施预防性维护。妊娠期治疗风险主要源于疼痛、恐惧等不适感及合并的全身疾病，需高度重视。

牙周基础治疗（龈上洁治和龈下刮治）通常选择妊娠中期进行，但其他时期并非绝对禁忌。对于急性感染、脓肿或可能引发脓毒血症的情况，需及时干预，因为牙周健康对孕妇及胎儿健康至关重要。合并未控制的高血压、糖尿病等并发症者，应遵循产科治疗原则。创伤较大的手术应推迟至

分娩后进行。妊娠期龈瘤若经机械治疗后仍反复出血、溢脓、疼痛或影响咀嚼，可考虑手术切除。局部牙周袋内用药对胎儿的影响尚不明确，应尽量避免使用；若必须使用，需选择不良反应明确无害的药物，采用最小有效剂量并缩短用药时间。

3. 哺乳期 尽管药物在乳汁中的浓度仅为母体的 1% ～ 2%，但仍建议在哺乳后使用，并确保两次用药间隔超过 4 小时，以最大限度降低药物在乳汁中的浓度。

▶知识拓展

牙周感染与慢性阻塞性肺疾病

牙周感染是细菌性肺炎及慢性阻塞性肺疾病（chronic obstructive pulmonary disease，COPD）的危险因素之一。口腔中的细菌可以进入肺部并引起炎症反应，从而损害肺功能。

1. 炎症因子的作用 牙周感染会导致多种炎症因子如 IL-6、IL-1α、IL-8、TNF-α 数量增加。这些炎症因子在导致牙周组织局部炎症的同时，还可以进入血液循环，引起全身炎症反应。如 TNF-α 可以促进白细胞通过血管壁进入呼吸道，参与气道黏液细胞化生和炎症反应发生；IL-6 可以引起支气管肺泡黏膜的损伤，加重 COPD 患者的炎症程度和呼吸困难。

2. 基质金属蛋白酶的作用 牙周感染还可以产生大量的基质金属蛋白酶（MMP），这些蛋白酶不仅能破坏牙周组织，还可以进入到呼吸系统中，促进 COPD 的发生、发展。例如，MMP-8 在炎症状态下可引起牙周组织和肺组织的结构破坏，与呼吸道阻塞有关。临床观察和研究中发现，COPD 患者的口腔卫生状况及牙周状况均较非 COPD 患者差。牙周破坏的加重与 COPD 患者肺功能的逐渐降低有相关性。例如，MMP-8 在炎症状态下可引起牙周组织和肺组织的结构破坏，与呼吸道阻塞有关。

—• 考试知识点总结 •—

—• 本章小结 •—

—• 协和云课堂…… 拓展练习及参考答案 •—

（吴晓童　闫　闯　魏　丽　蔡成莲）

第四篇

口腔黏膜病

第十四章　口腔黏膜病概述

教学课件

学习目标

素质目标

（1）具备对患者的人文主义关怀精神，树立高尚的职业道德。

（2）具备良好的学习态度及严谨的工作作风，良好的人际沟通能力及团队协作精神，科学的思维方法，分析问题和解决问题的能力。

知识目标

（1）掌握：口腔黏膜病的定义；口腔黏膜病基本损害的临床特点。

（2）熟悉：口腔黏膜的组织结构和主要功能；口腔黏膜的 3 个危险区；口腔黏膜病的病史收集和检查方法。

（3）了解：口腔黏膜病的分类及口腔黏膜病病史的记录方法。

能力目标

（1）能通过学习，对口腔黏膜病进行检查。

（2）能通过观察口腔黏膜病损准确识别其类别。

案例导入

【案例】

患者，男性，45 岁。

主诉：口腔内疼痛不适 1 周。

现病史：患者自述 1 周前无明显诱因口腔内左侧颊黏膜处出现一处溃疡，疼痛明显，影响进食与说话。否认近期有发热、感冒等全身性疾病，既往身体健康，无特殊病史，无药物过敏史。

口腔检查：左侧颊黏膜近咬合线处可见一约 0.5cm×0.8cm 大小的溃疡，溃疡呈圆形，边缘整齐，基底平坦，表面覆盖有一层淡黄色假膜，周围黏膜轻度红肿。触诊溃疡处疼痛明显，质地柔软，无硬结及浸润。

颌面部检查：颌面部对称，无肿胀，颞下颌关节无压痛，张口度正常。

全身检查：未发现明显异常体征。

【问题】

1. 根据上述病例描述，该患者口腔黏膜病损属于哪种临床病损类型？依据是什么？
2. 为进一步明确诊断，还需要对该患者进行哪些检查？
3. 请根据目前的检查结果，列出可能的诊断。

·核心知识拆解·

口腔黏膜是口腔内的湿润衬里，包括上皮（含角化层、颗粒层、棘层、基底层和基底膜）和上皮下组织（固有层和黏膜下层）；口腔黏膜具有生物屏障、感觉等功能；发生或累及在口腔黏膜上的疾病，统称为口腔黏膜病，包括全身性疾病的口腔表现。

口腔黏膜病的基本病损根据其发生机制和组织来源，被划分为 11 类 17 种，掌握基本病损是诊断疾病的基础和前提。口腔黏膜病的病史采集较其他口腔临床学科更为详尽，这是因为口腔黏膜病种类繁多且与全身疾病关系密切。检查应包括口腔黏膜检查和辅助检查。

第一节　口腔黏膜组织及其临床病损特点

一、口腔黏膜与口腔黏膜病

（一）口腔黏膜

口腔黏膜（oral mucosa）指的是口腔内的湿润衬里，在结构及功能层面，它和皮肤存在一些相同之处，二者都由上皮与结缔组织构成，组织学结构也较为相似。不同之处是口腔黏膜表面湿润光滑、呈粉红色，除皮脂腺外，没有其他皮肤附件。

（二）口腔黏膜病

发生在口腔黏膜组织上的类型各异、种类众多疾病的总称，即为口腔黏膜病（oral mucosa diseases）。

1. 分类　根据损害的来源将口腔黏膜病分为如下类型。

（1）主要发病部位在口腔黏膜的疾病，如复发性阿弗他溃疡。

（2）皮肤－黏膜疾病，如扁平苔藓、天疱疮等，这类病症较复杂，既可皮肤、口腔黏膜同时发病，也能单独累及口腔黏膜。

（3）合并起源于外胚层和中胚层的某些疾病，如多形红斑，发病时不仅口腔有症状，外阴、肛门、眼结膜及虹膜等部位也会受累。

（4）系统性疾病或性传播疾病的口腔表征，如维生素缺乏、血液疾病和艾滋病等的口腔表征。

口腔黏膜病在分类上历来未能取得一致意见，目前国内通行的教科书基本以临床症状为主干，兼顾病因及病理学的特征进行分类。通常，发生于口腔黏膜及相关软组织上的肿瘤，不属于口腔黏膜病的讨论范畴。本书将口腔黏膜病分为：感染性疾病、溃疡类疾病、斑纹类疾病、大疱类疾病、变态反应性疾病、唇舌疾病、口腔黏膜常见色泽异常、性传播疾病的口腔表征和系统性疾病的口腔表征。

2. 特点　口腔黏膜病不仅具有来源复杂的特点，而且还具有性别、年龄、部位、损害、诊断方法、治疗、转归7个基本特点。某些疾病的患病率上存在明显的性别差异，如扁平苔藓的患病率为女性多于男性，而口腔白斑多发于男性；某些疾病则具有年龄上的特点，如复发性阿弗他溃疡以青壮年多见；不同部位的口腔黏膜对疾病的易感性不同，如复发性阿弗他溃疡一般只累及非角化黏膜，而带状疱疹可以累及角化黏膜，但病变不过中线等。

每一种口腔黏膜病都具有其特殊的损害特征，在不同阶段，同一疾病可出现不同类型的损害，称为损害的更迭性；并且不同疾病在不同阶段可能出现相同类型的损害，即损害的重叠性。

此外，在口腔黏膜的不同部位同一疾病可能具有不同的临床表现，如口腔扁平苔藓，发生在颊黏膜常表现为网纹型，发生在舌背则常呈斑块型。不同的黏膜－皮肤病损可同时存在，称为共存现象，如黏膜盘状红斑狼疮可与银屑病共存等。

（三）口腔黏膜病学

口腔黏膜病学（diseases of oral mucosa）是研究口腔黏膜病的基础理论和临床诊治及预防的一门学科，是口腔医学的重要组成部分。其研究范围主要是口腔内的表浅软组织，包括口腔和口腔周围组织，主要探讨与口腔疾病有关的内科学原则，以及采用药物等手段进行口腔疾病治疗的规律。由于涉及的疾病和临床损害的多样性，口腔黏膜病学在很大程度上与药理学、微生物学、免疫学、组织病理学、皮肤病学和内科学存在交叉。

二、口腔黏膜的结构与功能

（一）口腔黏膜的结构

口腔黏膜由上皮与上皮下的结缔组织组合而成，二者依靠呈波纹状的基底膜连接。从胚层起源、组织学特性来看，上皮类似皮肤表皮起保护作用，结缔组织如同真皮提供支撑。

1. 上皮层　口腔黏膜上皮细胞依据是否参与角化分为两类，一类是角质形成细胞，它能形成复层鳞状上皮；还有一类是非角质形成细胞，这类细胞游离散布在上皮层内。非角质形成细胞包括黑素细胞、梅克尔细胞、朗格汉斯细胞。角化上皮由上皮的表层到深层依次为角化层、颗粒层、棘层和基底层。基底层是上皮层的最底层，细胞呈柱状或立方形，借基底膜与固有层结缔组织相连。

2. 固有层　口腔黏膜的固有层由致密结缔组织构成，分乳头层与网状层。其成分有细胞、纤维，还有结缔组织基质。其功能是支持、营养上皮层。

3. 黏膜下层　该层组织为疏松结缔组织，内含腺体、血管、淋巴管、神经及脂肪组织等。黏膜下层为固有层提供营养及支持作用。

4. 基底膜　基底膜位于上皮基底层深部，是上皮层与固有层的连接处。该连接区域是由上皮呈钉状向下伸出与固有层结缔组织呈乳头状向上突出而形成的不规则的交错面。

口腔黏膜按部位可大致分为 8 个区，即唇、前庭穹隆、牙槽黏膜、牙龈、颊、腭、口底和舌黏膜；按黏膜功能可分为咀嚼黏膜、被覆黏膜和特殊黏膜 3 类。硬腭和牙龈属于咀嚼黏膜，在咀嚼时承受压力和摩擦，属于角化上皮；舌背黏膜是特殊黏膜，其表面有许多乳头，黏膜上皮内还有味觉感受器即味蕾；其他部位属于被覆黏膜，亦属于非角化上皮。

口腔黏膜存在三个容易出现病变的危险区域，其一为口底－舌腹区，包括口底、舌腹及舌缘；其二是唇联合区，即颊黏膜在口角的三角形地带；其三乃软腭复合区，包含软腭、咽前柱、舌侧磨牙后垫。这些区域是癌肿、癌前病变高发区，受外界的长期慢性刺激时，容易发生恶变。

（二）口腔黏膜的功能

1. 屏障保护功能 口腔黏膜防御屏障包括唾液屏障、上皮屏障、免疫细胞屏障和免疫球蛋白屏障四大方面。

2. 感觉功能 口腔黏膜对痛觉、温度觉及触觉感知敏锐，还能司味觉。这些感觉能启动吞咽、恶心、呕吐等反射及唾液的分泌，发挥保护效用。此外，口腔黏膜上的渴觉感受器更是口渴调控的关键。

3. 其他功能 口腔黏膜还具备温度调节与分泌功能，从多方位保障口腔健康，维持人体正常生理活动。

三、口腔黏膜疾病基本临床病损

微课：口腔黏膜疾病的基本临床病损

（一）斑和斑片

皮肤或黏膜上局限性的颜色异常称为斑（macule）和斑片（patch）。斑指的是直径小于 2cm 的较为局限的颜色异常（图 14-1），若损害大于 2cm 则称为斑片（图 14-2）。损害部位黏膜的质地、外形无改变，损害大小不等，一般不高出黏膜或皮肤表面，形态各异，有圆形、椭圆形和其他不规则形态。色泽可呈褐色、红色、红棕色和棕黑色。红斑，一般为黏膜固有层血管扩张、增生、充血所致。在局部炎症的早期，炎症介质刺激血管，使其扩张，可出现红斑。黑斑（色素沉着斑）是由于上皮基底层有黑素细胞沉积而引起，或黏膜固有层有陈旧性出血的含铁血黄素存在。黏膜内有些金属颗粒沉积，如银、铋等，也可形成黑斑。

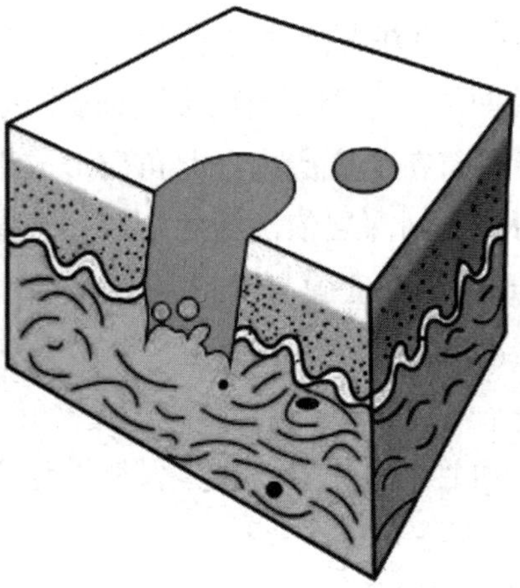

图 14-1 斑示意图

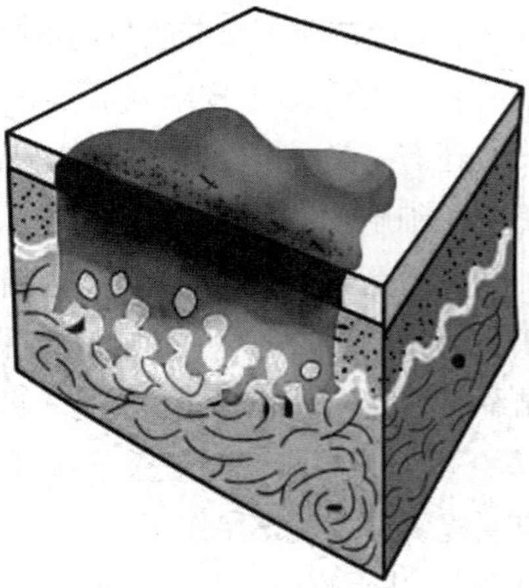

图 14-2 斑片示意图

（二）丘疹与斑块

丘疹（papule）是口腔黏膜上的一种微小实体性突起，它高于黏膜表面（图 14-3）。大小如同针头，直径通常小于 1cm。其表面形态多样，有扁平、尖形或圆形之分，基底多为圆形或椭圆形，颜色常为灰白色或红色，消退后无痕迹残留。如扁平苔藓，在口腔黏膜上就会呈现典型针头大小丘疹损害，还会排列成斑块、带状、环状。

斑块（plaque），亦常称做丘斑，一般是由多个丘疹紧密聚集、融合而成。其界限清楚，直径超 1cm，大小各异，病损处稍增厚（图 14-4）。颜色呈白色或灰白色，表面平滑或粗糙。当遇到薄且不高出黏膜的白色损害，像盘状红斑狼疮等，常用斑片描述；若是厚且高出的白色损害，如白斑，就多用斑块描述。在口腔黏膜病的概念中，白色斑块和白斑是不同的概念，前者是对损害的描述，而后者是一种疾病的诊断名称。

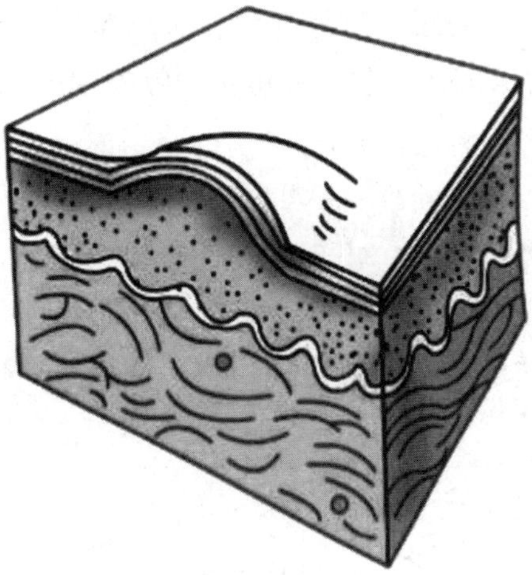

图 14-3　丘疹示意图

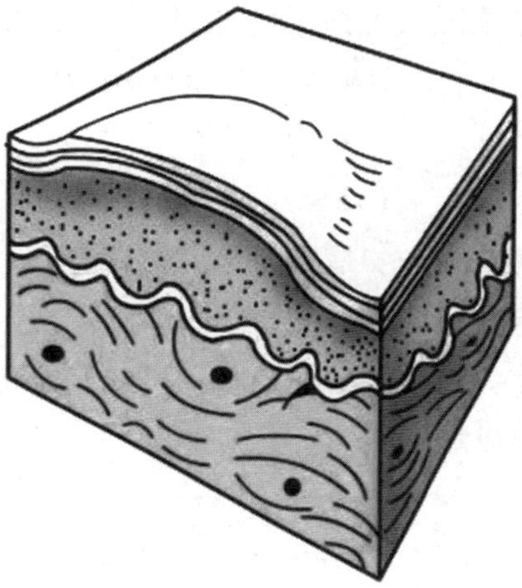

图 14-4　斑块示意图

（三）疱、大疱和脓疱

黏膜内贮存液体形成疱性病损，呈圆形突起。如贮有浆液为水疱，贮有血液为血疱，贮有脓液为脓疱（pustule）（图 14-5）。疱损直径小于 1cm 称为疱（vesicle）（图 14-6），若直径大于 1cm，称为大疱（bulla）（图 14-7）。大疱可直接发生，或由数个邻近的小疱融合而成，因而疱的大小不是诊断疾病的必要因素。

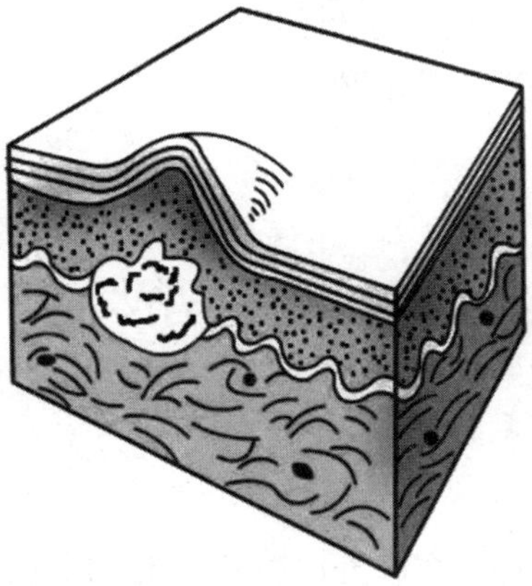

图 14-5　脓疱示意图

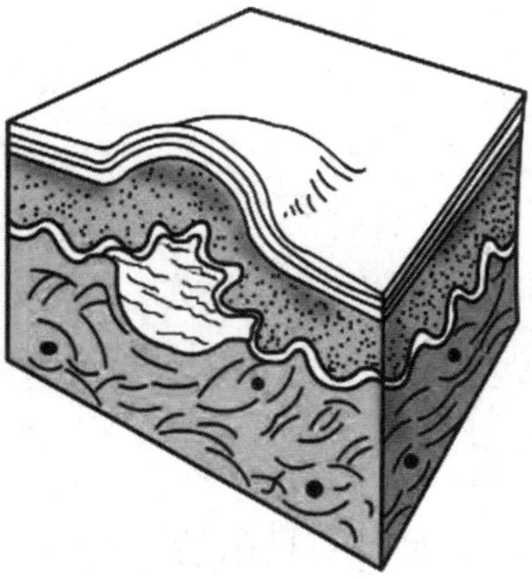

图 14-6　疱示意图

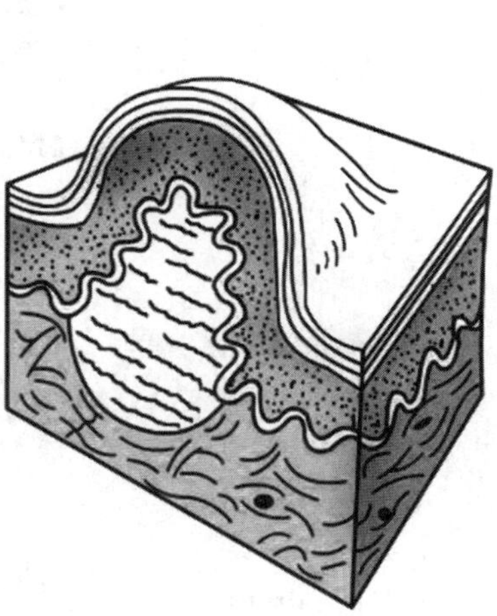

图 14-7　大疱示意图

根据疱与上皮的关系，可分为如下几种。

1. 上皮内疱　位于上皮内的棘层，也称棘层内疱。只有上皮的一部分形成疱壁，因此，疱壁较薄而柔软，易破，在口腔内常不容易见到完整的疱性损害。天疱疮病损即为上皮内疱，且伴有棘层松解。

2. 上皮下疱　该疱位于上皮基底层之下，疱壁由上皮全层构成，故其疱壁较厚，不易破裂，临床上可见到完整的疱，如类天疱疮是上皮下疱。

由于口腔内唾液浸润和进食摩擦等原因，疱性损害容易破裂，而表现为残留少量疱壁上皮的糜烂面，需要与纯粹的糜烂型损害相鉴别。

（四）糜烂

糜烂（erosion）是黏膜的一种表浅缺损，为上皮的部分损伤，不损及基底细胞层，因而糜烂愈合后无瘢痕形成（图 14-8）。其大小形状不定，边界不清，表面光滑呈红色，有刺激痛。黏膜糜烂可继发于上皮内疱破溃后，如单纯疱疹、天疱疮，或由机械创伤引起，并可呈边缘模糊的线形。

（五）溃疡

溃疡（ulcer）是口腔黏膜常见病症。指黏膜上皮完整性受损，出现持续性缺损或破坏，表层坏死脱落后形成凹陷（图 14-9）。浅溃疡仅破坏上皮全层，不累及固有层，愈合后无瘢痕，如轻型阿弗他溃疡；深溃疡则累及固有层甚至黏膜下层，愈合后留有瘢痕，如腺周口疮。溃疡可由疱或大疱破裂后形成。

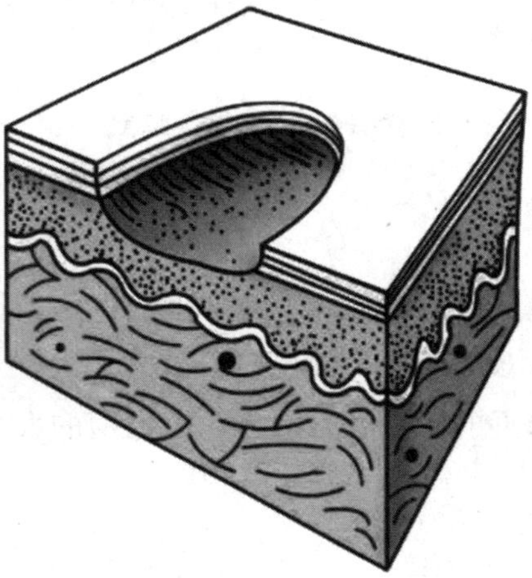

图 14-8　糜烂示意图

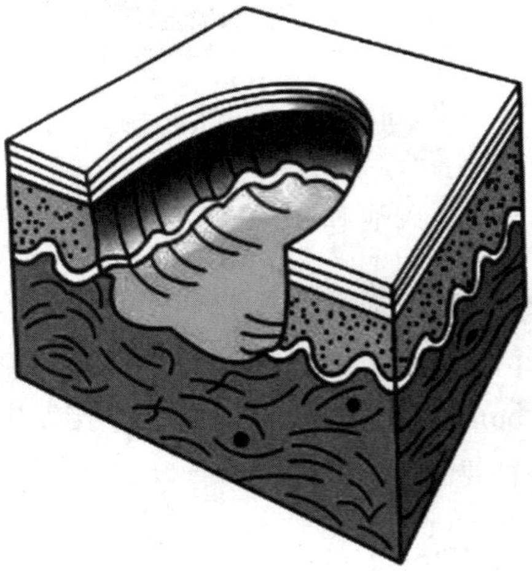

图 14-9　溃疡示意图

（六）结节

结节（nodule）是一种凸出于口腔黏膜的实体病损，多是结缔组织成分的团块，其形状不定，大小不等（图 14-10）。颜色在粉红到深紫色之间，如纤维瘤或痣。

（七）肿瘤

肿瘤（tumor）是发生于黏膜内或黏膜下组织的实体生长物，有的向外突起外向生长，有的向内浸润生长（图 14-11）。其大小、形态、颜色各异，小者如黄豆，大者似鸡蛋或更大。依据组织病理学，肿瘤分为真性肿瘤（含良、恶性）和瘤样病变。肉芽肿、血管瘤或囊肿属于瘤样病变，其确诊需要依赖组织病理学检查。

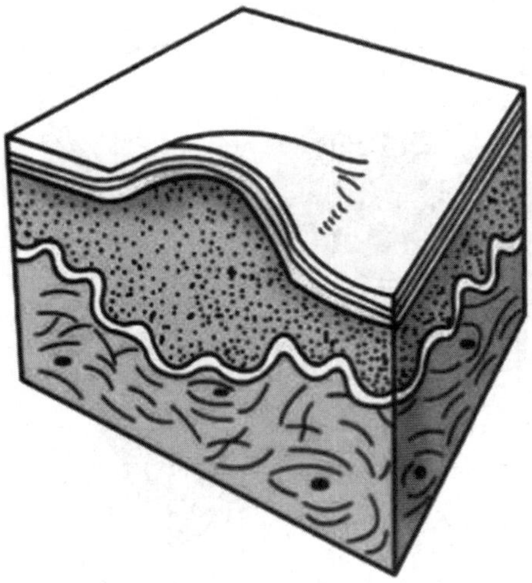

图 14-10　结节示意图

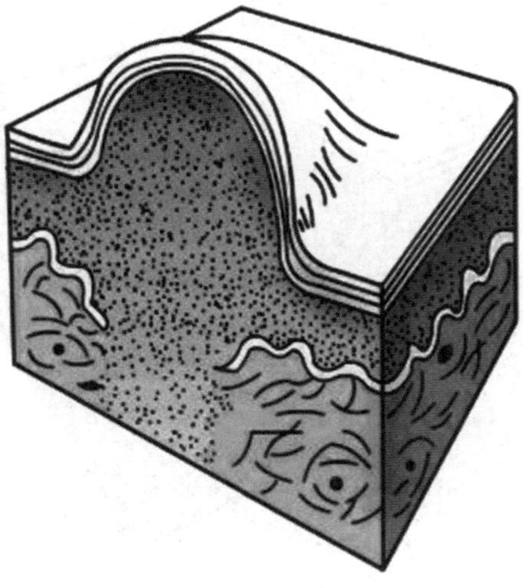

图 14-11　肿瘤示意图

（八）萎缩

萎缩（atrophy）是指黏膜和结缔组织的细胞体积缩小（图 14-12）。临床可见病变部位略凹陷，上皮变薄，结缔组织内血管清晰可见，致使黏膜发红。如舌乳头萎缩，可使舌面光滑泛红。

（九）皲裂

皲裂（rhagades）是口腔黏膜表面发生的线状裂口，这是由于炎性浸润，致使组织弹性丧失、变脆而形成的，如维生素 B_2 缺乏引起的口角皲裂。当皲裂浅，在上皮内时，愈合快且不留瘢痕；若皲裂深达黏膜下层，会导致出血、灼痛，愈合后留有瘢痕（图 14-13）。

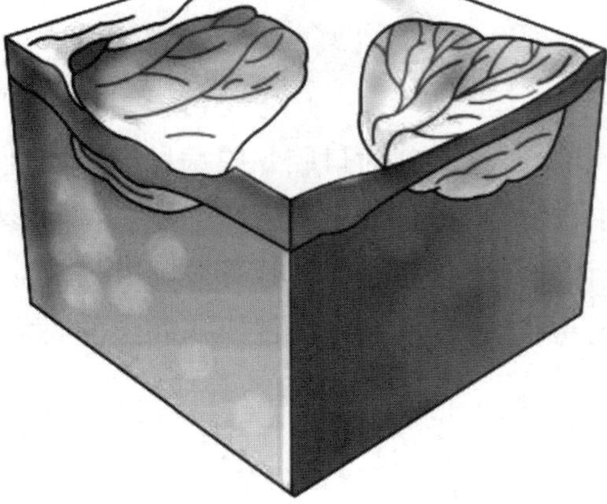

图 14-12　萎缩示意图

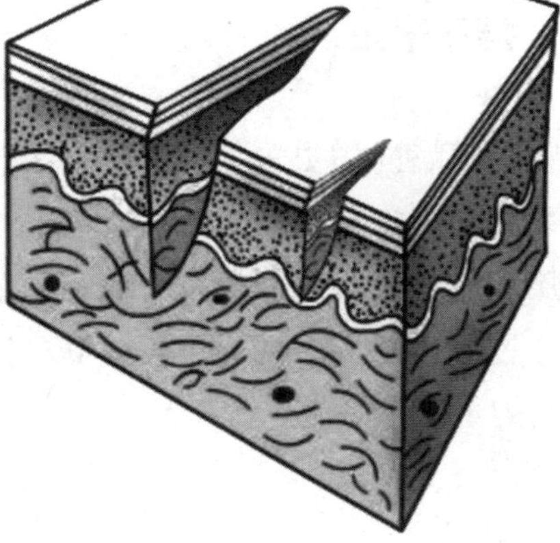

图 14-13　皲裂示意图

（十）假膜与痂

假膜（pseudomembrane）是由炎性渗出物的纤维素、坏死脱落的上皮细胞和炎性细胞聚集在一起形成，为灰白色或黄白色膜。它们不是组织本身，可以撕脱或擦掉（图 14-14）。

痂（crust）是纤维素性及炎性渗出物与上皮表层粘连凝固而形成的，多为黄白色痂皮，如有出血则呈深褐色。通常发生于皮肤，也可出现于唇红部（图 14-15）。

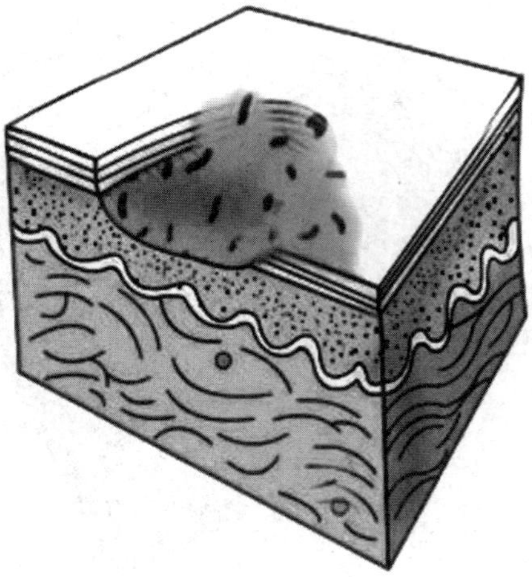

图 14-14　假膜示意图

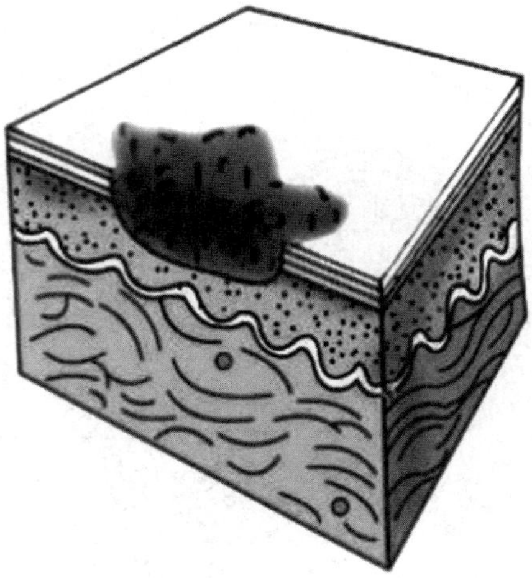

图 14-15　痂示意图

（十一）坏死与坏疽

坏死（necrosis）指的是体内局部细胞的病理性死亡。坏疽（gangrene）指的是较大范围的坏死，同时又受到腐物寄生菌作用而发生腐败。坏死组织腐败后产生的硫化氢可产生明显的恶臭。白血病的牙龈和坏死性黏膜腺周围炎皆属于坏死范畴；走马牙疳为坏疽。由于当前生活质量的提高和抗生素的大量应用，头面部的坏疽已非常少见。

第二节　口腔黏膜病的病史采集与检查

一、病史采集

口腔黏膜病的病史采集较其他口腔临床学科更为详尽，这是因为口腔黏膜病种类繁多且与全身疾病关系密切。完整的病史采集应包括主诉、现病史、既往史、家族史及系统回顾。在问诊时要全面了解疾病的发生及发展过程，除口腔病损外，还应询问是否伴有身体其他部位的病损及症状，以及治疗经过等。主诉、现病史是诊断疾病的重要依据，要重视皮肤和系统性疾病病史的收集，这是鉴别诊断的重要参考。

二、检查

口腔黏膜病的检查应包括口腔黏膜检查和辅助检查。

（一）口腔黏膜检查

应按照一定的顺序进行口腔黏膜的检查，可遵循由口外到口内的原则，以免遗漏。

1. 唇红　应检查皮肤黏膜交界是否清楚，唇的张力和形态，注意观察唇红的色泽、有无脱屑、皲裂、痂壳及渗出等。触诊检查唇红有无结节、肿胀或垫褥感。

2. 唇、颊黏膜　观察黏膜颜色有无苍白、充血、色素沉着等，黏膜是否有肿胀、渗出和糜烂等。检查唇系带位置、颊白线、腮腺导管开口及迷脂症等。

3. 口底及舌腹黏膜　应检查舌系带、舌下腺、舌下肉阜等。下颌下腺导管开口位于舌系带两侧的舌下肉阜，舌下腺的主导管开口位于舌下肉阜或附近，一些小的导管分别开口于舌下襞。

4. 舌　应检查舌体是否对称，伸舌有无震颤或歪斜，舌乳头有无萎缩、充血及增生等。检查时可以用纱布包绕舌前份，用手握持并向前拉出。

5. 腭　应检查腭皱襞、切牙乳头（腭乳头）、硬软腭交界的腭小凹处黏膜完整性，有无充血、糜烂、溃疡等病损，软腭应注意其活动性及腭垂的形态。

6. 咽　应检查咽前后柱是否充血，扁桃体是否肿大。

7. 牙龈　应检查牙龈的形态，色泽，有无起疱、上皮剥脱及白色斑纹的分布等。

（二）辅助检查

1. 血液学检查　血液学检查既是诊断的需要，又是制订治疗方案、判断治疗效果的重要参考。常见的血液学检查包括血常规、血糖、血生化、凝血功能、血清铁、红细胞沉降率、叶酸和维生素B_{12}等。一些较为特异性的自身免疫性疾病，如干燥综合征等，也可通过检查外周血的自身抗体来加以诊断。

2. 免疫学检查　许多口腔黏膜疾病都与全身免疫情况有密切关系。因此，全身免疫检查已成为口腔黏膜病的常规辅助检查项目。此外，一些特定的细胞因子、免疫分子的检测对于特定疾病的诊断及疗效判断都具有重要的临床参考价值。

3. 组织病理学检查　是极为重要的辅助检查手段，其目的如下。①辅助诊断；②排除恶变。不是每例必做的常规检查，病变范围较小的损害一般采用切除活检，切取的部位、大小和深度均应合适。标本深度至少达到黏膜下层，应含有正常组织边缘。

4. 脱落细胞学检查　通过刮取或吸取口腔黏膜表面的细胞，制成涂片后进行细胞学检查。主要了解上皮细胞的种类和性质，也可作为天疱疮、疱疹性口炎、白斑等的初步诊断或辅助诊断的一种手段。

5. 微生物学检查　口腔黏膜病临床常用的微生物学检查包括口腔黏膜细菌培养检查、口腔黏膜真菌涂片检查和口腔黏膜真菌培养检查。

6. 分子生物技术　分子生物技术如聚合酶链反应（PCR）、印迹杂交等已普遍应用于病原微生物的检测和鉴定。目前也用于某些黏膜病的病因和发病机制的研究。

▶知识拓展

中国口腔黏膜病学溯源

中国口腔黏膜病学的研究可追溯到远古时代。早在战国时期（约公元前400年）成书的《素问》中，就有关于口腔与脏腑生理关系的记载，如“心主舌……在窍为舌”“口唇者，脾之官也；舌者，心之官也”“脾之合肉也，其荣唇也”，指出了口腔是整个机体不可分割的一部分。并且提到了“膀胱移热于小肠，鬲肠不便，上为口糜……”，“口糜”这一病名也一直沿用至今。

东汉张仲景的《伤寒论》中对“狐惑病”进行了讨论，类似于现代的白塞病。《外台秘要》中也对口腔黏膜病的发病原因有所记载，提到“心脾有热常患口疮”。《圣济总录》中有“口疮者心脾有热，气冲上焦，熏发口舌故作疮也”的记载，对口疮的病因进行了分析。

《诸病源候论》对鹅口疮的病因进行了探讨，认为“此由在胎时受谷气盛，心脾热气熏发于口故也”。明代王肯堂的《证治准绳》中记录的专治唇舌疾病的方剂就有 37 种之多。

考试知识点总结

本章小结

协和云课堂…… 拓展练习及参考答案

（刘晓敏　边晓燕）

第十五章　口腔黏膜感染性疾病

教学课件

学习目标

素质目标

（1）具备对患者的人文主义关怀精神，树立高尚的职业道德。

（2）具备良好的学习态度及严谨的工作作风，良好的人际沟通能力及团队协作精神，科学的思维方法，分析问题和解决问题的能力。

知识目标

（1）掌握：单纯疱疹、手足口病、口腔念珠菌病的病因、临床表现、诊断和治疗原则。

（2）熟悉：带状疱疹、口腔结核的病因、临床表现、诊断和治疗原则；单纯疱疹、带状疱疹、手足口病的鉴别诊断；手足口病的传播途径和预防方法。

（3）了解：单纯疱疹、带状疱疹、手足口病、口腔念珠菌病、口腔结核的发病机制；球菌性口炎、坏死性龈口炎的病因和临床表现。

能力目标

（1）能对口腔黏膜感染性疾病相关知识宣教。

（2）能根据临床表现对口腔黏膜感染性疾病作出诊断及制订治疗计划。

（3）能对单纯疱疹、手足口病、口腔念珠菌病进行初步处理。

案例导入

【案例】

患者，女性，43 岁。

主诉：左侧面颊部皮肤及左侧舌部黏膜发红、起疱伴剧痛 3 天。3 天前患者自觉身体乏力不适，发现左侧面颊部皮肤及左侧舌部黏膜发红，出现成簇水疱，伴剧烈疼痛，影响进食及睡眠。

检查：左侧面部皮肤及左侧舌背、颊黏膜可见粟粒大小密集成片的透明水疱，周围黏膜可见充血性红斑。体温 38.5 ℃，血常规：白细胞 7.8×10^9/L，中性粒细胞 62%，淋巴细胞 34%。

【问题】

1. 根据病例，该患者的诊断是什么？
2. 诊断依据是什么？
3. 请对该患者制订治疗方案。

·核心知识拆解·

口腔黏膜感染性疾病包括病毒、细菌、真菌等感染导致的感染性疾病。口腔黏膜病毒感染性疾病是口腔黏膜的常见病，其病损可累及口腔黏膜或者波及皮肤及其他黏膜。常见的病毒感染性疾病有单纯疱疹、带状疱疹及手足口病。其中单纯疱疹及疱疹性咽峡炎以口腔表现为主，带状疱疹、手足口病则多波及皮肤。病原体类型不同，治疗方法迥异。细菌感染性疾病包括口腔结核、球菌性口炎和坏死性龈口炎。口腔真菌感染主要是念珠菌的感染，主要包括念珠菌性口炎、念珠菌性唇炎和念珠菌性口角炎。本章学习重点介绍口腔黏膜各类感染性疾病的病因、临床表现、诊断、鉴别诊断、治疗原则及方案。

第一节 病毒感染性疾病

一、单纯疱疹

（一）概述

口腔单纯疱疹是由单纯疱疹病毒（herpes simplex virus，HSV）所致的黏膜皮肤疾病。临床特征为皮肤黏膜上出现簇聚集性的小水疱，有自限性，易复发。可导致多种疾病，如龈口炎、角膜结膜炎、脑炎、生殖道感染及新生儿感染等。

单纯疱疹病毒是最早发现的人类疱疹病毒，是双链 DNA 病毒，其直径可达 120 ～ 150nm。根据 HSV 的生物学特征，分为 HSV- Ⅰ型和 HSV- Ⅱ型。HSV- Ⅰ型主要引起口腔黏膜、咽、口周皮肤、面部、腰以上的皮肤黏膜及神经系统的损害；而 HSV- Ⅱ型主要引起腰以下的皮肤黏膜及生殖器的损害。HSV- Ⅰ型病毒主要通过飞沫、唾液、疱疹液直接接触传播。HSV- Ⅱ型病毒主要为性传播，引起生殖器和生殖道感染。病毒也可通过胎盘或产道垂直传播。

病毒通过与宿主细胞的细胞膜融合或通过胞饮作用而进入细胞内，在胞浆中脱去蛋白衣壳，进入细胞核，利用宿主细胞核中的核酸合成新的病毒。大量的病毒颗粒使细胞变性、肿胀、破裂，并释放出大量病毒进入邻近的新细胞，使细胞相互融合，形成水疱。原发感染者仅约 10% 出现临床症状，之后在机体免疫作用下，大部分病毒被杀灭，少部分病毒潜伏于神经节等部位，当机体遇到诱发因素（如身体疲劳、失眠、情绪烦躁、感冒发热、日照、女性月经期）时病毒会活化，出现复发性疱疹。有的病毒核酸与人体的 DNA 发生整合，长期潜伏在局部的上皮细胞内，可以导致此处反复感染。

（二）临床表现

单纯疱疹在临床上可分为原发性和复发性两型。

1. 原发性单纯疱疹　原发性单纯疱疹（primary herpes simplex）6 岁以下儿童多见，尤其是 6 个月至 2 岁更易患病。潜伏期 4 ～ 7 天，潜伏期以后出现发热、头痛、疲乏不适、全身肌肉疼痛等急性症状，下颌下淋巴结肿大、触痛。患儿流涎、拒食、烦躁不安，经过 1 ～ 3 天，口腔黏膜可出现广泛充血水肿，附着龈和游离龈红肿明显，易出血。在口腔黏膜的任何部位都可出现成簇的小水疱，针头样大小，水疱的疱壁薄、透明，易破溃，疱破后形成浅表溃疡，可相互融合形成外形不规则的较大的损害，并可继发感染，被覆黄色假膜。除口腔内的损害外，唇和口腔周围皮肤亦可有类似病损，疱破后覆以假膜和痂皮。

本病预后较好，整个病程需 7 ～ 10 天，糜烂或溃疡面逐渐缩小、愈合。未经适当治疗者，则恢复较缓慢。极少数情况下，单纯疱疹病毒进入中枢神经系统或内脏，引起感染。患病期间可形成抗体，但抗体不能防止疾病复发（图 15-1）。

2. 复发性单纯疱疹　原发性疱疹感染愈合后，30% ～ 50% 的病例可发生复发性损害。复发性单纯疱疹（recurrent herpes simplex）多发生于成人，复发感染的部位多见于唇部尤其是唇红黏膜与皮肤交界处，故又称复发性唇疱疹。若发生在口角，则称疱疹性口角炎。其临床表现有如下特征。

（1）损害复发时，常发生在原发作过的部位或相邻处。

（2）发病前病损区先有刺激痛、灼痛、痒痛、缩紧感或麻木感等症状。

（3）损害以起疱开始，多为多个成簇的水疱，可相互融合成数个较大水疱，单个的疱较少见。

（4）10 小时左右，出现水疱，周围发红。疱一般可持续 24 小时，随后破裂、糜烂、结痂，痂皮呈橘黄色，病程约 10 天。愈合后不留瘢痕，可有色素沉着（图 15-2）。

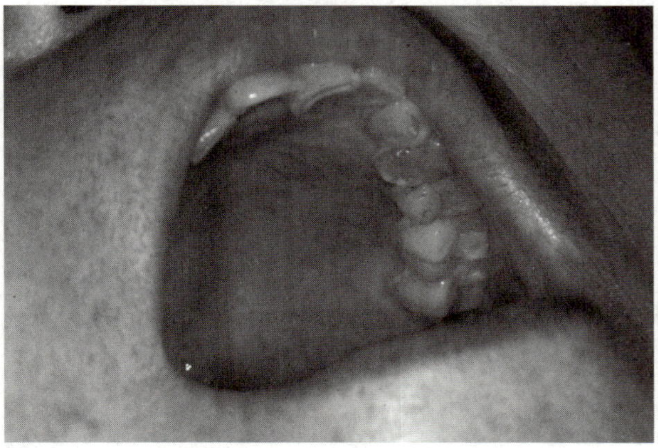

图 15-1　原发性单纯疱疹

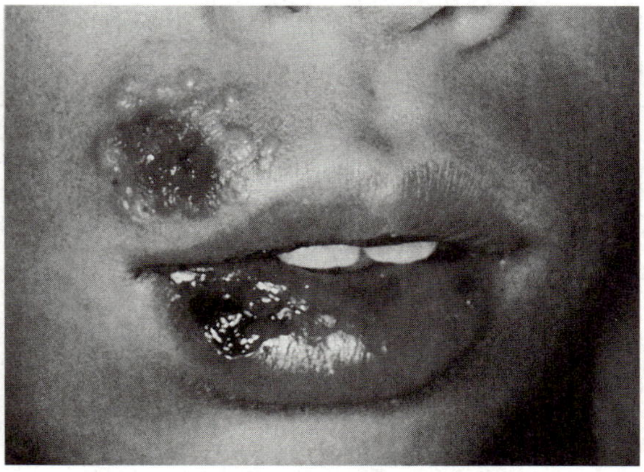

图 15-2　复发性单纯疱疹

（三）诊断要点与鉴别诊断

1. 诊断要点

（1）原发性单纯疱疹：多见于婴幼儿，急性发作，上呼吸道感染史，全身反应重。体征方面表现为牙龈红肿明显，口腔黏膜任何部位和口唇周围可出现成簇的小水疱，随后，疱破溃形成糜烂或浅溃疡，口周皮肤结痂。

（2）复发性单纯疱疹：成人多见，全身反应轻，有劳累等抵抗力下降的诱因。此类患者的体征包括口角、唇红缘及皮肤出现成簇的水疱或橘色痂皮或血痂，好发于唇红黏膜皮肤交界处。

2. 鉴别诊断

（1）原发性单纯疱疹与疱疹样阿弗他溃疡的鉴别诊断见表 15-1。

表 15-1　原发性单纯疱疹与疱疹样阿弗他溃疡的鉴别要点

鉴别要点	原发性单纯疱疹	疱疹样阿弗他溃疡
好发人群	6 岁以下儿童，尤其是 6 个月至 2 岁更易患病	多发生于成人
发作情况	急性发作，全身反应比较重	反复发作，全身反应较轻
病损部位	损害发生于口腔黏膜任何部位，溃疡周围黏膜发红，可累及牙龈	损害仅限于口腔非角化黏膜，不累及牙龈
临床表现	成簇小水疱，疱破溃形成糜烂或浅溃疡，可伴口腔周围皮肤损害	散在小而多的溃疡，无发疱期，没有皮肤损害

（2）原发性单纯疱疹与三叉神经带状疱疹的鉴别：三叉神经带状疱疹由水痘 – 带状疱疹病毒引起，疱疹沿三叉神经的分支排列成带状，但不超过中线。疼痛剧烈，任何年龄都可发生，愈后极少复发。

（3）原发性单纯疱疹与疱疹性咽峡炎鉴别：疱疹性咽峡炎是由柯萨奇病毒 A4 所引起口腔疱疹损害，病损分布只限于口腔后部，如软腭、腭垂和扁桃体等处，为聚集成簇的小水疱，不久破溃形成糜烂或溃疡，牙龈不受损害。

（4）原发性单纯疱疹与手足口病的鉴别：手足口病在口腔黏膜、手掌、足底出现散在水疱、丘疹和斑疹。斑疹的周围有红晕，中央有小水疱，数日后干燥结痂，口腔损害广泛分布于唇、颊、舌、腭等处。

（5）原发性单纯疱疹与过敏性口炎的鉴别：过敏性口炎有过敏因素，口腔黏膜突然发生广泛糜烂，易出血，不以牙龈为主要损害部位。

（四）治疗原则及方案

1. 治疗原则　抗病毒治疗。对症治疗减轻症状，促进愈合；预防感染，防止出现并发症。为预防感染扩散，禁用肾上腺皮质类药物。

2. 治疗方案

（1）抗病毒治疗：目前认为核苷类抗病毒药物是治疗单纯疱疹病毒最有效的药物。主要有阿昔洛韦、伐昔洛韦、泛昔洛韦等。阿昔洛韦又名无环鸟苷，成人口服，每次 200mg，每日 5 次，5 日为 1 个疗程。重者可用阿昔洛韦静脉滴注，每次 5mg/kg，每日 3 次，每 8 小时 1 次，共 5 日。

伐昔洛韦的用法为成人口服，300mg，每日 2 次，7 ～ 10 天 1 个疗程。泛昔洛韦的用法是成人口服，每次 0.25g，每 8 小时 1 次，7 天 1 个疗程。

（2）口腔局部治疗：①口腔黏膜局部用药可以消炎镇痛、促进愈合。常使用 0.1% ～ 0.2% 葡萄糖酸氯己定溶液、聚维酮碘含漱液等含漱。3% 阿昔洛韦乳膏、1% 喷昔洛韦乳膏或酞丁安乳膏局部涂搽，可用于治疗复发性唇疱疹。散剂，如锡类散、养阴生肌散、西瓜霜、外用溃疡散等均可局部使用。含片，可用西吡氯铵含片、溶菌酶含片 20mg、西地碘含片 1.5mg 等含化，每日 3 ～ 4 次。疼痛剧烈者可局部用利多卡因、苯佐卡因等镇痛。唇疱疹继发感染时，可用温的生理盐水、0.1% ～ 0.2% 氯己定溶液等湿敷。②物理疗法方面，复发性唇疱疹可应用激光进行局部治疗。

（3）支持和对症治疗：病情严重者应卧床休息，保证饮水及饮食量，维持体液平衡。进食困难者可适当补充营养液、维生素 B 和维生素 C 等，必要时静脉输液。

（4）中医中药治疗：以疏风清热、凉血解毒、泻火通腑为主。冲剂、煎剂、散剂均可使用。如银翘散、板蓝根颗粒、抗病毒颗粒、口炎清颗粒等。

二、带状疱疹

（一）概述

带状疱疹（herpes zoster）是由水痘－带状疱疹病毒所引起的皮肤黏膜病，其病损特征是出现单侧沿周围神经分布的簇集性小水疱，常伴有明显的神经痛。水痘－带状疱疹病毒为 DNA 病毒，是本病的病原体。经呼吸道传染，传染源主要是患者。水痘－带状疱疹病毒引发的病症在不同年龄段表现各异。儿童初次感染该病毒，呈现的是水痘症状；而成年人和老年人感染后则多出现带状疱疹。这和机体全身状态紧密相关，患水痘时属于不全免疫，病毒会潜伏在脊髓神经后根或三叉神经节内，一旦机体因极度疲劳、患肿瘤、年老体弱，或是存在严重系统性疾病、免疫系统疾病等情况，免疫力低下时，就容易诱发带状疱疹。

（二）临床表现

1. 前驱症状　发病前 1 ～ 2 天常有头痛、低热、乏力等不适症状。发疹部位还伴有烧灼感、刺痛、电击样疼痛等，三叉神经带状疱疹可引发牙痛。本病以胸腹或腰部带状疱疹最为常见，约占 70%；三叉神经带状疱疹次之，约占 20%，损害沿三叉神经的三支分布。

2. 局部表现　病损部位初始会出现不规则或椭圆形的充血性红斑，数小时后红斑上发生成簇水疱，可逐渐融合成大疱（图 15-3）。数日后疱液吸收或破裂，最终形成结痂，1 ～ 2 周脱去痂皮。遗留的色素沉着可逐渐消退，一般不留瘢痕。损害一般不越过人体中线。

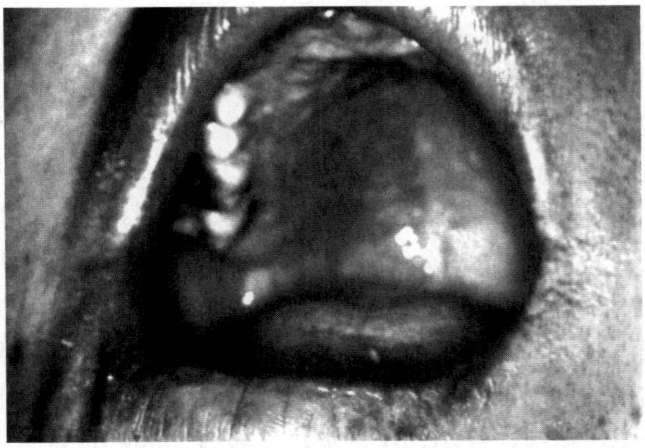

图 15-3　带状疱疹早期红斑融合形成的大疱

颜面及口腔损害沿三叉神经三支的分布区域出现，且单支或多支可同时受累。第一支主要累及额部皮肤、眼角膜，严重时可致失明；第二支累及上唇、腭、颞下部、颧部及眶下皮肤；第三支则累及舌、下唇、颊与颏部皮肤。口腔黏膜上的损害表现为疱疹密集成簇，疱很快破溃形成较大的糜烂面，形态不规则，表面有残留疱壁或假膜，黏膜充血，疼痛明显（图 15-4）。

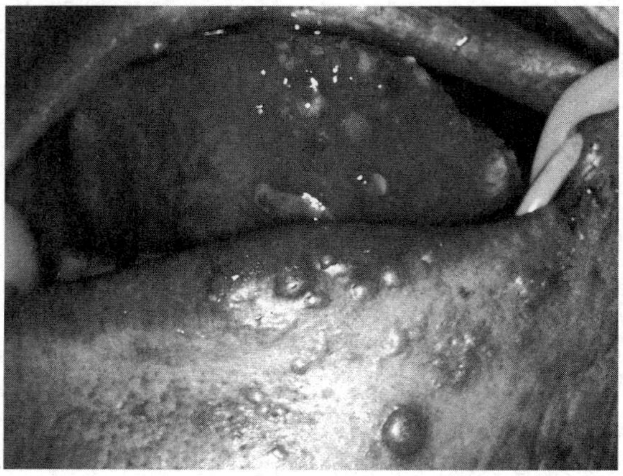

图 15-4　带状疱疹颜面及口腔损害

若病毒入侵面神经膝状神经节，造成膝状神经节受累同时侵犯面神经的运动和感觉神经纤维时，表现为耳痛、面神经瘫痪、耳部疱疹、眩晕、听力丧失等症状，称为拉姆齐·亨特综合征（Ramsay Hunt syndrome）。

剧烈疼痛为本病的特征之一，多数患者的疼痛在皮肤黏膜病损完全消退后 1 个月左右消失，如疼痛持续超过 4 周，或在疼痛缓解后再次发生的超过 4 周的疼痛，称为带状疱疹后神经痛。少数患者遗留长时间的神经痛，与年龄相关，疼痛可持续数月，偶尔数年。

（三）诊断要点与鉴别诊断

1. 诊断要点　主要根据临床表现确定诊断。特征性的单侧性皮肤 – 黏膜成簇疱疹，沿三叉神经支分布及剧烈的疼痛。此外，愈合后很少复发，一般无复发史，一般易于诊断。

2. 鉴别诊断

（1）带状疱疹与单纯疱疹相鉴别：见单纯疱疹鉴别诊断。

（2）带状疱疹与疱疹性咽峡炎相鉴别：疱疹性咽峡炎病损分布于口腔后面，如软腭、悬雍垂和扁桃体处，双侧累及。带状疱疹局限于同侧，不越过中线，疼痛明显。

（四）治疗原则及方案

1. 治疗原则　镇痛，抗病毒，促进疱疹愈合。

2. 治疗方案

（1）神经痛治疗：带状疱疹患者常有剧烈疼痛，镇痛是患者最迫切的要求。常用药物有：阿司匹林每次 0.5g，每天 3 次；芬必得每次 0.2g，每天 2 次；卡马西平每次 100mg，每天 3 次。

（2）抗病毒治疗：应尽早应用，用法同单纯疱疹。

（3）免疫调节：免疫球蛋白 0.6 ～ 1.2mg/（kg· d）肌注，每周 2 次；转移因子口服 6mg，每天 3 次。

（4）糖皮质激素：早期使用短疗程小剂量泼尼松（每日 30mg），对防止持久性脑神经麻痹和严重的眼部疾病有积极意义，但要结合患者感染程度和全身状况慎用。

（5）中医中药：龙胆泻肝汤加金银花、菊花，泻火平肝；中药西瓜霜、锡类散、外用溃疡散等局部涂搽；针刺疗法可增强人体的非特异性细胞免疫反应，并有较好的镇痛作用。

（6）局部治疗：对于口内黏膜病损，可用消毒防腐类药物含漱，如 0.1% ～ 0.2% 氯己定溶液、聚维酮碘溶液。如果是口周和颌面部皮肤病损：可涂 3% 阿昔洛韦乳膏、1% 喷昔洛韦乳膏或酞丁安乳膏。另外，激光照射可作为带状疱疹的辅助治疗方法，早期应用可以消炎、镇痛、促进愈合。

三、手足口病

（一）概述

微课：手足口病

手足口病是多发于儿童的传染病，其突出表现为手、足及口腔黏膜出现疱疹或破溃后形成糜烂、溃疡。引发该病的病原体是多种肠道病毒，其中最常见的是柯萨奇 A16 型病毒与肠道病毒 71 型，它们隶属小 RNA 病毒科、肠道病毒属。

（二）临床表现

手足口病一年四季均可发病，但以夏、秋季最易流行。主要患者是 3 岁以下的幼儿。手足口病潜伏期平均为 3 ～ 5 天，多数无前驱症状而突然发病。常有 1 ～ 3 天的发热、咳嗽、流涕、食欲缺乏等症状。皮疹常见于手掌、足底、足跟，也可见于臀部及腿部。表现为红斑、斑丘疹、疱疹，周围有红晕，如不破溃感染，常在 2 ～ 4 天吸收干燥，呈深褐色薄痂，脱落后不留瘢痕。

口内颊黏膜、唇内侧、舌缘及软腭也会有散在的红斑及小疱疹，大多和皮疹同时出现，或稍晚 1 ～ 2 天出现。这些口内疱疹极易破溃变为糜烂面，覆盖灰黄色假膜，周围黏膜充血红肿。患儿常流涎、烦躁、拒食。本病病程为 5 ～ 7 日，少数达 10 日。一般可自愈，并发症少，但少数患者会复发。

本病预后良好，但要注意患儿全身状况，少数患儿可并发无菌性脑膜炎、脑炎、呼吸道感染、心肌炎和急性迟缓性麻痹等，极少数病情危重，甚至死亡，存活病例可留有后遗症。

（三）诊断要点与鉴别诊断

1. 诊断要点

（1）多见于夏秋季托幼单位群体发病。疾病多发于 3 岁以下幼儿，口咽部疼痛。

（2）口腔黏膜散在疱疹或糜烂面（口），伴离心性分布皮疹（手、足）。

2. 鉴别诊断

（1）水痘：以冬春两季多见，好发于婴幼儿，以发热及成批出现周身性及向心性分布的红色斑丘疹、疱疹为特征，口腔病损少见。

（2）单纯疱疹性口炎：四季均可发病，一般无皮疹，偶尔在下腹部可出现疱疹。

（3）疱疹性咽峡炎：由柯萨奇 A4 型病毒引起，疱疹好发于软腭及咽周，其口腔临床症状与本病相似，但没有手和足的病变。

（四）治疗原则及方案

1. 治疗原则　对症支持治疗为主，预防并发症。

2. 治疗方案

（1）对症治疗：手足口病症状轻、预后好，多采取对症治疗。重点在于保证患儿充分休息与悉心护理，饮食上提供稀粥、米汤等，还可适量给予冷饮，同时可口服维生素 B_1、维生素 B_2 或维生素 C。注意密切观察病情，严密监护，警惕并发症。

（2）中医中药治疗：口服板蓝根颗粒、抗病毒颗粒或口炎颗粒；尤其是托幼单位群体发病情况下用中草药口服，有较好的疗效。

（3）局部用药：主要用于口腔病损，消炎镇痛、促进愈合。0.1% ～ 0.2% 氯己定溶液含漱；利多卡因等局部镇痛；中药可选用青黛散、双料喉风散、冰硼散等。

▶知识拓展

手足口病的预防

手足口病因其传染性强、隐性感染比例大、传播途径复杂、传播速度快，在短时间内就可造成较大范围的流行，疫情控制难度大。自 2008 年 5 月起，手足口病列入《中华人民共和国传染病防治法》规定的丙类传染病管理。

手足口病的传染源为患者和隐性感染者。肠道病毒主要经粪 - 口和 / 或呼吸道飞沫传播，亦可经接触患者皮肤、黏膜疱疹液而感染。饮用或食入被病毒污染的水和食物亦可感染。

托幼单位是本病的主要流行场所，婴幼儿和儿童普遍易感，以 3 岁以下儿童为主。

及时发现疫情和隔离患者是控制本病的主要措施。托幼单位应注意观察体温、双手和口腔，发现病儿应隔离 1 ~ 2 周，同时注意日用品、食具、玩具和便器的消毒。如发现患儿增多时，要及时向卫生和教育部门报告。EV71 型灭活疫苗可用于 6 月龄至 5 岁儿童预防 EV71 感染所致的手足口病。

第二节　细菌感染性疾病

一、口腔结核

（一）概述

口腔结核属于慢性感染疾病，是结核分枝杆菌侵犯黏膜所致。其病损包括口腔黏膜结核初疮、结核性溃疡及寻常狼疮。病原多为人型或牛型结核分枝杆菌，感染途径有经受损皮肤黏膜直接入侵，还有血行或邻近组织病灶播散而来。从病理特征看，是以朗汉斯巨细胞与上皮样细胞为核心，周边环绕密集淋巴细胞浸润，进而形成结核结节。

（二）临床表现

1. 结核初疮（原发性损害） 临床较为少见，儿童是高发群体，成年人也偶有发病。无其余部位感染的个体，口腔黏膜易成为结核分枝杆菌首先入侵的部位。经 2 ～ 3 周潜伏期后，入侵处会形成小结，破溃后变为顽固性溃疡，周边有硬结，即结核初疮，通常无痛感。口腔内典型损害多在口咽部或舌部。

2. 结核性溃疡（继发性损害） 病变可发生在口腔黏膜任何部位，但以舌部最常见。多有全身的结核病灶，如肺结核。其口腔溃疡特征如下：边缘隆起呈鼠啮状；底大口小，向中央卷曲，边缘呈潜掘状；基底有少许脓性渗出物，除去渗出物后，可见桑葚状肉芽肿，呈暗红色；基底柔软可伴疼痛，尤其是舌部溃疡疼痛明显。

3. 寻常狼疮 临床少见。好发于没有口腔外结核病灶且免疫功能较好的青少年或儿童。早期损害表现为一个或几个绿豆大小的结节，质地稍软，略高出皮肤，边界清楚，一般无明显自觉症状。若合并感染，结节会发生坏死，致使组织缺损，形似狼咬噬，故名狼疮。其口腔损害，也可表现为硬化性肉芽肿。

（三）诊断要点与鉴别诊断

1. 诊断要点

（1）病史：长期不愈的浅表溃疡，无复发史。

（2）体格检查：见结核性口腔溃疡特征。

（3）特殊检查：病理检查见结核结节；结核菌素试验则可以检查患者是否感染过或正在感染结核；胸透和胸片，可检查有无结核病史。

2. 鉴别诊断

（1）创伤性溃疡：其溃疡形态与慢性机械刺激相关，去除刺激源后，1 ～ 2 周就会愈合或好转。

（2）口腔鳞状细胞癌：常为溃疡状，基底有硬结，浸润块比溃疡面大，边缘堤状隆起、质硬，伴有淋巴结肿大且坚硬、粘连。

（3）口腔梅毒溃疡：无潜掘性，基底有软骨样硬度感，通过梅毒血清试验及结核菌素试验可鉴别。

（4）腺周口疮：溃疡呈弹坑状，无潜掘性，有复发史和自限性。

（四）治疗原则及方案

1. 抗结核治疗 遵循早期、规律、全程、适量及联合应用抗结核药原则。可口服异烟肼，病情严重的，可配合链霉素肌内注射，2 ～ 6 个月为 1 个疗程。且要注意复查，预防复发。

2. 局部封闭 可用链霉素每日 0.5g 或异烟肼每日 0.1g 局部封闭，每日或隔日操作 1 次。

3. 支持对症处理 包括补充营养提升机体抵抗力与修复力，去除局部刺激因子，用抗生素含漱液进行含漱预防继发感染。

二、球菌性口炎

（一）概述

球菌性口炎是急性感染性口炎的一种，又称膜性口炎，以形成假膜损害为主要特征。常为金黄色葡萄球菌、草绿色链球菌、溶血性链球菌等多种球菌的混合感染。

（二）临床表现

本病多见于体弱和抵抗力低下的患者。可发生于口腔黏膜的任何部位，口腔黏膜充血、糜烂或溃疡，表面覆盖灰白色或黄褐色致密假膜，揭去可见溢血糜烂面。患者唾液分泌增多、黏稠，疼痛明显。有炎性口臭。伴区域淋巴结肿大压痛。有些患者可伴有发热等全身症状。白细胞计数增加。涂片可见大量球菌，坏死细胞。

（三）诊断要点

1. 病史 体弱和抵抗力低下的患者；口腔出现急性损害。

2. 体格检查 口腔黏膜充血糜烂，上覆灰黄色假膜，拭去假膜可见糜烂面，炎性口臭。

3. 特殊检查 涂片或细菌培养见大量球菌。

（四）治疗原则及方案

1. 治疗原则 抗感染、支持和对症治疗。

2. 治疗方案

（1）控制感染：抗菌药物治疗。尽量根据药敏试验结果选择具有针对性的抗菌药物。

（2）支持治疗：适当补充蛋白质、补充 B 族维生素和维生素 C；保持水电解质平衡；处理全身性疾病。

（3）局部治疗：局部消炎镇痛、促进愈合。聚维酮碘含漱液或 0.2% 氯己定溶液冲洗或含漱；西地碘含片 1.5mg 含服，1 天 4 次。

三、坏死性龈口炎

（一）概述

多见于抵抗力极度低下和营养严重缺乏的患者。是以梭形杆菌和螺旋体感染为主要病原体的急性坏死性溃疡性口腔病变。

（二）临床表现

多见于青壮年，急性发病。患者口腔有特殊腐败性口臭，口腔卫生差，牙石和菌斑较多。自发性牙龈出血，伴有流涎、发热、头痛、淋巴结肿大等全身症状。牙龈边缘及龈乳头顶端出现“虫蚀状”坏死，下颌前牙唇侧多见。龈乳头变平如“刀削状”，有灰白色假膜，易擦去，擦去后可见出血的创面（图 15-5）。唇、颊、舌、腭等多处口腔黏膜均可受累，形成坏死性深溃疡。

在全身抵抗力下降、同时合并产气荚膜杆菌感染时可发生坏疽。大量坏死组织脱落，可造成面颊穿通性缺损，称为“走马牙疳”，或坏疽性口炎。溃疡产生的大量毒素可导致患者死亡。如果病情得到改善，愈合后也可留有颜面部的严重缺损。

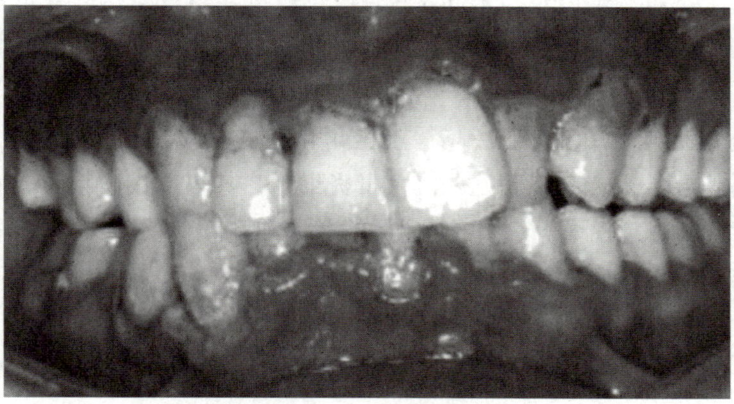

图 15-5　急性坏死性溃疡性龈炎

（三）诊断要点

1．抵抗力低下、严重营养缺乏患者，或严重的急性传染病患者；出现自发性出血、腐败性口臭、发热、淋巴结肿大等全身症状。

2．牙龈边缘、龈乳头、口腔黏膜上形成不规则形状的坏死性溃疡。

3．坏死区涂片可见大量梭形杆菌和螺旋体。

（四）治疗原则及方案

1. 治疗原则　控制感染、消除炎症、阻止病变蔓延和促进组织修复。

2. 治疗方案

（1）控制感染：广谱抗生素治疗。可选用青霉素或第一、二代头孢菌素，如过敏可选用红霉素类药物。同时应用针对厌氧菌药物如甲硝唑等。

（2）支持治疗：应给予高维生素、高蛋白饮食，加强营养。补充 B 族维生素和维生素 C；必要时给予输液，补充液体和电解质，保持水电解质平衡。

（3）局部治疗：小心去除坏死组织，去除大块牙石，用 1.5% ～ 3% 过氧化氢溶液冲洗或含漱；聚维酮碘含漱液或 0.2% 氯己定溶液冲洗含漱；西地碘含片 1.5mg 含服，一天 4 次。

（4）中药治疗：主要是清热解毒祛腐。症状较轻者，可用金银花、甘草煎水，清洗口腔。症状较重出现黏膜溃烂者可先清除坏死物，然后应用牛黄生肌散或者如意金黄散涂布创面。

第三节　口腔念珠菌病

一、概述

口腔念珠菌病（oral candidiasis）是由念珠菌感染引起的口腔黏膜疾病，也是人类最常见的口腔真菌感染。其病原体是白念珠菌，为正常菌群，在 25% ～ 50% 的健康人的口腔、阴道、消化道里均有寄生。正常情况下不致病，但是当条件发生改变时，如全身性疾病导致抵抗力下降、长期用广谱抗生素、免疫抑制剂、类固醇皮质激素，还有口腔生态环境改变时，则可引起疾病，所以被称为机会致病菌。

口腔白念珠菌病具有典型病理特征：增厚不全角化上皮内有白念珠菌菌丝侵入。经 PAS 染色，可见菌丝呈垂直向角化层侵入，其基底处聚集大量炎细胞，甚至形成微脓肿。病损集中于棘细胞层上方、靠近上皮表面，棘层常现增生，固有层伴有慢性炎细胞浸润。

二、临床表现

口腔念珠菌病在口腔主要表现为：念珠菌性口炎，也可仅表现为念珠菌性唇炎和口角炎。

（一）念珠菌性口炎

念珠菌性口炎一般分为四种类型。

1. 急性假膜型念珠菌口炎 多见于长期使用激素者、HIV 感染者、免疫缺陷者、婴幼儿及衰弱者，可发生于任何年龄，但以新生婴儿最多见，发生率达 4%。好发于颊、舌、软腭与唇等部位。发病时，损害区黏膜呈现充血状态，散布着色白如雪，柔软细小的斑点，因此，又称新生儿鹅口疮或雪口病。新生儿鹅口疮多在出生后 2 ～ 8 日内出现，初始如针头大小，很快相互融合成白色或蓝白色丝绒状斑片，并可进一步扩散，严重者会累及扁桃体、咽部。患儿烦躁不安、啼哭、哺乳困难，有时伴有低热，全身反应一般较轻。但少数病例，可能蔓延到食管和支气管，引起念珠菌性食管炎或肺念珠菌病。成人发生的急性假膜型念珠菌性口炎多有导致免疫力低下的易感因素存在（图 15-6），如罹患艾滋病等，且易复发。

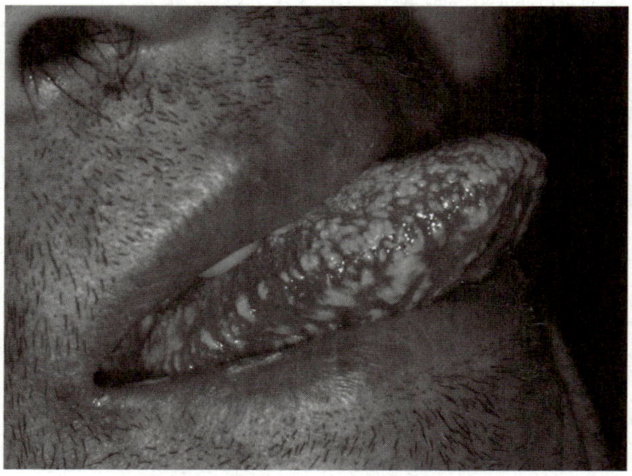

图 15-6 急性假膜型念珠菌性口炎

2. 急性红斑型念珠菌性口炎 又称抗生素口炎，常因长期应用广谱抗生素所致，多见于成年人。大多数患者患有营养不良、白血病、内分泌紊乱、肿瘤化疗后等消耗性疾病。临床表现为口腔黏膜上出现外形弥散的红斑，多见于舌黏膜。患者自觉口干、味觉异常、疼痛及烧灼感（图 15-7）。

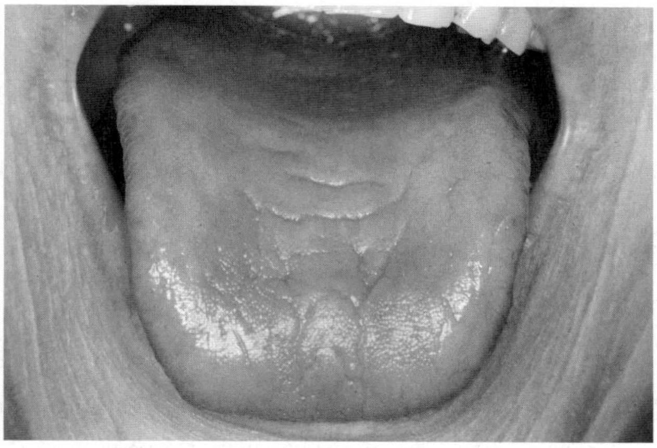

图 15-7　急性红斑型念珠菌性口炎

3. 慢性肥厚型念珠菌性口炎　又称增殖型念珠菌性口炎、念珠菌性白斑。好发于颊黏膜、舌背及腭部。因菌丝侵入黏膜或皮肤内层，致使角化不全、棘层肥厚、上皮增生，还会形成微脓肿，固有层乳头也有炎细胞浸润情况。其表层假膜与上皮层紧密相连，难以剥落。组织学检查，可见上皮有轻度至中度不典型增生，尤其要注意，念珠菌性白斑病恶变率颇高，高龄患者更需警惕。

本型的颊黏膜病损，大多对称地位于口角内侧三角区，呈结节状或颗粒状增生，或为附着紧密的白色角质斑块，与一般黏膜白斑相似。不易与颗粒型白斑鉴别。

4. 慢性红斑型（萎缩型）　念珠菌性口炎本型又称为义齿性口炎，上颌义齿腭侧面接触之腭、龈黏膜是常见的损害部位，多见于女性患者。黏膜呈亮红色水肿，或有黄白色的条索状或斑点状假膜（图 15-8）。念珠菌性唇炎或口角炎的患者中 80% 有义齿性口炎。但本型病变常可单独发生，不一定都并发唇和口角的损害。

义齿上附着的念珠菌是主要的致病因素。临床上，下颌义齿引发真菌性口炎较为罕见，原因可能在于上颌义齿负压吸附力强、封闭佳，易营造酸性环境，为念珠菌快速繁殖创造条件。

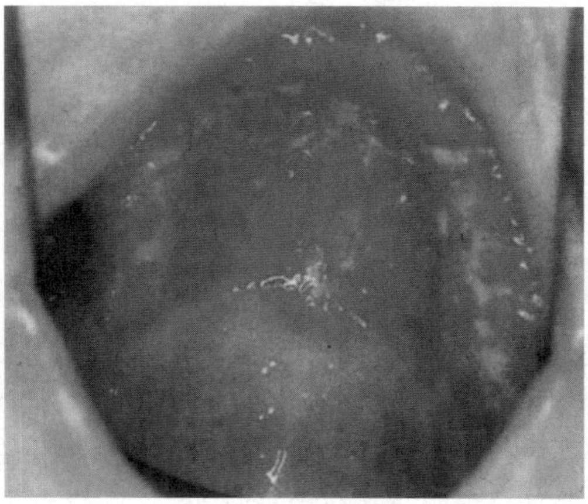

图 15-8　慢性红斑型念珠菌性口炎

（二）念珠菌性唇炎

多见于 50 岁以上的患者，通常发病部位在下唇，有糜烂型与颗粒型之分。该病无典型特征，需多次镜检发现芽生孢子、假菌丝，且经培养证实为白念珠菌方可确诊。

（三）念珠菌性口角炎

多发生在垂直距离降低的老年人和流唾液的儿童。两侧罹患，口角区的皮肤和黏膜发生皲裂、糜烂。

三、诊断与鉴别诊断

（一）诊断

白念珠菌病的诊断需结合病史、临床特征及实验室检查。实验室检查涵盖内容如下。

1. 直接涂片 采集口腔黏膜区假膜、脱落上皮等标本，涂于载玻片，滴入10%氢氧化钾溶液，微加热以溶解角质。然后在光镜下观察，可见折光性强的芽生孢子和假菌丝。如查到大量的假菌丝，提示念珠菌处于致病状态。此为最常用方法。

2. 革兰染色 用棉签或竹片刮去病损组织，趁湿润时固定，常规革兰染色呈阳性。

3. PAS 染色 标本干燥后用PAS染色，芽孢呈红色，假菌丝较蓝，便于观察。

4. 必要时，应开展分离培养、活检、免疫、生化及基因检测等项目辅助诊断。

（二）鉴别诊断

1. 口腔念珠菌病需与球菌性口炎（膜性口炎）相鉴别。球菌性口炎有典型特征，包括黏膜充血、水肿显著，可见成片灰黄色假膜，其表面光滑、质地致密，易被擦除，擦后留糜烂面并渗血，还伴有区域淋巴结肿大及全身反应。

2. 口腔念珠菌病与过角化性的白色病变，如扁平苔藓、白斑等鉴别，后者大多为慢性病程，且白色损害不能拭去。必要时可通过涂片检查鉴别。

四、治疗

（一）治疗原则

去除诱发因素，抗真菌治疗，提高机体抵抗力。

（二）治疗方案

1. 抗真菌治疗

（1）2%～4%碳酸氢钠（小苏打）溶液：哺乳前后洗涤口腔，可碱化口腔环境，抑制白念珠菌的生长和繁殖。轻症患儿无需其他药物，2～3天病变即可消失，但仍需继续用药数日，以预防复发。同时用该药剂洗净乳头与喂养器具，规避交叉或重复感染。

（2）氯己定：具有抗真菌作用，临床可选用0.2%溶液或1%凝胶，用于局部涂布、冲洗、含漱。也可与制霉菌素配伍制成软膏或霜剂，适量加入曲安奈德后，可有效治疗口角炎、义齿性口炎，使用时将霜剂涂于基托组织面后戴入口中。若以氯己定溶液和碳酸氢钠溶液交替漱洗，能清除与白念珠菌协同致病的革兰阴性菌。

（3）西地碘：是一种具有高效、低毒和广谱杀菌活性的分子态碘制剂。抗炎杀菌能力强，适用于混合感染。每日 3 ～ 4 次，每次 1 片含服后吞入。碘过敏者禁用。

（4）制霉菌素（mycostatin）：局部可用 50 000 ～ 100 000 U/ml 的水混悬液涂布，每 2 ～ 3 小时 1 次，涂布后可咽下，也可用含漱剂漱口。或含服 50 万单位的口服制剂，每日 3 次，含化，疗程 7 ～ 10 日。

（5）咪康唑（miconazole）：霜剂可用于口角炎和舌炎，散剂可用于口腔黏膜，疗程一般为 10 日。此外，克霉唑霜、酮康唑溶液及中成药西瓜霜、冰硼散等均可局部应用。

（6）酮康唑（ketoconazole）：严重患者可采用全身抗真菌治疗。酮康唑口服，成人剂量为每日 3 ～ 5mg/kg，2 ～ 4 周 1 个疗程。可与其他局部用的抗真菌药合用，效果更佳。

（7）氟康唑（fluconazole）：是目前临床应用最广的抗真菌药物，抗菌谱广，是治疗白色念珠菌的首选药物。用于口服治疗浅部真菌病时疗效好，对口腔念珠菌感染的疗效更是优于酮康唑。剂量方面，首次一天 200mg，后续每日 100mg，连续 7 ～ 14 天。该药无严重不良反应，常见不良反应为 1% 的患者出现恶心，其次为皮疹，停药后症状可自行消退。

2. 支持治疗　着重加强营养以提升机体免疫力。对于身体衰弱、存在免疫缺陷或身患相关全身性疾病，以及长期使用免疫抑制剂的白念珠菌感染患者，还有慢性念珠菌感染者，都需采取诸如注射胸腺素、转移因子等增强免疫力的治疗措施。

3. 手术治疗　对于白念珠菌白斑中的轻度、中度上皮异常增生，用药物治疗（疗程可达 3 ～ 6 个月）后，增生可能逆转或消失。对于这类癌前损害，治疗时要严密监测白斑变化、定期复查，若疗效不佳或患者不耐受药物，应考虑手术切除。

五、预防

对于婴儿，在产房环节，需严防交叉感染，分娩时务必对会阴、产道、接生人员双手及所有接生用具进行严格消毒。

对于儿童，冬季要做好口唇防护，纠正舔唇吮舌的不良习惯，避免损伤口腔黏膜引发感染。

此外，长期使用抗生素、免疫抑制剂或患有慢性消耗性疾病的患者，更要警惕白念珠菌感染的发生，尤其不能忽视深部（内脏）白念珠菌并发症。

考试知识点总结　　**本章小结**

协和云课堂……　拓展练习及参考答案

（刘晓敏　边晓燕）

教学课件

第十六章　口腔黏膜溃疡类疾病

学习目标

素质目标

（1）具备爱伤意识，具备对患者的人文主义关怀精神，树立高尚的职业道德。

（2）具备良好的学习态度及严谨的工作作风，良好的人际沟通能力及团队协作精神，科学的思维方法，分析问题和解决问题的能力。

知识目标

（1）掌握：复发性阿弗他溃疡、创伤性黏膜血疱及溃疡的病因、临床表现、诊断与鉴别诊断、治疗原则。

（2）熟悉：白塞病的病因、临床表现诊断与鉴别诊断。

（3）了解：白塞病的治疗原则。

能力目标

（1）能对口腔溃疡类疾病相关知识进行宣教；能根据临床表现对口腔溃疡类疾病作出初步诊断及制订治疗计划。

（2）能对复发性阿弗他溃疡和创伤性溃疡进行初步处理。

案例导入

【案例】

患者，女性，30岁。

主诉：口腔反复溃疡6年，加重1年。

现病史：6年来口腔溃疡反复发作，疼痛，影响进食，近1年来发作次数明显增加，并且与月经周期有关。3年前曾到外院行相关治疗，效果欠佳，现来我院要求诊疗。既往体健，否认其他系统性疾病史。

检查：患者体温37.5℃，舌前部散在多个圆形小溃疡，直径1～2mm，溃疡边缘整齐，周围充血明显，呈“满天星”状，下颌下淋巴结肿大。

【问题】

1. 最可能的诊断是什么？诊断依据是什么？
2. 该疾病的鉴别诊断是什么？
3. 请对该患者制订治疗方案。

·核心知识拆解·

口腔黏膜溃疡类疾病是口腔黏膜的常见病症，其主要特征为口腔黏膜上皮完整性受损，形成凹陷。本章重点介绍复发性阿弗他溃疡、创伤性黏膜血疱及溃疡和白塞病的病因、临床表现、诊断与鉴别诊断和治疗原则。

口腔黏膜溃疡类疾病病因多样，创伤性因素如咬伤、烫伤及不良修复体刺激；免疫因素包括自身免疫异常及免疫功能低下；营养缺乏如维生素和微量元素不足；系统性疾病如胃肠疾病等也可引发；还有遗传与精神心理因素的影响。轻型阿弗他溃疡临床表现为溃疡较小且圆，疼痛明显，可自愈；重型阿弗他溃疡大而深，愈合慢且易留瘢痕；疱疹样阿弗他溃疡数量多；白塞病伴有多系统症状；创伤性溃疡与刺激源相关。诊断依据病史与临床表现，必要时结合实验室检查。治疗上局部以消炎、镇痛、预防感染、促愈合为主，全身则针对病因调节免疫等，预防需保持口腔卫生、均衡饮食、良好生活习惯、调节情绪并去除局部刺激因素。学习本章的重点在于疾病的病因和临床表现的掌握，其次还要注意疾病的预防和治疗，尤其是避免疾病进一步发展成为恶性肿瘤，防止重要脏器损害，减缓疾病进展。

第一节　复发性阿弗他溃疡

一、概述

复发性阿弗他溃疡（recurrent aphthous ulcer，RAU）是最常见的口腔黏膜溃疡类疾病，又称复发性口腔溃疡（recurrent oral ulcer，ROU）、复发性口疮、复发性阿弗他口炎（recurrent aphthous stomatitis，RAS）。因其具有明显的灼痛感，故冠以希腊文 aphthous“阿弗他”之名，即灼痛之意。本病具有周期性、复发性、自限性，且复发有一定的规律性，一般以青壮年多见。女性患病率高于男性。

该病病因目前尚未明确，个体差异显著。现有研究虽已报道众多发病因素，但尚未形成统一定论。现阶段，较为认可的病因是与免疫、遗传、环境密切相关。在免疫因素方面，细胞免疫异常起着主导作用，主要机制在于 T 细胞亚群间呈现免疫失衡状态。以 CD4/CD8 比值为例，在溃疡前期、发作期与溃疡后期各不相同。遗传学研究显示，RAU 发病具有遗传倾向，尤其是多基因遗传关联紧密，单基因遗传、遗传标记物及遗传物质层面的探究也提供了佐证。环境因素涵盖口腔微生态、心理状态、日常生活及社会环境等，在本病的发病中也起到诱发作用。此外，内分泌、微循环、感染等因素同样对 RAU 的发生有一定影响。

二、临床表现

一般表现为反复发作的圆形或椭圆形溃疡，具有“红、黄、凹、痛”的临床特点，即溃疡表面周围环绕宽约 1mm 的充血红晕带，表面覆盖浅黄色假膜，中央凹陷，基底不硬，患者灼痛感明显。溃疡的发作周期长短不一，可分为发展期，愈合期和间隙期。根据溃疡大小、深浅及数目不同分为轻型阿弗他溃疡、疱疹样阿弗他溃疡和重型阿弗他溃疡三种类型。

（一）轻型阿弗他溃疡

轻型阿弗他溃疡是复发性阿弗他溃疡中最常见的类型，在 RAU 病例里占比达 75% ～ 85%。其好发部位集中于唇、舌、颊及软腭等无角化或角化较差的黏膜区域。溃疡表浅，直径小于 10mm，通常为 2 ～ 4mm，外观呈圆或椭圆形，边界清晰，孤立或散在，数目不多，每次发作数目 1 ～ 5 个不等，最多不超过 10 个。初起为局灶性黏膜充血水肿，呈粟粒状红点，灼痛明显，继而形成浅表溃疡，一般 5 天左右溃疡面逐渐有肉芽组织形成，创面逐步缩小、红肿消退、疼痛随之缓解。10 ～ 14 天溃疡愈合，且不留瘢痕。复发有一定规律，随着病程的延续，溃疡个数将变多，溃疡直径将变大，愈合期变长，间歇期变短，溃疡部位由前向后（图 16-1）。

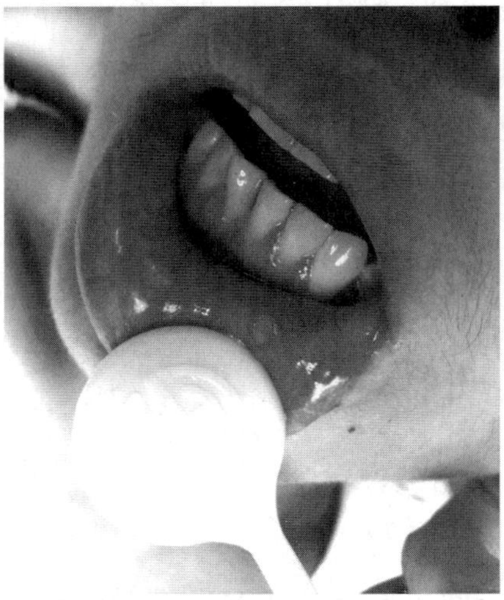

图 16-1　轻型复发性阿弗他溃疡

（二）重型阿弗他溃疡

重型阿弗他溃疡亦被称作复发性坏死性黏膜腺周围炎或腺周口疮。发作时溃疡大而深，形似“弹坑”。直径可达 10 ～ 30mm，深度可达黏膜下层直至肌层，周围组织红肿隆起，触摸基底有轻微发硬之感，边缘整齐、界限分明。溃疡常单个发生，或在周围伴有数个小溃疡。初始多在口角发病，其后有向口腔后部，如咽旁、软腭、腭垂等部位移行的趋势。发作规律大体与轻型一致，但其发作期可延续 1 ～ 2 个月甚至更久，具有自限性。溃疡疼痛剧烈，愈后可留有瘢痕，严重时可致舌尖、腭垂缺损和软腭穿孔（图 16-2）。

（三）疱疹样阿弗他溃疡

疱疹样阿弗他溃疡又称疱疹样溃疡或口炎型口疮。多见于成年女性，其好发部位与轻型阿弗他溃疡相似，病程也较为相似。该型溃疡具有小而数量众多的特点，直径约 2mm，不超过 5mm，常可达十数个乃至几十个，呈散在分布，如同“满天星”。相邻溃疡有时会融合，但界限清楚。发病时，黏膜充血发红，疼痛感强于轻型，唾液分泌增多，可伴有头痛、低热等全身不适，以及局部淋巴结肿痛。发作规律同轻型，愈合后不留瘢痕（图 16-3）。

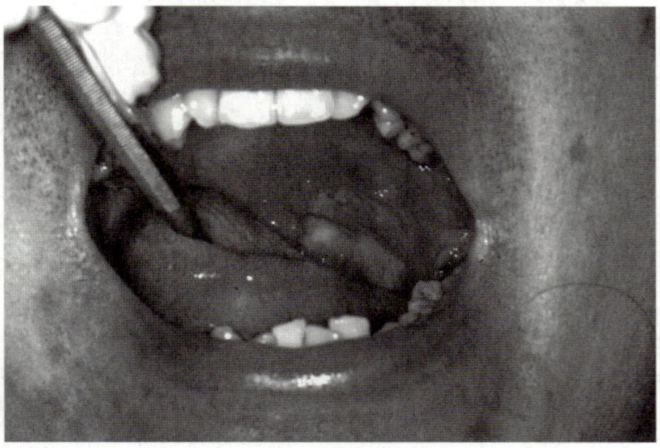

图 16-2　重型阿弗他溃疡

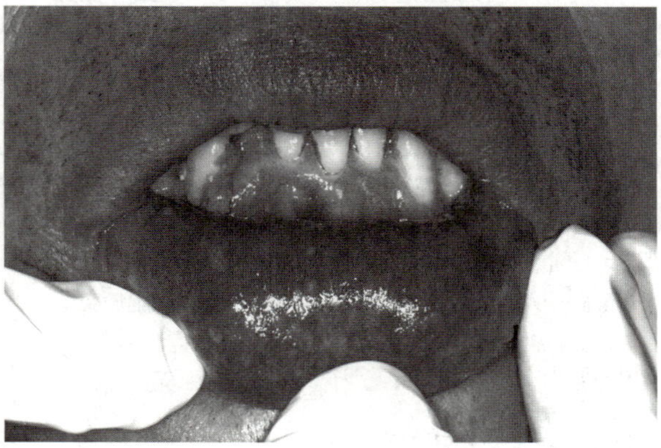

图 16-3　疱疹样阿弗他溃疡

三、诊断与鉴别诊断

（一）诊断方法

1. 问诊　详细询问患者疼痛相关信息，包括疼痛发作的部位、性质与程度、诱发因素、持续时间及复发频次等，为诊断提供初步线索。

2. 检查　溃疡的外形、部位、色泽、质地、有无对应的局部刺激物。

3. 活组织检查　针对大而深且经久不愈的溃疡，应警惕癌性溃疡的可能，需做活检以明确诊断。

（二）诊断要点

1. 病史追溯　着重关注复发性、周期性及自限性这些典型的病史特征。

2. 各型特点

（1）轻型阿弗他溃疡：呈现典型的“黄、红、凹、痛”特征。

（2）重型阿弗他溃疡：溃疡大而深，似“弹坑”。

（3）疱疹样阿弗他溃疡：溃疡小且数量多，散在分布，似“满天星”。

（三）鉴别诊断

1. 重型阿弗他溃疡需与癌性、结核性及创伤性溃疡仔细鉴别（表 16-1）。

2. 疱疹样阿弗他溃疡与原发性疱疹性口炎鉴别　原发性疱疹性口炎常见于儿童，好发于牙龈，溃疡一般似针头大小，数目多，可相互融合，黏膜充血广泛，全身症状较重。

表 16-1　重型阿弗他溃疡与癌性溃疡、结核性溃疡及创伤性溃疡的鉴别要点

鉴别要点	重型阿弗他溃疡	癌性溃疡	结核性溃疡	创伤性溃疡
年龄	多见于中青年	多见于中老年	多见于中青年	不限
溃疡特征	深在 周围红晕 边缘整齐 底部凹陷似“弹坑” 有黄色假膜	深或浅 浸润块 周围似堤状 边缘不整齐 底部菜花状	深在 周围轻度浸润 边缘呈鼠噬状 底部肉芽组织 外观似桑葚	深或浅 炎症不明显 边缘可隆起 有创伤因子 表面无假膜
好发部位	口腔后部	舌腹，舌缘，口角区，硬软腭复合区	唇，前庭沟，牙槽黏膜，腭部	唇，颊，舌，颊脂垫尖
病理	慢性炎症	细胞癌变	结核结节	慢性炎症
自限性	有	无	无	无
复发性	有	无	无	无

四、治疗

由于 RAU 的确切病因目前尚不明确，目前国内外还没有根治 RAU 的有效方法。RAU 治疗的目的是减轻疼痛、促进溃疡愈合、延长复发间歇期，以对症治疗为主，不易根治。

（一）治疗原则

1. 寻找导致 RAU 发生的相关因素并去除或控制。
2. 优先选择局部治疗。对于症状较重及频繁复发的患者，可采用局部和全身联合用药。
3. 全身疗法仅在病情严重或者复杂的情况下采用，而免疫抑制剂则应用于难治性口腔溃疡或者白塞病累及口腔所致的严重溃疡。
4. 加强心理疏导，缓解紧张情绪。

（二）治疗方案

1. 局部治疗　目的是消炎、镇痛、预防继发感染及促进溃疡愈合。

（1）药物选用：口腔适用的具备消炎、镇痛与促进溃疡愈合功效的药膜、软膏、散剂、含漱液、口含片等均可按需使用，必要时联合表皮生长因子凝胶、表面麻醉药，配合物理疗法、微波激光辅助治疗。

（2）黏膜下封闭注射：针对经久不愈或剧痛的重型阿弗他溃疡，可于溃疡处行黏膜下封闭注射。常以曲安奈德 5 ～ 10mg/ml、醋酸泼尼松龙混悬液 25mg/ml，加等量 1% 普鲁卡因液，在溃疡下局部浸润，每周 1 ～ 2 次，兼具镇痛与促进愈合的功能。

2. 全身治疗　目的是对因治疗、减少复发、促进愈合。

（1）基础疾病治疗：积极诊治与该病相关的全身性疾病。

（2）肾上腺糖皮质激素应用：如泼尼松、地塞米松、泼尼松龙等。对于重型阿弗他溃疡，可适量给予泼尼松，每日总量控制在 30mg 以内，建议上午 9 时前顿服，疗程通常不超过 15 天，后续逐步减量。其他类型一般不推荐使用此类药物。

（3）细胞毒类药物：是治疗顽固性、鉴于此类药物可能对肝肾功能及造血系统产生影响，用药前务必详细评估肝肾功能指标与血常规结果。

（4）免疫增强剂：具体如下。①主动免疫制剂，旨在激发机体自身免疫应答。转移因子（TIF），每周注射 1 ～ 2 次，每次 1ml/ 支。注射于上臂内侧或大腿内侧皮下淋巴组织较丰富部位。左旋咪唑片剂，每片 15mg 或 25mg，每日用量 100 ～ 150mg，分 2 ～ 3 次口服，采取连服 3 天、停药 4 天的间歇给药方式，4 ～ 8 周为 1 个疗程。用药期间偶见头晕、恶心及白细胞减少等不良反应。胸腺素注射液，每支 2mg 或 5mg，每日或隔日肌内注射 1 次，每次 2 ～ 10mg。②被动免疫制剂：针对免疫功能低下群体，可使用丙种球蛋白等被动免疫制剂。肌内注射，每隔 1 ～ 2 周注射 1 次，每次 3 ～ 6ml。胎盘脂多糖源于人胎盘组织提取的脂多糖，兼具抗感染与抗过敏特性，肌内注射，每次 0.5 ～ 1.0mg，每日 1 次，20 天为 1 个疗程。

3. 中医药治疗

（1）辨证施治，根据四诊八纲进行辨证。

（2）成药：可用昆明山海棠片，每片 0.25g，口服，每次 2 片，每日 3 次。有良好的抗炎和抑制增生作用，副作用较小，但长期使用应注意血常规改变。

▶知识拓展

复发性阿弗他溃疡的预防

复发性阿弗他溃疡是一种非常常见的口腔黏膜疾病，给人们的生活带来了极大的困扰，有效地预防这一疾病是十分必要的。

1. 口腔卫生　保持口腔环境卫生，去除口腔局部刺激因素，避免口腔黏膜创伤。

2. 饮食管理　规避质地粗糙、硬性食物，如膨化食品、油炸食物，以及过烫食物，防止其对口腔黏膜造成损伤。日常饮食注重营养均衡、口味清淡，减少烧烤、腌制、辛辣食物的摄入，同时养成规律进餐的良好习惯。

3. 作息规律　维持规律的作息时间，确保充足睡眠时长，提升睡眠质量，助力机体维持良好状态。

4. 心理调适　积极调整心理状态，使心情保持舒畅，尽可能避免长期处于精神紧张、焦虑、压力过大的情境下，以防不良情绪诱发溃疡复发。

5. 肠道管理　养成每日定时排便的习惯，若有便秘问题，可多食用富含膳食纤维的食物，适度增加活动量，必要情况下合理选用通便药物。

第二节　创伤性黏膜血疱及溃疡

创伤性黏膜血疱（traumatic mucosal hematoma）和创伤性溃疡（traumatic ulcer）均属于病因明确的黏膜病损，由机械性、物理性或化学性刺激所诱发。

一、创伤性黏膜血疱

（一）概述

创伤性黏膜血疱和创伤性溃疡通常在以下情形下发生：食用过热食物时，口腔黏膜因高温刺激受损；仓促咀嚼大块且干硬的食物，或是吞咽速度过快，致使口腔黏膜被擦伤，进而引发血疱。此外，外力挫伤口腔黏膜，或是不慎咬到颊、舌黏膜，同样会造成血疱出现，故又称黏膜血疱（mucosal hematoma）。

（二）临床表现

由急食擦伤引发的血疱，其体积一般较大，有时可达 20 ～ 30mm，常发生于咀嚼侧的软腭、腭垂、舌腭弓和软硬腭交界处。血疱迅速扩大，初始阶段疼痛不明显，有异物感。若血疱靠近咽喉，因其占位效应，还会反射性引发恶心症状。疱壁较薄，容易破裂，破溃后淤血流尽后留有鲜红色疱底创面，此时疼痛感加剧，影响吞咽。一般愈合较快，但位于软腭处的血疱愈合进程相对迟缓。若继发感染，则形成溃疡或糜烂（图 16-4）。

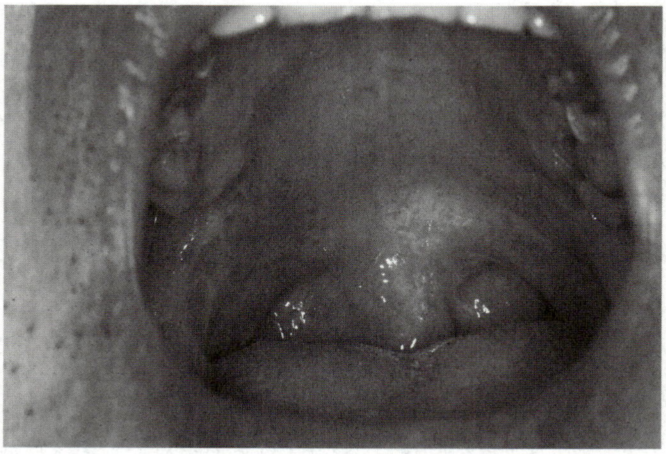

图 16-4　右侧软腭黏膜创伤性血疱

因咀嚼不慎误伤引起的血疱一般位于口角区或两颊咬合线附近，血疱较小，有时可伴有溃疡和糜烂，愈合较快。

（三）诊断与鉴别诊断

1. 诊断方法

（1）问诊：有急食史或咀嚼不当误伤黏膜的病史。

（2）检查：可见单侧性血疱，发生迅速，疱壁易破，留有鲜红创面等。

2. 诊断要点

（1）明确的急食史或咀嚼不当误伤黏膜的病史。

（2）发生迅速的单侧性血疱。

3. 鉴别诊断　应与血小板减少性紫癜的口腔黏膜血疱鉴别（表 16-2）。

表 16-2　创伤性黏膜血疱与血小板减少性紫癜的口腔黏膜血疱的鉴别要点

鉴别要点	创伤性黏膜血疱	血小板减少性紫癜的口腔黏膜血疱
好发部位	软腭，腭垂，舌腭弓和软硬腭交界	牙龈，腭，颊
疱壁	薄	较厚
急食史	可能有	无
血常规	正常	血小板计数极低，凝血功能障碍

（四）治疗

在已排除患者患有血液病的情况下，针对尚未破溃的创伤性黏膜血疱，可采用无菌注射器抽取疱内血液，或者刺破疱壁放出淤血。对于已经破溃的血疱，需先用消毒手术剪修整残留疱壁，之后选用具有防腐、消毒、镇痛功效的散剂，如复方皮质散、珠黄散、青黛散等进行局部涂布，也可用氯己定漱口液含漱消毒。

二、创伤性溃疡

微课：
创伤性
溃疡

（一）病因

1. 机械性刺激

（1）非自伤性刺激：主要源于口腔内的残冠、残根，以及尖锐的牙齿边缘与牙尖长期、慢性地刺激黏膜；此外，尖硬食物、设计或制作不佳的义齿、刷牙时的不当操作，同样会损伤黏膜；婴幼儿在吮吸拇指、橡胶乳头、玩具等硬物时，腭部翼钩处黏膜易受刺激，还有刚萌出的中切牙边缘锐利或舌系带过短引发的摩擦，这些不良刺激均会致使相应部位出现溃疡。

（2）自伤性刺激：表现为个体无意识地咬唇、咬颊行为，或者使用铅笔尖、竹筷等尖锐物品点刺颊脂垫等不良习惯，进而诱发创伤性溃疡。

2. 化学性灼伤　多因误服强酸、强碱所致；也可能是口腔治疗过程中操作失误，致使硝酸银、三氧化二砷、碘酚、酚醛树脂等腐蚀性药物溢出，灼伤黏膜。偶尔还会因牙痛口含阿司匹林，或口腔白斑治疗时维 A 酸液涂布过量或贴敷蜂胶不当，引发溃疡。

3. 温度刺激伤 食用温度过高或过低的食物，会造成黏膜创伤性病损；口腔内低温治疗（如液氮）若操作不当，也会引发冻伤，最终形成创伤性溃疡。

（二）临床表现

创伤性溃疡因病因各异，其临床表现也不尽相同。

1. 压疮性溃疡 压疮性溃疡（decubital ulcer）是由持续性的非自伤性机械刺激所诱发。老年人多见。残根、残冠或不良修复体长期损伤黏膜，溃疡深达黏膜下层，中央凹陷，边缘轻度隆起，水肿，色泽灰白，疼痛常不明显（图 16-5）。

2. 贝氏溃疡 贝氏溃疡（Bednar ulcer）由婴儿吮吸拇指或质地过硬的橡胶乳头引起，又称 Bednar 溃疡或贝氏口疮。固定发生于硬腭、双侧翼钩处的黏膜表面，呈双侧对称分布，溃疡表浅；婴儿会哭闹不安，拒绝进食。

3. Riga-Fede 溃疡 Riga-Fede 溃疡（Riga-Fede's ulcer）即李 – 弗溃疡，专指发生于婴幼儿舌系带部位的溃疡。由于婴幼儿舌系带过短，加上新萌出的下颌中切牙边缘过锐，二者长期相互摩擦刺激，引起舌系带处充血、肿胀，进而形成溃疡。若久未治疗，还会转变为肉芽肿性溃疡，触诊时质地较韧，会对舌部运动及进食等产生不良影响，患儿常常哭闹不休。

4. 自伤性溃疡 自伤性溃疡（factitial ulcer）好发于性情好动的青少年或患多动症的儿童。对于有用铅笔尖捅刺黏膜习惯的孩子，若为右利手，溃疡一般好发于左侧颊脂垫尖或磨牙后垫处；若是左利手，则好发于右侧。存在咬唇、咬颊、咬舌习惯的孩子，溃疡常出现在下唇内侧或两颊、舌背。此类溃疡位置较深，经久不愈，基底略显坚硬，或有肉芽组织，疼痛感可不明显，偶尔还会伴有痒感。

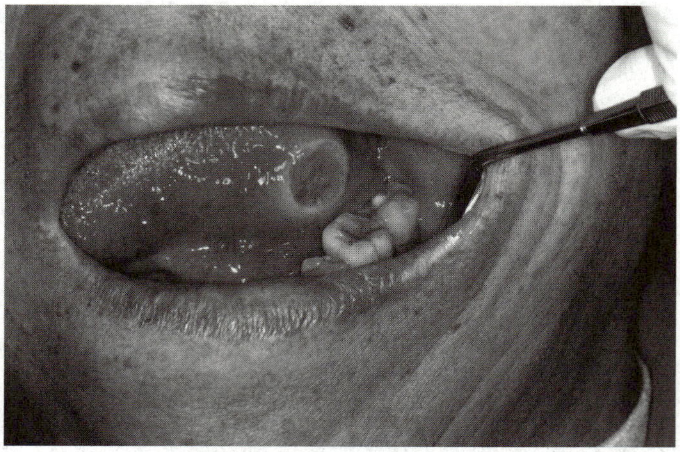

图 16-5 压疮性溃疡

5. 化学灼伤性溃疡 组织坏死，表面覆盖着易碎的黄白色伪膜，多数溃疡较为表浅，但疼痛感强烈，常出现在接受治疗的患牙附近黏膜区域。

6. 热灼伤性溃疡 有确切的热灼伤史，初始为疱，疱壁破溃后形成糜烂或浅表溃疡，疼痛感明显。

（三）诊断与鉴别诊断

1. 诊断要点

（1）明确的理化刺激因素、自伤性不良习惯或灼伤等病史。

（2）溃疡部位和形态常与机械性刺激因子相符。

（3）去除刺激因素后，溃疡能快速好转或愈合。

（4）长期不愈的溃疡需及时活检以明确诊断。

2. 鉴别诊断 对去除刺激因素后仍长期不愈的深溃疡应与以下特异性深溃疡相鉴别。

（1）腺周口疮：有反复发作史，无创伤史和自伤性不良习惯，口内无机械性刺激因素存在。溃疡深大，常伴发其他部位小溃疡，疼痛明显，愈合后留有瘢痕。

（2）结核性溃疡：与理化刺激无关。溃疡深凹，边缘呈不规则鼠噬状，基底面凹凸不平，呈粟粒状小结节，有肉芽组织增生。可伴有低热、盗汗及淋巴结肿大等全身症状，结核菌素试验结果呈阳性。

（3）癌性溃疡：多由鳞状细胞癌引发。表现为经久不愈的深大溃疡，底部可见菜花状或颗粒状突起，边缘隆起并向外翻卷，类似堤坝围绕在病损周边，扪诊基底较硬有浸润块。若无继发感染，疼痛通常不明显。

（四）治疗

1. 去除刺激因素是关键，需拔除残根残冠，磨平锐利的牙尖和边缘嵴，对不良修复体进行调整修改等。纠正咬唇、咬颊、咬舌等不良习惯。针对贝氏溃疡，应将婴儿的奶瓶喂养方式改为汤匙喂养，还可通过手术矫正舌系带过短问题。

2. 局部治疗遵循消炎、镇痛、促愈合及防继发感染原则，可敷涂复方皮质散、养阴生肌散、冰硼散等药物，也可用复方氯己定含漱液、乳酸依沙吖啶溶液、复方硼砂含漱液等含漱。

3. 伴有全身症状或继发感染的患者，可使用抗生素治疗。对于长期不愈的深大溃疡，要进行活检以排除癌变可能。

第三节　白塞病

一、概述

白塞病（Behcet's disease，BD），又名白塞综合征、贝赫切特综合征。由土耳其皮肤科医师胡卢西·白塞（Hulusi Behcet）于1937年率先报道，故而得名。其主要临床特征为同时或先后出现口腔黏膜溃疡，以及眼、生殖器、皮肤的病损，因而也被称为口－眼－生殖器三联症。

目前，本病确切病因尚不明确，但已有研究显示，遗传、免疫等因素，纤溶系统、微循环系统障碍，在该病发病中起重要作用。病毒、细菌、梅毒等感染及微量元素缺乏等，也可与之相关。

二、临床表现

本病可累及全身各系统，但较少同时出现多种临床表现。依照病损出现的概率，可将其症状划分为常见与少见两大类：常见症状包括口腔、生殖器、皮肤、眼部表现；少见症状涉及关节、心血管、神经、消化、呼吸、泌尿等系统的病变。

（一）常见症状

1. 口腔溃疡 反复发作的口腔黏膜溃疡，症状和发作规律与复发性阿弗他溃疡类似。多数患者以此症为首发症状。多表现为轻型或疱疹样型，亦可出现重型。

2. 生殖器溃疡 约 75% 患者出现生殖器溃疡，常反复发作，但间歇期较长。溃疡常发部位包括外阴、阴道、肛周、宫颈、阴囊和阴茎等。病变与口腔溃疡特征基本相似，溃疡深大。由于发病部位易受摩擦、感染影响，所以愈合进程缓慢，疼痛剧烈。溃疡有自愈倾向，可留有瘢痕。在白塞病各类症状中，生殖器溃疡的发生率颇高，仅次于口腔溃疡。

3. 皮肤损害 皮损发病率高，可达 80%，主要表现形式多样，包括结节性红斑、面部毛囊炎、痤疮样皮疹、多形红斑、环形红斑、皮下血栓性静脉炎、脓皮病等。其中，结节性红斑最为典型且常见，多发生于四肢，尤以下肢多见。通常呈多发性，红斑直径 1 ～ 2cm，触痛，1 周后可自愈，愈后有色素沉着，无瘢痕。此外，还有皮肤针刺反应，即患者接受肌内注射后的 24 ～ 48 小时内，注射部位会出现红疹与小脓点，此即为针刺反应阳性；若进行静脉注射，还可能引发血栓性静脉炎，这是末梢血管针对非特异性刺激所产生的超敏反应，而结节红斑样皮损和对微小创伤（针刺）后的炎症反应是特别有诊断价值的体征。

4. 眼部病变 50% 左右的患者受累。病变可分为眼球前段病变和后段病变。前段病变以虹膜睫状体炎、角膜炎、结膜炎及前房积脓为主。后段病变主要为脉络膜炎、视神经乳头炎、视神经萎缩和玻璃体病变、继发性白内障、青光眼、视网膜剥离、黄斑区变性等，这些病变会致使视力逐步下降，严重时可引发失明。

（二）偶见症状

1. 关节损害 主要累及膝关节及其他大关节，症状与风湿关节炎相近，表现为关节处红肿热痛。一般 X 线检查无异常表现。

2. 血管损害 以血管炎为主要特征，全身大小血管均可累及。10% ～ 20% 患者并发大中血管炎，是致死致残的主要原因。

3. 消化系统、神经系统、呼吸系统、泌尿系统也均有受累报道。

三、诊断与鉴别诊断

（一）诊断方法

1. 体格检查 视诊可发现复发性口腔溃疡、眼炎、生殖器溃疡及具有特征性的皮肤损害。若出现大血管或神经系统损害表现，高度提示白塞病的诊断。

2. 实验室检查 白塞病并无特异性的实验室检查异常。处于活动期时，红细胞沉降率会加快、

C 反应蛋白水平升高，部分患者冷球蛋白呈阳性，血小板凝集功能也有所增强。此外，HLA-B51 阳性率介于 57% ～ 88%，且与眼、消化道病变存在关联。

3. 针刺反应试验 选用 20 号无菌针头，在前臂屈面中部垂直刺入约 0.5cm，随后沿纵向稍作捻转并退出。24 ～ 48 小时后，若局部出现直径大于 2mm 的毛囊炎样小红点或脓疱疹样改变，则判定为阳性。该试验特异性颇高，且与疾病活动性紧密相关，静脉穿刺或皮肤创伤后出现的类似皮损同样具有诊断价值。

（二）诊断标准

为便于本病的诊断，国际白塞病研究组于 2014 年制订了白塞病诊断标准（表 16-3），根据临床表现进行评分，总分≥ 4 分确诊。

表 16-3 2014 年白塞病诊断标准（国际白塞病研究组）

临床表现	评分
复发性口腔溃疡	2 分
复发性生殖器溃疡	2 分
眼部损害	2 分
皮肤损害	1 分
针刺反应阳性	1 分
血管病变	1 分
神经系统损害	1 分

（三）鉴别诊断

1. 口腔溃疡 白塞病、复发性阿弗他溃疡与疱疹性口炎虽都有反复发作口腔溃疡这一基本特征，病损形态相近，但白塞病会累及多系统、多脏器。

2. 多系统损害 如白塞病须与斯 – 约综合征鉴别（表 16-4）。

表 16-4 白塞病与斯 – 约综合征的鉴别要点

鉴别要点	白塞病	斯 – 约综合征
年龄	20 ～ 40 岁多见	各年龄段
性别	男性多见	男女无差异
发热	偶有	低热，偶在病初有高热

续　表

鉴别要点	白塞病	斯－约综合征
口腔	反复发作的单个或多个溃疡，界清，不融合	大疱和广泛糜烂面，渗出多
生殖器	阴茎，阴囊，阴唇溃疡多见	阴茎，包皮，龟头溃疡多见
眼	虹膜睫状体炎，虹膜炎，视网膜脉络膜炎多见	虹膜炎少见，结膜炎，角膜炎多见
皮肤	下肢结节性红斑，面部痤疮样皮疹，毛囊炎，脓疱疹，针刺反应阳性	面部多形性红斑，丘疹，水疱，糜烂，虹膜样损害，针刺反应阴性
关节	轻度红肿痛	轻度肿痛
其他	偶见消化，心血管，泌尿，神经系统等症状	少见
预后	眼部病变可致失明，有神经症状者预后不良	一般好，重型者预后严重不良

四、治疗

（一）治疗原则

控制现有症状，防止重要脏器损害，减缓疾病进展。

（二）治疗方案

1. 局部治疗

（1）口腔溃疡：采取与复发性阿弗他溃疡相同的治疗手段。

（2）生殖器溃疡：用 1∶5000 高锰酸钾溶液进行坐浴，每晚一次，坐浴后将四环素可的松眼膏涂抹于溃疡部位，亦可选用苦参汤、蛇床子汤予以熏洗，以促进愈合。

（3）眼部病变：针对轻型眼部炎症，采用 0.5% 醋酸氢化可的松滴眼液滴眼；若为重症眼炎，则需在球结膜下注射糖皮质激素，控制炎症发展。

（4）皮肤损害：使用 0.1% 醋酸氟氢可的松乳膏在皮肤患处进行局部涂布，缓解症状。

2. 全身治疗

（1）免疫抑制法：参考复发性阿弗他溃疡重型的用药方案，依据病情适当加大用药剂量，抑制过度免疫反应。

（2）免疫增强剂或免疫调节剂：参照复发性阿弗他溃疡的用药方法，调节机体免疫功能。

（3）中医辨证施治：中医理论认为白塞病与肝经湿热、脾胃湿热、肝阴虚、脾肾阳虚等多种证型相关，据此辨证，分别施以清肝利湿、清胃泻火、补肾养阴、温补脾肾等治法，精准调理机体平衡。

▶**知识拓展**

白塞病日常注意事项

白塞病患者日常需多方面注意。口腔护理上，用软毛牙刷轻柔刷牙，饭后淡盐水漱口，口腔溃疡发作时避免刺激性食物。皮肤护理方面，保持皮肤清洁干燥，穿宽松衣物，有破损及时处理。眼部护理要点为注意卫生，不用手揉眼，遵医嘱用眼药水或药膏并定期眼科检查。饮食应均衡，多摄入富含维生素、蛋白质与微量元素食物，忌辛辣刺激食物。生活作息要规律，保证充足睡眠，适度锻炼，避免劳累。

心理调节也关键，学会减压，保持乐观心态。此外，需严格遵医嘱定期就医复查，规范药物使用，了解药物不良反应并采取相应措施，如用糖皮质激素时防骨质疏松，不可自行增减药量或停药，以便更好地控制病情，提高生活质量。

—• 考试知识点总结 •—

—• 本章小结 •—

—• 协和云课堂……　拓展练习及参考答案 •—

（刘晓敏　边晓燕）

教学课件

第十七章　口腔黏膜斑纹类疾病

学习目标

素质目标

（1）具备对患者的人文主义关怀精神，树立高尚的职业道德。

（2）具备良好的学习态度及严谨的工作作风，提升科学的思维方法和不断创新、与时俱进的观念。

（3）具备人际沟通能力及团队协作精神。

知识目标

（1）掌握：口腔扁平苔藓、白色角化病、口腔白斑的临床表现及诊断。

（2）熟悉：口腔扁平苔藓、白色角化病、口腔白斑的病因和治疗原则，盘状红斑狼疮、口腔黏膜下纤维性变的临床表现；各型斑纹类疾病的鉴别诊断。

（3）了解：各型疾病的病理表现及各型疾病的防治。

能力目标

（1）能通过学习对口腔黏膜斑纹类疾病相关知识进行宣教。

（2）能根据临床表现对口腔黏膜斑纹类疾病作出初步诊断及制订治疗计划。

案例导入

【案例】

患者，男性，45 岁。

主诉：发现双颊黏膜发白 5 个月。

现病史：患者 5 个月前发现双颊黏膜发白，舔之有不平、发涩的感觉。无疼痛，未曾治疗。患者有吸烟史 10 年，每天 1 包。

既往史：无重大疾病史。

临床检查：双颊沿咬合线处宽约 1.0cm×1.5cm 白色斑块，表面光滑，稍高出黏膜表面，边界清楚，触之质软，不粗糙，周围黏膜正常，未见糜烂面，白色斑块无法擦掉。全口牙石Ⅰ度，牙龈红肿，探诊牙龈易出血，牙面有色素沉着。

【问题】

1. 根据上述病例描述，该患者口腔黏膜病损属于哪种临床病损类型？依据是什么？
2. 为进一步明确诊断，还需要对该患者进行哪些检查？
3. 请根据目前的检查结果，列出可能的诊断。

·核心知识拆解·

斑纹类疾病是在口腔黏膜上以斑片、斑块、白色斑纹和条纹等损害为主的一类疾病。这类疾病有口腔扁平苔藓、白色角化病、口腔白斑、口腔红斑、盘状红斑狼疮和口腔黏膜下纤维性变等。口腔扁平苔藓是口腔黏膜最常见的疾病之一，其病损主要表现为由白色针头大小的丘疹组成白色条纹，由条纹组成各种花纹，如网状、树枝状、环状或半环状，黏膜可发生红斑、充血、糜烂、溃疡、萎缩和水疱等。本章重点介绍各类斑纹类疾病的病因、临床表现、诊断、鉴别诊断及治疗方案。口腔扁平苔藓、盘状红斑狼疮和口腔黏膜下纤维性变属于癌前状态，白斑是癌前病变，应引起重视，其中，口腔扁平苔藓的发病与心理因素密切相关，医患交流时医师应注意交流措辞，以免给患者带来更重的心理负担，各类疾病治疗时注意防止复发。

第一节　口腔扁平苔藓

一、概述

口腔扁平苔藓（oral lichen planus，OLP）是一种病因未明的自身免疫性、非感染性慢性炎症疾病。病损能够同时或者分别发生于皮肤和黏膜。口腔扁平苔藓的患病率达 0.51%，是口腔黏膜中较为常见的一类疾病。女性患者数量多于男性，多发于中年人。鉴于其长期糜烂的病损存在恶变的现象，世界卫生组织（WHO）将其列入癌前状态（precancerous condition）。

近年来，随着研究的深入，对其发病机制有了更深刻的认识。除了传统认知中的心理、免疫、遗传及其他因素外，在免疫调节异常方面，发现 T 细胞亚群的失衡在疾病发展中起到关键作用，辅助性 T 细胞 17（Th17）与调节性 T 细胞（Treg）比例失调，导致免疫炎症反应失控。在遗传因素上，一些特定基因位点的多态性被证实与 OLP 易感性相关，如人类白细胞抗原（HLA）基因家族。微生物感染方面，除了已知的真菌感染、幽门螺杆菌感染，新的研究还关注到病毒感染与 OLP 的潜在联系，虽然具体机制尚未完全明晰，但为病因研究提供了新方向。

口腔扁平苔藓的病理变化为基底层液化变性，上皮下疱，糜烂，溃疡；固有层淋巴细胞呈带状浸润；棘层、基底层或固有层上可见胶样小体；上皮钉突延长呈锯齿状。

二、临床表现

微课：口腔扁平苔藓的临床表现

口腔黏膜病损一般呈左右对称，能够出现在口腔黏膜的任何部位，但最典型的是在颊部，舌部、牙龈、唇红、腭部、口底等位置次之。患者通常没有自觉症状，或者局部受刺激会产生灼痛感。

白色条纹是其主要的病损表现，这些条纹由白色针头大小的丘疹组成，可构成网状、树枝状、环状或半环状等多种花纹。此外，黏膜还可能出现红斑、充血、糜烂、溃疡、萎缩和水疱等症状。

（一）口腔黏膜不同部位的特征性表现

1. 颊部扁平苔藓 以树枝状、网状白色条纹并伴丘疹、红斑、糜烂等损害（图 17-1、图 17-2），好发于磨牙前庭沟，颊线区域及翼下颌韧带处。

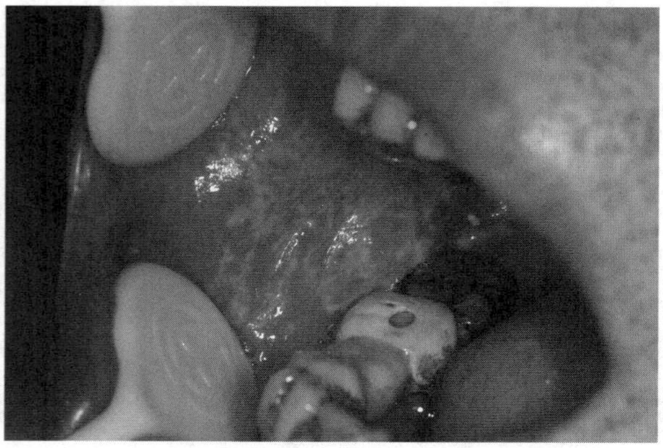

图 17-1 颊部扁平苔藓（右侧）

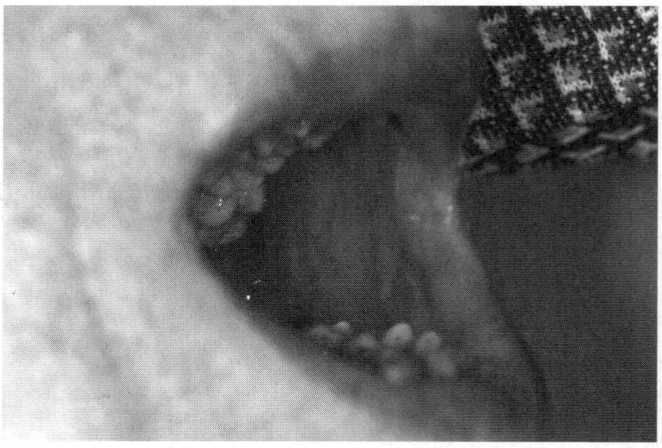

图 17-2 颊部扁平苔藓（左侧）

2. 舌部扁平苔藓 舌部病损发生率仅次于颊部，多发生在舌前 2/3 区域。常见斑片和萎缩损害，舌背部可出现单个或多个圆形或椭圆形灰白斑片，较容易与白斑混淆。舌背丝状及菌状乳头萎缩，上皮变薄，光滑红亮，容易糜烂。糜烂愈合后，会留下平滑且缺乏乳头的表面。舌腹及颌舌沟处病损多为网状、线条状斑纹，常伴有充血、糜烂。

3. 唇部扁平苔藓 下唇唇红多发，其白色条纹呈网状、环状，可延伸，伴有秕糠状鳞屑，当发生炎症水肿时，会出现水疱，糜烂、结痂（图 17-3）。易与盘状红斑狼疮混淆。

4. 牙龈扁平苔藓 白色条纹见于前庭沟处，牙龈充血，有糜烂，呈剥脱性龈炎状态。

5. 腭部扁平苔藓 少见。

（二）根据病损基部黏膜状况分型

1. 非糜烂型 为白色（灰白色）的网状花纹、斑块、水疱等多种病损，患者大多无自觉症状。

2. 糜烂型 患者的唇、颊、颊沟、磨牙后区、舌腹等部位（图 17-4）常有白色网状花纹，其周边的口腔黏膜还伴有充血、糜烂、溃疡等病损。有刺激痛等不适感。

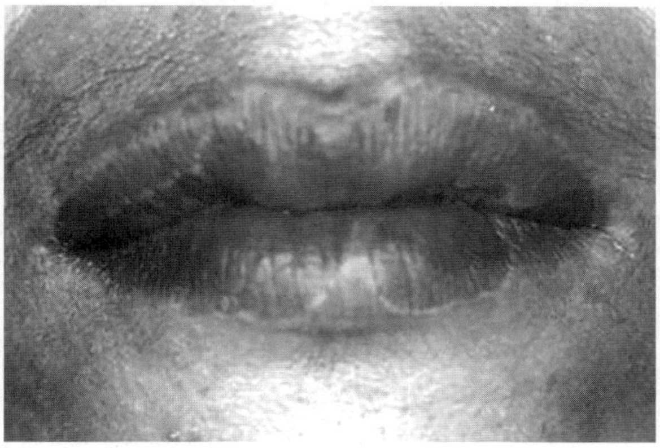

图 17-3　唇部扁平苔藓

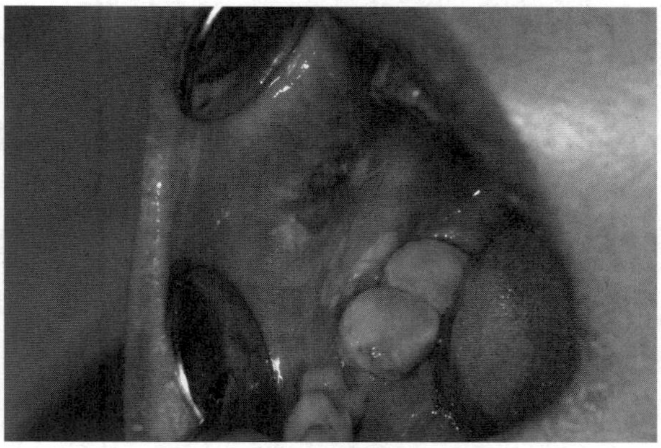

图 17-4　糜烂型口腔扁平苔藓

（三）皮肤及其他部位的损害

皮肤损害表现为微高出表面的扁平多角形丘疹，大小从米粒至绿豆大不等，边界清晰，多为紫红色。部分小丘疹上可见白色小斑点或浅的网状白色条纹，即 Wickham 纹。四肢病损多位于躯干，患者瘙痒难耐，皮肤有明显抓痕（图 17-5）。指（趾）甲也可能发生变形。

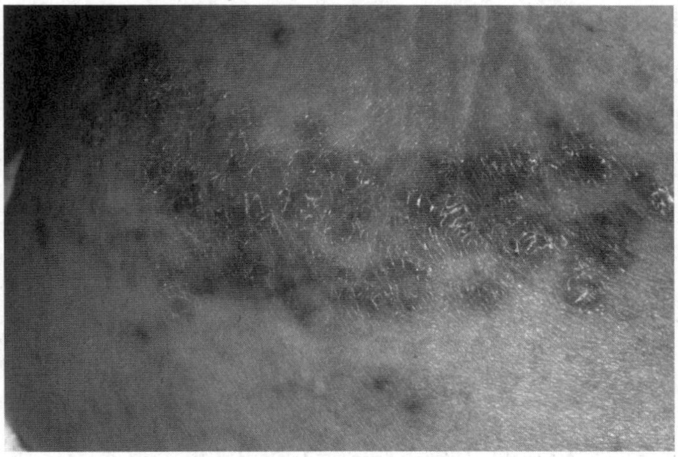

图 17-5　皮肤病损

三、诊断与鉴别诊断

（一）诊断

1. 患者特征　多见于中年女性，部分患者无症状，部分则有刺激性疼痛。

2. 损害形态　主要以白色条纹组成各种形状的损害，同时也可能呈现斑片状、糜烂或萎缩等形态。

3. 对称性表现　损害大多具有对称性。

4. 病程特点　呈慢性病程，病情会在静止期与发作期交替进行，存在病情减轻和加重的不同表现。

5. 病理诊断 通过活检后的病理结果能够辅助疾病的诊断。

（二）鉴别诊断

1. 盘状红斑狼疮 下唇唇红为好发部位，唇红与皮肤交界不清晰，损害的黏膜一侧有呈放射状排列的栅栏状细白条纹。病损区域周围伴有色素沉着。病理检查有助于对两者进行鉴别区分。

2. 白斑 从白色斑块的多发性、柔软程度、是否高出黏膜表面、有无对称性等方面进行鉴别。病理检查对于颊咬合线的白斑和颊部的斑块型扁平苔藓鉴别较难，鉴别时意义重大。

四、治疗

（一）心理治疗

深入了解患者的心理状态，通过有效的沟通和心理疏导，帮助患者调整心态，部分患者甚至可以通过心理调节达到痊愈。心理治疗在整个治疗过程中起到重要的辅助作用，能改善患者的心理应激状态，减少因心理因素导致的病情波动。

（二）局部治疗

1. 去除刺激因素与保持口腔卫生 去除口腔内的残根残冠、牙结石等局部刺激因素，指导患者使用温和的牙膏及软毛牙刷，保持良好的口腔卫生习惯，定期进行口腔检查和洁治。

2. 针对糜烂患者的治疗 对于有糜烂症状的患者，可使用乳酸依沙吖啶溶液或氯己定溶液漱口消炎；局部使用糖皮质激素药膜、含片、气雾剂，如曲安奈德口腔软膏、醋酸地塞米松乳膏等；也可选用 10 ～ 25mg 泼尼松龙、曲安奈德等药物加入 2% 普鲁卡因等量做病损区基底部注射，7 ～ 10 天注射 1 次。对于难治型患者，可使用他克莫司软膏局部涂抹。此外，激光治疗也被应用于局部治疗，通过激光的热效应，促进病损愈合，减轻炎症反应。

3. 维 A 酸类药物 0.1% 维 A 酸乳膏适用于病损角化程度高的患者，可调节表皮细胞的分化和增殖，改善局部角化异常情况。

4. 抗真菌治疗 对于病程较长的口腔扁平苔藓（OLP）患者，鉴于存在白色念珠菌感染的可能性，可采用以下抗真菌治疗措施：氯己定含漱液或碳酸氢钠溶液进行含漱。在局部用药方面，可选用制霉菌素片进行针对性治疗。

（三）全身治疗

1. 免疫抑制剂

（1）肾上腺糖皮质激素：口腔黏膜严重的糜烂型扁平苔藓，可试用小剂量，短程方案，每日泼尼松 15 ～ 20mg，持续服用 1 ～ 2 周。若长期应用可能会产生满月脸、水牛背、骨质疏松等不良反应，需密切关注患者的反应。

（2）氯喹：每次使用剂量为 125mg，每日 2 次。或用羟氯喹 100mg，每日 2 次。用药期间必须密切留意患者血常规变化情况。

（3）沙利度胺：主要用于治疗顽固性的病损，使用剂量为 50mg/d。该药物具有较为明显的不良反应，它可能导致胎儿畸形，在大剂量使用时还可能引发便秘、神经损害等不良反应。因此，育龄期妇女应禁止使用。

2. 免疫调节剂可选用胸腺肽、左旋咪唑、转移因子、聚肌胞、多抗甲素等。增强机体免疫功能，调节免疫失衡状态。

3. 中医中药治疗　根据不同的辨证，可采用不同的中药方剂进行治疗。如外邪侵袭引起的可服用消风散加减；脾胃湿热引起的可服用甘露消毒丸加减；肝郁化火引起的可服用丹栀逍遥散加减；肝肾阴虚引起的可服用知柏地黄丸。还可以选择中医针灸的方式进行治疗，能够达到疏通经络及活血化瘀的效果，改善局部的血液供应，对疾病恢复有一定效果。

▶知识拓展

新型治疗方法探索

目前研究较多的生物制剂包括 TNF-α 抑制剂、IL-17 抑制剂等。在一些小型的临床试验中，这些生物制剂被用于治疗口腔扁平苔藓，取得了一定的疗效，但仍需要进一步的研究来证实其安全性和有效性。生物制剂通过精准调节免疫系统的特定成分，为 OLP 的治疗带来新希望，但价格较高，且使用需严格掌握适应证和禁忌证。

作为新兴的治疗手段，小分子靶向药物能够特异性作用于疾病相关的靶点，理论上可以更精准地治疗 OLP，减少对正常组织的影响。目前处于研究阶段，相关临床试验正在逐步开展，有望为患者提供更有效的治疗选择。

第二节　白色角化病

一、概述

白色角化病（leukokeratosis）又叫作良性过角化病或前白斑，是口腔黏膜呈现的一种良性病理状态。它并非独立疾病，而是多种局部刺激在口腔黏膜引发的一种反应性改变。又被称作良性过角化病、前白斑等，它属于一种良性病损。

口腔内诸多局部刺激因素与白色角化病紧密相连。例如，残根、残冠锐利边缘反复摩擦黏膜；不良修复体的不合适设计，如基托边缘过长、过锐，或卡环位置不当；长期吸烟，烟草中的化学物质持续刺激口腔黏膜。这些刺激因素长期作用，促使口腔黏膜发生角化异常。

在显微镜下，白色角化病的病理特征显著。上皮层出现过度角化现象，部分区域呈现不全角化，上皮整体轻度增厚，棘层可能有增厚改变，上皮钉突伸长。固有层内，炎症细胞浸润情况不一，多数为无炎细胞浸润或仅有轻度炎细胞浸润，这些炎细胞主要包括浆细胞与淋巴细胞。

二、临床表现

白色角化病以灰白色、浅白色或乳白色的斑块、斑片形式呈现，边界模糊不清，与周围正常黏膜无截然界限。这些病损不高出黏膜表面，或仅微微隆起，用手触摸，质感平滑、柔软，表面无结节，基底也柔软，无硬结感。

白色角化病可在口腔内任何部位出现。受刺激因素影响，颊部、唇部、腭部更为常见。颊部病损多以颊线区域为中心，向前后分布白色斑片；唇部病损常位于吸烟者叼烟卷接触处，白色斑块类似棉絮状；上腭因吸烟影响，可见灰白色或浅白色病损，其中腭腺开口处呈小红点状，略微凹陷，形似肚脐，这一特殊表现又称烟碱性白色角化病或烟碱性口炎。舌部损害和牙源性刺激密切相关，其受损形态与刺激因子相匹配。

三、诊断与鉴别诊断

（一）诊断

1. 症状表现 呈现为白色斑块或斑片，患者一般不会有明显的自觉症状。

2. 刺激因素关联 白色损害与局部刺激因素有明显关系，去除刺激因素 2 ～ 4 周后，白色损害颜色变浅，范围明显缩小，甚至消失。

3. 病理诊断辅助 可疑者可通过活检的方式明确诊断结果。

（二）鉴别诊断

1. 白色水肿 白色水肿多见于双侧颊黏膜咬合线处，半透明乳白色薄膜状，拉展口腔黏膜，白膜可暂时消除，扪诊柔软，无压痛。组织病理检查：上皮增厚，上皮细胞内水肿，出现空泡性变，胞核固缩或消失，基底层没有明显变化。

2. 颊白线 颊白线（linea alba buccalis）与牙列外形相吻合，呈水平状纵向延伸。它的产生大多是在咀嚼过程中，黏膜不断受到的刺激所引起的组织角化。患者无不适感。组织病理主要是表现为上皮正角化。

3. 灼伤 灼伤（burns）有明确的创伤病史。病损部位上敷有灰白色的假膜，假膜除去后可见出血糜烂面。组织病理为上皮层凝固坏死及表层剥脱，浅层血管出现充血现象。

四、治疗

1. 去除刺激 首要措施是彻底去除致病的局部刺激因素。及时处理残根、残冠，使其不再刺激黏膜；对不良修复体进行调整或重新制作，确保其符合口腔生理结构；对于吸烟人群，积极劝导戒烟，消除烟草对口腔黏膜的持续损害。多数患者在去除刺激因素后，病损会逐渐改善。

2. 药物干预 针对角化严重的患者，局部使用维 A 酸制剂是重要治疗手段。维 A 酸能够调节上皮细胞生长与分化，纠正异常角化。使用时，将维 A 酸乳膏等制剂均匀涂抹于病损处，每天 1 ～ 2 次。需注意避免药物接触正常黏膜，防止引起刺激。

3. 其他辅助药物　如一些具有抗炎、促进黏膜修复的药物，可辅助治疗白色角化病。康复新液含漱，能促进局部血液循环，加快黏膜修复。一般每次含漱 5 ～ 10 毫升，含漱 3 ～ 5 分钟，每天 3 ～ 4 次。

4. 物理治疗　如激光治疗，冷冻治疗。

第三节　口腔白斑

一、概述

口腔白斑，又称口腔黏膜白斑，是一种常见于口腔黏膜的非传染性慢性疾病，表现为口腔黏膜上白色或灰白色的角化性斑块状损害。病变无法通过擦拭去除，且在临床和组织病理学上不能归为其他已知疾病。在组织病理上常呈现上皮异常增生，属于癌前病变。口腔白斑可发生于口腔各部黏膜，但以颊、舌部最为多见。中老年男性是该病的高发人群。

口腔白斑（oral leukoplakia，OLK）的发病原因至今尚未完全明确，目前大致分为两类：一类是与局部刺激因素有关系；另一类是全身因素。

（一）局部因素

1. 吸烟　吸烟既可引起白色角化病，又可引起白斑，若戒烟 2 ～ 4 周症状有明显好转者则为前者；戒烟后仍无变化的则为后者。

2. 口腔内异物刺激　不良修复体、残根、残冠、磨损的尖锐边缘嵴等均可引起摩擦性白色角化病和白斑。如去除刺激因素愈合者则为前者；能完全愈合者则为后者。

3. 白色念珠菌感染　白色念珠菌感染本身就可引起慢性增生型念珠菌病，这种口腔损害与白斑鉴别较困难。如经抗真菌治疗仍无好转，即为白斑。

4. 不良习惯　如咀嚼槟榔、饮酒、咬颊咬舌等不良习惯长期反复摩擦黏膜也可能在白斑的形成中起到促进作用。

（二）全身因素

1. 遗传因素　部分口腔白斑患者有家族遗传倾向，可能与基因突变有关，但遗传机制尚未完全明确。

2. 微量元素缺乏　铁、锌、硒等微量元素对口腔黏膜的正常代谢和生理功能很重要，缺乏这些元素可能导致口腔黏膜抵抗力下降，增加发病风险。

3. 免疫功能紊乱　免疫力下降或免疫功能紊乱的人群，口腔黏膜容易受到各种致病因素侵袭，进而引发口腔白斑。

二、病理

病理变化主要是上皮增生，表现为上皮细胞层数增加，细胞排列紧密。可出现过度正角化，即角质层增厚，细胞界限不清，细胞核消失，HE 染色呈现均匀一致的嗜酸性；也可出现过度不全角化，表现为增厚的角质层中可见残留的细胞核。还可能两者同时出现为混合角化。上皮钉突可伸长、变粗，形状不规则，有时可呈锯齿状。基底细胞排列可紊乱，细胞形态可出现异常，核分裂象可能增多。

固有层内可见不同程度的淋巴细胞、浆细胞等慢性炎症细胞浸润。当白斑有癌变倾向时，上皮细胞可能出现不典型增生，如细胞极性紊乱、核浆比例增加、核深染、核分裂象增多等；表面过度不全角化层更明显，还可能出现上皮异常增生累及上皮全层等情况。

三、临床表现

口腔白斑可发生于口腔黏膜的任何部位，其中以颊黏膜最常见，牙龈、腭部、唇、舌也可发生（图 17-6、图 17-7）。

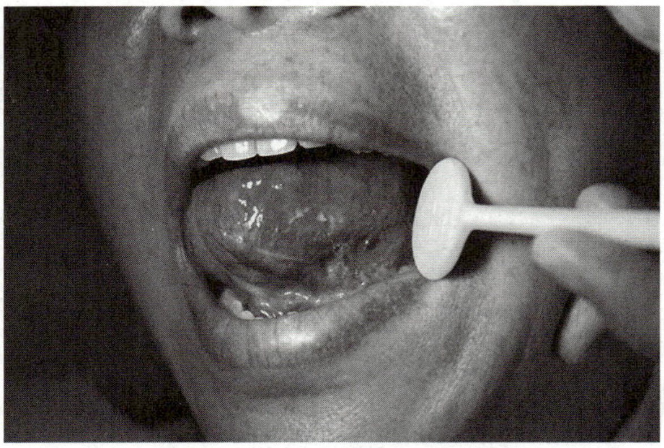

图 17-6　左舌缘白斑

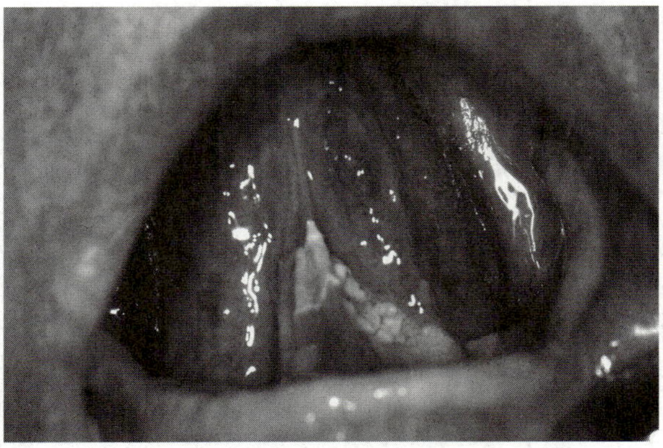

图 17-7　舌底白斑

白斑分为均质型和非均质型，均质型主要表现为白色斑块状损害，质地均匀，表面平坦或可有较小起伏、皱褶或沟纹，类似皱纹纸，颜色多为白色或灰白色，患者通常有不明显的粗糙感，一般无其他明显不适。有斑块状、皱纸状两种表现，非均质型有颗粒状、疣状和溃疡状三种表现（图 17-8）。

1. 斑块状　口腔黏膜上出现白色或灰白色的较硬的斑块，质地致密，损害形态与面积不等，高出或不高出黏膜，表面光滑或稍粗糙，触诊其弹性和柔软度有改变。

2. 皱纸状　多见于口底和舌腹，其他部位较少发生，如牙龈、下唇等。损害面积不等，舌腹、口底损害有时可累及舌侧牙龈。表面高低起伏如白色皱纸，基底柔软。

3. 颗粒状　在发红的黏膜基础上，有细小颗粒样白色角化病损，高出黏膜面，表面不平似绒毛样，舌头舔时能明显感觉到高低不平，部分患者伴有刺激痛，常见于口角区黏膜。

4. 疣状　呈现为疣状的外突性白斑，有不规则的尖头或钝头状突起物，质地较硬，患者自觉粗糙感明显，多发生于牙槽嵴、唇、上腭、口底等部位。

5. 溃疡状 在颗粒型或疣状型白斑的基础上，口腔黏膜出现溃疡，随着病情发展，部分患者会出现自发性疼痛。

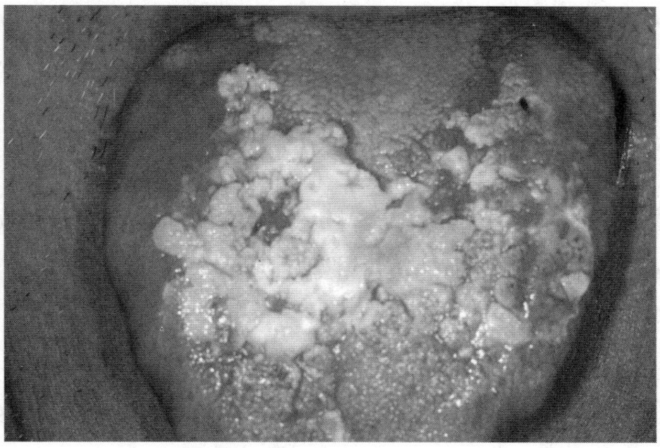

图 17-8 非均质型白斑

四、癌变倾向

口腔白斑被世界卫生组织列为癌前病变，意味着部分口腔白斑存在发展为癌症的潜在风险。虽然并非所有口腔白斑都会癌变，但了解其癌变倾向相关因素，对于早期预防和干预至关重要。

（一）病理特征

上皮异常增生程度与癌变风险紧密相关。伴有上皮异常增生的口腔白斑，相较于单纯上皮增生的病损，恶变可能性更高。而且，异常增生程度越重，癌变概率越大。轻度异常增生时，细胞虽有一定异型性，但仍保持相对正常的结构和层次；而重度异常增生时，细胞极性丧失、核浆比例失调、核分裂象增多等，这些变化显著增加了癌变风险。

（二）白斑类型

1. 疣状白斑 其表面高低不平，伴有乳头状或毛刺状凸起，这种特殊的形态使得局部易受刺激，且病变细胞增殖活跃，增加了癌变的可能性。

2. 颗粒型白斑 多呈现为红白相间的病损，红斑区域常提示黏膜萎缩，而白色颗粒状物质则是异常增生的上皮组织。此类白斑中，白念珠菌感染较为常见，炎症与异常增生相互作用，促使癌变风险上升。

3. 溃疡或糜烂型白斑 由于局部黏膜完整性遭到破坏，长期不愈合的溃疡或糜烂面反复受到刺激，炎症持续存在，导致细胞修复和增殖过程容易出现异常，进而引发癌变。

4．伴有特定感染的白斑，感染因素会干扰细胞的正常代谢和基因表达，增加细胞恶变的概率。念珠菌感染可引起局部炎症反应，改变微环境，利于肿瘤细胞的生长；HPV 的某些亚型则可整合到宿主细胞基因组中，导致细胞异常增殖和转化。

（三）发病部位

口腔中某些特定部位被视为癌变的危险区，如舌缘、口底及口角。舌缘部位活动频繁，易与牙齿、食物等产生摩擦；口底黏膜较薄且血运丰富，一旦发生病变，容易扩散；口角处则常因唾液浸渍、张口活动等因素，使病变组织反复受到刺激，这些解剖和功能特点使得位于这些部位的白斑癌变风险更高。

（四）病程长短

病程较长的白斑患者，癌变倾向相对较高。随着时间推移，口腔黏膜细胞在各种内外因素的持续作用下，发生基因突变和积累的可能性增加，细胞逐渐从正常状态向异常增生、癌变方向发展。

（五）是否吸烟

吸烟与口腔白斑癌变密切相关，吸烟时间越长、烟量越大的患者口腔黏膜受到的损害越严重，细胞发生恶变的风险也就越高。

（六）性别差异

女性，尤其不吸烟的年轻女性，患口腔白斑时癌变倾向值得关注。虽然具体机制尚未完全明确，但可能与女性激素水平变化、免疫系统特点及口腔黏膜的生理特性等因素有关。在某些情况下，女性体内激素水平的波动可能影响口腔黏膜细胞的代谢和增殖，使其对致癌因素更为敏感。

（七）病损面积

面积白斑病损面积＞ 200mm^2 的患者。癌变风险相对较大。较大面积的病损意味着更多的细胞处于异常状态，细胞发生恶变的基数增加。同时，大面积病损可能提示机体对病变的控制能力较弱，或者局部致癌因素更为强烈，这些都增加了癌变的可能性。

对于具有上述癌变倾向因素的口腔白斑患者，应定期进行严密复查，以便及时发现可能的癌变迹象，采取相应的治疗措施，提高患者的预后和生存质量。

五、诊断与鉴别诊断

（一）诊断

口腔黏膜上出现白色或灰白色斑块，不能擦去。均质型可表现为斑块状、皱纹纸状，非均质型可呈颗粒状、疣状、溃疡状。判断边界与质地，边界一般较清楚，触诊时质地可能偏硬或粗糙，有时与周围黏膜相比有明显的高低不平感。确定发病部位，常见于颊、舌、牙龈、唇、腭、前庭沟及口底等部位。病史采集，了解到患者是否有吸烟、饮酒、嚼槟榔等不良习惯，是否存在残根、残冠、不良修复体等局部刺激因素，询问是否有念珠菌感染、HPV 感染病史，以及是否有维生素 A、维生素 E 等缺乏或其他全身疾病。另外，辅助检查在诊断中有重大意义。

（二）鉴别诊断

1. 白色角化病　多由机械或化学长期刺激引起，损害为灰白色、浅白色或乳白色的斑块或斑片，平滑、柔软，边界不清，去除刺激因素后，病损可逐渐减轻或消退。

2. 与口腔白念珠菌病鉴别　为真菌感染，表现为口腔黏膜上出现白色斑点或斑块，可擦拭去除，留下红色创面。患者常有口腔疼痛、口干、口腔黏膜烧灼感等症状，实验室检查可发现念珠菌菌丝和孢子。

3. 与口腔扁平苔藓鉴别　表现为口腔黏膜上出现白色条纹、斑块、水疱等，常呈网状、树枝状或环状。患者可出现口腔黏膜的烧灼感、疼痛、粗糙不适等症状，病损多双侧对称，组织病理表现为上皮不全角化、基底细胞液化变性等。

4. 与口腔黏膜下纤维性变鉴别　常与咀嚼槟榔等习惯有关，表现为口腔黏膜的白色病损，质地较硬，后期可出现黏膜下纤维条索，导致张口受限。患者可有口腔黏膜的干燥、疼痛、味觉减退等症状。

六、治疗

（一）一般治疗

口腔白斑早期预防的重点在于开展卫生宣教工作，提高公众对口腔白斑病的认识，增强自我保健意识，引导健康的生活方式和口腔卫生习惯。

（二）去除刺激因素

如戒烟、禁酒，少吃过烫辛辣刺激食物等。去除残根、残冠及不良修复体。及时更换金属修复体，避免不同金属修复体之间的微电流刺激。

（三）药物治疗

0.1%～0.3%维A酸乳膏局部涂布，但可能出现黏膜糜烂等不良反应，需遵医嘱使用。若由真菌感染引起，可使用氟康唑、克霉唑等抗真菌药物，或用制霉菌素甘油局部涂抹。

（四）物理治疗

1. 激光治疗　利用激光的光热效应，精准破坏病变组织，具有创伤小、出血少、疼痛轻、恢复快等优点。

2. 冷冻治疗　通过液氮等低温物质使病变组织细胞内形成冰晶，导致细胞破裂死亡，适用于小面积的口腔白斑。

3. 光动力治疗　先将光敏剂湿敷于白斑处，再用特定波长的激光照射，使光敏剂产生光化学反应，杀灭病变细胞，对周围正常组织损伤小。

（五）手术治疗

对于药物治疗和物理治疗效果不佳、白斑面积较大、增厚明显、表面粗糙或有溃疡糜烂，以及病理检查显示有中重度上皮异常增生等高度怀疑恶变倾向的口腔白斑，可考虑手术切除。手术切除后需进行病理检查，以明确病变性质，若有恶变，可能需进一步的放化疗等综合治疗。

此外，中医中药在口腔白斑治疗中也有一定应用，如一些具有清热燥湿、解毒消肿、活血化瘀等功效的中药，可通过口服或局部应用来辅助治疗。

第四节　口腔红斑

一、概述

口腔红斑（oral erythroplakia）又称增殖性红斑（erythroplasia of Queyrat）、红色增殖性病变（erythroplastic lesion）等，是口腔黏膜上边界清晰的天鹅绒样鲜红色斑块，在临床和病理上不能诊断为其他疾病者。红斑属于癌前病变。口腔红斑不包括局部感染性炎症所致的充血糜烂面，如结核及真菌感染等。国内文献及教科书曾译为赤斑，而与炎症性红斑相区别。

本病由奎来特（Queyrat）于 1911 年提出，故也称为奎来特红斑。1912 年 Bowen 报道发生在皮肤和龟头、阴道、口腔等部位黏膜的一种原位癌，称为 Bowen 病。有人认为红斑是 Bowen 病亚型，有时难以鉴别。红斑只发生在黏膜或黏膜皮肤交界处，Bowen 病除黏膜外，可发生于各处皮肤。

口腔红斑相较于口腔白斑更为少见。其发病年龄多见于 41 ～ 50 岁人群，在性别分布上，男性略多于女性。发病部位以舌缘部最为常见，其次为龈、龈颊沟、口底及舌腹、腭部。

口腔红斑病病因不明。目前研究认为口腔红斑的发生与烟酒的摄入及在此过程中发生的遗传事件有关。支持该结论的证据包括在不同的红斑病损中，遗传缺陷分子标志物的表达呈现出差异性。

二、病理

上皮不全角化或混合角化（正角化与不全角化共存）。上皮萎缩，角化层极薄甚至缺乏，棘细胞通常只有 2 ～ 3 层。除上皮萎缩外，尚有上皮增生，钉突增大伸长，钉突之间的上皮萎缩变薄，使乳头层非常接近上皮表面，而结缔组织乳头内的毛细血管明显扩张，故使病损表现为鲜红色。颗粒形成的机制就是钉突增大处的表面形成凹陷，而高突的结缔组织乳头形成红色颗粒。上皮异常增生，细胞排列紊乱，极性消失，细胞形态大小不一，核大深染，有丝分裂象增多等。有时见胞核大、胞浆呈强嗜酸性的角化不良细胞，可有角化珠形成。固有层内炎细胞浸润明显，主要为淋巴细胞和浆细胞。颗粒型红斑大多为原位癌或已经突出基底膜的早期浸润癌。

三、临床表现

口腔红斑多见于 41 ～ 50 岁年龄者，男性略多于女性。发病部位以舌缘部最多见，龈、龈颊沟、口底及舌腹、腭部次之。临床上分为三种类型。

（一）均质型红斑

均质型红斑（homogenous erythroplakia）病变较软，天鹅绒样鲜红色表面，光滑、发亮，状似

“上皮缺失”。病损边缘清楚，为 0.5 ～ 2.0cm 大小，平伏或微隆起。红斑区内有时也可看到外观正常的黏膜。

（二）间杂型红斑

间杂型红斑（interspersed erythroplakia）红斑病损区内有散在的白色斑点，红白相间，有时与扁平苔藓不易区分。

（三）颗粒型红斑

颗粒型红斑（granular erythroplakia）在红斑病损区内有颗粒样微小的结节，似桑葚状或颗粒肉芽状，稍高于黏膜表面，微小结节为红色或白色。有时其外周亦可见散在的点状或斑块状白色角化区，有学者认为此型即颗粒型白斑，此型往往是原位癌或早期鳞癌。

四、诊断与鉴别诊断

（一）诊断

典型的天鹅绒样红斑一般不难诊断，但红白相间的间杂型红斑，容易诊断为“扁平苔藓”。颗粒样微小结节有时呈白色，有时呈红色，白色时往往诊断为“白斑”、“颗粒型白斑”。因此，在诊断上必须依靠组织病理检查的结果。

此外，甲苯胺蓝染色是一种最简单、快速的检查口腔黏膜早期癌变的方法。

（二）鉴别诊断

1. 扁平苔藓　中年女性多见，病损往往左右对称，在充血糜烂区周围有白色线条状损害，白色线条稍高于黏膜表面，糜烂可愈合。病理检查上皮细胞不全角化，基底细胞液化变性，固有层内有淋巴细胞带状浸润。而红斑边缘清楚，天鹅绒样表面柔软平整（均质型）或不平整伴有颗粒或结节，呈肉芽状、磨砂状表面（间质型、颗粒型）；红斑病损相对稳定，不易愈合。病理检查上皮萎缩，上皮异常增生，可能已发生原位癌或浸润癌。

2. 白斑　为稍高出黏膜表面的白色斑块。颗粒状病损往往需与红斑相鉴别。病理检查上皮增生，粒层明显，棘层增厚，上皮钉突增大，有时可见到上皮异常增生。红斑为鲜红色的病损上出现白色斑点。病理检查上皮萎缩，上皮异常增生，多为原位癌或浸润癌。

3. 梅毒黏膜斑　二期梅毒患者初期为圆形或椭圆形红斑，随后表面糜烂，假膜形成不易揭去，乳白色或黄白色，直径 0.5 ～ 1.0cm，稍高出黏膜表面，中间凹陷，表面柔软，基部较硬。实验室检查血浆反应素环状卡片快速试验（RPP）及梅毒螺旋体血凝素试验（TPHA）可帮助鉴别。

五、治疗

对于已经确诊为癌变的口腔红斑，手术切除是主要的治疗手段。早期口腔癌通过手术有可能完全治愈，但中晚期口腔癌手术后常需配合放疗、化疗等辅助治疗，以提高治疗效果，降低复发和转移风险。

光动力治疗是目前治疗口腔红斑的一种较新的有效方法。原理是术前应用光敏剂，由病损组织吸收特定波长的激光后，自身发生炎症反应并逐渐坏死，达到根除病变组织的效果。该方法与传统手术相比更加微创，特别适合黏膜病变的治疗，能精准消除红斑，且术后恢复较好，瘢痕等并发症相对较少。

第五节　盘状红斑狼疮

一、概述

盘状红斑狼疮（discoid lupus erythematosus，DLE）是一种慢性的皮肤－黏膜结缔组织病症。它与系统性红斑狼疮同属红斑狼疮范畴，但二者存在明显区别。系统性红斑狼疮会累及全身多个内脏与系统，如肾脏、血液系统、心血管系统等，同时还会影响皮肤、黏膜、关节、肌肉等；而盘状红斑狼疮的病损主要局限在皮肤和黏膜，口腔黏膜出现的病损多属于盘状红斑狼疮。从发病情况来看，没有明显的种族差异，不过女性患者数量大约是男性的 2 倍，这可能和女性体内的激素水平及免疫调节特点有关。

目前，盘状红斑狼疮的病因尚未完全明确，一般认为是一种自身免疫性疾病。遗传因素在其中起到一定作用，有家族遗传倾向的人群发病风险相对较高。另外，内分泌失调、长时间的日光照射、病毒或细菌感染、寒冷刺激、妊娠阶段、精神长期处于紧张状态，以及某些特定的药物刺激等，都可能诱发盘状红斑狼疮。

在病理表现上，上皮会出现过度角化或者不全角化的情况，角化层可能会有剥脱现象，粒层较为明显。在皮肤病损部位，有时候能看到角质栓。通过直接免疫荧光检查，在上皮基底膜区域会出现一条连续但粗细不均匀的翠绿色荧光带，呈现颗粒状或者块状，这个被称为“狼疮带”，是免疫球蛋白和补体沉积的结果。狼疮带的检测结果对于盘状红斑狼疮的诊断、治疗效果评估及预后判断都有着重要意义。

二、临床表现

（一）黏膜病损

下唇唇红是盘状红斑狼疮在口腔黏膜中最常出现病损的地方。一开始表现为暗红色的丘疹或者斑块，随着病情发展，这些会逐渐融合成片状红斑，进而出现糜烂，中心部位下凹呈盘状，周围伴有红晕，还能看到毛细血管扩张。在糜烂周围靠近口腔黏膜的一侧，有白色短条纹呈放射状排列。病变还可能向唇红缘延伸，累及皮肤，导致唇红和皮肤的界限变得模糊。

唇红糜烂时，由于此处黏膜乳头层靠近上皮表面，且乳头层内血管丰富，所以容易出现溢血，进而形成血痂。长时间患病后，唇红及唇周皮肤可能会出现色素沉着，也可能出现脱色斑，看起来类似“白癜风”。一般来说，唇红病损的自觉症状比较少，偶有不适感（图 17-9）。

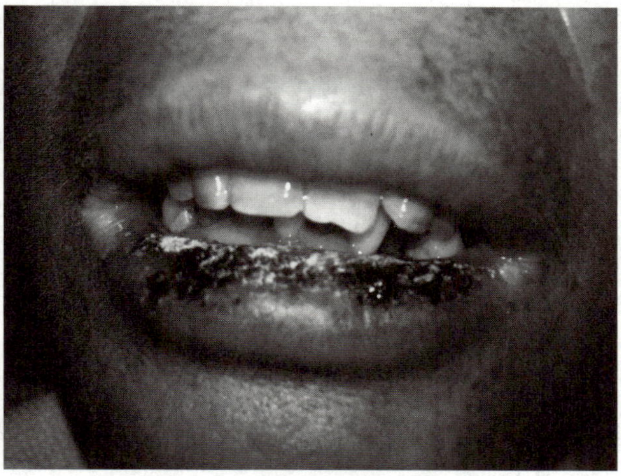

图 17-9　盘状红斑狼疮导致的下唇唇红糜烂

（二）皮肤病损

头面部皮肤为 DLE 好发部位，皮肤上病损开始为皮疹，呈现为持久性圆形或不规则的红色斑块，稍隆起，边界清楚。表面有毛细血管扩张和灰褐色黏着性鳞屑覆盖，用力剥下后露出扩张的毛囊孔，鳞屑底面可见“角质栓”。其典型病损常发生在颧部、鼻背和鼻侧，呈蝶形分布，称蝶形红斑或“蝴蝶斑”。其次为头皮、耳郭、颈部、四肢与躯干，掌跖很少累及。耳郭病损酷似冻疮，手部病损似皮癣。病程发展缓慢，中心部位逐渐萎缩呈盘状，常伴有色素减退，而四周有色素沉着。患者一般无自觉症状，部分患者伴瘙痒、刺痛、灼热等自觉症状。

（三）全身症状

一部分盘状红斑狼疮患者会伴有全身症状，比如不规则发热、关节酸痛或者关节炎、淋巴结肿大、心脏方面出现病变、胃肠道不适、肾脏病变、肝脏肿大等。当出现这些全身症状时，需要进一步检查血常规、尿常规、红细胞沉降率等指标，以此来判断病情，排除系统性红斑狼疮的可能。

盘状红斑狼疮患者对紫外线很敏感，受到暴晒后容易引发糜烂，导致病情急性发作。而且有盘状红斑狼疮发生恶变的病例报告，所以对于病损需要密切观察。

三、诊断与鉴别诊断

（一）诊断

1. 病损经常出现在下唇唇红黏膜处，一般自觉症状比较少。

2. 唇红部中央凹下的糜烂面，黏膜侧有放射状白纹，唇红黏膜与皮肤交界模糊，这些表现都有助于诊断。面部出现蝶形红斑是盘状红斑狼疮的典型症状。

3. 实验室检查通常会出现红细胞沉降率加快、球蛋白增高、类风湿因子阳性、抗核抗体阳性等情况。

4. 对局部病损进行活体检查及免疫荧光检查，对于诊断有着关键作用。

（二）鉴别诊断

1. 慢性唇炎 慢性唇炎，尤其是慢性糜烂型唇炎也常发生在下唇，和唇红部位的盘状红斑狼疮容易混淆。但慢性唇炎没有皮肤损害，虽然有时也会有白纹，但不会呈放射状排列，病损也不会超出唇红缘。

2. 扁平苔藓 皮肤扁平苔藓的皮肤病损呈对称性，大多发生在四肢侧面或者躯干，表现为浅紫色多角形扁平丘疹，患者会有瘙痒感。盘状红斑狼疮的皮肤病损多在头面部、耳郭，颧面部能看到蝴蝶斑，中央凹下，有鳞屑、毛囊孔扩张，有时候鳞屑底面还有角质栓。

口腔扁平苔藓在唇红部的损害一般不会越过唇红缘，糜烂周围有白色条纹；而盘状红斑狼疮在唇红的病损往往会超过唇红缘，黏膜侧白色细密纹呈栅栏状，皮肤侧有类似黑色围线的病损。

四、治疗

（一）避免诱发因素

减少日光照射，在户外工作或者活动时，做好遮阳措施，比如戴遮阳帽、打遮阳伞、涂抹防晒霜等。同时也要避免寒冷刺激，注意保暖。

（二）局部治疗

1. 当下唇有血痂或者脓痂时，先用具有清洁、消炎作用的溶液湿敷，去除痂皮后，涂抹具有消炎作用的药膏。若单纯糜烂没有明显感染，可以用具有抗炎作用的药物进行局部黏膜下注射，间隔一定时间注射一次。

2. 唇红或口腔黏膜内病损处，可以使用含有抗生素和具有抗炎作用成分的药膜，或者涂抹具有促进愈合、抗炎作用的糊剂。对于难治型的盘状红斑狼疮，可以采用具有免疫调节作用的药膏局部涂抹。

（三）全身治疗

1. 抗疟类药物 这类药物通过调节免疫细胞的活性等机制，起到抗炎和减轻组织细胞损伤的作用。不过它也有一些不良反应，像头昏、恶心、呕吐、视野变化、耳鸣、白细胞减少等，严重的还可能出现心律失常等情况。孕妇要禁用。

2. 具有免疫调节作用的植物提取物 这类物质有较强的抗炎作用，能调节免疫，但也存在一些不良反应，比如胃肠道不适、血常规指标异常、对生殖系统有影响等，临床使用时需要谨慎评估。

3. 糖皮质激素类药物 在使用抗疟类药物和免疫调节植物提取物效果不明显，并且没有使用糖皮质激素禁忌证的情况下，可以口服糖皮质激素进行治疗，也可以和抗疟类药物联合使用。

4. 其他药物 对于难治型病损，可以使用具有一定治疗作用的药物，但要注意其可能带来的神经损害、致畸等不良反应。要是常规药物治疗效果不好，还可以加用具有免疫抑制作用的药物，但这类药物也有一些不良反应，使用时要密切监测身体指标。

第六节　口腔黏膜下纤维性变

一、概述

口腔黏膜下纤维性变（oral submucous fibrosis，OSF）是一种慢性、具有潜在癌变风险的口腔黏膜疾病。其特征为上皮组织萎缩，黏膜固有层和黏膜下层出现胶原纤维过度沉积、变性，以及血管结构的改变，如血管闭塞、数量减少。在临床上，患者常出现口干、口腔黏膜灼痛，尤其是在进食刺激性食物时疼痛加剧，还会逐渐发展为进行性张口受限、吞咽困难等，这些症状严重影响患者的口腔功能和生活质量。

尽管 OSF 的病因尚未完全明确，但目前研究认为与以下多种因素密切相关。

（一）咀嚼槟榔

咀嚼槟榔是 OSF 最主要的致病因素。槟榔中含有的槟榔碱等成分具有细胞毒性，长期刺激口腔黏膜，可导致上皮细胞损伤、凋亡，进而引发一系列炎症反应和纤维组织增生。

（二）不良生活习惯

食用辣椒、吸烟、饮酒等不良生活习惯可加重口腔黏膜的损伤，促进 OSF 的发展。辣椒中的辣椒素等成分会刺激口腔黏膜，引发炎症；而烟草中的尼古丁、焦油及乙醇等物质，会破坏口腔黏膜的屏障功能，增加黏膜对有害物质的通透性，加剧组织损伤。

（三）营养因素

维生素 A、B 族维生素、维生素 C 的缺乏，以及血清中铁、硒等微量元素水平降低，锌、铜等元素水平异常升高，都与 OSF 的易感性增加有关。这些营养物质在维持口腔黏膜的正常代谢、修复和免疫功能方面起着关键作用，缺乏或失衡会削弱黏膜的防御能力。

（四）免疫与遗传因素

部分患者存在免疫功能紊乱，免疫系统对口腔黏膜组织产生异常免疫反应，导致组织损伤和纤维组织增生。遗传因素也在 OSF 发病中发挥一定作用，某些基因多态性可能增加个体对 OSF 的易感性。此外，部分患者存在微循环障碍和血液流变学异常，影响口腔黏膜的血液供应和营养物质交换，进一步促进疾病的发生发展。

二、临床表现

1. 早期症状　患者在疾病早期常感到口腔黏膜有烧灼感，尤其是在进食辛辣、热烫食物时更为明显。随着病情进展，口腔黏膜可能出现水疱，水疱破裂后形成溃疡，患者会感到疼痛加剧，同时可能伴有味觉减退、口干、唇舌麻木等症状。

2. 中期症状 病情发展到中期，患者会出现进行性张口受限，这是由于口腔黏膜下纤维组织增生、挛缩，限制了下颌关节的运动。患者在咀嚼、吞咽时会感到困难，影响正常进食。

3. 晚期症状 在疾病晚期，张口受限更为严重，甚至可能导致牙关紧闭。患者的吞咽功能严重受损，影响营养摄入。病损可累及颊、软腭、舌、唇、牙龈等多个部位。当累及软腭时，腭垂可能变小；累及舌部时，舌乳头会出现萎缩。病变部位的口腔黏膜颜色苍白，触诊时可感觉到黏膜下层有坚硬的纤维条索，组织弹性明显降低。部分患者还可能合并口腔白斑、扁平苔藓等疾病，增加了癌变的风险（图 17-10）。

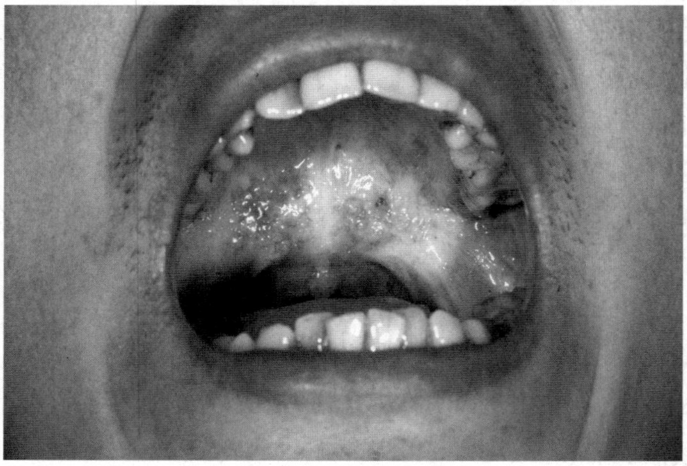

图 17-10 口腔黏膜下纤维性变

三、诊断与鉴别诊断

（一）诊断

1．患者一般有咀嚼槟榔史。

2．患者的口腔黏膜是否有烧灼痛、刺激性疼痛、水疱、溃疡，味觉减退、口干、唇舌麻木等症状，以及张口受限、吞咽困难、舌运动障碍等功能障碍情况。

3．观察患者口腔黏膜是否有苍白或灰白色病损，在颊部、软腭、唇部、翼下颌韧带、舌背、舌腹口底等部位触诊是否有瘢痕样纤维条索，同时检查患者的张口度，评估张口受限程度。

4．病理检查是确诊 OSF 的关键依据。主要表现为胶原纤维变性，早期胶原纤维肿胀、断裂，后期胶原纤维大量增生、玻璃样变；上皮萎缩或增生，上皮层可出现细胞空泡变性、基底细胞液化变性等。

（二）鉴别诊断

1. 白斑 口腔黏膜白斑表现为白色或灰白色斑块，质地柔软，无板块或纤维条索。患者一般无明显症状，或仅有轻度不适，不伴有张口受限、吞咽困难等症状。病理检查可见上皮过度角化、棘层增厚等，但无胶原纤维变性。

2. 扁平苔藓 斑块型扁平苔藓质地柔软，无板块状或纤维条索。黏膜表面可见白色条纹，常伴有充血、糜烂，患者有刺激性疼痛，但无张口受限等症状。病理检查显示上皮基底细胞液化变性，固有层有淋巴细胞带状浸润。

3. 白色角化病　白色角化病表现为灰白色、浅白色斑块，表面平滑柔软，无板块或纤维条索，不伴有张口受限、吞咽困难等症状。通常与局部机械或化学刺激因素有关，去除刺激因素后，病损可减轻或消退。

四、癌变倾向

OSF 具有较高的癌变风险。

1. 癌变概率　多项研究表明，OSF 患者发生口腔癌的概率明显高于普通人群，国内报道的 OSF 癌变率约为 1.7%。

2. 并发情况　在口腔癌患者中，并发 OSF 的比例较高。部分 OSF 患者会同时合并口腔癌，这提示 OSF 与口腔癌之间存在密切关联。

3. 病理变化　OSF 患者常伴有上皮异常增生、上皮萎缩等病理改变，这些变化是细胞异常分化的表现，增加了癌变的可能性。此外，OSF 患者还常伴有口腔白斑、口腔扁平苔藓等多发性口腔癌前病损，由于区域癌化现象，进一步增加了癌变风险。

五、治疗

（一）病因控制

首要措施是戒除咀嚼槟榔的习惯，同时戒烟、戒酒，避免食用辛辣等刺激性食物，减少对口腔黏膜的持续刺激，从源头上控制病情发展。

（二）药物治疗

可使用具有抗炎、免疫调节作用的药物进行口腔黏膜下注射治疗。例如，某些药物能够抑制炎症反应，减轻组织水肿，促进黏膜修复；还有一些药物具有活血化瘀的作用，可改善局部血液循环，减少纤维组织增生。

（三）物理治疗

高压氧治疗是一种有效的辅助治疗方法。通过提高血氧分压，改善局部缺血缺氧状态，促进病损区新生血管生成和侧支循环建立，加速组织修复和再生。

（四）酶治疗

注射能够降解纤维组织的酶，如透明质酸酶，每周 1 次，每次一定剂量。其作用机制是通过降解透明质酸基质，溶解纤维团块，软化和减少纤维组织，从而缓解张口受限症状。

（五）手术治疗

对于严重张口受限的患者，在保守治疗无效的情况下，可考虑手术切除纤维条索。术后创面可采用带蒂颊脂垫、游离皮瓣或生物材料进行修复，以促进创面愈合，恢复口腔功能。

（六）中医治疗

中医以活血化瘀、软坚散结为主要治疗原则，通过中药调理全身气血，改善局部血液循环，减轻纤维组织增生，缓解症状。

（七）营养支持

补充维生素 A、B 族维生素、维生素 C、维生素 E，以及铁、锌等营养物质，纠正患者体内的营养失衡，增强口腔黏膜的抵抗力，促进组织修复。

考试知识点总结

本章小结

协和云课堂…… 拓展练习及参考答案

（边晓燕　刘晓敏）

第十八章　口腔黏膜大疱类疾病

教学课件

学习目标

素质目标

（1）具备对患者的人文主义关怀精神，具有高尚的职业道德。

（2）具备良好的学习态度及严谨的工作作风，有科学的思维方法和不断创新、与时俱进的观念。

（3）具备较好的人际沟通能力及团队协作精神。

知识目标

（1）掌握：天疱疮、良性黏膜类天疱疮的病因、临床表现。

（2）熟悉：天疱疮、良性黏膜类天疱疮的诊断与鉴别诊断。

（3）了解：天疱疮、良性黏膜类天疱疮的治疗原则。

能力目标

（1）能对口腔黏膜大疱类疾病相关知识进行宣教的能力。

（2）能根据典型临床表现对口腔黏膜大疱类疾病作出初步诊断及制订治疗方案。

案例导入

【案例】

患者，女性，52 岁。因口腔黏膜反复起疱 9 个多月就诊，疱破后成溃疡，伴有疼痛。检查发现口腔黏膜有多处鲜红糜烂面。糜烂面边缘有疱壁残留，揭疱壁时，可同时揭去周围正常黏膜。

【问题】

1．该患者口腔黏膜病损属于哪种临床病损类型？依据是什么？

2．为进一步明确诊断，还需要进行哪些检查？

3．请根据目前的检查结果，给出可能的诊断。

·核心知识拆解·

口腔黏膜大疱类疾病，包括天疱疮和良性黏膜类天疱疮，多认为与自身免疫有关。天疱疮是一种慢性皮肤黏膜大疱性疾病，损害不易愈合，多见于中老年人，属于自身免疫病。根据皮肤损害特点可分为寻常型、增殖型、落叶型、红斑型等四种类型。良性黏膜类天疱疮以水疱为主要表现，好发于口腔、眼结膜等体窍黏膜，预后较好。

第一节　天疱疮

一、概述

天疱疮是一种严重的慢性皮肤黏膜自身免疫病，其显著特征是在皮肤和黏膜上出现难以愈合的大疱性损害。尽管天疱疮的发病原因尚未完全明确，但目前普遍认为它与自身免疫紊乱密切相关。研究发现，患者体内产生的自身抗体能够特异性地攻击表皮细胞间的连接结构，破坏细胞间的黏附，从而导致表皮内水疱的形成。此外，病毒感染、紫外线照射、药物刺激等，可能在具有遗传易感性的个体中诱发天疱疮。

临床上，天疱疮主要分为寻常型、增殖型、落叶型和红斑型四种类型。其中，寻常型天疱疮最为常见，且口腔黏膜往往是最早出现病损的部位。

二、临床表现

（一）寻常型天疱疮

1. 口腔表现　口腔是寻常型天疱疮最早出现症状的部位。发病初期，患者常感到口干、咽干，吞咽时伴有刺痛感。随后，口腔黏膜上会出现一个或多个大小不等的水疱，水疱壁薄且透明，极易破裂，形成不规则的糜烂面。水疱破裂后，残留的疱壁会向四周退缩。若轻轻撕去或提起疱壁，常常能连同邻近看似正常的黏膜，无痛性地撕下一大片，留下鲜红的创面，这种现象被称为揭皮试验阳性。在糜烂面的边缘，用探针轻轻插入黏膜下方，可无痛性地深入，这是由于棘层松解所致，对诊断具有重要意义。口腔糜烂面长期存在，难以愈合，继发感染时，糜烂会加重，疼痛也会加剧。

该型几乎所有患者都会出现口腔病损，当病损发生在牙龈时，容易被误诊为剥脱性龈炎或坏死性溃疡性龈炎。病损可出现在软腭、硬腭、咽旁及其他易受摩擦的部位，如咽、翼下颌韧带等处。口腔黏膜水疱可先于皮肤表现出现，也可与皮肤表现同时出现。

2. 皮肤表现　前胸、躯干及头皮、颈、腋窝、腹股沟等易受摩擦的部位是皮肤损害的好发区域。在疾病早期，全身症状不明显，可能仅在前胸或躯干出现 1 ～ 2 个水疱，常被患者忽视。随后，正常皮肤上会突然出现大小不等的水疱，水疱不融合，疱壁薄且松弛，疱液清澈或微浊（呈淡黄色透明血清状）。用手按压疱顶，疱液会向四周扩散；水疱破裂后，会露出红湿的糜烂面，感染后可形成脓血痂，伴有臭味，之后结痂，愈合后会留下较深的色素沉着。若水疱不破，会逐渐变得混浊，最终干瘪。

用手指轻推看似正常的皮肤或黏膜，可迅速形成水疱，或使原有的水疱在皮肤上移动；在口腔内，用舌舐及黏膜，能使外观正常的黏膜表层脱落或撕去，这些现象被称为尼氏（Nikolsky）征阳性。尼氏征阳性在急性期的寻常型和落叶型天疱疮中较为常见，是具有重要诊断意义的检查方法。但需要注意的是，在急性期的类天疱疮和大疱型多形红斑中，有时也会出现该体征。

皮肤损害通常伴有轻度瘙痒，糜烂时则会产生疼痛。病程中，患者可出现发热、乏力、食欲缺乏等全身症状。随着病情进展，体温升高，不断有新的水疱出现。由于大量失水，电解质和蛋白质从疱液中流失，患者会出现恶病质，常并发感染。若病情反复发作且无法及时有效控制，可能因感染导致死亡。

3. 其他部位黏膜表现　除口腔外，鼻腔、眼、外生殖器、肛门等处黏膜也可出现与口腔黏膜相同的病损，且往往难以恢复正常。

（二）增殖型天疱疮

此型的口腔损害与寻常型相似，但在唇红缘常有明显的增殖性病变，表现为疣状或乳头状瘤样增生，表面湿润，易出血。

（三）落叶型天疱疮

此型口腔黏膜基本正常，仅有轻微红肿，即使有糜烂，程度也较轻。皮肤上的水疱位置较浅，疱壁更薄，容易破裂，形成鳞屑，类似落叶，水疱破溃后会形成广泛性剥脱性皮炎。

（四）红斑型天疱疮

此型口腔黏膜损害极为少见，主要累及皮肤，损害特点为红斑基础上出现鳞屑并结痂，常对称分布于头面部，类似系统性红斑狼疮的蝶形红斑，但无全身症状。

三、诊断

1. 患者有口腔黏膜长期起疱、上皮剥脱或不规则糜烂的症状，且这些症状难以自愈。

2. 尼氏征或揭皮试验为阳性。

3. 细胞学检查可发现天疱疮细胞，即棘层松解变性的棘细胞，这些细胞呈圆形或椭圆形，核大而深染，胞质均匀、嗜碱性。

4. 组织病理检查显示上皮内疱的形成，疱内可见松解的棘细胞，疱底可见基底细胞附着于结缔组织上方。

5. 直接免疫荧光法病理检查可见棘细胞层间的 IgG 抗体呈网状沉积，这是天疱疮的特异性免疫病理表现。

四、鉴别诊断

1. 多形性红斑 多形性红斑是一种急性炎症性疾病，病因多与感染、药物过敏等有关。其病理表现为上皮下疱，口内黏膜可见大小不等的红斑、糜烂，其上覆以灰黄色假膜，揭皮试验阴性；皮肤表现为靶形红斑，尼氏征阴性。

2. 类天疱疮 类天疱疮也是一种自身免疫病，但与天疱疮不同，它主要是表皮下疱。好发于老年人，口腔黏膜水疱较厚，不易破裂，破后愈合较快；皮肤损害多为张力性大疱，尼氏征阴性。免疫荧光检查显示 IgG 和补体 C3 沿基底膜带呈线状沉积。

3. 大疱性表皮松解症 是一组遗传性皮肤病，由于皮肤结构蛋白的缺陷，导致皮肤在受到轻微摩擦后就会发生水疱。水疱位于表皮下，尼氏征阴性。患者常有家族史，自幼发病，病情相对稳定。

五、治疗

（一）治疗原则

天疱疮的治疗原则是控制新发病损，促进已发病损的愈合，预防继发病变，同时尽量减少治疗带来的不良反应，提高患者的生活质量。

（二）治疗方案

1. 糖皮质激素 仍然是治疗天疱疮的一线药物。其用药过程通常分为起始、控制、减量和维持四个阶段。起始阶段强调“足量、快速”，以迅速控制病情发展。一般来说，泼尼松的起始剂量为 1 ～ 2mg/（kg·d），具体用量可根据病情严重程度、患者体重等因素进行调整。在病情得到控制，即无新发水疱 1 ～ 2 周后，可逐渐减量。减量过程要遵循“缓慢、渐进”的原则，每次减量不宜过大，通常每次递减 5mg 或原量的 10%，每 1 ～ 2 周减一次。当剂量减至 30mg/d 以下时，减量应更加谨慎，减量时间可适当延长，直至找到合适的维持量，一般为 5 ～ 15mg/d。长期大剂量使用糖皮质激素可能会引发多种不良反应，如消化性溃疡、糖尿病、骨质疏松症、感染等，因此在治疗过程中需要密切监测患者的各项指标，及时采取相应的预防和治疗措施。

2. 免疫抑制剂 常与糖皮质激素联合使用，以减少糖皮质激素的用量，降低其不良反应。常用的免疫抑制剂包括环磷酰胺、硫唑嘌呤、甲氨蝶呤等。这些药物可以通过抑制免疫系统的活性，减少自身抗体的产生，从而达到治疗天疱疮的目的。在使用免疫抑制剂时，需要定期检查血常规、肝肾功能等指标，以监测药物的不良反应。

3. 生物制剂 近年来，生物制剂在天疱疮的治疗中取得了一定的进展。例如，利妥昔单抗是一种抗 CD20 的单克隆抗体，它可以特异性地清除 B 淋巴细胞，减少自身抗体的产生。对于传统治疗效果不佳或病情严重的患者，利妥昔单抗显示出了较好的疗效。其用法通常为静脉滴注，剂量和疗程根据患者的具体情况而定。生物制剂的使用为天疱疮的治疗提供了新的选择，但也需要注意其可能带来的感染、过敏等不良反应。

4. 支持疗法　由于天疱疮患者常伴有大量蛋白质、电解质和水分的丢失，因此支持疗法非常重要。应给予患者高蛋白、高维生素、低盐饮食，保证充足的营养摄入。对于进食困难的患者，可通过鼻饲或静脉补充营养。同时，要注意维持水、电解质平衡，预防和治疗贫血。患者还应注意休息，保持良好的心态，避免精神紧张和过度劳累。

5. 局部治疗　局部治疗的目的是减轻症状，促进创面愈合，预防感染。口腔黏膜病损可使用含漱液，如复方氯己定含漱液、康复新液等，以保持口腔清洁，减少细菌滋生。对于皮肤水疱和糜烂面，可使用湿敷、外用抗生素软膏等方法进行处理。例如，对于较小的水疱，可采用炉甘石洗剂等收敛止痒；对于较大的水疱，可在严格消毒的情况下，用注射器抽出疱液，然后外用抗生素软膏，如莫匹罗星软膏、夫西地酸乳膏等以预防感染。

6. 其他治疗　对于病情严重、常规治疗无效的患者，还可考虑采用血浆置换、静脉注射免疫球蛋白等治疗方法。血浆置换可以快速清除患者体内的自身抗体和免疫复合物，缓解病情；静脉注射免疫球蛋白可以调节免疫系统，增强机体的抵抗力。但这些治疗方法价格昂贵，且存在一定的风险，需要严格掌握适应证。

第二节　良性黏膜类天疱疮

一、概述

良性黏膜类天疱疮，也被称为瘢痕性类天疱疮，是一类皮肤黏膜慢性发疱性自身免疫病。其自身抗体直接作用于基底膜的一种或多种成分，导致黏膜和皮肤出现水疱性损害。由于眼部结膜受累时易形成瘢痕，严重者可致失明，有学者建议取消“良性”这一称谓，改称黏膜类天疱疮。

该病好发于 60 ～ 70 岁人群，女性发病率相对较高，无明显种族差异。部分研究报道，它与某些脏器的恶性疾病，如直肠癌、子宫癌等存在关联，但具体机制尚未完全明确。目前普遍认为，发病机制为机体免疫系统紊乱，错误地将自身基底膜成分识别为外来抗原，产生自身抗体并与之结合，引发免疫反应，导致基底膜受损，从而形成水疱。

二、临床表现

（一）口腔表现

牙龈是最早且最常出现症状的部位，典型表现为剥脱性龈炎样损害。早期在龈缘及近附着龈出现弥散性红斑，其上可见直径 2 ～ 6mm 的水疱，疱液清亮或为血疱，疱膜较厚。尽管疱膜相对较厚，但在口腔环境中仍容易破裂，破裂后可见白色或灰白色疱膜，去除疱膜后为光滑的红色溃疡面，尼氏征阴性（图 18-1）。

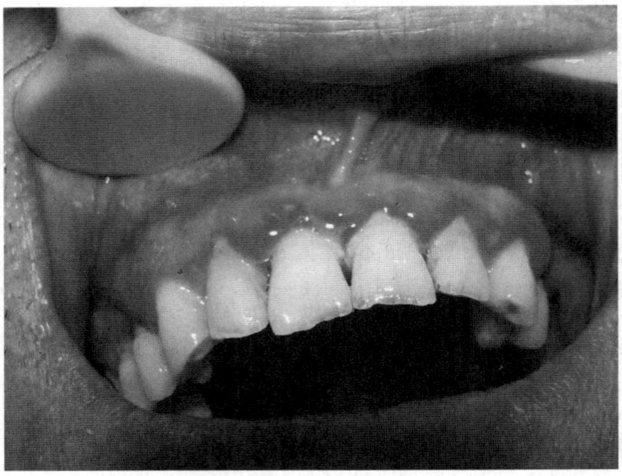

图 18-1　良性黏膜类天疱疮

若损害发生在悬雍垂、软腭、扁桃体、舌腭弓和咽腭弓等部位，患者常出现咽喉疼痛、吞咽困难等症状。愈合后形成瘢痕，容易与邻近组织粘连，导致畸形。发生在口角区时，会因瘢痕粘连而导致张口受限或小口畸形。

（二）眼部表现

50% ～ 85% 的患者会出现眼部损害，单纯的眼部损害被称为眼天疱疮。眼部症状通常出现较早，早期表现为单纯性结膜炎，患者有局部痒感、剧痛。随着病情发展，睑结膜、球结膜间会有纤维附着并相互粘连，即睑－球粘连，进而导致睑内翻、倒睫及角膜受损，甚至导致角膜瘢痕使视力丧失。

（三）皮肤及其他部位表现

常累及面部、头皮，胸、腹、腋下、四肢屈侧也可能受累。皮肤表现为红斑或在正常皮肤上出现张力性水疱，尼氏征阴性，疱壁厚，不易破裂；疱破后形成溃疡、结痂。口腔、眼、鼻、咽、外生殖器多见。

三、诊断

微课：天疱疮的诊断与治疗

1. 临床特征　多窍性黏膜损害，口腔较为多见，牙龈常呈剥脱状或弥漫性红斑，尼氏征阴性，常出现瘢痕粘连，尤其是睑－球粘连，这些都对诊断有重要提示作用。

2. 病理检查　表现为上皮下疱，基底细胞变性，上皮全层剥脱，结缔组织表面平滑，胶原纤维水肿，其中有大量淋巴细胞、浆细胞及嗜酸性粒细胞浸润。晚期黏膜固有层纤维组织增生。上皮剥脱后结缔组织表面无残留的基底细胞层，上皮内无棘层松解，可与寻常型天疱疮相区别。

3. 免疫检查　直接免疫荧光法是指在新鲜的黏膜标本上，可见基底膜区有一连续的细长抗体荧光带，主要是 IgG 及补体 C3，偶有 IgA、IgM。70% ～ 80% 的患者血清中可检测出抗基底膜抗体，其效价一般与疾病的活动情况相关，且抗体效价较寻常型天疱疮低。

四、鉴别诊断

1. 与寻常型天疱疮鉴别　鉴别要点见表 18-1。

表 18-1　良性黏膜类天疱疮与寻常型天疱疮的鉴别要点

鉴别要点	良性黏膜类天疱疮	寻常型天疱疮
年龄	60～70 岁（老年人多见）	40～70 岁（青壮年、中老年多见）
性别	女性较多	无明显倾向
患病部位	皮肤少见，多见于口腔、眼、鼻、咽、外生殖器等处，口腔内多为剥脱性龈炎样损害	皮肤少见；口腔黏膜任何部位均可累及
皮肤损害	外观正常或红斑，皮肤上发生张力性大疱，尼氏征阴性	正常皮肤上发生的松弛性大疱，壁薄，尼氏征阳性
免疫病理	DIF30% 可见 IgG 和 C3 沿基底细胞膜带呈线状沉积，IIF 有抗基底膜带抗体，效价低	DIF 抗棘细胞黏合物质抗体（IgG）在上皮细胞间沉积，IIF 血清中可查见抗棘细胞层抗体
组织病理	无棘层松解，上皮下疱形成	棘层松解及上皮内疱
病程预后	慢性迁延，缓解不明显，眼部可形成角膜瘢痕而导致失明	经足够疗程可能痊愈

注：DIF，直接免疫荧光法；IIF，间接免疫荧光法。

2. 与大疱性类天疱疮鉴别　大疱性类天疱疮口腔病损较轻，疱破后易于愈合，口腔损害多在皮损出现后发生，且病情较良性黏膜类天疱疮更易缓解。良性黏膜类天疱疮的口腔黏膜除有水疱外，以牙龈缘、附着龈的剥脱性损害为主，皮肤大疱相对少见。直接免疫荧光法可见 IgG 及补体 C3 沿基底膜呈线状沉积；间接免疫荧光法约有 80% 查见抗基底膜带的抗体。

3. 与糜烂型扁平苔藓鉴别　糜烂型扁平苔藓可表现为牙龈剥脱性损害，颜色鲜红，触之出血，其邻近区域或口腔其他部位可见白色条纹。组织病理显示基底细胞液化变性和固有层淋巴细胞浸润带。免疫病理显示上皮基底膜区有免疫球蛋白沉积，主要为 IgM，也可有 IgG 及补体 C3 的胶样小体沉积。直接免疫荧光法可见细小的颗粒状荧光沿基底膜区呈带状分布。

五、治疗

（一）治疗原则

控制新发病损，防止继发病变，减少瘢痕形成，保护重要器官功能，提高患者生活质量。

（二）治疗方案

1. 局部治疗　眼部使用糖皮质激素滴眼液，以防止纤维性粘连，保护视力。口腔因剧痛妨碍进食时，应用镇痛、消炎为主的含漱剂，如复方氯己定含漱液，或使用药膜，如地塞米松药膜。病变区可进行糖皮质激素局部注射，但由于该病病程迁延，为避免组织萎缩，一般每周局部注射 1 次为宜。

2. 全身治疗 病情严重者，考虑全身用糖皮质激素，但效果往往不明显。有研究报道，红霉素可作为辅助药物，其具体作用机制可能与调节免疫、抗炎等有关。此外，氨苯砜与磺胺吡啶合用、四环素与烟酰胺合用治疗该病也有成功案例。氨苯砜通过抑制二氢叶酸合成酶，干扰细菌和细胞的代谢，发挥抗炎和免疫调节作用；磺胺吡啶则通过抑制炎症介质的产生和释放，减轻炎症反应；四环素可能通过抑制基质金属蛋白酶的活性，减少组织破坏；烟酰胺参与体内的能量代谢和抗氧化过程，对维持细胞的正常功能有一定作用。在全身用药过程中，需密切监测患者的血常规、肝肾功能等指标，及时发现并处理药物不良反应。

3. 其他治疗 对于病情进展迅速、常规治疗效果不佳的患者，可考虑采用免疫抑制剂，如硫唑嘌呤、环磷酰胺等，但使用时需谨慎评估风险和收益。此外，血浆置换、静脉注射免疫球蛋白等治疗方法也可在特定情况下应用，以迅速清除体内的自身抗体和免疫复合物，缓解病情。

▶知识拓展

口腔黏膜大疱类疾病最新研究热点和方向

口腔黏膜大疱类疾病的研究热点聚焦于免疫靶向治疗、分子机制探索及再生医学应用。免疫靶向治疗以特异性单克隆抗体（如利妥昔单抗）和新型生物制剂（抗 IL-17、抗 BAFF/APRIL 通路药物）为核心，旨在精准清除致病性 B 淋巴细胞或调节免疫微环境，减少全身不良反应。分子机制研究重点在分析 HLA 基因（如 HLA-DRB1*04）及信号通路（p38MAPK、NF-κB）的调控作用，为个体化治疗提供依据。再生医学领域探索间充质干细胞修复瘢痕病变及光动力疗法（photodynamic therapy，PDT）治疗顽固性糜烂，结合三维生物打印技术构建人工黏膜。

此外，诊断技术方面，AI 图像分析联合微创活检提升鉴别效率，而多学科协作（如口腔、皮肤、眼科）和中西医结合（如中药复方联合激素）优化综合管理。未来趋势强调转化医学与跨学科融合，如纳米靶向递药系统及真实世界数据验证，以突破治疗瓶颈并改善预后。

—• 考试知识点总结 •—

—• 本章小结 •—

—• 协和云课堂…… 拓展练习及参考答案 •—

（边晓燕 刘晓敏）

第十九章　口腔黏膜变态反应性疾病

教学课件

学习目标

素质目标

（1）具备人文关怀精神，有高尚的职业道德。

（2）具备良好的学习态度及严谨的工作作风，有科学的思维方法和不断创新、与时俱进的观念。

（3）具备较好的人际沟通能力及团队协作精神。

知识目标

（1）掌握：口腔黏膜变态反应性疾病的分型；药物过敏性口炎和血管神经性水肿的病因、临床表现、诊断要点及治疗原则。

（2）熟悉：多形红斑的分型和临床表现。

（3）了解：各型变态反应性疾病的发病机制。

能力目标

（1）能对口腔黏膜变态反应性疾病相关知识进行宣教。

（2）能根据典型临床表现对口腔黏膜变态反应性疾病作出初步诊断及制订治疗方案。

案例导入

【案例】

患者，女性，16 岁。舌背水疱破裂后疼痛 3 天。一年前有类似发作史，发病部位固定于舌背。两次发病前均因感冒而口服复方磺胺甲噁唑。检查见舌背有 2.0cm×2.5cm 的糜烂面，界清，周缘见白色残留疱壁。

【问题】

1. 该患者口腔黏膜病损属于哪种临床病损类型？依据是什么？
2. 为进一步明确诊断，还需要进行哪些检查？
3. 请根据目前的检查结果，给出可能的诊断。

·核心知识拆解·

变态反应亦称超敏反应，是机体接触抗原并致敏后再次接触相同或相似抗原刺激时，所产生的一种高敏感性或高反应性异常免疫反应，其结果是组织损伤或生理功能紊乱。由于变应原的种类复杂，变态反应的发病机制不同，可出现不同的病理改变和临床表现。根据变态反应发生的速度、发病机制和临床特征，将变态反应分为Ⅰ、Ⅱ、Ⅲ、Ⅳ型。尽管各型变态反应的表现形式不同，但仍具有突发性、复发性、可逆性、间歇性、特异性的共同临床特征。其病损可表现为肿胀、充血、红斑、水疱、渗出、糜烂等。口腔黏膜病中常见的为Ⅰ型速发型和Ⅳ型迟发型。药物过敏性口炎、血管神经性水肿属于Ⅰ型变态反应；多形红斑是黏膜皮肤的一种急性渗出性炎症性疾病，常与过敏体质有关。变态反应性疾病的总体治疗原则是去除抗原或刺激因素、抗过敏、防止继发感染、镇痛、促进愈合。

第一节　概　　述

变态反应也称超敏反应，指机体初次接触变应原后，再次接触相同或相似变应原时，免疫系统过度激活，产生的高敏感性或高反应性异常免疫应答，这种反应会引发组织损伤或生理功能紊乱。简单来说，就像身体的防御系统“认错了敌人”，对原本无害的物质发起攻击。

引发变态反应的抗原被称为变应原。变应原分为完全抗原和半抗原。①完全抗原：如微生物、寄生虫、花粉、动物皮毛、鱼虾、异体组织细胞、异体血清蛋白等，具备免疫原性和反应原性，进入机体后可直接激发变态反应。②半抗原：如常见药物，是低分子化合物，仅具反应原性，免疫原性不足或缺失，进入机体后需与组织蛋白结合，形成具有免疫原性的复合物，才会引发变态反应。例如，青霉素，单独存在时是半抗原，进入人体后与体内蛋白质结合形成完全抗原，才可能使机体产生变态反应。

根据发病机制和临床特点，变态反应主要分为四型，其中Ⅰ、Ⅱ、Ⅲ型由抗体介导，Ⅳ型由T淋巴细胞介导。免疫应答类型及抗原的性质和定位，是决定这类疾病临床与病理表现的关键因素。

一、Ⅰ型变态反应（速发型）

Ⅰ型变态反应是最常见且发病迅速、临床表现强烈的类型。其发病机制是，已致敏的机体再次接触变应原时，变应原与肥大细胞或嗜碱性粒细胞膜表面的高亲和力IgE特异性结合，触发细胞脱颗粒，释放组胺、血管活性胺、缓激肽、5-羟色胺等生物活性介质。这些介质作用于血管、平滑肌、腺体等效应细胞，引发一系列症状，如皮肤瘙痒、红斑、风团，喘息、咳嗽、呼吸困难，恶心、呕吐、腹痛、腹泻等，严重时可导致过敏性休克。

Ⅰ型变态反应的发生发展分为速发相反应和迟发相反应。①速发相反应：在机体再次接触变应原后数秒至数分钟内即刻发生，主要表现为血管扩张、通透性增加，以及平滑肌痉挛等，导致组织水肿或痉挛。②迟发相反应：在变应原刺激 2 ～ 4 小时后发生，表现为白细胞趋化募集、炎症细胞浸润，浆细胞持续合成 IgE 并建立免疫记忆，使变态反应持续和加重。在口腔黏膜病中，药物过敏性口炎、血管神经性水肿的发病机制属于此型。

二、Ⅱ型变态反应（细胞溶解型或细胞毒型）

Ⅱ型变态反应由 IgG 或 IgM 类抗体介导。抗体与细胞或组织表面的特异性抗原结合，激活补体系统，形成攻膜复合物，直接破坏靶细胞的细胞膜，导致靶细胞损伤或溶解；或者通过抗体的 Fc 段与吞噬细胞表面的 Fc 受体结合，促进吞噬细胞对靶细胞的吞噬和清除；还可通过抗体依赖性细胞介导的细胞毒作用（antibody dependent cell mediated cytotoxicity，ADCC），由自然杀伤细胞（NK 细胞）等效应细胞杀伤靶细胞。

Ⅱ型变态反应常见于自身免疫性溶血性贫血、自身免疫性血小板减少性紫癜、重症肌无力等自身免疫病。在自身免疫性溶血性贫血中，机体产生抗自身红细胞的抗体，抗体与红细胞表面抗原结合，通过补体介导的细胞溶解、吞噬细胞吞噬或 ADCC 作用，导致红细胞破坏，引发贫血。ABO 血型不相容导致的输血反应也是典型的Ⅱ型变态反应。不过，口腔黏膜发病与Ⅱ型变态反应的关联相对较少。

三、Ⅲ型变态反应（免疫复合物型）

Ⅲ型变态反应主要由 IgG、IgM 和 IgA 类抗体参与。抗体与体内溶解游离的抗原结合，形成免疫复合物。当免疫复合物的大小适中，不易被巨噬细胞清除时，就会沉积在局部组织，如血管壁、肾小球基底膜、关节滑膜等，激活补体系统，产生 C3a 和 C5a，吸引中性粒细胞和单核细胞聚集，释放溶酶体酶等炎症介质，导致局部组织炎症、损伤。

Ⅲ型变态反应常见于系统性红斑狼疮、类风湿关节炎、血清病等疾病。在系统性红斑狼疮中，患者体内产生多种自身抗体，与相应抗原形成免疫复合物，沉积在皮肤、肾脏、关节等部位，引发多系统损害。在口腔黏膜病中，白塞病被推测与Ⅲ型变态反应有关，白塞病患者口腔黏膜反复出现溃疡，可能是免疫复合物沉积在口腔黏膜血管，引发炎症反应有关。

四、Ⅳ型变态反应（迟发型）

Ⅳ型变态反应由抗原特异性 T 淋巴细胞介导，与其他三型不同，它无需抗体参与。当致敏的 T 淋巴细胞再次接触相同抗原时，会活化、增殖，并释放多种细胞因子，如白细胞介素、干扰素、肿瘤坏死因子等。这些细胞因子吸引和激活巨噬细胞、淋巴细胞等炎症细胞，导致以淋巴细胞和单核细胞浸润为主的炎症反应，造成组织损伤。Ⅳ型变态反应发生较为迟缓，一般在接触抗原 12 小时后才出现，24 ～ 72 小时达到高峰。

Ⅳ型变态反应常见于接触性皮炎、结核菌素试验阳性反应、移植排斥反应等。在口腔黏膜病中，部分接触过敏性口唇炎和银汞合金引起的苔藓样变性属于此型。例如，佩戴含镍的口腔矫治器后，口腔黏膜接触部位出现红斑、丘疹、瘙痒等症状，可能是Ⅳ型变态反应导致的。

▶知识拓展

变态反应性疾病的好发因素

目前，虽然难以确切预知患者在接受药物治疗或接触其他物质时是否会发生变态反应性疾病，但通过对大量病例和流行病学数据的分析，可总结出一些好发因素。

1. 个体因素 年龄、性别、基础疾病、遗传因素等都可能影响变态反应的发生。儿童和老年人的免疫系统相对不完善或功能衰退，可能更容易发生变态反应。一些研究表明，女性在某些变态反应性疾病中的发病率可能高于男性，如系统性红斑狼疮。患有肝肾疾病的患者，药物代谢和排泄功能受损，药物在体内的浓度和作用时间改变，增加了药物过敏等变态反应的风险。遗传因素在变态反应性疾病中起着重要作用，过敏体质具有一定的遗传性，如果有家族过敏史，个体发生变态反应性疾病的概率会显著增加。

2. 变应原因素 变态反应的发生速度和严重程度与变应原的性质、剂量、摄入途径等密切相关。一般来说，通过肌内注射和静脉滴注进入机体的变应原，由于直接快速进入血液循环更容易引发强烈的变态反应；而口服途径相对缓慢，变态反应的发生相对较轻。不同的变应原引发的变态反应类型和临床表现也有所不同，例如，食物变应原主要引起胃肠道和皮肤的变态反应，吸入性变应原如花粉、尘螨等常导致呼吸道变态反应。

3. 环境因素 生活环境中的紫外线、空气污染、化学物质暴露等都可能影响变态反应的发生。长期暴露在紫外线环境下，可能损伤皮肤黏膜的免疫屏障，增加变应原的穿透和致敏机会。工业环境中的化学物质，如甲醛、苯、重金属等，具有较强的刺激性和致敏性，接触后可能引发变态反应。此外，生活方式的改变，如过度清洁、饮食结构变化等，也可能影响肠道菌群平衡，进而影响免疫系统的发育和功能，增加变态反应的易感性。

目前尚没有确切的办法可以预知患者在接受药物治疗时，是否会发生变态反应性疾病，通过对流行病学数据的分析，可以推测出部分好发因素。

第二节　药物过敏性口炎

一、概述

微课：药物过敏性口炎

药物过敏性口炎是一种由药物引发的变态反应性疾病，属于口腔黏膜变态反应性疾病的范畴。过敏体质者在通过口服、注射、局部涂擦、含漱等途径摄入药物后，免疫系统会将药物识别为外来的有害物质，从而产生异常的免疫应答，导致口腔黏膜及皮肤出现炎症反应。这种疾病可单独发生于口腔黏膜，也可伴有皮肤损害。

常见的致敏药物包括抗生素类（如青霉素、链霉素、四环素、磺胺类等），解热镇痛药（如阿司匹林等），镇静催眠药与抗癫痫药（如鲁米那、苯妥英钠和卡马西平等）。其中，多数药物本身为半抗原，需要与机体内大分子的载体蛋白结合后，才能形成具有免疫原性的全抗原，进而引发变态反应。只有少数药物，如人体丙种球蛋白、破伤风抗毒素和某些疫苗等，本身才是全抗原。

药物引起变态反应通常需要一定的潜伏期。初次接触药物时，一般需经过 24 ～ 48 小时才会发作，而当反复发作后，潜伏期可缩短至数小时，甚至数分钟。其发病机制主要为 I 型变态反应，即已致敏的机体再次接触变应原时，变应原与肥大细胞或嗜碱性粒细胞膜表面的高亲和力 IgE 特异性结合，触发细胞脱颗粒，释放组胺、血管活性胺、缓激肽、5- 羟色胺等生物活性介质，这些介质作用于血管、平滑肌、腺体等效应细胞，引发一系列症状。

从组织病理变化来看，表现为急性炎症。上皮细胞内及细胞间水肿或有水疱形成。结缔组织水肿，有炎症细胞浸润。早期嗜酸性粒细胞增多，以后中性粒细胞增多，血管扩张明显。

二、临床表现

（一）口腔黏膜表现

口腔病损好发于唇、颊、舌和上腭等部位。早期症状表现为口腔黏膜充血、水肿，随后出现红斑，红斑基础上可形成单个或多个大小不等的水疱。水疱壁薄，极易破裂，所以在口内很难观察到完整的水疱。水疱破裂后，会形成糜烂或溃疡，溃疡表面有较多渗出物，形成假膜，患者自觉疼痛明显。若病损发生在唇部，可出现充血水肿、渗出结痂。由于唇部活动频繁，这些痂皮相互融合，患者张口、进食等动作容易导致出血，进而出现张口受限的情况。

（二）皮肤表现

皮肤损害好发于四肢（手足）、颜面（口唇周围）等部位，有时也可累及躯干。表现为大小不等的红斑、丘疹、水疱，其中最常见的病损为圆形红斑，有时在红斑的基础上会出现水疱，称为疱性红斑。患者皮肤有瘙痒不适感，但疼痛通常不明显。

有一种特殊的皮肤表现为固定型药疹，病损出现在比较固定的位置，常见于唇部周围皮肤，多有色素沉着。发病时呈暗红色，边缘整齐，呈圆形或椭圆形。

（三）其他部位表现

部分患者可伴有眼部的损害，如虹膜睫状体炎、结膜炎等，表现为眼球充血、疼痛，分泌物增多。少数患者还可能出现外生殖器红斑、水疱和糜烂。此外，多在用药后 24 ～ 48 小时发病，患者常有发热、多形性红斑、关节痛、腹痛、淋巴结肿大等全身症状。

三、诊断

本病主要根据病史、临床表现、实验室检查等进行诊断。

1. 病史　详细询问患者的用药史，包括近期使用的药物种类、剂量、使用频率等，以及是否有药物过敏史。若患者有明确的用药史，且在用药后迅速出现口腔和唇部的炎症，对诊断有重要提示作用。

2. 临床表现 口腔黏膜常出现充血、红斑、水疱、大疱、糜烂、溃疡等，伴有明显的疼痛和灼热感；皮肤有红斑、疱疹及丘疹等病变。

3. 实验室检查 通过血常规检查，可发现血液中嗜酸性粒细胞计数增加；部分患者可能会出现肝功能异常。此外，还可进行斑贴试验，将可疑的致敏物置于患者前臂屈侧皮肤上，再覆盖塑料薄膜，包扎或胶布固定，24 ～ 48 小时后观察结果。如可疑致敏物为固体，则研碎后与蒸馏水调匀，如为液体，则将此液滴在滤纸上或纱布上。可疑致敏物贴置于皮肤上的面积为 1 ～ 2cm²。其结果的判断标准：阴性（–），皮肤无异常表现；弱阳性（+），皮肤轻度红肿、微痒；阳性（++），皮肤红肿并有散在的小丘疹，瘙痒明显；强阳性（+++），皮肤红肿并出现水疱或片状丘疹；极强阳性（++++），除上述反应外，皮肤出现溃疡、坏死。

4. 停药试验 停止使用可疑致敏药物后，过敏症状明显缓解，也提示药物过敏性口炎的诊断。患者主诉发病时间与接触变态原的时间和潜伏期相吻合。

四、鉴别诊断

1. 疱疹性口炎 多见于婴幼儿，原发性感染潜伏期约一周，发热 38 ～ 39℃，全身反应较重，口腔黏膜任何部位和口周皮肤出现成簇小水疱，水疱破溃后形成糜烂面，但一般无皮肤其他部位的红斑、丘疹等表现。

2. 寻常型天疱疮 临床表现为黏膜或皮肤逐渐发生的大疱，一疱刚愈另一疱又起，此起彼伏，病程具长期性。而药物过敏性口炎为急性发病，且病程有自限性，相对短暂。

3. 接触性口炎 为口腔黏膜接触变应原后一段时间，局部出现水肿、红斑、水疱，糜烂或溃疡等病变。接触性口炎病损出现时局部有烧灼感和疼痛感，且发病部位与变应原接触部位一致。

五、治疗

治疗原则是首先去除变态原，以抗过敏、镇痛、消炎、防止继发感染和促进愈合为目标。本病一般预后良好。

（一）停用致敏药物

这是治疗的关键，立即停用一切可疑致敏药物，以及与其结构相似的药物，避免再次接触变应原，防止病情进一步加重。

（二）药物治疗

1. 抗组胺药物 内服抗组胺药物，如氯苯那敏、赛庚啶、苯海拉明、氯雷他定等，可抑制药理活性介质的释放，降低机体对组胺的反应，减少各种过敏症状。

2. 钙剂和维生素 C 使用 10% 葡萄糖酸钙加维生素 C 静脉滴注，可增加血管的致密性，减少渗出，改善水肿，减轻炎症反应。

3. 糖皮质激素 对于面积广泛、糜烂和渗出严重者，可给予糖皮质激素。如口服泼尼松每日

30～60mg，或地塞米松静脉滴注，待症状减轻后，改为口服维持。使用糖皮质激素时，需密切关注患者的病情变化和不良反应，如感染、骨质疏松症、血糖升高等。

4. 抗生素　如有感染存在，选用抗生素时应注意避免使用易过敏药物，可结合细菌学检查结果选用变态反应发生较少的抗生素，如红霉素、林可霉素等。如抗生素治疗效果不佳，应注意有无真菌感染的可能，确诊后应尽快加用抗真菌药物。给予抗组胺药以抑制药理活性介质的释放，降低机体对组胺的反应，减少各种过敏症状，可选用氯雷他定、氯苯那敏、氯马斯汀、赛庚啶等药物。

（三）局部治疗

口腔局部以对症治疗及预防继发感染为主。用0.1%依沙吖啶、0.05%复方氯己定含漱剂含漱或湿敷，可起到清洁口腔、杀菌消炎的作用。外用养阴生肌散、冰硼散、白清胃散、青黛散等，以清热消肿，收敛生肌。皮肤病损可用2%硼酸钠或生理盐水洗涤后，辅以消毒粉剂或炉甘石洗剂、氟氢可的松霜等，但需注意避免过多使用而形成药痂。

六、预防

药物过敏性口炎预防胜于治疗。不滥用药物，尤其是易引起过敏的磺胺类药、解热镇痛药等。询问患者的药物过敏史，有过敏史者避免使用结构类似的药物。建立药物过敏卡，让患者牢记过敏药物，看病时交给医师作为用药参考。

第三节　血管神经性水肿

一、概述

血管神经性水肿又称血管性水肿、巨型荨麻疹，是一种较为常见的局部急性反应型黏膜皮肤水肿疾病，属于Ⅰ型变态反应。其显著特点是突然发作局限性水肿，且消退速度较快，通常不会留下痕迹，但可能反复发作。

可能引发血管神经性水肿的变应原种类繁多，包括食物（鱼虾、牛奶、蛋类、坚果等）、药物（如抗生素、解热镇痛药、血管紧张素转化酶抑制剂、非甾体抗炎药等）、吸入物（如花粉、尘螨、动物毛发、霉菌孢子等）、病原体（如细菌、病毒、真菌、寄生虫等）、物理因素（如冷热刺激、日光照射、摩擦、压力等）、昆虫叮咬、精神因素（如紧张、焦虑、抑郁等）、内分泌改变（如月经周期、妊娠、甲状腺功能异常等）及遗传因素。其中，遗传性血管神经性水肿是一种常染色体显性遗传病，由C1酯酶抑制物（C1-INH）缺乏或功能缺陷引起，导致补体系统和激肽系统异常激活，产生过多的缓激肽，引发血管扩张和水肿。不过，在临床实际中，部分患者难以找到确切的变应原。

从病理变化来看，主要表现为深层结缔组织内毛细血管扩张充血，有少量炎症细胞浸润，主要为嗜酸性粒细胞、淋巴细胞和肥大细胞。

二、临床表现

血管神经性水肿通常急性发病，病变好发于头面部疏松结缔组织处，如唇、舌、颊、眼睑、咽喉等，其中上唇相较于下唇更易发病，下眼睑比上眼睑更常受累。此外，外阴部、胃肠道黏膜、手、足部的背和侧面也可能出现病变。

发病初期，患处会有瘙痒、灼热痛或麻木胀感，随后迅速发生肿胀。唇部发病时，可见唇肥厚、翘突，严重时可波及鼻翼和颧部；若肿胀发生在舌部，可导致巨舌，影响口腔功能；若发生在软腭，可引起口腔功能障碍；若发生在会厌，则会严重影响呼吸，如不立即施行气管切开，可迅速导致窒息而死亡。

肿胀区界限不明显，按压时感觉较韧且有弹性，为不可凹性水肿。水肿通常在十几分钟内即可形成，肿胀部位可呈淡红色、苍白或与正常肤色相同。当浅层毛细血管扩张时，水肿区黏膜皮肤色不正常或泛红发亮。

水肿可在数小时或 1 ～ 2 日内消退，消退后不留痕迹，但容易复发，一般无全身症状。部分患者可能会合并荨麻疹，表现为皮肤出现大小不等的风团，伴有瘙痒。

三、诊断

1. 病史 常有复发史，部分患者可追寻到过敏因素，如近期食用了特殊食物、服用了某种药物、接触了特定物质等，这更有助于明确诊断。对于老年患者或肥胖患者，需特别注意询问高血压史和用药史，以排查是否因服用血管紧张素转化酶抑制剂等药物引发。

2. 临床表现 患者通常主诉水肿在十几分钟内迅速发生，可在数小时或 1 ～ 2 日消失，且不留痕迹，常伴有瘙痒、灼热痛或麻木、胀感。病变多为较局限的水肿，上皮完整但界限不清，按之韧而有弹性。好发部位为皮下结缔组织疏松处，如唇及眼睑最为常见，在黏膜下者有时可见液体聚集形成囊性表现。

3. 实验室检查 部分患者血液中嗜酸性粒细胞计数可能增高，血清 IgE 水平也可能升高。对于遗传性血管神经性水肿患者，血清中 C1 酯酶抑制物水平降低或功能缺陷，补体 C4 水平也可能降低。

四、鉴别诊断

1. 颌面部蜂窝织炎 病因多为牙源性细菌感染，可找出患牙。肿胀发生较为缓慢，病区红肿，触痛明显，伴有发热、寒战等全身症状，血常规往往显示白细胞计数增加。肿胀不经治疗不会自行消退，病变发展可形成脓液溢出，用抗生素治疗有效。而血管神经性水肿发病急，无明显红肿热痛，水肿可自行消退。

2. 虫咬性皮炎 多有蚊虫叮咬史，皮损常为局部的红斑、丘疹或风团，伴有瘙痒，中心常有叮咬的痕迹。血管神经性水肿通常无明确叮咬痕迹且肿胀范围较大。

3. 丹毒 为细菌感染引起的急性炎症，常有发热、寒战等全身症状。皮损表现为片状红斑，界限清楚，表面紧张发亮，迅速向周围扩大。血管神经性水肿的肿胀区界限不明显，无明显红斑。

4. 接触性皮炎 有明确的接触史，皮损局限于接触部位，表现为红斑、丘疹、水疱等，自觉瘙痒或灼痛。血管神经性水肿不一定有明确接触史且肿胀较深在。

5. 荨麻疹　风团通常在24小时内消退，消退后不留痕迹，可反复发作。血管神经性水肿的肿胀更为局限、持久，且主要发生在皮下组织疏松处。

五、治疗

（一）寻找并隔离变应原

首先要尽量寻找可能的变应原，并加以隔离。对于使用血管紧张素转化酶抑制剂的高血压患者，如存在血管神经性水肿反复发生的病史，应建议患者到内科诊治，换用其他抗高血压药物，如血管紧张素Ⅱ受体拮抗剂、钙通道阻滞剂等。

（二）药物治疗

1. 抗组胺药物　口服抗组胺药物，如氯雷他定、西替利嗪、依巴斯汀等，可抑制组胺释放，减轻过敏症状。对于病情较重的患者，可选用第二代抗组胺药物，如地氯雷他定、左西替利嗪等，其镇静作用较小，安全性更高。

2. 糖皮质激素　对于症状严重、体征广泛者，可短期使用糖皮质激素，如泼尼松、地塞米松等以减轻炎症反应。但长期使用糖皮质激素可能会引起不良反应，如感染、骨质疏松症、血糖升高等，需谨慎使用。

3. 肾上腺素　当出现喉头水肿、呼吸困难等紧急情况时，可立即皮下注射0.1%肾上腺素0.25～0.50ml，以缓解症状。但有心血管系统疾病的患者慎用，因为肾上腺素可能会引起心悸、血压升高等不良反应。

4. 其他药物　对于遗传性血管神经性水肿患者，可使用C1酯酶抑制物浓缩物、缓激肽受体拮抗剂等进行治疗。此外，氨苯砜、秋水仙碱等药物，对部分患者可能有效。

（三）紧急处理

对伴有喉头水肿，呼吸困难的病例应密切观察病情的发展，如发生窒息应立即施行气管切开术抢救生命。同时，可给予吸氧、心电监护等支持治疗。

第四节　多形红斑

一、概述

多形红斑（erythema multiforme，EM），又称多形渗出性红斑，是一种以靶形或虹膜状红斑为典型皮损特征的急性炎症性皮肤病，常伴有黏膜损害且具有易复发的特点。一般而言，轻症患者的预后情况较好，而重症患者则存在死亡风险。

多形红斑的病因较为复杂，主要与感染、药物、食物及物理因素等相关，其中最常见的病因是单纯疱疹病毒感染。该疾病好发于儿童和青年女性。

在显微镜下观察，皮肤的表皮和真皮、黏膜的上皮及结缔组织均会出现细胞间及细胞内水肿，可能形成上皮下疱，同时伴有炎症细胞浸润。血管显著扩张，内皮细胞肿胀变性，进而出现血管炎，血管周围存在以淋巴细胞为主的炎症细胞浸润，有时还能看到渗出的红细胞。

二、临床表现

多形红斑可发生于任何年龄段，不过以儿童青年更为多见。起病急骤，病程通常在 2 ～ 4 周，具有自限性，常在春秋季节发病和复发。临床症状主要分为轻型和重型两种情况。

（一）轻型多形红斑

一般无全身症状或仅有轻微全身不适。病损只限于黏膜和皮肤，无身体其他器官和系统的病变。

1. 黏膜病损 口腔黏膜病损，分布广泛，可出现在唇、颊、舌、软腭等部位。表现为大面积充血水肿和糜烂，有时可见红斑及水疱，糜烂表面渗出物形成厚假膜，渗出物较多时可形成胶冻状团块，影响张、闭口，病损处易出血，在唇部常形成厚黑紫色血痂，疼痛明显，严重影响进食。下颌下淋巴结肿大，有压痛。

部分患者除口腔黏膜病变外，眼、鼻腔、肛门或外阴黏膜也可能出现病变。

2. 皮肤病损 常常对称散在分布，好发于头面部（眼眶下、耳后、头顶）、手背、手掌、足背及四肢伸侧，有时躯干也会出现。常见的病损有红斑、丘疹、水疱，典型的是同心圆样虹膜状红斑，中心有粟粒大小水疱，又称靶形红斑，多见于腕部、踝部及手背。开始时为淡红色，1 ～ 2 日后中心颜色转暗并出现水疱，边缘呈鲜红色环状，也可出现丘疹，皮损有瘙痒感，疼痛不明显。

（二）重型多形红斑

1. 全身症状 常有严重的全身症状，如高热 39 ～ 40℃，全身无力、肌肉痛、关节痛、头痛、咳嗽等，有些病例有鼻炎、咽炎等。

2. 皮肤病损 如红斑、大疱、丘疹、结节等，疱破后皮损形成大片糜烂面，如撕脱状，疼痛明显。

3. 黏膜病损 除口腔表现与轻型者相同外，眼、鼻腔、阴道、尿道及直肠等部位黏膜均可受累，发生糜烂及炎症。特别是眼的病变较严重，眼结膜毛细血管广泛充血发红，亦可出现小丘疹或疱疹，严重时可引起角膜溃疡、脉络膜炎等。个别病例处理不当可致失明。此种情况因身体各腔孔均受累则称为多腔孔糜烂性外胚叶病，即斯 – 约综合征（Steven-Johnson syndrome）。

三、诊断

该病可依据以下诊断要点进行诊断。

1. 急性炎症，与季节有关，春秋季常见，可有复发史，发病前有可疑用药史，或进食特殊食物，或接触环境刺激因素（如化工原料、油漆等）等诱发因素。

2. 口腔黏膜广泛充血、发红、水肿，并有大面积糜烂，表面渗出物多，形成厚的假膜，易出血，有剧烈疼痛。皮肤可见多样化病损，如红斑、丘疹、疱疹、斑疱疹，特别是虹膜状红斑有诊断意义。

3．重型多形红斑有明显的全身症状，除皮肤和口腔病损较重外，还有多窍性损害。

4．病程短，发病有自限性和复发性。

5．血常规无明显异常，可有嗜酸细胞增多。

四、鉴别诊断

1．药物性荨麻疹及荨麻疹性血管炎　药物性荨麻疹引发的环状皮损，多表现为环状、多环状、半环状同心样皮损，渐向周边扩展，有时中央可遗留有出血性紫红斑。荨麻疹性血管炎一般风团持续存在超过 24 小时。通过组织病理学检查可作出鉴别。

2．冻疮　冻疮多见于冬季，好发于四肢末端及耳廓、面颊，无虹膜状红斑，痒感明显，遇热尤甚。通过体格检查即可进行鉴别。

3．玫瑰糠疹　玫瑰糠疹表现为长轴与皮纹一致的较多椭圆形红斑，好发于躯干部四肢近端，一般无黏膜损害，通过体格检查可以进行鉴别。

4．体癣　体癣皮损呈环形，边缘部有丘疹、小水疱和鳞屑，真菌检查呈阳性。

5．大疱性类天疱疮　大疱性类天疱疮呈张力性表皮下大疱，好发于老年人，较少累及黏膜。病理显示表皮下水疱，直接免疫荧光法显示基底膜带中 IgG 和 C3 呈线形沉积。

6．二期梅毒疹　二期梅毒疹皮损为圆形或椭圆形，呈铜红色，孤立散在，梅毒血清学反应呈阳性。

7．红斑狼疮　红斑狼疮有时可出现多形红斑样皮损，需要结合其他临床体征和实验室检查进行鉴别。

五、治疗

（一）去除诱发因素

详细询问患者全身健康状况，有无慢性病灶、全身系统性疾病或过敏史。如发现可疑致敏物质，应立刻去除。若有根尖周炎、牙周炎或全身其他疾病，应进行治疗以除去可能致病的诱发因素。

（二）药物治疗

可参考药物过敏性口炎的治疗方法，但需考虑患者正处于致敏阶段，用药应慎重。凡不急需之药可暂时不用，以防接触新的变应原而加重变态反应。若发病与单纯疱疹病毒有关，可用阿昔洛韦进行治疗。

对重症病例，在应用抗生素控制感染的基础上应用糖皮质激素。可先采用静脉给甲泼尼龙，病情控制后改为口服，逐渐停用，一般疗程不超过 2 周，同时联合静脉滴注免疫球蛋白 2 ～ 3 天。此外，还需注意对症和支持治疗，处理好心、肺并发症，注意体内水、电解质平衡，必要时静脉补充营养，局部应用糖皮质激素等进行治疗。

局部治疗时，要注意局部清洁、保护、止痒，采用温和消炎药，皮肤及黏膜破损处涂以抗生素软膏，同时做好口腔和眼部护理。口腔糜烂处宜吹入中药锡类散，可减轻疼痛，促进恢复；眼部应用硼酸水经常冲洗，并涂抗生素、可的松眼膏。

（三）支持治疗

给予高营养、高蛋白食物，补充大量维生素等，以利于病损愈合。全身症状重或口腔黏膜损伤严重者，可通过静脉补充营养及液体，也可输血浆等进行支持疗法。

重型患者应及时转诊至皮肤科、内科进行进一步诊治。

患病期间，患者的饮食宜清淡，需避开辛辣刺激性食物，多食用新鲜的蔬菜水果，以及富含膳食纤维的食物。多形红斑治疗的好转过程因人而异，取决于患者的病情和治疗方案。可能出现的好转表现包括：皮肤损伤逐渐消退，红斑颜色变暗、范围缩小，水疱干涸、结痂；皮肤损伤逐渐愈合，表面皮肤脱落，露出新生皮肤；伴有口腔、眼睛或生殖器黏膜损伤的患者，这些损伤也会逐渐改善；疲劳、发热、关节疼痛等全身症状逐渐缓解。多形红斑的治疗需要一定的时间和耐心，患者需要遵循医师的建议，保持良好的生活习惯和饮食习惯，以促进康复。

六、预后

本病具有自限性，轻型者一般 2～3 周可以痊愈，重型者或有继发感染时，病期可延长至 4～6 周，极少数病例甚至可迁延数月不愈。若治疗处理得当，一般预后良好，但痊愈后仍可能复发。此外，重型多形红斑还可能引发一系列并发症，累及口鼻时，口鼻黏膜可发生糜烂，表面出现灰白色假膜，疼痛明显；累及眼部时，眼结膜充血、渗出，甚至可发生角膜炎、角膜溃疡、全眼球炎及失明；累及外阴、肛门，外阴、肛门黏膜时，可出现红肿糜烂；累及呼吸道、消化道时，可导致支气管肺炎、消化道出血等。还可并发坏死性胰腺炎、肝肾功能损害，也可因继发感染引起败血症，若不及时抢救，短期可进入多器官衰竭状态，造成死亡。

—• 考试知识点总结 •—　　　　**—• 本章小结 •—**

—• 协和云课堂……　拓展练习及参考答案 •—

（边晓燕　刘晓敏）

第二十章 唇舌疾病

教学课件

微课：唇舌疾病

学习目标

素质目标

（1）具备人文关怀精神，有高尚的职业道德。

（2）具备良好的学习态度及严谨的工作作风，有科学的思维方法和不断创新、与时俱进的观念。

（3）具备较好的人际沟通能力及团队协作精神。

知识目标

（1）掌握：慢性非特异性唇炎的病因、临床表现、诊断及鉴别诊断、预防。地图舌、舌乳头炎的病因、临床表现、诊断及鉴别诊断、治疗。

（2）熟悉：沟纹舌的临床表现、诊断、鉴别诊断及治疗。

（3）了解：唇炎、舌部疾病的病理改变。

能力目标

（1）能对各类唇舌疾病相关知识进行宣教。

（2）能通过典型临床表现对慢性非特异性唇炎、地图舌、舌乳头炎作出初步诊断及制订治疗方案。

案例导入

【案例】

患者，女性，40 岁。

主诉：舌背红色斑块半年。

现病史：半年前发现舌背出现红色斑块，位置会发生改变，但未出现明显不适感，因担心恐慌遂来就诊，平素身体健康。

检查：患者一般状况良好，舌背中央见一大小约 9mm×3cm 红色椭圆形丝状乳头剥脱区，微凹陷，无疼痛，边缘发白，微凸出，舌活动正常。

【问题】

1. 根据病例初步判断患者的诊断可能是什么？其诊断依据是什么？
2. 此病的发生跟哪些因素相关？
3. 请为患者提供处理建议。

·核心知识拆解·

在唇舌疾病中，以炎症最常见，其临床表现多样，包括瘙痒、脱屑、皲裂、渗出、糜烂、结痂、肿胀、结节等。很多唇舌疾病的病因都尚不清楚，可能与全身因素有关，因此，在治疗上也强调局部与全身相结合，同时要增强对大众口腔黏膜病相关知识的宣传，及时诊治，加强防范意识，提高人民口腔健康水平。

第一节　唇部疾病

唇部作为口腔的门户，是口腔最容易受到伤害的部位。唇红是口腔黏膜与皮肤的交界部位，是黏膜和皮肤疾病最易出现病损的地方。唇部炎性疾病总称为唇炎（cheilitis），其病因多样且复杂，可以是局部刺激因素（如日光照射、药物接触、不良口腔习惯等），也可以是某些系统性疾病在唇部的表现（如克罗恩病、梅罗综合征等）。目前唇炎的分类尚未统一，根据病程进展分为急性唇炎和慢性唇炎；根据主要临床表现分为糜烂性唇炎、湿疹性唇炎和脱屑性唇炎；根据病理改变分为慢性非特异性唇炎、腺性唇炎、肉芽肿性唇炎、良性淋巴组织增生性唇炎和光化性唇炎等。

一、慢性非特异性唇炎

（一）概述

慢性非特异性唇炎，即慢性唇炎（chronic cheilitis），是一种无法归入其他具有特殊病理变化或明确病因的唇炎类型，病程长且极易复发。

其病因尚未明确，可能与长期存在的慢性持续性刺激因素相关。如寒冷、干燥天气，摄入或接触化学物质，舔唇、咬唇不良习惯，烟酒、烫食刺激等。也可能与长期抑郁、烦躁等精神因素有关。

（二）病理

呈非特异性炎症：上皮细胞水肿或正常，固有层有淋巴细胞、浆细胞浸润等，血管出现扩张、充血现象。黏膜上皮有角化不全或过度角化，也可有剥脱性缺损。

（三）临床表现

根据主要临床特点，慢性非特异性唇炎可分为慢性脱屑性唇炎（以脱屑为主）和慢性糜烂性唇炎（以渗出、糜烂为主）。

1. 慢性脱屑性唇炎

（1）症状：30 岁以前女性多见，下唇居多，唇红部干燥脱屑，发痒灼痛。病情反复，可持续数月或者数年不愈。

（2）体征：唇红干燥、开裂，有黄色或黄白色的脱屑存在，轻症者呈单层分散的脱屑，严重者鳞屑层层叠加，无痛的情况下轻松撕下，进而暴露出鲜红的基底面（图 20-1）。

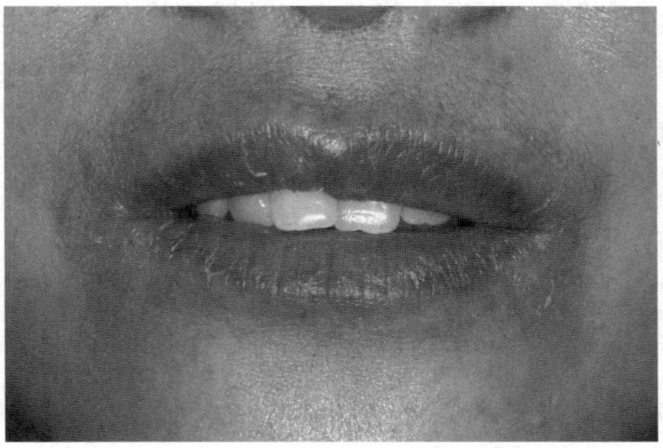

图 20-1　慢性脱屑性唇炎

2. 慢性糜烂性唇炎

（1）症状：上下唇反复糜烂，有明显渗出及结痂剥脱现象，痂皮脱落后有灼热疼痛或者发胀发痒，患者常常不自觉地咬舔揉擦，进一步加重病情，且患部可能会暂时愈合，但易复发。

（2）体征：上下唇红处反复发生糜烂和渗出，若为炎性渗出会形成黄色的薄痂，若出血可结成血痂，继发感染时可结成脓痂。痂皮脱落结痂，痂上叠痂，唇红部会出现肿胀或者慢性轻度增生，下颌下淋巴结也会肿大。

（四）诊断

1. 多好发于寒冷干燥的季节，病程反复，时轻时重。
2. 唇红反复干燥脱屑，肿胀痛痒，有渗出结痂等。
3. 排除其他特异性唇炎。

（五）鉴别诊断

1. 干燥综合征　患者唇红干燥、皲裂、脱屑，且有口干、眼干及合并结缔组织病等干燥综合征典型症状。

2. 糖尿病引起的唇炎　除唇红干燥、开裂、脱屑等症状，还有血糖升高和“三多一少”等糖尿病症状。

3. 慢性光化性唇炎　夏季日照强时多发，与暴晒有关，脱屑呈秕糠状，痒感轻。

4. 念珠菌感染性唇炎　唇部干燥脱屑，无假膜红斑糜烂，常伴念珠菌口炎和口角炎，实验室检查可见白念珠菌。

（六）治疗

1. 避免刺激因素 是首要措施，如改变咬唇、舔唇等不良习惯，戒烟酒、辛辣刺激，减少吹风、寒冷刺激等，保持唇部湿润。

2. 对症治疗 干燥脱屑以保湿为主；如有感染，用金霉素软膏、曲安奈德乳膏等局部涂布。皲裂渗出结痂时，先湿敷（用0.1%依沙可啶溶液、3%硼酸溶液等），待渗出消除，皲裂基本愈合后涂布软膏类药物。唇部湿敷联合毫米波、微波、氦氖激光等物理疗法有助于增强局部的血液运行、加快药物的吸收，提高疗效。

3. 中医外治 中医将唇炎归于"唇风"范畴，以祛风清热、补血润燥、淡渗利湿的原则。可用紫草、当归、茜草等中药唇膏涂擦，也可用清热燥湿类中药（如五白液、双花液等）湿敷，待痂皮脱落后撒布皮质散、珍珠粉等。

（七）预防

避免刺激，保持唇部湿润。

▶知识拓展

光动力疗法

光动力疗法是一种物理疗法，先将光敏剂局部应用或全身注射，使其聚集在目标组织内，再经光催化产生光化学反应，致使组织不可逆损伤或坏死，进而达到治疗疾病的目的。该疗法具有微创、低毒副作用、精确及靶向等优势，应用前景良好。

光动力疗法在口腔恶性肿瘤、瘤样病变、牙髓及根尖周感染、牙周炎、黏膜病等疾病中应用广泛。在口腔黏膜病的治疗中，光动力疗法可激活自身免疫反应以修复口腔黏膜，且抗菌效果显著，为黏膜病治疗开辟了新方向。像难治性唇炎、日光性唇炎、慢性唇炎等运用光动力疗法治疗均效果良好，复发率低。

二、腺性唇炎

（一）概述

腺性唇炎（cheilitis glandularis）为罕见的唇部慢性炎性疾病，特征是唇腺增生肥大，下唇肿胀或偶见上下唇同时肿胀。病因不明，先天因素可能与染色体显性遗传有关，后天因素可能与牙源性病灶、吸烟、化妆品、不良情绪及日光敏感有关。

（二）病理

组织病理改变呈非特异性，小腺体增生明显。单纯性腺体导管扩张增生，有炎症细胞浸润；化脓性可见上皮下小脓肿。

（三）临床表现

常见于40岁以上成人，分为单纯性腺性唇炎与化脓性腺性唇炎两类。

1. 单纯性腺性唇炎 最常见。唇部浸润肥厚，肿胀感明显，可触及大小不等结节。唇黏膜有针头大小导管口，呈筛孔样排列，中央凹陷，中心扩张，有透明黏液排出，挤压有更多透明黏液，如露珠状。

2. 化脓性腺性唇炎

（1）浅表型：由单纯性腺性唇炎继发感染所致，可伴有浅表溃疡、结痂，挤压时有脓性分泌物，去痂后基底红色潮湿。

（2）深部化脓型：由单纯性腺性唇炎或浅表型化脓性腺性唇炎反复发生脓肿引起，深部黏液腺化脓成瘘管，长期不愈可癌变，是严重的腺性唇炎。唇红表面糜烂、结痂、形成瘢痕，此起彼伏，病程漫长，唇部逐渐弥漫性肥厚增大成为巨唇。

（四）诊断

1．唇部肿大，多见于下唇。

2．唇黏膜有针头大小紫红色中央凹陷的导管开口，有黏液或脓性分泌物，黏膜表面有痂膜；扪诊有颗粒状结节（单纯性）。浅表化脓型有浅表溃疡及痂皮。深部化脓型有唇部慢性肥厚增大、深部脓肿，伴瘘管，瘢痕。必要时活检，明确是否有癌变。

（五）鉴别诊断

1. 肉芽肿性唇炎 唇部肿胀及颗粒状结节，从一侧发展到另一侧，形成巨唇，不易消退。

2. 良性淋巴增生性唇炎 唇部干燥出血，糜烂脱皮，颊、腭侧等也有相应症状。

（六）治疗

1．去除局部刺激因素与病灶牙。

2．局部注射糖皮质激素，如泼尼松龙、曲安奈德等。

3．放射治疗，如放射性同位素 ^{32}P 贴敷。

4．口服10%碘化钾溶液，每次10ml，每日2次，但要注意碘过敏。

5．继发感染可用抗生素，控制后可用金霉素甘油，氟轻松软膏局部涂布。

6．肿胀明显、外翻，疑有癌变者，尽早活检明确诊断。

三、肉芽肿性唇炎

（一）概述

肉芽肿性唇炎（granulomatosa cheilitis）是以唇部肿胀肥厚为主要特点。也有人认为它是口腔颌面部肉芽肿最常见的临床表征或梅罗综合征的单症状型。又称米舍尔肉芽肿性唇炎。

病因尚不明确。可能和牙源性病灶、变态反应有关。目前一般认为与链球菌、分歧杆菌、单纯疱疹病毒等细菌或病毒感染及遗传因素等相关。

（二）病理

具有非干酪化类上皮细胞肉芽肿的特点，大多在固有层和黏膜下。显微镜下可见上皮下结缔组织内有弥漫性或灶性炎症细胞浸润，主要是血管周围上皮样细胞、淋巴细胞、浆细胞呈结节样聚集，另外还有淋巴细胞、浆细胞等慢性炎症细胞浸润。

（三）临床表现

1. 症状 青壮年较为常见，上下唇都可能发病，上唇居多，呈弥漫性肿胀。肿胀往往从一侧开始，发展到另一侧，致使全唇肿胀、厚实。肿胀区唇红黏膜颜色正常，局部柔软，无痛无痒，有垫褥感，按压无凹陷性水肿。

2. 体征 扪诊有垫褥感，柔软富有弹性，可能触及颗粒样结节，指压无凹陷性水肿，无溃疡、糜烂，厚胀感显著。初次发生可消退，多次复发后肿胀难消。肿胀区皮肤在初发期呈淡红色，反复发作后转为暗红色，上唇肿胀外翘，有左右对称的纵形裂沟，呈瓦楞状，迁延日久形成巨唇。若出现复发性口面部肿胀、复发性面瘫、裂纹舌等三种症状时，则称为梅－罗综合征。典型的三种症状可能同时出现或数月至数年中先后发生，多数是不完全的单症状型和不全型（图 20-2）。

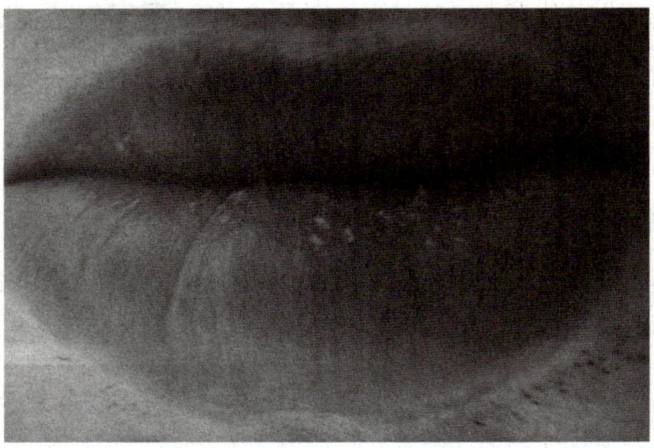

图 20-2　肉芽肿性唇炎

（四）诊断

1. 上唇弥漫性反复肿胀，无法恢复，扪诊有垫褥感。
2. 可根据梅－罗综合征的三种典型症状进行临床诊断。
3. 组织病理学检查可以明确诊断。

（五）鉴别诊断

1. 血管神经性水肿 属于变态反应，发病快，去除变应原后唇部肿胀可完全消退，唇黏膜颜色正常或微红。

2. 克罗恩病 是主要影响胃肠道的复发性、全身性炎性疾病，20% ～ 50% 的克罗恩病患者有口腔表现，如弥漫性唇部肿胀，有结节，无垫褥感。

3. 牙源性感染引起的唇部肿胀 有明显病灶牙感染史。

（六）治疗

1. 去除诱发因素 去除牙源性感染及病灶。避免接触可疑致敏物质。

2. 药物治疗 主要采用糖皮质激素，辅以抗炎、抗过敏类药物。

（1）糖皮质激素：局部注射泼尼松龙混悬液、醋酸氢化可的松或曲安奈德，效果较好，但是停药易复发。建议局部封闭见效后，口服泼尼松 10mg 半个月左右，巩固疗效后逐渐减量。

（2）抗感染：氯法齐明 100mg，每日一次口服，10 天后减为每周 100 ～ 200mg，持续 2 个月后停药；甲硝唑 200 ～ 400mg，每天 3 次口服，连服 5 ～ 7 天。

（3）抗过敏：常用特非那定、氯苯那敏及氯雷他定等药物。

3. 手术治疗 反复发作形成巨唇者，可通过手术切除，尽量恢复唇部正常形态。

▶知识拓展

梅－罗综合征

梅－罗综合征（Melkersson-Rosenthal syndrome，MRS）是一种罕见的累及神经、皮肤、黏膜的综合征，好发于青壮年。在 2020 年发布的《口腔罕见病名录》中，它被列为具有显著口腔颅颌面异常表型的罕见病。包括典型的三联征：复发性口面部肿胀、复发性面瘫和裂纹舌。典型的完整三联征在 8% ~ 25% 的病例中出现，多数是不完全型，而肉芽肿性唇炎通常被认为是 MRS 最常见的一种单症状或少症状形式。MRS 病因不明确，可能与遗传、微生物、免疫等因素有关，近年来遗传因素方面的研究较受关注。MRS 的治疗主要包括药物治疗（糖皮质激素）和手术治疗（改善唇部外观）。

四、良性淋巴组织增生性唇炎

（一）概述

良性淋巴组织增生性唇炎（cheilitis of benign lymphoplasis）是一种反应性增生病变，多见于下唇的良性黏膜淋巴组织增生病，又称淋巴滤泡性唇炎。其特征为有淡黄色痂皮覆盖的局限性损害，并伴有阵发性剧烈瘙痒。

病因目前尚不明确，可能与胚胎发育时残留的原始淋巴组织在光辐射下出现增生有关。

（二）病理

分为滤泡型和弥漫型。滤泡型中央为组织细胞，周围为淋巴细胞，少数病例排列顺序相反，并发现浆细胞和嗜酸性粒细胞；弥漫型则是大量淋巴细胞呈灶性聚集。本病可伴有上皮异常增生，有恶变的可能。

（三）临床表现

多见于青壮年女性，下唇唇红部尤其是下唇正中部较常发病，病损一般在 1cm 以内。病损与慢性糜烂性唇炎、腺性唇炎等类似。唇部干燥、脱屑，继之发生糜烂，有淡黄色痂皮覆盖，局限性肿胀，周围无明显充血现象，局部有阵发性剧烈瘙痒感。揉搓或用牙咬患处，有淡黄色渗出性分泌物自痂皮下溢出，之后瘙痒缓解，液体停止流出，重结黄痂，如此反复。

（四）诊断

1. 反复发作，局限性病损。
2. 剧烈瘙痒，淡黄色黏液流出和结痂。
3. 病理检查见淋巴滤泡样结构有助于确诊。

（五）鉴别诊断

1. 慢性糜烂性唇炎 有糜烂和渗出，但通常以黄白色的炎性假膜覆盖居多。

2. 盘状红斑狼疮 好发于下唇唇红部，可有结痂，但多为血痂，且在痂皮周围有放射状白纹组成的弧线性损害。

3. 唇部扁平苔藓 颊黏膜常见有斑纹损害，唇部病变一般不超过唇红缘。

4. 腺性唇炎 在下唇黏膜下有多发性散在小结节，只有翻转下唇并挤压时才会有溢出情况，黄色痂皮在早晨起床时较为常见。

（六）治疗

1. 避免日光曝晒。
2. 因本病对放射性敏感，可采用放射性核素 ^{32}P 贴敷治疗。
3. 可用 0.1% 依沙啶溶液、3% 硼酸溶液、生理盐水等对痂皮进行湿敷，局部涂抹抗炎、抗渗出软膏。

五、光化性唇炎

（一）概述

光化性唇炎（actinic cheilitis）是因过度的日光照射引起的唇炎，又称日光性唇炎。一般分为急性和慢性。

光化性唇炎由于机体对日光中紫外线过敏所致。卟啉代谢障碍，以及吸烟、唇部慢性刺激因素也可促使其发病。部分患者可有家族史。

（二）病理

黏膜上皮角化层增厚，表层角化不全，细胞内与细胞间有水肿及水疱形成，棘层增厚，基底细胞空泡样变性。血管周围及黏膜下层有炎症细胞浸润。结缔组织嗜碱性改变。少数慢性光化性唇炎标本可出现上皮异常增生的癌前病变。

（三）临床表现

1. 急性光化性唇炎 常在暴晒后当天发病，发病急，有明显灼热感，伴有剧烈的瘙痒。唇红区出现广泛水肿、充血、水疱、糜烂、结痂等现象，继发感染后则疼痛加重，渗出结痂。病损较深者愈合后会留下瘢痕。

2. 慢性光化性唇炎　唇部反复持久暴晒后发病或由急性演变而来，反复发作。病程较长，不容易愈合，少有瘙痒和痂皮。唇红部干燥皲裂，充血、肿胀，不断出现细小白色的秕糠样鳞屑，易剥去，脱落后又再生。患者常因干燥不适而用舌头舔唇，引发口周 1 ～ 2cm 宽的带状皮炎。少数患者有局限性唇红黏膜增厚和鳞屑过多，被视为癌前病变。

（四）诊断

1．明确的光照史。

2．湿疹糜烂样或干燥脱屑样症状。

3．病理检查可明确病变程度。

（五）鉴别诊断

1. 盘状红斑狼疮　多见于下唇唇红部，可出现糜烂结痂，痂皮周围有白色放射状条纹。

2. 扁平苔藓　多见颊黏膜有斑纹损害，且唇部病变一般不会超过唇红缘。

3. 唇疱疹　有病毒感染史，形成成簇水疱，易破，有自愈倾向。

4. 非特异性慢性唇炎　干燥脱屑样病损，但无日光曝晒病史，多见于寒冷大风的季节，有瘙痒症状。

（六）治疗

鉴于该病可能发生癌变，应尽早进行诊断和治疗。一旦诊断明确，应立即减少紫外线照射，停用可能诱发该病的药物和食物，积极治疗其他影响卟啉代谢的疾病。

1. 局部治疗　唇部有渗出、糜烂、结痂时湿敷。干燥脱屑型可局部涂布维 A 酸、激素类或抗生素类软膏。同时使用 3% 羟氯喹软膏、5% 二氧化钛软膏等防晒剂。

2. 全身治疗　口服硫酸氢氯喹，成人每日 0.2 ～ 0.4g，1 ～ 2 次，根据患者反应持续数周后改为每日 0.1 ～ 0.2g。

3. 手术治疗　对怀疑癌前病变或者已经癌变患者及时通过手术切除，要注意恢复唇红缘外形。

（七）预防

尽可能避免日光曝晒，做好唇部的防晒措施。

六、口角炎

口角炎（angular cheilieis）是发生在两侧上下唇联合处口角区的炎症总称。以皲裂、糜烂和结痂为主要症状，也叫口角糜烂、口角唇炎。

根据病因可分为营养不良性口角炎、感染性口角炎、接触性口角炎和创伤性口角炎等。

（一）营养不良性口角炎

1. 概述　营养不良性口角炎是由营养不良、维生素缺乏（维生素 B_2）或继发于糖尿病、贫血、免疫功能异常等全身疾病引起的营养不良导致。

2. 临床表现 可单侧或双侧同时发病，口角处水平状浅表皲裂，多为底在外，尖在内的楔形损害（图 20-3）。裂口由黏膜连至皮肤，大小、深浅、长短不一，多数是单条，也可有 2 条或以上。较大的皲裂区可有渗出和渗血，结有黄色痂皮或血痂。口角区皮肤因长期溢出的唾液浸渍而发白，伴有糜烂。无继发感染时疼痛不明显，但张大口时皲裂处受牵拉会产生疼痛。

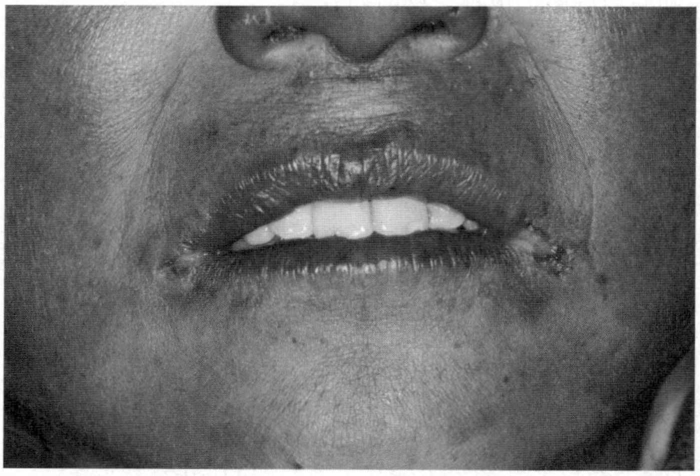

图 20-3 营养不良性口角炎

3. 诊断

（1）存在营养不良、维生素缺乏等诱因。

（2）口角部位的非特异性炎症表现。

（3）实验室检查（维生素水平）有助于明确诊断。

4. 治疗

（1）补充维生素，叶酸等。

（2）口角区湿敷，渗出不多、无结痂可局部涂抹抗生素软膏。

（3）积极治疗全身性疾病。

（二）感染性口角炎

1. 概述 感染性口角炎是由真菌、细菌、病毒等病原微生物感染所致的口角区炎症。白念珠菌、链球菌、金黄色葡萄球菌是较为常见的感染病原微生物。

2. 临床表现 急性期口角区充血，肿胀、疼痛，渗出结痂明显。慢性期口角皮肤黏膜增厚、伴有细小横纹或放射状裂纹，口角湿白，疼痛不明显。此外，还有猩红热等原发病的其他相应症状。

3. 诊断

（1）有口角炎的临床表现。

（2）通过微生物学检查可明确诊断。

4. 治疗 以局部治疗为主，若局部治疗效果不佳可加用全身治疗。

（1）真菌性口角炎：2% 碳酸氢钠溶液湿敷或涂布咪康唑软膏或克霉唑软膏。

（2）细菌性口角炎：氯己定溶液湿敷或涂布 0.5% 氯霉素或金霉素软膏。

（3）疱疹性口角炎：局部可用氯己定溶液或 α - 干扰素 10 万单位加入 5ml 生理盐水中湿敷；或

用0.5%碘苷眼膏或3%阿昔洛韦软膏涂布。

（4）改善引起感染性口角炎的不良环境，如纠正过短的颌间距离，修改不良修复体。

（三）接触性口角炎

1. 概述 接触性口角炎多由于接触变应原或毒性物质引起。

2. 临床表现 急性发作，口角充血、水肿、糜烂、渗出、皲裂、疼痛剧烈。可伴有唇红部水肿，口腔黏膜糜烂等其他变态反应症状。因食物或药物引起者，还可能出现皮疹、荨麻疹等皮肤表现。

3. 诊断 过敏史，发病迅速，口角充血、水肿、糜烂、渗出、皲裂，疼痛明显。

4. 治疗 去除变应原，停止服用可疑药物；全身抗过敏治疗；局部湿敷或涂抹软膏。

（四）创伤性口角炎

1. 概述 创伤性口角炎是由急性创伤、严重的物理刺激或不良习惯导致的口角区炎症。

2. 临床表现 不多见，通常为单侧口角区裂口，新鲜创口常有渗血或血痂。陈旧创口可有痂皮，或存在水肿、糜烂。外伤引起者可伴局部组织水肿、皮下瘀血。

3. 诊断

（1）外伤史或口腔治疗史。

（2）发病突然，单侧发生。

4. 治疗 局部湿敷复方硼酸液、过氧化氢溶液、生理盐水、依沙吖啶溶液、氯己定溶液等。有继发感染者可给予广谱抗生素口服。

第二节 舌部疾病

一、舌乳头炎

（一）概述

舌乳头炎（lingual papillitis）包括丝状乳头炎、菌状乳头炎、轮廓乳头炎、叶状乳头炎。丝状乳头炎以萎缩性损害为主，其余舌乳头炎均以充血、红肿、疼痛为主。

病因包括全身因素和局部因素。全身因素多见，包括营养不良、贫血、血液病、真菌感染、滥用抗生素、内分泌失调等。局部因素包括牙尖过锐、牙结石、不良修复体、咽部感染、进食辛辣或过烫食物等。

（二）病理

丝状乳头炎表现为黏膜上皮萎缩变薄，其他乳头炎为非特异性炎症表现，上皮下结缔组织有炎症细胞浸润，毛细血管扩张。

（三）临床表现

1. 丝状乳头炎 丝状乳头呈白色丝绒状遍布舌背，有炎症时，丝状乳头萎缩，严重时上皮萎缩变薄，黏膜充血。

2. 菌状乳头炎 菌状乳头分布于舌前部与舌尖部，炎症时乳头肿胀、充血、灼热，疼痛不适感明显，肿胀的乳头突起显著。

3. 轮廓乳头炎 轮廓乳头位于舌后1/3处，呈“人”字形排列。炎症时乳头肿大突起，轮廓清晰，发红。疼痛感不明显，少数患者存在味觉迟钝现象。部分患者无意间发现误认为是肿瘤而感到恐慌。

4. 叶状乳头炎 叶状乳头位于舌缘后部靠近咽部，呈上下垂直状皱褶，富含淋巴样组织。炎症时乳头红肿，乳头间皱褶凹陷更为明显，常伴有明显的刺激痛或不适感。患者常因担心发展成肿瘤而恐惧，进而加重不适感。

（四）诊断

1．丝状乳头炎根据丝状乳头萎缩性损害可做出诊断。

2．其他各种舌乳头炎均以其特殊位置及乳头红肿的临床表现来诊断。

（五）鉴别诊断

轮廓乳头炎、叶状乳头炎应与肿瘤相鉴别。肿瘤患者可有潜在恶性疾病史或长期慢性不良刺激史，常伴发溃疡和疼痛，触诊病损处有浸润发硬，且经久不愈，需行组织病理检查。若病理切片呈现典型的肿瘤表现可诊断为肿瘤。

（六）治疗

1．减轻或消除患者思想负担，劝导患者戒除频繁伸舌自检的不良习惯。

2．去除局部刺激因素，如去除不良修复体、磨改尖锐牙尖，保持口腔清洁，减少刺激性食物的摄入。

3．使用局部抗菌含漱液，如氯己定溶液等进行含漱。

二、地图舌

（一）概述

地图舌（geographic glossitis）是一种浅表性、非感染性的舌部炎症，其形态犹如地图上的国界而得名。又因其具有形态和病损位置多变，仿若会“游走”，而被称为游走性舌炎。多好发于儿童，尤以6个月至3岁常见，也可发生于中青年。成人中女性患者多于男性，常伴沟纹舌。据报道，该病患病率达0.1%～14.1%。

目前病因尚不明确，危险因素多样，可能与精神、内分泌、营养、免疫、遗传、过敏体质等有关，可伴发于其他疾病，如沟纹舌、银屑病、糖尿病、胃肠紊乱、灼口综合征或唐氏综合征等。

（二）病理

非特异性炎症表现分为萎缩区与边缘区。萎缩区，乳头消失，上皮表层剥脱，棘层变薄，上皮内棘层细胞变性、水肿，有类似银屑病的微脓肿形成。边缘区，上皮过度角化或过度不全角化，棘层增厚，基底层完整。固有层血管扩张，伴淋巴细胞、浆细胞和组织细胞等炎症细胞浸润。

（三）临床表现

1. 症状　好发于舌背、舌尖、舌缘部，多位于舌前2/3，通常不超过人字沟。一般有自限性，发作后有间歇缓解期，又再次复发。患者一般无自觉症状，但合并感染或食用刺激性食物会有烧灼感。

2. 体征　病损由中央区和边缘区组成，中央区丝状舌乳头萎缩，黏膜鲜红、充血、微凹。周边区丝状舌乳头增厚、呈黄白色条带状或弧线状分布，宽约数毫米至1厘米不等，与周围正常黏膜边界清晰。损害区病损初起为小点状，逐渐扩大呈地图样。昼夜间可因一边扩展一边修复而改变病损位置，尤如“游走”（图20-4）。

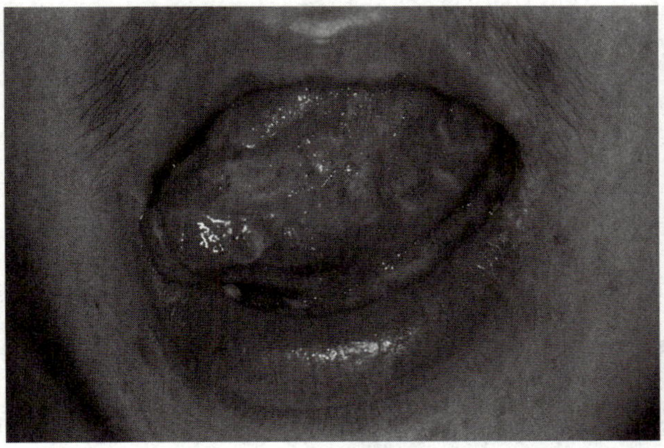

A

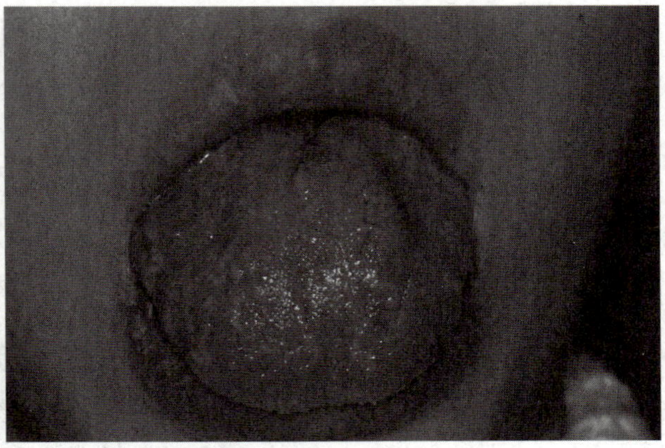

B

图20-4　地图舌

A. 舌缘观；B. 舌背观。

（四）诊断

根据舌背、舌尖、舌缘处典型地图状形态和边扩展边修复的游走特性进行诊断。

（五）鉴别诊断

1. 舌部扁平苔藓　以白色斑块或条纹状损害为主，位置相对固定，无昼夜间游走变化的特征。

2. 红斑型念珠菌病　初始发生的舌乳头萎缩多在舌背中后部，逐渐发展到整个舌背，周边无明显高起的舌乳头。病损区涂片可见念珠菌菌丝。

（六）治疗

患者无明显不适感，一般不需治疗，预后良好，但需向患者做好解释工作，消除其恐惧心理。有症状则对症处理。若合并白念珠菌感染时，可采用局部治疗，给予1%甲紫液、2%碳酸氢钠液、1%金霉素甘油等含漱或涂布。保持口腔卫生，防止继发感染。

（七）预防

纠正与地图舌相关的发病因素，以减少复发次数、缓解病情。如调节情绪，避免紧张、劳累、恼怒；积极治疗全身疾病和口腔内病灶；注意饮食卫生，保证营养均衡，维持良好的消化功能；避免食用可能引起变态反应的食物，如海鲜、鱼虾等。

三、正中菱形舌炎

（一）概述

正中菱形舌炎（median rhomboid glossitis）是发生在舌背人字沟前方，呈菱形状的炎症样病损。可分为结节型和光滑型。病因尚不明确，可能的危险因素包括念珠菌感染、内分泌疾病、营养因素等。

（二）病理

通常表现为不同程度的上皮萎缩，棘层变薄，但上皮层细胞形态无改变、固有层见少量炎症细胞浸润；有时也可见上皮增生，上皮表面不全角化，棘层增厚，上皮钉突伸长等表现。

（三）临床表现

1. 症状 病损多位于轮廓乳头前方，舌背正中后 1/3 处。一般呈前后为长轴的菱形或近似菱形的长椭圆形，颜色发红，舌乳头缺如（图 20-5）。患者通常无自觉症状和功能障碍。

2. 体征 光滑型表面光滑，扪诊柔软。结节型表面呈结节状突起，扪诊有坚硬感，但基底柔软。

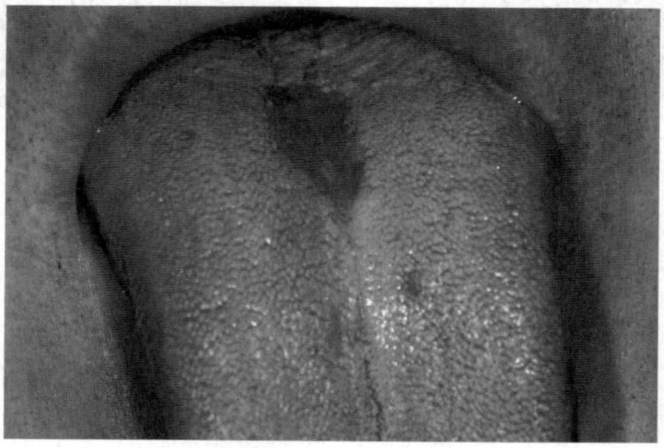

图 20-5　正中菱形舌炎

（四）诊断

1. 根据病损的特定部位，菱形乳头缺失可进行诊断。
2. 对于结节型，应密切观察，必要时可做活检排除恶变可能。

（五）鉴别诊断

须与慢性增殖型念珠菌病鉴别。慢性增殖型念珠菌病除舌背结节状增生外，还可出现在腭、颊等部位，可有白色绒毛及红斑症状出现。

（六）治疗

1. 无症状者一般不需治疗，但需向患者详细耐心地解释，消除其恐惧感，起到心理治疗的作用。

2．有念珠菌感染者，可局部使用抗真菌药物制霉菌素片等。
3．如发现基底变硬，需行活组织病理检查明确是否有恶变。

四、沟纹舌

（一）概述

沟纹舌（fissured tongue）表现为舌背形成一条或长或短的中心深沟及多条不规则的副沟。沟纹形状、排列多样，又称脑回舌或皱褶舌。

病因尚不明确，可能与年龄（随年龄增加而发病率增高）、环境、遗传、感染、营养因素，以及全身疾病因素（如银屑病、口干症、伤寒、梅毒、梅－罗综合征等）有关。

（二）病理

光镜下见沟纹底部上皮明显变薄，无角化层。丝状乳头变大，上皮钉突增长。上皮内形成微小脓肿。上皮下结缔组织增厚，大量淋巴细胞、浆细胞浸润。裂纹可深及黏膜下层或肌层。

（三）临床表现

1．症状 患者多无自觉症状，舌部颜色、质地及活动度正常，当食物残渣沉积沟内出现真菌或细菌感染时，可伴有口臭和疼痛。

2．体征 舌背出现形态、排列、深浅长短、数目不同的沟纹或裂纹。沟底黏膜完整连续，无渗血（图 20-6）。

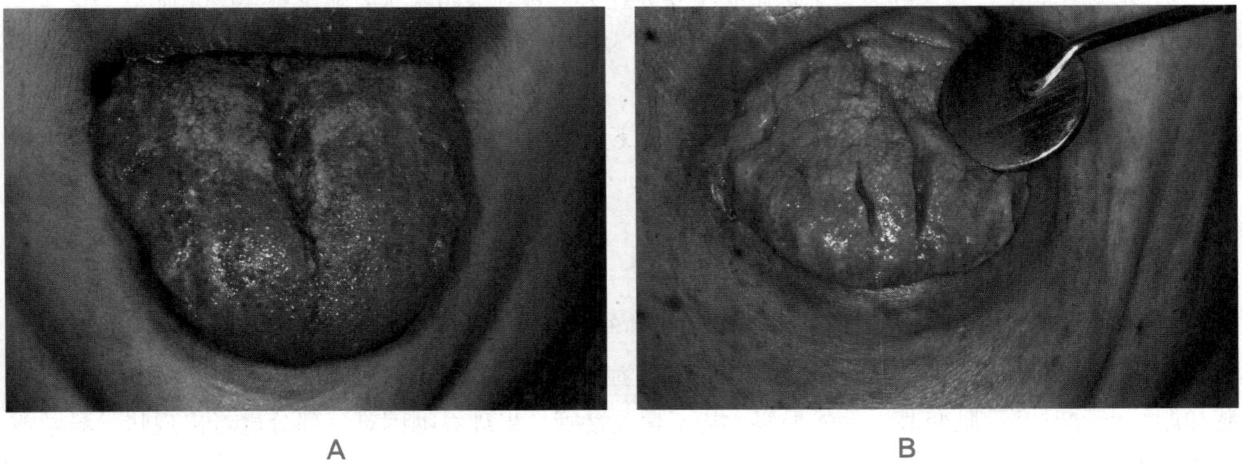

图 20-6 沟纹舌

A. 舌背正中线见一条较深主沟；B. 除正中主沟外，分支沟纹遍布舌背。

（四）诊断

根据舌背沟纹特征可做出诊断。

（五）鉴别诊断

须与舌开裂性创伤鉴别。舌开裂性创伤有创伤史，疼痛感明显，舌黏膜中断不连续，有出血。

（六）治疗

1．无症状者一般不需治疗，但需向患者做好解释工作，消除其内心的恐惧与担忧。
2．保持口腔卫生，以防止食物残渣及细菌积聚沟内出现口臭。
3．若有炎症，局部以抗炎为主，可用氯己定溶液、2% ~ 4% 碳酸氢钠溶液等含漱。
4．可采用中医清热解毒方剂治疗。

五、萎缩性舌炎

（一）概述

萎缩性舌炎（atrophic glossitis）指舌黏膜发生萎缩性改变的疾病。除舌黏膜表面的舌乳头萎缩消失外，舌上皮全层以至舌肌都可萎缩变薄，全舌色泽红，光滑如镜面，也可呈现苍白色，因此又称光滑舌或镜面舌。由多种全身性疾病引起。其具体病因如下。

1．贫血 各型贫血均可导致萎缩性舌炎。

2．营养物质缺乏 烟酸、维生素 B_2、维生素 E 缺乏等。

3．干燥综合征 又称舍格伦综合征，是一种主要累及外分泌腺体的慢性炎症性自身免疫病，可累及多个系统。出现口干、眼干及其他外分泌腺及腺体外其他器官受累的多系统损害症状，该病患者常出现萎缩性舌炎。

4．念珠菌感染 急性红斑型念珠菌病主要表现为舌背乳头团块状萎缩及黏膜的充血。

（二）病理

舌乳头萎缩或消失，黏膜上皮层变薄，上皮下结缔组织萎缩，肌层变薄，毛细血管袢接近上皮层，伴有少量炎症细胞浸润。

（三）临床表现

1．多见于有系统性疾病背景的中老年妇女，丝状乳头先萎缩，随后菌状乳头萎缩，舌背色红、光滑似镜面，伴或不伴口干、烧灼感等非特异性症状（图 20-7）。食用烫食、辛辣刺激食物时烧灼感加剧。严重时因舌肌变薄，舌体干瘦，甚至累及食管，出现吞咽困难。部分患者出现味觉异常或味觉丧失。

2．贫血者伴有皮肤黏膜苍白，头晕耳鸣、食欲缺乏，以及畏寒乏力等全身症状。

3．烟酸缺乏者出现类似于疱疹样阿弗他浅表溃疡表现，伴有腹泻和皮肤糙皮病。

4．干燥综合征者同时有口干、眼干和结缔组织病症。

5．念珠菌引起者表现为周界弥漫不清的红斑，可同时发生颊、腭、口角区的类似红斑，伴有口干、烧灼感或疼痛、发木感等，涂片见菌丝。

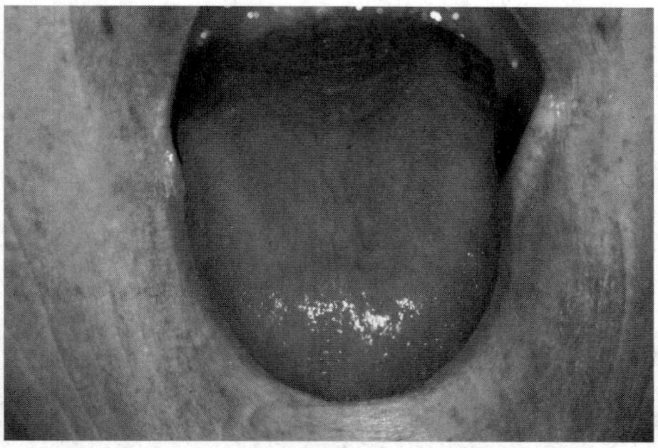

图 20-7　巨幼细胞贫血所致萎缩性舌炎

（四）诊断

舌乳头萎缩引起舌背色红、光滑似镜面的特征可进行诊断，进一步的血液检查、念珠菌检测有助于明确病因。

（五）治疗

1. 对症治疗　可使用漱口液消炎防腐，保持口腔卫生。

2. 对因治疗　针对不同类型贫血给予相应治疗；干燥综合征积极治疗缓解口干症状；有念珠菌感染时采用抗真菌治疗。

3. 中医治疗　可采用益气养阴和滋阴降火方剂治疗。

（六）预防

积极治疗各种系统性疾病，保持口腔卫生。

六、毛舌

（一）概述

毛舌（hairy tongue）是由于舌背丝状乳头过度伸长和延缓脱落形成的毛发状损害。可呈现黑、褐、白、黄、绿等多种颜色，分别称为黑毛舌、白毛舌、黄毛舌、绿毛舌等。

其病因与口腔环境不佳有关。如长期滥用抗生素后引发口腔真菌感染；长期吸烟刺激上皮角化增生；糖尿病、贫血等导致机体抵抗力下降时也可能引发本病。引起毛舌的真菌感染以毛霉菌属的黑根霉菌最常见。

（二）病理

表现为非特异性炎症反应。舌背黏膜丝状乳头角化层显著伸长变宽，乳头间夹杂有细菌、食物残渣、脱落的角化物等。上皮钉突延长，固有层可见淋巴细胞和浆细胞浸润。

（三）临床表现

1. 症状 多见于30岁后成人，性别差异不大。临床以黑毛舌常见。患者口臭明显，无其他不合适。

2. 体征 多好发于舌背正中部，丝状乳头增生伸长呈毛发状。乳头伸长显著者会发生倒伏，可用探针将其拨向一边且不会回复。过长的丝状乳头刺激软腭会引起反射性恶心（图20-8）。

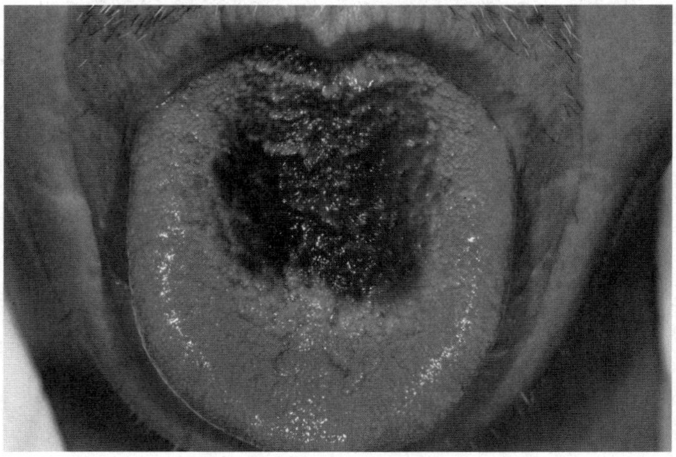

图20-8 黑毛舌

（四）诊断

依据特征性的毛发状病损进行诊断，当丝状乳头伸长超过3mm时诊断为毛舌。根据颜色不同命名不同颜色的毛舌，一般不必做活组织病理检查。

（五）鉴别诊断

须与黑苔鉴别。黑苔无舌丝状乳头增生。除中医辨证为脾胃湿热，食积化热，热极生黑的黑苔外，一般常见于因某些食物或药物而染色。

（六）治疗

1. 对因治疗 明确病因并加以纠正。

2. 局部治疗 牙刷刷洗；剪刀修剪过长丝状乳头；用2%～4%碳酸氢钠液含漱，或用制霉菌素片50万单位含服，每日3次，每次1片。

（七）预防

保持口腔卫生，少食酸性食物，戒烟酒，正确使用抗生素。

第三节　灼口综合征

一、概述

灼口综合征（burrning month syndrome，BMS）主要发生于舌部，以烧灼样疼痛为主要特征，还可有麻木、刺痛、味觉迟钝等异常感觉，也被称为舌痛症、舌感觉异常、口腔黏膜感觉异常等。通常无明显临床损害体征，无特征性组织病理变化，但精神因素影响明显，在更年期或绝经前后期妇女中发病率较高，故而有人认为该病属于心理疾病或更年期综合征症状之一。

该病病因复杂且尚无统一观点，其中精神因素在发病机制中占据重要地位。焦虑型、抑郁型等情绪不稳定的人格特质，以及恐癌心理，都可能成为诱发疾病的潜在因素；局部因素方面，残根残冠、不良修复体、义齿材料过敏等异物刺激，牙结石、口腔内术后疤痕等局部病变，过度饮酒、大量吸烟、长期咀嚼含大量薄荷油口香糖等不良生活习惯，加上舌部微循环障碍、唾液成分改变、微电流以及频繁伸舌自检等行为，共同构成了疾病发生的局部环境；系统因素涵盖更年期综合征、糖尿病等全身性疾病，维生素和矿物质缺乏导致的营养失衡，以及因医疗干预引发的菌群失调等医源性问题；神经系统病变也在病因范畴之内，各类因素相互作用，共同影响疾病的发生与发展。

二、病理

口腔黏膜无明显异常改变。

三、临床表现

（一）症状

最常见舌烧灼样疼痛，也会有麻木、刺痛、味觉迟钝等异常感觉。疼痛部位多在舌根部，约占70%。其次为舌缘、舌背和舌尖。舌痛呈现晨轻晚重的时间节律性。注意力分散时疼痛减轻，甚至消失。多数患者病程较长，逐渐加重，少数患者有明确的突发病史。一般有失眠、头痛、疲乏、潮热、易激惹、多汗、注意力不集中、性欲降低、阴道灼热感等症状，还常出现精神紧张、抑郁、忧虑。

（二）体征

无明显阳性体征。舌运动自如，舌体柔软，触诊反应正常，舌黏膜正常或有轻度舌乳头炎，但临床症状与体征明显不协调。

四、诊断

1．根据舌或口腔其他部位的烧灼样疼痛等异常感觉，以及临床症状与体征明显不协调的特征。

2．口腔黏膜正常，无溃疡、糜烂等器质性病变。

3．血糖、激素、血常规等检查排查全身疾病，用精神心理量表评估情绪问题；同时排除局部刺激因素及其他口腔黏膜病，综合判断才能确诊。

五、鉴别诊断

应与舌部溃疡、舌癌、舌淀粉样变性、三叉神经痛、舌乳头炎等鉴别。以上病损均有明显体征，且临床症状与体征相符。

六、治疗

尚无特效疗法，但心理治疗作用不可忽视。

消除局部刺激因素，停用可疑药物。积极治疗糖尿病等系统性疾病。纠正患者伸舌自检不良习惯。同时结合对症处理和心理治疗。

—• 考试知识点总结 •—

—• 本章小结 •—

—• 协和云课堂…… 拓展练习及参考答案 •—

（吴雪莲　齐倩茹）

第二十一章　口腔黏膜色泽异常

教学课件

学习目标

微课：口腔黏膜常见色泽异常

素质目标

（1）具备对患者的人文主义关怀精神，树立高尚的职业道德。

（2）具备良好的学习态度及严谨的工作作风，提升科学的思维方法和不断创新、与时俱进的观念。

（3）具备较强的人际沟通能力及团队协作精神。

知识目标

（1）掌握：黑色素沉着异常、血色素沉着异常、金属性色素沉积症、药物性色素沉着症的病因和临床表现。

（2）熟悉：色素沉着异常症的诊断。

（3）了解：黑色素沉着异常、血色素沉着异常、金属性色素沉积症、药物性色素沉着症的治疗原则。

能力目标

（1）能对口腔黏膜常见色素异常相关知识进行宣教。

（2）能根据典型临床表现对口腔黏膜常见色素异常作出初步诊断及制订治疗方案。

案例导入

【案例】

患者，男性，40 岁。

主诉：面部及牙龈发黑 1 年就诊。

现病史：患者自述在冶金科技公司上班 3 年，为车间一线工人，1 年前颌面部出现不规则的黑斑，牙龈也出现黑色线条，无任何不适。

检查：患者一般状况尚可，颌面部皮肤见数个不规则散在青灰色斑，大小不等，边界清楚，无隆起，压之不褪色，上下前牙龈缘见黑色沉着线，牙龈轻度肿胀，其余未见明显异常。

【问题】

1. 根据病例初步判断患者的病损可能是什么原因导致？其依据是什么？
2. 怎样给该患者进行相关知识宣教？

·核心知识拆解·

口腔黏膜色泽异常包括色素沉着和色素减退两大类，其中色素沉着较为常见。口腔黏膜色素沉着是口腔黏膜因内源性或外源性色素沉积而发生颜色变化。病因多样，可以是生理性、反应性的，也可以由肿瘤引起，或是系统性疾病的口腔表征。

第一节　内源性色泽异常

人体内上皮组织与血液能够合成黑色素、血红素等内源性色素，当其在黏膜上过度沉着或缺失时，可出现病理性色泽改变。

一、黑色素沉着异常

黑色素沉着异常主要是合成与分泌黑色素的细胞功能异常导致。

（一）黏膜黑斑

1. 概述　黏膜黑斑是与种族性、系统性疾病，以及外源性物质造成的口腔黏膜色素沉着无关的黑色素沉着斑。

2. 病理　上皮基底细胞层及上层的黑素会有所增多，呈棕色带状，和下层结缔组织分界较为明显，黑素颗粒较小且呈圆形，在胞质内均匀分布。

3. 临床表现

（1）症状：患者一般没有症状，照镜子时意外发现。下唇较为多见，牙龈、颊部、舌黏膜处也可能出现。女性多于男性。

（2）体征：黑斑孤立局灶性，大小不一，直径不足 1cm，边界清晰，不会高出黏膜表面，颜色会因黑色素沉积部位变浅而更深，光照后颜色保持不变（图 21-1）。

4. 诊断　若出现棕色、黑色斑片，没有明确诱因且无法归为其他类似疾病者即可初步诊断。

5. 鉴别诊断　须与黑色素瘤相鉴别。黑色素瘤早期为黑斑，多见于牙龈、硬腭，逐渐隆起，表面变粗糙，出现溃烂。晚期形成肿块。

6. 治疗　目前认为黏膜黑斑是良性病变，一般不需要处理。

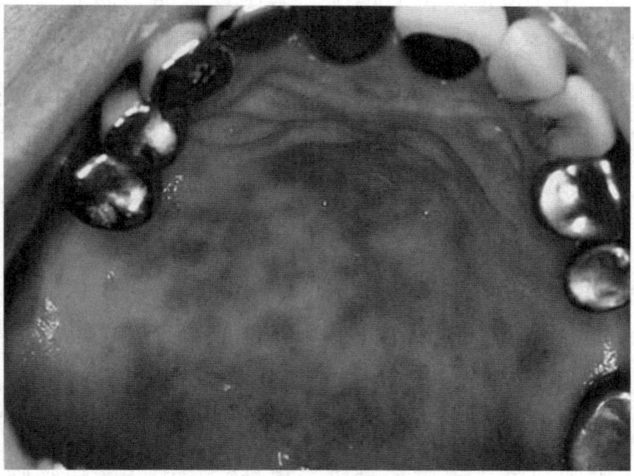

图 21-1　黏膜黑斑

（二）黑色素沉着肠息肉综合征

1. 概述　黑色素沉着肠息肉综合征属于常染色体显性遗传病，通常有家族遗传史，其显著特征是肠道存在息肉，同时口腔黏膜和口周有黑斑，又称普杰综合征或普杰病。

2. 病理　黏膜皮肤损害体现为基底细胞层黑素细胞的黑素颗粒增加，或伴有黑素细胞增生。肠道息肉表现为错构瘤，镜下黏膜肌层呈树枝状增生和非特异性腺管增生。

3. 临床表现

（1）色素沉着：患者在出生几个月后就可能发病，色素沉着大多出现在口唇周围和唇部，呈现不规则且扁平的黑斑（图 21-2）。

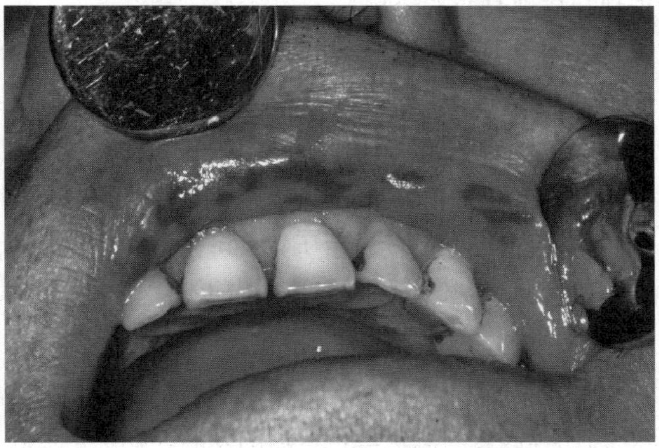

图 21-2　黑色素沉着肠息肉综合征

（2）胃肠道息肉：胃肠道存在多发息肉是此病的重要特征。息肉大小不同，常见于小肠、结肠，胃和十二指肠也可能出现。息肉多数有蒂，形状为圆形或卵圆形，表面呈分叶状，较大的息肉表面类似脑纹样，可分散分布，也可聚集存在。患者常因息肉而出现慢性腹痛、呕吐、腹泻、贫血、黑便等症状，严重时会引发肠梗阻和肠套叠，并且肠息肉有恶变的风险。可以借助消化道钡剂 X 线造影、内镜及腹部超声检查全面了解息肉的情况。

4. 诊断 口腔黏膜、口周存在色素沉着情况。若出现腹痛、便血等症状，且有家族病史，应考虑本病可能。消化道内镜检查对诊断有辅助作用。

5. 治疗 对于口周及口腔黏膜的色素沉着，通常无需治疗。少而局限的黑斑可通过手术切除或冷冻治疗。需向患者说明情况，并定期随访观察。肠道息肉可在内镜下进行手术切除。

（三）色素痣

1. 概述 色素痣（pigmented nevus）常见于面颈部皮肤，偶尔也会出现在口腔黏膜、睑结膜等部位，起源于表皮基底层的黑素细胞或胚胎期神经嵴的前体细胞。依据组织病理学特征，色素痣可分为交界痣、皮内痣或黏膜内痣及混合痣。该病属于常染色体显性遗传，是一种发育畸形，也可能是后天形成的。

2. 病理 交界痣的痣细胞巢处于表皮和真皮交界处，皮内痣的痣细胞巢位于真皮内，混合痣则是皮内痣和交界痣同时存在。

3. 临床表现 可在腭、牙龈、颊及唇等部位出现，大小为 0.1 ～ 1.0cm，稍高出于黏膜面，颜色为褐色、深棕色或棕黑色，其中以黏膜内痣较为常见。

（1）交界痣：表现为浅褐色、暗褐色或棕黑色的斑疹、丘疹或结节，平坦或略高出于皮肤表面，光滑无毛发，可出现在任何部位，掌跖和外阴部的色素痣多为交界痣。交界痣一般能长期保持形态稳定，但在常受摩擦、创伤或慢性刺激的部位有发生恶变的风险。一旦痣体明显增大、色素加深，局部出现痒、痛，灼热感、破溃出血，痣体周围出现卫星小斑点、结节或放射状黑线时，考虑恶变可能。

（2）皮内痣或黏膜内痣：淡褐色至暗褐色不等，表面平滑或稍隆起于皮肤，也可呈乳头瘤状或疣状，表面光滑，可有毛发，多见于头颈部。

（3）混合痣：青少年多见，隆起于皮肤表面，淡褐色和黑褐色，表面光滑，可长毛。在临床上与上述两种色素痣难以区别。

4. 诊断 根据临床表现与病理改变来诊断。

5. 治疗 色素痣通常对人体无害，一般无需处理。若影响面容或疑有恶变时，则手术切除。

（四）恶性黑色素瘤

1. 概述 恶性黑色素瘤（malignant melanoma）是一种侵袭性强、转移率高且预后不佳的恶性肿瘤，源于胚胎神经嵴，由异常黑素细胞过度增殖所致，可出现在皮肤和黏膜。在我国及东亚地区，口颌面部的恶性黑色素瘤在口腔黏膜的发病情况多于颜面皮肤。其平均发病年龄偏大，皮肤发病高峰在 40 岁，黏膜发病则比皮肤晚 15 ～ 20 年。

颌面部的恶性黑色素瘤常由色素痣，主要是交界痣或混合痣中的交界痣发生恶变而来。紫外线、遗传、内分泌、慢性刺激与损伤等因素与恶性黑色素瘤的发病存在一定关联。

2. 病理 恶性黑色素瘤瘤细胞形态多样，包括圆形、卵圆形、梭形及多角形等。胞质透明，内有黑色素。细胞核大、染色深、核仁显著，核分裂象较多，还可见多核瘤巨细胞。部分瘤细胞可能不含黑色素，即无色素性黑色素瘤，此时可借助 Dopa 反应辅助诊断。

3. 临床表现

（1）颌面部皮肤恶性黑色素瘤：常发生于头皮、颊部、颈部和耳部，多在色素痣基础上发病。恶变时，色素痣体积迅速增大，色素变深，呈放射状蔓延，还会溃破出血，周边出现卫星结节，相应区域的淋巴结也会突然肿大。

（2）口腔内的恶性黑色素瘤：可在口内任一部位出现，以硬腭和上颌牙槽嵴黏膜较为常见，早期大多无明显症状。除无色素性黑色素瘤外，多数呈黑色或棕褐色，为扁平隆起的肿块，质地较软，1/3 的病例会发生溃疡并伴有出血。若肿块生长迅速，侵犯牙槽突及颌骨，会导致牙齿松动、脱落（图 21-3、图 21-4）。

（3）恶性黑色素瘤常发生早期且广泛的淋巴结转移，最先转移至下颌下、颈深上淋巴结群。血行转移发生率较高，可达 40%，主要转移至肺、肝、骨、脑等器官。

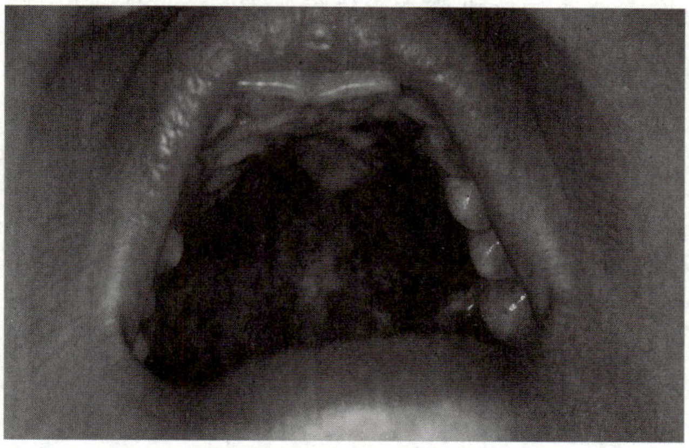

图 21-3　腭部恶性黑色素瘤

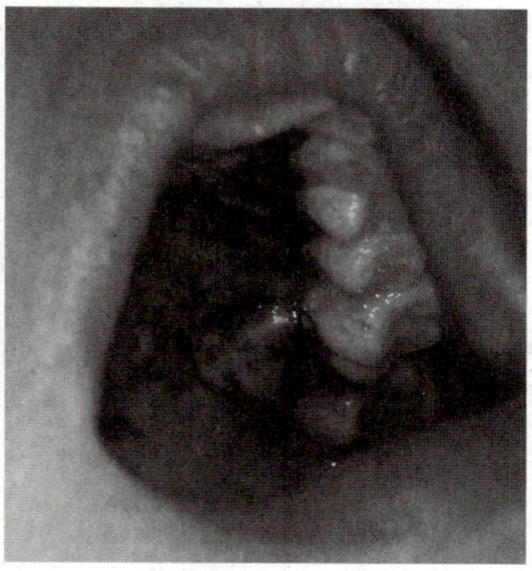

图 21-4　牙龈恶性黑色素瘤（伴糜烂）

4. 诊断　主要以临床表现为关键依据，黑色素瘤的 ABCDE（见下文知识拓展）特征对早期诊断有所助益。鉴于切取活检可能引发肿瘤扩散和转移问题，通常不建议进行活组织检查。不过，在确诊难度较大的情况下，可在手术中采取病灶冷冻活检方式，待确诊后即刻施行根治性切除术。

5. 治疗　特别是黏膜恶性黑色素瘤，具有高恶性程度，早期就容易出现转移情况，预后不良，所以及时处置并开展综合治疗至关重要。

二、血色素沉着症

（一）概述

血色素沉着症又称青铜色糖尿病，因高铁饮食、大量输血或全身疾病使体内铁质蓄积过多，进而引发铁代谢障碍的疾病。

（二）临床表现

1. 好发中年男性，常见于面部、上肢、手背等部位，肤色呈银灰或暗紫色，同时伴嗜睡、体重减轻、肝功能异常，可有胰腺炎、糖尿病、性功能减退等情况。

2. 唇黏膜见不规则暗红色素斑。

（三）诊断

根据皮肤、黏膜色泽异常，以及血清铁增高，肝功能异常，血糖升高等情况可确诊。

（四）治疗

尚无特效治疗方法。可采用保肝、降糖、控制低铁饮食等措施，病情严重者运用静脉放血疗法。同时注意口腔卫生，预防口腔感染。

▶知识拓展

口腔黏膜黑色素瘤

口腔黏膜黑色素瘤的诊断凭借典型的临床表现与体格检查，影像学及实验室检查是其必要的辅助诊断方法。确定诊断的金标准是病理学检查。遵循 ABCDE 法则，A—非对称（asymmetry），病损左右两侧形状不一致。B—边缘不规则（border irregularity），边缘不整齐、呈锯齿状等。C—颜色改变（color variation），颜色不均匀。D—直径（diameter），大于 5mm 的色素斑。E—隆起（elevation），部分早期肿瘤，瘤体会有轻微隆起，高出正常黏膜表面。随病情发展，会出现卫星灶、溃疡、出血、区域淋巴结肿大及牙松动等，晚期发生远处转移，常见于肺、脑、骨、肝等部位。

第二节　外源性色泽异常

体外有色物质经体内代谢后通过血液循环沉着到局部组织，皮肤、黏膜直接吸收这些物质，从而导致色泽异常，称为外源性色泽异常。

一、金属性色素沉着症

（一）概述

长期接触或使用某些金属物质，使得黏膜、皮肤色泽改变。多见于有相关职业暴露的人群。

（二）临床表现

1. 重金属色素沉着　常见于砷、铅、铋、汞、银、金沉着。慢性铅中毒、铋中毒、汞中毒会在牙龈边缘形成蓝黑色或灰蓝色的色素沉着带，严重时在唇、舌、颊黏膜也能看到沉着斑，并伴有口腔黏膜的炎症。

2. 银汞文身　用于充填的银汞合金会在口腔黏膜出现蓝灰色或黑色的沉着，常见部位为牙龈和牙槽黏膜，其次是腭和颊部，一般没有明显自觉症状。

（三）诊断

根据职业暴露史、用药史及临床表现进行诊断。

（四）治疗

注意保持口腔卫生，去除龈缘处的局部刺激因素，防止感染。

（五）预防

避免接触可疑重金属。

二、药物性色素沉着症

重金属类药物、能引起变态反应的药物及药物本身的颜色（如长期局部使用激素类药物，或长期使用氯己定溶液漱口等情况）均可能导致色素沉着。该病容易诊断，停药后色素逐渐褪色，一般不需要特殊治疗。

▶知识拓展

口腔黏膜色素减退

口腔黏膜色素减退是指口腔黏膜原本的色泽变淡，失去正常的色素沉着，可由多种原因引发。疾病方面，常见的有白癜风（自身免疫攻击黑素细胞，出现边界清晰白斑）、遗传性白色海绵状斑痣（黏膜珍珠样皱襞改变），扁平苔藓消退期也可能引发；药物方面：长期用抗疟药、化疗药等，会抑制黑素细胞功能；营养缺乏如维生素 B_{12}、铜、锌不足，影响黑色素合成。

—• 考试知识点总结 •—

—• 本章小结 •—

—• 协和云课堂…… 拓展练习及参考答案 •—

（吴雪莲 齐倩茹）

教学课件

第二十二章　性传播疾病的口腔表征

学习目标

素质目标

（1）具备对患者的人文主义关怀精神，树立高尚的职业道德。

（2）具备良好的学习态度及严谨的工作作风，提升科学的思维方法和不断创新、与时俱进的观念。

（3）具备较强的人际沟通能力及团队协作精神。

知识目标

（1）掌握：梅毒、艾滋病、淋病、尖锐湿疣的病因及临床特点。

（2）熟悉：梅毒的分类、实验室检查及治疗，淋病的实验室检查，尖锐湿疣的临床特征。

（3）了解：性传播疾病的防治。

能力目标

（1）能进行性传播疾病相关知识宣教。

（2）能根据典型临床表现对梅毒、艾滋病、淋病、尖锐湿疣进行初步诊断及制订治疗方案。

案例导入

【案例】

患者，女性，38岁。

主诉：因反复口腔、阴部溃疡8个月入院。

现病史：该患者曾反复发作口腔溃疡，同时伴有外阴溃疡、皮肤病变、关节疼痛，于外院诊断为白塞（Behcet）综合征，但治疗效果不佳，遂来我院就诊。

检查：下唇内侧黏膜可见暗红色的圆形单个溃疡，上覆棕黄色薄痂，无痛。在溃疡底部触及软骨样改变，坚硬但无痛、不粘连，悬雍垂见灰白色光明而微隆的斑块，圆形上覆灰色伪膜，患者舌部呈分叶状，伴沟裂与舌乳头萎缩，在萎缩的边缘并发白色斑块。患者无血管炎表现。

【问题】

1. 根据案例描述，可初步诊断为哪种疾病？依据是什么？
2. 为进一步明确诊断，还应做何种检查？
3. 该患者应采取何种治疗方案？

·核心知识拆解·

性传播疾病指通过性接触、类似性行为及间接接触传播的疾病，一些性传播疾病常常出现口腔表征。性接触是性传播疾病的主要传播方式。近年来，随着性观念的改变，同性性行为、口交等性行为方式的增加，口腔黏膜梅毒、淋病、尖锐湿疣、艾滋病等性传播疾病的发病日益增多。

口腔可能是某些性传播疾病的最初表现部位，或者表现出性传播疾病的独特临床特征。口腔科医师通过口腔检查，能够及时发现这些性传播疾病的特定口腔症状，不仅有助于性传播疾病的早期诊断和治疗，还能有效减少性传播疾病的传播。

梅毒在口腔中的表现主要有硬下疳、梅毒黏膜斑、结节性梅毒疹和树胶肿等；淋病在口腔中的表现主要为淋菌性口炎；尖锐湿疣在口腔中的主要表现为单个或多个小的结节，可逐渐增大或融合，形成菜花状、乳头状赘生物，颜色呈肉色或苍白色；艾滋病在口腔中的表现主要有口腔念珠菌感染、毛状黏膜白斑、单纯疱疹、带状疱疹、卡波西肉瘤、HIV 相关性牙周炎、坏死性口炎、非霍奇金淋巴瘤等。如果口腔症状是全身系统性疾病的反映，则通常需要结合全身治疗，甚至以全身治疗为主。

第一节　梅　　毒

一、概述

梅毒（syphilis）是由苍白密螺旋体引起的一种慢性、系统性传染病。梅毒主要是通过性接触感染梅毒螺旋体而引起。梅毒患者是该病的唯一传染源。后天梅毒超过 95% 的病例是通过性接触传播的，而先天梅毒则是通过胎盘从母亲传给婴儿的。少数情况下，人们可能通过接触被梅毒螺旋体污染的物品（如内衣、床单、毛巾、剃须刀、文具、医疗器械等）或通过哺乳、输血等途径间接感染梅毒。

二、临床表现

根据感染途径的不同，梅毒可以分为两类：获得性梅毒（也称为后天梅毒）和先天性梅毒（也称为胎传梅毒）。

（一）获得性梅毒（后天梅毒）

1. 一期梅毒　硬下疳是梅毒螺旋体侵入人体后引发的一种无痛性炎症反应，主要表现为局部溃疡。梅毒的潜伏期通常在 1 周至 2 个月，平均为 2 ～ 4 周。硬下疳最常出现在外生殖器，而在口腔中则以下唇最为常见。起初，硬下疳表现为一片红斑，颜色从黄红到暗红不等，通常为圆形或椭圆形的单个溃疡。其边缘整齐且略微隆起，界限清晰，表面覆盖着一层黄色薄痂，触摸时感觉较硬，基底平坦，因此得名“硬下疳”。硬下疳中含有大量的梅毒螺旋体，并且周围伴有炎症性红晕。一般情况下，硬下疳会在 3 ～ 8 周内自行愈合，愈合后可能不会留下痕迹，或者会留下暗红色的表浅性瘢痕或色素沉着。硬下疳还会出现在唇与舌处，具体如下。

（1）唇硬下疳：一期梅毒在口腔中的损害通常与口交有关，可能出现在上唇或下唇，但很少同时在上、下唇出现。唇部的硬下疳表现为圆形或椭圆形的单个斑块，表面可覆盖黄色薄痂或呈现光滑面，有时会形成溃疡。这些斑块的边界清晰，边缘略微隆起，触摸时感觉较硬，通常无痛感。此外，患者还可能出现下颌下淋巴结肿大的情况。

（2）舌硬下疳：病变多发生在舌头的前部，表面光滑且呈粉红色，上面覆盖着一层灰白色的假膜，触摸时感觉稍硬，但通常不会引起疼痛。同时，患者可能会出现颏下和下颌下淋巴结的肿大现象。

2. 二期梅毒 如果一期梅毒没有得到治疗或治疗不充分，梅毒螺旋体会通过淋巴系统进入血液循环，导致菌血症，从而在全身范围内扩散，引发皮肤、黏膜、骨骼、眼睛、内脏、心血管和神经系统等多部位的损害，这种情况被称为二期梅毒。通常，二期梅毒（secondary syphilis）会在硬下疳消退后的 3 ～ 4 周内发生。在二期梅毒的皮肤病变出现之前，由于梅毒螺旋体引发的菌血症，患者会经历不同程度的前驱症状，例如，发热、头痛、头晕、全身关节疼痛、食欲缺乏及全身淋巴结肿大等。

（1）梅毒性黏膜炎：常见于颊部、舌头、硬腭、扁桃体、咽喉及喉部等部位，表现为黏膜出现充血和弥漫性潮红，有时伴有糜烂。舌背上可能出现大小不等的光滑区域，舌乳头消失。扁桃体红肿，咽后壁的淋巴滤泡充血且突出，若喉部受到损害并累及声带，可能会出现声音嘶哑或失声的情况。

（2）梅毒黏膜斑：与一期梅毒相比，二期梅毒的黏膜损害更为常见，多见于口腔、咽喉、喉部或生殖器黏膜，通常表现为梅毒黏膜斑和梅毒黏膜炎。此外，还可能出现斑丘疹等病损及其他多种非特异性的表现。

3. 三期梅毒 三期梅毒（tertiary syphilis）也称晚期梅毒。当早期梅毒没有得到治疗或治疗不彻底，会经过一段潜伏期，通常为 3 ～ 4 年，最长可达 20 年，大约 40% 的梅毒会发展为三期梅毒。除了皮肤、黏膜和骨骼受损外，三期梅毒还会侵犯内脏器官，尤其是心血管和中枢神经系统等，可能危及生命。三期梅毒的特征：损害出现较晚，病程较长；症状复杂多样；对组织的破坏性较大。病变部位的梅毒螺旋体数量较少，传染性较弱或无传染性，梅毒血清学检测的阳性率也较低。

三期梅毒的口腔损害以舌炎、白斑和树胶肿为主。

1）三期梅毒舌炎，早期舌面即出现舌乳头消失区，损害区光滑色红，区域逐渐扩大，为萎缩性舌炎表现。

2）白斑，三期梅毒舌炎可发生白斑，且容易恶变为鳞癌。

3）树胶肿，可发生于腭部和舌部。发生于腭部者，可侵及硬腭、软硬腭交界处或舌腭弓附近，以组织破坏和缺损为主要临床表现。发生于舌部者好发于舌背，通常单个发生，坚韧质地，严重者形成组织缺损，舌体功能受到影响。

（二）先天性梅毒（胎传梅毒）

根据发病时间的不同，先天性梅毒可以分为早期先天性梅毒、晚期先天性梅毒，以及先天性潜伏梅毒。其发展过程与后天梅毒相似，但不会出现硬下疳。晚期先天性梅毒通常在 2 岁以后发病，而多种症状则多在 13 ～ 14 岁陆续出现，大多数情况下为无症状感染。其中，角膜炎、骨骼和神经系统损害较为常见，而心血管梅毒则较为罕见。

其标志性损害包括哈钦森牙（Hutchinson teeth）和桑葚牙（mulberry molars）。哈钦森牙表现为切牙的切缘比牙颈部狭窄，切缘中央有半月形缺陷，切牙之间有较大空隙；桑葚牙表现为第一恒磨牙的牙尖皱缩，牙尖向中央偏斜，釉质呈多个不规则的小结节和坑窝凹陷，散在于近𬌗面处。如果患者同时出现哈钦森牙、神经性耳聋和间质性角膜炎，则被称为哈钦森三联症。

三、诊断

通过详细且准确的病史采集、对全身各系统的全面检查，以及实验室检查结果的综合分析，谨慎地进行诊断。

1. 不洁性交史　要特别注意询问症状或病变发生的具体时间，以便准确判断潜伏期。

2. 家族史及现病史　当怀疑是先天性梅毒时，应详细询问父母是否有梅毒病史，并仔细确认患者目前存在的病损、体征和症状。

3. 实验室检查

（1）梅毒螺旋体检查：适用于早期梅毒的皮肤和黏膜损害，例如，硬下疳和黏膜斑等，常用的检测方法包括暗视野显微镜检查和涂片银染色。

（2）梅毒血清学试验：血清学检查是诊断梅毒的必要手段，对于潜伏梅毒的诊断尤为重要。

4. 特征性口腔病损　唇下疳、舌下疳发生于口腔、咽、喉部的黏膜斑，梅毒舌炎、舌白斑及树胶肿。

四、治疗

一旦诊断明确，应尽早开始治疗，并确保用药剂量充足且规律。治疗结束后，还需定期进行随访观察。

早期梅毒：苄星青霉素的使用剂量为 240 万单位，通过在两侧臀部进行注射，每周注射一次，总共需要注射三次。普鲁卡因青霉素 G 的剂量是 80 万单位，采用肌肉注射的方式，每天注射一次，连续注射 10 ～ 15 天。对于对青霉素过敏的患者，可以选择使用头孢曲松钠，每次用量为 1.0g，通过静脉滴注给药，连续使用 10 ～ 14 天，或者选择口服盐酸四环素，每次 500mg，每天服用四次，连续服用 15 天。此外，还可以选择口服多西环素，每次用量为 100mg，每天服用两次，连续服用 15 天。

晚期梅毒：苄星青霉素 G 的剂量为 240 万单位，通过臀部注射给药，每周注射一次，总共注射三次。普鲁卡因青霉素 G 的剂量为 80 万单位，采用肌肉注射的方式，每天注射一次，连续注射 20 天。对于对青霉素过敏的患者，可以选择口服盐酸四环素，每次 500mg，每天服用四次，连续服用 30 天。此外，还可以选择口服多西环素，每次 100mg，每天服用两次，连续服用 30 天。治疗结束后，患者应定期进行体检，并进行非梅毒螺旋体抗原血清学试验，以评估是否治愈或有无复发的情况。

▶**知识拓展**

梅毒的流行病学

20 世纪 80 年代初，梅毒在我国重新出现。全世界每年有 500 多万个新诊梅毒病例。我国梅毒流行呈上升趋势，发病率由 2000 年的 6.43/100 000 增至 2013 年的 32.86/100 000，年均增长 13.37%，2016 年梅毒发病率为 31.97/100 000。2009 年至今，梅毒报告病例数在我国甲、乙类传染病中一直居第三位。

第二节　艾滋病

一、概述

微课：艾滋病

艾滋病（acquired immune deficiency syndrome，AIDS），也称为获得性免疫缺陷综合征，是由人类免疫缺陷病毒（human immunodeficiency virus，HIV）感染引起的一种进行性免疫功能缺陷疾病。该病主要通过性接触和血液传播，病毒会侵入并破坏辅助性 T 淋巴细胞，导致机体的细胞免疫功能下降，从而引发各种严重的机会性感染和恶性肿瘤。艾滋病具有传播速度快、影响范围广和死亡率高等特点。HIV 感染者在发展为 AIDS 之前，通常会经历一个较长的无明显全身症状的阶段，但许多感染者会出现各种口腔损害，有些甚至在早期就出现。此外，某些口腔病变可能预示着 HIV 感染后的病情进展。由于 HIV 感染者可能首先因口腔问题就诊于口腔科，因此，AIDS 的预防和治疗已成为口腔医师的重要任务之一。口腔医务人员必须掌握相关知识，以便能够及时发现、诊断和治疗，从而有效控制疾病，减少传播，提高患者的生存质量。

二、传染源和传播途径

（一）传染源

AIDS 患者和 HIV 携带者是该病的主要传染源，尤其是 HIV 携带者，由于病情隐蔽，传播风险更大。

（二）传播途径

病毒存在于患者的血液、精液、子宫和阴道分泌物、唾液、泪液、乳汁、尿液、脑脊液和羊水中，主要通过性接触、血液和母婴传播，但日常生活中的普通接触，如握手、礼节性接吻、共同用餐、在同一房间生活或工作、接触电话或便具，以及被蚊虫叮咬等，都不会导致传播。然而，在口腔黏膜存在炎症、出血或破损的情况下，接吻则具有一定的传播风险。

1. 性接触传播　是该病的主要传播途径。在我国，性接触传播已成为最主要的传播方式，其中男性同性性接触传播的上升速度尤为显著。

2. 血液传播　接触含有 HIV 的血液、血液制品、器官或组织移植物，或使用被 HIV 污染的注射器、针头及医疗器械，以及用含有 HIV 的精液进行人工授精，都可能导致 HIV 感染的发生。

3. 母婴传播　包括经胎盘、产道或哺乳等方式传播。感染艾滋病的孕妇可以通过孕期子宫中的胎盘，生产过程中或产后的血液、分泌物，以及哺乳等方式把病毒传播给婴儿。

三、高危人群

高危人群主要包括男性同性恋者、静脉注射毒品者、血友病患者，还包括感染者的配偶或性伴侣。

四、临床表现

大多数 HIV 感染者会出现口腔相关的表现，以下是与 HIV 感染密切相关且常见的口腔病损。

（一）HIV 白念珠菌病

白念珠菌病（图 22-1）是 HIV 感染者中最常见的口腔病变之一，通常在疾病早期就出现，是免疫功能受到抑制的早期信号。其特点包括。

1. 多见于没有明显诱因的健康年轻人或成人，即那些没有接受过放疗、化疗，没有长期使用激素或抗生素，也没有其他免疫功能低下疾病的病史。

2. 常见类型有假膜型、红斑型口腔念珠菌病和口角炎，其中假膜型最为常见，病情容易反复或加重。

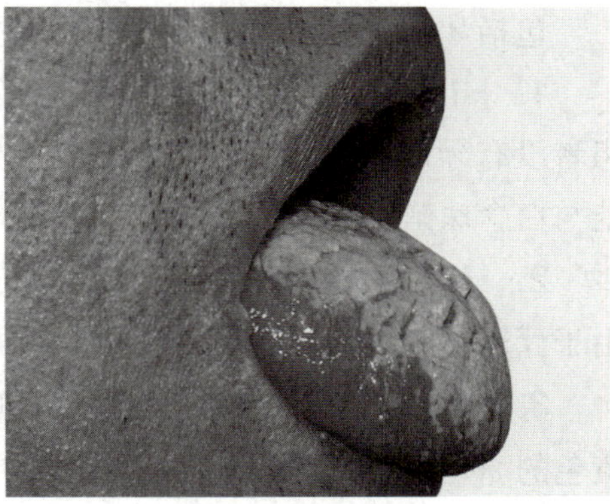

图 22-1　舌部白念珠菌病

3. 假膜型表现为口腔黏膜上覆盖着白色的膜状物，这种膜状物可以被擦除，常累及咽部、软腭、腭垂、舌头和口底等部位。红斑型多出现在舌背和上腭，有时也见于颊黏膜，表现为弥散的红斑，严重时还可能伴有舌乳头萎缩。

（二）毛状白斑

被认为是患者全身免疫功能严重受损的一个重要标志，主要出现在 HIV 感染者中，少数情况下也可见于骨髓或器官移植后的患者，其发生与爱泼斯坦 - 巴尔（Epstein-Barr，EB）病毒感染有关，最初多在男性同性恋者中发现。病变通常表现为双侧舌缘出现白色或灰白色的斑块，有时可扩展至舌背和舌腹，在舌缘处呈现垂直皱褶的外观，如果过度增生则会形成毛茸状，且这些斑块无法被擦除。毛状白斑的组织学特征包括上皮增生、过度角化或不全角化、细胞出现空泡样变，以及上皮下方缺乏淋巴细胞浸润。

（三）口腔病毒感染

1. 单纯疱疹 是 HIV 感染者常见的疱疹病毒损害，病情重，病程长，反复发作，若病损持续一个月以上，应做 AIDS 的相关检查。

2. 带状疱疹 疱疹沿三叉神经分布，发生年龄多在 40 岁以内，病情严重，持续时间长，甚至为播散型，预后不良。

3. 巨细胞病毒感染 口腔黏膜出现慢性溃疡，可采用细胞学检查、核酸杂交等技术检测病毒 DNA 进行确诊。

（四）卡波西肉瘤

本病是一种罕见的恶性肿瘤，其发生与卡波西肉瘤相关疱疹病毒（KSHV）有关，该病毒也被称为人类疱疹病毒 8 型（HHV-8）。卡波西肉瘤是 HIV 感染中最常见的口腔恶性肿瘤之一，也是艾滋病临床诊断的重要指标之一，在非洲和欧洲人群中患病率较高。在口腔中，该病多见于硬腭和牙龈部位，其发展过程可分为斑块期和结节期，表现为单个或多个褐色或紫色的斑块或结节。病变初期较为平坦，随后逐渐隆起于黏膜表面，可能出现分叶、溃烂或出血等情况。组织病理学检查显示，病变由交织在一起的丛状梭形细胞构成，伴有血管增生及淋巴细胞和浆细胞的浸润。

（五）HIV 相关牙周病

包括牙龈线形红斑、HIV 相关性牙周炎和急性坏死溃疡性牙龈炎、坏死性牙周炎 4 种。

1. HIV 牙龈线形红斑 表现为游离龈上出现一条界限清晰的火红色充血带，宽度在 2 ～ 3mm。患者没有牙周袋和牙周附着丧失的情况，常规治疗效果不佳，其发生与口腔卫生状况关系不大，可能与白念珠菌感染有关。

2. HIV 相关性牙周炎 牙周组织附着丧失，病情进展迅速，但牙周袋深度相对较浅，这主要是由于牙周硬组织和软组织遭到破坏所导致的，最终可能导致牙齿松动甚至脱落。

3. HIV 急性坏死性溃疡性龈炎 口腔内散发出恶臭，牙龈出现红肿，龈缘和龈乳头部位存在灰黄色的坏死组织，且极易发生出血。

4. HIV 坏死性牙周炎 以牙周软组织的坏死和缺损为主要特征，伴有明显的疼痛感，牙槽骨遭到破坏，导致牙齿松动。

（六）溃疡性损害

患者会出现复发性阿弗他溃疡，口腔黏膜上出现单个或多个反复发作的圆形或椭圆形的疼痛性溃疡。由于 AIDS 患者抗感染和修复能力低下，其溃疡范围较大且不易愈合。溃疡的严重程度与患者免疫系统的状态密切相关，其中疱疹型和重型复发性阿弗他溃疡患者的细胞免疫功能破坏更为严重。此外，还可能出现一些无明确原因的非特异性口腔溃疡，这些溃疡的范围较大，且不易愈合。

（七）非霍奇金淋巴瘤

非霍奇金淋巴瘤是 HIV 相关性肿瘤中的第二大常见类型，通常以无痛性颈部或锁骨上淋巴结肿大作为主要表现，病情进展较快，容易发生远处转移。在口腔内，该病多见于软腭、牙龈、舌根等部位，表现为固定且有弹性的红色或紫色肿块，可能伴有溃疡，也可能没有溃疡。

五、诊断

如患者伴有严重的机会性感染，需要进一步进行 HIV 抗体或抗原检测。口咽部念珠菌感染应做进一步实验室检查确诊。

（一）急性期的诊断标准

若患者近期有相关的流行病学史和临床表现，并且实验室检查显示 HIV 抗体由阴性转为阳性，即可确诊；或者仅凭实验室检查 HIV 抗体由阴性转为阳性，也可以确诊。

（二）无症状期的诊断标准

具备相关流行病学史，并且实验室检测显示 HIV 抗体阳性，即可确诊；或者仅凭实验室检测 HIV 抗体阳性，也可以确诊。

（三）艾滋病期的诊断标准

有流行病史、实验室 HIV 抗体阳性，且具有下述任何一项，即可诊断为 AIDS。或者 HIV 抗体阳性，而 CD_4+T 淋巴细胞＜ 200 个 /μL，也可诊断为艾滋病。

1．不明原因的持续不规则发热 38℃以上，1 个月以上。
2．持续腹泻（每日粪便次数多于 3 次），1 个月以上。
3．6 个月之内体重减轻 10% 以上。
4．反复发作的口腔真菌感染。
5．反复发作的单纯疱疹病毒感染或带状疱疹病毒感染。
6．肺孢子菌肺炎。
7．反复发生的细菌性肺炎。
8．活动性结核或非结核分枝杆菌病。
9．深部真菌感染。
10．中枢神经系统占位性病变。
11．中青年人出现痴呆。
12．活动性巨细胞病毒感染。
13．弓形虫脑病。
14．马尼尔菲青霉病。
15．反复发生的败血症。
16．皮肤黏膜或内脏的卡波西肉瘤、淋巴瘤。

六、治疗

HIV 感染口腔疾病的治疗如下。

1．口腔念珠菌感染 抗真菌药物的使用包括局部和全身两种方式。局部治疗可以使用制霉菌素进行涂抹，或者用碳酸氢钠溶液漱口。全身治疗方面，氟康唑的常用剂量为每次 50 ～ 100mg，口服，每日一次，疗程一般为 1 ～ 2 周。对于对氟康唑或其他唑类药物产生耐药的患者，可以使用两性霉素 B 混悬液 1 ～ 5ml，每日四次，含漱后吞服，或者使用伊曲康唑 200mg/d。口角炎的治疗可以使用咪康唑软膏进行涂抹。对于重症患者，可以适当增加氟康唑的剂量并延长疗程，同时要注意监测患者的肝功能。

2. 毛状白斑 如果患者没有症状，通常不需要进行治疗。对于症状严重的患者，可以使用阿昔洛韦，每日剂量为 2 ～ 3g，疗程为 2 ～ 3 周。停药后容易复发，可以采用大剂量阿昔洛韦进行维持治疗。此外，还可以选择使用更昔洛韦等药物。

3. 口腔病毒感染 治疗口唇单纯疱疹时，可以选择阿昔洛韦，每次 400mg，每日 3 次，口服，或者使用伐昔洛韦，每次 500mg，每日 2 次，口服，整个疗程为 5 ～ 10 天。对于对阿昔洛韦产生耐药的患者，可以改用膦甲酸，剂量为 20 ～ 80mg/kg，通过静脉滴注给药，每日分 3 次给药，直至病情治愈。治疗带状疱疹时，可以使用泛昔洛韦，每次 500mg，每日 3 次，口服，或者使用伐昔洛韦，每次 1g，每日 3 次，口服，疗程为 7 ～ 10 天。

4. 卡波西肉瘤 对于轻度或中度的卡波西肉瘤，主要采用高效抗反转录病毒治疗。而对于严重的卡波西肉瘤，则可以将抗反转录病毒治疗与化疗联合应用，化疗药物的选择包括长春新碱联合博来霉素和多柔比星、博来霉素联合长春新碱，或者单独使用脂质体蒽环霉素（如多柔比星、柔红霉素）或紫杉醇。局部治疗方法包括放疗、激光治疗、手术切除、烧灼刮除及冷冻治疗等。

5. HIV 相关牙周病 进行常规的牙周治疗，例如，局部清除牙石和菌斑，操作时要注意动作轻柔。术后可以使用 0.1% 氯己定溶液或聚维酮碘进行冲洗或漱口。对于病情较为严重的患者，可以口服甲硝唑，每次 200 ～ 300mg，每日 4 次，以及阿莫西林 / 克拉维酸钾，每次 500mg，每日 2 次，疗程为 7 ～ 14 天。

6. 溃疡性损害 复发性阿弗他溃疡可以局部应用糖皮质激素制剂和消炎防腐的漱口水。此外，还可以考虑使用沙利度胺。

七、预防

口腔医师应有高度的责任心及良好的职业习惯，注意自我保护，避免在操作过程中与含 HIV 的血液或体液无保护性的直接接触，要佩戴乳胶手套、眼罩、面罩，穿隔离衣，注意机头、器械、工作台消毒，严格执行各项消毒灭菌程序。如有意外职业性暴露，应立即用肥皂水和清水清洗皮肤，或用清水冲洗黏膜。如临床证实污染源 HIV 阴性，也应在当日、6 周、3 个月和 6 个月进行血清 HIV 抗体检测，在此期间性行为要有安全措施，直到 6 个月后血清学检查证实 HIV 抗体阴性为止。

▶知识拓展

艾滋病的流行病学

自 1981 年首次发现该病以来，根据世界卫生组织和联合国艾滋病规划署的数据，全球累计报告的 HIV 感染病例约为 7610 万例，其中约 3500 万人因此死亡。截至 2016 年底，全球现存的 HIV 感染者约为 3670 万例，当年新增感染者约 180 万例，约 100 万人死于艾滋病相关疾病。我国在 1985 年首次发现 HIV 患者，截至 2017 年 8 月 31 日，报告存活的 HIV 感染者和艾滋病患者共有 73.8 万例，死亡人数为 22.6 万例。

目前 HIV/AIDS 在中国的流行特点是：①总体处于低流行，新发感染人数稳定在相对较低水平，但在特定人群和局部地区则依然呈高流行态势。②性传播为主要传播方式，其中男男传播感染增加显著，青年及老年感染者增多。③既往 HIV 感染者陆续进入发病期，AIDS 患者数量逐年增加，死亡人数也呈现上升趋势。

第三节 淋 病

一、概述

淋病是由淋病奈瑟菌（Neisseria gonorrhoeae）导致的一种感染，主要影响泌尿生殖系统，其潜伏期较短且具有很强的传染性。

淋病奈瑟菌，通常简称为淋球菌，是一种革兰阴性的双球菌，呈卵圆形或圆形，通常成对出现，直径在 0.6 ～ 0.8μm。这种细菌通常存在于中性粒细胞内，而在慢性期则可能位于细胞外。其最适宜的生长温度为 35 ～ 36℃，最适宜的 pH 为 7.5。淋病奈瑟菌对干燥和热敏感，在干燥环境中 1 ～ 2 小时就会死亡，而在 55℃下只需 5 分钟即可被杀死，一般的消毒剂也能轻易将其灭活。

人类是淋病奈瑟菌的唯一自然宿主，该菌主要感染黏膜组织。淋病主要通过性接触传播，但也可以通过接触含有淋病奈瑟菌的分泌物或被污染的物品（如衣物、床单、毛巾、浴盆、马桶等）而间接传播。此外，通过产道感染可能导致新生儿患淋菌性结膜炎，而在妊娠期感染的患者可能会将淋病奈瑟菌传给胎儿。

二、临床表现

淋病的潜伏期通常为 2 ～ 10 天，平均为 3 ～ 5 天，多见于性活跃的中青年人群。

男性患者主要表现为淋菌性尿道炎，约 90% 的感染者会出现症状。初期表现为尿道口红肿、轻微刺痛和瘙痒，并有少量稀薄的黏液流出。几天后，分泌物会变得浓稠，尿道口排出深黄色或黄绿色的脓液，并伴有尿痛和排尿困难等不适。当淋病奈瑟菌感染后尿道时，可能出现尿频、尿痛和急性尿潴留等症状。慢性淋病通常表现为前尿道炎和后尿道炎同时发生。

女性患者最常受影响的部位是宫颈内膜和尿道，症状相对较轻。常见症状包括阴道分泌物增多、尿痛和非经期子宫出血等。常见的并发症有淋菌性宫颈炎、急性尿道炎、前庭大腺炎和肛周炎等。

淋菌性口炎（gonococcal stomatitis）：这种情况主要见于有口交行为的患者。症状包括口腔黏膜出现红肿和发红，可能会出现糜烂或浅表性溃疡，并覆盖有一层黄白色的假膜。这层假膜容易被擦掉，擦掉后会露出出血的创面。

淋菌性咽炎（gonococcal pharyngitis）：这种情况在有口交行为的人群中较为常见。大多数感染者（超过 90%）通常没有明显的症状，但少数患者可能会感到咽部干燥、不适、灼热或疼痛。检查时，可以发现咽部黏膜红肿，咽后壁有黏液或脓性分泌物。

三、辅助检查

（一）直接涂片

通过取男性尿道分泌物进行涂片，并进行革兰染色，在显微镜下观察到大量中性粒细胞，且细胞内可见革兰阴性双球菌。这种方法适用于诊断无并发症的男性淋病，但不建议用于咽部、直肠或女性宫颈感染的诊断。

（二）细菌培养

这是目前确诊淋病的唯一推荐方法，适用于男性和女性及所有临床标本的淋病奈瑟菌检测。这种方法可以观察到典型的菌落，并且氧化酶试验呈阳性反应。显微镜下可以看到革兰阴性双球菌，如有需要，还可以通过糖发酵试验和荧光抗体检查来进一步确认诊断。

（三）核酸检测

通过 PCR 等技术检测各类临床标本中淋病奈瑟菌的核酸阳性。核酸检测应在经过相关机构认证的实验室进行。

四、诊断

通过综合分析病史、临床表现和实验室检查结果，谨慎地进行诊断。

五、鉴别诊断

（一）急性球菌性口炎

这种急性炎症主要由金黄色葡萄球菌、溶血性链球菌、肺炎双球菌等球菌感染引起。临床上以形成假膜为特征，也称为膜性口炎。它可以发生在口腔黏膜的任何部位，患处会出现充血、水肿，并覆盖有灰黄色或灰白色的假膜。假膜较厚，容易擦去，擦去后会留下出血的糜烂面。局部疼痛明显，区域淋巴结肿大，可能伴有全身症状。通过涂片检查和细菌培养可以明确诊断。

（二）急性假膜型念珠菌性口炎

该病可以在任何年龄发生，但在新生儿和婴儿中更为常见。它可以影响口腔黏膜的任何部位，尤其是颊部、舌头、软腭和嘴唇。其特点是黏膜上出现白色凝乳状的斑点或膜状物，这些斑点或膜状物可以用力擦掉。全身反应通常较轻。通过念珠菌的涂片培养可以明确诊断。

（三）急性坏死性龈口炎

该病常见于营养不良或免疫力显著低下的儿童和成年人。早期表现为牙龈边缘组织坏死，形成溃疡，表面覆盖灰白色的假膜，伴有疼痛、易出血和口臭。如果在急性期未能有效控制病情，坏死可能会扩散到深层的牙周组织或邻近的黏膜，导致坏死性龈口炎。在坏死区域的涂片和革兰染色中，可以观察到大量螺旋体和梭形杆菌。

六、治疗

（一）治疗原则

治疗时应遵循及时、足量、规律用药的原则；根据病情的不同，选择相应的治疗方案；治疗后需进行随访；患者的性伴侣也应同时接受检查和治疗。此外，在治疗过程中，还需注意是否存在其他性病及支原体、衣原体感染等情况。

（二）对于无并发症淋病治疗

采用头孢曲松 250mg 进行单次肌内注射，或者使用大观霉素 2g 进行单次肌内注射。如果不能排除衣原体感染，还需加用针对沙眼衣原体感染的药物。替代方案包括头孢噻肟 1g 单次肌内注射，或其他已被证明疗效较好的第三代头孢菌素类药物。若衣原体感染不能排除，同样需加用抗沙眼衣原体感染药物。对于口腔局部，可以选择使用消炎防腐的含漱剂或擦剂等。

第四节　尖锐湿疣

一、概述

尖锐湿疣是一种由人乳头瘤病毒（human pailloma virus，HPV）引起的性传播疾病，主要表现为皮肤或黏膜上的疣状病变。这种病具有较强的传染性，并且容易反复发作。

尖锐湿疣通常由 HPV 的 6 型和 11 型引起，属于低风险类型的 HPV。HPV 主要感染人类的皮肤和黏膜，导致不同程度的增生性病变。人类是 HPV 的唯一自然宿主。该病毒主要通过性接触传播，少数情况下也可以通过间接接触传播。

二、临床表现

潜伏期通常在 3 周到 8 个月，平均为 3 个月。该病多见于外生殖器和肛门周围的湿润皮肤和黏膜区域。男性患者常在包皮、龟头、冠状沟、系带、阴茎、尿道口、肛周和阴囊等部位发病；女性患者则多见于大小阴唇、尿道口、阴道口、会阴、肛周、阴道壁和宫颈等部位。对于经常进行肛交的人，病变可能出现在肛周、肛管和直肠；而口交者则可能在口腔出现症状。

在早期阶段，尖锐湿疣通常表现为局部的小丘疹，大小从针头到绿豆不等。这些丘疹会逐渐变大或增多，并向周围扩散，最终形成乳头状、鸡冠状、菜花状或团块状的赘生物。病变可以是单个或多个出现，颜色可能从粉红色到深红色、灰白色或棕黑色不等。少数患者由于免疫功能低下，可能会出现体积较大的疣体，这些疣体可能覆盖整个外阴、肛周及臀沟区域，这种情况被称为巨大型尖锐湿疣。

大多数患者通常不会感到明显的不适，但少数患者可能会有痒感、异物感、压迫感或灼痛感。由于病变部位的皮肤容易脆弱，摩擦可能导致破溃、浸渍、糜烂、出血或继发感染。女性患者可能会出现阴道分泌物增多的情况。

亚临床感染和潜伏感染是两种特殊状态：亚临床感染时，皮肤和黏膜表面看起来正常，但在涂上5%醋酸溶液（醋酸白试验）后，会出现清晰的白色区域。潜伏感染则是组织或细胞中含有HPV，但皮肤和黏膜外观正常，且病变增生角化不明显，醋酸白试验呈阴性。

口腔尖锐湿疣通常是由于口交传播而感染的，常见于舌背、唇部、牙龈、颊部和腭部等区域，表现为单个或多个小结节。这些结节可能有蒂或无蒂，随着时间的推移，小结节可能会逐渐变大或相互融合，最终形成类似菜花状或乳头状的赘生物，颜色通常为肉色或苍白色。

三、病理

乳头瘤或疣状增生表现为角化过度和片状角化不全，表皮的棘层出现肥厚，基底细胞增生，真皮浅层的血管扩张，并伴有以淋巴细胞为主的炎症细胞浸润。在表皮的浅层（颗粒层和棘层上部），可以观察到灶状、片状及散在分布的空泡化细胞；有时在角质形成细胞内还可以看到大小不等且染色浓重的颗粒样物质，这些是病毒包涵体。

四、辅助检查

（一）组织病理学检查

表皮角化不全，棘层肥厚，颗粒层和棘层细胞有空泡形成，真皮水肿，毛细血管扩张，周围有炎性细胞浸润。

（二）核酸扩增试验

检测HPV特异性基因（如L1、E6、E7区域的基因）可以通过多种核酸检测技术来实现，例如，实时荧光PCR和核酸探针杂交试验等。这些检测应在经过相关机构认证的实验室中进行。

五、诊断

依据病史、临床表现和实验室检查进行诊断。

六、鉴别诊断

（一）HPV相关性其他口腔黏膜疾病

1. 局灶性上皮增生 Heck病，也称为口腔局灶性上皮增生，通常发生在唇部、颊部和牙龈的黏膜上。其特征是出现多个柔软、边界清晰且无蒂的结节状突起。这种病变多由 HPV13 型或 HPV32 型引起。病理可见凹空细胞的存在。

2. 乳头状瘤　该病变常见于唇、舌、腭、牙龈和颊部，表现为带蒂的外突肿块，外观类似乳头状或菜花状，边界清晰，通常为孤立的单个病损。这种病变多由 HPV6 型或 HPV11 型感染引起。病理可见棘细胞增生形成乳头状结构，并伴有表层的过度角化。

3. 寻常疣　这种病变可影响唇部、上腭、牙龈等区域，表现为一个或多个坚实、发白、无蒂且边界清晰的外生性病损。这种情况通常与 HPV2 型和 HPV4 型感染有关。在病理检查中，可以观察到上皮表层的角化过度和棘层的增厚。

（二）其他疾病

1. 迷脂症　这是一种发育性皮脂腺异位的情况，表现为口腔黏膜上出现浅黄色或黄白色的粟粒状小颗粒，当颗粒数量较多时，可能形成黄色斑块。这些病变通常左右对称，常见于颊黏膜的咬合线附近及唇红和口角区域。患者通常不会感到不适。在病理检查中，可见成熟的皮脂腺小体。

2. 乳头状增生　这种病变也被称为炎性乳头状增生，常见于有不良修复体或口腔卫生不佳的患者。病变表现为多个红色的乳头状增生，最常出现在腭部和义齿边缘的龈颊沟内。在组织学上，病变呈现为多个乳头状突起，每个乳头的中心由结缔组织构成，表面覆盖着复层鳞状上皮，上皮可能表现为不全角化或正角化。

3. 疣状黄瘤　病变通常为单个，外观呈疣状、乳头状或扁平状，一般没有蒂，颜色多为淡黄色。在组织学检查中，可见黏膜固有层中有大量泡沫细胞聚集。

4. 鳞状细胞癌　溃疡可能呈现类似菜花的形状，基底较硬，边缘不规则。淋巴结转移时，淋巴结可能表现为固定、坚硬且与周围组织粘连。通过活体组织检查可以明确诊断。

七、治疗

目前尚无彻底清除 HPV 感染的方法，治疗主要集中在去除外生性疣体。去除疣体的方法包括激光、冷冻、微波、光动力疗法和手术切除等。局部药物治疗常用的有 0.5% 鬼臼毒素酊（或 0.15% 鬼臼毒素乳膏）、5% 咪喹莫特乳膏、30% ～ 50% 三氯醋酸溶液。全身治疗可以选择干扰素和抗病毒药物。

考试知识点总结　　**本章小结**

协和云课堂……　拓展练习及参考答案

（吴雪莲　齐倩茹）

教学课件

第二十三章　系统性疾病的口腔表征

学习目标

素质目标

（1）具备对患者的人文主义关怀精神，树立高尚的职业道德。

（2）具备良好的学习态度及严谨的工作作风，提升科学的思维方法和不断创新、与时俱进的观念。

（3）具备较强的人际沟通能力及团队协作精神。

知识目标

（1）掌握：各类血液系统疾病的临床表现。

（2）熟悉：糖尿病的临床表现、诊断及治疗。

（3）了解：维生素缺乏症的口腔表征。

能力目标

（1）能进行系统性疾病口腔表征相关知识宣教。

（2）能对血液疾病、糖尿病、维生素缺乏症的口腔表征作出初步诊断及制订治疗计划。

案例导入

【案例】

患者，女性，43 岁。

主诉：口干及口腔黏膜灼痛半年。

现病史：患者于 5 年前出现刷牙时牙龈出血，体检空腹血糖值高未引起重视，曾自服中药，未到医院治疗。近半年来，自感口干、思饮，有时伴有口腔黏膜灼痛、牙龈出血加重、牙根酸软、咀嚼无力，故来就诊。

既往史和个人史：患者无血液病史，无药物过敏史，无特殊嗜好，每日刷牙 2 次。

家族史：家人身体健康，无类似疾病。

口腔检查：口腔卫生状况差，牙石（++）。舌体较大，舌背光滑、发红。全口牙龈色暗红、肿胀，表面光亮，探诊出血；下颌切牙牙周袋 5mm，附着丧失 2 ～ 4mm，31、41 松动度Ⅱ度，32、42 松动Ⅰ度；16 牙周袋 5mm，附着丧失 3mm，松动度Ⅱ度；26 牙周袋 4mm，附着丧失 2mm，松动度Ⅰ度；咬合关系正常，无殆创伤。

辅助检查：全口曲面断层片示全口牙槽骨普遍水平吸收，骨嵴顶区密度减低且白线消失。

【问题】

1. 根据案例描述，可初步诊断为哪种疾病？依据是什么？
2. 为进一步明确诊断，还应做何种检查？
3. 该患者应采取何种治疗方案？

·核心知识拆解·

口腔是人体的重要器官，其健康状况不仅影响口腔自身的功能，还可能引发或加剧其他器官疾病，从而对整体健康产生影响。同时，系统性疾病也可能在口腔中表现出各种症状。这些系统性疾病在口腔中的表现形式多种多样。例如，血液系统疾病常出现牙龈增生、肿大、出血或坏死等口腔症状。糖尿病与口腔疾病的关系也非常密切。研究表明，非胰岛素依赖性糖尿病患者患牙周病的风险是健康人的三倍，且糖尿病患者全口无牙的风险比健康人高出 15 倍，牙周感染在糖尿病患者中更为普遍和严重。

由于口腔健康与全身健康密切相关，诊断时需要仔细鉴别口腔疾病是独立存在的，还是全身疾病的口腔表现，诊断的准确性直接影响治疗方案的选择，只有正确的诊断才能确保治疗有效。对于单纯的口腔疾病，通常只需进行局部治疗即可。然而，如果口腔症状是全身系统性疾病的反映，则通常需要结合全身治疗，有时甚至以全身治疗为主。例如，在治疗合并糖尿病的牙周炎时，必须同时控制糖尿病，才能使牙周炎的治疗取得良好的效果。

第一节　血液系统疾病

一、贫血

（一）概述

根据我国血液病专家的标准，在海平面地区，成年男性的血红蛋白浓度低于 120g/L，成年女性（非妊娠期）的血红蛋白浓度低于 110g/L，以及孕妇的血红蛋白浓度低于 100g/L 时，即可被诊断为贫血。

缺铁性贫血是一种由于体内铁元素缺乏而导致的贫血类型，其特征是红细胞体积较小且血红蛋白含量较低。这种贫血属于血红蛋白合成障碍性贫血的一种，主要由于铁是合成血红蛋白的重要成分，铁的缺乏会直接影响血红蛋白的生成，从而引发贫血症状。缺铁性贫血的病因包括需铁量增加却摄入不足、铁的丢失过多，以及铁的吸收和利用障碍等。

（二）临床表现

1. 全身表现 表现为疲倦无力、易疲劳、头晕、心悸、食欲缺乏等。由于组织缺铁，还可能出现精神行为方面的异常，如烦躁不安、易激惹、注意力难以集中、出现异食癖及容易感染等现象。此外，皮肤和黏膜会显得苍白，毛发变得干燥、容易脱落，指甲则可能变得扁平且脆弱。

2. 口腔表现 口腔黏膜变得较为苍白，尤其是嘴唇、舌头和牙龈部位更为明显。黏膜对各种外界刺激的敏感度增加，常会感到口腔中有异物感、口干及舌头有灼热感等不适。舌炎也可能发生，表现为舌头上的丝状乳头和菌状乳头萎缩消失，使舌背变得光滑且呈绛红色。此外，还可能出现口角炎或口炎，严重时口腔和咽部的黏膜发生萎缩，导致吞咽困难（图 23-1）。

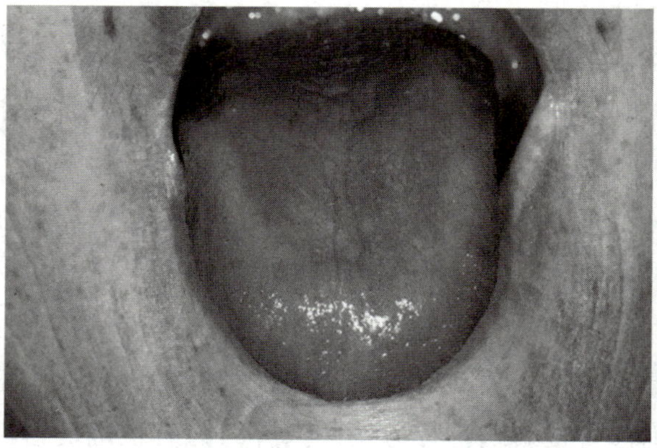

图 23-1　贫血口腔表现

（三）诊断

诊断缺铁性贫血需要综合考虑患者的病史、临床症状，以及血液检查中观察到的小细胞低色素性贫血的特征性改变和缺铁相关指标。

（四）治疗

1. 在治疗缺铁性贫血之前，首要任务是明确其病因，只有去除导致铁缺乏的根本原因，才能有效进行后续的治疗。

2. 治疗缺铁性贫血时，通常首先采用口服铁剂，如硫酸亚铁片。每片硫酸亚铁片含有 0.3g（其中铁元素为 60mg），成人建议每次服用一片，每天三次。同时，食用鱼、肉和维生素 C 可以促进铁剂的吸收。铁剂治疗应在血红蛋白水平恢复正常后继续进行至少 4 ～ 6 个月，直到铁蛋白水平达到正常范围后停止用药。

3. 口腔损害以局部对症治疗为主，防治继发感染。

（五）预防

对于婴幼儿，应及时添加富含铁的食物；对于青少年，要纠正偏食习惯，并定期检查和治疗寄生虫感染；对于孕期和哺乳期的妇女，可以补充铁剂；对于月经期的妇女，应注意预防和治疗月经过多。此外，对于患有肿瘤和慢性出血性疾病的患者，要积极进行防治工作。

二、白血病

（一）概述

白血病是一类造血干细胞的恶性克隆性疾病。根据白血病细胞的自然病程，将白血病分为急性和慢性两大类。

其病因尚未明确，可能与生物因素、物理因素、化学因素、遗传因素及其他血液系统疾病等有关。

（二）临床表现

1. 全身表现　急性白血病患者贫血呈进行性发展。约一半的患者会以发热作为早期症状，高热常常提示有继发感染，感染可以发生在身体的任何部位。约 40% 的患者以出血为早期表现，出血可发生在全身各处，常见于皮肤瘀点、瘀斑、鼻出血、牙龈出血及月经过多。由于白血病细胞的增殖和浸润，患者可能出现全身淋巴结肿大及肝脾大，胸骨下端可能会有局部压痛感。中枢神经系统是白血病最常见的髓外浸润部位，患者可能会出现头痛、头晕等症状，严重时还可能出现呕吐、颈项强直，甚至抽搐和昏迷。而慢性白血病的起病较为缓慢，患者常伴有低热、多汗、体重减轻、贫血、出血及脾大等。

2. 口腔表现　急性白血病患者常表现为牙龈红肿和出血，口腔黏膜可能出现瘀斑和血肿。在严重的情况下，牙龈可能会增生到接近𬌗面，发生溃疡和坏死，导致牙痛和牙松动。如果进行拔牙或牙周刮治等治疗，可能会出现难以止血或继发严重感染的情况。此外，口腔溃疡的愈合也可能较为困难。

（三）诊断

根据临床表现、血象、骨髓象特点进行诊断。

1．白血病患者往往在疾病早期就表现出口腔方面的症状，或者在病情进展过程中出现难以治愈的口腔损害。对于那些常规治疗效果不佳的患者，口腔科医师应特别提高警惕。

2．血象分析可发现大量幼稚白细胞，骨髓涂片分析有助于分型。

▶知识拓展

贫血的日常管理

避免加重因素：如长期接触苯类化学物质、电离辐射等。

饮食均衡：保证蛋白质、维生素 B_{12}、叶酸和铁的摄入，限制浓茶、咖啡摄入（抑制铁吸收）。

定期复查：治疗期间监测血常规和铁代谢指标，调整用药剂量。

注意事项：贫血病因复杂，自行补铁可能延误严重疾病（如肿瘤）的诊断。若出现面色苍白、乏力、心悸等症状，需尽早就医明确病因，避免盲目用药。

（四）治疗

1．以白血病治疗为主。多为联合化疗，分诱导治疗和强化巩固治疗两阶段进行。

2．在为白血病患者进行口腔治疗时，应非常谨慎，主要采取保守治疗，尽量避免在治疗过程中引发出血或继发感染，严禁进行手术和活检操作。应避免使用具有刺激性或腐蚀性的药物。对于牙髓病和牙周病，应尽可能采取姑息治疗，待患者的全身病情得到缓解后再进一步治疗。

3．牙龈出血者，可采用局部或全身应用止血药物等方法。

三、血小板减少性紫癜

（一）概述

紫癜性疾病约占出血性疾病总数的1/3，分为血管性紫癜和血小板性紫癜两类。血管性紫癜是由于血管壁的结构或功能异常引起的，而血小板性紫癜则是由于血小板疾病导致的，如血小板数量减少或功能异常。临床上主要表现为皮肤和黏膜出血。其中，特发性血小板减少性紫癜（idiopathic thrombocytopenic purpura，ITP）较为常见，是一种由免疫介导的血小板过度破坏引起的出血性疾病。

其病因尚未完全明确，但可能与感染、免疫反应、脾功能异常等有关。

（二）临床表现

急性型血小板减少性紫癜超过一半的病例发生在儿童中，大多数患者在发病前1～2周有上呼吸道感染的病史，尤其是病毒感染。患者全身皮肤可能出现瘀点、紫癜和瘀斑，严重时可形成血疱和血肿，还可能出现鼻出血、月经过多，损伤或注射部位可能会持续渗血或形成大小不等的瘀斑，严重者还可能发生脏器出血，表现为咯血、呕血、血尿和颅内出血等。慢性型血小板减少性紫癜主要见于成人，起病较为隐匿，通常表现为皮肤黏膜瘀点、瘀斑和月经过多等，严重内脏出血较为少见。

牙龈自发性出血通常是该病的早期症状之一。在刷牙、吮吸、洁牙、拔牙或受到轻微外伤时，出血情况可能会加重。口腔黏膜，尤其是唇红、舌缘、腭、口底和颊部，容易出现瘀点、瘀斑和血肿。血肿可能会自行破裂或因食物摩擦而破裂出血，留下边缘清晰的圆形或椭圆形糜烂面。

（三）诊断

通过了解患者的病史，并结合多次实验室检测结果，如血小板数量减少、脾无明显肿大、毛细血管脆性试验呈阳性、出血时间延长而凝血时间正常等，可以确诊该病。此外，还需将该病与龈炎、过敏性紫癜、再生障碍性贫血等疾病进行鉴别。

（四）治疗

1．以血液病治疗为主，糖皮质激素为治疗首选。还可采用脾切除、免疫抑制剂进行治疗。

2．在治疗血小板减少性紫癜时，可以使用1%～3%的过氧化氢等漱口剂进行口腔含漱。如果口腔黏膜出现糜烂或继发感染，可以局部使用消炎防腐药物。对于牙龈出血的情况，可以使用牙周塞治剂、吸收性明胶海绵或纱布压迫来止血，也可以使用肾上腺素、凝血酶、云南白药等药物；或

者通过注射维生素 K_1、维生素 K_3 等止血剂来帮助止血。对于出血严重的患者，可以考虑进行缝合止血。

3．出血严重者注意休息，应严格卧床，避免外伤。

第二节　糖尿病

一、概述

糖尿病（diabetes mellitus）是一种以血糖水平升高为特征的内分泌代谢综合征，其病因和发病机制尚未完全阐明，一般认为是遗传因素和环境因素等多种因素共同作用的结果，会有口腔表征。

二、临床表现

牙龈炎症明显，易出血，反复出现牙周脓肿，牙槽骨吸收迅速，以致牙松动脱落。龋病、牙髓炎、根尖周炎的患病率增高。唾液少而黏稠，口腔黏膜干燥，舌体肿大，丝状乳头萎缩，菌状乳头充血，患者常感黏膜灼痛、口干及味觉异常。常伴发细菌和真菌感染，并有组织坏死倾向。创口愈合迟缓，即使轻微创伤，也可导致炎症扩散及广泛的组织坏死。

三、诊断

1．根据典型的临床表现及特征性口腔病损进行诊断。

2．血糖、尿糖及糖耐量糖化血红蛋白等实验室检查。

四、治疗

1．糖尿病治疗

（1）一般治疗：糖尿病健康教育是重要的基础治疗措施之一。医学营养治疗是另一项重要的基础治疗措施，应长期严格执行。体育锻炼应进行有规律的合适运动。定期监测血糖。

（2）口服药物治疗：如促胰岛素分泌剂、双胍类、噻唑烷二酮类等。

（3）胰岛素治疗：通常从较低的剂量开始，并根据血糖水平的变化逐步调整剂量。

2．口腔局部治疗

（1）注重口腔清洁，可以交替使用 1% ～ 3% 的过氧化氢溶液和 0.2% 的氯己定溶液含漱，以预防细菌感染；同时，使用 2% ～ 4% 的碳酸氢钠溶液和制霉菌素糊剂来预防口腔真菌感染。

（2）在手术治疗牙体牙髓病和牙周病时，手术操作需要非常细致，并且在手术前应给予抗生素和维生素，以防止术后感染或组织坏死。但如果血糖水平没有得到控制，则不宜进行手术。

（3）对于有严重并发症的糖尿病患者，除非是紧急情况，通常建议采取保守治疗方法，或者在糖尿病及其并发症得到良好控制后再进行进一步的处理。

第三节　维生素缺乏症

一、维生素 B_2 缺乏症

微课：
维生素
缺乏症

（一）概述

维生素 B_2，也称为核黄素，是一种水溶性维生素，主要存在于动物性食品中。它是多种辅酶的组成部分，在生物氧化过程中发挥着传递氢原子的作用，与糖类、脂肪和蛋白质的代谢密切相关。维生素 B_2 对促进生长发育、维持皮肤和黏膜的健康及保护眼睛的感光功能等具有重要作用。维生素 B 缺乏症在临床上主要表现为阴囊炎和口腔黏膜的病损。

（二）临床表现

男性患者，阴囊炎是该疾病早期最常见的表现。通常首先出现阴囊瘙痒，夜间尤甚。阴囊部位可能出现红斑、鳞屑和丘疹等症状。女性患者，可能会出现会阴瘙痒、阴唇炎和白带过多等情况。皮肤病变主要表现为干痒性皮炎和脂溢性皮炎，常见于鼻、鼻唇沟、眉间、口周、耳后等部位。此外，患者可能会出现鼻黏膜干燥、灼热感，鼻前庭结痂和皲裂；眼部可能出现结膜炎、角膜充血和血管增生、浑浊、溃疡，以及畏光、流泪和视物不清等症状。

口角炎、唇炎和舌炎常为该病的早期表现。①口角炎：表现为双侧口角区皮肤湿润、发白，伴有糜烂，可能出现裂口和结痂。②唇炎：多见于下唇，唇部颜色从鲜红色、火红色变为暗紫色，唇部轻微肿胀、干燥脱屑、有裂口，伴有烧灼感或刺痛感。③舌炎：在早期表现为舌干燥、烧灼感或刺痛感，舌体呈鲜红色，菌状乳头红肿。长期患病者可能出现萎缩性舌炎，表现为舌乳头萎缩，舌面光滑呈亮红色。

（三）诊断

诊断依据包括营养史、临床表现和实验室检测结果。实验室检测包括尿中核黄素与肌酐的比值、尿排泄负荷试验及红细胞谷胱甘肽还原酶活性系数的测定。治疗性诊断是当患者表现出维生素 B_2 缺乏的症状时，通过补充维生素 B_2 后症状明显改善，从而确认诊断。

（四）治疗

1. 口服维生素 B_2 片，每次 5mg，每日 3 次。同时服用复合维生素 B，效果更好。
2. 口腔局部病损可对症治疗，保持口腔卫生，防止继发感染。

二、维生素 C 缺乏症

（一）概述

维生素 C 缺乏症（vitamin C deficiency），也称为坏血病，是一种由于长期缺乏维生素 C 导致的营养不良疾病，其主要临床表现为出血和骨骼异常。

其病因与维生素 C 的摄入不足（如偏食或食物加工过程中营养过度流失）及吸收不良有关。

（二）临床表现

病情发展缓慢，患者可能出现全身乏力、食欲缺乏、体重减轻、情绪低落、面色苍白、皮肤出现瘀点和瘀斑等症状。也可能出现内脏出血，表现为血尿、便血、月经过多等，伤口愈合也会延迟。此外，患者可能会感到骨关节和肌肉疼痛，儿童可能出现髋关节外展、膝关节半屈曲、足部外旋及类似蛙的姿势。

牙龈炎也是早期的显著表现。牙龈充血、水肿，质地变得松软，特别是在龈乳头处表现得最为明显。牙龈颜色可能变为暗紫色，有时肿胀的牙龈甚至会覆盖部分牙冠，且容易出血。牙龈表面可能出现糜烂和溃疡，容易引发继发感染，常伴有疼痛和血腥味的口臭。如果存在局部刺激因素或口腔卫生状况不佳，症状可能会加重，尤其是对于牙周炎患者，牙齿在短时间内可能会松动，甚至脱落。少数患者还可能在腭部、颊部或舌缘出现瘀点和瘀斑。此外，伤口愈合会延迟，感染的易感性增加，可能会并发坏死性龈炎或坏死性口炎。

（三）诊断

通过病史、典型的临床症状及实验室检查或治疗性试验可以确诊该病。毛细血管脆性试验呈阳性，凝血酶时间延长。白细胞中的维生素 C 含量和血清中的维生素 C 浓度降低。维生素 C 缺乏在 X 线检查上表现出特有的影像特征，具有重要的诊断意义。

（四）治疗

1. 去除病因，应选择富含维生素 C 的食物，如柑橘类水果（橘子、柚子、柠檬）、番茄、山楂，豆芽，辣椒及动物的肝脏和肾脏等，并改进烹饪方法以减少维生素 C 的损失。

2. 口服维生素 C，每日 200 ～ 500mg，分 3 次口服。

3. 保持口腔卫生，以预防和治疗继发感染。对于局部出血，可以使用牙周塞治剂、吸收性明胶海绵或淀粉酶纱布进行压迫止血，也可以使用肾上腺素、止血粉、云南白药等止血药物来控制出血。

▶**知识拓展**

维生素 C 的作用与来源

维生素 C 是人体不可或缺的重要营养素，它在增强免疫力方面发挥着关键作用，同时具备强大的抗氧化功能，能够有效清除体内的自由基，为细胞提供保护，防止其受到氧化损伤。

此外，维生素 C 在胶原蛋白的合成过程中扮演着核心角色，对维持皮肤的弹性、骨骼的强健及关节的灵活都有着不可忽视的贡献。维生素 C 在多种食物中广泛分布，如柑橘类水果、草莓、红椒及菠菜等果蔬都是其优质来源。

考试知识点总结

本章小结

协和云课堂…… 拓展练习及参考答案

（吴雪莲　齐倩茹）

第五篇

儿童牙病和老年口腔疾病

第二十四章　儿童牙病

教学课件

学习目标

素质目标

（1）具备爱伤意识，有人文主义关怀精神和高尚的职业道德。

（2）具备良好的学习态度及严谨的工作作风，提升科学的思维方法和不断创新、与时俱进的观念。

（3）具备人际沟通能力及团队协作精神。

知识目标

（1）掌握：儿童龋病、牙髓病和根尖周病的临床表现、诊断要点及治疗方法；儿童咬合发育问题的原因及处理方法；儿童牙外伤的分类及处理要点。

（2）熟悉：儿童牙颌系统的解剖生理特点；儿童就诊行为管理概念及方法。

（3）了解：系带修整术，阻生牙的开窗助萌术，乳牙、年轻恒牙拔除的适应证、禁忌证及操作方法。

能力目标

（1）能对儿童各类牙病进行宣教。

（2）能够对儿童龋病、牙髓病和根尖周病作出初步诊断及制订治疗计划。

（3）能够对儿童咬合发育问题及儿童牙外伤后作出初步的处理。

案例导入

【案例】

患者，男性，8 岁。患儿 2 年前因右下后牙疼痛，到某口腔诊所治疗两次后，疼痛消失。3 天前右下后牙再次发生疼痛，睡觉时也自觉疼痛，1 天前疼痛加重，进食冷热食物时更甚。检查：患儿一般状况好，查体合作，全身未见明显异常。口腔检查：84 𬌗面白色充填物，冷水刺激无反应，松动度Ⅱ°，叩诊不适，见颊侧根尖部牙龈有一小瘘口；85 𬌗面龋坏，探痛明显，冷热刺激较敏感，叩诊不适；46 𬌗面见龋坏，有食物嵌于洞内，探及龋坏稍敏感，热诊测试牙齿颊面与左侧对照牙相同；74 缺失。余未见异常。

【问题】

1. 初步估计其主诉牙为哪一颗？依据是什么？
2. 为进一步明确诊断，还应作何种检查？
3. 请制订进一步治疗方案。

·核心知识拆解·

儿童时期，机体随生长发育而不断发生变化，各器官由小变大，由简单变复杂，在牙、牙列、咬合、颌骨等方面同样有着明显的变化。儿童牙颌系统在发生生理变化的同时，如果受到各种因素的影响，也会导致一些异常或疾病的发生。本章着重介绍儿童时期乳恒牙萌出的时间和顺序、乳牙牙根生理性吸收及乳恒牙的替换、3 个牙列阶段，以及乳牙和年轻恒牙的解剖生理特点及乳恒牙的临床鉴别；儿童乳牙龋好发部位、患龋因素、患病情况及危害性、常用分类及临床表现、诊断、治疗与年轻恒牙龋的特点、分类及诊断、治疗；乳牙及年轻恒牙牙髓病和根尖周病的临床特点、检查与诊断及治疗；儿童牙外伤的临床分类、临床表现、治疗原则和治疗方法。同时还介绍儿童就诊行为管理；儿童各种咬合发育问题的原因、临床表现及处理；乳牙及年轻恒牙拔除的适应证、禁忌证，并强调第一恒磨牙拔除后的处理等。了解儿童牙颌系统解剖生理特点以便对儿童各种口腔疾病作出更好的处理方案。

第一节　儿童牙颌系统的解剖生理特点

一、儿童分期

儿童的生长发育常表现出与年龄相关的规律性，临床上按年龄将儿童划分为胎儿期、新生儿期、婴儿期、幼儿期、学龄前期、学龄期及青春期。各时期之间关系密切，没有严格的界限。儿童分期与易患口腔疾病见表 24-1。

表 24-1　儿童分期、时间与易患口腔疾病

分期	时间	易患口腔疾病
胎儿期	受精卵形成至出生前	乳牙釉质发育不良
新生儿期	出生～1 个月	口腔白念珠菌感染
婴儿期	1 个月至 1 岁	乳牙迟萌、恒牙釉质发育不良
幼儿期	1～3 岁	乳牙外伤、龋病

续　表

分期	时间	易患口腔疾病
学龄前期	3 岁至 6 ～ 7 岁	龋病、乳牙外伤
学龄期	6 ～ 7 岁至 11 ～ 14 岁	龋病、牙列畸形、乳牙滞留
青春期	女孩 11 ～ 12 岁至 17 ～ 18 岁 男孩 13 ～ 14 岁至 18 ～ 20 岁	错殆畸形、龋病、龈炎

二、牙齿的发育

牙齿是咀嚼器官的重要组成部分。人类有两副牙齿，第一副发育的是乳牙，然后逐渐有规律地被恒牙替换。牙齿的发育过程包括牙胚的发生、牙体组织的形成和牙的萌出三个阶段，又称生长期、钙化期和萌出期。每个牙齿发育的时间不同，总结牙发育的特点为：一定时间、一定顺序、左右对称性发育。

（一）牙胚的发生

胚胎 5 ～ 7 周，外胚间叶组织诱导上皮增生，形成原发性上皮板，上皮板继续生长并分叉为颊侧的前庭板和舌侧的牙板，牙板在向深层结缔组织内延伸，在其最末端细胞增生，进一步发育成牙胚。牙胚由三部分组成，具体如下。①成釉器：起源于外胚层，形成牙釉质。②牙乳头：起源于外胚间叶，形成牙髓和牙本质。③牙囊：起源于外胚间叶，形成牙骨质、牙周膜和固有牙槽骨。

胚胎 4 个月左右恒牙胚开始发生。

（二）牙体组织的形成

牙体组织的形成包括牙釉质、牙本质、牙髓、牙根、牙周组织的形成。在这个过程中，牙釉质和牙本质的形成交替进行，层层沉积。在钟状晚期，成釉器细胞增殖分化形成牙釉质，牙釉质形成包括有机质形成、有机质矿化两个阶段。牙本质的形成是由成牙本质细胞完成的。牙本质首先在切缘和牙尖处形成，然后沿着牙尖的斜面向牙颈部扩展，直至整个牙冠部牙本质完全形成。在牙本质不断形成的同时，成牙本质细胞向中心移动，牙乳头的体积逐渐缩小，待原发性牙本质完全形成后，牙髓腔内的多血管结缔组织，即为牙髓。当牙冠发育即将完成时，牙根开始发生。牙颈部的上皮根鞘包绕着牙乳头细胞向根方增长，形成根部牙本质和牙髓。随着牙根的发育，牙囊细胞形成牙周组织，包括牙骨质、牙周膜和牙槽骨。

（三）牙的萌出

牙的萌出是牙突破牙龈黏膜，逐渐暴露于口腔，到与对颌牙产生咬合关系的全过程，也称出牙。牙的萌出具有一定的生理特征：每个牙均有比较恒定的萌出时间，但由于个体遗传、疾病或环境因素等的影响，牙齿萌出时间又有个体差异；萌出有一定的顺序；左右两侧同名牙常成对萌出；下颌牙的萌出略早于上颌同名牙；一般女性略早于男性。牙萌出时会刺激三叉神经，引起唾液分泌量增加，加上小儿的吞咽功能还不完善，口底又浅，唾液往往流到口外，称为生理性流涎。这种现象随口底的不断加深和牙齿的萌出会自然消失。

1. 乳牙的萌出时间和顺序 乳牙萌出一般在出生6个月左右，最早从下颌乳中切牙开始，然后到上颌乳中切牙，上下乳侧切牙，上下第一乳磨牙，上下乳尖牙，直至上下第二乳磨牙，约在2岁半基本全部萌出。3岁半时乳牙牙根基本发育完成。乳牙萌出时间及顺序见表24-2、表24-3。

表24-2 乳牙萌出时间

牙位	Ⅰ	Ⅱ	Ⅲ	Ⅳ	Ⅴ
萌出时间（月）	6～8	8～12	16～22	12～16	20～30

表24-3 乳牙萌出顺序

顺序	1	2	3	4	5	6	7	8	9	10
牙位	下颌Ⅰ	上颌Ⅰ	下颌Ⅱ	上颌Ⅱ	下颌Ⅳ	上颌Ⅳ	下颌Ⅲ	上颌Ⅲ	下颌Ⅴ	上颌Ⅴ

2. 恒牙的萌出时间和顺序 恒牙的萌出一般在5～7岁开始，12～14岁完全萌出（除第三磨牙外）。第三恒磨牙于18岁左右开始萌出。恒牙萌出时间见表24-4、表24-5。恒牙列常见的萌出顺序如下。①下颌：6→1→2→3→4→5→7→8。②上颌：6→1→2→4→5→3→7→8或6→1→2→4→3→5→7→8（表24-6）。

表24-4 上颌恒牙萌出时间

牙位	男性（岁）	女性（岁）
中切牙	6.5～8.0	6～8
侧切牙	7.5～10.0	7～9
尖牙	10～13	9～12
第一前磨牙	9～12	8～12
第二前磨牙	10～13	9.5～12.0
第一磨牙	6.0～7.5	5.5～7.5
第二磨牙	11.5～14.0	11～14

表 24-5　下颌恒牙萌出时间

牙位	男性（岁）	女性（岁）
中切牙	6.0 ～ 7.5	5.0 ～ 8.5
侧切牙	6.5 ～ 8.5	5.5 ～ 9.0
尖牙	9.5 ～ 12.0	8.5 ～ 11.5
第一前磨牙	9.5 ～ 12.5	9 ～ 12
第二前磨牙	10 ～ 13	9.5 ～ 13.0
第一磨牙	6 ～ 7	5 ～ 7
第二磨牙	11.0 ～ 13.5	10.5 ～ 13.0

表 24-6　恒牙萌出顺序

顺序	牙位	顺序	牙位	顺序	牙位
1	下颌第一磨牙	6	上颌侧切牙	11	下颌第二前磨牙
2	上颌第一磨牙	7	下颌尖牙	12	上颌尖牙
3	下颌中切牙	8	上颌第一前磨牙	13	下颌第二磨牙
4	上颌中切牙	9	下颌第一前磨牙	14	上颌第二磨牙
5	下颌侧切牙	10	上颌第二前磨牙		

三、乳牙牙根生理性吸收及乳恒牙的替换

随着恒牙胚的移动，乳牙牙根开始生理性吸收，乳牙逐渐松动直至脱落，最后被恒牙替代。

（一）乳牙牙根生理性吸收

1. 吸收特点　乳牙牙根是人体唯一能生理性吸收、消失的硬组织。乳牙牙根吸收呈间断性，分活动期和静止期，临床检查时可发现时而松动，时而稳固。一般左右同名乳牙的牙根吸收情况无明显差异。左右同名乳牙的继承恒牙位置若有差异，则乳牙牙根吸收的表现不同。如一侧继承恒牙先天缺失、发育异常或乳牙根周组织感染等病变，均可致两侧同名乳牙牙根吸收程度不等。

2. 影响因素　影响乳牙牙根生理性吸收的因素较多。其中，继承恒牙胚萌出的压力是导致乳牙牙根吸收的主要因素之一。咬合力与乳牙牙根吸收也有着密切关系。此外，继承恒牙牙囊的作用、遗传因子等都与乳牙牙根吸收有关。

（二）乳恒牙的替换

乳牙从婴儿 6 个月左右开始萌出，到儿童 6 岁左右陆续发生生理性脱落，到 12 岁左右全部被

恒牙替换。乳恒牙替换是一个复杂的生物学过程，伴随着恒牙胚的生长发育和乳牙根的生理性吸收，以及周围牙槽骨的改建。在儿童的不同年龄，乳恒牙在颌骨中的位置不断发生着变化。

乳、恒牙胚在同一骨陷窝内生长，继承恒牙胚在乳牙胚舌（腭）侧形成，恒磨牙胚在乳磨牙胚远端发育。小儿出生时 20 个乳牙胚已形成，第一恒磨牙牙胚硬组织少量钙化；出生后其他恒牙胚才逐渐发育完成。恒牙胚在颌骨内𬌗向移动，在萌出前期位于乳前牙的舌（腭）侧，乳磨牙的根分歧下方及乳牙列的远端。随着乳牙牙根生理吸收并脱落，恒牙相继萌出，替换乳牙。

四、儿童时期牙列与咬合的发育

（一）儿童时期的三个牙列阶段

儿童牙列的整个发育过程分三个阶段，即乳牙列阶段、混合牙列阶段和年轻恒牙列阶段。

1. 乳牙列阶段（6 个月至 6 岁） 从第一颗乳牙萌出到第一颗恒牙萌出之前，即称为乳牙列阶段（图 24-1）。

（1）牙列特点：3 岁前牙齿排列紧密、无间隙，3 岁以后由于颌骨的生长发育，牙列中出现散在的间隙，称为生长间隙。

（2）乳牙的作用：具体如下。①咀嚼：乳牙是儿童时期的主要咀嚼器官，用以切割和研磨食物。在咀嚼功能的刺激下，促进颌骨和牙弓的发育，从而为恒牙正常萌出和排列创造条件，同时有助于颌面部的正常发育；咀嚼还可反射性刺激唾液分泌增加，有助于食物消化和吸收。②有利于语言发育、面部美观和心理健康：完整的乳牙列有利于儿童发出准确的唇齿音，预防恒牙的错𬌗畸形，有助于颌面部的协调美观，促进儿童的心理健康。

因此，应加强儿童时期的口腔卫生宣教，强调乳牙的重要性，并注意防龋。对乳牙龋坏应早发现早治疗，避免进展为牙髓病和根尖周病而影响恒牙胚的发育；防止乳牙早失造成儿童发音不准或恒牙错𬌗畸形等，从一定程度上给儿童心理带来不良影响。

2. 混合牙列阶段（6 ～ 12 岁） 从恒牙开始萌出，乳牙逐渐脱落，至全部乳牙被恒牙替换的这一过程，口内既有乳牙又有恒牙，称为混合牙列阶段（图 24-2）。该期是儿童颌骨及牙列发育的重要时期，也是恒牙列建立咬合的关键时期。这一阶段是新生恒牙（尤其是第一恒磨牙）龋病的第一高发期。此阶段还可出现乳牙早失或滞留，常造成恒牙不能正常萌出，甚至错颌畸形。因此，应预防错𬌗畸形发生，诱导建立正常咬合；注意保护新生恒牙，及时防龋及行龋病治疗。

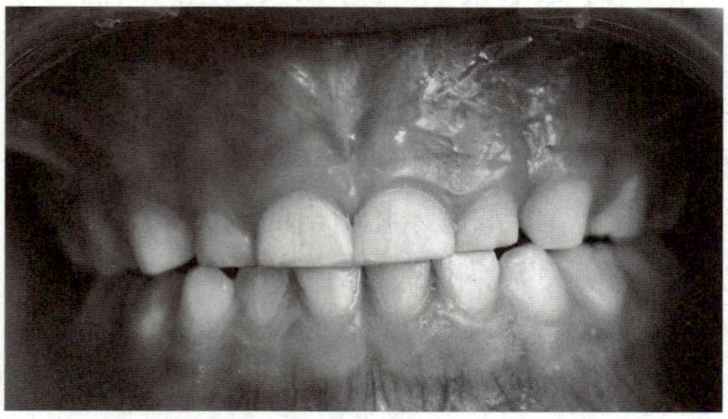

图 24-1　乳牙列

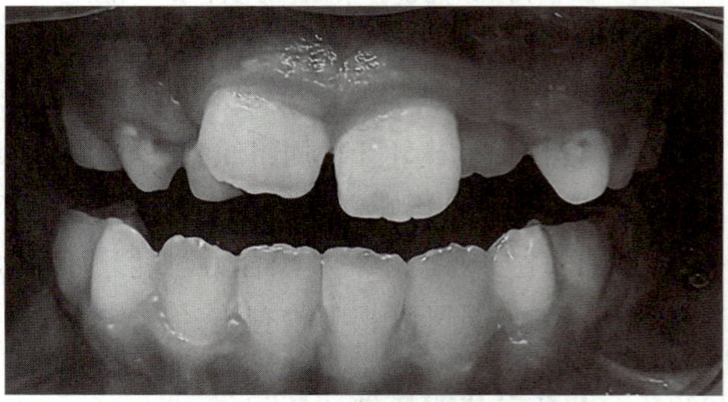

图 24-2　混合牙列

3. 年轻恒牙列阶段（12～15岁） 12岁左右，乳牙全部被恒牙替换完毕，除第三恒磨牙外，全部恒牙均萌出，但尚未发育完成，髓腔仍然较大，牙体硬组织还在不断地形成和钙化，牙根尚未发育完成，此阶段称为年轻恒牙列阶段（图24-3）。恒牙从萌出到根尖孔完全形成之前称为年轻恒牙。恒牙一般在牙根形成2/3左右开始萌出，于萌出后3～5年根尖发育完成。年轻恒牙由于矿化程度低、耐酸性差、窝沟深、尖嵴高、食物残渣不易清洁等因素，易患龋病且龋坏严重。

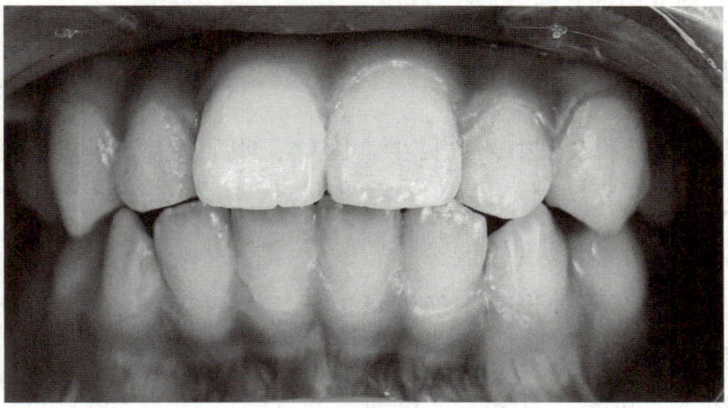

图24-3　年轻恒牙列

（二）儿童时期咬合发育的分期

随着儿童的生长发育，口腔从无牙𬌗到乳牙𬌗、替牙𬌗和恒牙𬌗的建立，牙列和咬合关系也在不断变化，临床上常用Hellman儿童咬合发育分期，其特点是根据牙龄，即儿童口腔中牙齿萌出状态进行分期。

1. 无牙期 即乳牙萌出前期，此期口腔内无乳牙萌出，口底很浅，但上下颌有较厚的龈垫。吮乳时上下龈垫夹住乳头，吸吮乳汁。

2. 乳牙咬合完成前期 此期从生后6～7个月乳牙开始萌出到2岁半左右乳牙全部萌出，是乳牙萌出的阶段。此期由无牙𬌗到建立乳牙𬌗，是婴儿口腔由哺乳功能发展到咀嚼功能和语言功能的时期。咀嚼的生理性刺激促使颌骨和咀嚼肌发育和增长，且继承恒牙开始矿化。

3. 乳牙咬合完成期 从2岁半到3岁乳牙全部萌出，直至6岁左右恒牙萌出之前。此期出现乳牙列生理间隙、牙弓发育及乳牙咬合的变化，第二乳磨牙末端平面及乳牙的磨耗等特点。

4. 第一恒磨牙或恒切牙萌出开始期 又称前牙替换期。6岁左右，第一恒磨牙或恒切牙开始萌出，此期颌骨的长、宽、高度及牙弓都显著生长。

5. 第一恒磨牙萌出完成期 第一恒磨牙萌出结束，恒前牙部分或全部萌出完成。此期牙弓长度、生理间隙、牙齿排列均发生一系列变化。尖牙间距增加，牙弓向前生长，上颌恒切牙远中向萌出，下颌切牙拥挤现象。

6. 侧方牙群替换期 临床上将恒尖牙及第一、第二前磨牙称侧方牙群。此期从9岁半开始到12岁左右，上颌切牙间隙和下颌切牙拥挤得到改善，牙齿的排列趋于正常。

7. 第二恒磨牙萌出开始期和第二恒磨牙萌出完成期 第二恒磨牙在11岁半左右开始萌出，13岁左右完全萌出。这时恒牙列形成，尖牙、前磨牙和第二磨牙建𬌗完成后，恒牙𬌗基本建立，颜面和骨骼的生长发育发生明显的变化。

8. 第三恒磨牙萌出开始期和第三恒磨牙萌出完成期 此期第三恒磨牙萌出并建𬌗，恒牙𬌗建立完成。

五、乳牙的解剖生理特点及临床意义

乳牙共20颗，上、下、左、右各5颗，分别为乳中切牙、乳侧切牙、乳尖牙、第一乳磨牙、第二乳磨牙，各同名牙上下颌形态不同，左右对称。

（一）乳牙解剖生理特点

1. 乳牙的体积及数目 乳牙体积小，数目少。因此，咀嚼效率较同名恒牙低。

2. 乳牙牙体形态及颜色

（1）牙冠为白色或青白色，光泽度较低。

（2）除乳磨牙外，其余牙牙冠外形基本似继承恒牙。

（3）𬌗面牙尖多，发育沟深而窄。

（4）牙冠近远中径大，高度短，牙颈缩窄明显。

（5）髓腔较大，髓角高，根管粗大，髓室底常有副根管。

（6）乳磨牙根分叉叉度大。

（7）乳牙根有生理性吸收。

3. 乳牙的组织结构特点

（1）牙釉质：厚度为恒牙的1/2，水及有机物含量较恒牙高。

（2）牙本质：厚度为恒牙的1/2～3/4，硬度为恒牙的1/10，水含量低于恒牙，有机物含量较恒牙高。

（3）牙髓：细胞丰富，胶原纤维少而细，神经少而稀疏，因此感觉不如恒牙敏感。

（二）乳牙解剖的临床意义

1. 乳牙钙化程度比恒牙低，且邻面接触面大，容易嵌塞食物，造成菌斑滞留，易发生邻面龋；龋病发展快，一旦发现多为深龋。

2. 乳牙体积小，硬组织薄，髓腔大，髓角高，龋坏感染易进入牙髓，引起牙髓炎或根尖周炎。临床治疗制备洞形时易穿通髓角。

3. 乳牙牙髓组织疏松，细胞成分多，血管分支多，血运丰富，活力旺盛，对感染有较强的抵抗力，牙髓感染容易形成慢性炎症过程。

4. 乳牙根尖组织活力旺盛，修复能力强，根尖病经过完善根管治疗后修复较快。

5. 乳磨牙髓室底较恒牙薄，侧支根管和副根管多，并与牙周膜相通。牙髓感染往往易从侧、副根管扩散到根分叉，影响继承恒牙胚的发育。

6. 乳牙根尖下方有恒牙胚，治疗及拔除乳牙时应避免其损伤。

六、年轻恒牙的解剖生理特点及临床意义

年轻恒牙是牙已萌出，但形态和结构尚未发育完全的恒牙。其特点及临床意义如下。

1. 因年轻恒牙萌出时间不长，牙体几乎无磨损，前牙切迹明显，后牙牙尖高而锐，窝沟较深。萌出过程中的恒牙龈缘位置不稳定，随牙萌出不断退缩，有些磨牙远中面有龈瓣覆盖。因此，年轻恒牙自洁作用较差，在临床工作中应重点预防窝沟龋的发生，可选择窝沟封闭或氟化物防龋。

2. 年轻恒牙的牙釉质较成熟恒牙薄，矿化度低，渗透性强，且髓腔大，髓角高，根管粗大。因此，一旦发生龋病，进展快，并且容易波及牙髓组织。

3. 年轻恒牙尚未形成继发性牙本质，也不存在修复性牙本质，牙本质小管较成熟恒牙粗大，管周牙本质和管间牙本质矿化度低。因此，在牙体制洞时较为敏感，应慢速磨除，水冷却降温，尽量减少对牙髓的刺激。

4. 年轻恒牙的牙髓组织较成熟恒牙疏松，细胞成分多，血运丰富，活力旺盛。因此，抵抗感染能力和组织修复能力较强，有利于控制感染，为保存活髓治疗提供了条件；年轻恒牙的根尖孔大，根尖组织疏松，牙髓感染易向根尖扩散，形成根尖周炎。

5. 年轻恒牙牙根尚未发育完全，根尖孔常呈喇叭状，其下方为牙乳头。牙乳头是形成牙髓、牙本质和牙根的重要组织。如牙乳头被破坏，牙根即停止发育。因此，年轻恒牙的治疗，应尽可能地保存活髓，促使牙根继续发育；牙髓已坏死者，治疗时应避免损伤牙乳头，而影响根尖发育。

七、乳恒牙的临床鉴别

乳牙与恒牙可通过以下特点进行鉴别。

1. 色泽 乳牙色白，光泽度较低；恒牙淡黄色，光泽度较高。

2. 大小 乳牙较同名恒牙小，且无前磨牙，在完整牙列上可参考牙齿排列次序来判断乳恒牙。

3. 形态 乳牙牙冠近远中径大，高度短，牙颈明显缩窄；恒牙无此特点。

4. 磨耗度 与恒牙相比，乳牙萌出早且易磨耗，因此乳牙䶪面磨损多，切嵴平；恒牙磨损小，切缘有切嵴。

5. 髓腔 乳牙髓腔大，根管粗，根分叉叉度大，牙根有生理性吸收，常见继承恒牙胚（图24-4）。

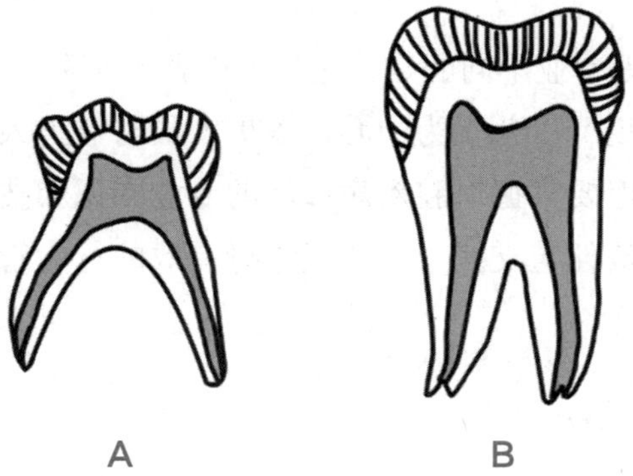

图24-4 乳牙和恒牙示意图

A. 乳牙；B. 恒牙。

第二节　儿童就诊行为管理

由于儿童自身的心理和生理特点，使得行为管理在儿童口腔治疗工作中极其重要。儿童口腔诊疗行为管理是在儿童口腔检查、诊断和治疗过程中，医护人员采用合适的语言、情感交流或一定措施，及时发现和消除儿童恐惧、焦虑和紧张情绪，建立儿童对口腔治疗环境的适应力，提高诊疗操作中儿童对疼痛的耐受力，从而获得儿童和家长的信任和配合，保证治疗的顺利进行。儿童口腔治疗行为管理是儿童口腔科医护人员所要掌握和经常运用的一项临床技术，也是衡量医疗技术水平的重要标志之一。

一、概述

（一）儿童口腔诊疗过程中的不良心理反应

1. 恐惧　由于儿童对以往就诊过程中如吃药、注射的不良感受，对穿白大褂的医师或注射的护士常常有一种畏惧感。陪护人在就诊前过分叮嘱，口腔诊室的尖锐器械和设备噪音等，都会强化儿童的恐惧心理，常使儿童痛觉过敏、痛阈下降。治疗过程中的不适又会加重儿童内心的恐惧体验，甚至发展为牙科恐惧。

2. 焦虑　儿童就诊时，由于焦虑引起紧张性升高，常表现出烦躁、出汗、脸色发白、心跳加快、情绪波动，甚至打嗝、呕吐、尿频等，有的还出现假性抵抗和不合作。

3. 拮抗　冲动型拮抗表现出哭闹、喊叫、乱打乱踢、躺在地上发脾气或谁的话也不听等。被动型拮抗表现为不说话、不哭闹，但是行为上有意与医师的要求对着干，讲道理和恐吓均无作用。

（二）儿童口腔科医患关系的特点

儿童口腔科临床工作与其他专业不同的是，它是由患者（儿童）、监护人与医护人员三者构成相互影响的三角关系。这一关系里，以儿童为中心，医护人员与监护人共同努力，来服务儿童口腔健康。这一过程中，医护人员不但要掌握口腔疾病诊治的专业知识和技能，制订诊疗计划和实施口腔治疗，还要与监护人沟通取得信任与支持、对儿童进行有效的行为管理，只有这样才能保证诊疗工作的有序进行，获得良好的疗效。

（三）影响儿童口腔诊疗行为的因素

1. 年龄　各年龄段的儿童看牙都会产生焦虑和紧张。一般情况下，随着心智的发育，儿童年龄越大越容易进行行为管理。

2. 儿童及家长对口腔疾病的认知程度　有学者建议，第一次就诊不做治疗，只和医务人员做适应性交流。家长及儿童在对牙科疾病有了一定认知后，做好心理准备，可减轻焦虑。在治疗的过程中，在不影响治疗效果的情况下，先做无痛、简单、不费时的治疗，如口腔检查、涂氟、教刷牙、简单充填等。有痛或复杂治疗者待儿童适应后再进行。

3. 家长焦虑程度　高度焦虑的家长会对儿童的行为产生负面影响。

4. 疼痛治疗史　在儿童的治疗史中，不良治疗经历会对儿童的行为产生负面影响。而家长对自己过往治疗史中疼痛经历的认知，也会影响儿童的就诊行为。

5. 医疗环境　儿童口腔科医疗环境会影响儿童的就诊行为。诊室和候诊区，甚至医护人员的服装都应根据儿童喜欢的内容和色彩进行布置，有利于消除儿童紧张、恐惧心理。

（四）诊疗行为管理的内容及目的

儿童口腔诊疗行为管理包括非药物行为管理和药物行为管理。①非药物行为管理包括非语言性交流、告知、演示、操作、治疗前的体验、正强化、分散注意力、语音控制、模范作用、保护性固定等。②药物行为管理：又称为疼痛和焦虑的控制，包括笑气－氧气吸入镇静、口服药物镇静、静脉注射镇静和全身麻醉下儿童口腔治疗。根据儿童不同的心理行为特点、疾病状况、年龄等因素选择药物或非药物行为管理。临床上，多数儿童可以在非药物行为管理下完成治疗，对于药物行为管理，应严格掌握适应证。

儿童口腔诊疗行为管理有两个目的：一是保证对儿童所进行的治疗能高质量、顺利地完成，避免治疗过程对儿童身心健康产生不良影响。二是培养儿童良好的口腔卫生态度，帮助其养成健康的口腔卫生习惯。交流和教育是达成这两个目的的主要途径。医护人员的共情能力和交流沟通能力对其行为管理能力和技巧都有重要影响。

二、儿童口腔治疗中非药物行为管理

1. 非语言性交流　非语言性交流是医护人员与儿童之间不通过语言，而是运用姿势、面部表情的变化等来强化并诱导儿童的行为。如竖起大拇指、轻拍肩膀等，以此来提高其他管理的有效性，获得或保持患者的注意与合作。

2. 告知－演示－操作　告知－演示－操作是在临床操作前，告知儿童将要做什么，通过模拟向儿童演示将要进行的操作。在与儿童交流时，要使用儿童易于理解的词语和比喻如将口镜说成照牙齿的小镜子，将探针说成是抓小虫子的小钩子，手机去腐是给牙齿洗澡，涂布粘接剂是涂胶水等。告知－演示－操作是儿童口腔门诊常用的简单有效的行为管理方法，通过这一方法可以帮助儿童熟悉器械和诊疗过程，以消除其紧张情绪。

3. 治疗前体验　治疗前体验是带儿童到医院儿童口腔门诊参观和体验，并事先告诉儿童这次不做治疗。通过医护人员和蔼可亲的态度，让儿童消除对口腔治疗和医护人员的不良想象，同时可使儿童在第一次治疗过程中对见过面的医护人员所提的要求做出积极的反应。也可以先看其他儿童配合完成治疗的过程。

4. 正强化　正强化是医师在操作过程中，对表现较好的儿童及时进行表扬鼓励，以强化儿童这种好的行为。需要注意的是，表扬的话语不要只是简单的“你真棒”，而是要表扬具体的行为。例如，“你的嘴巴张得真大，像大老虎嘴巴一样，真棒！”。治疗过程中和结束后可以赠予小礼物作为奖励，充分利用儿童的自尊心、好胜心、虚荣心，促使患儿表现更积极。

5. 分散注意力 分散注意力是在有可能给儿童留下不美好治疗回忆的操作中，使用某些方法转移儿童的注意力，从而减少儿童对治疗的不良印象，避免儿童出现躲避和干扰治疗的行为。如准备一些儿童感兴趣的小物品或在诊疗椅上方安装屏幕播放动画片等，也可以讲一些小故事或让儿童思考治疗结束想吃什么、想玩什么等，以此来分散儿童注意力，使儿童忘记对治疗产生的恐惧及紧张情绪。

6. 语音控制 对于一进诊室就大哭大闹并安抚无效的儿童，可以通过医师的话语、语气、语调的变化来控制儿童的行为。医师用突然并坚决的命令引起儿童注意或阻止其不合作行为，使其安静下来，再进行沟通。儿童情绪稳定后，医师要转而用安慰性话语去抚慰儿童的情绪。此方法适用于3～4岁以上年龄稍大的儿童，但是对于语音控制，不同父母的接受程度不一致，应谨慎使用。

7. 模范作用 模范作用指让儿童通过观察、学习、模范榜样的行为，消除其对未知事物的恐惧，并在相同的治疗情景下重复榜样的合作性行为，为儿童进入诊室接受治疗做好思想准备，要避免让儿童看到不合作的表现。

8. 保护性固定 保护性固定是由医护人员或监护人用手，或者用一些辅助工具如约束板、约束带等来帮助固定儿童，以防止其在治疗过程中突然体动而发生意外损伤（图 24-5）。使用此项技术的儿童常常拒绝张嘴，治疗时口内可放置开口器，需要注意的是，为防止患儿呕吐，治疗前应空腹。使用约束板或约束带前，应与儿童家长或监护人充分的交流沟通，必要时签署知情同意书。

9. 其他方法 儿童口腔科临床上的行为管理是一项综合性技术。除了上面提到的方法，还可用到其他行为管理方法如积极倾听、母子分离、适度反应、行为塑造、疼痛控制等。由于儿童的年龄、个性、治疗条件、医师性格不同，在实际工作中可根据具体情况选择不同方法。在临床工作中，表扬、鼓励几乎对所有儿童适用，包括儿童在内所有人对表扬的反应都是积极的。良好的医患关系是建立在医患之间、医师与监护人之间的交流，以及相互信任的基础上，医师应不断提升自己的专业技能，取得儿童及监护人的信任，以减少儿童及监护人对治疗的恐惧及焦虑情绪。

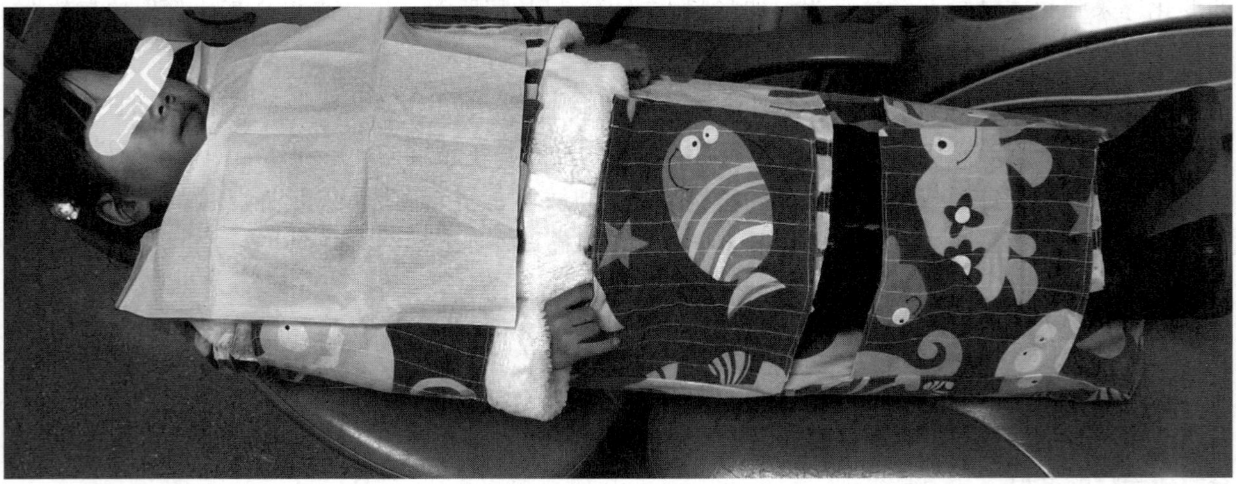

图 24-5 保护性固定

三、儿童口腔治疗中药物行为管理

儿童行为管理的重要一环就是对疼痛的控制。诊疗过程中出现的疼痛经历，会对儿童行为产生较大的不良影响，而通过局部麻醉能够有效地控制疼痛，降低不适感。儿童口腔诊疗中常用的局部麻醉方法有表面麻醉法、浸润麻醉法和阻滞麻醉法。

大多数儿童口腔科患儿可以在门诊环境下接受治疗，医师建立良好融洽的医患关系，依靠各种常规行为管理技术，可以有效地减轻或消除儿童的紧张、焦虑情绪，辅以局部麻醉等手段就可以使大多数儿童口腔患者的治疗能顺利进行。对于在此情况下仍不能适应口腔治疗的儿童，必须采取措施进一步地控制其恐惧情绪。不同深度的镇静，可以有效减轻患者焦虑、恐惧情绪，同时常可提高疼痛阈值。需要特别指出的是，从无镇静的意识清醒到意识丧失的全身麻醉是一个连续变化的过程，各阶段间没有明确的标志点，其深度很难被区分，并且意识的抑制程度可能在不同深度间波动。按对意识的抑制由浅到深分为：轻度镇静、中度镇静、深度镇静和全身麻醉。对不同镇静深度的人员培训要求和设备要求是不同的，口腔科医师经过培训后可以实施轻、中度镇静，而深度镇静和全身麻醉必须由具备麻醉医师资格的人员来完成。在口腔科临床工作中，焦虑与疼痛控制的全身药物行为管理包括笑气－氧气吸入镇静技术、口服药物镇静技术、静脉注射镇静技术和全身麻醉下儿童牙科治疗技术。

（一）儿童口腔治疗中局部麻醉

1. 表面麻醉法 常用于注射针刺部位的麻醉，如极松动的牙齿拔除、去除表浅的牙齿碎片、上橡皮障、表浅的黏膜下脓肿切开等操作及处理。

2. 浸润麻醉法 在儿童口腔临床操作中应用较多，由于儿童骨质较疏松，局部浸润麻醉效果较好。使用时可根据治疗的牙位和方法的不同选择相应的注射部位，并可以结合表面麻醉、注射手法的变化、药液推进速度的改变等进一步减少注射时疼痛的发生。

3. 阻滞麻醉法 是将局部麻醉药注射到神经干或其主要分支附近，以阻断神经末梢传入的刺激，产生麻醉效果。由于儿童克制力差，注射时疼痛会使儿童体位突然变动，存在引起针头折断或血管神经损伤的危险；麻醉药注入血管会引起中毒或血肿；阻滞麻醉由于局部麻木时间较长易造成咬伤；小儿生长发育变化较快，很难把握其准确的解剖位置，容易引起麻醉并发症。对于多个牙齿治疗，需要长时间处置的情况，可选择阻滞麻醉。但儿童口腔医师选择阻滞麻醉时需谨慎。

（二）笑气－氧气吸入镇静技术

笑气为氧化亚氮（N_2O）的俗称，1772 年由普里斯特利（Priesiley）研制成功，1844 年霍勒斯·威尔士（Horace Wells）首先将其应用于拔牙术中镇痛并取得初步成功。此后 150 多年来经过数代人的不懈努力，笑气－氧气（N_2O-O_2）吸入镇静技术愈加成熟，是目前公认的最安全、最有效而且易于患者接受的镇静方式。口腔科医师经过相关培训认定后，可以独立操作。

1. 笑气－氧气的作用

（1）镇静及镇痛：笑气－氧气具有镇静及镇痛双重作用。吸入 50% 以下浓度的笑气，可产生最小镇静及轻度镇痛作用，有效控制恐惧或焦虑情绪，而情绪放松也利于提高痛阈。其间患者呼吸和心血管功能不受影响，保护性反射存在。吸入 50% 以上浓度的笑气，可产生中度镇静到深度镇静效应，甚至全身麻醉作用。随着浓度增加，儿童的意识从清醒到逐渐丧失，自主呼吸渐不能维持，镇痛作用增强。需要注意的是，明显产生疼痛的操作如拔牙术、开髓等，单纯依靠笑气－氧气吸入不足以产生可靠的镇痛作用，反而影响其镇静效果，常需要加用局部麻醉或镇静催眠药物。笑气与其他镇静药的联合应用必须非常小心，很容易导致深度镇静或全身麻醉。必须由经过专业训练和有经验的人员来实施。

（2）失忆性：有学者研究发现，经过笑气－氧气吸入镇静后，患者往往不能回忆起紧张情绪和疼痛感觉，感觉手术持续时间非常短暂，甚至忘记手术过程。

（3）起效及复苏快速：笑气的药动学特点决定了笑气－氧气作用起效很快，为 30 ～ 60 秒，使用约 5 分钟后可发挥最大效应，停止吸入后迅速失效，复苏快速、完全。

2. 笑气－氧气吸入镇静技术的优点

（1）起效快：因为笑气具有很低的血浆溶解度，易于通过血脑屏障，快速达到起效浓度，因而起效快。

（2）复苏速度较快：当停止笑气吸入后，血浆中的笑气浓度可以快速降低，其速度比口服、直肠给药、鼻内或肌内注射镇静均要快。在 3 ～ 5 分钟之后就能完全从体内排出。

（3）容易控制剂量：笑气－氧气吸入镇静的镇静深度可随时通过控制笑气的浓度和流量来调节，比其他镇静技术都要容易控制，从而凸显其安全性。

（4）不良反应小：笑气－氧气吸入镇静无须注射、无创，不会出现肝、肾、脑、心血管系统和呼吸系统的不良反应。吸入笑气最常见的不良反应是恶心，多出现在使用高浓度笑气时。

3. 笑气－氧气吸入镇静技术的局限性

（1）笑气鼻罩影响上颌前牙术野。

（2）笑气吸入需要患者较好的配合，能主动使用鼻罩正确地进行呼吸。

（3）医护人员需自我保护。有回顾性研究表明，长期暴露于微量笑气的医护人员，其自发性流产概率会增高，某些癌症、肝病、肾病和神经源性疾病的发生可能与笑气暴露有关。

（4）技术和设备要求较高：操作人员需经有资质的机构进行培训。笑气－氧气吸入镇静技术设备的体积较大，成本较高。

4. 适应证的选择 笑气只用于有轻度焦虑并能够配合口腔诊疗的儿童，对极度焦虑、躁狂和反抗的儿童无效。因此，多数学者认为笑气－氧气吸入镇静技术只适用于 4 岁以上轻度焦虑者，因为该年龄段的儿童已能领会医师的指示，并懂得使用鼻罩通过鼻子呼吸；且该技术用于 4 岁以上者安全性高、不良反应少。扁桃体肿大、鼻塞、上呼吸道感染等会妨碍笑气－氧气吸入；中耳炎、肠梗阻、气胸等闭合腔性疾病患者使用笑气－氧气吸入可引起相应的并发症，因此不宜应用该技术。

5. 笑气－氧气吸入镇静技术的操作流程

（1）使用前检查仪器是否正常，笑气及氧气是否充足。

（2）患者准备：告知患者及监护人术前禁食、禁饮等注意事项，并签署知情同意书。

（3）建立 100% 纯氧流量，放置鼻罩，引导患儿通过鼻罩进行呼吸，调整至舒适位置。

（4）在儿童吸入 100% 纯氧时，根据儿童呼吸量调整合适的气体流量（一般控制在 3 ～ 5L/min），使气囊充盈处于 1/2 ～ 2/3 的状态，以便既能观察到气囊随呼吸而变化，儿童又不会有窒息感或气流过大的感觉。

（5）待儿童适应鼻罩并能通过鼻罩顺畅呼吸后，开始给予笑气，从低浓度逐渐增加，观察儿童是否出现镇静体征。建议最大浓度不超过 50%。

（6）在达到理想的镇静深度时，给予局部麻醉，开始临床操作。在治疗过程中，应根据儿童状态和操作内容来调整笑气浓度以调节镇静深度。

（7）治疗结束（或接近结束时），关闭笑气，给予吸入纯氧。吸氧时间应在 3 分钟以上，如果仍有镇静的临床体征可延长吸入纯氧时间。

6. 急救准备 笑气－氧气吸入镇静技术在绝大多数情况下是安全的，但不同镇静深度之间无明确的界限，故随着笑气浓度的增加，使用时间的延长，患者可能出现过度镇静甚至全身麻醉及其他并发症。临床医师应有效监控并具备相应急救技能，以避免上述情况的发生。在临床应用前，要全面评价患者的全身情况以保证镇静技术的合理应用。镇静全过程，确保氧气浓度不低于 30%，并配备专门的监护、急救设施。同时，由一名专职监护人员协助，在镇静的全过程中对患者心率、血氧饱和度、血压、呼吸等生命体征进行监护，并准备自动体外除颤仪、负压吸引设备、氧气按需复苏器、复苏药品等相应的急救设施。

（三）口服药物镇静技术

口服药物镇静给药是儿童口腔科临床中较为常见的轻、中度镇静时的用药途径。它具有方便、经济、毒副作用小等优点，同时也存在着由于个体差异大，医师对镇静深度的调控难以精确、药物起效时间长等不足。口服药物镇静与其他镇静方法类似，存在着潜在的镇静过度而导致呼吸抑制危及患者生命安全的问题，因此医师必须经专业培训，充分掌握药物的药理作用和代谢相关知识，才可以进行临床应用。目前儿童口腔临床工作中广泛使用的是一种短效的苯二氮䓬类药物——咪达唑仑，推荐剂量 250 ～ 500μg/kg。应用前医师应正确计算儿童所需药物剂量，并在单独安静的房间中进行口服给药，避免儿童受到其他干扰。

（四）静脉注射镇静技术

静脉注射镇静技术是一种能准确滴定使用药量，以达到理想镇静深度的给药方式。因为药物直接注射入血，无吸收过程限制，几个循环之内便可获得最佳效果。在使用静脉靶控输入方式下，通过调节单位时间内进入体内的药量维持所需镇静水平。技术缺点：儿童对注射的恐惧会造成建立静脉通路的困难；由于静脉给药直接入血，其风险较其他给药方式更大，如错误放置静脉导管可能产生药物外渗入组织、血肿、药物误注射到动脉内等并发症。另外，等剂量药物静脉注射所引起的变态反应比口服或肌内注射所引起的反应更快。因此，应用该技术前要先进行皮肤试验，观察患者有无变态反应或对该药物是否敏感。治疗过程中要进行严格的监护，并提前建立静脉通路，防止出现意外时增加抢救难度。

（五）全身麻醉下儿童牙科治疗技术

自从 1951 年托马森（Thomason）第一次将牙科全身麻醉（简称：全麻）技术应用于儿童龋病治疗和牙拔除术以来，全身麻醉下儿童口腔治疗技术，已成为对常规行为管理方法无效的儿童最常应用的行为管理方式。只要严格把握适应证，完善术前评估，运用正确的麻醉方法，那么全身麻醉下实施儿童口腔治疗是一种安全的技术。

全身麻醉是医师解决患儿口腔问题的终极行为管理方法，需严格掌握适应证。以下情况可以考虑进行。①儿童有智力或全身性疾病等问题，无法配合常规治疗。② 3 岁以下且需立刻治疗的低龄儿童。③非常不合作、恐惧、不能交流，且短期内其行为无法改善的需要治疗多牙者。④儿童有多牙需要治疗，但儿童和 / 或监护人无多次就诊条件。⑤因急性感染、解剖变异或过敏等原因造成局部麻醉无效者。⑥为避免保护性固定下治疗对儿童心理造成伤害或发生医疗危险。当儿童仅有个别牙需要治疗，且能配合完成治疗；或有不适宜做全身麻醉的身体状况时，不得采用全身麻醉技术进行口腔治疗。

在选择全身麻醉治疗时，操作过程中需遵循牙齿治疗的相关规范，在保证治疗质量的前提下，除特殊情况外一般应一次完成所有需要进行的治疗。治疗结束后医师应对患者进行是否出现全身麻醉药物引起的生理、心理的不良反应及口腔治疗效果的随访。

第三节　儿童龋病

一、乳牙龋病

乳牙患龋率高，患病时间早且发展快，常因儿童无自觉症状而被忽略，但因其多发且危害大，应当引起家长及临床医师的重视。

（一）好发部位与患龋因素

1. 好发部位　乳牙龋病以下颌乳磨牙最多，上颌乳磨牙和上颌乳前牙为次，下颌乳前牙最少。乳牙龋病好发牙面：乳中切牙的近中和唇面，乳磨牙的𬌗面及邻面。各年龄段的乳牙龋病发生部位有明显特点：1 ～ 2 岁时好发于上颌乳前牙的唇面和邻面（图 24-6），3 ～ 4 岁时好发于乳磨牙𬌗面的窝沟，4 ～ 5 岁时好发于乳磨牙的邻面。乳牙龋病多呈对称性，左右同名牙可同时患龋。

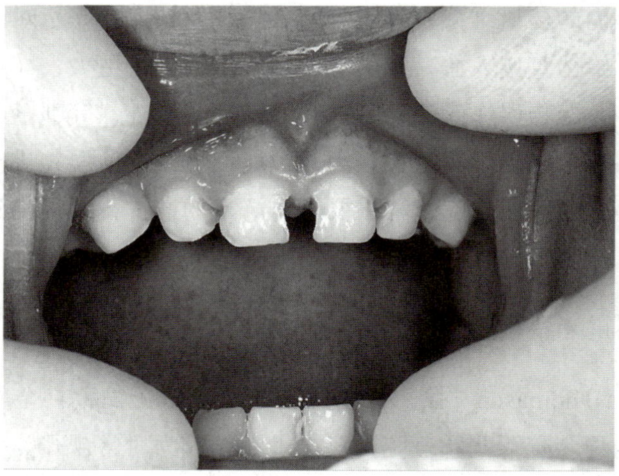

图 24-6　乳牙邻面龋

2. 患龋因素　乳牙由于牙冠解剖形态、组织结构、口腔清洁和自洁作用、饮食等特点而易患龋病。

（1）解剖形态特点：乳牙牙颈部缩窄，牙冠近颈 1/3 隆起，𬌗面沟裂点隙多而深等解剖特点，加之邻牙之间面面接触，乳牙列的生理间隙，容易滞留食物，成为不洁区。

（2）组织结构特点：乳牙牙釉质、牙本质薄，钙化度低，抗酸力弱；进软质食物多，黏稠、含糖量高，易发酵产酸。

（3）口腔清洁作用差：儿童年龄小，对牙齿清洁效果不好，很多家长又不够重视等易使菌斑、软垢及食物附着于牙面而致龋。

（4）口腔自洁作用差：儿童睡眠时间长，在睡眠期间口腔处于静止状态，唾液分泌往往较少，不利于自洁，细菌易繁殖，从而易致龋坏。

（5）饮食特点：儿童多食流体、半流体、软性等食物，含糖量高，黏性强；另一方面，儿童也喜好甜食。这些食物易附着于牙面产酸而致龋。

（二）患病情况及危害性

1. 患病情况　乳牙在萌出后不久即可患龋，与恒牙相比，乳牙龋病发生较早。我国乳牙龋病情况的报道显示，1 岁左右起即直线上升，7、8 岁时达到高峰。此后，由于乳恒牙替换，新生恒牙陆续萌出，乳牙患龋率下降。2018 年《第四次全国口腔健康流行病学调查报告》结果显示 2015 年 3 岁儿童乳牙患龋率 50.8%，龋均 2.28 只，未治疗率高达 98.5%；4 岁儿童乳牙患龋率 63.6%，龋均 3.4 只，未治疗率 97.1%；5 岁儿童乳牙患龋率高达 71.9%，龋均 4.24 只，未治疗率 96.0%。此组数据可以看出，低龄儿童乳牙患龋率高且患病后其家长重视度极低，我国儿童乳牙龋病的防治工作任重而道远。

乳牙龋病的特点是发病早，患龋率高，龋坏进展快，范围广泛，自觉症状不明显，修复性牙本质形成活跃。

2. 危害性　乳牙龋病对儿童的局部和全身都有不良影响。

（1）局部影响：①乳牙因龋病形成龋洞，造成食物残渣滞留、细菌聚集，使口腔卫生状况恶化。②多颗龋坏的牙齿会影响咀嚼功能，特别是多颗磨牙的龋坏，会使咀嚼功能下降，有时还会引起偏侧咀嚼，长期可致面部发育不对称。③前牙多颗牙齿龋坏及缺损，影响准确发音和面部美观。④破损的牙冠易损伤局部口腔黏膜组织。⑤乳牙龋病致牙髓炎及根尖周炎后，可影响继承恒牙牙胚而造成其牙釉质发育障碍，还可造成局部牙槽骨破坏，影响恒牙正常萌出。⑥乳牙因龋早失，可以造成继承恒牙所占间隙缩小，萌出间隙不足而发生萌出位置异常，导致牙列畸形。

（2）全身影响：①由于儿童处于生长发育时期，乳牙龋病严重时咀嚼功能降低，影响儿童的营养摄入，从而影响全身的生长发育。②龋病发展成的慢性根尖周炎可以作为病灶牙使机体的其他组织发生病灶感染，如慢性肾炎、风湿性关节炎、蛛网膜炎等。③乳前牙的龋病影响美观，给儿童心理造成一定影响。

▶知识拓展

医者仁心：用心守护、用爱关怀

70 岁的奶奶带着 6 岁孙女小果果去看牙医，但小果果特别胆怯，不爱说话。经口腔检查，医师发现几乎全口乳牙均患龋。奶奶诉小果果独立性强，性格内向，3 岁时父母离异。医师面带笑容，耐心地与小果果交流，小果果向医师道出了自己的小秘密：“因为害怕，晚上总是含着糖果入睡。”经过医师几次从身到心，从症到因的沟通治疗后，小果果露出了自信的笑容。

（三）分类及临床表现

1. 常见类型及临床表现

（1）浅龋（釉质龋）：龋坏局限于釉质层，患儿无自觉症状，视诊点隙窝沟呈墨浸状着色，且不易去除，探之粗糙或探针尖能稍插入，不易滑动，有钩挂感；平滑面可有白垩色或黄褐色斑块。对邻面龋，可结合牙线、X 线检查等协助诊断。

（2）中龋（牙本质浅龋）：龋坏进展至牙本质浅层，可有激发痛，但乳牙多不明显；龋洞内有食物残渣，有探痛和冷热刺激痛，但不如年轻恒牙明显，洞底有软化牙本质，可呈黄褐色、棕褐色或棕黑色。

（3）深龋（牙本质中、深度龋）：龋坏近髓但未穿髓，刺激痛较中龋明显，无自发痛。

2. 特殊类型及临床表现

（1）环状龋：乳前牙唇面、邻面龋快速发展可形成围绕牙颈部，环绕牙冠的龋病。环状龋多发生于牙冠中 1/3 至颈 1/3 处，有时切缘残留少许正常的牙釉质、牙本质（图 24-7）。环状龋的形成与乳牙牙颈部出生后牙釉质的矿化度低有关。环状龋的发生和局部食物易滞留及自洁作用较差亦有关。

微课：
乳牙龋的
特殊类型

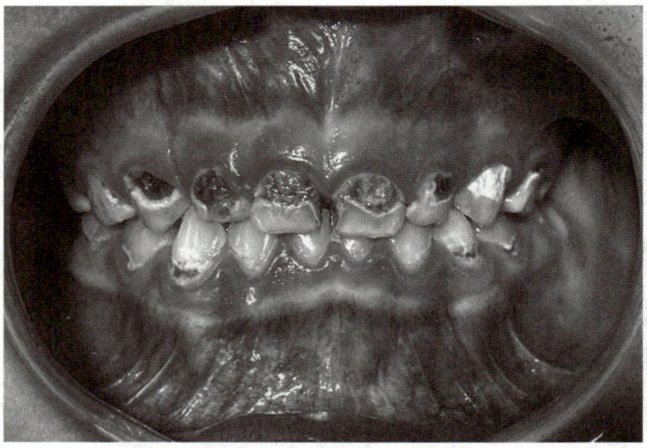

图 24-7 乳牙环状龋

（2）猖獗龋：突然发生、范围广、进展快，常侵及不易患龋的牙位或牙面，且随乳牙龋坏的进展很快发生牙髓感染的龋病称为猖獗龋，也称猛性龋（图 24-8）。临床表现为同一个体的大多数乳牙，甚至全部乳牙在短期内同时患龋，牙冠很快被破坏，甚至成为残冠和残根。多见于喜食甜食而口腔卫生状况较差的儿童，因甜食及口腔卫生条件会影响唾液的质和量，故即使易受唾液自洁作用不易患龋的下颌乳前牙也会发生龋坏。严重的乳牙釉质发育不全及头颈部肿瘤放疗或其他疾病导致唾液腺破坏也是猖獗龋发生的重要病因。

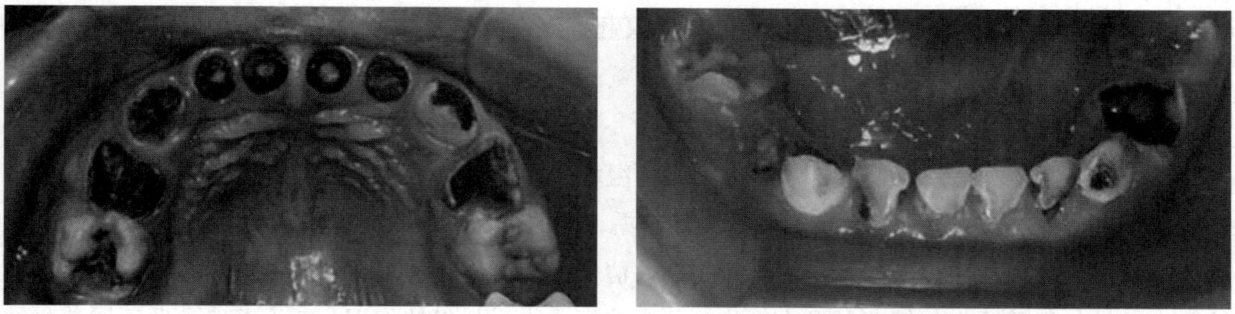

图 24-8　乳牙猖獗龋

A. 上颌；B. 下颌。

（3）低龄儿童龋：指小于 6 岁的儿童患龋。由于不良的喂养习惯是导致此种龋患的主要原因，故又称喂养龋或奶瓶龋。典型的临床特征是发病早，常表现为上颌乳前牙唇面和上颌第一乳磨牙殆面的广泛性龋坏。往往有含奶瓶入睡，睡前喝奶后不刷牙，牙齿萌出后夜间喝奶，母乳和奶瓶喂养时间延长，过多进食含糖饮料、饮食等经历。

（四）诊断

诊断的基本方法同成人龋，可用以下方法诊断。

1. 问诊　通过询问患儿及家长，主要是了解患龋牙齿的部位、时间、症状。同时，还要了解患儿的喂养史、饮食习惯、口腔卫生习惯等与龋病发生相关的因素。

2. 视诊　清洁牙面，仔细观察有无龋洞及颜色、光泽度的改变，如浅龋在光滑面有白垩色或黄褐色改变，点隙窝沟可有墨浸状着色。视诊应全面，重点观察龋好发的部位，如窝沟点隙、邻面边缘嵴、牙颈部等。

3. 探诊　浅龋时，点隙窝沟或邻面探诊会有粗糙感或探针尖能插入。对已形成龋洞的中龋、深龋，可探查其深度，了解洞底的软、硬度，有无穿髓点及探痛。

4. 温度测试　冷诊法可用三用枪的冷气或冷水、小冰棒、氯乙烷棉球等接触患牙；热诊法可用热牙胶刺激患牙。根据对刺激的反应，可判断牙髓健康状况。由于儿童的认知及表达能力有限，加上恐惧心理，此项检查结果可信度低，临床很少使用。

5. X 线检查　龋病在 X 线检查时会显示透射影像，对于邻面龋、继发龋、浅行性龋等，用视诊和探诊均不易发现，可运用 X 线检查进行辅助检查。利用 X 线检查还可以判断龋洞洞底与髓腔的关系。

（五）乳牙龋的治疗

1. 治疗目的　终止龋病的发展、保护牙髓的正常活力，避免因龋而引起并发症；恢复牙体的外形和咀嚼功能，维持牙列的完整性；使恒牙能够正常萌出，有利于颌骨的生长发育；有利于正常的发音与美观，有利于儿童的身心健康。

2. 治疗方法

（1）药物治疗：用药物终止龋病发展的方法，称为龋病的药物治疗，也称非手术治疗。主要适用于龋坏面广泛不易制备洞形的浅龋或环状龋。常见于乳前牙邻面和唇面，有时也可见于乳磨牙的殆面和颊面。药物治疗并不能恢复牙体外形，仅起抑制龋病进展的作用。常用药物有2%氟化钠、1.23%酸性氟磷酸钠溶液、8%氟化亚锡、10%氨硝酸银、75%氟化钠甘油糊剂、38%氟化氨银、氟保护漆等。

操作步骤具体如下。①修整外形：去除龋坏组织、无基釉及锐利边缘，形成自洁区（图24-9）。②清洁牙面、干燥、隔湿：涂药前去除牙面的软垢，牙面清洁后应吹干，用棉卷隔湿，辅以吸唾器，以免唾液污染牙面。注意，如果应用含氟制剂，清洁牙面时不宜使用含碳酸钙的摩擦剂，因药物中的氟离子易与碳酸钙中的钙离子形成氟化钙，影响氟化物对牙齿的作用。③涂药：参照不同药物的使用说明，常规操作时应反复涂擦2～3分钟，每周涂1～2次，3周为一个疗程。使用腐蚀性药物时，药棉切忌浸药过多，结束时应拭去过多的药液，以免流及黏膜造成损伤。涂药后30分钟内不漱口、不进食。

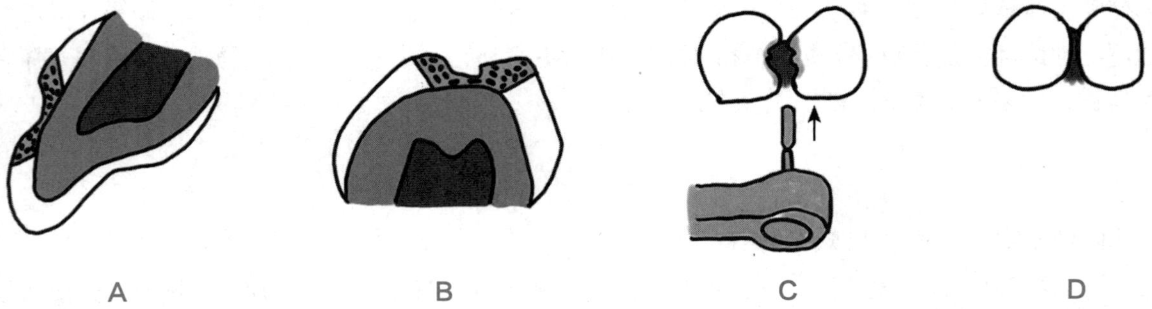

图24-9　乳牙龋病药物治疗时修整外形示意图

A、B. 去除软化的龋坏组织；C. 修整外形；D. 形成自洁区。

（2）再矿化疗法：为配置不同比例的钙、磷和氟化物的矿化液，通过含漱或浸润牙面一定时间，使早期釉质龋或牙本质龋再矿化。但不能使已形成的龋洞恢复。再矿化液的组成：氯化钙8.9g、磷酸三氢钾6.6g，氯化钾11.1g，氟化钾0.2g，蒸馏水1000ml。

（3）充填修复治疗：即去除龋坏组织，制备洞形，用牙科材料充填窝洞，以恢复牙冠形态与功能的方法，称为充填修复治疗。在制备洞形时应考虑到乳牙牙体解剖组织结构特点，预防穿髓。充填时考虑乳牙列生理间隙特点，不必勉强恢复邻接点。但多颗牙龋坏时，应注意恢复咬合高度。充填修复治疗常用充填材料有复合树脂、玻璃离子、银汞合金等。具体方法参见第二篇第三章第五节龋病的治疗中牙体充填修复治疗。此外，亦可采用嵌体修复治疗。

（4）冠修复治疗：冠修复治疗是用锤造、铸造冠或成品冠来进行修复因龋坏造成牙体缺损的方法。临床上常采用金属预成冠修复，磨除牙体组织少，能获得良好固位，易恢复牙体外形及功能（图24-10）。

1）适应证：对于牙体严重缺损不能常规备洞充填修复者，一个牙同时多个牙面龋坏，冠折牙，牙髓治疗后有冠折危险的乳牙，牙釉质发育不全用树脂材料难以修复的乳牙，龋病活跃性强，易发生继发龋者，以及在间隙保持器中作固位体等，都可以采用此种方法。目前为止，尚无任何充填材料在固位方面能优于金属预成冠。

2）操作步骤：具体如下。①牙体预备：𬌗面一般去除 1.0 ～ 1.5mm 牙体表面，邻面以能容纳金属预成冠的厚度为度，颊舌面一般不需要预备，除非近颈 1/3 处特别隆起时适度预备。②成品冠的选择、修整：按牙位及其大小选择合适的预成冠，参照所制备牙的牙冠高度及颈缘曲线形态剪除、修整预成冠的高度及颈缘，颈缘以达龈下 0.5 ～ 1.0mm 为宜。磨光颈缘以免刺伤牙龈。③粘固并检查：试戴合适，仔细检查𬌗面有无高点，牙颈部是否密合，然后用玻璃离子水门汀或聚羧酸锌水门汀等进行粘接，最后用探针或牙线清理颊舌面及邻面多余的粘接剂。

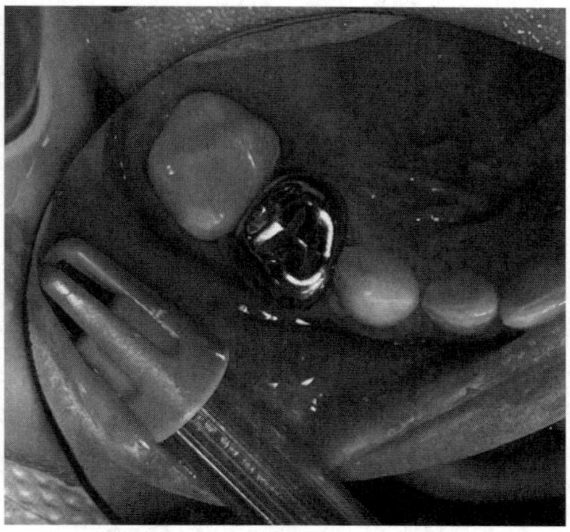

图 24-10　右上颌第一乳磨牙金属预成冠

3. 注意事项

（1）做好沟通交流，取得儿童的配合：在乳牙龋治疗中，由于儿童心理发育未健全和耐受力低等因素，需耐心做思想工作，以童心交流，用形象语言说明龋病的害处，同时还要以和善的态度、熟练的技术取得患儿的信任和配合，争取患儿自愿接受治疗。

（2）积极取得家长的信任：在治疗开始前，首先要向家长说明治疗目的、意义和方法，取得家长的理解，必要时需家长陪同儿童治疗。

（3）避免疼痛：治疗时尽量采用无痛技术，在局部麻醉下去龋或采用微创去龋法治疗。治疗后给予患儿鼓励或奖励，以便后期治疗取得儿童更好的配合。

（4）防止意外露髓：由于乳牙釉质薄、髓腔大、髓角高，制备洞形时若操作不慎易造成意外穿髓，必要时可采用试补二次去龋法完成治疗。术者一定要熟悉乳牙解剖形态，加强责任心，尤其在使用高速手机去腐、制备洞形时要多加小心，以免因操作不慎或对牙髓腔解剖不熟悉，意外暴露健康牙髓使儿童遭受痛苦。

（5）分次分批治疗患牙：对患牙多的儿童首次可治疗 1 ～ 2 颗患牙或仅作一般检查，避免治疗中产生不愉快的经历不利于后期治疗。

（6）使用含氟制剂时，为防止儿童吞服的危险，应严格规范操作，并及时吸唾。

（7）避免腐蚀性药物对软组织的灼伤：硝酸银、氟化氨银等药物都有腐蚀性，使用过程中要预防药物溢及牙龈或唇颊黏膜导致局部化学性灼伤。因此，器械盘要整洁，药棉应放在一定的部位，勿使器械无意中沾染药液，以致操作时又沾到黏膜造成灼伤。

▶知识拓展

乳牙嵌体修复

随着CAD/CAM技术的发展，过去需两步法完成的嵌体修复也可以在一个诊疗单元内完成，所使用的材料也由金属为主逐渐发展为多种备选材料。嵌体修复乳牙窝洞的优点：能很好地恢复患牙的解剖形态，尤其是邻面、牙颈部等较难恢复完善的部分，能恢复理想的牙间接触点，可修复范围较大，又因其物理强度强而不易折裂，修复体保存率高，修复后继发龋少，可选用牙色材料，美观性好等。缺点：牙体制备时需去除的牙体组织较充填法多，制作的金属嵌体修复体颜色与牙体不协调，嵌体的制作尚需技工配合。

二、年轻恒牙龋病

年轻恒牙指虽然已经萌出但是在形态和结构上尚未发育完全的恒牙。其牙髓腔大，髓角高，根管壁薄，根尖孔未发育完全，有发育和萌出潜力。保护与及时治疗年轻恒牙，形成健全的恒牙列是儿童口腔科的主要任务之一。

（一）临床特点

1. 发病早，易发生潜行性龋 在儿童替牙期，随着恒牙的逐渐萌出，患龋率也开始升高，往往被家长误认为是乳磨牙而不予重视，延误其治疗。尤其是第一恒磨牙（俗称六龄牙），萌出早，患龋亦早，常因釉板结构的存在，致龋细菌可直接在牙体内部形成龋洞，而牙体表面完好无损，即发生潜行性龋。

2. 矿化低，耐酸性差，易患龋且进展快 年轻恒牙窝沟裂较深，矿化度比成熟恒牙低，抗压力低，牙本质小管粗大，耐酸性差，加之儿童及青少年喜好碳酸饮料，导致年轻恒牙易患龋，其进展快，常波及牙髓，形成牙髓炎和根尖周炎。

3. 好发牙位及部位 年轻恒牙龋好发于第一、第二恒磨牙的𬌗面及邻面，上颌中切牙邻面。此外，下颌第一恒磨牙的颊侧沟、上颌第一恒磨牙的腭侧沟及上颌切牙舌侧窝也是龋病易发生的部位。

（二）分类及诊断

年轻恒牙龋的分类及诊断参见第二篇第三章第三节中龋病的分类、第四节龋病的诊断。

（三）治疗

1. 治疗特点

（1）对年轻恒牙的治疗，保护牙髓尤为重要。因为年轻恒牙牙根或根尖孔尚未完全形成，健康牙髓是牙根发育的根本保证。

（2）由于年轻恒牙髓腔大、髓角高等，制备洞形时，宜减速切削，并以水冷却，避免牙釉质发生裂纹或意外穿髓。

（3）年轻恒牙牙本质小管粗大，牙本质小管内液体成分多，髓腔又接近牙体表面，牙髓易受外来刺激。治疗时除注意保护牙髓外，还应注意无痛操作，波及牙本质中层以下深度时应间接盖髓，同时选择合适的垫底材料。

（4）由于年轻恒牙邻接点未固定，修复时不强调恢复邻接关系，而应以恢复牙冠的解剖形态为目的，以防影响以后正常的邻接关系。对累及𬌗面的龋洞，应注意恢复𬌗面形态，以便建立良好的咬合关系。

（5）年轻恒牙由于自洁作用差，龋洞充填时，应注意窝洞相邻窝沟点隙的防龋处理。

（6）年轻恒牙萌出过程中牙面上常有覆盖，治疗时可推压或切除龈瓣，便于制备洞形。

2. 治疗方法

（1）再矿化疗法：用于早期脱矿但无缺损的牙釉质龋，参见第二篇第三章第五节龋病的治疗中非手术治疗。

（2）窝沟封闭术：适用于对龋有易感倾向的年轻恒牙，在牙萌出不久后进行。方法是在点隙窝沟处涂上一层有粘接性的高分子材料，消除窄而深的窝沟有利于牙面自洁，达到防治龋病的目的。具体步骤如下。①清洁牙面：彻底清洁牙面和窝沟，并干燥。②酸蚀：蘸取酸蚀液涂布于窝沟约 30 秒后，再次冲洗、吹干牙面，可见牙面呈白垩色。③涂封闭剂：使用自固化封闭剂时，一般应在调拌开始后 1.5 ～ 2.0 分钟内完成操作。使用光固化封闭剂时，取适量封闭剂上下抖动渗入窝沟可排出空气，并均匀涂布，用量以既能封闭窝沟又不影响咬合为准。④固化：自固化封闭剂一般在 1.5 ～ 2.0 分钟固化。光固化封闭剂涂布后用光固化灯照射约 20 秒后固化。⑤检查：用探针检查固化程度和封闭情况，如有遗漏可重新封闭。

（3）预防性树脂充填：在窝沟点隙龋仅限于釉质及牙本质浅层时，去净腐质后再用复合树脂充填窝洞，其余相邻深窝沟用封闭剂封闭，称为预防性树脂充填。预防性树脂充填术与传统的备洞充填技术相比，保留了更多健康牙体组织，是年轻恒牙龋治疗中值得推广的一种微创技术。

（4）间接盖髓术：用于近髓的深龋。年轻恒牙龋坏较深，估计去净腐质后可能露髓，采用间接牙髓治疗，即去腐时保留部分软化牙本质避免穿髓，常采用氢氧化钙间接盖髓，隔绝细菌产酸所需底物，促进修复性牙本质形成，妥善垫底后充填。

（5）充填治疗术：应用广泛，但应注意制备抗力形和固位形，适当预防性扩展，防止继发龋，正确恢复牙体形态，以期达到正常的咬合和邻接关系。充填材料可选用玻璃离子、树脂或银汞合金等。

（6）嵌体修复：用于龋坏面积较大的患牙。对于后牙Ⅰ类洞和Ⅱ类复合洞的修复可获得较好的𬌗面外形。

（7）全冠修复：适用于牙面龋坏严重，或累及多个牙面的患牙。

第四节　儿童牙髓病和根尖周病

一、乳牙牙髓病和根尖周病

乳牙牙髓病多由深龋感染引起，为龋病的并发症。另外，外伤也可导致乳牙牙髓病。乳牙牙髓病临床症状不明显，以慢性炎症为主，急性炎症往往是慢性炎症的急性发作。乳牙根尖周病主要来源于牙髓的感染，其次是牙髓外伤及牙髓治疗过程中药物或充填材料使用不当造成根尖周组织的严重损伤。

（一）临床特点

1. 乳牙牙髓病

（1）多由龋源性感染引起：乳牙牙体龋坏达到牙本质深层时，细菌和毒素即可通过牙本质小管刺激或侵入牙髓，使冠髓甚至根髓发生炎症。

（2）早期症状不明显：临床上，多数儿童乳牙牙髓病发展较快，病变早期常无明显的临床症状，再加上儿童对主观症状的叙述也不准确，就诊时病变往往较严重。但也有少数儿童呈急性发作，症状较重，表现出典型的阵发痛、自发痛及夜间痛的特点。

（3）多为慢性过程：乳牙牙髓炎症期间多无典型牙髓炎症状，这是由于乳牙髓腔较大，根管较粗，牙髓血液循环丰富，一方面感染易扩散，而另一方面防御力较强，慢性炎症持续时间较久。另外，龋病进展快，早期可造成髓腔开放，外界感染易于进入，炎症分泌物得以引流，也是牙髓炎慢性过程的一个重要原因。

（4）乳牙慢性牙髓炎可伴有根尖周感染：乳牙牙髓腔大，牙髓组织疏松，血运丰富，侧支根管和副根管较多，相互交叉，牙髓炎症很容易扩散到根尖组织及根分叉处，引起根尖周炎和根分叉炎症。

2. 乳牙根尖周病

（1）可存在部分活髓：由于乳牙牙髓组织疏松，血运丰富，根管系统复杂，一部分感染的牙髓很快引起根尖周组织的感染，但一部分牙髓仍然保持活力。

（2）易引起软组织的肿胀：由于牙槽骨疏松、血供丰富、骨皮质薄，根尖感染可迅速达骨膜下，穿破骨膜和黏膜，导致牙龈肿胀及瘘管形成。

（3）感染扩散迅速：炎症不易局限化，未及时处理，可迅速发展为间隙感染。此外，由于乳牙牙周膜结构疏松，牙周纤维多未成束，故根尖感染还易经牙周膜扩散而从龈沟内排脓。

（4）感染易累及根分歧区域：乳磨牙髓底薄，副根管多，牙髓感染后易通过髓底副根管侵犯根分歧处的组织。

（5）易导致牙根吸收：当乳牙根尖炎症时，炎症刺激牙本质细胞、破骨细胞，使其活性增强，加之乳牙牙根钙化度低，常易引起牙根病理性吸收，给临床治疗带来困难。

（6）牙槽骨骨质疏松，代谢活跃，对治疗反应较好。

（二）检查与诊断

临床诊断乳牙牙髓病和乳牙根尖周病依靠病史，结合临床症状、各种辅助检查方法，综合判断病变性质和程度，才能作出比较准确的诊断。

1. 询问疼痛史 疼痛发作的时间及性质是诊断牙髓病的主要依据，但乳牙牙髓病和乳牙根尖周病临床上常常无典型症状。急性牙髓炎的疼痛常常表现为自发性、阵发性疼痛，夜间发作，影响睡眠，不能明确指出患牙的位置；急性根尖周炎常常表现为咬合痛，不敢咀嚼。只要有疼痛历史的患牙，牙髓多已感染或坏死。故一般通过询问病史获得第一手临床资料，如询问儿童在玩耍、吃饭或睡觉时是否有疼痛情况，再结合临床检查，综合判断。值得注意的是，牙髓已有病变或坏死不一定都有临床症状。

2. 视诊

（1）牙体情况：观察牙体组织破坏的程度，患牙是否能保留。观察牙冠表面的颜色是否有改变，如牙冠呈暗灰色，多表明牙髓已坏死；牙冠呈粉红色，可能发生了牙内吸收。

（2）软组织情况：观察是否有软组织肿胀与瘘管形成。牙髓炎感染或炎性渗出扩散到根分歧或根尖部，常引起相应部位牙龈红肿。急性根尖周炎根据临床症状容易检查与诊断，但应注意，儿童急性根尖周炎易并发颌面部蜂窝织炎及相应区域淋巴结肿大、压痛等。慢性根尖周炎时，感染常突破骨膜、黏膜形成瘘管，其瘘管口常出现于根分歧部位，也可能出现于患牙根附近龈黏膜上。瘘管也可为脓疱状，有时瘘管已封闭，仅留有小的陷窝，瘘管处也可表现为小的淤血斑块或瘢痕。

3. 探诊 龋源性牙髓感染者，探诊时常有明显的疼痛，如探及穿髓孔，常有明显出血，且不易止血，颜色多呈暗红色。如已发生牙髓坏死或根尖周病，探诊常无感觉。值得注意的是，为避免引起不必要的疼痛，导致儿童对后续的治疗不合作，尽量不要探及穿髓孔。

4. 叩诊与检查松动度 叩诊也是检查根尖周炎的方法之一。急性根尖周炎时叩痛较明显。叩诊时一般先叩正常牙，再叩患牙，并注意儿童的神情变化进行判断。乳牙根尖炎时，患牙可有不同程度的松动。但乳牙处于生理性根吸收过程或牙根大部分吸收时，牙齿也可松动。为明确诊断，可与对侧正常同名牙检查结果进行对比。

5. 牙髓活力测试 乳牙牙髓活力测试中无论是牙髓温度测试还是牙髓电活力测试，因牙解剖结构、儿童神经发育、感知及言语功能的限制，都很难得到确切反应，应注意。牙髓电活力测试时因有数据依据，可作为治疗前后对比，数据明显不同时具有诊断意义。因此，乳牙牙髓活力测试只能作为参考，临床上还应结合症状及其他检查进行综合判断。

6. X 线检查 X 线检查可以显示乳牙牙根的吸收、恒牙胚的发育程度、有无根尖周病变、是否波及恒牙胚、有无牙内吸收、有无钙化并且可帮助判断髓室底是否穿孔，龋坏的深度与髓腔的关系。还可显示牙髓治疗的效果和治疗后根尖周病变愈合情况等。

（三）治疗

1. 治疗的目的 具体如下。①去除感染和炎症，消除疼痛。②尽可能保持牙齿功能，使其能达到按时替换，避免早失而致的咀嚼功能减弱、继承恒牙萌出困难、异位萌出甚至颌骨发育不良等。③防止炎症对继承恒牙胚的病理性影响。

2. 治疗方法

（1）间接盖髓术：间接盖髓术指治疗深龋近髓患牙时，为避免穿髓，保留洞底部分龋坏牙本质，用氢氧化钙等材料覆盖，抑制龋坏进展，促进软化牙本质再矿化及其下方修复性牙本质的形成，从而保存牙髓活力的方法。操作步骤参见第二篇第五章第五节牙髓病和根尖周病的治疗中活髓保存治疗，治疗完成后需定期复查。

（2）直接盖髓术：直接盖髓术指应用药物直接覆盖于露髓处，以保护牙髓、保存牙髓活力的方法。常用于备洞时意外穿髓，露髓孔小于 1mm 的患牙或外伤冠折露髓的患牙。乳牙龋源性露髓者，牙髓多已感染，临床一般不推荐用直接盖髓术。直接盖髓术后应进行定期复查，每 3 ～ 6 个月进行一次，监测牙髓活力是否正常，有无敏感、疼痛或牙龈肿胀，X 线检查有无病理性牙根内吸收或外吸收，有无根分歧或根尖区骨密度降低等。

（3）活髓切断术：活髓切断术指在局部麻醉下去除冠髓，用药物处理牙髓创面，从而保存根部健康牙髓组织的治疗方法。主要适用于龋源性露髓、外伤或机械性露髓孔较大、乳牙冠部牙髓感染者。临床上常用处理牙髓创面的药物有甲醛甲酚、戊二醛、氢氧化钙、矿物三氧化物凝聚体（mineral trioxide aggregate，MTA）等（图 24-11）。

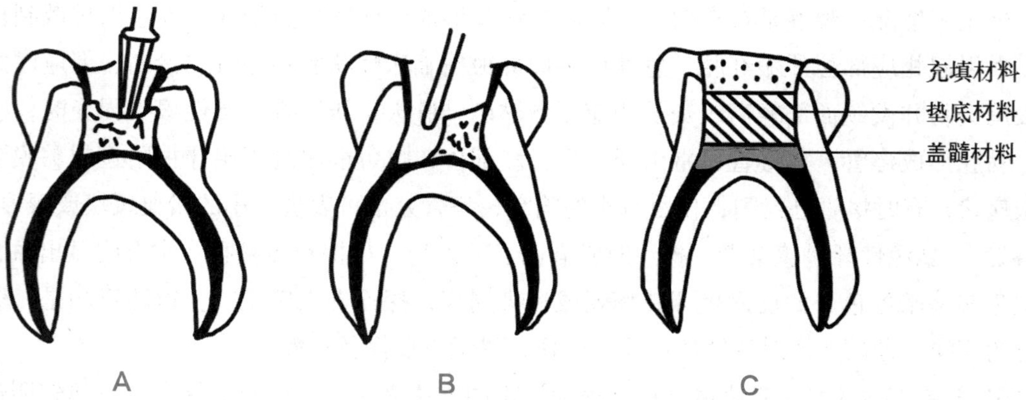

图 24-11　乳牙活髓切断术示意图

A. 揭髓室顶；B. 去冠髓；C. 盖髓、充填。

活髓切断术后需要定期复查，首次复查可在术后 3 个月，以后复查周期为 6 个月。检查有无牙髓病变的症状和体征，是否考虑根管治疗。可拍摄 X 线检查是否有牙内吸收、病理性骨吸收及牙根吸收，病变是否累及下方的恒牙胚。如有，则需拔除病患乳牙。

（4）根管治疗术：根管治疗术指通过根管预备和药物消毒的方法去除根管内的感染物质后，用可吸收材料充填根管，促进乳牙根尖周病变的愈合和防止根尖周病变的发生。适用于乳牙波及根髓的牙髓炎、牙髓坏死、根尖炎症但仍有保留价值的乳牙。根管治疗预后良好，临床应用较广泛。

1）操作步骤：具体操作步骤如下。①术前 X 线检查：了解根尖周病变和牙根吸收情况。②在局部麻醉下或牙髓失活后摘除牙髓。失活剂可用多聚甲醛和金属砷。③开髓、揭髓室顶并制备洞形。④预备根管：去除髓室和根管内坏死牙髓组织，适当扩锉根管，可选用 3% 过氧化氢液、2.00% ～ 5.25% 次氯酸钠溶液、生理盐水等交替冲洗根管。根管预备时可参照术前 X 线检查估计根管工作长度。由于乳牙根管壁薄，不强求根管扩大和成形。⑤根管消毒：干燥根管后，将氢氧化钙制剂放置于根管内，或在根管内置入蘸有甲醛甲酚、樟脑酚或木馏油的不饱和小棉球，最后以氧化锌丁香油糊剂等暂封窝洞。⑥根管充填：根管消毒后，如无症状，去除原暂封物。在充分隔湿下，将可吸收性根管充填材料，如碘仿、氢氧化钙或其混合制剂，导入或注入根管内，常规垫底充填（图 24-12）。

2）注意事项：①乳牙失活时不宜选用亚砷酸，乳牙牙根有吸收时禁用金属砷失活牙髓。注意失活剂不要溢出，以免造成软组织的损伤。②根管预备时勿将根管器械超出根尖孔，以免感染物质被推出根尖孔或损伤恒牙胚。③避免对牙龈瘘管进行深搔刮术。④最好在橡皮障隔离下进行操作，以减少并发症和获得最佳治疗效果。⑤乳牙髓室底硬组织薄，常因龋坏、根分叉病变或备洞操作不慎等而发生髓室底穿通，导致根分叉感染。临床上，髓室底穿孔易误认为根管口而使治疗变得复杂。在可疑穿孔处插入根管扩大针或牙胶尖进行 X 线检查可鉴别（图 24-13）。

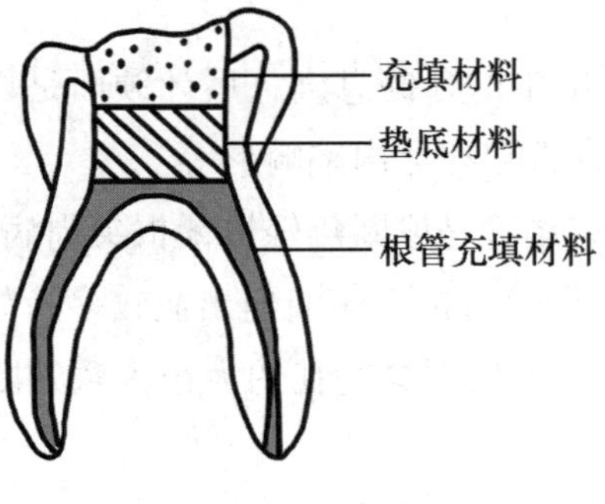

图 24-12 乳磨牙根管充填示意图

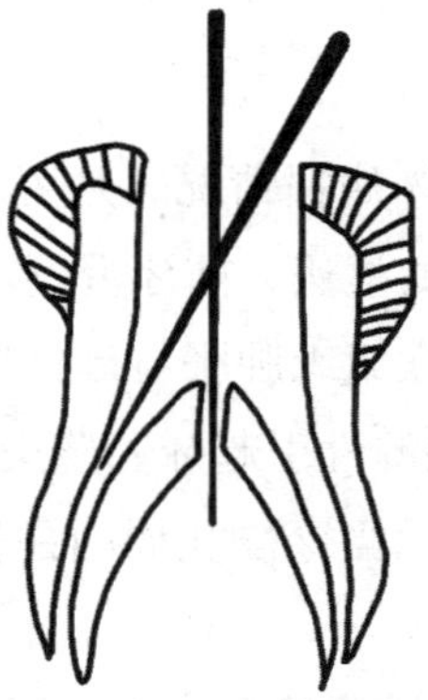
图 24-13 乳牙髓室底穿通的鉴别示意图

二、年轻恒牙牙髓病和根尖周病

（一）临床特点

1. 年轻恒牙牙髓炎多由龋病引起。此外，牙齿结构异常、外伤、医源性因素等也可引起。

2. 龋病引起的牙髓炎症以慢性炎症为主，如龋坏致牙髓暴露广泛，常形成慢性增生性牙髓炎，即形成牙髓息肉。急性牙髓炎往往是慢性牙髓炎急性发作。严重的牙外伤或制备洞形过程中意外露髓亦可使牙髓发生急性炎症，或牙髓坏死。

3. 年轻恒牙牙髓活力较强。临床上，常有在出现牙龈或颌面部肿胀等根尖炎症的典型表现时，牙冠颜色仍然正常，牙髓也尚有活力。

4. 年轻恒牙的根尖周病多是牙髓炎症或牙髓坏死发展而来。牙髓感染是通过粗大的根尖孔引起根尖周组织的炎症和病变。若病原刺激强，机体抵抗力弱，局部引流不畅，则可引起急性根尖周炎。若病原刺激弱，机体抵抗力增强，炎症渗出物得到引流，急性炎症可转化成慢性炎症。其中，机体抵抗力较强，且根尖周组织长时间受到轻微的刺激时，表现出根尖周骨小梁密度增强的现象，即为根尖周致密性骨炎。

5. 年轻恒牙牙根尚未发育完成，神经传导尚未建立完善，牙髓活力测试尤其是电活力测试时准确性较低，有时会出现假阳性或假阴性，很难得到确切反应，需引起注意。

6. 叩诊是检查诊断根尖周炎的方法之一。

7. X 线检查是诊断慢性根尖周炎的主要依据。

8．由于年轻恒牙牙髓组织和根尖周组织疏松、血运丰富，炎症感染易于扩散，但如及时治疗，炎症也易控制和恢复。

（二）检查与诊断

年轻恒牙牙髓病和根尖周病的检查诊断方法与乳牙基本相同，主要从病史、症状、临床检查及X线检查等方面综合判断。

1．病史采集 牙科病史特别是疼痛特点，有助于判断患牙的牙髓状态。值得注意的是，除龋病外，年轻恒牙牙外伤及牙发育异常（如畸形中央尖、牙内陷等）也易导致牙髓病和根尖周病。因此，应仔细询问病史。

2．视诊

（1）观察牙体病损情况。是否龋坏，龋洞内是否有增生的牙髓息肉，后牙颌面是否有畸形中央尖被磨损后留下的痕迹，前牙舌侧窝特别是上颌侧切牙是否存在牙内陷畸形等。

（2）是否有软组织肿胀与瘘管形成。牙龈出现肿胀和瘘管是诊断年轻恒牙根尖周病的可靠依据。

3．探诊 龋源性引起牙髓感染者，如有牙髓息肉，探诊时常无疼痛但出血较多；如探及穿髓孔可有明显的疼痛。当穿髓孔周围是较硬的牙本质时，医师可根据穿髓孔的大小大致判断牙髓感染的范围。

4．叩诊及松动度检查 急性根尖炎常有较明显的叩痛。由于年轻恒牙生理动度偏大，且个体差异较大，在牙齿松动度检查时应注意与对侧健康同名牙对比。

5．X线检查 X线检查对判断牙髓状态十分重要。正常情况下，年轻恒牙根尖周围有一骨密度稀疏区域，为根尖牙乳头部位，外围有一层致密的硬骨板，应与牙髓坏死导致的病理性骨密度稀疏影鉴别，可与对侧牙根尖情况对比，有助于判断牙髓状态。外伤脱位牙可能发生暂时性的根尖组织破坏，应特别注意，勿发生误诊。

（三）治疗

年轻恒牙萌出后，牙根的继续发育有赖于牙髓的作用。因此，年轻恒牙牙髓病的治疗原则是尽量保存活髓组织。如不能保存全部活髓，也应保存根部活髓。不能保存根部活髓时，根尖尚未形成者，也应保存根部的牙乳头。根尖周病则以促进牙根继续发育的治疗为主，尽可能保留患牙，不可轻易拔除，以维持正常的功能及牙列完整性。以下介绍年轻恒牙牙髓病和根尖周病的几种治疗方法。

1．活髓保存治疗 主要包括盖髓术和活髓切断术。

（1）盖髓术：包括直接盖髓术和间接盖髓术，可以保存全部活髓。年轻恒牙可复性牙髓炎选择间接盖髓术；年轻恒牙因机械性、外伤性露髓，露髓孔小于1mm者，选择直接盖髓术。盖髓术治疗操作方法参见第二篇第五章第五节牙髓病和根尖周病的治疗中活髓保存治疗。

（2）活髓切断术：是在局部麻醉下切除感染的冠髓，用活髓保存剂覆盖在牙髓创面以保存健康有活力的根髓的方法。

1）适应证：①年轻恒牙龋源性、外伤性或机械性露髓，不能行直接盖髓术治疗者。②年轻恒牙牙髓感染局限于冠髓而根髓尚未受到侵犯者。

2）治疗步骤：与乳牙活髓切断术相似，即在局部麻醉下将冠髓切断去除，于牙髓断面上覆盖盖髓剂，然后垫底充填。值得注意的是，年轻恒牙活髓切断术主要目的是保留有健康活力的根髓，促进牙根继续发育，因此，用于牙髓断面处理的药物应有活髓保存功能，临床上常用氢氧化钙制剂作为盖髓剂，也可采用 MTA、羟基磷灰石、磷酸三钙生物陶瓷、骨形成蛋白等材料。

3）定期复查：术后应密切观察，定期复诊。首次复查一般在术后 3 个月，进行 X 线检查，正常者可见到牙髓断面牙本质桥形成，牙根继续发育。以后每 6 个月复查一次，定期随访。治疗后的牙齿，其牙髓活力应正常，无敏感、疼痛及软组织肿胀等；X 线检查无病理性牙根吸收，无异常的根管钙化、根尖低密度影。如牙髓有不可逆的炎症、坏死或内吸收，应去除牙髓，行根尖诱导成形术。

2. 根尖诱导成形术　恒牙萌出后 3 ～ 5 年牙根才能发育完成。牙根未发育完全的年轻恒牙根端形态：根端管壁呈喇叭口状（图 24-14A）、根端管壁呈平行状（图 24-14B）、根端管壁呈内聚状（图 24-14C）。

年轻恒牙牙髓一旦坏死，牙根则停止发育，呈现短而开放的牙根，无法形成有效的封闭。因此，对根尖敞开，牙根未发育完成的死髓牙应采用促使根尖继续形成的方法——根尖诱导成形术，以达到根尖闭锁的目的。根尖诱导成形术：指牙根未发育完成之前发生牙髓严重病变或根尖周病变的年轻恒牙，在控制感染的基础上，用药物及手术方法保存根尖部的牙髓或使根尖周硬组织沉积，促使牙根继续发育和根尖形成的治疗方法。

如果牙髓坏死早，牙根停止发育早，则可能为喇叭口状、平行状；牙髓坏死晚，牙根停止发育晚，则可能呈内聚状。临床上平行状、内聚状治疗情况较为理想，喇叭口状治疗效果较差。

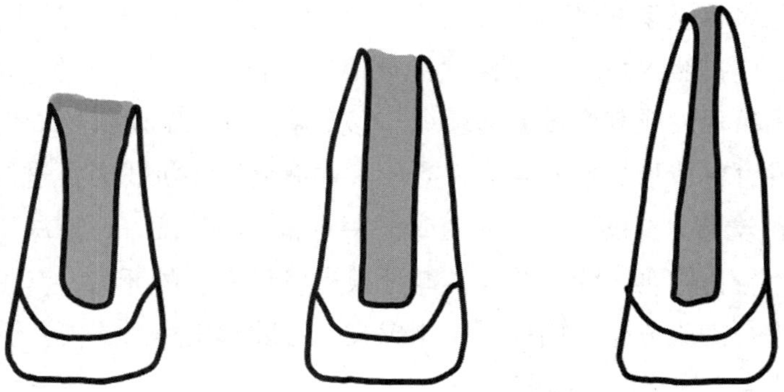

图 24-14　牙根未发育完全的年轻恒牙根端形态示意图

A. 根端管壁呈喇叭口状；B. 根端管壁呈平行状；C. 根端管壁呈内聚状。

（1）适应证：①牙髓炎症已经波及根髓，而不能保留或不能全部保留根髓的年轻恒牙。②牙髓坏死或并发根尖周炎症的年轻恒牙。

（2）操作步骤：治疗常规包括两个阶段。第一阶段为消除感染和根尖周病变，诱导牙根发育或诱导根尖形成钙化屏障。第二阶段为牙根根尖孔闭合后进行根管永久性严密充填。两个阶段时间间隔为 6 个月至 2 年不等，主要与牙根继续发育所需的时间相关。

1）第一阶段：①术前 X 线检查，了解根尖病变及牙根发育情况，帮助确定牙根工作长度。②常规备洞、开髓、拔髓，应避免损伤牙乳头。如为活髓可在局部麻醉下进行。③根管预备，去除根管内感染坏死的牙髓组织，年轻恒牙根管壁薄，应避免过度切削牙本质，以防造成侧穿，一般以 X 线检查中根末端上 2mm 处为止点作为工作长度进行根管预备，预备时切勿穿出根尖孔，以免损伤根尖牙乳头或上皮根鞘。用 3% 过氧化氢溶液或 2.00% ～ 5.25% 次氯酸钠溶液、生理盐水彻底冲洗根管。临床有急性症状时，应先做应急处理，开放根管，有效引流，待消炎后继续治疗。④根管消毒，吸干根管，放置根管消毒剂。消毒剂应为消毒力强、刺激性小的药物，如氢氧化钙、樟脑酚、木榴油、碘仿糊剂、抗生素糊剂等，一般封药时间为 2 周至 1 个月，使患牙无症状或无渗出为止。⑤药物诱导，临床无症状，根管内无渗出后，根管内导入可以诱导根尖发育成形的药物，常用氢氧化钙碘仿糊剂（图 24-15）。⑥暂时充填窝洞，随访观察：每 3 ～ 6 个月复查一次，复查时注意有无临床症状，常规进行 X 线检查观察根尖周情况，根尖形成情况，药物吸收情况。定期换药，直至根尖形成或根端闭合。

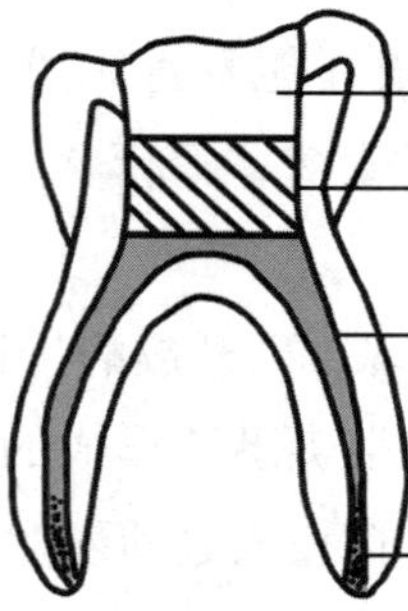

图 24-15　根尖诱导成形术药物诱导示意图

2）第二阶段：常规根管充填，进行 X 线检查，当显示根尖延长或钙化组织沉积并将根端封闭后，可进行常规根管充填，并修复患牙。

（3）注意事项：①彻底清除根管内感染物质，是消除根尖周围炎症促使根尖形成的重要因素。②去除根管内牙髓时，应按照 X 线检查上测量的牙根工作长度，用根管锉紧贴根管壁将牙髓碎片清除，避免将感染物质推出根尖或刺伤根尖部组织。③定期复查、定期换药，当 X 线检查显示根尖周病变愈合、牙根继续发育并成形，或根管内探查根尖端有钙化物沉积时可进行常规根管充填。④根尖诱导成形术的疗程和效果，不仅取决于牙髓或根尖周病变的程度，还取决于牙根发育程度和患者健康状态。因此，治疗较为困难，疗程较长。⑤牙根未发育完全的牙齿，其根尖部的细胞具有潜在能力，炎症消除后能进行细胞分化。因此，控制感染，去除感染非常重要。且应该尽量保留根尖部的生活牙髓，保护牙乳头，恢复上皮根鞘功能。

（4）术后牙根发育的类型：根据弗朗克（Frank）研究，行根尖诱导成形术后，牙根发育分为 4 类（图 24-16）。①根尖继续发育，管腔缩窄，根尖封闭（图 24-16A）。②根管腔无变化，根尖封闭（图 24-16B）。③未见发育，根管内探测有硬组织屏障形成（图 24-16C）。④根端 1/3 处形成钙化屏障（图 24-16D）。其发生类型与患牙原有的牙髓及根尖周病变有关，A 型、B 型为患牙根管内或根端有残留的生活牙髓，或牙乳头未被损伤的病例，治疗后牙根延长，管腔缩小，根端封闭；C 型、D 型为患牙牙髓全部坏死或并发根尖周炎的病例，治疗后根尖处硬组织沉积形成屏障，但牙根长度和管腔未发生变化。

3. 根尖屏障术　尽管众多临床研究显示，常规根尖诱导成形术治疗牙髓病变坏死或根尖周感染的患牙成功率较高，但也存在许多缺点：①治疗周期长。②需多次就诊，这既增加了治疗外的时间和费用，又要求患者及家长有良好的依从性。③临时修复材料脱落或封闭性不佳会导致根管内再感染，延长治疗时间或导致治疗失败。④氢氧化钙根尖诱导成形术，由于长期使用氢氧化钙制剂还会增加患牙根折的风险。有条件者可以选择 MTA 根尖屏障术，或牙髓血管再生术。

根尖屏障术是用专用器械将生物相容材料充填到根管根尖部，即刻在根尖部形成一个人工止点而使根端封闭。相较于根尖诱导成形术，此法的优点是就诊次数少，封闭效果好。

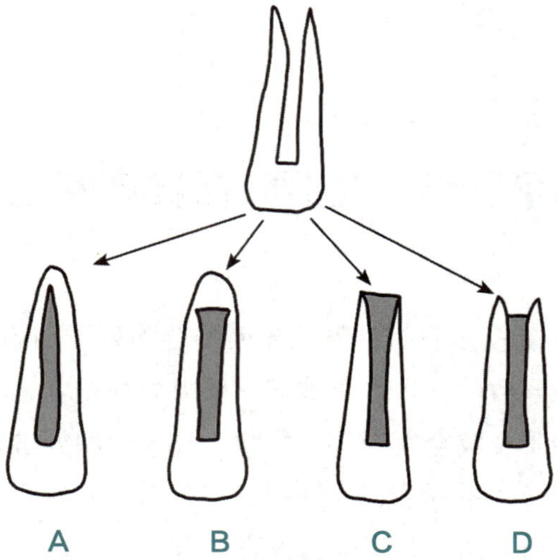

图 24-16　牙根继续发育类型

A. 根尖继续发育，管腔缩窄，根尖封闭；B. 根管腔无变化，根尖封闭；C. 未见发育，根管内探测有硬组织屏障形成；D. 根端 1/3 处形成钙化屏障。

用于根尖屏障术的材料较多，如 MTA、磷酸三钙等。其中 MTA 应用最为广泛。众多临床研究显示 MTA 根尖屏障术是治疗牙髓坏死、牙根发育不完全患牙的有效方法，可作为氢氧化钙根尖诱导成形术之外的另一选择。

其操作方法是在完成根管清理和消毒后，根据 X 线检查，使用特殊器械或根管充填器将调拌好的 MTA 输送于根尖区，在 MTA 表面放置湿棉球为硬固提供湿润环境，暂时充填患牙。2 天后复诊检查，形成良好的根尖止点后，采用热牙胶完成根充。需要注意的是，MTA 一旦固化就无法从根管内取出。如有必要进行再治疗则只能通过根尖手术，因此对根管和牙本质壁的彻底清创和消毒是必不可少的。

▶知识拓展

牙髓再生治疗

牙髓再生治疗是一种以生物学为基础的治疗方法，通过诱导内源性或外源性导入根管内的干细胞分化，再生功能性牙髓组织，促进牙本质、牙髓 - 牙本质复合体及牙根等继续发育。

有关牙髓再生的研究很多，目前临床上施行的牙髓再生治疗主要是应用于年轻恒牙的牙髓血运重建或牙髓血管再生术。在进行充分根管消毒的情况下，刺激根尖周出血至根管内，形成的血凝块可作为组织再生支架。与此同时，根尖周组织内多种干细胞如根尖牙乳头干细胞、牙周膜干细胞、颌骨骨髓间充质干细胞等会随血液进入根管内，进行增殖和分化，形成新的组织。尽管有研究显示，牙髓血管再生术治疗后根管内再生的并非真正的牙髓组织，但动物实验和临床研究均证实该治疗可促进牙根继续发育，促进根管壁增厚，能有效改善患牙预后。因此，该方法目前已越来越多地应用于临床。美国牙髓病学会和欧洲牙髓病学会均已将牙髓血管再生术作为治疗年轻恒牙牙髓坏死的方法之一。

第五节　儿童咬合发育问题

儿童处于生长发育的活跃阶段，颅面骨骼及牙列咬合均处于动态变化的过程中。在该过程中，儿童常见的口腔疾病，如龋病导致的牙冠严重破坏、根尖周病、乳牙早失、牙发育异常以及儿童口腔不良习惯等，均会对儿童颌骨及咬合发育产生影响，导致面型异常及各种错𬌗畸形。针对儿童咬合发育问题，临床采用咬合诱导的系列措施来解决。咬合诱导的目的是针对儿童可能或已经出现的各种错𬌗畸形，分析其可能病因，结合儿童生长发育特点，对其进行早期干预，以使儿童的乳牙列可以顺利替换为恒牙列。

一、影响咬合发育的因素

（一）龋病对咬合发育的影响

1. 乳牙邻面龋坏及大面积龋坏的影响　乳牙邻面龋坏，使牙冠近远中径减小，邻牙向龋患缺损方向移动，影响牙弓的长度和宽度。乳牙大面积的龋坏还会影响颌间高度。由此可见，乳牙间隙丧失不仅可发生在乳牙缺失后，也可出现在乳牙缺失前。

2. 乳牙龋病导致牙髓、根尖周病的影响　乳牙的牙髓、根尖周组织疾病，会影响乳牙牙根的正常吸收及乳恒牙的正常替换，还可能影响继承恒牙牙胚的发育情况及萌出方向。

3. 龋病致乳牙早失的影响　乳牙因龋病过早丧失，常导致早失牙位间隙发生变化，出现咬合关系异常。尤其是第二乳磨牙的早失，常致第一恒磨牙的关系紊乱和第二前磨牙的萌出困难或异位萌出。

4. 第一恒磨牙患龋后对咬合发育的影响　第一恒磨牙是恒牙的建𬌗关键，保持良好的第一恒磨牙关系是建立恒牙正常咬合的重要条件。然而，第一恒磨牙却在恒牙列龋病中患病率最高。如果出现大面积龋坏或患牙被拔除，会影响颌间高度，从而可能影响正常恒牙𬌗关系的建立。当第一恒磨牙被拔除时，可将第二、第三磨牙近中前移，代替第一恒磨牙，但选择这种治疗必须注意患儿的年龄和适宜的治疗条件。

5. 乳牙龋病因咀嚼效能不足对咬合发育的影响　儿童时期，龋病破坏了乳牙或恒牙，使儿童咀嚼功能降低。因咀嚼功能不足导致颌骨发育不充分，这也是造成牙量骨量不协调的原因。

（二）牙齿发育异常对咬合发育的影响

牙齿发育异常影响咬合发育，最常见为乳牙滞留和额外牙，其次是牙齿形态异常、先天性缺牙、牙齿固连、恒牙异位萌出和正中间隙过宽等。

1. 乳牙滞留　乳牙滞留是继承恒牙已萌出，未能按时脱落的乳牙（图 24-17）；或恒牙未萌出，保留在恒牙列中的乳牙。临床常见下颌乳中切牙滞留，恒中切牙舌侧萌出，呈双排牙现象；第一乳磨牙的残冠或残根滞留于继承前磨牙的颊侧；第二乳磨牙常因继承恒牙先天缺失而滞留。如果继承恒牙已萌出仍见乳牙滞留，就会导致咬合发育紊乱，应及时拔除滞留乳牙。

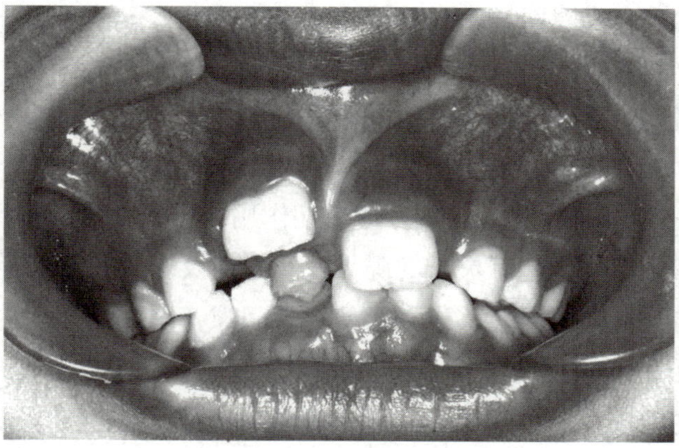

图 24-17 右上乳中切牙滞留

2. 额外牙 又称多生牙，好发于上颌前牙区。额外牙不仅影响恒牙牙胚的正常发育方向，而且常常阻碍恒牙的正常萌出，造成邻牙的扭转、异位和牙列拥挤，影响咬合发育。

3. 牙齿形态异常 融合牙、过大牙、过小牙都可以使牙弓总长的大小和关系异常。

4. 先天性缺牙 个别牙的先天缺失常常造成异常间隙，咬合关系和 Bolton 指数的不协调，以及前牙覆𬌗、覆盖的异常变化。当多颗牙缺失时，不仅影响牙齿排列和咬合关系，而且会引起颜面形态的不协调，如由于下颌骨发育不足造成面下 1/3 过短现象。

5. 牙齿固连 牙齿固连是牙骨质和牙槽骨的粘连。目前认为由于牙周组织发育障碍，牙骨质与牙槽骨直接结合，表现为该牙𬌗面下沉，低于邻牙𬌗面，可能导致邻牙倾斜，对颌牙伸长。

6. 恒牙异位萌出 常见于上颌第一恒磨牙及上颌尖牙，可造成错𬌗畸形。

7. 正中间隙过宽 由于额外牙或粗大低位附着的唇系带等原因，不能使中切牙间隙正常关闭。

（三）乳牙早失对咬合发育的影响

乳恒牙的替换遵循一定的时间和规律。由于各种原因，乳牙未到正常替换时间而过早缺失称为乳牙早失。可见于严重龋病、牙髓病及根尖周病而致牙根过早吸收脱落或被拔除，外伤脱落，以及恒牙异位萌出，压迫乳牙牙根过早吸收，导致逐渐松动脱落。乳牙过早丧失，常导致早失牙位间隙发生变化，引起咬合关系异常。

（四）口腔不良习惯对咬合发育的影响

婴幼儿时期，由于吸吮动作本能的反射、喂养不足、某种惧怕或不愉快等心理因素，婴幼儿自发地产生吮拇指或示指、吮唇、咬唇、吐舌、口呼吸、夜磨牙、偏侧咀嚼等不良习惯或动作，可能会产生暂时性的错𬌗。若持续到 3 岁以后，会引起口腔肌肉的功能异常及咬合的变化，甚至错𬌗畸形。错𬌗畸形的发生及严重程度主要取决于不良习惯的持续时间、发生频率和作用强度。故对此类病例首先应判断不良习惯的原因，尽可能采取合适的护理和心理疏导的方法，使儿童尽早地克服不良习惯。若在 3 岁后仍不能克服不良习惯，可进行早期干预。

（五）其他因素对咬合发育的影响

除上述因素以外，遗传因素、不良哺乳姿势和习惯、牙齿替换的顺序、牙槽骨的发育、恒牙迟萌或早萌等，都对儿童的咬合发育有一定影响。

二、儿童时期的间隙管理

牙齿在牙弓中保持正确的位置是多方面力量相互作用的结果。这些作用力一旦失去平衡，就会造成牙齿位置的改变。其中间隙，包括灵长间隙、发育间隙及剩余间隙的存在具有极其重要的作用。如果乳牙早失后，邻牙向缺牙间隙倾斜移位，会使缺牙间隙变小或消失，从而影响继承恒牙的萌出，产生错𬌗畸形。恒牙列受影响的程度与儿童丧失乳牙时的年龄、牙列阶段、牙位与丧失牙齿的数目等相关。同样，对于正在生长发育中的儿童，恒牙的早期丧失，也会引起邻牙移位，造成间隙异常，导致错𬌗畸形的发生。

所以，当儿童口腔内出现疾病时要及时处理，防止出现牙齿的早失。当出现牙齿早失的情况时，可以设计间隙保持器来保持早失牙齿的近远中和垂直间隙，保证继承恒牙的正常萌出。

（一）乳牙早失后间隙的变化

乳牙早失后，邻牙向缺牙间隙倾斜移位，对颌牙伸长，使间隙的近远中径和垂直径变小。儿童发生乳牙早失的年龄越小，牙列越拥挤，间隙变小的可能性就越大。乳牙早失还可导致继承恒牙萌出错位或阻生，造成咬合紊乱，产生错𬌗畸形。

1. 乳切牙早失 颌骨发育过程中，由于前牙区牙槽骨增长显著，足以容纳恒切牙。因此，乳切牙早失，间隙变小或消失的可能性较小。

2. 乳尖牙早失 乳尖牙常受恒侧切牙萌出时的压迫而吸收脱落，间隙极易变小，甚至消失，致使恒尖牙异位萌出。

3. 乳磨牙早失 第二乳磨牙早失导致间隙丧失的情况较第一乳磨牙多见，但上颌第一乳磨牙早失可能影响恒尖牙的萌出。如果第一恒磨牙正在萌出时，磨牙间隙很容易缩小或消失，特别是第二乳磨牙早失，间隙变化明显。

（二）乳牙早失后间隙的处理

乳牙早失后会产生很多不良影响，特别是乳牙早失后间隙变化会造成很多不良后果。因此，乳牙早失后，临床常采用制作间隙保持器的方法保持乳牙缺失间隙，以预防咬合紊乱的一些不良因素的发生。

1. 保持间隙应考虑的有关因素

（1）儿童的年龄和牙龄：乳牙早失后，如果继承恒牙近期内不能萌出，间隙就会逐渐变小，需要及时制作间隙保持器。继承恒牙萌出的时间对于是否制作间隙保持器非常重要。牙龄根据 X 线检查所示牙冠和牙根矿化与形成的情况来推测牙齿的发育程度和可能萌出时间。用牙龄预测继承恒牙萌出时间比用牙齿萌出的平均年龄更可靠。

（2）恒牙胚发育情况：通过 X 线检查可了解继承恒牙胚的发育情况，牙胚表面覆盖的骨质是否完整及其厚度。如果牙胚上面覆盖的牙槽骨已经消失，恒牙会很快萌出。根据 X 线检查确定继承恒牙是否存在，如果恒牙先天缺失，必须观察全口牙齿咬合情况决定是否关闭间隙还是保持间隙。

（3）牙齿萌出的先后顺序：观察早失牙的邻牙与正在发育及萌出牙齿之间的关系，判断是否制作间隙保持器和做何种保持器。如第一恒磨牙尚未萌出时，第一乳磨牙缺失，其间隙就会受第一恒磨牙萌出时的近中压力而容易变小；如果第一恒磨牙萌出后，第一乳磨牙被拔除，其间隙可能受侧切牙的萌出而有所减小；第二乳磨牙早失，第二恒磨牙早于第二前磨牙萌出，会推动第一恒磨牙近中移位占据第二前磨牙的位置；第二乳磨牙在第一恒磨牙萌出之前早失，第一恒磨牙萌出之前就近中移位使第二前磨牙阻生；第二乳磨牙在第一恒磨牙萌出之后早失，第一恒磨牙也会向近中移位使第二前磨牙阻生。因此，第二乳磨牙早失一定要制作间隙保持器以防间隙丧失。

（4）乳牙早失的部位：乳切牙早失，由于恒切牙的发育，间隙很少丧失。乳尖牙常受侧切牙萌出的压迫造成牙根吸收而早失，间隙极易变小，甚至消失，致使恒尖牙错位萌出。如果第一恒磨牙正在活动萌出时，第一乳磨牙早失，则第一前磨牙间隙很容易缩小和消失。

（5）牙量和骨量的关系：若牙量明显大于骨量，且儿童有明显的牙列拥挤时，一定要认真评估是否保持或关闭间隙。若骨量明显大于牙量，牙列中有散在间隙，可暂时观察，有间隙缩小趋势时，再做间隙保持器。

（6）年轻恒牙早失的间隙处理：外伤等原因导致的恒前牙的早失。第一恒磨牙的早失，短期内就可能出现邻牙的移位，出现各种错𬌗畸形。因此，应尽快采取措施，及早制作间隙保持器。

2. 间隙保持器的设计应具备的条件

（1）能保持缺牙间隙的近远中长度，防止对颌牙伸长，不阻碍继承恒牙顺利萌出。

（2）不妨碍牙齿萌出及牙槽骨高度的增长。

（3）不影响颌骨及牙弓的正常发育。

（4）多数乳牙缺失时，不仅保持缺牙间隙，而且能够恢复咀嚼功能。

（5）不损伤牙体组织及口腔软组织。

（6）维持正常的下颌运动及咬合关系。

（7）制作简单，容易调整和修理，不易变形。

3. 间隙保持器的种类及优缺点

（1）间隙保持器的种类：根据安装方式不同，将间隙保持器分为固定式和活动式间隙保持器。

1）固定式间隙保持器：包括远中导板式、充填式、带环丝圈式、全冠丝圈式、舌弓式、Nance弓（腭弓）式间隙保持器。

2）活动式间隙保持器：可摘式间隙保持器。

（2）固定式及活动式间隙保持器的优缺点；具体见表 24-7。

表 24-7　固定式及活动式间隙保持器优缺点

保持器类型	优点	缺点
固定式	①不需要自行取戴；②维持近远中径可靠	①无咀嚼功能；②垂直距离不能保持
活动式	①维持近远中径及垂直距离可靠；②能恢复咀嚼功能；③比较美观，便于发音；④可预防口腔不良习惯	不合作者效果差

4. 间隙保持器的适用对象 颌面部处于生长发育中的儿童，乳牙如果无法保留过早缺失后，一般2周左右制作间隙保持器。保持器需要定期复查，检查保持器固位情况，邻牙龋坏情况，恒牙萌出情况等以便于及时调整和更换。

5. 常用的间隙保持器

（1）远中导板式间隙保持器：适用于第二乳磨牙早失、第一恒磨牙尚未萌出或萌出不足者。以第一乳磨牙作为基牙，戴入预成或自制的合金全冠，冠远中焊接弯曲导板，插入牙槽窝内，导板远中贴合于即将萌出的第一恒磨牙近中位置（图24-18）。

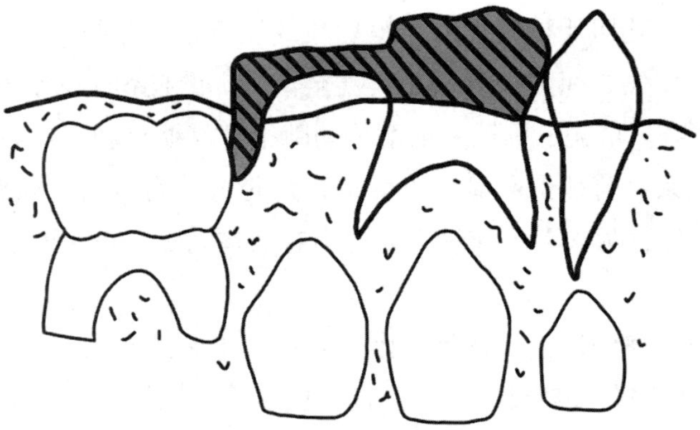

图24-18 远中导板式间隙保持器示意图

（2）充填式间隙保持器：适用于单个乳磨牙早失，缺隙两侧均有牙齿，且间隙两侧的牙齿近缺隙面有邻面龋波及牙髓，需做根管治疗者。将钢丝的一端埋在充填体里，另一端弯成弧形接触缺失牙另一邻牙的邻面。操作简便，可在椅旁直接完成，但适应范围较窄。

（3）带环丝圈式或全冠丝圈式间隙保持器：适用于单侧或双侧单个乳磨牙早失；第二乳磨牙早失，第一恒磨牙完全萌出者。在选择的基牙上装配带环，在缺牙处弯制金属丝（或铸造金属）以维持缺隙的近远中距离（图24-19）。如果基牙牙冠破坏较大，可以制作预成冠丝圈式间隙保持器。

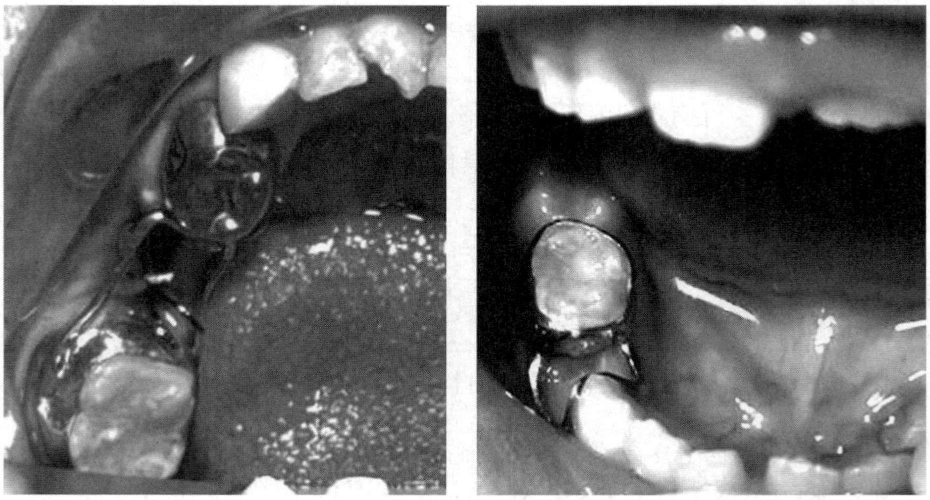

图24-19 带环丝圈式间隙保持器

（4）舌弓式间隙保持器：多用于下颌乳牙列及混合牙列期多个后牙早失，且两侧都存在第二乳磨牙或第一恒磨牙者。如两侧多个牙缺失，使用可摘式间隙保持器，儿童不合作佩戴者也可应用。此种保持器是将舌弓的两端固定在第二乳磨牙或第一恒磨牙上，以保持牙弓周长和牙齿间隙的下颌间隙保持器。通常在下颌切牙萌出后使用，以免影响其萌出（图 24-20）。

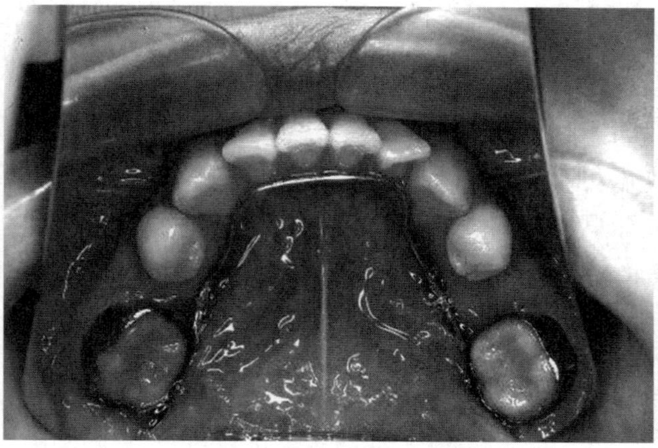

图 24-20　舌弓式间隙保持器

（5）Nance 弓（腭弓）式间隙保持器：适用于上颌缺牙间隙保持，与舌弓式间隙保持器的用途一致。制作时，腭侧弧线的前方通过上腭皱襞，在此处的金属丝上放树脂，制作树脂腭盖板，压在腭盖顶部，从而防止上颌磨牙的近中移动，有利于固位（图 24-21）。值得注意的是，树脂腭盖板的前方不应与下颌前牙的切缘相接触。

（6）可摘式间隙保持器：适用于缺失两个以上乳磨牙或双侧均有缺失乳磨牙，或伴有前牙缺失。又称功能性间隙保持器，相当于简易版活动义齿，它不仅可以保持缺牙间隙的近远中长度，还能保持垂直高度和恢复咬合功能（图 24-22）。从美学角度看，它可以改变前牙缺失造成的上唇塌陷，恢复儿童的颜面外形，还有利于发音，改进和克服不良口腔习惯。但是这种间隙保持器因体积较大，异物感强，需要患者密切配合。

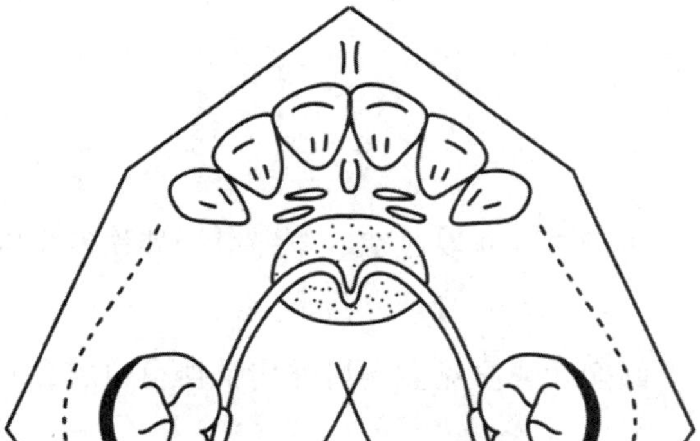

图 24-21　Nance 弓（腭弓）式间隙保持器示意图

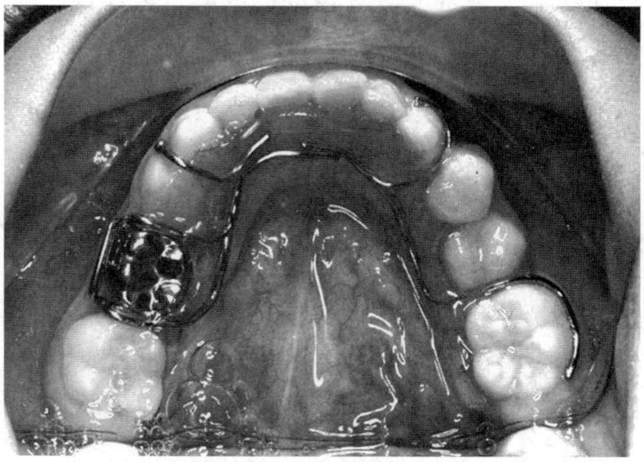

图 24-22　可摘式间隙保持器

三、咬合诱导

在牙齿发育时期，引导牙齿沿咬合的正常生理位置生长发育的方法，称为咬合诱导。即儿童经无牙期、乳牙萌出期、乳牙列期、混合牙列期至恒牙列期的过程中，利用其自身的生长发育趋势，对一切可能影响正常咬合关系建立的因素进行干预，同时对已出现的阻碍正常咬合建立的因素进行早期治疗，以诱导正常咬合关系的建立。

有学者提出，咬合诱导有广义和狭义之分。广义咬合诱导指维持牙齿和牙弓形态、保护牙齿使其发育成正常的一切措施和方法，包括龋病充填修复和冠修复，牙髓病、根尖周病的治疗，多生牙和滞留牙的拔除，以及乳牙早失的间隙保持等。儿童口腔科所开展的治疗大多都与咬合诱导有关。狭义咬合诱导指通过间隙保持、破除口腔不良习惯和对错殆畸形进行早期干预等治疗手段，防止发生错殆畸形或对已发生的错殆畸形进行早期治疗等，诱导恒牙建立正常咬合关系的措施。口腔不良习惯的矫治及错殆畸形的早期矫治详见本套系口腔正畸学教材。

第六节　儿童牙外伤

牙外伤是牙受到各种急剧的机械力作用所发生的牙体硬组织、牙髓和牙周支持组织的损伤。由于儿童正处在身体、生理、心理生长发育阶段，心智发育尚不健全，较成人更易发生外伤事故。加之儿童的活动性较强，特别在学龄时期，剧烈的运动或玩耍，常易发生碰撞、跌倒；同时，随着社会经济的发展，交通工具的涉事，生活环境改变，特别是儿童运动项目、游戏内容向多样化、刺激性发展，进一步增加了儿童牙外伤的发生。切牙由于处在面部较为突出的部位而容易受伤。尖牙因其位置稍后，与后牙相似均有面颊保护，除直接的剧烈打击，通常较少受累。目前，儿童牙外伤是仅次于龋病造成儿童牙齿缺失的第二大疾病。

一、儿童牙外伤发病情况

乳牙外伤多发生在 1 ～ 2 岁儿童。年轻恒牙外伤多发生于 7 ～ 9 岁儿童。年轻恒牙外伤发生率高于乳牙。男孩发生率高于女孩。

外伤牙多发生于上颌中切牙，其次为上颌侧切牙，下颌切牙较少见。牙齿外伤常伴发口唇黏膜撕裂伤，有时伴有颌骨骨质或牙槽骨骨质。

乳牙外伤牙齿移位多见，主要表现为挫入、脱出、唇舌移位及不完全脱出等。由于牙槽骨薄，有弹性，上颌乳切牙牙根向唇侧倾斜，乳牙牙根未发育完全或存在生理性吸收，牙根较短，外伤冠折和根折较少见。

年轻恒牙外伤中，牙根未完全形成的牙齿松动、移位、脱出较常见；牙根完全形成后，容易发生冠折或根折。

二、儿童牙外伤的临床分类

牙外伤的表现具有多样性和复杂性，其分类有助于准确的描述临床表现、治疗和预后。目前，Andreasen 牙外伤分类法被国际牙外伤学会（International Association of Dental Traumatology，LADT）推荐，在世界范围类被广泛应用。另外，我国北京大学口腔医院李宏毅教授在参考国际上各种分类法后提出的牙外伤分类法，简单适用。

（一）Andreasen 牙外伤分类法

1．牙体硬组织和牙髓组织损伤　见图 24-23。

（1）牙釉质裂纹：牙釉质表面有裂纹，但牙齿组织无实质性缺损。

（2）牙釉质折断：牙齿折断局限于牙釉质缺损。

（3）牙釉质 – 牙本质折断：冠折造成牙釉质和牙本质实质缺损，未暴露牙髓。

（4）冠折露髓：釉质和牙本质折断且牙髓暴露。

（5）简单冠根折：牙体组织折断包括牙釉质、牙本质和牙骨质，但未暴露牙髓。

（6）复杂冠根折：牙体组织折断包括牙釉质、牙本质和牙骨质，且暴露牙髓。

（7）根折：牙根部牙本质、牙骨质折断，伴牙髓受损。

在上述分类中，釉质折断和釉质 – 牙本质折断统称为简单冠折，冠折露髓称为复杂冠折。

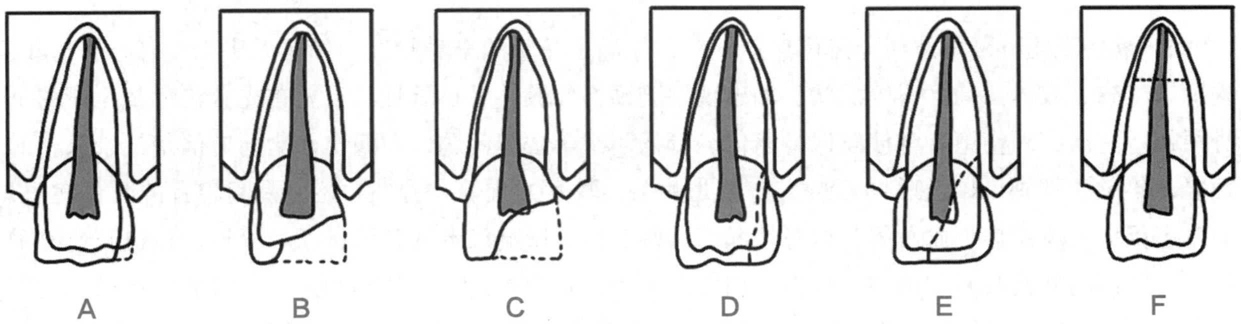

图 24-23　牙体硬组织和牙髓组织损伤模式图

A. 牙釉质折断；B. 牙釉质 – 牙本质折断；C. 冠折露髓（复杂冠折）；D. 简单冠根折；E. 复杂冠根折；F. 根折。

2．牙周组织损伤　见图 24-24。

（1）牙齿震荡：单纯牙齿支持组织损伤，牙齿无异常松动或移位，有明显叩诊不适。

（2）亚脱位：牙周支持组织损伤，牙齿明显松动，但没有牙齿位置改变。

（3）部分脱出：牙齿从牙槽窝向牙冠方向部分脱出。

（4）侧方移位：牙齿沿牙齿长轴侧向移位伴有牙槽骨折断或裂纹。

（5）挫入：牙齿向牙槽骨方向移位，同时造成牙槽骨损伤。

（6）全脱出：牙齿从牙槽窝完全脱出。

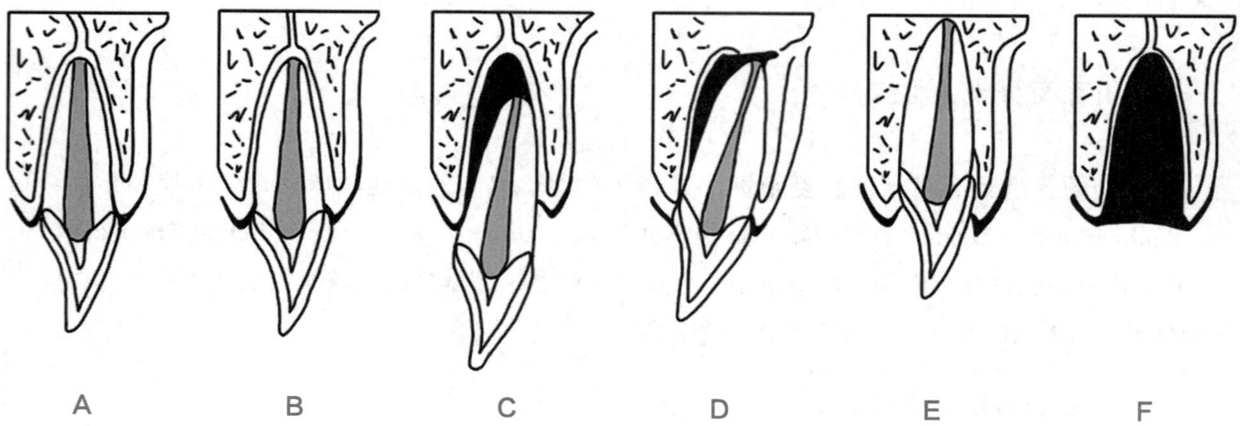

图 24-24　牙周组织损伤模式图

A. 牙震荡；B. 亚脱位；C. 半脱位；D. 侧方脱位；E. 挫入；F. 全脱位。

（二）李宏毅牙外伤分类

1. 牙齿震荡。

2. 牙齿折断　牙冠折断、牙根折断、冠根折断。

3. 牙齿移位　牙齿挫入、牙齿侧向移位、牙齿部分脱出。

4. 牙齿完全脱出。

三、儿童牙外伤的临床检查

1. 病史采集　采集外伤牙齿信息前，应首先确定儿童的全身状况，如有无头晕、恶心、呕吐、胸闷、气憋、肢体活动障碍等症状，如出现颅脑损伤和肢体骨折等症状，要首先救治危及生命的全身损伤。其次，外伤患者常涉及保险赔付、责任赔偿等法律问题，在病史采集前应清楚记录患者的姓名、年龄、性别，以及陪同监护人与患儿关系，联系方式等。另外，还应询问患者的既往病史，如变态反应、癫痫症、血友病等全身情况，这些疾病会影响患者的急诊诊断和处理。在口腔情况采集时，需询问外伤时间和地点、外伤是如何发生的、是否经过初步处理和是否有过牙外伤史。在询问中还要注意患儿的自觉症状，如有无自发痛、冷热刺激痛、咀嚼痛、牙齿移位等。

2. 视诊　观察下颌运动情况、口腔软组织及口周颜面、头部的损伤情况，初步确认患牙有无位置改变或折断，有无露髓。

3. 触诊　检查颌骨的连续性、关节动度、颌面部软组织肿胀程度等。

4. 叩诊检查　叩诊检查可以判断牙周组织损伤程度，但应动作轻柔，特别是怀疑该牙有叩痛时，以防叩诊引起剧烈疼痛，避免造成患儿恐惧心理。

5. 牙齿动度检查　由于乳牙和年轻恒牙的生理动度偏大，且个体差异也较大，松动度检查时应与健康对照牙作对比后再下结论。

6. 咬合检查　主要检查正中𬌗时是否有𬌗创伤。

7. 影像学检查　单颗牙或少数牙的损伤多选用根尖片；锥形束 CT（CBCT）可帮助诊断复杂牙及其支持组织的损伤；全口牙位曲面体层片可以辅助诊断颌骨骨折。外伤即刻影像学检查主要用于观察如下情况：牙齿是否折断，特别是是否存在根折；牙周间隙有否改变、是否存在牙槽骨折断；邻牙情况；是否有陈旧性外伤。年轻恒牙外伤还应观察牙根发育情况；乳牙外伤应注意牙根有无吸收及吸收方式和继承恒牙胚情况。

8. 外伤后复查　由于儿童处于生长发育期，其牙外伤的预后较成人复杂，需要定期复查。初期可在1个月、3个月、6个月、12个月复查，年轻恒牙至少复查到外伤牙根发育完成后。复查时应重点检查以下内容：牙冠颜色有无改变，修复体是否完整；牙髓活力测试及牙周情况；进行X线检查，与外伤初诊X线片相对比，观察疾病的转归，乳牙外伤还应观察继承恒牙情况，年轻恒牙应观察牙根发育情况。

四、乳牙外伤

（一）乳牙外伤对继承恒牙的危害

乳牙牙根附近有继承恒牙胚。乳牙外伤后可能对继承恒牙的牙胚和生长发育造成影响。常见的影响有以下几种情况。

1. 恒牙胚的萌出异常　如位置异常、迟萌等。

2. 牙冠形成异常　如釉质发育不全、牙冠形态异常、白斑或黄褐色斑等。

3. 牙根形成异常　如牙根弯曲、短根、牙根发育部分或全部停止等。

4. 严重的创伤甚至可使恒牙胚坏死，牙胚停止发育，牙齿埋伏、倒生、牙瘤样形态等。

（二）乳牙外伤的治疗原则

乳牙外伤总的治疗原则为尽可能防止和减轻对继承恒牙的影响。乳牙外伤发生在低龄儿童，其损伤和预后与患儿年龄密切相关，在处理乳牙外伤时，应考虑以下因素。

1. 乳牙牙根和继承恒牙牙胚的关系　在考虑乳牙外伤对恒牙影响时，不仅应考虑乳牙外伤本身对继承恒牙胚的影响，也要考虑治疗干预对恒牙胚的影响，应选择对恒牙影响最小的治疗手段。

2. 距离替牙的时间　对接近替换的牙齿，可采取拔除的方法。

3. 患儿的配合程度　乳牙外伤常发生在年龄很小的孩子，配合度较差，必要时可在镇静下治疗。

（三）乳牙外伤临床表现及治疗

乳牙外伤和恒牙外伤的临床表现相似，可表现为乳牙震荡、乳牙移位、牙齿完全脱出和乳牙折断。

1. 乳牙震荡　牙震荡又称牙撞伤，仅为牙周膜的损伤。临床表现为患牙酸痛、咬合不适，轻微松动、叩痛，龈沟少量溢血等。治疗常采用降低咬合，2周内避免咬硬物，局部消炎，随访观察。必要时行牙髓治疗。

2. 乳牙移位　乳牙因外伤碰撞致脱离原来位置称移位，乳牙移位以前牙居多，包括侧向移位、部分脱位和牙齿挫入。乳牙移位在乳牙外伤中较常见，主要是由于乳牙牙槽骨薄、上颌乳牙牙根向唇侧倾斜、牙根未完全发育或存在生理性吸收、牙根较短、牙周组织疏松等原因。

（1）临床表现：乳牙外伤致侧向移位和部分脱出者，牙齿常有伸长，与对颌有咬合早接触，牙齿松动或偏离正常位置；X线检查显示，部分脱出的牙齿根尖区牙周膜间隙增宽，侧向移位的牙齿可见近远中两侧牙周膜不对称，根尖移位侧牙周膜间隙减小或消失，而另一侧牙周膜间隙增宽，有时伴有牙槽骨骨折。乳牙挫入者，临床检查牙冠缩短或仅有少许牙冠露出，不松动，可伴有牙龈和牙周软组织损伤、出血或淤血，重者可有牙龈撕裂伤甚至牙槽骨骨质；X线检查显示根尖进入牙槽窝内，根尖牙周膜间隙和硬骨板消失。

（2）治疗：侧向移位和部分脱位乳牙可在局部麻醉下复位、固定、降低咬合，定期观察，若出现牙髓症状，及时行牙髓治疗；极度松动，严重移位者，应考虑拔除。牙齿挫入若较少，X线检查显示未伤及恒牙胚，可不予处理，随访观察其自然萌出，并观察牙髓状况，若怀疑牙髓坏死，及时行牙髓治疗；若挫入严重，X线检查显示乳牙根与恒牙根已有重叠，应复位固定，并定期复查，必要时拔除患牙。

3. 牙齿完全脱出

（1）临床表现：完全脱位牙齿从牙槽窝脱出或仅有少量软组织附着，牙齿极度松动。

（2）治疗：完全脱位的乳牙一般不考虑再植，发生完全脱位时一般撞击的力量较大，常有牙槽窝的损伤，此时更应警惕恒牙的萌出和发育障碍，注意保持脱位乳牙的间隙以便恒牙的萌出。

4. 乳牙折断 乳牙折断多发生于乳前牙，包括冠折、根折与冠根联合折断。

（1）临床表现：乳前牙冠折露髓者可见红色小点，有明显触痛，未露髓者症状不明显。乳牙根折常发生在根中或根尖1/3；根尖1/3折断，牙齿一般只有轻微松动；根中1/3折断，检查牙齿明显松动，叩痛或触痛，牙周膜损伤，牙龈出血甚至撕裂，进行X线检查可明确诊断。

（2）治疗：乳牙牙冠折断未露髓者，如有锐边，应调磨，以免划伤口腔软组织，并观察其牙髓症状；冠折露髓者可在局部麻醉下行根管治疗或采用氢氧化钙糊剂盖髓；乳牙冠根折及根折一般需拔除患牙，但如果根折在根尖1/3，患牙仅轻微松动者，可调磨避免咬合，并观察根尖是否发生生理性吸收。也可在局部麻醉下取出根尖。上述情况若出现牙髓感染或坏死，则需牙髓治疗后保存患牙。

乳牙外伤后治疗不宜过于保守，因为患儿配合困难，难以取得预期疗效。另外，乳牙外伤后牙根在大部分情况下很快吸收，其并发症主要是对恒牙的影响，故乳前牙外伤难以达到理想效果时应尽早拔除。

五、年轻恒牙外伤

（一）年轻恒牙外伤的危害

1. 年轻恒牙外伤牙齿折断、牙齿松动或移位影响咀嚼功能。严重的影响美观和发音，给患儿及家长造成心理负担。

2. 由于年轻恒牙牙根发育尚未完成，牙髓组织损伤严重或处理不当，会造成牙髓感染，甚至根尖周炎症，严重时影响牙根的正常发育，甚至牙齿丧失。

3. 牙齿缺损严重或牙齿缺失，如不及时进行合理的间隙管理，可导致间隙丧失，造成牙殆畸形，给成年后修复带来困难。

4. 由于儿童处于生长发育期，牙外伤后，需要定期复查，彻底完成治疗需要到成年以后，疗程长，费用高，增加了患儿家长的负担。

（二）年轻恒牙外伤临床表现及治疗

年轻恒牙外伤多发生于学龄期儿童，发生率高，男孩多于女孩，常见于上颌中切牙，其次为上颌侧切牙。年轻恒牙外伤主要有牙震荡、牙釉质裂纹、牙折、牙齿移位和牙齿完全脱位几种形式，其临床表现、检查和治疗同成人牙外伤。年轻恒牙由于自身解剖生理特点，外伤后通过及时有效治疗，恢复较成人牙外伤快，效果较好。

1. 牙震荡　即牙周膜的损伤，主要影响牙周和牙髓组织，没有硬组织缺损及牙齿脱位。

（1）临床表现：牙齿伸长酸痛感，咬合不适，叩诊有不同程度疼痛，可轻微松动，无位置改变。X 线检查显示根尖周无异常，牙周膜正常或增宽。牙髓活力测试反应不一，远期可能发生牙内吸收，创伤性囊肿及牙根发育异常等。

（2）治疗：调磨，消除𬌗创伤，减少和避免不良刺激，2 周内避免咬硬物，定期追踪复查。

2. 牙釉质裂纹　表现为牙冠仅有裂纹而无缺损，可无不适症状，也可伴有不同程度牙周和牙髓损伤。一般无须特殊处理，可以涂布氟保护漆或牙釉质粘接剂防止细菌及色素进入。合并牙周牙髓创伤时调𬌗后密切观察。应注意牙髓状态的改变。

3. 牙折

（1）牙釉质折断：多发生在上颌中切牙切角或切缘，无牙本质暴露。一般无自觉症状，舔牙时断面有粗糙感，有时会磨破唇舌黏膜。小面积折断无须处理，边缘较锐利者磨光边缘即可；缺损较大者可行即刻光固化树脂修复。定期复查观察牙髓变化（图 24-25）。

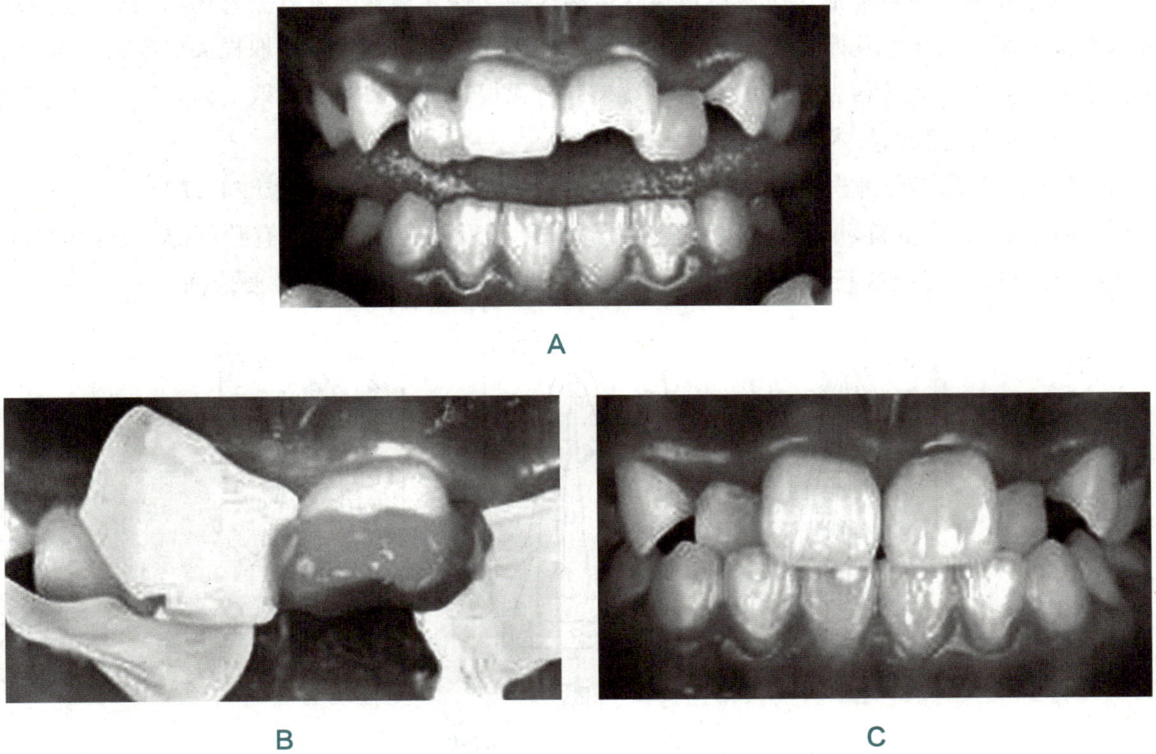

图 24-25　釉质折断及光固化树脂修复（左上颌中切牙）

A. 釉质折断；B. 酸蚀；C. 光固化树脂修复。

（2）牙釉质－牙本质折断：因年轻恒牙牙本质薄，髓腔距表面近，牙本质小管粗大，牙齿出现冷热刺激症状较重。其疼痛程度与牙本质暴露面积和牙根发育程度有关，暴露面积较大时，可以见到牙本质下面的粉红色牙髓。注意探诊不要用力，以免穿透牙本质而暴露牙髓。检查咬合情况，去除殆创伤，及时封闭牙本质断面，注意保护牙髓。定期复查，进行X线检查了解根尖周及牙根发育情况，检查牙髓活力变化。

（3）冠折露髓：由于牙髓外露，临床症状较明显，有冷、热刺激痛，触痛明显，不敢用舌舔牙，甚至影响进食。年轻恒牙外伤牙髓暴露后如不及时处理会导致牙髓感染、坏死，亦可出现牙髓组织增生（图24-26）。

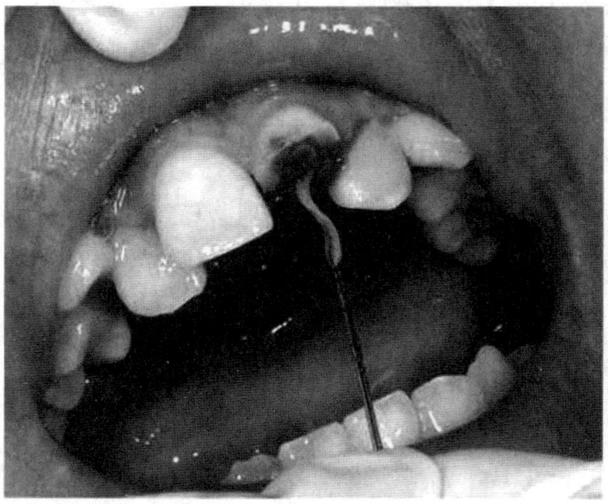

图 24-26　冠折露髓（左上颌中切牙）

年轻恒牙牙根未发育完成，应该尽量保存生活牙髓，使牙根继续发育。外伤时间短、露髓孔小可采取直接盖髓术或牙髓切断术；有牙髓炎症或牙髓坏死的年轻恒牙可采取根尖诱导成形术。术后一定要定期复查观察其牙根发育情况，治疗效果，有无根管钙变，及时采取措施。还要注意恢复牙体外形，酌情进行树脂修复术、断冠粘接术等。

（4）根折：临床上分为根尖1/3，根中1/3和近冠1/3折断三种情况（图24-27）。

1）临床表现：主要症状为牙齿不同程度松动、叩痛及咬合痛。可伴有殆创伤，越近冠方的根折，症状越明显，根尖1/3折断者，症状不明显。X线检查是诊断根折的主要依据。

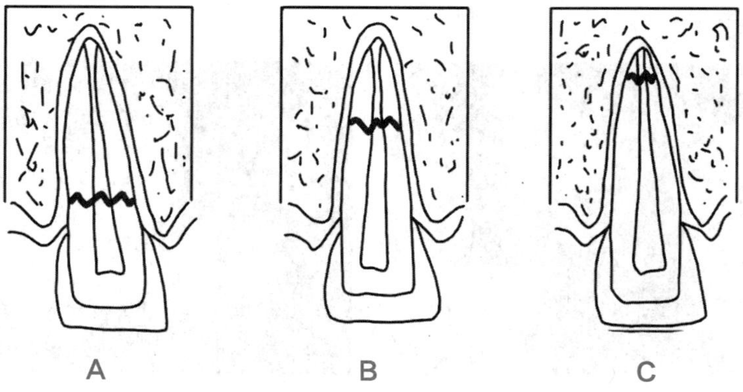

图 24-27　根折类型示意图

A. 牙根近冠1/3部折断；B. 牙根中1/3部折断；C. 牙根尖1/3部折断。

2）治疗：治疗原则为断端复位并固定患牙，注意消除殆创伤，关注牙髓状态。一般固定2～3个月。术后定期复查，如果出现牙髓症状，进行根管治疗。①近冠1/3折断：可酌情采取断冠粘接术，但预后较差。一般是在局部麻醉下拔除冠部断端，保留牙根；对牙根未发育完成的牙齿行根尖诱导成形术，并做功能性间隙保持器，待牙根完全形成后，再做桩冠修复。对可行桩冠修复的牙根，将剩余牙根进行根管治疗并联合正畸牵引术或辅以冠延长术后，再行桩冠修复；若剩余牙根长度不足以支持桩冠修复，则需拔除。若计划成年后行种植修复，保留根管治疗后无感染的牙根，避免牙槽骨过早吸收塌陷，为日后牙种植术创造有利条件。②根中 1/3 折断：预后较差。局部麻醉下复位，固定患牙并调𬌗，定期复查，观察牙髓状况，如发生牙髓坏死，及时进行根管治疗；若断端未愈合，可用纤维桩或合金桩等进行根管内固定。③根尖 1/3 折断：预后较好。若无症状，只需降低咬合，可不特殊处理，但应密切观察牙髓变化和根折愈合情况；若松动明显并伴𬌗创伤，应调𬌗并固定患牙，定期观察牙髓、牙周及愈合情况，若出现根尖病变或牙髓钙化，应根管治疗后行根尖切除术和倒充术。

（5）冠－根联合折：牙釉质、牙本质和牙骨质同时折断，即在牙冠牙根部均有折断。根据是否露髓分为简单冠根折和复杂冠根折。

1）临床表现：①简单冠根折为牙冠向单侧斜行折断，断线从牙釉质－牙本质－牙骨质而达到根部的一侧。表现为牙冠断片松动，患牙疼痛，常伴牙龈撕裂、龈沟溢血等。②复杂冠根折分横折和纵劈两种情况。横折时牙冠部分松动明显。纵劈时折断线自切𬌗缘向根方延伸。松动部分牙冠被触及时刺激牙髓及牙龈产生疼痛，常伴有牙龈撕裂、出血及𬌗干扰等。

2）治疗：简单冠根折断，因牙髓未受累及，可通过排龈止血，然后进行光固化复合树脂修复，或根据情况进行断冠再接术。复杂冠根折断，牙髓暴露，治疗复杂，预后不确定，需要向家长交代病情，并签署知情同意书。无条件时可先应急处理，将折断部分用复合树脂和邻牙一起固定，使患牙处于稳定状态，应在 2 ～ 3 日内开始系统治疗。一般包括：①断冠粘接术。②冠延长术，即利用牙龈切除术和去骨术使龈下断面变为龈上断面后修复牙冠。这种方法仅适用于手术不会影响外形美观的情况，一般用于暴露腭侧的断面。③根管治疗－正畸联合根牵引术。对于根折线在龈上或龈下牙体组织很少的牙齿，牙根发育完成者，采用根管治疗和正畸牵引的方法，将牙根拉出 2 ～ 3mm，以便于成年后牙体修复。

4. 牙齿移位　牙受到外力而导致牙脱离原来的位置称为牙脱位。根据所受外力的大小和方向不同，分为牙侧向移位、牙部分脱出和牙齿挫入。

（1）临床表现

1）牙侧向移位和部分脱出：表现为牙部分脱离牙槽窝，牙齿松动，伸长，向唇舌侧或近远中方向移位，不敢咬合，叩痛明显，常伴有牙周膜或牙龈撕裂、龈沟溢血，可有牙槽窝骨质。X 线检查显示，部分脱出的牙齿根尖区牙周膜间隙增宽，近远中移位的牙齿可见近远中两侧牙周膜不对称，根尖移位侧牙周膜间隙减小或消失，而另一侧牙周膜间隙增宽。

2）牙齿挫入：临床牙冠变短，不松动，有叩痛，可伴有牙龈和牙周软组织损伤、出血或淤血。X 线检查显示根尖牙周膜间隙消失，根尖进入牙槽窝内。

（2）治疗：牙外伤脱位后松动，临床常采用的外伤固定方法固位，如金属丝结扎固定法、牙弓夹板固定法、全牙列𬌗垫固定法等。

1）牙侧向移位和部分脱出：治疗原则是局部麻醉下及时复位并固定患牙。复位固定时，手法应轻柔，避免对牙周膜和牙槽窝的二次损伤。一般固定 2 周左右，采用弹性固定方式如正畸托槽＋弹性唇弓、预成钛链或玻璃纤维束＋复合树脂构成的夹板、钢丝唇弓＋树脂夹板、全牙列𬌗垫固定等，应定期复查检查患牙牙髓、牙周及牙根状况。

2）牙齿挫入：年轻恒牙牙根未发育完成者，根尖孔粗大，根端开放，血管神经愈合能力强，为避免牙周膜及根尖周血管的再次损伤，可以观察自行萌出，不宜将牙强行拉出复位；萌出时间需要6个月左右，但存在差异；对于严重挫入，密切观察4周后仍无萌出迹象者，可以采用正畸牵引法复位；整个过程应注意观察牙髓状况，若发现根尖透射影或炎症性吸收，应立即去除感染牙髓，行根尖诱导成形术。对于牙根已发育完成的牙，挫入较少者，可观察其自行萌出；无萌出迹象者，用正畸牵引复位；严重的挫入者，手法复位后固定；注意观察牙髓变化，一般在伤后2～3周内行根管治疗，以防止牙根吸收。

5. 牙齿完全脱位 牙齿完全脱位是牙完全脱离牙槽窝或仅有少许软组织相连，牙槽窝渗血、空虚（图24-28）。多发生于单根年轻恒牙，是最严重的牙外伤，会造成牙周膜韧带撕裂，牙髓组织丧失血液供应。全脱位时应立即进行牙再植术。其操作步骤如下。

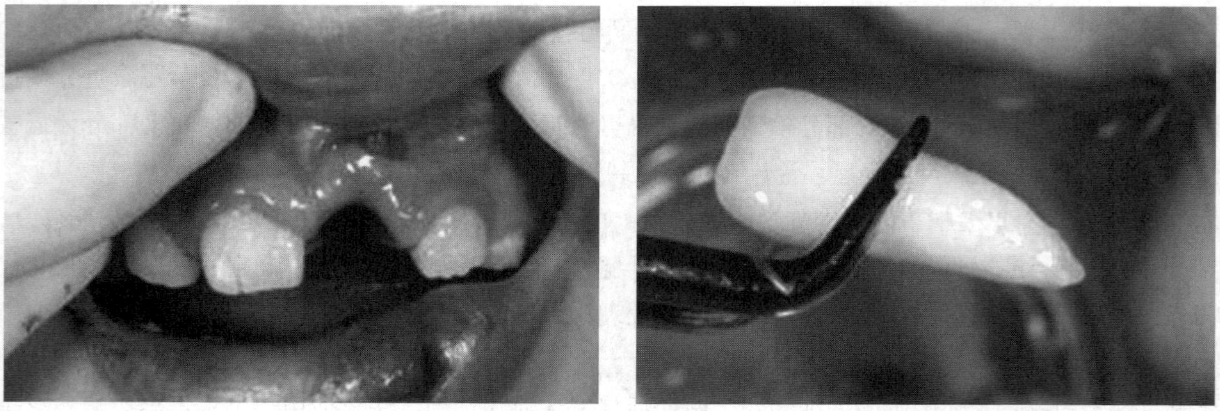

A B

图24-28 牙齿完全脱位（左上颌中切牙）
A. 牙脱位后牙槽窝空虚；B. 脱位牙。

（1）病史采集及临床检查：主要询问牙外伤的时间，脱离牙保存的情况等；查看脱离牙保存的状态，是否完整、污染程度及牙根发育情况；检查牙槽窝完整性，是否有骨折或骨壁缺损等。

（2）脱离牙的储存及处理：牙齿完全脱位后，储存的条件和时间的长短对再植的成功愈合非常重要。对于完全脱位牙齿，生理盐水是较佳的储存液体，其他液体如牛奶、血液、组织培养液等也可以储存脱离牙，若以上储存条件都没有，可置于口腔环境保存，切记不可干燥或用纸包裹来保存脱离牙。牙再植前，以生理盐水冲洗牙体表面，不能冲去的污物用沾有生理盐水的小棉球轻轻拭去，切勿搔刮根面，以免损伤其表面的牙周膜而影响其愈合。清洁完毕后放于生理盐水中备用。牙齿完全脱位后半小时内再植，90%可避免牙根吸收。牙再植时间越早，其预后越好。

（3）植入脱离牙并固定：局部麻醉下小心清理牙槽窝内血块及异物，切忌搔刮牙槽窝而损伤残留牙周膜，用生理盐水冲洗牙槽窝内污物，然后以最小的压力将脱离牙植入牙槽窝内，如遇阻力，检查牙槽窝内是否骨折，如有骨质移位需行手法轻轻复位后再植入患牙。植入过程中如遇牙龈严重撕裂者应进行缝合并用牙周塞制剂保护。牙植入后采用釉质粘接剂、金属丝结扎固定法、牙弓夹板固定法、正畸托槽固定法、全牙列殆垫固定法、预成钛链固定法等固定植入牙，通常固定2周左右。

（4）抗生素使用：常规全身使用抗生素，以防感染。

（5）再植牙的牙髓处理：牙根未发育完成的全脱出牙，若能迅速再植，其血管存在重建的机会，应密切观察牙髓活力，一旦出现牙髓坏死，应进行根尖诱导成形术；完全脱出的牙由于牙髓血管完全断裂，再植后牙髓存活的概率很小，对牙根发育完成的牙，一般在再植后 2 周内行牙髓摘除治疗，以防牙髓坏死崩解而导致炎症或牙内吸收。

（6）定期复查：应进行长期观察。第一疗程结束后，每 2 ～ 3 个月复查一次，半年后每 3 ～ 6 个月复查一次。

▶知识拓展

牙再植术后愈合方式

牙再植后，有三种愈合方式，具体如下。①牙周膜愈合：为最理想的愈合方式，在牙骨质与牙槽骨间可见到新生的结合上皮附着于釉牙骨质界，即牙与牙槽骨之间形成正常的牙周膜，X 线检查呈正常表现。此种愈合方式较少，仅限于即刻牙再植后，牙周膜尚存且无感染者。②骨性粘连：主要发生于牙根表面缺乏有活力的牙周膜覆盖，牙根表面与牙槽骨融合。临床表现为牙松动度减小，X 线检查表现为正常牙周膜间隙丧失。此种情况可以是暂时性的，能自然停止，也可以呈进行性，直至牙脱落，一般于再植后 6 ~ 8 周开始，可持续数年或数十年不等。③炎性吸收：牙根面和根尖牙槽骨均有吸收破坏，由炎性肉芽组织替代。常发生于延迟再植、不当离体牙保存或不当的再植处理等，临床表现为牙齿松动、叩痛、牙龈出血红肿，甚至发生急性炎症，X 线检查表现为牙根面不规则的虫蚀样凹陷吸收，周围牙槽骨呈低密度骨质透射影。

第七节　儿童口腔外科治疗

一、系带修整术

（一）唇系带修整术

在人体胚胎发育过程中，上唇系带起自上唇内侧前庭沟，经牙槽嵴，止于腭乳头，随着牙齿的萌出和牙槽骨的生长，唇系带逐渐退缩。异常情况下，小儿上唇系带附力过低，位于牙槽嵴中切牙间，影响牙的正常排列时，需要进行唇系带修整术。

最常用的手术方法是横行切开纵行缝合法：局部浸润麻醉下，将上唇向外上牵拉，紧绷系带，用小剪刀或刀片沿牙槽嵴表面将系带切断至前庭沟，修整唇侧多余组织，有时亦需切除中切牙间的软组织，潜行游离龈创口两侧，拉拢间断缝合关闭菱形创面。一般术后 5 ～ 7 天拆线。一些特殊情况下，可实施系带切除术或“Z”字形、“Y”字形、“V”字形成形术，有关内容详见本套系《口腔颌面外科学》教材。

目前对上颌唇系带切断术采取较保守的态度。只有在唇系带是上颌恒中切牙间正中间隙的致病因素时，才考虑施行唇系带切断术。这种情况直到恒尖牙萌出后才能确诊。

（二）舌系带修整术

1. 适应证 舌系带过短或其附力点靠前，影响舌的正常活动者，或在舌前伸时系带与下颌切牙切缘摩擦，可能导致创伤性溃疡者。小儿舌系带过短，常表现为舌前伸时舌尖呈“W”形，舌上抬困难。只有在确诊小儿先天性舌系带异常且发音不准时才考虑进行舌系带修整术。但应注意，多数的小儿发音不准并不是舌系带过短所致，常与平时的训练有关。

2. 手术方法 局部麻醉下，用系带拉钩将舌腹向上抬起，或用缝线穿过舌尖牵拉舌向上，使舌系带保持紧张，用小剪刀或手术刀横行剪（切）开系带，剪开长度可达 2cm，使舌尖在开口时能接触到上颌前牙舌面。然后间断纵向缝合横行切开出现的菱形创口。注意勿损伤舌静脉和口底两侧的下颌下腺导管。一般术后 5 ～ 7 天拆线（图 24-29）。

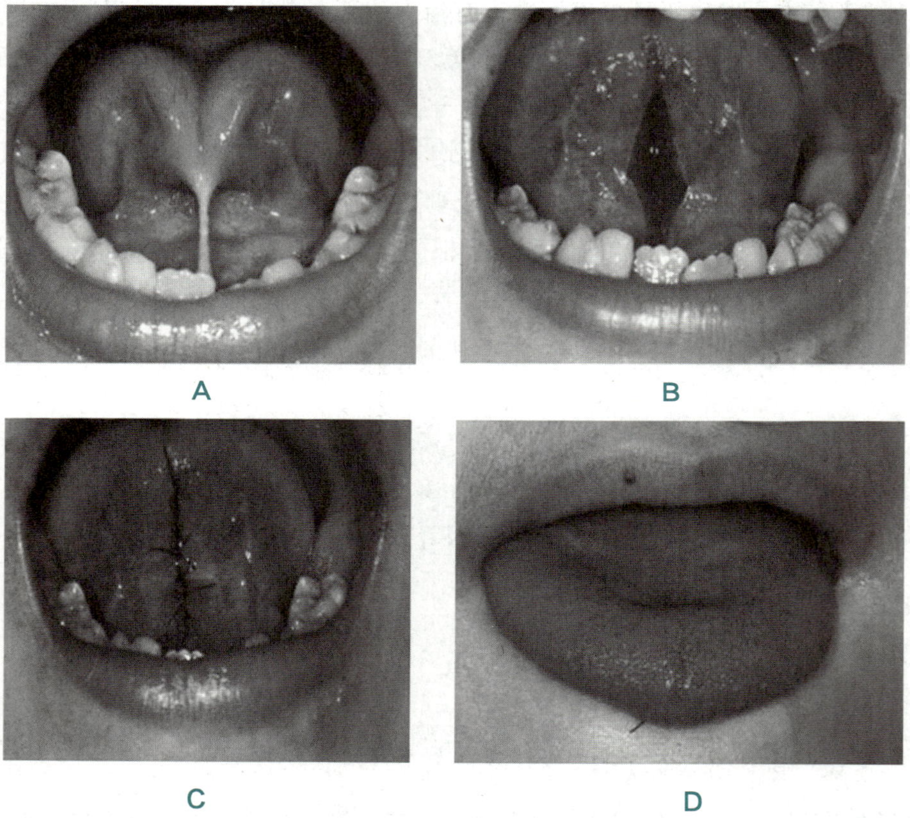

图 24-29 舌系带修整术

A. 舌前伸时舌尖呈“W”形；B. 菱形创口；C. 缝合；D. 术后。

二、阻生牙的开窗导萌术与切龈助萌术

（一）开窗导萌术

1. 适应证 儿童口腔临床工作中常遇到上颌前牙骨埋伏阻生的情况，是造成错殆畸形的常见原因，对牙弓形态、咬合功能、颞下颌关节的健康及美观影响较大。造成上颌前牙埋伏阻生的主要原

因是牙胚位置异常和萌出道障碍，对于这类患者，牙根已形成，缺乏萌出动力，而未能萌出的埋伏阻生牙，临床上均可考虑进行手术开窗导萌，然后再结合正畸牵引治疗。

2．手术方法　术前进行详细的影像学检查，了解阻生牙的位置、形态与周围组织的关系。主要的手术方法步骤为：常规口外、口内消毒，铺手术孔巾，在局部麻醉下切开埋伏牙上黏膜，切至骨膜下，沿骨膜下翻开黏骨膜瓣，用高速手机或骨凿去除埋伏牙表面覆盖骨质，暴露埋伏牙牙面，暴露牙冠最宽径，使暴露的牙冠面比所粘接的正畸附件大，窗口填塞碘仿纱条，压迫止血，防止创面感染和创面粘连，为术后的正畸牵引做准备。术后 2 ～ 3 天复诊，粘接正畸托槽、舌侧扣或牵引钩。也可根据手术创口情况，在行开窗手术时即刻粘接正畸牵引附件，粘接过程中注意充分止血，良好隔湿，保证正畸附件粘接牢固。

（二）切龈助萌术

1．适应证　针对一些只有软组织阻力导致恒牙萌出困难者，临床上采用切龈助萌术。这类情况多由于乳牙过早脱落，儿童习惯用牙龈咀嚼，导致局部牙龈角化增生，牙龈肥厚，坚韧的牙龈组织阻碍恒牙萌出，多见于上颌前牙。临床上往往可以在牙龈上看到牙冠切缘的外形。

2．手术方法　术前进行影像学检查，排除多生牙、牙胚位置异常等其他问题，并确定该牙牙胚的发育情况，是否进入萌出期。主要的手术方法步骤为：常规消毒，在局部麻醉下切除受阻牙切缘部位增厚的龈片组织，暴露整个切缘，牙冠周围稍做分离，术后止血。一般情况下术后牙齿即可很快萌出。

三、乳牙及年轻恒牙拔除术

儿童时期乳牙及年轻恒牙对建立正常的咬合起着重要作用，应尽可能避免乳牙的早失和年轻恒牙的缺失。然而，对因生理性替换及严重的牙体疾病或牙外伤等不能保留的情况，拔除乳牙和年轻恒牙也是必要的。儿童时期的拔牙指征与成人不尽相同，医师应严格地掌握拔牙适应证。儿童的拔牙单从技术层面而言，与成人相似，甚至较成人简单，但是，由于儿童往往对麻醉注射针、拔牙钳等医疗器械有恐惧感，因此，作为儿童口腔科医师，应全面了解儿童的心理特征，以亲切和蔼的态度，消除儿童的恐惧。

（一）乳牙拔除

1．乳牙拔除的适应证

（1）因咬合诱导需要拔除的乳牙：替牙期继承恒牙即将萌出或已经萌出，乳牙松动明显或乳牙滞留者；影响恒牙正常萌出的乳牙；因正畸需要拔除的乳牙。

（2）不能保留的患牙：乳牙因残根残冠而无法修复者；有全身病灶感染迹象而不能彻底治愈的乳牙；乳牙根尖周炎，骨质破坏广泛，已影响恒牙胚者；牙根因感染而吸收，明显松动者；乳牙根外露于牙龈，导致黏膜创伤性溃疡者；接近生理替换期的露髓乳牙，无法进行治疗者；乳牙因外伤无法保留者。

（3）其他：因特殊治疗而需要拔除的乳牙；多生牙及不能保留的新生牙或诞生牙等。

2. 乳牙拔除的禁忌证

（1）全身因素：血液病如贫血、白血病、血友病、血小板减少症等，内分泌疾病如糖尿病、甲状腺功能亢进症、肾上腺皮质功能减退等，心脏病，肾病，急性感染，发热等。

（2）局部因素：病灶牙处于急性炎症期，应在炎症控制后拔除；患者伴有急性广泛性牙龈炎或严重的口腔黏膜病，应消炎，在控制症状后拔除。

3. 术前准备

（1）了解患儿健康状况并做好解释工作：拔牙前需与家长充分沟通，取得其同意及配合，同时应了解患儿的健康状况，有无全身及局部禁忌证，有无药物过敏史等。与患儿说话，态度和蔼，多表扬与鼓励，尽可能消除患儿恐惧心理。

（2）临床准备：具体如下。①器械准备：准备手术盘、拔牙钳、口镜、探针、镊子、麻药及注射器等，器械应严格消毒后使用，并尽量将器械置于患儿不能直视处，以免产生恐惧。②药敏试验：对疑有药物过敏者需作过敏试验。③仔细核对，检查患牙：拔牙前再次检查患牙，以免误拔，术前可根据X线检查，了解患牙牙根、病变范围及继承恒牙胚情况等。④清洁消毒口腔，防止感染。⑤麻醉：麻醉时应注意儿童口腔解剖生理特点，松动明显者可采用表面麻醉。

4. 拔除方法 基本与恒牙相似，但应全面了解乳牙的解剖生理特点。特别注意，乳牙拔除后禁止做牙槽窝搔刮，以免损伤下方继承恒牙胚。

5. 拔牙后医嘱 牙齿拔除术后，应向患儿及家属说明注意事项：患儿应紧咬止血棉卷约30分钟，2小时内勿进食，口水尽量咽下不要用力外吐，24小时不刷牙，近日不吃过硬及过热食物并避免患侧咀嚼，注意保持良好的口腔卫生，不适随诊。不要触摸、吮舔拔牙创，以防造成感染。

6. 乳牙拔除并发症 乳牙拔除后并发症临床一般较少，偶有轻微疼痛和少量出血，常可自行恢复，必要时再用药；可出现牙根残片，不易取出者不必强行取出，后期常随恒牙的萌出而被排出体外。值得注意的是，拔除的乳牙可能误吸于呼吸道，罕见，一旦发生，情况危急，医师应立即采取措施，使患儿处于头低位，拍打患儿背部，直至异物吐出；另外一种方法是医师从后方搂住患儿腰部，大拇指顶着患儿腹部，向后上方推压，利用横膈肌压缩肺部，产生气流将异物冲出。以上方法无效时应迅速送医院急诊科，必要时行紧急环甲膜切开。

（二）年轻恒牙的拔除

恒牙是人一生中重要的咀嚼器官，保护年轻恒牙对正常恒牙列的完整、发挥正常的咀嚼功能、咬合关系的建立及牙颌系统的发育等都具有非常重要的意义，所以年轻恒牙的拔除必须慎重。但是由于年轻恒牙的解剖和组织结构特点、儿童时期的饮食习惯、口腔清洁状况等因素，年轻恒牙患龋率高。尤其是第一恒磨牙，萌出早，龋病进展快，若不及时治疗，常导致牙冠和根尖周组织破坏严重而无法保留，只能拔除患牙。

1. 年轻恒牙拔牙的适应证如下。

（1）无法治疗的残根、残冠。

（2）根尖周严重病变，骨质破坏范围大，无法治愈者。

（3）外伤牙不能保留者。

（4）正畸治疗需要减数拔牙者。

2. 第一恒磨牙的拔除　当第一恒磨牙患龋、根尖周病或外伤，破坏严重，不能修复治疗时，常需要拔除，以第二恒磨牙代替。临床上拔除第一恒磨牙以第二恒磨牙替代病例，一般在患儿 8 ～ 9 岁左右，第二恒磨牙尚未萌出，其牙胚位于第一恒磨牙牙颈线以下，且有第三恒磨牙牙胚时方可拔除后替代，若第三恒磨牙先天缺失，不宜采用此法；若患儿年龄偏大，第二恒磨牙虽未萌出，但牙根已大部形成，不易移位替代时，应对第一恒磨牙尽量做暂时性的保守治疗，维持至第二恒磨牙萌出后再拔除第一恒磨牙，以便进行义齿修复或种植牙来恢复牙列完整和咀嚼功能。第一恒磨牙拔除后也可采用无功能的第三磨牙自体移植术恢复牙列完整和咀嚼功能。

第一恒磨牙萌出早，是用于咀嚼的主要牙齿，临床上拔除时更需慎重考虑。

3. 前磨牙的拔除　临床上前磨牙的拔除较为多见，常为正畸需要减数拔牙的牙位。严重的牙体牙髓病而无法治愈者亦需要拔除，后期需要考虑牙列缺损的修复。

4. 额外牙的拔除　额外牙多见于上颌前牙区，它可以萌出到口腔，也可滞留在颌骨内。额外牙的危害主要是对恒牙列的发育产生影响，如引起正常恒牙迟萌、扭转、移位、牙间隙增大等。有的额外牙还形成含牙囊肿或压迫邻牙造成邻牙根尖吸收等。额外牙形态多种多样，多呈较小的锥形牙，临床上患者多因额外牙影响了美观才引起注意而就诊。

一般情况下，额外牙一经发现，应予拔除。只有颌骨内埋伏阻生，且无任何症状者可不予处理。额外牙形态近似正常牙，在牙列中排列整齐且牙根有一定长度者，可不用拔除。

考试知识点总结

本章小结

协和云课堂……　拓展练习及参考答案

（蔡成莲　刘泽念）

教学课件

第二十五章　老年口腔疾病

学习目标

素质目标

（1）具备对患者的人文主义关怀精神，树立高尚的职业道德。

（2）具备良好的学习态度及严谨的工作作风，提升科学的思维方法，不断创新、与时俱进的观念。

（3）具备较强的人际沟通能力及团队协作精神。

知识目标

（1）掌握：老年人口腔健康的标准；老年口腔疾病的临床治疗设计。

（2）熟悉：老年口腔疾病分类；老年口腔疾病治疗的特点。

（3）了解：老年口腔疾病的研究。

能力目标

（1）能够对老年口腔进行宣教。

（2）能够设计老年口腔疾病的治疗方案。

案例导入

【案例】

患者，男性，72 岁。主诉：左下后牙疼痛，要求治疗。

检查：一般状况可，精神佳，全身未见明显异常。口腔检查：16、24、25、31、36、41、45 缺失，13、14、15、23、26、34、44 明显楔状缺损，37 𬌗面及近中邻面龋，探及𬌗面龋洞内敏感，温度测试敏感，叩诊（－）。X 线检查示𬌗面龋坏透射影与髓腔相通。35 牙龈萎缩，近中颊侧根面龋，探诊不敏感，温度测试同对照牙，无松动。44 牙龈稍红、萎缩，松动度Ⅱ度，叩诊（－）。余未见明显异常。

【问题】

1．对主诉牙的诊断是什么？

2．根据该患者的情况，能否说出老年口腔疾病的患病特点？

3．请为此患者拟定一个完善的口腔治疗计划。

·核心知识拆解·

随着现代科学技术和经济的飞速发展，人们生活条件不断改善，现代人群保健意识不断增强，人的寿命普遍延长，人口分布的结构也发生了改变，老年人占总人口比例逐年增加，社会人口老龄化已成为当今世界的重大社会问题。同时，随着老年人口的迅速增长，老年人群逐渐成为医疗服务的主要对象。口腔疾病是老年人常见病与多发病，其特殊性与繁杂性尤显突出。老年人在患有口腔疾病的同时常常伴有全身系统性疾病，所患疾病相互影响，这给口腔医疗带来了挑战。因此，在老年人口腔疾病的诊治中，必需全面了解老年人的身心情况，然后根据个性化制订合适的治疗方案，最大限度地解决各种问题。

第一节 概 述

一、相关概念

（一）年龄和期望寿命

1. 年龄 年龄主要分为时序年龄和生物学年龄。①时序年龄：指通常使用的年龄，按出生后个体生存的时间来计算。②生物学年龄：即由于身体各器官衰老程度的个体差异，根据正常人生理学和解剖学的发育状态所推断出来的年龄。生物学年龄可表明人体的组织结构和生理功能的实际状态，可用来预计某一个体的健康状况，估计其寿命。此外，还有心理年龄、骨龄等。

2. 期望寿命 又称平均期望寿命或生命期望值，指对人生命的一种有根据的预测，即预测某年龄的人尚能生存的平均寿命。期望寿命也可反映某一国家（或地区）的平均年龄，或者不同年龄组在一定时间内平均生存的时间。通过比较分析，可以衡量该国家（或地区）的健康水平。生物学年龄和期望寿命决定了口腔疾病治疗的方法和繁简程度，其意义是可指导选择最合适的治疗方法来保证患者有生之年行使良好的口腔功能。如对平均生存年龄为 3 ～ 5 年，而生物学年龄较高者，不宜做复杂治疗，而只做简单的或保守治疗。

（二）老年

老年是成年人受到身体、生理、心理、社会等因素的影响，组织器官走向老化，生理功能趋于衰退的时期。现根据身体受影响的程度分以下 3 类：①功能不受影响，能独立生活。②身体虚弱。③功能受影响，不能独立生活。

二、老年分期

1991 年联合国世界卫生组织规定：60 ～ 74 岁为年轻老人期，75 ～ 89 岁为老年人，90 岁以上为长寿期。各个国家对老年的年龄划分有所不同，通常以正常退休年龄为准。《中华人民共和国老年人权益保障法》明确规定“老年人是指六十周岁以上的公民”。在科研工作中，常将研究对象按年龄以5年为一组进行研究。

三、社会人口老龄化

按照联合国的传统标准，社会人口老年化是一个地区60岁以上人口达该地区总人口10%。随着现代科学技术和卫生保健事业的飞速发展，现代人群保健意识增强，人的寿命不断延长，人口分布的结构发生了改变，老年人占的比例逐年增加，社会人口老龄化已成为当今世界的一个普遍趋势。1980年丹麦老年人口占其人口总数的20%；2000年日本老年人口占其总人口的20%；我国人口老年化也逐年突显，2020年我国第七次人口普查统计资料显示，60岁及以上人口占总人口的18.7%，比2010年第六次全国人口普查上升5.44个百分点。65岁及以上人口占总人口的13.5%，比2000年第五次全国人口普查上升4.63个百分点。随着老年人口的迅速增长，老年人群逐渐成为医疗服务的主要对象。老年人群随着全身各项生理功能的老化、机能的衰退，老年痴呆、心血管疾病、风湿病等老年常见病有着病程长、治愈率低的特点，给我国的医疗事业赋予了新的任务。因此，社会和政府对老年人的饮食、卫生、衰老和心理健康等问题倍加关注。其中，老年人的口腔保健也日益受到重视。

四、老年人口腔组织器官特点

随着年龄的增长，老年人会出现新陈代谢减慢、各组织器官系统退行性变、免疫功能下降等特征。老年人口腔颌面部组织器官在结构和功能等方面亦出现增龄性变化。口腔增龄性变化常见于颌面部骨、颞下颌关节、口腔黏膜、唾液腺及其他口腔软硬组织。而老年人的口腔组织和功能的改变由口腔组织的生理性增龄变化、病理性改变和医源性因素导致。衰老过程本身对口腔组织和功能具有两方面的影响，一方面，口腔组织的增龄性变化与口腔疾病的表现相交叠，使口腔临床表现多样化、复杂化；另一方面，口腔组织的增龄性变化对口腔治疗具有一定影响。

（一）牙体组织的增龄性变化

牙齿的整体形态和颜色均会发生明显的增龄性变化。牙的𬌗面、切缘及邻面均因生理性的磨耗或病理性的磨损，发生形态上的改变，釉质表面如釉面横纹的丧失日渐明显。与年轻牙相比，老龄牙的釉质表面变得更为光滑和平整。随着年龄的增长，釉质的结构也发生了改变，矿化程度升高，透明度增加。牙本质增厚及其成分改变，使老龄牙对光的折射率发生变化，牙齿颜色变黄、色泽更深，并且失去其正常半透明度。此外，解剖学上的缺陷、侵蚀作用及口腔卫生不良，导致的外源性的色素沉着所致的牙的颜色改变也常常可见。

（二）牙周组织增龄性变化

牙周组织包括牙龈、牙周膜和牙槽骨，三者共同完成支持牙齿的功能。而牙龈、牙周膜和牙槽骨均会随着年龄增加而产生增龄性改变。

1. 牙龈萎缩　在老年人中较为普遍，常导致牙根暴露。牙间乳头萎缩，可导致牙间隙显露，引起食物嵌塞。

2. 牙周膜厚度改变　是重要的增龄变化。通常牙周膜厚度为 0.15 ～ 0.38mm，一般认为牙周膜的厚度与该牙的功能状况相适应，当牙承受的咀嚼压力大时，其牙周膜厚度增加。同一颗牙的牙周膜厚度也不相同，在牙根中部最薄，该处是牙齿生理性移动的支点。随着年龄的增长，口腔咀嚼功能下降，导致牙周膜的功能性刺激减弱，故老年人牙周膜常变薄。

3. 牙槽骨退变　随着年龄的增长，牙槽骨会发生相应的退化。临床上，老年人骨质减少或骨质疏松症的发病率都相当高，在形态学或影像学上常可见老年人骨密度下降、骨皮质变薄、骨质稀疏等。总体来看，随着年龄的增长，牙槽嵴的高度降低。牙槽嵴降低是生理性萎缩和炎症所致病理性反应共同作用的结果。

（三）口腔黏膜增龄性变化

随着年龄的增长，口腔黏膜的结构和功能均会发生改变。

1. 口腔黏膜结构的变化　主要表现为上皮层的厚度变薄，细胞密度、层次减少，棘层减少，出现过度角化现象；基底膜变平坦，上皮钉突变短且不明显，各种舌乳头中的味蕾萎缩，数量减少，导致味觉不同程度退化。固有层和黏膜下层中的细胞成分减少，成纤维细胞体积缩小、数目减少，成纤维细胞蛋白质合成量下降等。不溶性胶原纤维增多且紧密交联，弹力纤维直径增大，还可出现胶原变性断裂等现象。口腔黏膜如唇黏膜的小唾液腺出现明显的萎缩，导管扩张，纤维、脂肪组织增多，炎症细胞浸润灶明显增多。血管的改变可表现为动脉变性伴毛细血管网减少和管腔变小等。

2. 口腔黏膜功能变化　主要包括上皮屏障功能的降低，对外界刺激因素的抵御能力下降，受损伤后的愈合修复功能降低等。同时，老年对各种味觉特别是咸味的感觉功能明显减退。所以，在老年患者中，常有味觉异常（味觉敏感度下降）等。另外，老年人的本体感受器数量减少、灵敏度降低，导致其黏膜的空间感觉能力和两点辨别能力减退。除此之外，老年人的唾液腺功能减退，容易出现口干、黏膜烧灼感、口腔自洁作用低下等，影响食物的吞咽。菲薄而萎缩的黏膜对刺激的抵抗力差，对义齿的负重和摩擦的抵抗力也降低。

第二节　老年口腔健康标准和老年口腔医学

一、老年口腔健康标准

世界卫生组织推荐的 65 岁以上老年人的口腔健康标准如下。

1. 牙齿缺失数量　10 颗以内。

2. 牙患龋和充填数量　12 颗以内。

3. 功能牙数量　20 颗。

4. 患者的主观感觉

（1）对影响美观缺失牙的修复满意。

（2）无疼痛症状。

（3）无不可接受的牙石。

（4）牙齿关系在功能和美观上都能接受。

世界卫生组织认为，牙齿健康并不意味着保留所有的 32 颗牙，也不意味着牙周附着保持在釉牙骨质界，重点在于通过延长牙齿的寿命来促进健康和提高生活质量。

二、老年口腔医学

老年口腔医学是口腔医学的一门新兴学科，也是老年医学的重要组成部分。主要研究老年口腔组织器官的衰老过程及特点，老年口腔疾病的流行病学，以及常见老年口腔疾病的病因、病理、临床表现、诊断、治疗及预防的一门科学。此外，老年口腔医学还涉及衰老的生物学、老年口腔保健学、老年心理学、老年社会学及老年口腔医学和其他相关学科的知识。因此，对老年口腔医学的研究只有口腔医学知识是不够的，研究者必须具备老年口腔医学专业知识和其他相关学科的知识。

作为一门独立的学科，我国老年口腔医学发展较晚，但发展迅速。1982 年，栾文民教授赴丹麦学习老年牙科，两年后回国，成立中丹老年口腔医学研究中心，获得了许多有价值的资料，为我国老年口腔医学的研究开了先河，奠定了发展基础。1987 年 5 月，由口腔科学会老年口腔医学组在北京举办了全国第一批老年口腔医学学习班，邀请了丹麦专家讲课。该学习班的开展，使老年口腔医学引起了口腔医学界的重视。此后，我国老年口腔医学得到了蓬勃发展。

（一）研究方法

研究老年口腔健康状况的增龄性改变是老年口腔医学的重要内容。以往多采用横向调查法，研究同一时期不同年龄组人群间的差异。但它不能反映实际的增龄改变，因为同一地区、同一时期、不同年龄组人群的经历不同，其文化层次、教育程度、经济状况、饮食结构、口腔卫生、医疗保健、身体状况等均有差别，相互间可比性差。因此，现多用长期纵向观察法，即同一地区的人群，每 5 或 10 年调查一次，对比同年龄及不同年龄组人群，观察其增龄性改变。

1．2005 年我国第三次全国口腔健康流行病学调查结果显示，65 ～ 74 岁老年人患龋率为 98.4%，根面龋患病率为 63.6%；牙周健康率为 14.1%，牙龈出血检出率为 68.0%，牙周袋检出率为 52.2%，附着丧失等于或大于 4mm 的检出率为 71.3%；有牙齿缺失的为 86.1%。

2．2015 年我国第四次全国口腔健康流行病学调查结果显示，65 ～ 74 岁老年人中，存留牙数为 22.5 颗，城市高于农村，全口无牙的比例为 4.5%，农村高于城市；缺失牙已修复的比例为 63.2%，城市高于农村。与十年前调查情况相比，老年人存留牙数平均增加了 1.5 颗，全口无牙的比例下降了 33.8%，修复比例上升了 29.5%。龋病、牙周病和牙缺失在老年人群中患病率仍然很高。

（二）研究内容

老年口腔医学的研究内容包括以下方面：衰老的生物学及生理学；衰老和免疫；骨、牙齿、口腔黏膜、牙周及唾液腺的增龄性变化；衰老的心理学及行为科学；环境和社会对衰老的影响；老年人的全身健康状况和口腔疾病及其治疗的关系；老年人的营养和口腔健康的关系；老年人口腔用药；老年口腔疾病的流行病学、治疗方案、设计特点及预防；老年人龋病，尤其是根面龋的病理、诊断、治疗及预防；老年人的牙齿磨损病因、诊断和治疗；老年人牙髓病和牙周病的病理变化、诊断及处理；老年人口腔黏膜病的病理变化、诊断及处理；老年人唾液腺疾病的病理变化、诊断及处理；老年患者口腔颌面外科的处理特点；老年人修复特点及老年人义齿种植；老年𬌗学；老年人对口腔保健需求的研究，尤其对卧床、行动不便、养老院及住院老年人的口腔保健及处理。

第三节　老年常见口腔疾病

一、老年口腔疾病分类

（一）老年人口腔疾病常分为 4 类

1. 老年人特有的牙病，如根面龋。
2. 老年人多发的牙病，如楔状缺损、牙缺失、根折等。
3. 老年人和青壮年人都有，但临床表现不同的口腔病，如老年人的牙周病多为牙龈退缩，而青壮年人则以牙周袋的形成为特征。
4. 老年人和青壮年人都有，但治疗方法有差异的口腔疾病，如老年人牙髓病可作变异干髓治疗，黏膜病用药也较特殊；而青壮年牙髓病则多作根管治疗术，黏膜病用药较普遍。

（二）重点老年口腔疾病

老年牙病很多，重点是龋病、牙周病和牙缺失。而导致牙缺失的原因主要为龋病与牙周病。2005 年我国第三次全国口腔健康流行病学调查结果显示，65 ～ 74 岁老年人患龋率为 98.4%，根面龋患病率为 63.6%；牙周健康率为 14.1%，牙龈出血检出率为 68.0%，牙周袋检出率为 52.2%，附着丧失等于或大于 4mm 的检出率为 71.3%；老年人平均存留牙数为 20.97 颗，有牙齿缺失的为 86.1%。2017 年报道，我国第四次全国口腔健康流行病学调查与第三次全国口腔健康流行病学调查比较，老年人平均存留牙数增加了 1.5 颗，全口无牙的比例下降了 33.8%，修复缺失牙的比例有所上升，但仍有近一半的老人未能及时修复缺失牙。由此可见，十余年来，老年口腔健康虽然有了一定程度的改善，但龋病、牙周病和牙缺失在老年人群中患病率仍然很高。龋病、牙周病和牙缺失在老年人群基数仍较大。

二、老年人常见的口腔内科疾病

（一）龋病

龋病是老年口腔常见的牙体硬组织疾病，在老年人群中发病率很高。第四次全国口腔健康流行病学调查显示，全国 65 ～ 74 岁年龄组恒牙患龋率为 98.0%，恒牙龋均为 13.33，龋补充填比为 12.8%；恒牙根面龋的患病率为 61.9%，恒牙根面龋龋均为 2.64。相对于年轻人，老年人静止龋较多，龋病进展较慢。在老年人龋病中，根面龋和继发龋两种特殊龋尤为突出。

1. 根面龋 根面龋是发生于暴露的牙根表面的龋。

（1）老年人高发根面龋的原因：具体如下。①老年人全身健康状况出现增龄性变化，口腔器官和组织出现衰老。在内外环境作用下，牙龈萎缩，牙间隙大，根面暴露，造成食物嵌塞，不易清洁。②涎腺的增龄性变化，使唾液分泌减少，加剧致龋菌沉积，从而形成根面龋。③老年人失牙、修复体多，其义齿固位体对根面摩擦，造成磨损，致龋菌易侵入牙本质，不仅通过牙本质小管，还可向牙本质小管周围扩散，造成根面龋。

（2）根面龋形态特点：具体如下。①浅碟状龋洞：临床上牙骨质龋呈浅碟形，根面下有限深度的牙本质破坏，坏死牙本质磨去后菌斑又重新分布而形成浅碟状龋洞。浅碟状龋洞有利于产酸菌定居，进而使根面龋进展。②环状龋：常发生在釉牙骨质界有断带直接暴露牙骨质的牙齿，其损害沿牙齿边缘呈斑状扩展，可环绕整个根面故称环状龋。

2. 继发龋 继发龋是牙在龋病充填修复治疗后发生于充填体周围的龋。继发龋的发生与龋病治疗过程中的各个环节及充填材料的性能有密切关系。老年人易发生继发龋，如制备窝洞时未去净龋坏组织，致使病变继续发展。充填材料固化后，体积收缩造成裂缝；充填操作不当造成洞口封闭不严密；遗留在洞缘的垫底材料未彻底清除等，都可能造成充填体与洞壁间形成菌斑积聚，为继发龋发生创造了条件。临床可见充填体边缘的牙体组织颜色和形态出现改变，呈墨浸色，探之质软或卡探针，患者可能出现冷热刺激痛等症状。有些继发龋较隐蔽，可借助 X 线检查等协助诊断。

（二）磨损及楔状缺损

随着年龄的增长，由于各种生理或病理的原因，老年人牙体硬组织常常发生严重的磨损及楔状缺损。

1. 磨损 磨损常见于切牙切缘、尖牙牙尖及后牙𬌗面。表现为切缘逐渐变平，𬌗面形态改变，牙尖斜面逐渐消失，牙尖高度降低，甚至消失，使整个𬌗面变为平面（图 25-1）。牙体磨损后常引起牙本质敏感、食物嵌塞、牙髓病、根尖周病、𬌗创伤、牙周病、创伤性溃疡等。

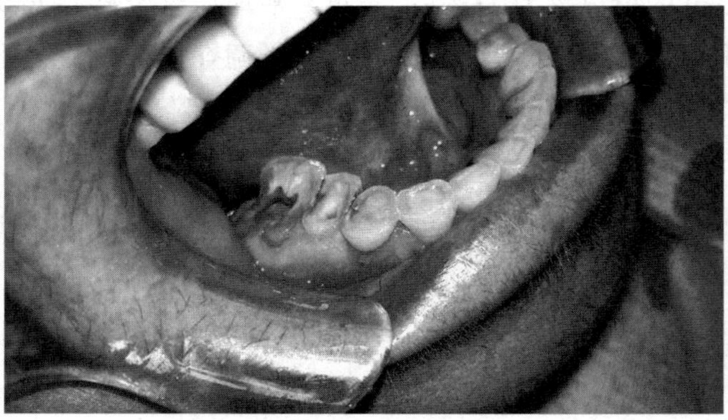

图 25-1　下颌牙严重磨损

2. 楔状缺损 楔状缺损是牙齿颈部硬组织在长期咀嚼应力、机械及化学等因素的协同作用下发生的慢性损耗导致楔形状外观的特殊的牙体缺损。老年人患病率 90% 以上，受累牙数多且多伴有牙龈退缩，缺损面大，程度深。但缺损的深度与症状的严重程度不成正比例。严重暴露牙本质，甚至穿髓，患者仍可无明显临床症状，少部分患者表现为牙本质过敏症。

（三）牙周病

牙周病是发生在牙齿支持组织的疾病。随着年龄的增长，牙龈、牙周膜和牙槽骨等牙周组织均会发生增龄性改变而逐渐老化和衰退，所以，老年人牙周病自有其特点。

1. 患病率高 第四次全国口腔健康流行病学调查显示，全国 65 ～ 74 岁年龄组的牙周健康率为 9.3%，牙龈出血的检出率为 82.6%。

2. 口腔卫生状况普遍较差 牙石的检出率高，牙龈普遍退缩，牙周附着丧失较多，牙槽骨吸收严重，病程较长，牙齿松动移位明显，常伴有根面暴露或根面龋、根分叉病变等牙周伴发病变。

3. 常伴全身系统性疾病 老年人在患牙周病的同时，常伴有全身系统性疾病，用药多而复杂。牙周病本身也与心血管疾病、糖尿病、慢性阻塞性肺疾病等老年慢性病密切相关。因此，在临床诊疗过程中，医师应充分了解患者的现病史和既往史，在控制全身疾病的基础上，制订合理的牙周治疗计划。

（四）口腔黏膜病

由于口腔组织的增龄性变化，伴随着生理功能减退、全身器官衰老和系统性疾病，还可能引起各种口腔黏膜病。第四次全国口腔健康流行病学调查显示，全国 65 ～ 74 岁年龄组的口腔黏膜异常检出率为 6455/10 万。老年人常见的口腔黏膜病有口干症、口腔感觉异常、义齿性口炎、口腔潜在的恶性疾患等。

1. 口干症 各种全身性疾病或口腔疾病影响到唾液的神经调节或破坏了涎腺的正常分泌过程，都会导致口干症。涎腺的增龄性变化也会导致唾液的质和量发生改变，使老年人出现不同程度的口干症状。有些老年人不仅感到口腔干燥，还可有异物感、烧灼感，在咀嚼干燥的食物时影响吞咽，而且由于唾液分泌减少，对牙齿的冲刷和清洁作用减弱，增加了罹患根面龋、牙周病的危险，对口腔健康状况造成很大的影响。

2. 口腔感觉异常 由于老年人神经、血管均存在不同程度的衰老变化，加上内分泌的明显改变，老年人口面部感觉异常比其他人群高得多。老年人口腔感觉异常常表现为异常口味、口腔异常感觉、味觉障碍等。

（1）异常口味：患者常常自诉口腔发苦、发咸、发酸、发甜、无味而淡等，大多数是间断性的，但也有少数人长期感觉不良。

（2）口腔异常感觉：无器质性损害，仅主观上与正常人感觉不同，医师检查无阳性体征。如口腔灼痛症，表现为口腔黏膜的灼热痛，以舌部好发，似火烧感或开水烫的感觉，往往晨轻暮重，忙轻闲重。

（3）味觉障碍：实现味觉的味蕾中，发生神经支配的调节紊乱或器质性病变时，引起的味觉异常或味觉丧失。研究表明，随着年龄的增长，味觉逐渐迟钝。老年人对咸味的感觉减退最为明显，苦味的感觉存留时间最长。

3. 义齿性口炎 义齿性口炎是口腔念珠菌病的一种类型，也称为慢性红斑型（萎缩型）念珠菌病，是义齿对接触的腭、龈黏膜发生的炎症性损害。主要症状为口干、唾液发黏、口腔黏膜烧灼感、疼痛、味觉减退等，主要体征为口腔黏膜发红、水肿。临床上的软衬材料如果不正确使用，也会加重黏膜炎症，进而出现义齿性口炎。

4. 口腔潜在恶性疾病 口腔潜在恶性疾病是具有一定癌变风险的口腔黏膜疾病，包括口腔白斑、口腔红斑、口腔扁平苔藓、盘状红斑狼疮等。大多数口腔潜在恶性疾病病因及发病机制尚未明确。个别疾病如口腔白斑和口腔扁平苔藓为多种致病因素导致。组织病理活检是诊断口腔潜在恶性疾病的金标准。早发现、早治疗可阻止和减少其向口腔癌转变的机会。同时，提高患者口腔保健意识，做好卫生宣教，帮助患者克服恐癌、疑癌心理，提升患者定期复诊的依从性，也是很有必要的。

三、老年口腔疾病与全身健康

良好的口腔健康是整体医疗保健体系中维系整体健康所必需的一个组成部分。医疗界也逐渐开始认识到，口腔健康状况会影响许多全身系统性疾病的进程。口腔疾病常与其他疾病的发展密切相关。因此，口腔健康状况不良已经被认为是影响全身健康的一个重要风险因素。

老年人咀嚼功能的减退和丧失，营养吸收与消化功能亦受影响。不全咀嚼和口腔湿润不均而引起窒息的情况也有发生。慢性牙病因为不良的口腔卫生状况导致各种致病菌的积聚，往往会引起全身系统性疾病，如牙源性感染引起的细菌性心内膜炎、视网膜脉络膜炎、关节炎和肾病等。研究表明，牙周炎不仅与糖尿病之间存在相互促进的关系，还可能是心血管疾病的独立危险因素。对于患有多种全身系统性疾病的老年患者，牙周炎的治疗也与多种全身系统性疾病的控制相关。另外，在老年人群中，口腔健康与肺炎之间的关系非常密切，还与老年人智力下降有重要联系。

随着科学的进步与发展及人类对老年口腔医学的理解不断深入，人们意识到，早期预防和治疗可以减少口腔疾病的发生，并且有利于对全身系统性疾病的管理控制。

综上所述，为了老年人的健康长寿，应重视口腔疾病与全身健康的关系。我们必须将口腔与身体其他部分联系在一起，将其视为整体健康的重要组成部分。

▶知识拓展

根面龋的诊断

根面龋是发生在根部釉牙骨质界以下，即根部牙骨质的龋。主要发生于牙龈退缩、根面外露的牙，龋坏很快累及牙本质或同时发生在牙本质。是老年人口腔常见病之一。

20 世纪 80 年代，拉尔夫 · V. 卡特（Ralph V. Kat）提出根面龋的诊断标准：有粗糙的龋洞形成，表现为在根面上形成一个暗褐色或脱色区域，未见明显龋洞。探查有粗糙感，可能是活动性龋坏；探查无任何感觉，可能是非活动性龋坏。活动性根面龋呈黄色或浅褐色，病损区质软，表面可能覆盖菌斑。在进程缓慢的病例中，病损区呈褐色或黑色，探诊有皮革样硬度。静止性根面龋表面有光泽，相对光滑，中等力量探诊坚硬，颜色从黄色到褐色或黑色。活动性根面龋和静止性根面龋都可见到龋洞的形成，但是后者龈缘光滑，病损区无明显菌斑沉积。

第四节　老年口腔疾病的临床治疗

一、老年口腔疾病的治疗设计

微课：老年口腔疾病的治疗设计

（一）治疗设计的意义

1．随着生活水平的提高，老年人的寿命普遍延长。根据期望寿命和生物学年龄，应对老年人口腔疾病的治疗做出合理的短期及长期计划，以提高老年人的生活质量。

2．老年人口腔疾病的发生率较高，且病情复杂，治疗时常需结合口腔内科、口腔外科、口腔修复科及预防科等的综合意见。因治疗时间长，故应对老年人口腔疾病的治疗进行细致的设计，达到最佳疗效。

3．老年人口腔健康意识在不断增强，对医师期望高，希望能设计出最佳方案，并积极进行治疗。

（二）治疗设计的要求

1．必须具备老年口腔医学的知识和技能，诊断要正确，设计要周密，治疗要认真，效果要最佳。

2．应了解患者的全身健康情况，口腔疾病的症状和体征，患者的心理需求及经济状况。

3．了解患者的期望寿命，判断患者的生物学年龄，做出短期治疗和长期治疗的计划，以获得患者的认可。

（三）治疗原则

老年人口腔疾病的治疗应遵循“解决、从简、先后、结合”的原则。

1．解决原则　应抓住主要症状，即以解决主诉作为首选治疗方案。老年人口腔疾病的主要症状包括疼痛、牙松动、咀嚼困难、牙龈出血、口干等。

2．从简原则　要求治疗设计既要简单，又要解决主要问题。

3．先后原则　即先诊断、后治疗；先处理主诉牙或症状较重的牙，再处理非主诉牙；先拔牙、后修复。

4．结合原则　即局部治疗与全身治疗相结合。

（四）治疗特点

1．通常需进行X线检查了解疾病情况　X线检查用于检查老年人口腔中的根面龋、牙周病、残冠、残根、充填体、修复体及牙槽骨吸收情况等。必要时可拍摄全口牙位曲面体层X线片，以了解全口牙齿状况。

2．以根面龋、牙周病、牙缺失为治疗重点　老年人多患根面龋和牙周病，根面龋常需作充填治疗。牙周病需进行龈上洁治和龈下刮治术。牙列缺损或缺失通常要及时修复。

3．尽量分区和分次治疗　老年患者常因身体状况无法耐受长时间治疗，分区和分次治疗可减轻患者的治疗痛苦，从而减少因治疗而产生的并发症。每次治疗一般不超过 3 颗，复杂治疗与简单治疗结合进行，尽量减少就诊次数。

4. 功能和美观兼顾 牙体缺损、牙列缺损及牙列缺失治疗时既要恢复功能，又要考虑美观；尽可能做到牢固耐用、物美价廉。

5. 开设家庭治疗及专科治疗 对行动不便、长期卧床的老年患者，应进行家庭治疗。有条件的医院可成立老年口腔门诊或开设老年口腔医院。

二、老年口腔疾病治疗的注意事项

1. 充分体现对患者的人文主义关怀精神 老年人应受到社会的尊重。接诊和治疗时，应关心和体贴老年患者，尽可能为他们提供方便和照顾；对待老年患者应做到态度和蔼、语言亲切、耐心细致、操作轻柔；尽量满足老年患者的心理需求。

2. 有效的医患沟通，了解患者对治疗的期望值 治疗开始前，了解老年患者对治疗效果的期望，然后医师进行全面评估。如果达不到老年患者所期望的治疗效果，一定要提前做好沟通，解释原因，以免发生医患矛盾。

3. 关注全身健康状况 为确保诊疗中的安全，治疗前还应详细了解老年患者的病史，如系统病史等，来了解老年患者的全身健康状况，特别是近期手术及用药情况，以便出现问题有效应对。

4. 保持良好的口腔卫生 由于老年患者口腔疾病复杂，身体抵抗力相对较弱，整个治疗过程中应尽量保持良好的口腔卫生，以减少细菌感染的风险。

5. 向患者进行口腔知识宣教 口腔医师在治疗的同时，应对病患者进行口腔健康教育，如宣传治疗方法、定期洁牙、义齿使用注意事项等。

考试知识点总结

本章小结

协和云课堂…… 拓展练习及参考答案

（蔡成莲　蔡智国）

第六篇

实 训 指 导

实训A　口腔内科常用设备及器械的使用方法

【实训内容】

1．认识口腔内科常用设备，学习其用途、结构和使用方法。

2．认识口腔内科常用器械，学习其用途、结构、使用方法及保养方法。

实训目标

素质目标

（1）注重爱伤意识，具备对患者的人文主义关怀精神，树立高尚的职业道德。

（2）具备良好的学习态度及严谨的工作作风。

（3）提升良好的人际沟通能力及团队协作精神。

知识目标

（1）掌握：口腔内科常用器械用途、结构和使用方法。

（2）熟悉：口腔内科常用设备用途、结构和使用方法。

（3）了解：口腔内科常用器械的保养方法。

能力目标

具备正确选择和规范使用口腔内科常用设备和器械的能力。

【实训器材】

仿头模实习系统、牙科综合治疗椅、口腔常用检查器械（口镜、探针、牙科镊）、牙周探针、牙科手机、钻针、橡皮障套装、牙体充填修复治疗常用器械（挖匙、调拌刀、调板、粘固粉充填器、树脂充填器、比色板、银汞合金调拌器、银汞合金充填器、银汞合金输送器、银汞合金雕刻器、银汞合金磨光器、成形片、成形片夹、楔子等）、根管治疗常用器械（光滑髓针、拔髓针、根管扩大针、根管锉、根管充填器等）。

【方法步骤】

一、口腔内科常用设备

（一）牙科综合治疗椅

牙科综合治疗椅是主要用于口腔疾病检查和治疗的多功能设备。品牌和型号不同，其外观和结构不同。现临床上大多使用的是电动式牙科综合治疗椅，由临床医师和助手操作的主要结构包括患者座椅、口腔灯、口内影像显示屏、医师器械托盘组件、助手挂架组件、脚踏开关、痰盂组件等。一些高端牙科综合治疗椅还配备了口腔内窥镜、声控装置等。医师进行相关临床操作时需要接通水、电、气并打开综合治疗椅总控制开关后方可使用（图 A-1）。

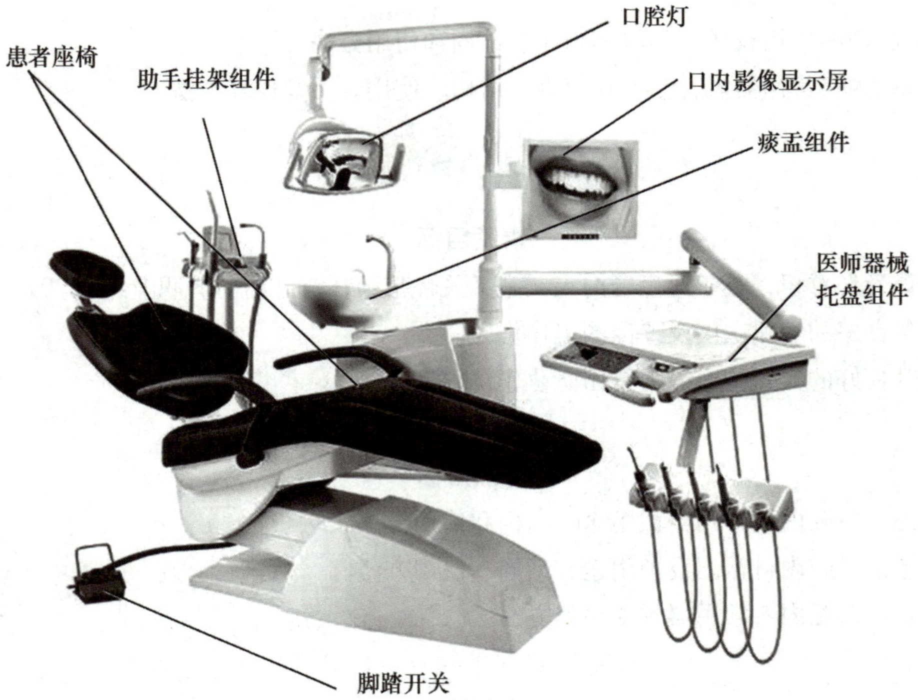

图 A-1　牙科综合治疗椅结构

1. 患者座椅　供患者坐、靠、躺。由坐垫、靠背、头托和扶手等部分组成。通过医师器械托盘或助手挂架上的按钮操作可使座椅上升或下降，以调整临床操作时的患者体位。

2. 口腔灯　多为 LED 冷光灯，用于口腔照明，一般有强、弱光控制。

3. 医师器械托盘组件　医师器械托盘可供医师放置器械。常规配有三用喷枪、高速涡轮手机接口、气动马达手机接口、吸唾器、牙椅调节按钮、痰盂冲洗按钮、患者漱口水控制按钮、水量调节及功率调节开关等，有些还配置了超声波洁牙手机接口、光固化机接口、阅片灯、口腔灯控制按钮等。临床操作时，根据治疗需要选择是否接入高速手机或低速手机来使用。

4. 助手挂架组件　助手挂架组件常规配有三用喷枪、吸唾和强力吸引器，有些助手挂架组件盘上也配置了牙椅调节按钮、痰盂冲洗按钮、患者漱口水控制按钮、口腔灯控制按钮等，方便助手协助医师进行操作。

5. 脚踏开关 脚踏开关主要用于医师用脚踩踏来控制牙科手机的使用。

6. 痰盂组件 痰盂主要用于排出患者吐出的漱口水或唾液，痰盂旁一般配有漱口水出水装置。

（二）仿头模实习系统

仿头模实习系统是在仿头模上模拟临床口腔检查和技能操作训练设备，是学校培养口腔医学专业学生的口腔临床课程实训操作时的重要设备。品牌和型号不同其外观和结构不同。由实训教师和学生操作的主要结构包括仿头模、挂架及载物台、实习系统装置、LED 口腔照明灯、脚踏开关、桌体等，见图 A-2 仿头模实习系统结构。有些仿头模实习系统还配有显示器，主要供教师示教操作时投放显示，方便学生观看。实训操作时常规需要接通水、电、气并打开总控制开关方可使用。

1. 仿头模 包括身体和头模部分。其中，头模内可以装上不同类型的牙模，进行不同的实训。身体的升降及头模的位置调节有手动调节和电动调节。

2. 挂架及载物台 载物台可用于放置一些小型实训用品如口腔治疗盘等，挂架上一般配有三用喷枪、高速涡轮手机接口、气动马达手机接口、吸唾器等。实训操作时，根据需要选择接入高速手机或低速手机来使用。

3. 实习系统装置 实习系统装置内部主要是水管、气管及线路等，外部常常配有净水容器和废水容器，并设有水量调节开关。根据品牌的不同，有的实习系统装置无须净水容器和废水容器，直接在安装时就设置了进水和排水管道。

4. LED 口腔照明灯 LED 口腔照明灯用于口腔照明，一般有强、弱光控制。

5. 脚踏开关 脚踏开关是通过脚踩踏来控制牙科手机的使用，方便操作。

6. 桌体 桌体可用于放置相对较大件的实训用品。

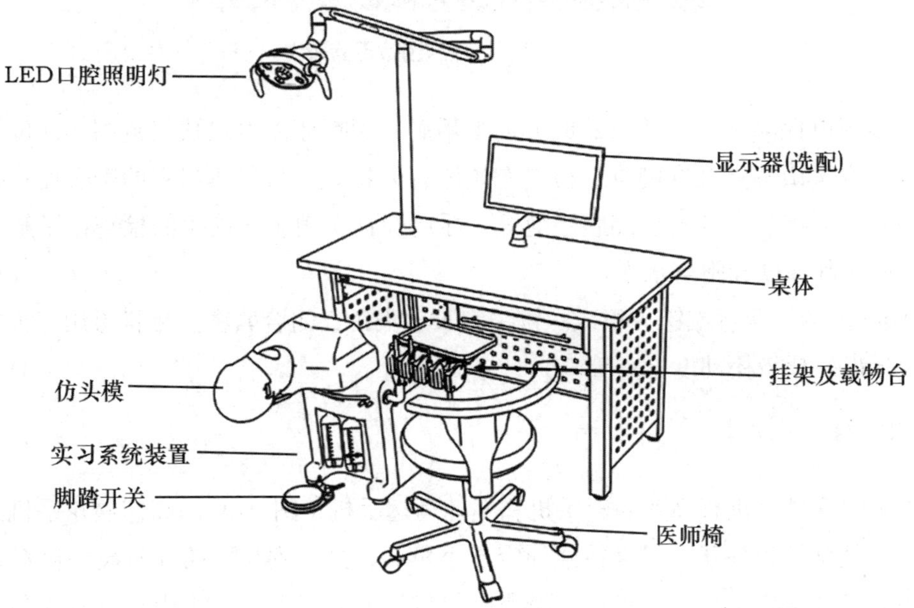

图 A-2 仿头模实习系统结构

二、口腔内科常用器械

（一）口腔检查器械

口腔常规检查器械有口镜、探针和牙科镊（图 A-3）。有可重复消毒使用和一次性使用两种。

1. 口镜 由口镜柄和头组成。口镜具有反光聚光，增加局部照明，并可反射被检查部位影像的作用，凹面镜还有放大影像作用；牵拉或推压唇、颊、舌等软组织；金属口镜柄可用于牙齿叩诊检查。

2. 探针 普通探针由柄及两个弯端组成，两弯端细而尖锐，一弯端呈镰形，另一弯端呈双曲形；牙周探针工作端带有刻度，每个刻度为 1mm 或 2 ～ 3mm，从颈部到尖端逐渐变细，有利于插入牙周，其尖端为钝头，避免损伤牙周组织。

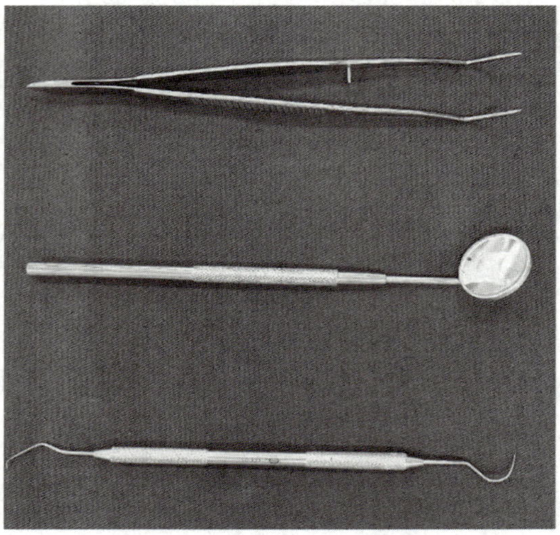

图 A-3 口腔常用检查器械

普通探针多用以探测牙面、牙颈部或近远中龋洞；探查牙体组织缺损范围、深度、硬度；探查牙体组织感觉、发现敏感点及穿髓点；检查充填体有无悬突、与牙体组织的密合度；探查窦道、脓肿、根分叉病变、牙周袋、牙石、黏膜水疱等。牙周探针常用于牙周病的检查，了解有无牙周袋或附着丧失，并探测其深度和附着水平。

3. 牙科镊 由柄和两弯端镊尖组成。镊尖细长、尖锐、闭合紧密。牙科镊用于夹持棉球、敷料或药物，叩诊牙齿，牙齿松动度检查等。

（二）牙科手机

目前，常用的牙科手机有高速涡轮手机和气动马达手机（图 A-4）。高速涡轮手机配套各种国际标准钻针使用，其钻针为柱状，以夹持式固定于手机头，接入到相应的牙科设备后对牙体硬组织进行钻磨；有些为光纤手机工作头，可以在操作时提供光源。气动马达手机有直机头和弯机头两种工作头，也是配套各种国际标准钻针，根据不同需要使用。

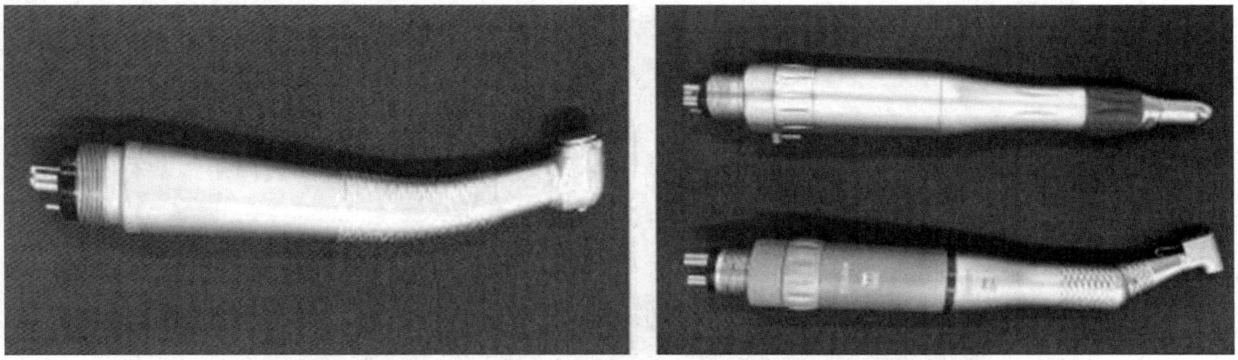

A　　　　B

图 A-4　牙科用手机

A. 高速涡轮手机；B. 气动马达手机。

（三）钻针

钻针为配套于牙科手机工作头上，用于高速转动、钻磨牙体硬组织及修复体部件的常用牙科器械。一般由头、颈、柄三部分组成。头部为不同类型的工作端，经由颈部与柄相连，柄部为钻针装在手机上的部分，现在行业内已统一标准（表 A-1、表 A-2）。

表 A-1　牙钻柄部直径和长度的国际标准（ISO）

	直径（mm）	长度（mm）
气涡轮用钻针柄	1.588 ～ 1.603	16，19
直机头用钻针柄	2.35	44
弯机头用栓道式钻针柄	2.35	16，22，34

表 A-2　钻针型号及工作端最大直径

工作端最大直径（mm）	0.5	0.6	0.8	0.9	1.0	1.2	1.4	1.6	1.8	2.1	2.3	2.5	3.1
锥形裂钻			168	169	170	171							
横刃锥形裂钻				699	700	701		702		703			
圆钻（球钻）	1/4	1/2	1		2	3	4	5	6	7	8	9	11
倒锥钻		$33_{1/2}$	34		35	36	37		39	40			
银汞抛光钻圆形					7002	7003	7004		7006	7008		7010	
银汞抛光钻针形			7901	7902	7903								
银汞抛光钻火焰形						7102	7104		7106	7108			
ISO 编号	005	006	008	009	010	012	014	016	018	021	023		

1. 依据钻头形状分类 可分为裂钻、圆钻与倒锥钻（图 A-5）。

（1）裂钻：其工作端为平头圆柱状或尖头锥柱状，刃口呈直形或锯齿形，用于开扩洞形、修整洞壁、去龋等。

（2）圆钻：其工作端为多刃缘的球体形，又名球钻。用于去龋、制备圆钝洞角、开髓、揭去髓室顶、修整根管管壁等。

（3）倒锥钻：其工作端为倒锥形，用于修整洞底、扩展洞形和制备倒凹等。

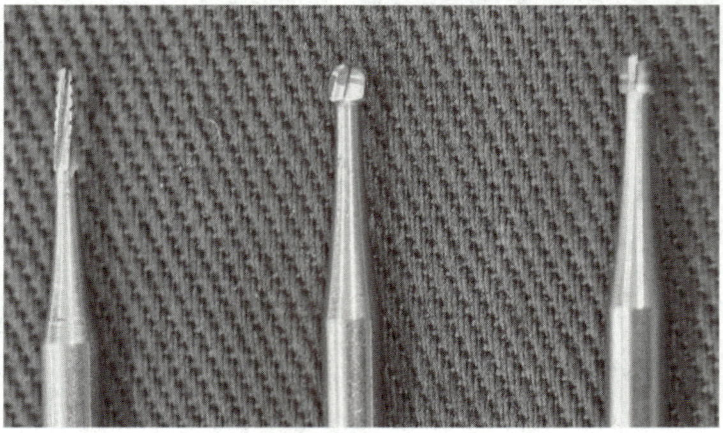

图 A-5 钻针（以钻头形状分类）

2. 依据钻针柄形态分类 可分为栓道式和柱式（图 A-6）。

慢速弯机头用钻针柄为栓道式，与机头为栓式相接；气涡轮机头用高速钻针和直机头用钻针柄为柱式，与机头为摩擦夹持相接。

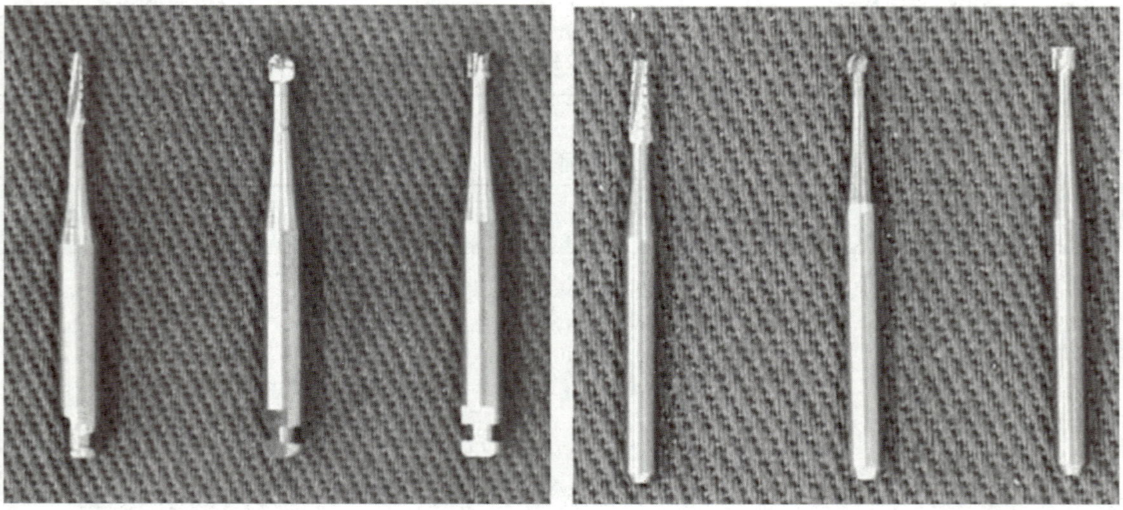

A B

图 A-6 钻针（以钻针柄形态分类）

A. 栓道式；B. 柱式。

3. 依据功能分类 分为切割钻与磨光钻。

4. 依据工作端材料分类 钻针可分为钢钻针、碳钨钢钻针与金刚砂钻针。

（1）碳钨钢钻针：比钢钻针坚硬而耐高温，但质地较脆，有时会发生头颈连接处折断现象。

（2）金刚砂钻针：又称为磨砂钻针。可用于切割、牙体预备或磨光。通过在液态金属基质中，用电镀法将金刚砂颗粒固定在金属原材料上而制成。金刚砂颗粒有粗、中、细和超微颗粒之分。钻针形态可有球形、平头圆柱状、尖头锥柱状、倒锥状等多种类型。该类钻针对牙体组织的切割方式为点状切割，切削效率高，切面更平，且对牙体组织的扭力小，有利于保护存留的牙体组织。工作端电镀的金刚砂颗粒逐渐磨损，钻针的切割能力逐渐减弱。

（四）橡皮障套装

橡皮障套装是主要用于橡皮障隔离技术的器械。主要器械包括橡皮布，打孔器，橡皮障夹（分前牙、左、右前磨牙和左、右磨牙用5种），橡皮障夹钳，橡皮障支架（图A-7）。辅助器械有打孔模板、润滑剂、牙线、楔线、咬垫、剪刀、吸引器、暂封材料等，根据情况选用。

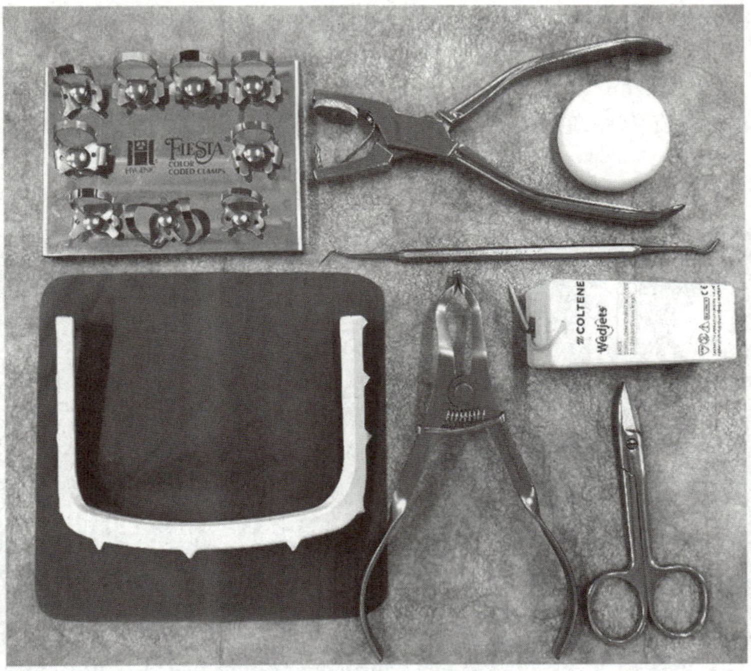

图A-7　橡皮障套装

1. 橡皮布　橡皮布多由天然橡胶制成，对橡胶过敏者，需要选择非橡胶类的橡皮布。形状常为方形，临床常用15cm×15cm和12.5cm×12.5cm两种尺寸。颜色有黑、绿、黄、灰、蓝等，深色橡皮布可以增加手术视野的对比度，浅色橡皮布的半透明性则便于X线胶片的放置。厚度有多种规格，薄型（0.15mm）、中型（0.20mm）、厚型（0.25mm）、超厚型（0.30mm）、特厚型（0.35mm）。橡皮布越薄，进入牙间隙的阻力越小，但抗撕裂性能越低。根管治疗最好选厚型或超厚型，因为较厚的材料能够较好地包绕牙颈部，提供一个密闭区而无须使用牙线结扎。另外，较厚的材料不易撕裂，由于具有一定厚度，可以有效地保护其下方的软组织。

2. 打孔器　打孔器是由一个硬质的打孔盘和打孔针组成，分为单孔径型和多孔径型两种。后者可以打出不同直径的孔，较为常用。

3. 橡皮障夹　橡皮障夹用于固定套在隔离牙上的橡皮布于牙颈部，由夹臂和弓部构成。夹臂卡抱牙齿的部分称为喙。夹臂上有孔，便于安装橡皮障夹钳进行夹持。夹臂向两侧伸展的部分称为翼，根据有无翼结构，将橡皮障夹分为有翼夹和无翼夹两类（图 A-8）。

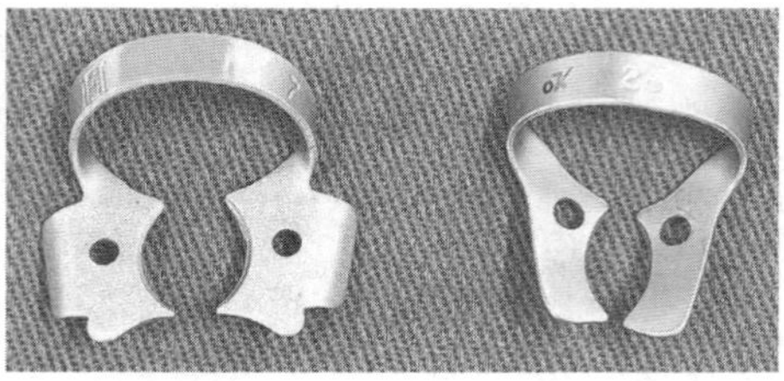

图 A-8　橡皮障夹

有翼的橡皮障夹有利于按压橡皮布于牙颈部，以更好地暴露视野。按照橡皮障夹所需的牙位，分为前牙夹、前磨牙夹和磨牙夹。前牙夹有两个弓，形似蝴蝶，又称蝴蝶夹；前磨牙夹和磨牙夹外形相似，但后者的喙较长，与所夹持牙齿的颈部外形相适应。此外，还有特殊类型的橡皮障夹，如喙部呈锯齿状的橡皮障夹或喙缘凹向根方的橡皮障夹，用于隔离残冠、残根的橡皮布固位（图 A-9）。

目前，国际上尚无橡皮障夹统一编号，一般厂家将自定义的编号刻在弓上便于识别，并配套卡片加以说明所用牙位。

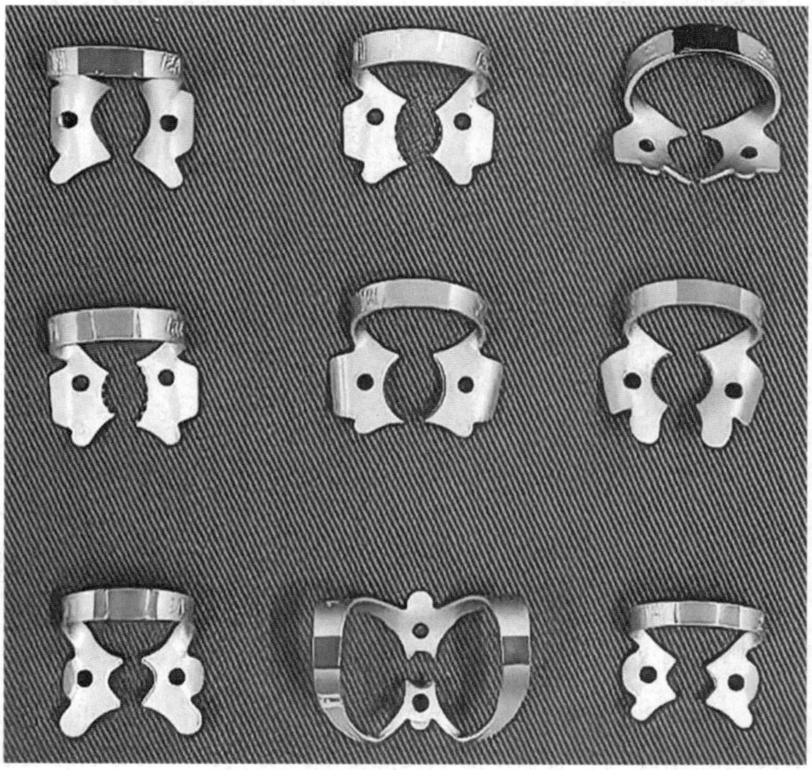

图 A-9　各个牙位的橡皮障夹

4. 橡皮障夹钳　橡皮障夹钳用于安装或拆除橡皮障时撑开橡皮障夹，主要由柄、喙和定位器三部分组成。其喙部可以伸入橡皮障夹臂的孔中，撑开夹子。手柄中部有定位装置，可以控制橡皮障夹撑开的程度并锁定，以利握持和安装，并且方便医师和助手之间的传递。

5. 橡皮障支架　橡皮障支架用于在口外支撑并固定橡皮布，同时可以抬高橡皮布，使橡皮布不至于完全贴在患者面颊皮肤上。支架形状常见“U”形和环形两种，材质又可分为不锈钢和塑料两类。不锈钢支架上有小突（塑料支架上为三角突起）用于均匀撑开并固定橡皮布，结构轻巧，较为常用。塑料支架具有可投射性特点，因此在拍X线片时，不需要去除。

（五）牙体充填修复治疗常用手持器械

1. 挖匙 由柄及两匙形工作端组成，分大、中、小三种型号。挖匙可用于去龋、切髓、去除暂封物及肉芽组织等。

2. 调拌刀与调板 用于调制水门汀类垫底、充填材料或树脂类充填材料。调拌刀根据其材质不同，常分为不锈钢调拌刀、塑料调拌刀及骨制调拌刀。①不锈钢调拌刀：常配套玻璃调板，用于调制水门汀类材料，有双头，一头平，用以取粉，调粉、液成一定稠度的糊剂；另一头稍尖，用以取液。调拌刀和玻璃调板使用前均应清洁及消毒。②塑料调拌刀与骨制调拌刀：用于调制树脂与玻璃离子等材料，常配一次性调拌纸板，防止受外界色素污染。

3. 粘固粉充填器 有双端，一端为扁平钝形，用于取糊膏状充填材料或后牙邻面洞的充填；另一端为光滑柱状小头形，用于充填糊膏状材料。

4. 树脂充填器 用于膏状树脂充填及成形，工作端薄而富有弹性，根据需要有不同的形状。

5. 比色板 为复合树脂充填修复之前，用于视觉比色来选用树脂颜色参考的工具，使患牙修复后的颜色与邻牙相互匹配。常规以不同色调（色相）分为若干组，然后在每组中根据色彩浓淡（饱和度高低）不同分为若干级别颜色作为参考。在复合树脂套装中，生产厂家一般会提供与复合树脂相匹配的比色板，但不同厂家比色板有细微的颜色差异，临床使用时需要医师结合相关经验进行选择。

6. 银汞合金调拌器 用于调拌胶囊型银汞合金的工具。

7. 银汞合金充填器 用于充填银汞合金的工具，工作端呈粗细不同的圆柱状小头，常有大、中、小型号。

8. 银汞合金输送器 用于输送推压银汞合金至窝洞内的工具，包括推压手柄、一定角度弯曲的输送套筒和弹簧栓头。使用时将调制好的银汞合金放到套筒口中，通过推压手柄压缩弹簧栓头，将银汞合金推至窝洞中。

9. 银汞合金雕刻器 用于雕刻窝洞充填后银汞合金外形，其工作端呈卵圆形或小圆形分叉形。使用时注意应保持工作端的角度和光滑的边缘。

10. 银汞合金磨光器 用于银汞合金充填后其表面的平滑修整，使充填体与洞壁密合，其工作端有多种形态，常为圆球形或梨形，表面光滑。

11. 成形片、成形片夹 涉及邻面洞形的复面洞充填修复时，用以形成临时洞壁，保持充填体与洞壁的密合，利于充填材料的填压和恢复牙齿外形及接触关系。成形片为不锈钢或其他材料制成的弹性薄片，成形片夹的作用是固定成形片。

临床常用不锈钢材质的成形片，中间突出部为紧贴龈壁且深入牙龈沟的部分，可分大、小两型，两侧各有3或2个固定小孔，分别用于成人磨牙和前磨牙，后者也用于乳磨牙。成形片夹由不锈钢的手柄螺丝和两个固定臂组成。

连续成形片及成形片夹（临床常用8号成形片夹）适用于近中面－䲉面－远中面三面洞的充填。赛璐珞成形片主要用于复合树脂或水门汀充填修复，常以手指或楔子固定。分段式成形片系统有金属环和豆瓣状成形片组成，金属环有分牙的作用，有利于更好地恢复复合树脂修复体的邻面形态和接触关系。

12. 楔子 常配合成形片使用，防止形成邻面充填体悬突，有木制与塑料制两种，均呈三角锥形，与后牙邻间隙形态相适应。

（六）根管治疗常用器械

参见第二篇第五章第五节中根管治疗术器械介绍。

（七）器械的握持方法

在口腔内科的常用检查与操作中，手握器械的方法常为改良握笔法，即拇指、示指和中指紧握器械柄，用环指或中指、环指共同做支点。这种握持方法在操作时器械工作端运动幅度宽而准确，适用于精细操作。

（八）口腔内科常用器械的保养

1. 口镜，应保持镜面平整与光亮，避免磨损；口镜头不能用高温或高压法消毒，以免损坏镜背面的水银涂膜，因此，常采用化学法浸泡消毒。

2. 探针，应保持其特定的弯曲度及尖端的锐利性，勿加热烧灼以免导致探针变钝；探诊时避免用力过度而损坏其尖锐性；禁止任意改变其工作端的角度。

3. 牙科镊，应保持两镊尖的密合及尖锐性。切勿烧灼与用力掰开镊尖。

4. 挖匙、调拌刀、粘固粉充填器，以及银汞合金充填器、雕刻器、磨光器等金属手持器械，均可采用高温高压消毒，消毒前应清洗、擦干，避免生锈。也可浸泡于含有亚硝酸钠的消毒液中消毒。挖匙边缘变钝时，可用油石打磨外缘，小石尖由匙内向外缘打磨。

5. 根管治疗器械多采用高温高压消毒。牙钻细小，可采用牙钻盒保存。

6. 牙科手机使用后应清洗、注油和消毒。

【注意事项】

1. 口腔内科常用设备较高，维修繁琐，不要随意挪动，以免损坏。

2. 口腔内科小器械多，注意分类放置，以免混淆和丢失。

3. 口腔内科小器械常常比较尖锐，小心使用，勿伤及自己和他人。

4. 使用后注意对各种器械进行保养。所有器械使用前应检查有无变弯曲、裂纹、螺纹拉长或生锈现象，如有则弃之。

【思考题】

1. 简述口腔常用检查器械的名称及用途。

2. 面对种类繁多的口腔内科器械，如何更好地熟悉和掌握其使用方法？

（蔡成莲　刘泽念）

实训 B　口腔内科常用检查

【实训内容】

1. 牙体牙髓病专科检查　学生 2 ～ 3 人一组，1 人当医师、1 人当患者、1 人记录，轮换角色，相互检查和记录。

2. 牙周病专科检查　学生 2 ～ 3 人一组，1 人当医师、1 人当患者、1 人记录，轮换角色，相互检查和记录。学生也可以在仿头模实习系统上进行牙周探诊练习。

实训目标

素质目标

（1）具备注重爱伤意识，有人文主义关怀精神，有高尚的职业道德。

（2）具备良好的学习态度及严谨的工作作风。

（3）具备良好的人际沟通能力及团队协作精神。

知识目标

（1）掌握：牙体牙髓病专科一般检查方法步骤和牙周病专科检查方法步骤。

（2）熟悉：口腔检查前的准备事项。

（3）了解：牙髓活力测验方法。

能力目标

（1）能进行牙体牙髓病专科一般检查和牙周病专科检查。

（2）能进行牙髓活力检查。

【实训器材】

口腔常用检查器械（口镜、探针、牙科镊）、气枪、水枪、口杯、牙髓活力检测器、牙胶棒、菌斑显示剂、牙科综合治疗椅等。

【方法步骤】

一、检查前准备

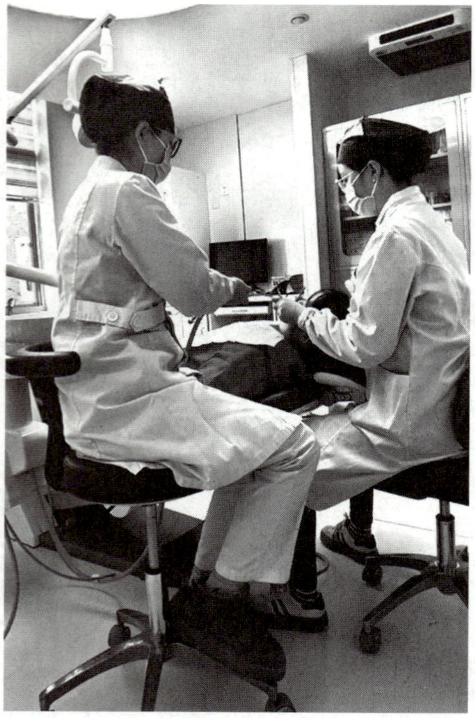

图 B-1　医、护、患位置（四手操作法）

1. 在检查开始前应修剪指甲，穿好白大衣，戴好口罩、工作帽，洗手消毒后戴好手套。

2. 指导学生准备常用口腔检查器械及用品，如口镜、探针和牙科镊等。

3. 调节好医、护、患位置和光源（图 B-1）。

（1）患者体位：患者仰卧位，头部靠于治疗椅头托。检查上颌牙时，患者𬌗平面与地面呈 45°～ 90°，检查下颌牙时，𬌗平面尽量与地面平行。

（2）医师体位：医师位于患者的右侧、右前或右后方，取坐位，足底平放于地面，大腿下缘和双肩与地面平行，背部（脊柱脖颈）挺直，头略前倾，肘关节高度与患者口腔高度大致相平。

（3）护士体位：护士应面对医师，座位比医师高 10～15cm，护士双脚放在座椅脚踏上，维持舒适的平衡工作位置。护士的座椅前缘应尽可能靠近患者以便与医师传递交换器械。

（4）灯光调节：检查前调节好牙科综合治疗椅的位置和灯光，保证光线充足和良好的视野。调整灯光时注意将灯光逐渐上移至口腔，应将光线集中照射口腔，避免直射患者眼部。

二、牙体牙髓病专科检查

（一）一般检查方法

重点检查牙列、牙体及牙周情况。

1. 问诊　通常是医师进行病史采集的第一步，问诊时首先了解疾病发生的原因、时间和部位，即患者主诉，还要了解疾病的发展和治疗经过，即现病史。除此之外，问诊的内容还包括与疾病有关的既往史、全身病史、家族史、旅居史及个人史等。问诊用语应通俗易懂，简明扼要，切忌暗示患者。牙体、牙髓侧重询问有无牙疼（自发痛与激发痛）；牙周侧重询问有无牙龈出血与口臭；口腔黏膜侧重询问有无溃疡等口腔病损。

2. 视诊　包括全身、口腔颌面部、牙齿、牙列、口腔软组织等。应按一定顺序，一般为先全身再局部，先口外再口内，先主诉部位再其他部位。局部应先检查主诉部位，然后再按一定顺序检查其他部位。重点检查口腔卫生状况，牙和牙列应查看其排列及接触关系、有无缺损或缺失、形态、颜色与透明度等，辨别龋坏和非龋性疾病；牙龈应观察色、形、质有无改变和有无窦口等。

视频：探诊、松动度及叩诊检查

3. 探诊　常利用普通探针进行检查，包括牙体缺损部位的范围、深浅、质地、敏感度及露髓情况；充填体边缘密合程度、有无继发龋及充填体悬突；牙面的敏感点确切部位和敏感程度；皮肤或黏膜的感觉有无敏感或迟钝、麻醉有无效果；皮肤或黏膜窦道通道的深度、方向、有无渗出、窦道液性质、窦道周围皮肤黏膜等。探诊时一定要有支点，动作轻巧，不可用力探入深龋近髓处或可疑露髓孔，也不要盲目探入窦道，以免引起患者不必要的疼痛。

4. 叩诊 检查根尖和根侧牙周膜的反应。用口镜或平端镊子的金属柄端进行叩击为正常。叩诊方法分为垂直叩和侧方叩两种（图 B-2）。先叩正常对照牙，后叩患牙，一般以邻牙作为对照牙。叩诊力量宜先轻后重，一般以叩正常对照牙不引起疼痛的力量为适宜力量。根尖及根侧牙周膜的健康状况，由叩诊后患牙是否有痛感和叩诊牙齿时发出声音的清或浊来辨别。

叩诊结果的描述和记录分五项，即叩（－），用适宜力量叩诊反应同正常牙；叩（±），用适宜力量叩诊引起不适；叩（+），用适宜力量叩诊引起轻痛；叩（+++），轻叩引起剧烈疼痛；叩（++），叩痛反应介于（+）与（+++）之间。

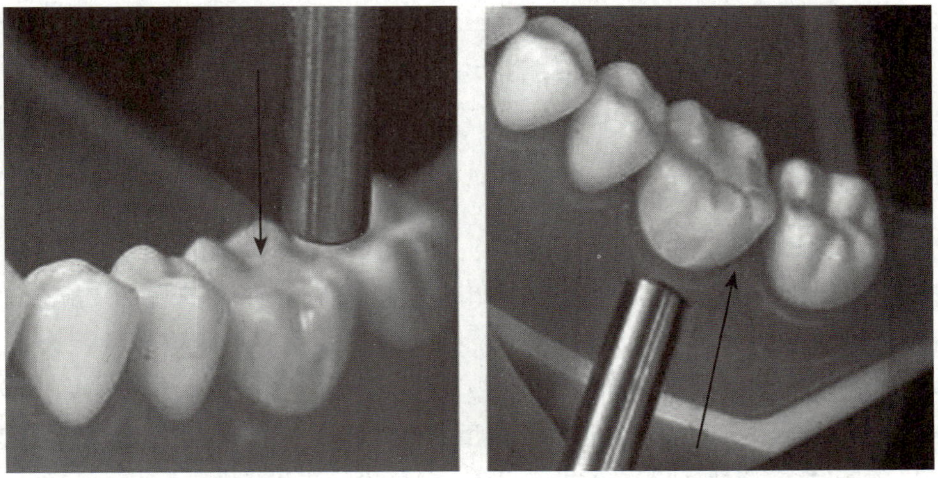

A　　　　B

图 B-2 叩诊方法

A. 垂直叩诊；B. 水平叩诊。

5. 嗅诊 用鼻子辨别气味，对某些口腔疾病诊断有一定帮助。如牙髓坏疽、根尖周脓肿、大面积龋坏等有特殊臭味。

6. 扪诊 由医师用手指在病变部位进行触摸或按压，根据患者的反应和医师的感觉进行诊断。扪诊可扪及牙齿的动度，牙周及根尖牙龈的压痛、肿胀及波动感，牙周袋的溢脓，口腔黏膜的质地，肿物的范围、边缘和活动度，淋巴结的大小、活动或粘连等。口内扪诊常用单个示指，应戴指套，动作要轻柔；口内双指扪及脓肿的波动感，唇颊部病变等；口底扪诊时常用双手扪诊。

7. 咬诊 检查根尖牙周膜的压痛，牙齿的𬌗接触，𬌗干扰及早接触点的部位。包括空咬法和咬实物法，并注意观察牙齿的动度及牙龈的颜色。

8. 松动度检查 牙周炎、牙外伤、急性根尖炎等口腔疾患会导致患牙出现一定程度的松动。检查时用牙科镊夹住前牙的唇舌（腭）面或镊尖闭合抵住后牙𬌗面中央窝，做唇（颊）舌（腭）向、近远中向、切𬌗龈向摇动，观察牙松动的程度（图 B-3）。松动程度可分为三度。Ⅰ度松动：松动幅度在 1mm 以内或只有颊舌向松动。Ⅱ度松动：松动幅度为 1 ～ 2mm 或颊舌向松动伴近远中向松动；Ⅲ度松动：松动幅度大于 2mm 或颊舌向、近远中向及垂直向均有松动。

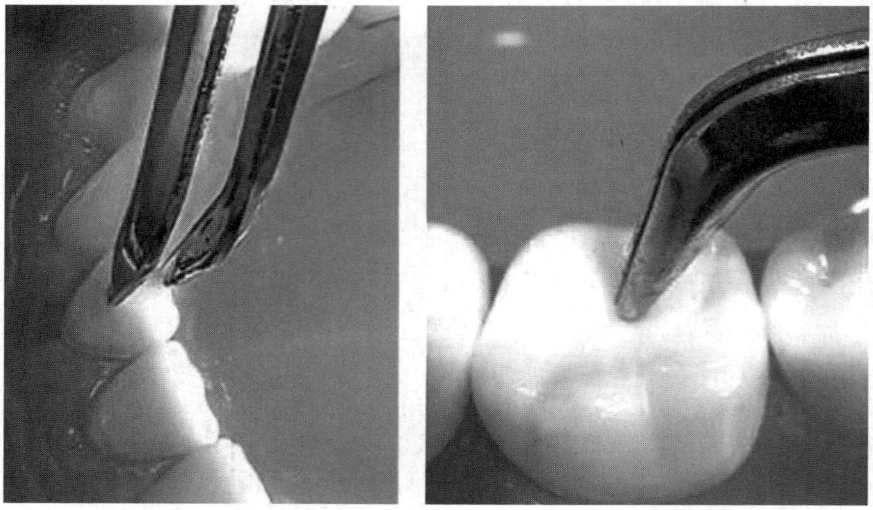

A　　　　　　　　B

图 B-3　松动度检查

A. 前牙; B. 后牙。

（二）牙髓活力检查

正常牙髓对温度和电流刺激有一定的耐受量，当牙髓有病变时，刺激阈发生改变，此时牙髓对外界刺激可产生不同程度的敏感反应。因此，利用温度和电流刺激检查牙髓的反应，可帮助诊断牙髓活力和牙髓病变。

牙髓活力检查分温度测试法和电活力测试法。

1. 牙髓温度测试法　由于存在个体差异，温度测试需选择 1 ～ 2 颗正常的对侧同名牙或对颌牙进行对比检查，检查时先测对照牙，再测可疑患牙。分为冷诊法和热诊法。

（1）冷诊法：隔湿、清洁牙面，用氯乙烷棉球或小冰棒置于被检牙唇颊或舌面完好釉质面的中 1/3 处数秒，观察患者的反应。

（2）热诊法：常使用加热的牙胶棒或用注射器滴注热水于被检牙唇颊或舌面完好釉面的中 1/3 处数秒，观察患者的反应。

测试结果具体如下。①正常：被测牙与对照牙反应相同。②敏感：被测牙比对照牙反应强烈，但没有出现明显的延迟。③迟缓性痛：被测牙在温度刺激去除数分钟后出现较重的疼痛反应，并持续一段时间。④迟钝：被测牙以同样程度的温度刺激，但持续一段时间后才出现弱于对照牙的反应。⑤无反应。

临床意义：①冷热诊反应正常，表示为正常牙。②冷热诊激发痛，多为牙髓充血。③冷热诊剧痛，多为急性牙髓炎。④迟钝或迟缓性痛，多为慢性牙髓炎、牙髓变性或坏疽等。⑤冷热诊无反应，多为牙髓坏死。

2. 牙髓电活力测试法　利用不同强度的电流，通过牙体硬组织刺激牙髓诱发反应，根据患者出现刺麻感时的电压强度，推测牙髓敏感度，判断牙髓活力。具体操作为隔湿、吹干牙面，在牙面上放少许导电剂（如牙膏），将已调好的仪器工作端放于牙面，当患者有感觉时将工作端撤离牙面并记录读数。

结果及临床意义：与对照牙相差一定数值则有意义。低于对照牙说明牙髓敏感，高于对照牙说明牙髓迟钝，若达最高值仍无反应，说明牙髓无活力。

二、牙周病专科检查

（一）病史采集

主要是对现病史、牙周病史、口腔病史的询问和记录，对于一些严重的或比较特殊的牙周病患者，还应了解相关的系统病史及家族史等。

（二）口腔卫生状况评估

1. 菌斑检查　用清水漱口后，用棉签蘸取菌斑显示剂涂擦于牙面，或使用咀嚼型菌斑显示剂后再次用清水漱口，然后检查被染色牙面数。可以自制菌斑记录卡，记录牙面菌斑情况。

2. 软垢和牙石检查　用直接观察法或借助探针检查牙面软垢及牙石情况。软垢的量用软垢指数表示，牙石的量用牙石指数表示。“0”表示无软垢或牙石；“1”表示软垢或牙石的量不足牙面 1/3；“2”表示软垢或牙石的量超过牙面 1/3 但不足牙面 2/3；“3”表示软垢或牙石的量超过牙面 2/3。

（三）牙龈组织检查

1. 颜色　正常为粉红色，病变情况下可为鲜红、暗红或苍白等。

2. 形态　正常牙龈缘菲薄而紧贴牙颈部，附着龈表面有橘皮样凹陷点彩，龈乳头刚好充满于两牙邻间隙。观察龈缘和龈乳头是否肿胀、萎缩或变形，点彩是否消失。

3. 质地　正常牙龈坚韧而有弹性。检查是否存在松软、脆弱，甚至糜烂等情况。

4. 牙龈出血情况　检查有无自发性出血或探诊出血。

（四）牙周探诊

探查有无附着丧失及丧失的量，牙周袋的位置、深度和范围。探诊时选用牙周探针（图 B-4），以改良握笔式握持进行。探诊检查时应注意：一定要有支点；探针插入牙周时紧贴牙面并与牙体长轴平行；力量要轻柔，为 20 ～ 25g；以提插方式移动探针，如“走步”样围绕每个牙面进行探查；探查全口牙时，要按一定的顺序进行，以免遗漏。

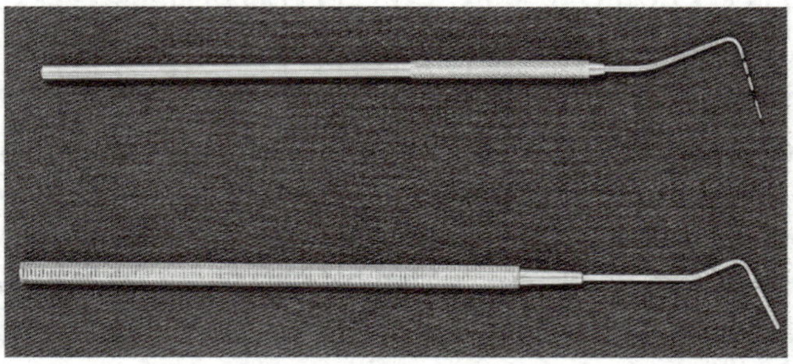

图 B-4　牙周探针

（五）牙松动度检查

1. 检查方法　用牙科镊夹持牙齿做颊舌、近远中及垂直方向地摇动，观察其松动的程度。

2. 结果记录 临床上将牙松动度的增加分成三度记录。

（六）根分叉病变的检查

用探针探及后牙根分叉处，是否存在根分叉病变。

（七）其他检查

检查与牙周疾病相关的其他口腔情况，如牙体疾病、咬合关系、错𬌗畸形、修复情况等。

（八）牙周记录表的认识与记录

牙周检查记录表见表 B-1。

表 B-1 牙周检查记录表

牙周检查记录表

姓名______ 性别______ 年龄______ 病历号______ X线片号______

洁治前/后　　检查日期：____ 年 ____ 月 ____ 日

菌斑																	
BI 出血指数																	
溢脓																	
牙齿松动度																	
FI根分叉病变																	B L
AL（附着丧失）																	B L
龈缘-CEJ																	B L
PD（探诊深度）																	B L
牙位	8	7	6	5	4	3	2	1	1	2	3	4	5	6	7	8	牙位
PD（探诊深度）																	L B
龈缘-CEJ																	L B
AL（附着丧失）																	L B
FI根分叉病变	—	—	—											—	—	—	L B
牙齿松动动度																	
溢脓																	
BI 出血指数																	
菌斑																	

咬合关系：

其　他：龋 ┼　楔状缺损 ┼　充填体悬突 ┼　不良修复体 ┼

诊　断：

检查者签名：______

记录者签名：______

【注意事项】

1. 医患交流时注意方式方法，耐心倾听，避免语气生硬，甚至态度恶劣。
2. 检查时按一定的顺序，避免遗漏。
3. 检查过程中要有爱伤意识，动作轻柔，避免给患者增加痛苦。
4. 整个检查过程严格遵守无菌操作。

【思考题】

1. 牙体牙髓病专科检查与牙周病专科检查有哪些异同？
2. 试述叩诊检查的目的、方法步骤和结果记录。
3. 试述牙齿松动的检查方法和分度。
4. 试述牙髓活力温度测试法的检查方法及结果记录。

（蔡成莲　刘泽念）

实训 C　认识窝洞的结构与类型

【实训内容】

1. 观察龋病标本，认识龋病的特征和不同部位龋坏临床表现的异同。
2. 认识窝洞的结构，观察各类洞形模型，并在各类洞形中说出其洞壁和洞角的名称。
3. 学习窝洞 G.V.Black 分类。

实 训 目 标

素质目标

（1）具备对患者的人文主义关怀精神，树立高尚的职业道德。
（2）具备良好的学习态度及严谨的工作作风。
（3）具备良好的人际沟通能力及团队协作精神。

知识目标

（1）掌握：窝洞 G.V.Black 分类洞形。
（2）熟悉：窝洞的结构。
（3）了解：窝洞 G.V.Black 分类法的依据。

能力目标

（1）能说出各窝洞名称。
（2）能识别各型窝洞。

【实训器材】

各类洞形牙模、各类龋病标本、X 线片、挂图、幻灯片等。

【方法步骤】

一、龋病标本的认识

1. 在标本上观察龋病的特征，包括色、形、质的改变。
2. 观察不同部位龋坏临床表现的异同。

二、窝洞的分类

临床上常按龋坏发生的部位对窝洞进行分类，目前国际上普遍采用的窝洞分类方法是 G.V.Black（1908 年）分类法，将洞形分为 5 类（图 C-1）。

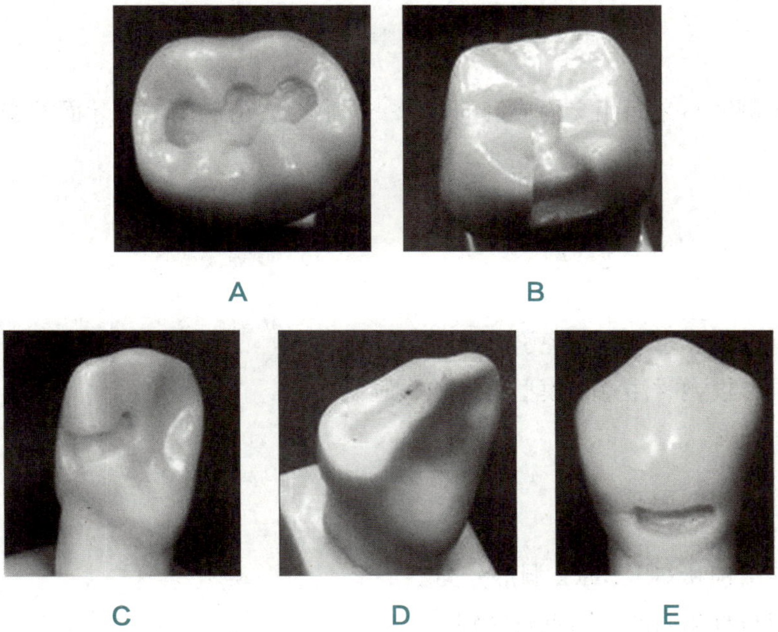

图 C-1　G.V.Black 洞形分类

A. Ⅰ类洞；B. Ⅱ类洞；C. Ⅲ类洞；D. Ⅳ类洞；E. Ⅴ类洞。

1. **Ⅰ类洞**　指发生在各牙面发育点、隙、裂沟龋坏所制备的洞形。
2. **Ⅱ类洞**　指发生在磨牙和前磨牙邻面龋坏所制备的洞形。
3. **Ⅲ类洞**　指发生在切牙和尖牙邻面、未损及切角龋坏所制备的洞形。
4. **Ⅳ类洞**　指发生在切牙和尖牙邻面、损及切角龋坏所制备的洞形。
5. **Ⅴ类洞**　指发生在各牙唇（颊）、舌（腭）面颈 1/3 龋坏所制备的洞形。

三、窝洞的结构和命名

窝洞由洞壁、洞角、洞缘三部分组成（图 C-2）。

1. 洞壁　组成窝洞的内面称为洞壁。按照所在的牙面命名如颊壁、舌壁、近中壁、远中壁、龈壁、轴壁等。

视频：窝洞的命名和结构

2. 洞角 洞壁相交形成洞角。两壁相交构成线角，三壁相交构成点角，洞角以构成它的各壁联合命名。如颊壁与髓壁相交构成的线角叫颊髓线角，颊、轴、龈三壁相交构成的点角叫颊轴龈点角。

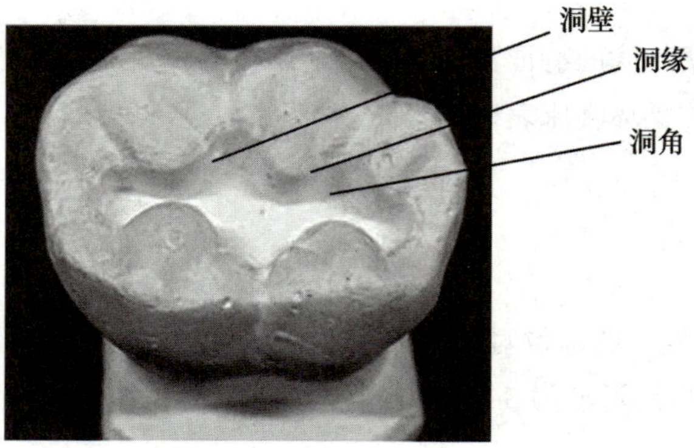

图 C-2 窝洞结构

3. 洞缘 窝洞侧壁与牙面相交构成洞的边缘，即洞缘。由洞侧壁与牙面相交形成的线角，即洞缘角或洞面角。

【注意事项】

1. 勿将龋病标本随意拿放，以免引起污染，导致损坏。
2. 观察各类洞形模型时注意对模型的爱护，避免损坏。

【思考题】

1. 简述窝洞的结构和 G.V.Black 洞形分类。
2. 说出Ⅱ类洞与Ⅲ类洞的共同点及区别。
3. 说出Ⅲ类洞与Ⅴ类洞的共同点及区别。
4. 观察各类洞形模型，并在各类洞形中说出其洞壁和洞角的名称。

（蔡成莲　刘泽念）

实训D 石膏牙各类洞形雕刻

【实训内容】

在石膏牙上分别雕刻Ⅰ类洞、Ⅱ类洞、Ⅲ类洞和Ⅴ类洞。

实训目标

素质目标

（1）具备人文主义关怀精神，有高尚的职业道德。
（2）具备良好的学习态度及严谨的工作作风。
（3）具备人际沟通能力及团队协作精神。

知识目标

（1）掌握：G.V.Black各类洞形的设计要点。
（2）熟悉：各类洞形的雕刻方法。
（3）了解：窝洞制备的原则。

能力目标

能对不同部位发生的龋进行窝洞设计。

【实训器材】

各类洞形牙模、各牙位单个石膏牙、各类雕刻刀、小尺、铅笔、气枪、挂图、幻灯片等。

【方法步骤】

一、洞形制备基本原则

（一）生物学原则

“去”，即要求去净龋坏组织；“保”，即保护牙髓和尽量保留健康的牙体组织。

（二）力学原则

龋病行窝洞制备的充填修复术主要采用机械固位原理，制洞时应兼顾固位形与抗力形。

二、石膏牙各类洞形雕刻

（一）各类洞形设计要求

1. Ⅰ类洞设计要点 设计为典型的盒状洞形，窝洞避开牙尖和嵴，顺沟裂扩展，要求底平壁直，点、线角清晰圆钝，标准牙体洞深为 1.5 ～ 2.0mm（图 D-1）。

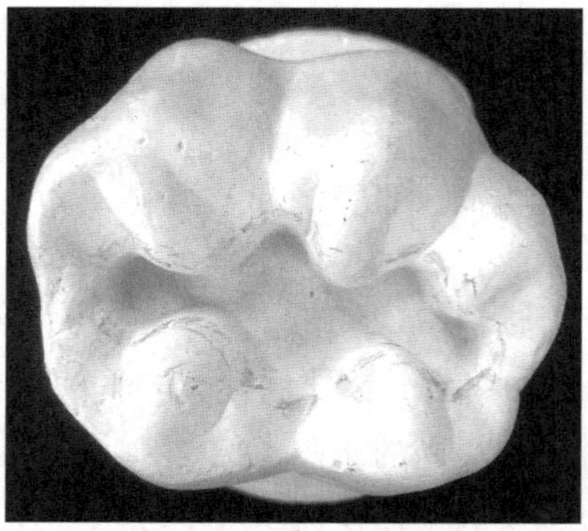

图 D-1 Ⅰ类洞

2. Ⅱ类洞设计要点 根据病变范围可设计为单面洞或双面洞。以邻殆面洞最为典型。制备时先备邻面部分，殆面部分的大小由邻面龋坏的范围决定（图 D-2）。

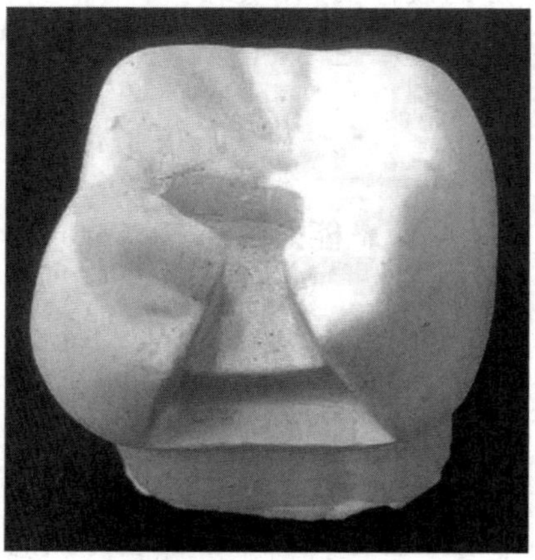

图 D-2 Ⅱ类洞

视频：石膏上颌磨牙邻殆面Ⅱ类洞雕刻步骤

（1）邻面洞的制备要求：龈壁位置应位于接触点根方的健康牙体组织，与相邻牙面至少有 0.5mm 宽间隙，便于清洁；颊、舌壁应越过接触区达自洁区，并略向殆方聚合，形成龈方大于殆方的梯形；轴壁与相应的邻面外形一致；邻面洞深为 1.0 ～ 1.5mm。

（2）殆面洞的制备要求：应具有连接和固定邻面充填体的作用，除按一般殆面洞的设计原则外，多设计为鸠尾固位形，上颌磨牙尽量勿破坏斜嵴，在斜嵴一侧制备鸠尾；下颌磨牙鸠尾做到中央窝，鸠尾峡位于髓壁上方，轴髓线角的内侧，其宽度为颊舌二尖间距的 1/4 ～ 1/3，外形曲线圆缓，洞深应为 1.5 ～ 2.0mm。

3. Ⅲ类洞设计要点　根据病变范围可预备成单面洞或邻舌洞。

（1）单面洞的制备要求：邻面龋坏范围小，舌壁有一定厚度，且邻牙缺失或牙间隙大者可在邻面作单面洞，一般多备成与前牙邻面相似的底向根方的三角形盒状洞。唇、龈、舌三侧壁与相应的牙面平行，洞底与邻面弧度一致，洞深 1.0 ～ 1.5mm。

（2）邻舌洞的制备要求：邻面龋坏范围大，舌侧壁较薄者，一般备成邻舌洞。邻面预备成唇侧大于舌侧、切壁与龈壁略向舌面聚合的四方盒状，唇壁与相应的唇面平行，轴壁与相应的邻面一致，邻面洞深为 1.0 ～ 1.5mm。舌面洞需在舌侧窝制备鸠尾固位形，鸠尾位于舌隆突的切方，一般不超过中线，尖牙的鸠尾尽量不累及舌轴嵴；鸠尾峡的宽度为邻面洞舌方宽度的 1/3 ～ 1/2；舌面洞深为 1.0 ～ 1.5mm（图 D-3）。

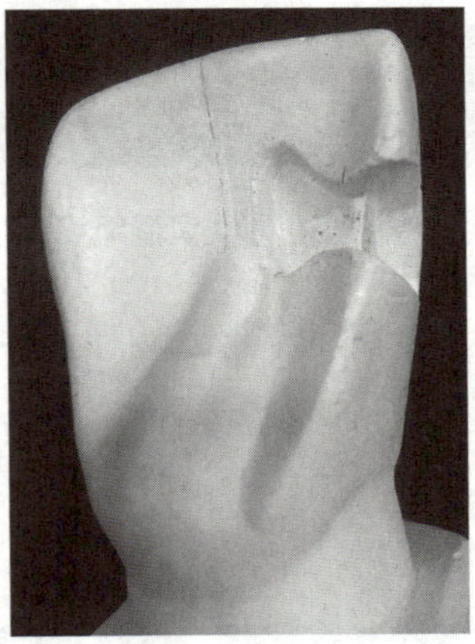

图 D-3　Ⅲ类洞

4. Ⅴ类洞的设计要点　为单面洞，因不直接承受咬合力，制洞时以固位形和外形为重点，多在颊面，不需要扩大洞形；前磨牙和磨牙制成肾形，前牙制成半圆形；凸面向牙颈部，凸缘距牙颈线 1mm 处；近远中壁与釉柱方向一致略向外敞开，在切殆轴线角与龈轴线角制备倒凹，洞深 1.0 ～ 1.5mm；轴壁与相应牙面弧度一致（图 D-4）。

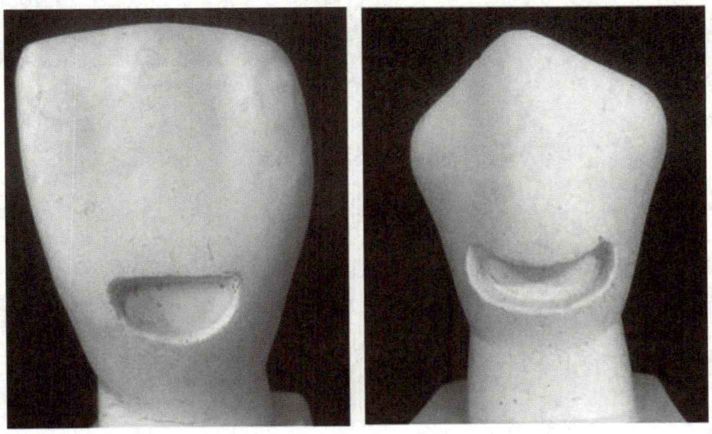

A　　　　B

图 D-4　Ⅴ类洞

A. 前牙；B. 后牙。

（二）设计洞缘线

根据各类洞形设计要求，用铅笔在石膏牙相应的牙面上画出窝洞洞缘线。

1. Ⅰ类洞 以后牙𬌗面洞为代表，洞缘线为顺沟裂扩展的圆缓曲线，尽量避开牙尖和嵴（图 D-5）。

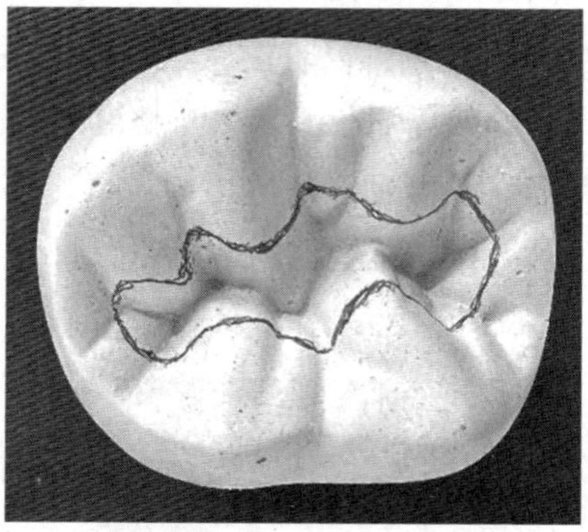

图 D-5 Ⅰ类洞洞缘线

2. Ⅱ类洞 以磨牙邻𬌗面洞为代表，邻面洞缘线为梯形，龈壁洞缘位于接触点根方、牙颈部的冠方，颊、舌壁越过接触区达自洁区，并略向𬌗方聚合，形成龈方大于𬌗方的梯形；𬌗面洞缘线为鸠尾形，上颌磨牙鸠尾膨大部分位于斜嵴一侧，下颌磨牙鸠尾膨大部分位于中央窝。鸠尾峡位于相应颊舌（腭）牙尖之间，宽度为其间距的 1/4 ～ 1/3（图 D-6）。

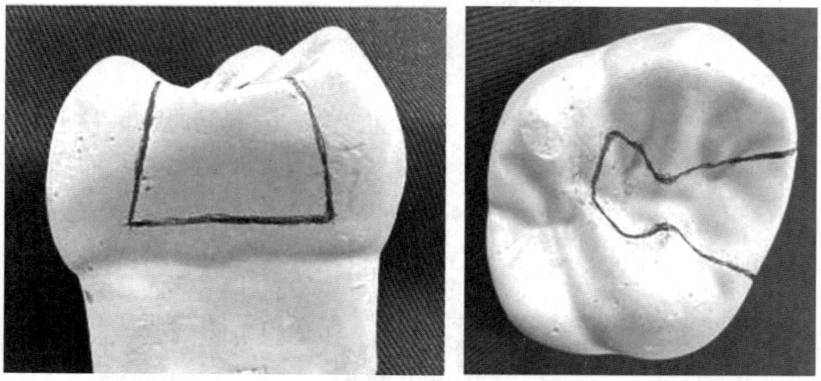

A　　B

图 D-6 Ⅱ类洞洞缘线

A. 邻面；B. 𬌗面。

3. Ⅲ类洞 以上颌切牙邻舌洞为代表，邻面洞缘线为唇侧大于舌侧，切壁与龈壁略向舌面聚合的四方盒状，唇壁与相应的唇面平行。舌面洞缘线为鸠尾形，鸠尾位于舌侧窝内，舌隆突的切方，近远中向一般不超过中线；鸠尾峡的宽度为邻面洞舌方宽度的 1/3 ～ 1/2（图 D-7）。

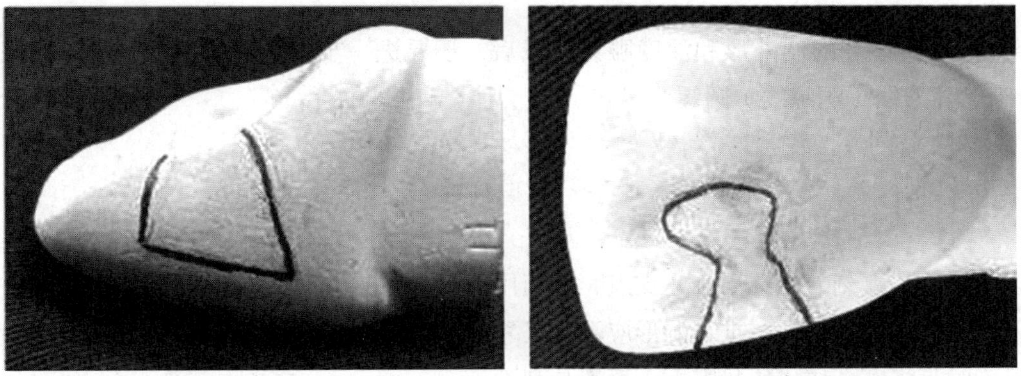

图 D-7　Ⅲ类洞洞缘线

A. 邻面；B. 舌面。

4. Ⅴ类洞　以唇颊面洞为代表，前牙洞缘线为半圆形，后牙为肾形，位于唇颊面颈 1/3 内，凸面向牙颈部（图 D-8）。

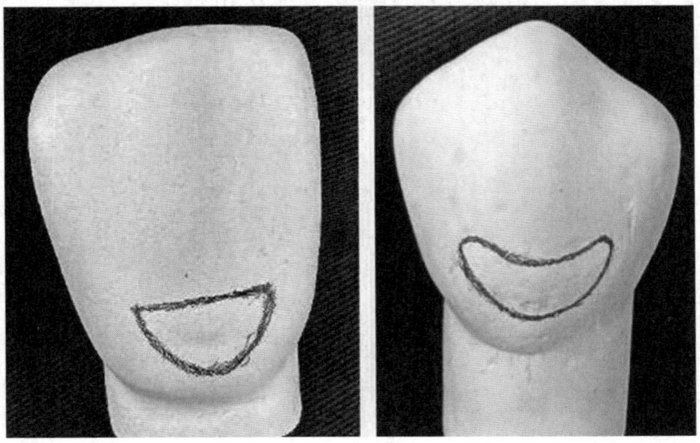

图 D-8　Ⅴ类洞洞缘线

A. 前牙；B. 后牙。

（三）计算洞深

根据洞形设计要求和所用石膏牙放大的倍数，计算出各类洞形在相应牙面的深度，以便雕刻适宜的洞形。

（四）雕刻洞形

将石膏牙放于技工桌，欲雕刻牙面朝上，选择合适的雕刻刀，以执笔式握持，找好支点，刀刃垂直于牙面，沿所画洞缘线内下刀，逐一雕刻，达到要求的洞深后，形成洞壁和洞底。复面洞从边缘嵴下刀，先雕刻邻面洞。

（五）检查并修整洞形

每个窝洞按照设计的洞外形和深度雕刻完成后，还要进一步检查并修整，要求达到底平壁直、点线角清晰、外形线（洞缘线）圆缓。

【注意事项】

1. 以执笔式持雕刻刀，选用合适支点，适当用力，勿伤及手及身体其他部位。
2. 依据石膏牙放大倍数，推算洞形应雕刻尺寸，不要过大或过小。
3. 雕刻时是将石膏块成块状雕下，而不是刮除。
4. 雕刻在洞内的石膏粉末只能用气枪吹去，而不能用嘴吹。
5. 雕刻时从所画洞缘线内下刀，以免扩大洞形及损伤洞缘以外的牙面。

【思考题】

1. 试述Ⅱ类洞设计为邻㸬面洞的目的。
2. 对比你所雕刻的窝洞，你觉得哪一个最满意，请说出理由。

（蔡成莲　蔡智国）

实训E 橡皮障隔离技术

【实训内容】

视频：左上颌第一磨牙橡皮障隔离术

1. 学习橡皮障隔离技术相关知识。
2. 在仿头模实习系统上练习橡皮障隔离技术。

实 训 目 标

素质目标

（1）具备爱伤意识，有人文主义关怀精神，有高尚的职业道德。

（2）具备良好的学习态度及严谨的工作作风。

（3）具备良好的人际沟通能力及团队协作精神。

知识目标

（1）掌握：翼法及橡皮布优先法两种橡皮障安装方法。

（2）熟悉：橡皮障隔离技术所需器械，橡皮障隔离技术原理和优点。

（3）了解：弓法及橡皮障夹优先法的橡皮障安装方法。

能力目标

能选择橡皮障隔离技术所需器械；能初步进行橡皮障隔离技术操作。

【实训器材】

仿头模实习系统、全口牙列模型、橡皮障套装（橡皮布、打孔器、橡皮障夹、橡皮障夹钳、橡皮障支架、打孔模板、水门汀充填器、剪刀、牙线、橡皮障固定楔线、润滑剂等）。

【方法步骤】

一、学习橡皮障隔离技术相关知识

1. 橡皮障隔离技术原理 橡皮障隔离是利用橡皮布的弹性，打孔后套在牙颈部作为屏障，使接受治疗的牙冠与口腔隔离的一种方法（图 E-1）。

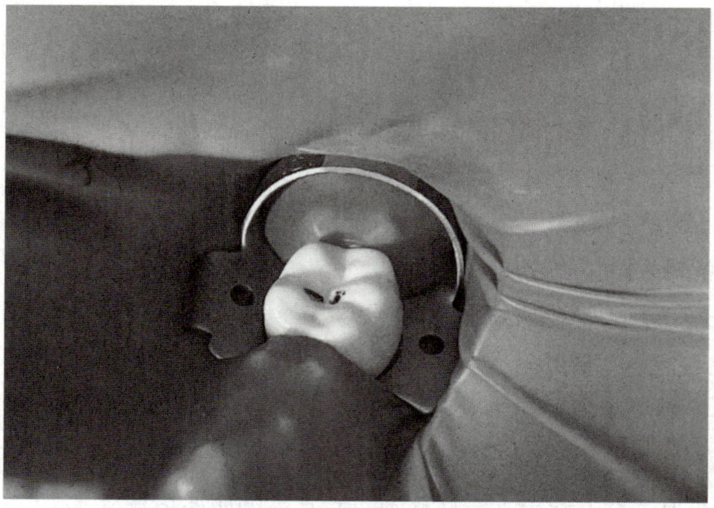

图 E-1 橡皮障隔离

2. 橡皮障隔离技术特点 具有提供不受唾液、血液和其他液体污染的操作空间；保持术者视野清楚，提高工作效率；保护牙龈、舌及口腔其他黏膜软组织，避免手术过程中受到意外损伤；防止患者吸入或吞入小器械、牙碎片、药物或冲洗液；防止医源性交叉感染等特点。

3. 橡皮障隔离技术专用物品

1）主要器械：橡皮布、打孔器、橡皮障夹、橡皮障夹钳、橡皮障支架（图 A-7）。

2）辅助器械：打孔模板、牙线、润滑剂、吸引器、剪刀、咬垫、水门汀充填器等。

二、在仿头模上进行橡皮障隔离技术练习

1. 选择橡皮布 选择大小合适的橡皮布，要求以完全盖住口腔为宜，上缘勿盖住鼻孔，下缘达颏下部。

2. 打孔 依所需隔离的牙位确定打孔的位置、大小、间距和数目（图 E-2）。首先标出垂直中线和水平线，将橡皮障分为四个象限，列出常规上下颌牙弓位置，留出足够的边缘，可借助打孔模板在橡皮布上做好所需隔离牙位打孔位置记号，然后根据记号用打孔器打孔，打孔要求边缘整齐，大小合适。

（1）打孔位置：上颌牙约在橡皮布上缘以下 2.5cm，由正中按牙位向下外略呈弧形；下颌牙约在橡皮布下缘以上 5cm，由正中按牙位向上外略呈弧形。

（2）打孔大小：常选用多孔径型打孔器，其直径为 0.5 ～ 2.0mm 不等，应按隔离牙齿的大小和橡皮障安装的方式来选择合适的孔径打孔。

（3）打孔间距：取决于牙间隙的宽窄，一般间隔 2 ～ 3mm 为宜。

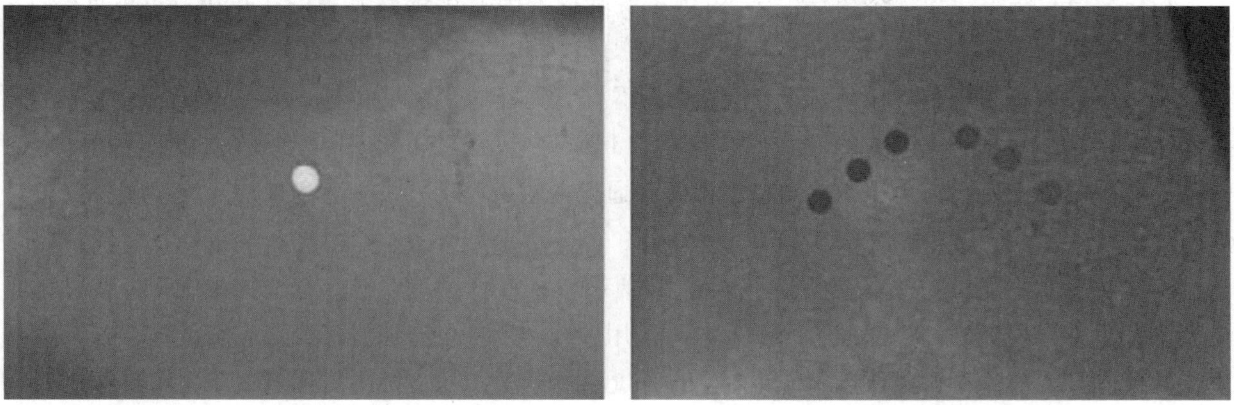

A　　B

图 E-2　打孔

A. 后牙单孔；B. 前牙多孔。

（4）打孔数目：按牙位、治疗的牙数及龋患的部位决定。如治疗殆面龋坏打 1 个孔；治疗Ⅱ类洞、Ⅲ类洞或两个患牙，要打 2 ～ 3 个孔；治疗两个以上的患牙，则比治疗牙数多打 1 ～ 2 个孔；前牙易滑脱，有时需打 3 个孔。

3. 涂润滑剂　将橡皮布对着牙齿的一面在打孔区周围涂上一层润滑剂。同时，也可在患者的口角处、唇周等涂上润滑剂，以防止摩擦损伤软组织。

4. 选择并试戴橡皮障夹

（1）选夹：先根据牙位选择前牙夹、前磨牙夹或磨牙夹，然后根据安装方式选择有翼或无翼的橡皮障夹，再根据剩余牙体组织的多少选择喙的形态。

（2）试夹：用橡皮障夹钳将选择好的橡皮障夹撑开，放置在需要固定的牙上，弓放置在远中，喙位于牙齿外形高点的下方，检查四个喙尖是否与牙颈部接触并夹持稳固，确定所选橡皮障夹合适后取下备用。注意试夹过程中不要突然松开夹钳，以免滑脱损伤软硬组织（图 E-3）。

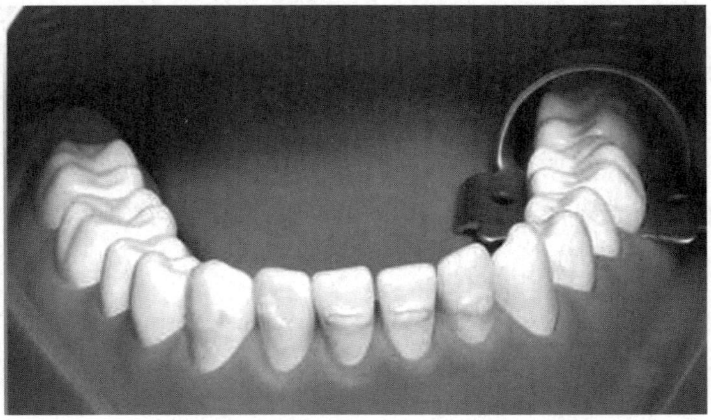

图 E-3　试夹

5. 安装橡皮障　临床上橡皮障安装方法有翼法、橡皮布优先法、弓法、橡皮障夹优先法等。医师可根据隔离牙齿的位置、形态和治疗需要灵活选择。其中以翼法和橡皮布优先法最为常用。翼法在口内操作时间最短，只暴露一颗患牙的治疗，因此是必须熟练掌握的橡皮障放置方法。

（1）翼法：常用于单颗牙隔离。采用翼法安装橡皮障必须选择有翼的橡皮障夹。其步骤为：①先在口外将橡皮障夹的翼部套入已打好孔的橡皮布，露出橡皮障夹体部。②用橡皮障夹钳撑开橡皮障夹，连同橡皮布一起夹在牙颈部，夹的弓部位于牙远中，然后移出橡皮障夹钳。③用水门汀充填器的扁铲端或手指将翼上方的橡皮布推至翼下牙颈部，使橡皮布紧贴隔离牙的颈部。④用牙线通过与相邻牙的接触点，向下压橡皮布，使橡皮布通过接触点完全就位。⑤用橡皮障支架将橡皮布游离部分在口外撑开固定。

（2）橡皮布优先法：常用于多颗牙隔离。其步骤为：①双手撑开已打好孔的橡皮布，按打孔部位套入牙齿并推向牙颈部，邻面不易滑入时，可用牙线帮助橡皮布通过接触点完全就位；若有两个以上的牙和孔，应逐一对应从远中向近中套入。②选择合适的橡皮障夹，用橡皮障夹钳将橡皮障夹固定到牙颈部。也可以不用橡皮障夹，直接用弹性固定楔线固定橡皮布。③用橡皮障支架将橡皮布游离部分在口外撑开固定。

（3）弓法：此法的优点为直视下操作，容易掌握。其步骤为：①在口外撑开橡皮布，将橡皮障夹的弓套入橡皮布孔中。②左手收拢并抓住橡皮布，右手用橡皮障夹钳夹持带有橡皮布的夹子，并将其安放到需要被隔离的牙齿上。③展开橡皮布，从牙齿的𬌗面用水门汀充填器的扁铲端将橡皮布拉开翻转到翼的下方，使橡皮布紧贴牙颈部。④用牙线通过与相邻牙的接触点，向下压橡皮布，使橡皮布通过接触点完全就位。⑤用橡皮障支架将橡皮布游离部分在口外撑开固定。

（4）橡皮障夹优先法：此法适用于无翼的橡皮障夹。其步骤为：①将选好的橡皮障夹安置到隔离牙上。②将打好孔的橡皮布撑开，穿过橡皮障夹的弓部。在助手的帮助下，用水门汀充填器的扁铲端将橡皮布撑开并向下翻转，将橡皮障夹完全暴露。③用牙线通过隔离牙齿的近远中接触点，向下压橡皮布，使其通过接触点完全就位。④用橡皮障支架将橡皮布游离部分在口外撑开固定。

6. 拆卸橡皮障 治疗完毕，若是单个牙齿，先用橡皮障夹钳取下橡皮障夹，再将橡皮障支架和橡皮布一并取出即可；若是多个牙齿或邻面洞，则需用剪刀剪除牙间的橡皮布，再除去橡皮障夹，将支架和橡皮布一并取出。

【注意事项】

1. 器械较尖锐，小心取放，以免伤及仿头模口内牙龈或自己手部。
2. 橡皮障夹钳撑开橡皮障夹时不要用力过大，以免橡皮障夹变形或断裂。
3. 使用“U”形橡皮障支架时，开口端朝鼻孔方向，凹部朝向面部、其弧度与颏部一致。
4. 橡皮布在口外撑开时张力适当，以防破裂。

【思考题】

1. 简述橡皮障隔离技术的操作步骤及方法。
2. 与简易隔离法相比，橡皮障隔离术有哪些优缺点？
3. 通过本次实训，如果你在临床给患者操作，你认为会有哪些难点？如何克服？

（蔡成莲　刘泽念）

实训F　合成树脂标准窝洞制备

【实训内容】

1. 认识各类洞在不同牙位上的洞形设计。
2. 在仿头模实习系统中合成树脂标准牙上分别制备Ⅰ类洞、Ⅱ类洞、Ⅲ类洞和Ⅴ类洞。

实训目标

素质目标

（1）具备爱伤意识，有人文主义关怀精神，有高尚的职业道德。
（2）具备良好的学习态度及严谨的工作作风。
（3）具备良好的人际沟通能力及团队协作精神。

知识目标

（1）掌握：窝洞制备的原则和各类洞设计要点。
（2）熟悉：窝洞制备的方法和步骤。

能力目标

能选择和使用窝洞制备器械；能制备各类窝洞。

【实训器材】

仿头模实习系统、合成树脂标准牙模、高速手机、各类钻针、各类口腔检查器械、合成树脂标准牙、各类洞模型等。

【方法步骤】

一、操作前准备

将树脂牙模固定于仿头模实习系统上；装好牙科手机；上好钻针；检查手机能否正常使用；调整

仿头模位置，窝洞制备牙位在下颌时，下颌牙列大致与地面平行，制备牙位为上颌时，上颌牙列与地平面呈 90°，仿头模高度调至口腔部位与术者肘部大致相平；术者操作时坐于头模右前、右侧或后方。

二、各类窝洞洞形设计

1．磨牙殆面Ⅰ类洞洞形设计 设计为典型的盒状洞形，窝洞避开牙尖和嵴，顺沟裂扩展，要求底平壁直，点线角清晰圆钝，洞深为 1.5 ～ 2.0mm（图 F-1）。

2．磨牙邻殆面Ⅱ类洞洞形设计 除按一般殆面洞的设计原则外，邻面洞设计为梯形固位，其中，龈壁位于接触点根方、牙颈部的冠方，颊、舌壁越过接触区达自洁区，并略向殆方聚合，形成龈方大于殆方的梯形，邻面洞深为 1.0 ～ 1.5mm。殆面洞设计为鸠尾固位形，上颌磨牙鸠尾膨大部分位于斜嵴一侧，下颌磨牙鸠尾膨大部分位于中央窝；鸠尾峡位于相应颊舌（腭）牙尖之间，宽度为其间距的 1/4 ～ 1/3；殆面洞深为 1.5 ～ 2.0mm（图 F-2）。

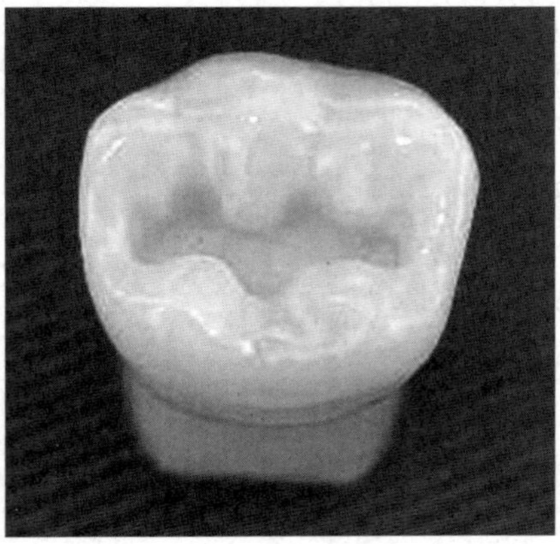

图 F-1　Ⅰ类洞

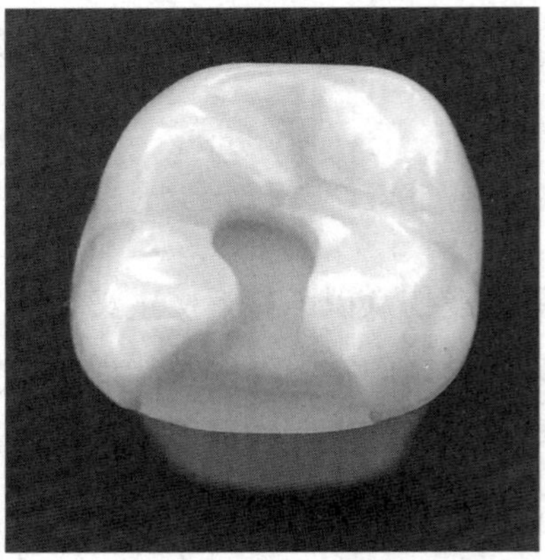

图 F-2　Ⅱ类洞

3．前牙邻舌面Ⅲ类洞洞形设计 邻面设计为唇侧大于舌侧、切壁与龈壁略向舌面聚合的四方盒状，唇壁与相应的唇面平行，轴壁与相应的邻面一致，邻面洞深为 1.0 ～ 1.5mm。舌面洞设计为鸠尾固位形，鸠尾位于舌侧窝内舌隆突的切方，一般不超过中线，尖牙的鸠尾尽量不累及舌轴嵴；鸠尾峡的宽度为邻面洞舌方宽度的 1/3 ～ 1/2；舌面洞深为 1.0 ～ 1.5mm（图 F-3）。

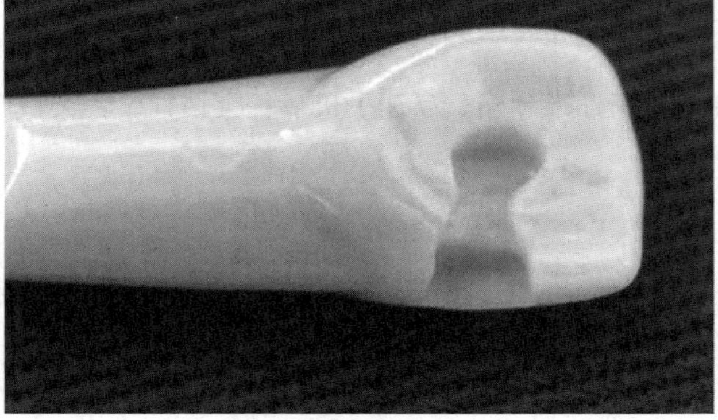

图 F-3　Ⅲ类洞

4. Ⅴ类洞洞形设计　设计为单面洞，位于牙齿唇（颊）面或舌（腭）面颈1/3，制洞时以固位形和外形为重点，前磨牙和磨牙制成肾形，前牙制成半圆形；凸面向牙颈部，凸缘距牙颈线1mm处；近远中壁与釉柱方向一致略向外敞开，在切䶖轴线角与龈轴线角制备倒凹，洞深1.0～1.5mm；轴壁与相应牙面弧度一致。

三、各类窝洞洞形制备

1. 磨牙䶖面Ⅰ类洞洞形制备

视频：仿头模上合成树脂磨牙咬合面Ⅰ类洞制备

（1）开扩洞口：操作者左手持口镜，右手持手机，找好支点，用裂钻从中央窝处钻入牙体组织达釉牙本质界内0.2～0.5mm。

（2）扩展洞形：保持其深度，向近远中拉出一条沟，再顺颊舌侧沟裂扩展，壁让牙尖和嵴，直至形成洞深为1.5～2.0mm的盒状洞。

（3）检查并修整洞形：用探针检查窝洞，用柱状裂钻修整洞壁，用倒锥钻修整洞底，要求底平壁直的盒状洞形，点线角清楚，洞深为1.5～2.0mm。可在牙尖下方做倒凹固位。

2. 磨牙近中邻䶖面Ⅱ类洞洞形制备

视频：仿头模上合成树脂牙Ⅱ类洞制备

（1）制备邻面洞：操作者左手持口镜，右手持手机，找好支点，选用裂钻，在䶖面近中边缘嵴中份处进钻。保持钻针方向与邻面外形一致，向龈方钻入平齐龈缘，然后保持深度向颊舌方向扩展。轴壁与牙面外形一致，颊舌侧壁与釉柱方向一致，略向外敞达自洁区。即从颊舌向可见颊舌侧洞缘即可，同时颊舌壁还应向䶖方略聚合。龈壁平直，宽1.0～1.5mm，龈轴线角约90°，使邻面部分成为龈方大于䶖方的梯形盒状。

（2）制备䶖面洞（鸠尾）：用裂钻自邻面的釉牙本质界下约0.5mm先向中央窝拉一条沟，然后从中央窝处向颊舌面扩展形成䶖面鸠尾，鸠尾膨大部应在中央窝处，包括中央窝邻近的窝沟。鸠尾峡位于颊舌两尖之间的髓壁上方，其宽度为颊舌（腭）牙尖间距的1/4～1/3，不宜过窄或过宽，过窄易使充填体折断，过宽则影响固位（且活髓牙易在髓角处穿髓）。轴壁与髓壁相交形成阶梯，梯的轴髓线角应圆钝。

（3）检查并修整洞形：用探针检查窝洞，用柱状裂钻修整洞侧壁，用倒锥钻修整洞底，要求底平壁直，点线角清晰圆钝，轴壁与邻面平行，与髓壁垂直，轴髓线角圆钝，邻面洞深为1.0～1.5mm，䶖面洞深为1.5～2.0mm。

3. 前牙近中邻舌面Ⅲ类洞洞形制备

（1）制备邻面洞：选好术式和支点，用裂钻自近中边缘嵴中份向唇方钻入，然后向切侧和龈侧扩展，并向唇面逐渐加深，使轴壁与邻面外形一致，唇侧壁与唇面斜度一致，龈壁、切壁向舌侧略聚合，龈壁较长，最后形成的邻面洞为唇方大于舌方的四边形盒状。洞深约1.5mm。

（2）制备舌面鸠尾：用裂钻或小倒锥钻，从邻面边缘嵴中份釉牙本质界处入钻，保持钻针与舌面垂直，水平拉向远中，形成一条沟达中线，然后从中线向龈切方向扩展，形成鸠尾膨大部，向上不越过切1/3，向下不损伤舌隆突，向远中不越过中线，鸠尾峡的宽度为邻面洞舌方宽度的1/2。洞深1.0～1.5mm。

（3）修整洞形：用探针检查窝洞，小倒锥钻修整洞形，使舌面髓壁与舌面斜度一致，侧壁与髓壁垂直，轴髓线角圆钝。可用小球钻在邻面唇轴龈点角及唇轴切点角处做弧形倒凹。

4．Ⅴ类洞洞形制备

（1）制备邻面洞：选好术式和支点，用裂钻在牙的唇颊面牙颈 1/3 区制备半圆形或肾形Ⅴ类洞外形，凸面向着牙颈缘，距牙龈缘 1mm，近远中洞缘不超过牙轴面角。洞深 1.0 ～ 1.5mm，洞底与相应牙面弧度一致。

（2）修整洞形：用探针检查窝洞，裂钻修整洞形，侧壁与髓壁垂直，洞缘外形成弧状。可用倒锥钻在龈轴线角和𬌗轴线角的中点制备倒凹。

【注意事项】

1．应遵循制洞原则，避免切割过多的健康牙体组织。
2．制洞时选用准确的体位、术式和支点。
3．使用高速手机时应注意调节合适的喷水量，并间断钻磨，以免产热过高。
4．制备邻面洞时切勿伤及邻牙。

【思考题】

1．简述磨牙邻𬌗面Ⅱ类洞形设计要点及制备步骤。
2．通过本次实训，如果在临床上给患者行窝洞制备，还有哪些注意事项？

（蔡成莲　郭方兴）

实训G 窝洞的垫底

【实训内容】

1. 学习垫底相关理论知识。
2. 在已备窝洞的刚玉牙上进行窝洞垫底。

视频：窝洞的垫底

实训目标

素质目标

（1）具备爱伤意识，有人文主义关怀精神，有高尚的职业道德。

（2）具备良好的学习态度及严谨的工作作风。

（3）具备团队协作精神。

知识目标

（1）掌握：垫底材料的调制和垫底方法。

（2）熟悉：垫底器械的使用。

（3）了解：窝洞隔湿、消毒的方法。

能力目标

能调制常用垫底材料和进行窝洞垫底；能做临床分析，能根据具体情况制订适宜的窝洞垫底策略。

【实训器材】

已备窝洞刚玉牙模型、磷酸锌水门汀、氧化锌丁香油水门汀、聚羧酸水门汀、玻璃离子水门汀、水门汀充填器、玻璃板、水门汀调拌刀等。

【方法步骤】

一、学习垫底相关理论知识

1. 垫底作用 在洞底（髓壁和轴壁）垫一层足够厚度（大于 0.5mm）的材料，可以隔绝外界和充填材料的温度、化学、电流及机械刺激，同时有垫平洞底，形成充填窝洞，承受充填压力和咀嚼力的作用。

2. 垫底的适应证 去净龋坏组织后洞底不平者，应垫平洞底；深龋近髓的窝洞需垫底保护牙髓组织；窝洞虽然不深，但充填修复材料对牙髓有刺激性时，需垫底隔绝充填材料的化学刺激；经完善根管治疗后的无髓牙，应垫底使洞形应力分布合理。

3. 垫底的材料 根据窝洞的深度和位置，选择合适的垫底材料。常用的垫底材料包括氧化锌丁香油水门汀（zinc oxide engenol cenlent，ZOE）、磷酸锌水门汀（zinc phosphate cement，ZOP）、聚羧酸锌水门汀和玻璃离子水门汀等。

4. 垫底的方法 以余留牙本质厚度和充填材料的种类为依据。

（1）窝洞较浅：即洞底距离牙髓腔的牙本质厚度大于 1.5 ～ 2.0mm 时，不需要垫底。需要注意的是，充填银汞合金材料时，需在洞壁涂布洞漆或树脂粘接剂封闭后充填；选择复合树脂材料只能用粘接剂处理后再进行充填。

（2）窝洞中等深度：即洞底距离牙髓腔的牙本质厚度大于 lmm 时，可单层垫底，垫一层聚羧酸锌水门汀、磷酸锌水门汀或玻璃离子水门汀。需要注意选用磷酸锌水门汀时，先涂封闭剂以隔离材料对牙髓组织的化学刺激，聚羧酸锌水门汀和玻璃离子水门汀可直接垫底，然后充填。

（3）窝洞较深：洞底与牙髓腔距离很近，需要做双层垫底保护牙髓组织。第一层用氧化锌丁香油水门汀或氢氧化钙衬洞，第二层再用磷酸锌水门汀垫底（图 G-1）。选用复合树脂充填材料时不能采用氧化锌丁香油水门汀垫底，可用对牙髓刺激小的聚羧酸锌水门汀或玻璃离子水门汀垫底。当窝洞的洞底接近髓腔或可疑穿髓时，应先选择氢氧化钙衬洞，促进修复性牙本质的形成，再使用玻璃离子水门汀或其他垫底材料；垫底后方可涂布洞漆或粘接剂于洞壁和基底上。

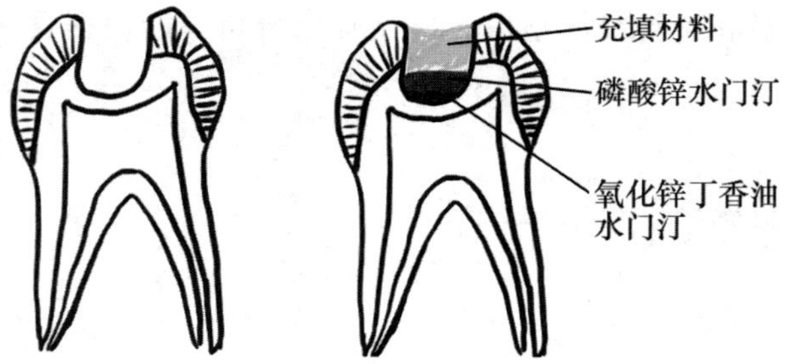

图 G-1 垫底示意图

5. 垫底的部位 垫底部位只限于殆面髓壁和邻面轴壁，不可垫于侧壁和龈壁。

6. 垫底的厚度 垫底的厚度应大于 0.5mm，以隔绝外界和充填材料的温度、化学、电流及机械刺激。

二、操作步骤

1. 清洗、隔湿、消毒窝洞 用注射器装生理盐水，将制备好的窝洞洗干净，除去所有的残屑，然后用气枪吹干。将两条棉卷分别置于治疗牙的颊舌侧以隔离患牙（亦可采用橡皮障隔离技术），然后用一小干棉球吸干窝洞内的水分，用75%的乙醇棉球消毒窝洞。

2. 常用垫底材料的调制及垫底

（1）氧化锌丁香油水门汀的调制和垫底：粉、液重量比为（4～6）：1，逐份将粉末均匀以顺时针旋转式调入液体中，直到调出一定稠度的糊剂。通常暂封用糊剂较稀，垫底（厚度约0.5mm）用糊剂较稠。用水门汀充填器取少量调好的糊剂送入窝洞后，用另一头沾少许粉剂，轻压使之铺于洞底。

（2）磷酸锌水门汀的调制和垫底：将粉、液适量置玻璃板上，粉末分成数小份，平握不锈钢调刀将一份粉末加入液内调拌，调拌刀应贴玻璃板上作顺时针旋转调拌，以免气泡进入，再逐份加入粉末调拌，至所需要的拉丝状稠度。调制在1分钟内完成。用水门汀充填器取少量调好的糊剂送入窝洞后，用另一头沾少许粉剂，轻压铺平至所需厚度。

（3）聚羧酸锌水门汀的调制和垫底：粉、液重量比为（1.5～2）：1，置玻璃板或纸板上，将粉末分成两份，用塑料调拌刀在15秒内调制第一份；然后，加入第二份调制均匀。调制在30秒内完成。聚羧酸锌水门汀的凝固时间为2～3分钟。聚羧酸锌水门汀垫底时采用水门汀充填器，充填厚度应＞0.5mm。应在拉丝状态时期充填。

3. 修整固位形 垫底材料固化后，根据需要修整固位形，如倒凹固位一般是在垫底后制备。

【注意事项】

1. 窝洞应充分隔湿干燥，避免唾液等对垫底材料的影响。

2. 垫底部位应准确，垫底部位只限于𬌗面髓壁和邻面轴壁，不可将垫底材料垫于侧壁和龈壁上，以免影响充填效果和牙体组织健康。

3. 垫底时，要求垫平，去除洞侧壁上的多余垫底材料，使洞形符合窝洞预备的基本原则，底平、壁净，留出足够的深度，一般1.5～2.0mm，以使修复体有足够的抗力和固位。

4. 垫底材料调拌均匀，在调拌垫底材料时，要严格按照材料的说明书进行操作，确保材料调拌均匀，达到合适的稠度，避免出现气泡，以保证垫底材料的性能和质量。

5. 垫底材料厚度适中，垫底材料的厚度要适中，过薄可能无法有效隔绝外界刺激，过厚则可能影响充填材料的厚度和修复体的强度。一般情况下，垫底材料的厚度应根据窝洞的深度和材料的性能来确定，通常在0.5～1.0mm之间。

【思考题】

1. 垫底的适应证包括哪些？

2. 应如何选择垫底材料？

（张　静　瞿凤环）

实训 H　银汞合金充填术

【实训内容】

视频：
银汞合金
充填术

1. 学习银汞合金充填相关理论知识。
2. 在已备窝洞的刚玉牙上进行银汞合金充填术。

实训目标

素质目标

具备爱伤意识，具备对患者的人文主义关怀精神，树立高尚的职业道德；具备良好的学习态度及严谨的工作作风；具备团队协作精神。

知识目标

（1）掌握：银汞合金充填术的操作步骤及充填适应证。
（2）熟悉：银汞合金调制方法和充填中注意事项。
（3）了解：银汞合金的性能等相关理论知识。

能力目标

通过训练，能正确选用器械，进行银汞合金的调制及充填。

【实训器材】

已备窝洞的刚玉牙模型、一次性检查器械盒、银汞合金胶囊、银汞合金搅拌器、银汞合金输送器、银汞合金充填器、银汞合金雕刻器、银汞合金磨光器、成形片、成形片夹、楔子、咬合纸、橡皮布、银汞合金回收瓶等。

【方法步骤】

一、学习银汞合金充填相关理论知识

1. 复习银汞合金的性能、固化机制及影响因素、汞污染与防护等有关知识。

2．复习银汞合金充填的适应证。

3．学习银汞合金调制的方法（图 H-1）。取一粒银汞合金胶囊，敲击挤破其中的粉液中隔；然后将胶囊放入银汞合金搅拌器的固位卡中，开动银汞合金搅拌器震荡 10 ～ 20 秒；取下并拧开胶囊，然后将其放在洁净的橡皮布上，用手指揉搓 20 ～ 40 秒，至有握雪感，或用手指压之见有指纹，即可充填备用。

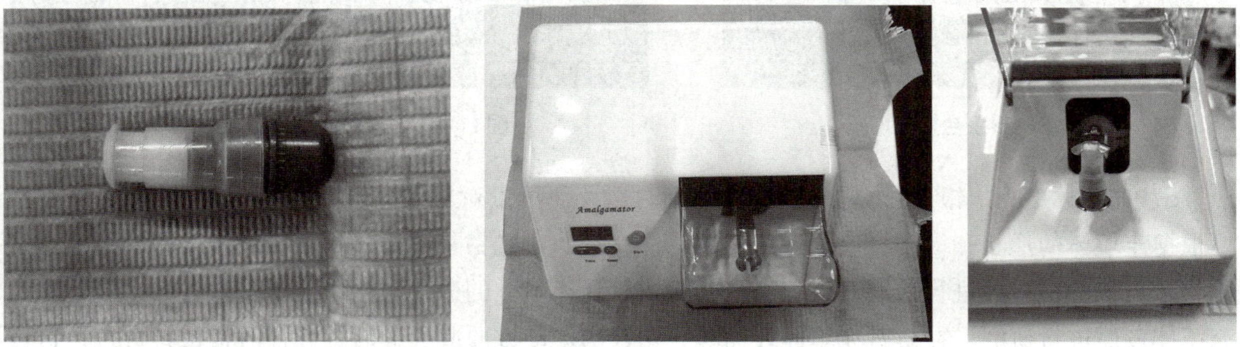

A　　B　　C

图 H-1　银汞合金的调制

A. 银汞合金胶囊；B. 银汞合金搅拌器；C. 胶囊放入银汞合金搅拌器的固位卡中。

二、操作步骤

（一）单面洞银汞充填

1. 操作前准备　对按照单面Ⅰ类洞洞形要求制备的窝洞进行清洁、隔湿、消毒、干燥。

2. 调拌银汞合金　根据窝洞的大小取一合适银汞合金胶囊在银汞合金搅拌器上调制。

3. 充填窝洞　取适量调拌好的银汞合金，挤出多余的汞，用银汞合金输送器（图 H-2）先将少量银汞合金送入窝洞，右手以握笔法持较小的银汞合金填充器（图 H-3），由中心向四周加压，将其充满于洞底的点角、线角及倒凹处，然后换用较大的充填器，一层压好后再压一层，使汞合金与洞壁密合，直至将窝洞填满，且略微超出洞缘。最后用大充填器压出多余的汞，并用挖匙将其取出放入小瓷杯中，充填应在 2 ～ 3 分钟内完成。

4. 修整充填体　银汞合金充填结束之后，用银汞合金雕刻器（图 H-4）去除窝洞边缘、窝沟点隙等部位多余的银汞合金，并且雕刻出牙齿应有的解剖外形。在雕刻边缘部分时，雕刻器应该从牙体组织向充填体方向进行操作，或者将雕刻器的工作端同时放在牙体组织和充填体上，这样可以防止充填体边缘出现凹陷露出洞缘的情况，也能避免产生飞边。完成初步修整之后，用干棉球擦拭充填体表面，然后尽快让上下牙进行咬合，此时充填体上出现的亮点就是需要去除的高点。要反复检查咬合情况，直到患者感觉咬合完全正常为止。最后，使用银汞合金磨光器（图 H-4）对充填体与洞缘的交界处及充填体表面进行光滑处理。

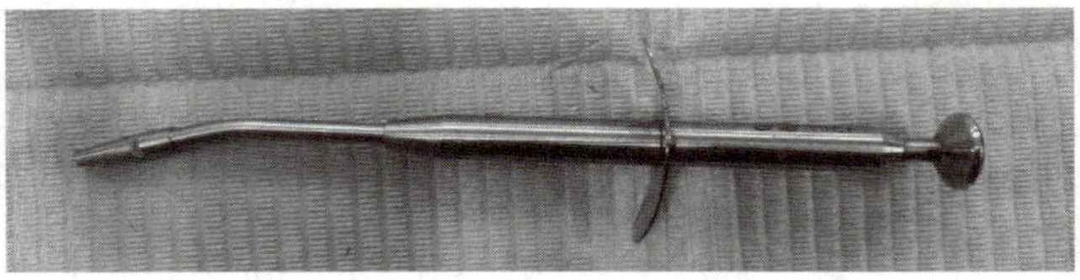

图 H-2　银汞合金输送器

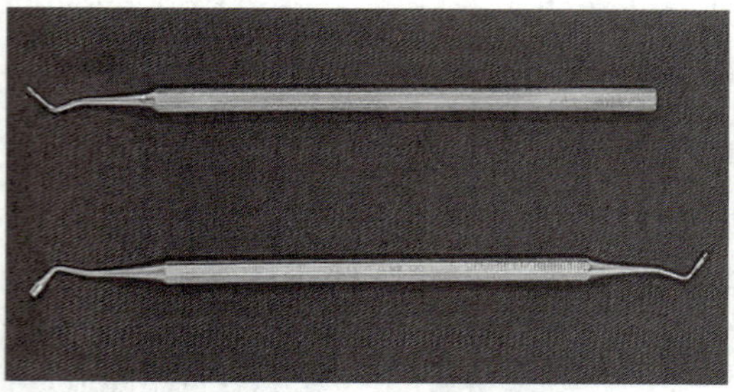

图 H-3 银汞合金充填器

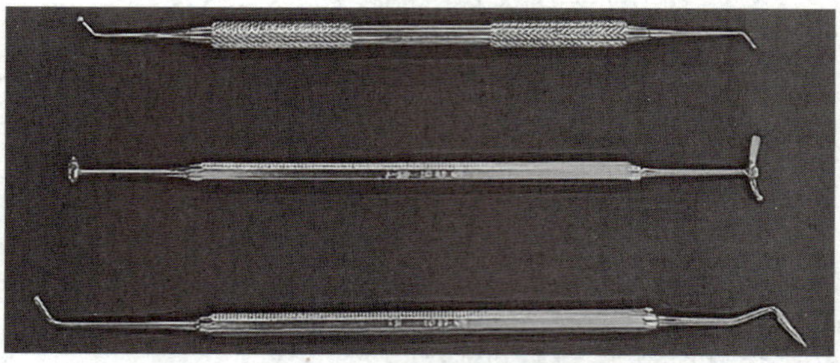

图 H-4 银汞合金雕刻器及磨光器

5. 充填体磨光 银汞合金充填完成 24 小时后，便可以对充填体进行磨光处理。磨光过程中，要根据充填体的形状和大小，依次选用合适的修整钻和磨光钻来进行操作。先利用修整钻沿着充填体与牙组织的交界处进行研磨，去除细小的飞边，让充填体的边缘与洞缘能够平滑过渡。接着，对充填体表面进行研磨。在研磨充填体表面时，钻针的运动方向应为顺时针和逆时针交替进行，这样可以使充填体表面变得平整且光滑。在修整钻使用完毕后，再用磨光钻进行抛光处理。

（二）复面洞银汞充填

1. 操作前准备 对按照邻殆面Ⅱ类洞洞形要求制备的窝洞进行清洁、隔湿、消毒、干燥。

2. 放置成形片 依据患牙的具体位置，挑选出相匹配的成形片。根据牙齿的大小及窝洞位于近中还是远中，将成形片放置在成形片夹上，然后把成形片夹固定在牙齿上。放置时，要让成形片在窝洞的邻面部分超出龈壁，并紧密贴合牙颈部，以此来替代缺失的洞壁。接着，利用口镜检查牙颈部成形片与牙面是否紧密贴合，如果存在缝隙，就挑选合适大小的楔子插入该邻间隙，不断调整，直到成形片与牙面完全贴合，用探针检查时没有可探入的缝隙为止。

3. 调拌银汞合金 根据窝洞的大小取一合适银汞合金胶囊在银汞合金搅拌器上调制。

4. 充填窝洞并移除成形片 借助银汞合金输送器，分次把银汞合金送入窝洞内进行充填。先充填邻面洞，再充填殆面洞，具体的充填方法与单面洞相同。充填完毕后，先初步清除表面多余的合金，再取下小楔子和成形片夹，然后轻轻地向颊舌侧拉动成形片，使其与充填体分离并变得松动，最后从殆面方向将成形片取出。在取出成形片后，要及时将邻面洞充填体的边缘嵴部分轻轻地向邻牙方向推压，以此来弥补因取出成形片而产生的小缝隙。

5. 修整充填体 先用探针的大弯尖端分别从颊侧和舌侧邻间隙进入，轻轻去除充填体龈缘的悬突或飞边，再从原路滑出，注意不能触碰接触区。然后，修整边缘嵴，分别修整颊、舌和楔状隙。最后，修整充填体的其他部分，方法同单面洞充填体的修整。

6. 充填体磨光 先用火焰形修整钻分别从颊、舌侧邻间隙进入，修整充填体的龈缘部，除去细小飞边，然后用抛光砂条抛光接触区，注意不用钻修整接触区。其他磨光步骤同单面洞充填体。

【注意事项】

1. 在进行窝洞充填前，务必检查对颌牙的牙尖和邻牙的边缘嵴状况，并选用适当的器械对所有不协调之处进行精细调磨。

2. 充填过程中，确保有一个稳定的支点，并施加足够的压力，以促进银汞合金与洞壁的紧密结合，并将多余的汞挤出。

3．安放成形片时，应确保其尽可能与牙面紧密贴合。

4．在取出成形片时，动作应轻柔，注意成形片的取出方向，以避免损坏充填体的接触区和边缘嵴。

5．在检查充填体的𬌗接触时，应指导患者先轻咬，再重咬，以避免咬裂未完全硬固的充填体；同时，需检查正中和非正中咬合位，确保银汞合金硬固后不会出现咬合高点。

6．银汞合金充填体的修整工作应在15分钟内完成，否则银汞合金的可塑性将变低而使充填体变得脆弱易碎。

7．临床上，银汞合金充填后应嘱患者24小时内避免使用该患牙进行咀嚼。

8．实训室应保持良好的通风条件，妥善回收剩余的银汞合金，以防止汞蒸气挥发和汞随污水排放而污染环境。

9．银汞合金在温度达到140℃时，合金内的汞会升华，从而污染空气。因此，在使用修整钻和抛光钻进行修整和抛光时，应特别注意防止过度产热。

【思考题】

1．安装成形片、成形片夹的要领有哪些？取下成形片时需注意什么？

2．银汞合金充填后磨光有什么意义？

（张　静　瞿凤环）

实训 I　光固化树脂粘接修复术

【实训内容】

在刚玉牙上进行光固化复合树脂窝洞粘接修复术。

视频：光固化树脂粘接修复术

实训目标

素质目标

（1）具备爱伤意识，有人文主义关怀精神，有高尚的职业道德。

（2）具备良好的学习态度及严谨的工作作风。

（3）具备团队协作精神。

知识目标

（1）掌握：光固化复合树脂粘接修复的基本方法。

（2）熟悉：酸蚀技术的操作要点。

（3）了解：光固化复合树脂材料的性能及应用范围。

能力目标

能进行光固化复合树脂充填修复。

【实训器材】

已备洞形的刚玉牙、橡皮障套装、口腔常用检查器械盒、光固化复合树脂、酸蚀剂、粘接剂、比色板、光固化灯、树脂修整器、防护镜、咬合纸、调磨用金刚砂钻、抛光车针等。

【方法步骤】

1. 操作前准备　清洁、隔湿、消毒、干燥窝洞，注意不可用含酚药物消毒窝洞，缺损达牙本质中层时需垫底。

2. 比色和选定材料色泽　在自然光线及牙面湿润的条件下，用比色板参照正常牙体组织（临床为正常邻牙）的颜色，选定所用材料的颜色。一般选出透明和阻射两种色泽的材料备用。

3. 粘接面的处理

（1）方法一：使用牙釉质粘接剂。适用于粘接界面主要为牙釉质，如关闭前牙间隙或前牙贴面、部分较浅的Ⅲ、Ⅳ、Ⅴ类洞等。

1）酸蚀（图 I-1）：隔湿并干燥窝洞，将酸蚀剂均匀涂布于洞壁及洞斜面上，酸蚀 15 秒，用高压喷水冲洗 15 ～ 20 秒，吹干。酸蚀过的牙釉质表面呈白垩色。若是氟牙症，酸蚀牙釉质时间应适当延长。

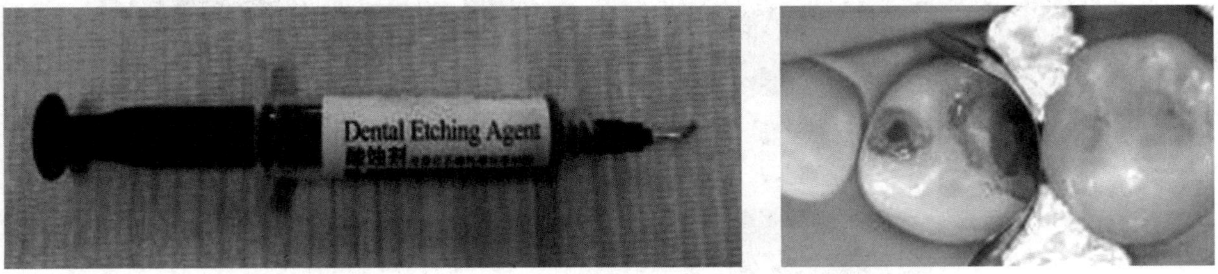

A　　B

图 I-1　酸蚀剂及酸蚀

A. 酸蚀剂；B. 牙釉质酸蚀。

2）涂布粘接剂：用小毛刷（图 I-2）或小海绵将牙釉质粘接剂（图 I-3）轻轻涂在酸蚀过的牙面上，用气枪轻吹呈均匀一薄层，然后进行光固化 20 秒。

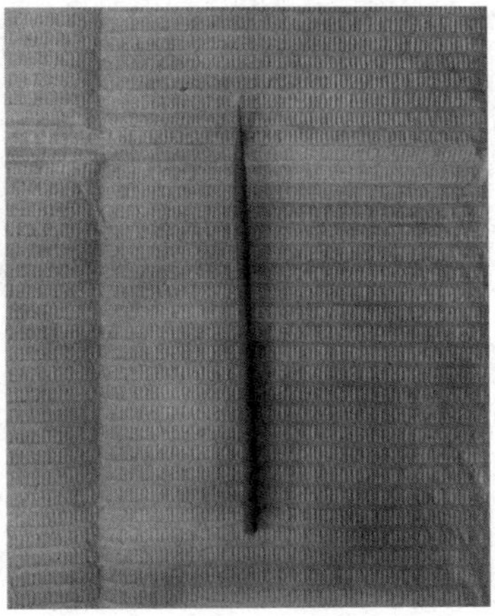

图 I-2　小毛刷

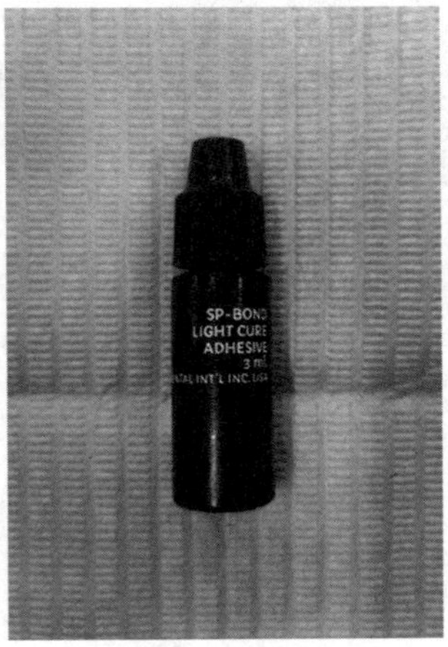

图 I-3　粘接剂

（2）方法二：采用自酸蚀粘接剂，适用于涉及牙本质的Ⅰ、Ⅱ、Ⅲ、Ⅳ、Ⅴ类洞。下面以两步法自酸蚀粘接剂为例阐述其使用步骤。①涂布处理剂：使用小毛刷或小海绵将处理剂均匀涂抹在全部粘接面上，静置 20 秒后，用中等强度的气枪吹干，切记不要用水冲洗。②涂布粘接剂：将粘接剂轻柔地涂抹在已经处理过的粘接面上，用气枪轻吹，然后进行光固化 10 秒。

需要注意的是：使用不同的粘接系统其操作流程可能有所差异，临床应用时应严格按照厂家提供的说明进行操作。

4. 充填并固化复合树脂　充填时用树脂修整器（图 I-4）取光固化树脂（图 I-5）进行充填。先用选好的不透明材料修复缺损的舌侧部分，光固化后再用所选的透明材料修复唇侧部分。逐层加压使材料与洞底和洞壁密合，初步修整形成牙齿解剖外形，并略超出洞缘少许。每充填 2mm 厚度树脂材料，用光固化灯（图 I-6）光照 20 秒或 40 秒（按材料标明的要求）。光照时，固化灯工作端距充填材料为 2 ～ 5mm，固化灯工作端的位置应放在洞壁的外侧以使内聚力和粘接力方向一致，利于材料聚合。下颌第二前磨牙光固化复合树脂充填术前中后对比见图 I-7。

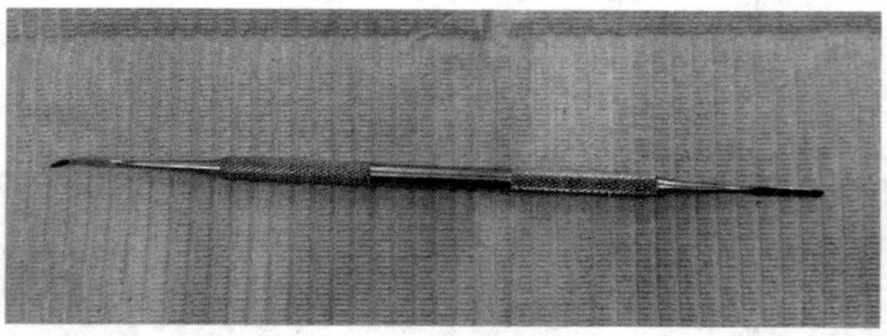

图 I-4 树脂修整器

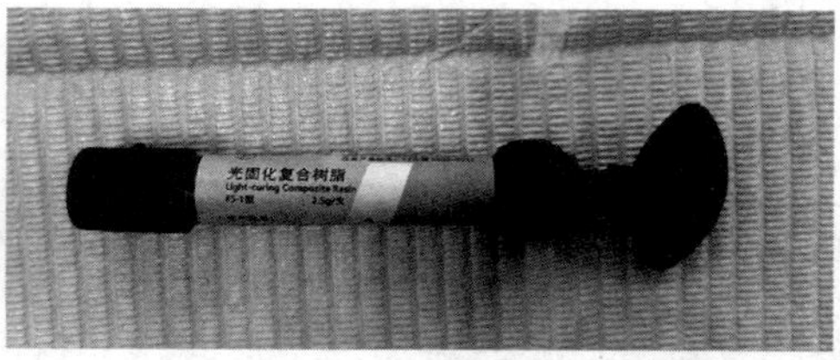

图 I-5 光固化树脂

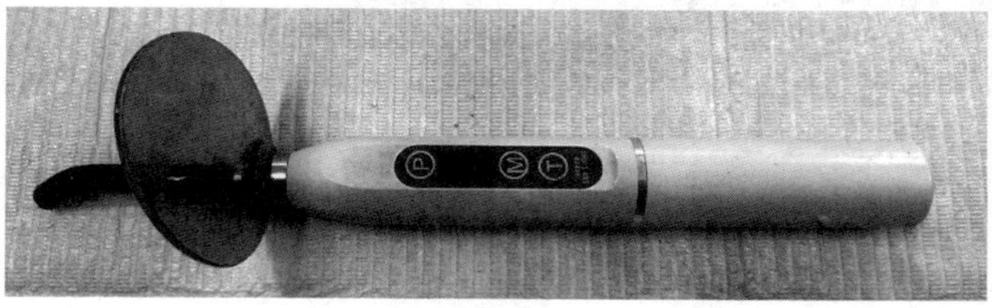

图 I-6 光固化灯

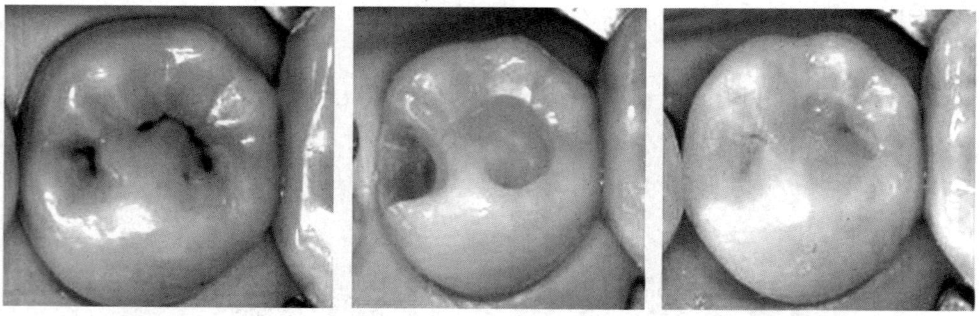

A B C

图 I-7 下颌第二前磨牙光固化复合树脂充填术

A. 术前；B. 术中；C. 术后。

5. 修整和抛光 用金刚砂钻针修整充填体外形，再用咬合纸检查有无高点并调磨；用金刚砂钻针、橡皮杯、砂纸片等工具按由粗到细的原则抛光修复体，抛光时应有冷却水。

【注意事项】

1. 临床上，在进行光固化树脂粘接修复术前，需向患者详细说明光固化树脂粘接修复术可能达到的效果，以免患者期望过高而致后期医患矛盾。

2. 在使用酸蚀剂、粘接剂及各种光固化树脂材料之前，要仔细阅读厂家提供的说明书，并严格按照厂家推荐的操作步骤来操作。

3. 在涂布釉质粘接剂前，要避免污染，如唾液沾染、手指触碰、喷水时混入油污等。一旦发生污染，必须重新进行酸蚀处理。

4. 进行树脂充填时，注意逐层加压，避免带入气泡，确保材料与洞壁紧密结合。

5. 光固化时，操作者要佩戴护目镜以保护眼睛。

6. 光固化树脂取用完毕后，应立即盖紧瓶盖，并在干燥、低温、避光的环境下保存。

7. 使用抛光杯进行抛光时，应喷水进行冷却和润滑，切记不要干磨。

8. 修复完成后应告知患者相关注意事项，如应保持口腔卫生，避免用修复部位咬硬物等。

【思考题】

1. 粘接修复术的适应证有哪些？

2. 应如何选择酸蚀的方法？

（张　静　瞿凤环）

实训J　仿头模后牙嵌体预备及粘接

【实训内容】

视频：仿头模后牙嵌体预备及粘接

1．在仿头模的牙列模型上颌第一磨牙上进行近中邻殆面嵌体牙体预备。

2．将制作完成的嵌体进行粘接。

实训目标

素质目标

（1）具备爱伤意识。有人文主义关怀精神，有高尚的职业道德。

（2）具备良好的学习态度及严谨的工作作风。

（3）具备团队协作精神。

知识目标

（1）掌握：后牙近中邻殆面嵌体牙体预备的方法和步骤。

（2）熟悉：嵌体设计的基本原理，嵌体粘接的操作流程及临床操作规范。

（3）了解：计算机上制作瓷嵌体的方法。

能力目标

能初步进行后牙嵌体修复的牙体预备。

【实训器材】

口腔检查盘、牙列模型（含上颌第一磨牙树脂牙）、高速手机，TF-11、TF-13、TF-22金刚砂车针，牙胶、酸蚀剂、粘接剂、粘接剂调拌器械等。

【方法步骤】

1．设计嵌体部位和范围　在仿头模实验牙列模型的患牙上设计近中邻殆面嵌体的部位和范围。

2．牙体预备　使用金刚砂车针在殆面近中边缘嵴内1mm处，由殆面逐渐向龈端片切，片切面应与牙长轴平行或略向牙长轴内聚 2°～ 5°，外表应光滑，切忌形成肩台和倒凹（图 J-1）。

（1）殆面洞形的预备：去净腐质和薄弱的牙体组织，使用金刚砂车针制备殆面鸠尾洞形，洞深一般为 2mm，洞底为平或浅凹形、线角圆钝。

（2）邻面洞形的预备：使用金刚砂车针制备邻面箱状洞形，颊舌轴壁和龈壁边缘应尽可能离开邻面接触区，位于邻外展隙和颊舌外展隙等自洁区。

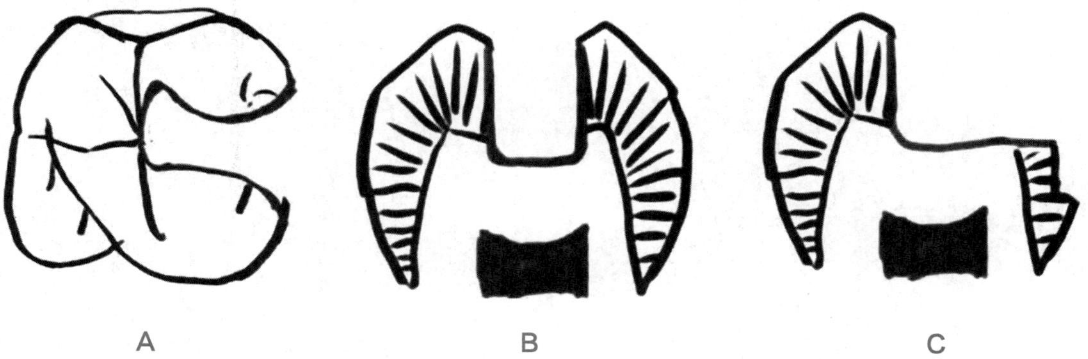

图 J-1　嵌体洞形示意图
A. 殆面观；B. 邻面观；C. 颊面观。

3. 精修磨光　使用磨光钻针将预备体各边缘、线角修整圆钝，磨光预备体。

4. 制取印模，制作嵌体　在技工实训室计算机上制作瓷嵌体。

5. 嵌体粘接

（1）嵌体口内试戴：检查制作完成后的嵌体外形是否光滑完整，在工作模型上检查嵌体就位、密合、邻接、咬合等情况。

（2）瓷嵌体组织面的粘接处理：使用 5% 氢氟酸酸蚀瓷嵌体组织面 20 秒，彻底冲洗，吹干。氢氟酸酸蚀后的瓷嵌体组织面呈白垩色，粘接面粗化，达到机械嵌合粘接。使用瓷处理剂（硅烷偶联剂）处理 30 秒，吹干，粘接面形成化学结合粘接。

（3）牙面的粘接处理：40% 磷酸选择性酸蚀嵌体洞缘釉质 15 秒，冲洗，吹干。嵌体洞形表面涂布自酸蚀牙本质处理剂 20 秒，轻轻吹干。

（4）在修复体组织面涂布粘接剂：轻轻就位于预备体上，用小毛刷清除溢出的粘接剂。

（5）光照固化：光照 2 ～ 3 秒后，仔细清除多余粘接剂。彻底光照固化 40 秒，表面抛光，粘接完成。

【注意事项】

1．支点要稳，用力适当，保护好颊、舌、牙龈等组织不受到意外的损伤。

2．注意保护邻牙，片切邻面时车针可做颊舌向移动，但不能做近远中向移动。

3．采用间歇磨切手法，避免产热而损伤牙髓。

4．预备体各边缘、线角应圆钝，切忌形成肩台和倒凹。

【思考题】

1．后牙嵌体预备应当注意哪些方面？
2．简述嵌体预备步骤。

（张　静　瞿凤环）

实训K 开髓术

【实训内容】

在仿头模上进行各组牙齿的开髓术。

实训目标

素质目标

（1）具备分析问题和解决问题的能力。

（2）具备爱伤观念，有服务意识，有全心全意为患者服务的观念。

（3）具备良好的学习态度及严谨的工作作风。

知识目标

（1）掌握：各组牙齿的开髓方法和具体操作步骤。

（2）熟悉：牙髓腔各部位的名称和各组牙髓腔解剖特点。

（3）了解：各组牙开髓洞形。

能力目标

初步能进行各组牙齿的开髓。

【实训器材】

牙齿剖面模型、各组牙齿的透明牙标本及开髓步骤标本、离体牙石膏模型（上、下颌前牙，前磨牙和第一或第二磨牙中各一颗）或带开髓用树脂牙的仿头模、相关X线片、口腔一次性检查盘、高速和低速手机、裂钻、球钻、安全头钻针、DG16根管口探针及小号根管锉等。

【方法步骤】

一、窝洞制备的原则

1. 开髓术窝洞制备的形状、大小与方向应与牙髓腔解剖形状相同。

2. 揭净髓室顶，保留髓室壁、髓室底和各根管口的自然形态。

3. 形成用根管治疗器械经开髓洞形进入根管的直线通路。

4. 尽量保留健康牙体组织。

二、各组牙齿的根管系统解剖特点

（一）前牙

1. 上颌前牙 一般为单根单管，大约 75% 的上中切牙为直形根管，上颌侧切牙约 53% 根管的根尖 1/3 向远中弯曲，上颌尖牙髓室在近远中髓角之间还有一突出的髓角，根管较长较粗，约 32% 根管的根尖 1/3 略向远中弯曲。

2. 下颌前牙 为单根牙，多为单根管，少数也存在唇舌向双根管情况。约 60% 的下前牙为直根管，约 20% 的下前牙根管的根尖 1/3 向远中弯曲。

（二）前磨牙

1. 上颌前磨牙 上颌第一前磨牙多为两根管（高于 80%），有时为一个扁根管，约 38% 根管为直形，约 37% 根管的根尖 1/3 略向远中弯曲。上颌第二前磨牙多为单根，约 75% 为一个扁根管，约 15% 为双根管，只有 9% 为直形根管，约 27% 根管的根尖 1/3 略向远中弯曲，其余的弯曲方向无明显规律。

2. 下颌前磨牙 常为单根管，有时可为双根管。根管粗大较直，根管在牙颈部的横断面为卵圆形。40% 左右的根管为直形，约 35% 根管的根尖 1/3 略向远中弯曲。

（三）磨牙

1. 上颌磨牙 上颌第一磨牙有三个牙根，其中腭根最粗大，根管口最易找到，颊侧有近、远中两根，远中颊根内有一个根管，多为直形，近中颊根较扁，多有两个根管，近中颊根第二根管口（second mesiobuccal canal, MB2）可位于近中颊根管口的舌侧 0.5 ～ 5.0mm 的范围内，近中颊根管的根尖 1/3 多向远中侧弯曲。上颌第二磨牙偶有两个颊根融合为一个粗大的根，颊根管只有一个。上颌第三磨牙牙根和根管数变异大，可为 1 ～ 3 个根管。

2. 下颌磨牙 下颌第一磨牙一般有两个根，近中为一扁根，多数内有颊、舌两个根管，远中根管较粗大，横断面近似圆形。有时有三根，即远中根分为颊、舌两根，两根内各含一根管，此时牙齿可有 4 个根管。下颌第二磨牙近远中各一根，根分歧较下颌第一磨牙收拢，两根内各含 1 ～ 2 个根管。有时两根在颊侧融合，根管也在颊侧融合，根管的横断面呈 C 形。远中根和根管常为直形，近中根和根管多向远中弯曲，近中颊侧根管弯曲尤为显著。下颌第三磨牙牙根和根管数变异大，可为 1 ～ 3 个根管。

三、各组牙齿的开髓洞形

（一）前牙

1. 上颌前牙 开髓洞形为位于舌面窝中央、近远中边缘嵴之间的圆三角形（图 K-1）。三角形的顶在舌隆突处，底边与切缘平行，其中一腰与远中边缘嵴平行，另一腰与近中边缘嵴平行。上尖牙的开髓洞形则接近于椭圆形。

2. 下颌前牙 开髓洞形为位于舌面窝正中的椭圆形。

（二）前磨牙

1. 上颌前磨牙 开髓洞形呈长椭圆形，与牙颈部横断面处的髓室外形相似。洞形在颊舌向的长度与颊舌三角嵴中点之间的距离相当，在近远中向的长度约为𬌗面近远中径的 1/3（图 K-2）。

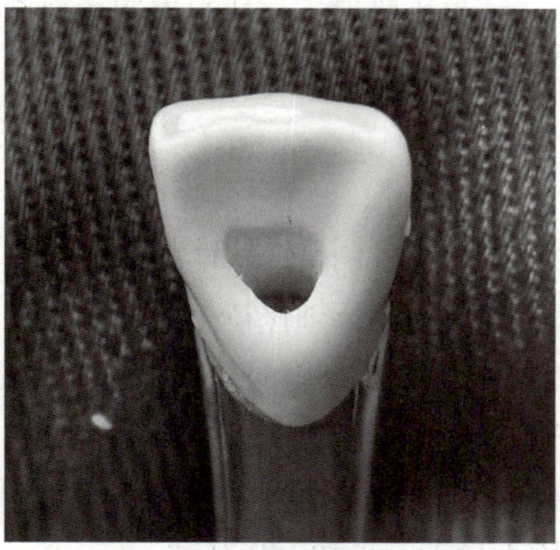

图 K-1 上颌前牙的开髓洞形

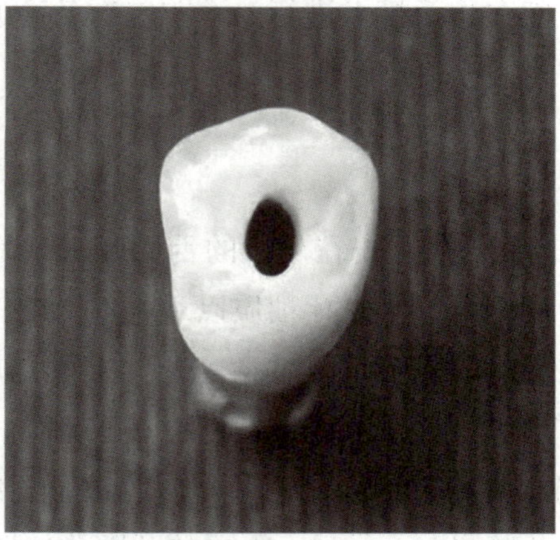

图 K-2 上颌前磨牙的开髓洞形

2. 下颌前磨牙 开髓洞形呈椭圆形或卵圆形，位于𬌗面颊尖三角嵴中下部。

（三）磨牙

1. 上颌磨牙 开髓洞形应与颈部横断面处的根管口排列相似，呈钝圆的三角形，三角形的顶在腭侧，底边在颊侧，其中一腰与斜嵴平行，另一腰与近中边缘嵴平行（图 K-3）。洞形略偏近中。

2. 下颌磨牙 开髓洞形位于𬌗面近远中径的中 1/3 偏颊侧部分，呈钝圆角的长方形。洞形的近中边比远中边稍长，颊侧边缘位于颊尖的舌斜面上，舌侧边缘位于中央沟处。

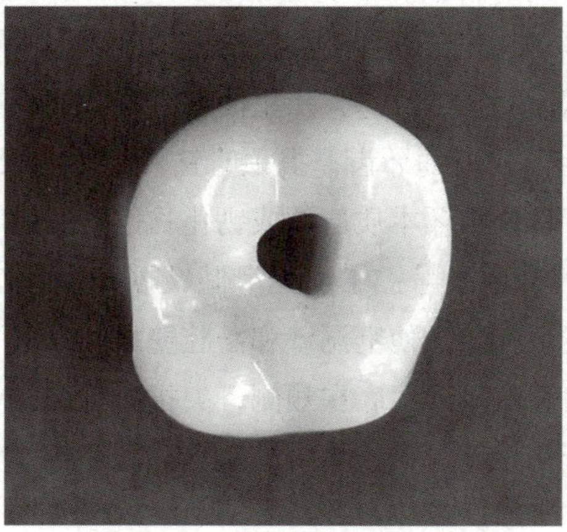

图 K-3 上颌磨牙的开髓洞形

四、开髓术的操作步骤

（一）操作前准备

准备器械，调整椅位和灯光。临床上，对活髓牙进行开髓时，可以采用局部麻醉的方法以减轻患者的疼痛。根据牙齿的X线片或CBCT检查的结果，结合其髓腔解剖特点，了解患牙的髓腔形态、大小、方向、髓室顶距切缘或牙尖和近远中边缘的距离、牙齿及牙根的长度，并估计根管数目。本次开髓在仿头模上进行，术前应准备高速手机、钻针等开髓相关器械，将仿头模调整到合适的位置，灯光对准治疗区。

（二）操作步骤

视频：上颌中切牙开髓术

1. 前牙 首先在牙齿的舌侧确定开髓孔的部位，然后选用球钻，保持钻针与舌面垂直，从舌面窝中央钻入。穿过牙釉质以后，立即改变钻针方向，使钻针与牙体长轴保持一致，直达髓腔。如果髓腔较大，则有明显的落空感。穿通髓腔后，根据髓腔解剖特点，由里向外提拉，揭去髓室顶。然后，用小号锉子或光滑髓针探查根管口，用探针检查开髓洞壁是否光滑。再换用裂钻从里向外除去舌侧隆起的肩台，使侧壁与髓腔根管延续成直线，以便于根管治疗器械自开髓孔直线进入根管，并修平开髓洞壁。最后，形成的开髓孔外形呈圆三角形，底在切方，尖朝向牙颈部。

视频：上颌第一前磨牙开髓术

2. 前磨牙 选用球钻，保持钻针与牙体长轴平行，自㧖面钻入，上颌前磨牙在㧖面中央下钻，下颌前磨牙在㧖面中央近颊尖处下钻，到达牙本质后减低转速，保持方向，继续深入直达髓腔。如髓腔较大，则落空感明显。然后，以髓室顶到㧖面距离为深度，从里向外提拉式揭全髓室顶，避免遗漏根管。然后，用小号锉子或光滑髓针探查根管口，用探针检查开髓洞壁是否光滑。再换用裂钻修整洞壁，使壁光滑略外敞，并与根管壁平滑相接。最后上颌前磨牙开髓孔外形呈长椭圆形，与牙颈部横断面处的髓室外形相似；下颌前磨牙开髓孔外形呈椭圆形或卵圆形，位于㧖面颊尖三角嵴中下部。因上颌前磨牙颈部近远中径较缩窄，开髓时不能过度向近、远中方向扩展，谨防侧穿；下颌前磨牙牙冠向舌侧倾斜，开髓时不能过度向舌侧扩展，以防舌穿。

3. 磨牙 选用球钻，从㧖面中央窝钻入，在加深洞形的同时逐渐向外周扩展，形成比髓室顶略小的牙本质深洞。然后继续深入直至穿通髓腔。如髓腔较大，则有较明显的落空感，但钙化了的髓腔则感觉不明显。然后，根据髓腔解剖形态，从里向外提拉式揭去髓室顶，可用探针小弯钩检查髓室顶是否揭净。对于髓室顶底距离较近的牙齿，揭顶时钻针不可向根尖方向施压，以免损伤髓室底。第三期牙本质的沉积会导致根管口处被牙本质肩领或钙化物遮挡，此时应及时去除这些阻碍，以形成器械进入根管的直线通路。然后，用小号锉子或光滑髓针探查根管口，用探针检查开髓洞壁是否光滑。再换用裂钻精修髓室顶的残余部分，使窝洞壁和髓腔壁之间形成平滑过渡。最后上颌磨牙形成的开髓孔外形为位于㧖面中央窝的圆三角形，底在颊侧，尖指向舌侧，且不损伤颊尖、近中边缘嵴和斜嵴；上颌磨牙形成的开髓孔位于㧖面近远中径的中1/3偏颊侧部分，外形呈钝圆角的长方形。

【注意事项】

1. 使用涡轮手机时应保持支点稳固，钻磨时要注意喷水冷却，在向深部组织钻入的同时逐渐向周围扩展，形成一定的洞形，以使冷却水能流入到钻针的尖端，也可防止车针在穿髓过程中发生嵌顿或折断。

2．在练习开髓术时，要采用正确的体位和术式，学会利用口镜的反射作用去观察不能直视的部位。

3．开髓洞形应大小合适，过大的洞形会破坏健康的牙体组织，过小的洞形会导致髓室顶不能完全去净，从而遗漏牙髓或根管。

4．髓室顶需去净，切勿将暴露的髓角误认为是根管口。

【思考题】

1．开髓术的基本步骤有哪些？

2．上颌磨牙的根管系统解剖特点和开髓洞形特点有哪些？

3．下颌磨牙的开髓洞形特点和开髓方法有哪些？

（张蕴涵　郭方兴）

实训L　盖髓术与活髓切断术

【实训内容】

1. 在离体牙上行盖髓术。
2. 在离体牙上行活髓切断术。

实训目标

素质目标

（1）具备良好的医患沟通能力，提供温暖、耐心的医疗服务，在医疗过程中展现人文关怀。
（2）具备爱伤观念。
（3）具备科学严谨的工作态度和精益求精的工匠精神。

知识目标

（1）掌握：盖髓术的操作技术。
（2）熟悉：活髓切断术的操作技术。
（3）了解：盖髓术和活髓切断术的原理及适应证。

能力目标

能初步进行盖髓术与活髓切断术的临床操作。

【实训器材】

仿头模、已备Ⅰ类洞的离体牙石膏模型、相关X线片、盖髓术及活髓切断术录像片、涡轮手机、低速手机、钻针、口镜、探针、牙科镊、检查盘、敷料盒、挖匙、冲洗器、水门汀充填器、调拌刀、玻璃板、75%乙醇、生理盐水、氢氧化钙制剂、氧化锌丁香油水门汀、樟脑酚溶液等。

【方法步骤】

一、直接或间接盖髓术

1. 备洞　制备近髓窝洞，辨清近髓和穿髓区。

2. 隔湿　隔湿并清洁、干燥窝洞。

3. 调制盖髓剂　调制氢氧化钙糊剂。

4. 盖髓　用探针蘸适量氢氧化钙糊剂涂敷于近髓或穿髓区，糊剂覆盖范围应超出近髓或穿髓区，厚约 0.5mm，避免糊剂沾在洞壁的其他部位。

5. 暂封　用水门汀充填器取适量氧化锌丁香油糊剂暂封窝洞。

二、活髓切断术

1. 消毒窝洞　去腐，冲洗、干燥窝洞，隔湿（临床要求橡皮障隔湿），75% 乙醇小棉球消毒窝洞。

2. 揭髓室顶　用裂钻从穿髓孔进入并逐渐向周围扩展，去除髓室顶，髓角处用小圆钻提拉式修整。

3. 去除冠髓　用消毒的锐利挖匙从根管口略下方处切断冠髓。

4. 冲洗止血　使用装入生理盐水的冲洗器冲洗髓腔，去除残余的组织碎屑，干棉球止血（临床上若遇到出血较多的情况，可用蘸有 0.1% 肾上腺素的小棉球进行压迫止血），干燥窝洞。

5. 放置盖髓剂　用水门汀充填器取适量已调制好的氢氧化钙糊剂放在牙髓断面上，厚约 1mm，注意不要压入。

6. 暂封窝洞　用水门汀充填器取适量已调好的氧化锌丁香油糊剂暂封窝洞，施加中等大小压力使暂封剂与洞壁贴合。

【注意事项】

1. 操作时，应采用正确的体位和术式，避免长时间低头，充分利用口镜观察操作视野，同时保持支点稳固，以提高操作的精细度。

2. 直接盖髓术和活髓切断术均需严格执行无菌操作，所使用的器材应经过严格的消毒，有效控制感染是确保治疗成功的关键因素。

3. 活髓切断术时，应注意保护根髓，使用锐利的挖匙或大圆钻去除冠髓，防止撕扯根髓。

4. 盖髓术和活髓切断术均要求术后 2 周进行复诊。若无症状，则去除部分暂封剂，用水门汀垫底后进行永久充填。

【思考题】

1. 简述盖髓术和活髓切断术的原理和适应证。
2. 简述常用盖髓剂的种类及其作用。
3. 行活髓切断术时，可以采取哪些措施来降低感染的发生率？
4. 影响盖髓术预后的因素有哪些？

（张蕴涵　郭方兴）

实训M　根管治疗术

【实训内容】

（1）学习根管治疗器械。

（2）复习根管治疗的程序和各步骤的目的、完成时机与应达标准。

（3）在根管模型上完成1个单根牙和1个多根牙的根管治疗术。

实训目标

素质目标

（1）具备爱伤意识。

（2）具备对患者的人文主义关怀精神，有高尚的职业道德。

（3）具备良好的学习态度及严谨的工作作风，有良好的人际沟通能力及团队协作精神，有创新精神。

知识目标

（1）掌握：前牙根管预备、消毒及根管充填的操作步骤和要点。

（2）熟悉：根管治疗常用器械及使用方法。

（3）了解：根管治疗中常用材料的性能。

能力目标

（1）能够熟练使用根管治疗相关器械。

（2）能初步进行根管预备和根管充填。

【实训器材】

口腔常用检查器械（口腔镜、探针、牙科镊），已开髓的离体牙石膏模型或带根管树脂牙的仿头模、相关牙X线片、根管定位和疏通的探针、拔髓针、光滑髓针、各型根管扩大针及根管锉（H锉、K锉15#～40#）、G钻、根管冲洗剂（3%过氧化氢溶液、0.5%～5.0%次氯酸钠溶液、2%～5%氯亚明液、17%乙二胺四乙酸溶液、生理盐水等）、注射器、弯针头、小尺、水门汀充填器、水门汀调拌刀、玻璃板、根管消毒剂（樟脑酚、甲醛甲酚、氢氧化钙等）、根管充填器、根管垂直加压器及侧方加压器、热牙胶充填系统、根管封闭剂、纸尖、牙胶尖、氧化锌丁香油水门汀、磷酸锌水门汀、酒精灯、火柴、消毒棉球等。

【方法步骤】

一、进入髓腔

进入髓腔的方法参见实训K开髓术。

二、髓腔的冠部预备

1. 目的　为了创造一个从开髓口直达根管口，并顺利进入根管的直线通道，这样可以为根管治疗的器械使用提供便利，进而为根管的预备和充填工作打下基础。

2. 原则　在确保根管治疗器械能够直线进入根管的前提下，应当尽可能保留牙齿的健康组织。

3. 方法及步骤

（1）修整髓室壁，建立器械进入根管的直线通路。髓室壁的修整主要是去除后牙髓室侧壁和前牙舌隆突出处的牙本质突起。髓室内的牙本质突起又称牙本质领。去除牙本质领可以消除对根管治疗器械进入髓腔的阻挡。具体方法为使用安全钻针、长柄球钻、P钻或G钻向外提拉磨除牙本质领。

（2）确定根管口的位置并建立根管通路。可以使用探针来寻找根管口，根管口呈漏斗状，能够使探针卡住。此外，还可以选用小号K锉（10#，8#，6#），器械尖端略微预弯2～3mm，从根管口，以90°～180°的角度轻轻往返旋转，使其进入根管，以探查根管的分布和走向。在器械进入根管的过程中，可以辅助使用EDTA，并且避免向根尖方向施加压力，同时需要用大量的冲洗液进行冲洗。

三、根管预备

1. 目的　使根管成形及有利于根管消毒。

2. 原则

（1）清除感染物质：彻底清除根管系统内的细菌、坏死组织、牙本质碎片和其他感染物质，以减少或消除根尖周组织的炎症反应。

（2）保留尽可能多的健康牙体组织：在根管预备过程中，应尽量减少对健康牙体组织的去除，以维持牙齿的结构强度和稳定性。

（3）保持根管系统的原始形态：在预备过程中，应尽量保持根管的原始解剖形态，避免过度预备导致根管壁变薄或穿孔。

注意：根管的冠1/2～2/3部分应充分扩大，一方面能容纳足够的冲洗液，保证冲洗效果。另一方面可以提供足够的空间完成牙胶的加压充填。

视频：根管治疗之根管预备与根管消毒

3. 方法及步骤

（1）拔髓和根管清理

1）拔除成形牙髓：根据根管的粗细，选取不同型号的拔髓针，从根管口侧插入根管，直达根尖部，顺时针旋转 180°可拔出牙髓。

注意：拔髓针进入根管时，遇阻力必须后退，换用小号拔髓针或根管锉；拔髓针旋转的角度也不能过大，否则拔髓针会被根管壁卡住，稍一旋转就会使拔髓针折断而难以取出。

2）根管清理：清理牙髓和根管内的感染物质。用冲洗器滴入根管荡洗剂，根据根管的粗细，选取不同型号的根管锉，从根管口一侧插入根管，分别依次达根管的冠 1/3、中 1/3 和尖 1/3 处，提拉荡洗。

（2）根管成形：根管成形技术有多种，主要有逐步后退技术、逐步深入技术及根向技术。

其中，逐步后退技术是要求学生掌握的基本方法。原理为先用小器械从根尖开始预备，逐渐用较大的器械向冠方后退预备，其目的是避免标准技术在弯曲根管中产生的预备并发症，并预备出较大的锥度。逐步后退技术适合于轻中度的弯曲根管，也可用于直根管的预备，具体步骤如下。

1）确定工作长度：在根管治疗中，应特别留意根尖狭窄区，它是根管预备和根管充填的终止点。因此，在根管预备时，应在此区域形成根尖止点（图 M-1），有助于在根管内紧密压实充填材料，并防止充填物超出根尖。

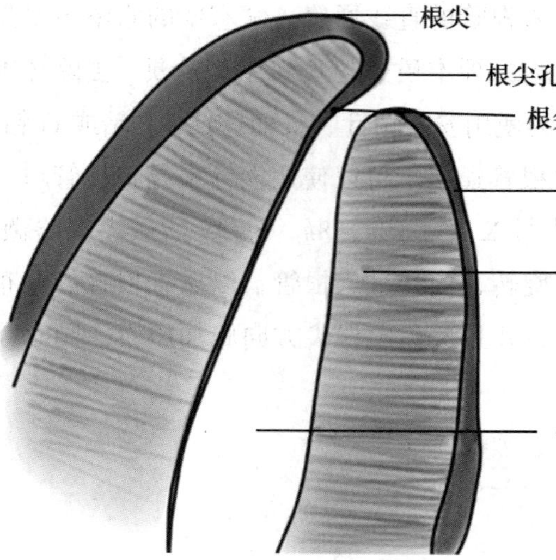

图 M-1　根尖止点示意图

从牙冠参考点（一般指切端、牙尖或洞缘）到根管的根尖狭窄的长度即为根管预备的长度又称为工作长度（working length，WL）。确定工作长度的方法如下。① X 线片法。②指感法：在无法即刻拍摄 X 线片的情况下，可选用细的扩大器插入根管内，以手指感觉器械到达根尖部有轻微阻力感后，固定止动片，取出器械，测量根管内实测的工作程度，如该实测长度与术前 X 线片上所测“估计工作长度”一致，则“估计工作长度”就是工作长度。若以上两种方法确定工作长度差值大于 2mm，则重新评估，再次测量工作长度。③电测法：根据各校有的检测仪说明书指导学生进行实训。

2）选择初尖锉：常用 10# 和 15# 锉作为初尖锉测量根管的工作长度。

3）根尖部预备：从初尖锉开始，逐步将根尖部扩大至比初尖锉大 3 号，确保每根锉都能达到工作长度。每次更换根管器械型号时，使用大约 2ml 的冲洗液冲洗根管。例如，如果初尖锉是 ISO10#

锉，那么根尖部的准备过程是：10# 锉至 WL → 15# 锉至 WL → 10# 锉回锉→ 20# 锉至 WL → 15# 锉回锉→ 25# 锉至 WL → 20# 锉进行回锉，参考逐步后退技术（图 M-2）。此时，25# 锉被称为主尖锉。主尖锉预备完成后，根管应满足两个条件：①主尖锉能够无阻力地轻松插入至整个工作长度。②当向根尖方向加压推进主尖锉时，它在根尖狭窄处会遇到坚固的阻力，不能继续前进，这表明根尖部的阻挡已经形成。

4）根中部预备：在主尖锉预备完成后，每增加一个号码的根管锉，其进入根管的长度应比原工作长度短 1mm，总共后退 3 ～ 4 步。例如，如果主尖锉是 25#，准备过程将是：30#（WL–1mm）→ 25#（WL）→ 35#（WL–2mm）→ 25#（WL）→ 40#（WL–3mm）→ 25#（WL）。每后退一步，都需要用主尖锉回锉至工作长度，以保持根管通畅，并消除在逐步后退扩展过程中根管壁上可能形成的台阶，确保根管壁平滑。

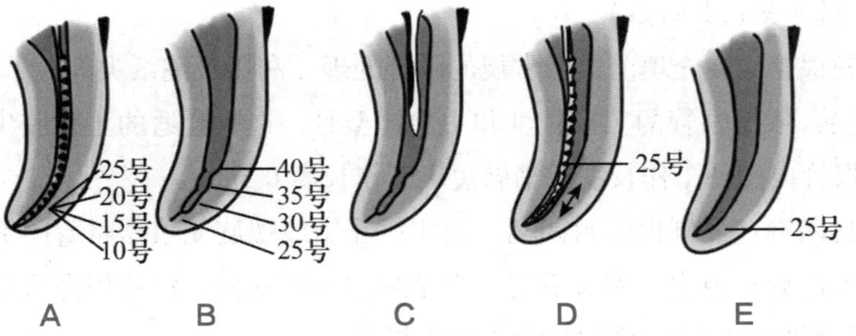

图 M-2　逐步后退技术示意图

A. 根尖预备；B. 逐步后退；C. 根管中上段敞开；D. 根管壁修整；E. 完成。

5）根管冠部预备：可以使用 G 钻来预备根管的中上部，使其敞开。依次使用 1# 到 3#G 钻。每换用大一号的 G 钻时，操作长度应减少大约 2mm，并用主尖锉回锉和冲洗，以保持根管通畅和根管壁的平滑。使用 G 钻时，应轻轻向下加压，避免过度切削导致根管内形成台阶或穿孔。

6）根管壁修整：根管壁的修整过程涉及将主尖锉置入根管至工作长度，采用顺时针方向的旋转动作对整个根管壁进行切削，以消除可能存在的微小台阶，并确保根管冲洗干净。最终目的是使根管壁光滑，形成连续的锥形结构（图 M-2D、图 M-2E）。

操作要点如下：①在使用根管锉前，需检查根管锉是否有损坏或解螺旋情况。使用时，旋转幅度不宜超过 ±90°。②应按照根管锉的编号顺序依次使用，避免跳号，以防形成台阶。③在推进根管锉时，力度要适中，特别是在接近根尖区域时，应轻轻推进，防止将感染物质推出根尖孔或损伤根尖周围组织，导致急性根尖周炎。④根管锉的使用需严格控制次数，并及时更换，防止器械折断。⑤对于初学者，在临床操作中使用根管锉时应绑上安全线，以防患者不慎吞入。

（3）根管冲洗：在根管预备的过程中及完成后，需要用大量的消毒液对根管进行冲洗，以去除根管内的碎屑和感染物质。在冲洗过程中应避免施加压力。要留意流出的液体是否清澈，如果不清澈则意味着根管内可能还有残留物未被彻底清除。用于冲洗的液体可以是 1% ～ 2% 的次氯酸钠、3% 过氧化氢溶液，或者是 17% 的 EDTA。

四、根管消毒

1. 目的　进一步控制微生物和毒素、预防根管再感染、降低根尖周组织炎症反应等。

2. 准备 回顾根管消毒药物的种类及其适用情况。

3. 操作步骤 首先防止唾液污染，隔离唾液。用无菌的纸尖吸取并擦干根管内的液体，然后用光滑髓针松卷棉捻，沾消毒液，沿根管壁放置，轻轻抽出光滑髓针，使沾有消毒液的棉捻留在根管内，或将氢氧化钙糊剂导入根管内消毒。最后，使用氧化锌丁香油糊剂暂时封闭窝洞。临床上，一般根管消毒 1 ～ 2 周。

五、根管充填

视频：根管治疗之根管充填

选择合适的牙胶尖和封闭剂，使用根管充填器将牙胶尖和封闭剂充填入根管，达到根尖封闭。具体方法如下。

1. 冷牙胶侧方加压法（图 M-3）

（1）隔湿和干燥根管：在充填前进行常规的隔湿处理，利用吸潮纸尖彻底干燥根管。

（2）选主牙胶尖：依据根管的工作长度和主尖锉型号，选取合适的主牙胶尖。该牙胶尖应与主尖锉相匹配，能在根管内达到工作长度或稍微短于工作长度 0.5mm。

（3）导入根管封闭剂：调制根管封闭剂，使用扩孔钻或螺旋充填器将封闭剂导入根管。若用扩孔钻，则以逆时针方向旋转退出，多次重复，直至封闭剂填满根管；若用螺旋充填器，因其螺旋方向相反，故在手机上顺时针旋转即可均匀涂抹封闭剂。

（4）放置主、副牙胶尖，严密充填根管：将选好的主牙胶尖蘸取少量根管糊剂后插入根管至工作长度，用侧方加压器进行侧压，侧方加压器的插入深度比工作长度短约 1mm，随后插入与侧方加压器相同型号的副牙胶尖至相同深度，继续侧压，如此循环直至严密充填。

（5）冠部封闭：使用加热的水门汀充填器在根管口处切断牙胶尖，并向根尖方向垂直加压，使牙胶与根管壁更紧密贴合，然后用酒精棉球清洁髓腔，进行垫底和充填。

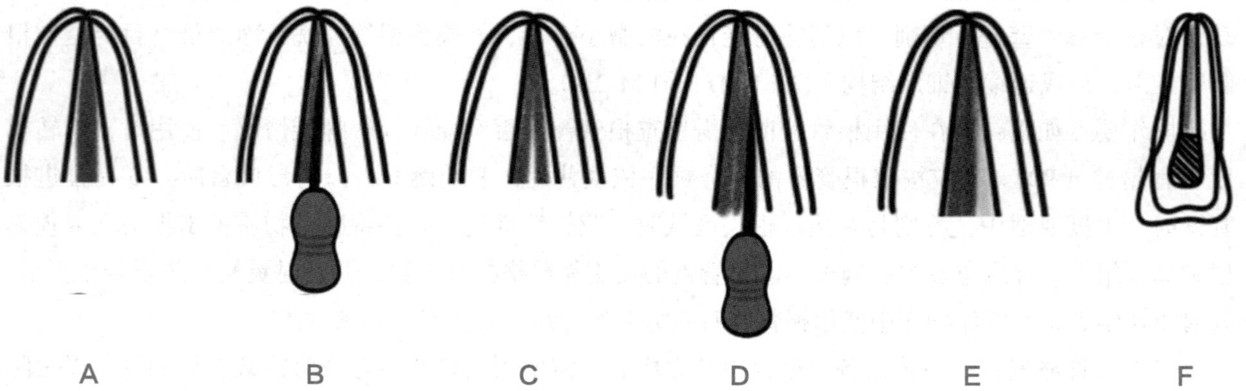

图 M-3 侧方加压法牙胶尖根管充填示意图

A. 放置主牙胶尖；B. 侧方加压主牙胶尖；C. 放置副尖；D. 继续侧方加压；E. 继续放置副尖；F. 根充完成。

2. 热牙胶垂直加压法 利用加热后具有流动性的牙胶，能更好地适应根管系统的形态，尤其适合弯曲和侧支根管的充填。

（1）隔湿和干燥根管：使用吸潮纸尖（图 M-4）彻底干燥根管。

（2）试主牙胶尖—大锥度牙胶尖（图 M-5）：根据根管的形态和长度选择合适的非标准牙胶尖，

做好长度标记后插入根管并拍摄 X 线片确认。主牙胶尖应与根管锥度一致，在根尖区与根管壁接触良好。

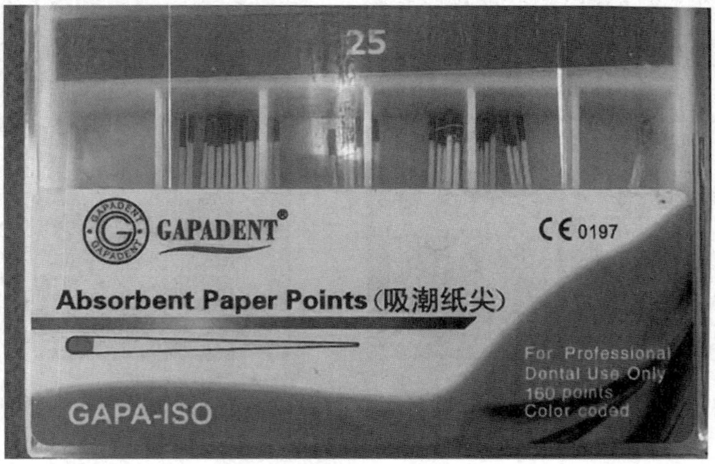

图 M-4　吸潮纸尖

（3）选择垂直加压器：至少需要三种直径的垂直加压器（图 M-6），分别适用于根尖部 2 ～ 3mm、根中 1/3 和根冠 1/3。

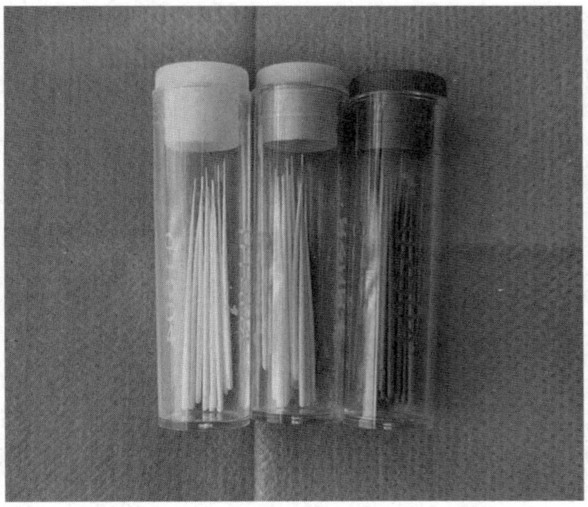

图 M-5　大锥度牙胶尖（04 锥度）

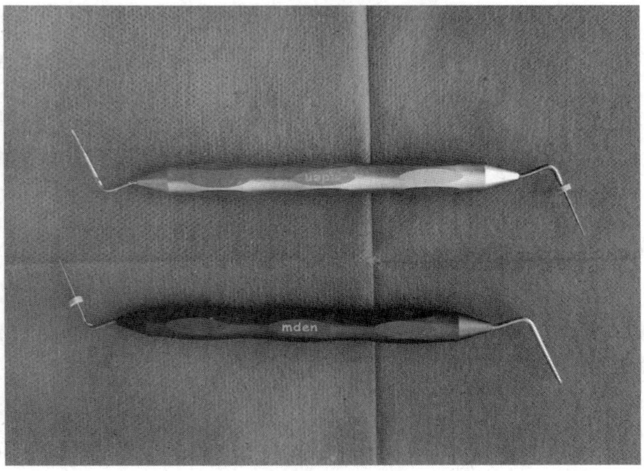

图 M-6　垂直加压器

（4）加热装置：选择合适的携热器头（图 M-7），用于取出或放置牙胶。

（5）涂布根管封闭剂和放置主牙胶尖：通过不同器械将根管封闭剂（图 M-8）送入根管，垂直加压热牙胶时在根管壁留下一薄层封闭剂。

（6）垂直加压主牙胶尖：分阶段进行，先充填主根管的尖 1/3 和侧支根管，再充填主根管的冠 2/3。

（7）充填软化的牙胶：将加热软化的牙胶粘接在垂直加压器尖端，放入根管内并加压，确保牙胶充填均匀、致密。

（8）暂封窝洞，拍摄 X 线片检查根充效果，确认充填完善后进行垫底和最终充填。

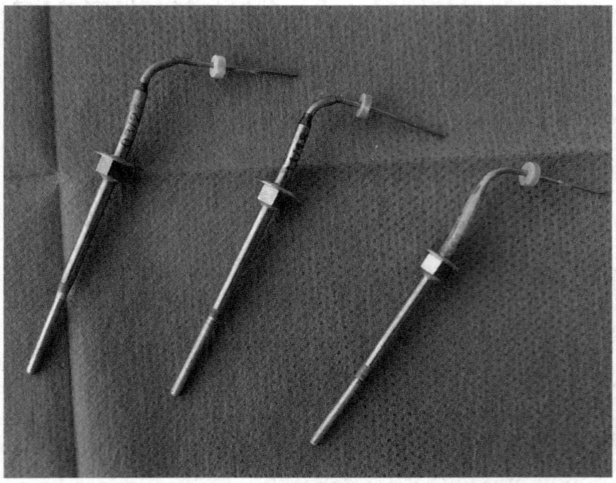

图 M-7　携热器头

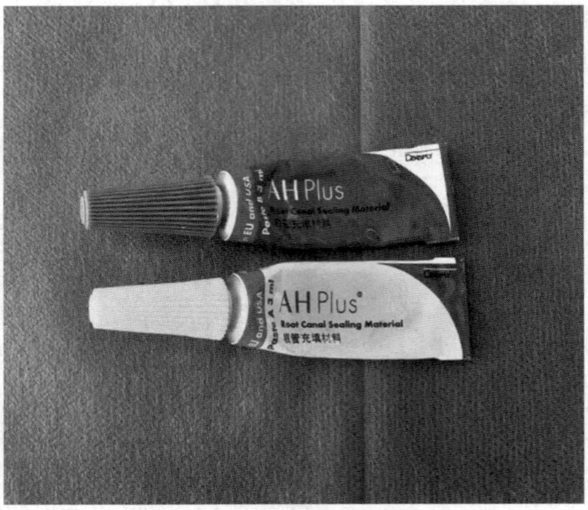

图 M-8　根管封闭剂

【注意事项】

1．精确测量和确定工作长度，避免超出根尖孔，造成根尖周组织的损伤。

2．在使用根管预备器械前，需检查器械是否有损坏或解螺旋情况。使用时，旋转幅度不宜超过±90°。

3．根管预备遇阻力时，不要强行推入，以防卡针或断针。

4．在根管预备过程中，使用器械不要跳号，要及时冲洗根管，清除根管内碎屑。

5．根管预备时不可过度，以防根管壁过薄而折裂。

6．根管充填加压时力量得当，以保证严密充填而不发生根折。

【思考题】

1．根管治疗术的基本步骤是什么？

2．根管治疗术的适应证有哪些？

3．根管治疗术可能面临哪些挑战和并发症？如何预防和处理这些情况？

（郭方兴　张蕴涵）

实训N 显微根管治疗

【实训内容】

1. 学习手术显微镜基本结构与使用方法。
2. 学习手术显微镜在根管治疗中的使用方法。
3. 2～3名同学一组，练习使用手术显微镜，1人操作，2人协助。

实训目标

素质目标

（1）具备爱伤意识。
（2）具备对患者的人文主义关怀精神，有高尚的职业道德。
（3）具备良好的学习态度及严谨的工作作风。
（4）具备良好的人际沟通能力及团队协作精神，有适应新技术的创新精神。

知识目标

（1）掌握：显微根管治疗的适应证、禁忌证和操作流程。
（2）熟悉：根管系统的解剖结构和显微根管治疗的相关理论知识。
（3）了解：显微根管治疗中可能遇到的困难，以及相应的应对措施。

能力目标

（1）能够操作手术显微镜，进行有效的焦距和放大倍数调整。
（2）能够在手术显微镜辅助下，准确识别和定位根管口、钙化根管、侧副根管等。
（3）能够初步使用显微根管治疗器械，进行根管的清洁、预备和充填。

【实训器材】

口腔综合治疗台、口腔检查器械、口腔科手术显微镜、根管锉（10#、15#K锉）、离体牙（上颌第一磨牙）等。

【方法步骤】

一、学习手术显微镜基础知识

教师详细阐述手术显微镜的构成、操作技巧和维护要点，并介绍其在牙髓病治疗中的应用价值。教师进行现场演示，教授如何利用手术显微镜和超声波设备处理根管内断裂的器械。

1. 基本结构 手术显微镜通常包括光源、显微镜主体（含物镜和目镜）、支架、脚踏开关、调节手轮等部分，以及可能配备的摄像系统和显示设备。

2. 作用及意义 手术显微镜的放大和照明作用，使医师在根管治疗中能够更清晰地观察到根管系统和解剖结构，提高治疗的精确性和成功率，减少对周围组织的损伤。

二、手术显微镜操作方法

1. 调整手术显微镜的位置和高度，根据不同牙位做适当调整（图 N-1），确保医师在舒适的位置进行操作。

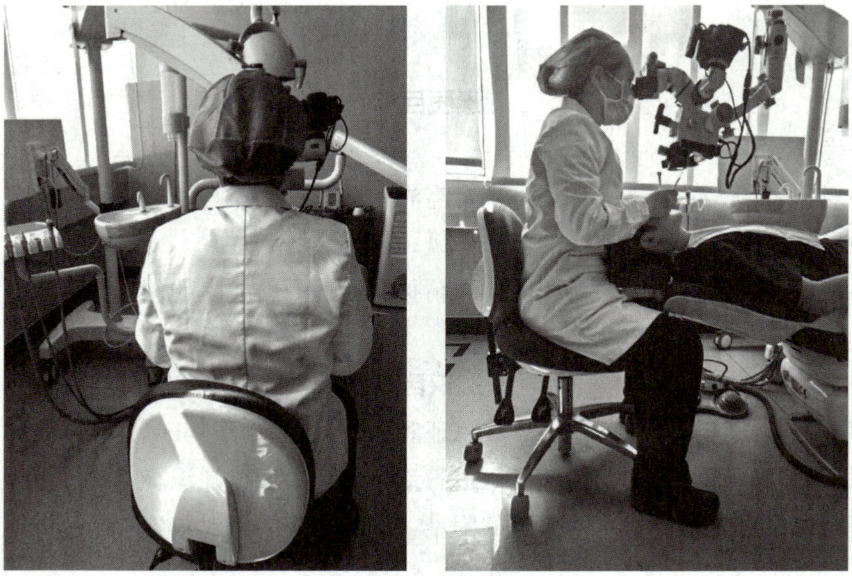

图 N-1　使用手术显微镜时医师的体位

2. 开启光源，调整光源强度和焦点，以获得最佳的视觉效果。
3. 使用脚踏开关或手动调节，控制手术显微镜的放大倍数和焦距。
4. 在手术显微镜下进行根管治疗操作，包括寻找和清理根管、预备和充填根管等。
5. 操作过程中，保持双手稳定，避免手术显微镜发生震动影响视线。
6. 使用完毕后，关闭光源，将手术显微镜调整至储存位置，并进行清洁和维护。

三、镜下寻找上颌第一磨牙 MB2 根管位置

1. 在上颌第一磨牙开髓，进行冠部预备，去除牙本质领，保持直线通路，冲洗髓腔，暴露根管口。

2．手术显微镜下运用探针探查髓室底，寻找各个根管口。

3．镜下仔细寻找和辨认上颌第一磨牙的 MB2 根管口，找到后用 10#K 锉疏通根管。

四、镜下取出折断器械

1．制备具有折断器械的单根管牙。

2．拍摄 X 线片确定器械折断部位。

3．手术显微镜下寻找并定位折断器械的位置。

4．手术显微镜下用小号 K 型器械配合根管超声荡洗，使嵌入根管内的折断器械松动并向根管冠方移动，最后用镊子取出折断器械。

5．拍摄 X 线片检查器械是否取出。

【注意事项】

1．调节手术显微镜需掌握一定技巧，不能用蛮力硬拉硬拽，以防损坏手术显微镜。

2．使用手术显微镜时，医师头、颈、腰、背自然直立，双脚平放地面，两腿自然分开，双肩、大腿与地面相平行，双肘关节贴近腰部，与患者口腔高度一致。

3．使用完毕后注意手术显微镜的保养及维护。

4．手术显微镜结构精细，镜下操作部位小，操作时要耐心仔细。

【思考题】

1．显微根管治疗与传统根管治疗相比有哪些优势？请列举并解释。

2．如何利用手术显微镜，寻找上颌第一磨牙 MB2 根管？

3．手术显微镜取折断器械需要注意哪些问题？

（郭方兴　张蕴涵）

实训O　根尖手术

【实训内容】

教师在新鲜羊头颌骨上进行前牙根尖手术，学生观看学习并完成手术记录。

实训目标

素质目标

具备爱伤意识，具备对患者的人文主义关怀精神，树立高尚的职业道德；具备良好的学习态度及严谨的工作作风；具备良好的人际沟通能力及团队协作精神。

知识目标

（1）掌握：根尖手术的适应证、所需器械及其使用方法。

（2）熟悉：根尖手术操作要点。

（3）了解：根尖周病变愈合的机制。

能力目标

能够正确选择根尖手术器械；能够正确记录手术步骤和方法。

【实训器械】

根尖手术套装：包括口腔检查工具、口镜、牙科镊、探针、充填器、调制刀、玻璃板、刀柄、11号尖刀片、挖匙、骨膜分离器、刮匙、超声器械、手术剪、缝针、缝线、持针器、涡轮手机、裂钻、倒锥钻等，以及生理盐水、10%甲醛溶液、注射器、纱布、棉球、玻璃离子水门汀粉和液、新鲜羊头颌骨。

【方法步骤】

一、学习根尖手术的适应证

1. 根管治疗失败且不适合根管再治疗。

2．根管再治疗失败。

3．严重的根管解剖变异使根管治疗器械和充填材料无法达到根管工作长度。

4．需要通过手术探查。

二、教师在羊头上进行前牙根尖手术示教

5～8位同学为一组，由带教老师在羊头上完成一次前牙根尖手术的演示，学生观看学习并完成手术记录。

1．局部麻醉　使用2%利多卡因或阿替卡因在患牙唇侧近根尖处进行浸润麻醉。

2．切口　根据患牙位置和数量选择合适的弧形、角形或梯形切口。

3．翻瓣　使用骨膜分离器翻开黏骨膜瓣，并用双齿钩拉起瓣膜，充分暴露手术区域。

4．去除骨质　使用涡轮机裂钻在距根尖2mm处钻孔，并扩大孔洞，形成包含根尖1/3的骨腔。

5．根尖搔刮　用刮匙沿骨壁刮除根尖周病变组织，并将切除的组织保存于10%甲醛溶液中，以备组织病理学检查。

6．切除根尖　使用裂钻或金刚砂钻在距根尖2mm处钻孔，形成朝向唇侧的斜面，并在中央露出根尖孔，随后用倒锥钻预备根尖倒充填洞。

7．根管倒预备　在牙根断面上的根管口处进行窝洞预备，深度一般为3mm。

8．根管倒充填　调制玻璃离子水门汀进行根尖孔的倒充填，完成根尖封闭，并抛光修整充填物。

9．将骨膜瓣复位并进行间断缝合　细致去除残余的充填材料和骨屑，用生理盐水冲洗，并用小挖匙搔刮骨壁，使新鲜血液充满骨腔；再将瓣膜复位，然后缝合伤口。

三、实训报告与评定

1．评定对学生对根尖手术适应证的掌握。

2．评定学生对根尖手术的“手术记录”情况。

【注意事项】

1．应小心揭起黏骨膜瓣，避免撕裂，并且去除足够的牙槽骨，以充分暴露根尖。

2．切口的设计和位置，应考虑患牙牙周情况和根尖病变的范围。

3．手术记录应包括手术过程、使用的器械和材料、患者的反应等详细信息。

【思考题】

1．请列举三个适合进行根尖手术的具体病例。

2．在根尖手术中可能会遇到哪些并发症？请至少列举三个。

3．描述根尖手术中制作颊侧或舌侧黏骨膜瓣的步骤，并说明操作时需要注意的技术要点。

4．在根尖定位和切除过程中，如何确保准确地找到并处理根尖？

（郭方兴　张蕴涵）

实训P　口腔内科门诊病历书写

【实训内容】

1. 学习口腔内科门诊病历主要内容及书写格式。
2. 同学分组进行口腔检查并书写门诊病历。

实训目标

素质目标

（1）具备爱伤意识。
（2）具备对患者的人文主义关怀精神，有高尚的职业道德。
（3）具备良好的学习态度及严谨的工作作风。
（4）具备良好的人际沟通能力及团队协作精神。

知识目标

（1）掌握：口腔内科门诊病历主要内容。
（2）熟悉：口腔内科门诊病历书写格式。
（3）了解：病历上牙位符号的记录方法。

能力目标

能根据口腔检查情况书写一份口腔内科门诊病历。

【方法步骤】

一、学习口腔内科门诊病历包含的主要内容

口腔内科门诊病历包括一般项目、主诉、现病史、既往史、家族史、口腔检查、诊断、治疗计划、知情同意书、治疗记录、医师签名等，其内容如下。

（一）一般项目

一般项目包括姓名、性别、年龄、民族、职业、工作单位、婚姻、住址和电话号码、门诊号及药物过敏史等。

（二）主诉

主诉是患者本次就诊的主要原因。包括主要症状、不适部位及发生的时间（三要素）。以患者的口吻，简明扼要地记录，避免用专业术语。

（三）现病史

根据主诉，按照疾病发生的时间顺序，记录疾病发生、发展、演变的过程，以及目前状况、做过的治疗及疗效等。另外，有意义的阴性结果也应记录。记录时要求文字简洁，有逻辑性。

（四）其他病史

与本次疾病相关的既往史、家族史、系统病史、旅居史及个人史也应记录。

（五）口腔检查

在全面检查的基础上，重点记录主诉和现病史所反映的阳性体征。记录顺序为先口外再口内，先主诉部位再其他部位，先牙体后牙周、黏膜，先一般检查再特殊检查。主诉牙应首先记录牙位，然后记录一般检查的结果，如视诊、探诊、叩诊、咬诊、扪诊、松动度检查等；最后再记录所做特殊检查的结果，如牙髓活力测试结果及X线片的表现等。另外，有意义的阴性体征也应记录。

（六）诊断

根据病史和检查结果做出诊断，将主诉牙的牙位和疾病名称记录在病历右下方。疾病名称要以全国科学技术名词审定委员会公布的医学名词为准。

若同时患两种及以上口腔疾病，则以主诉相关疾病为第一诊断，其他疾病的诊断根据严重程度顺序排列。如第一次不能确诊时，可暂写“初步诊断”或“拟诊”，并根据需要做进一步检查、观察或会诊，确定诊断后重新记录。

（七）治疗计划及治疗过程

根据检查诊断情况，按从主到次的原则，做出全面的治疗计划。然后与患者沟通交流，患者知情同意以后，将采取的治疗过程记录下来。

复诊病历应记录上次治疗后至复诊期间的症状变化和治疗反应，本次治疗前进行的相关检查，并将检查情况、进一步治疗内容及下次就诊计划一并记录。

（八）医师签名

病历记录内容完成以后，医师在右下方签署全名，要求字迹清楚。如为实习和进修医师，其签名后还应请指导医师同时签名，以示负责。

二、口腔内科门诊病历书写格式

口腔内科门诊病历书写格式见表 P-1。

表 P-1　口腔内科门诊病历书写格式（参考）

口腔内科门诊病历
一般项目： 主诉： 现病史： 其他病史： 口腔检查：一般检查 + 特殊检查 诊断： 治疗计划： 处理（治疗过程记录）： 医师签名：指导医师 / 实习或进修医师

三、学生分组检查并书写门诊病历

5～6 人分为一组，推选 1 名口腔问题最为突出的同学作为患者，模拟临床进行病史采集及口腔检查，作出诊断及治疗计划，然后根据以上内容写一份门诊病历。

【注意事项】

1．主诉记录应简明扼要，同时应保证三要素齐全。
2．口腔检查记录时应层次分明，逻辑清晰。
3．牙齿疾病患者，诊断时应注明牙位。
4．病历记录应实事求是，严禁乱写或伪造。

【作业】

完成一份完整的口腔内科门诊病历。

（蔡成莲　蔡智国）

实训Q　龈上洁治术

【实训内容】

1. 认识各类龈上洁治器械。
2. 在仿头模上用手动洁治器进行龈上洁治术。
3. 在仿头模上或同学间相互用超声波洁治器进行龈上洁治术。

实训目标

素质目标

（1）具备爱伤意识。
（2）具备对患者的人文主义关怀精神，有高尚的职业道德。
（3）具备良好的学习态度及严谨的工作作风。
（4）具备良好的人际沟通能力及团队协作精神。

知识目标

（1）掌握：超声波龈上洁治术的方法和步骤。
（2）熟悉：手动器械龈上洁治术的操作要点。
（3）了解：洁治器的类型、基本结构和用途，洁治后的抛光技术。

能力目标

能正确选择和使用各种洁治器；能初步进行龈上洁治术。

【实训器材】

仿头模、镰刀形洁治器、锄形洁治器、带有牙石的牙模型、口腔检查盘（包括口镜、牙科镊、棉球和探针）、口杯、抛光杯（或抛光刷）、抛光砂（抛光膏）、超声波洁治器套装、低速弯机头、2%碘甘油、3%过氧化氢溶液、5ml 注射器等。

【方法步骤】

一、认识龈上洁治器

龈上洁治器械分为手动洁治器和超声波洁治器两类。

（一）手动洁治器

常用手动洁治器工作端的形状为镰形和锄形（图 Q-1）。

1. 镰形洁治器 工作端外形如镰刀，顶端呈尖形，刀刃断面为等腰三角形，其有效刀刃是镰刀前端的两侧刃口。镰形洁治器主要用于刮除牙齿邻面菌斑和牙石。根据使用的牙位分为前牙镰形器和后牙镰形器。

（1）前牙镰形器：有两件，一件直角形、一件大弯形。其工作端、颈部、柄在同一平面上。大弯形的洁治器还可用于颊舌面大块牙石的刮除。

（2）后牙镰形器：共两件，颊舌成对，方向相反，工作端与柄不在一个平面，颈部形成两个角度，使工作端适应后牙外形。

2. 锄形洁治器 有两件，左右成对，如锄刀。刃口一端为锐角，另一端为钝角，使用时锐角置于牙石底部的龈沟内，主要用于去除颊舌面的小块牙石，菌斑和色素。

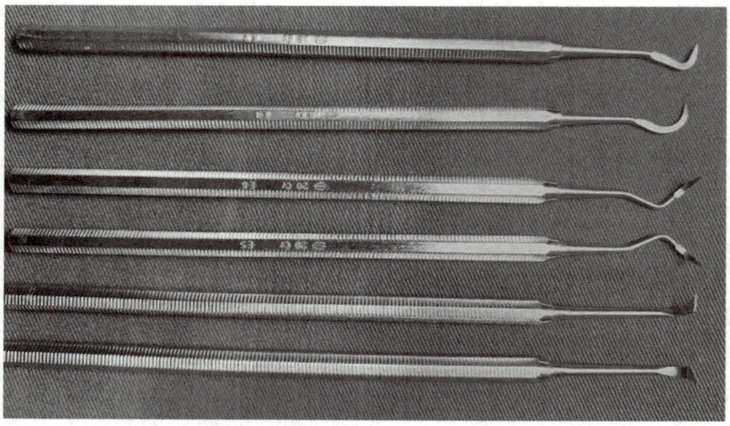

图 Q-1 手动洁治器

（二）超声波洁治器

超声波洁治器是利用高频振动原理，通过工作尖的振动来击碎并去除牙石、色素和菌斑。其结构主要包括主机、工作手柄和工作尖三部分。①主机：用于提供超声波振动所需的能量。②工作手柄：用于连接主机和工作尖，便于医师操作。③工作尖：直接接触牙齿表面，根据其形状和材质的不同，可分为多种类型，以适应不同牙齿部位的洁治需求。标准型工作尖，适用于牙齿大部分区域的洁治作业；精细型工作尖，则专为牙缝、牙颈部等难以触及或需要精细处理的区域设计，以确保治疗的全面性和彻底性；抛光型工作尖，则是在完成洁治后，用于对牙齿表面进行光滑处理，减少牙面粗糙度，降低菌斑和牙石的再次沉积速度。

二、龈上洁治术基本操作要点

常用的龈上洁治术分为手动龈上洁治术和超声波龈上洁治术两种。

（一）手动龈上洁治术

1. 设备握持与支点设置　采用改良握笔法握持洁治器，支点选择需根据操作需求灵活调整，可中指与无名指并用作支点，或单独使用中指。支点应靠近被洁治牙齿，并随操作部位变化而移动，确保稳定性。此外，还可根据实际情况选择同颌对侧支点、对颌牙支点或口外支点。

2. 器械放置与角度调整　将洁治器尖端的工作刃紧密贴合于牙石根部，同时紧贴牙面，洁治器刃面与牙面夹角控制在 70°～ 80°，以确保有效去除牙石而不损伤牙面。

3. 施力技巧与器械移动　握紧洁治器，向牙面施加适度的侧向压力，通过前臂和腕部的协调动作发力，将牙石整体向冠方刮除。器械移动时，应确保动作连续，部位间有所重叠，避免遗漏。当洁治工作从颊（或舌）面转至邻面时，需通过拇指的推或拉动作来转动洁治器柄，确保工作端始终接触牙面，避免损伤牙龈。

4. 分区洁治　将全口牙分为 6 个区段，按计划顺序逐个区段进行洁治，确保全面且高效。

5. 洁治后检查与评估　洁治完成后，仔细检查有无残留牙石，特别是邻面部位。如模型带有牙龈，需检查牙龈有无损伤，操作中应尽量避免对牙龈造成刺激。

（二）超声波龈上洁治术

1. 设备握持与支点设置　采用握笔式握持超声波洁牙机手柄，通常拇指与示指控制工作尖的启动与停止，中指、无名指及小指自然贴合手柄提供稳定支持。支点设置同样需灵活，可依据治疗区域选择同颌对侧牙齿、对颌牙齿或口外结构作为支点，确保操作时仪器稳定不晃动，同时减少手部疲劳。

2. 工作尖选择与放置　根据牙石的性质和位置选择合适的工作尖，如标准型、尖端型或细雾型等。工作尖与牙面保持较小的角度（＜ 15°）（图 Q-2），轻触牙石表面，避免直接接触牙釉质，以减少不必要的磨损。工作尖应始终保持在牙石与牙龈之间的界面，确保有效清除牙石而不损伤牙周组织。

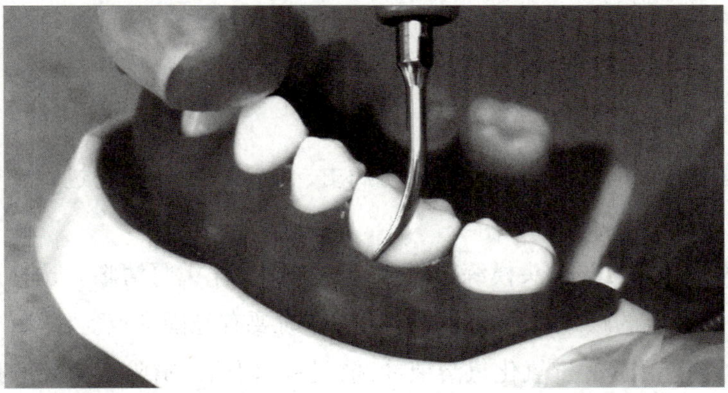

图 Q-2　超声波洁治器龈上洁治术工作尖的放置

（图片由淄博市市立医院口腔科马洁医师提供）

3. 功率调节与施力技巧　根据牙石的硬度和附着情况，适时调节超声波洁牙机的功率输出。施力时应以轻微的压力引导工作尖在牙石表面滑动，利用超声波的振动效能破碎并清除牙石。操作需轻柔且连续，避免突然的大力动作导致患者不适或损伤牙龈。

4．工作路径与移动技巧　从牙石的边缘开始，以稳定的节奏和速度沿牙面逐步向冠方进行，确保牙石被完全清除。在邻面操作时，应特别小心，使用细雾型工作尖以轻柔的震颤动作清除牙石，避免损伤邻牙牙龈。器械移动应保持流畅，避免在同一位置停留过久，以防过热损伤。

5．分区洁治　同样将全口牙分为6个或更多区段，按计划逐一洁治，确保每个区域都得到彻底清洁。在洁治过程中，适时让患者漱口，清除口腔内的碎屑和积水，提高治疗舒适度并维持视野清晰。

6．洁治后检查与评估　完成所有区域的洁治后，使用探针仔细检查牙齿表面和邻面，确保无牙石残留。同时，观察牙龈状态，确认无因操作不当引起的损伤或出血。必要时，可结合牙周探针进行深度评估，为后续治疗计划提供依据。

三、在仿头模上进行龈上洁治

视频：模型上模拟龈上洁治术

1．体位

（1）模型患者体位：上身向后仰靠，牙列模型应与操作者肘部大致平齐。洁治下颌牙时下牙平面基本与地面平行，洁治上颌牙时上牙平面与地面呈45°～90°。

（2）操作者体位：主要位于模型患者的右前方，根据洁治区域的不同，可灵活调整位置如右后方、正后方或左后方，以确保操作视野清晰且便于施力。教师在示教时应演示并说明。

2．分区洁治　按照一定的区段顺序进行洁治，避免频繁更换器械和移动体位。在每个区段内，先完成一侧牙齿的洁治，再变换体位进行另一侧，确保操作连贯。

3．选择适宜的洁治器　按洁治术的基本操作要点选择适宜洁治器并进行龈上洁治术。在此需特别强调洁治时一定要有支点，而且支点要稳固。

4．洁治后检查与评估　洁治完成后要仔细检查有无残留牙石，尤其是邻面部位，如有残留牙石，要彻底清除。如果使用的仿头模带有牙龈，还应检查仿头模型的牙龈有无损伤。在操作时一定要注意避免对牙龈组织造成损伤。

四、相互洁治

1．术前评估与准备　询问病史，如有无系统病史、传染病史及药物过敏史等，必要时进行化验检查，以确定患者是否适于洁治治疗。

2．体位与操作流程　体位与仿头模练习时相同，确保操作视野清晰。选择适宜的洁治器，对全口牙的6个区段，按照一定的顺序进行洁治，注意操作时要有稳固支点。

3．术后处理与检查　用3%过氧化氢溶液冲洗或擦洗创面，清除残留牙石残渣，同时起到止血作用。请患者漱口，仔细检查有无残留牙石、牙龈损伤或渗血情况，如有则需进行相应处理。

4．牙面抛光

（1）抛光器械与抛光剂材料选择：①抛光器械，常用橡皮抛光杯和抛光刷，安装在弯机头上使用。抛光刷刷毛较硬，仅适用于牙冠部位。②抛光剂，一般选用抛光砂或抛光膏，也可根据需要使用牙膏或牙粉。

（2）抛光操作方法：全口牙洁治完成后，进行抛光处理，以去除细碎牙石和色素沉积，使牙面光滑。将抛光器械蘸取适量抛光剂，置于低速手机上，略加压力并低速旋转，确保抛光剂湿润以减少产热。按照牙面形态逐一进行抛光，确保全面且均匀。

【注意事项】

1. 正确握持与支点　在进行龈上洁治术时，应采用改良握笔式正确握持器械，确保手指的自然贴合与灵活操控。无名指应稳妥地放置于牙面上作为支点，可增强操作的稳定性，便于施力过程中的精准控制，有效提升治疗的安全性和效率。

2. 避免逐层刮削　使用洁治器时，其尖端应准确深入至牙石底部，通过施加适当的力量，力求一次性整块去除牙石，而非采取表面逐层刮削的方式，能够有效减少治疗时间，同时降低对牙釉质及周围组织的潜在损伤风险。

3. 预防牙龈损伤　操作中，洁治器需紧密贴合牙面，保持45°～90°的适宜角度，并通过稳固的支点维持操作稳定性。以最大限度地减少对牙龈组织的意外触碰，有效预防牙龈损伤，确保治疗过程的安全。

4. 细致检查　完成洁治后，应使用探针进行彻底的检查，确保所有牙石，尤其是位于龈沟内隐蔽部位的牙石，均已被彻底清洁。牙石残留可能会导致口腔疾病复发，彻底清洁有助于维护口腔的长期健康状态。

5. 强化基础训练　在正式进入临床实践之前，操作者需通过反复练习，熟练掌握龈上洁治术的基本操作要点。扎实的理论基础与充分的模拟训练能够显著提升操作技巧，确保在实际操作中能够自信、准确地执行治疗，减少误操作的发生。

6. 服务意识与感染控制　在临床实践中，除关注治疗效果外，还应高度重视患者的舒适度与安全性。操作中应细心保护牙龈组织，减少不必要的损伤。同时，必须严格遵守感染控制措施，包括使用一次性器械、正确佩戴口罩与手套，以及治疗后对器械的严格消毒等，以确保医患双方的健康安全。

【思考题】

1．如何选择合适的龈上洁治器？

2．龈上洁治术的操作要点是什么？

（吴　双）

实训R　龈下刮治术和根面平整术

【实训内容】

1. 认识各种龈下刮治器械，学习龈下刮治术和根面平整术的操作要点。

2. 在仿头模的牙模型上进行各区段的龈下刮治及根面平整。

实训目标

素质目标

（1）具备爱伤意识。

（2）具备对患者的人文主义关怀精神，有高尚的职业道德。

（3）具备在医疗实践中的无菌观念。

（4）具备良好的人际沟通能力及团队协作精神。

知识目标

（1）掌握：龈下刮治器械的类型及使用方法。

（2）熟悉：龈下刮治术的基本操作步骤。

（3）了解：龈下刮治术的适应证。

能力目标

（1）能正确选择龈下刮治器械。

（2）能初步进行龈下刮治术和根面平整术。

【实训器材】

匙形刮治器、锄形器、锉形器、Gracey 刮治器、仿头模、带有根面牙石的牙模型、口腔检查盘（包括口镜、牙科镊、棉球和探针）、口杯、3%过氧化氢溶液、生理盐水、冲洗器等。

【方法步骤】

一、认识龈下刮治器械

1. 通用匙形刮治器　其特征为工作端呈匙形，工作刃位于工作端的一侧或两侧，顶端为圆形。断面半圆，底部凸面圆滑，与工作面相交形成工作刃。双刃均可用，每一个刃缘可用于多个区域根面；工作端单向弯曲，弯曲度依前牙、后牙而异，前牙工作端弯曲度较大，后牙工作端弯曲度较小。

2. 锄形器　分为两对，一对适用于前牙近远中面及后牙颊舌面，另一对则用于前牙唇舌面及后牙近远中面。尤其适用于窄、深牙周袋，操作时沿牙周袋袋口进入，刃口贴牙石底部，锄形器工作颈部与牙长轴一致，保持刃部与颈部同时与牙面两点接触，然后向冠方施力。

3. 锉形器　共两对，形似锉刀，一面具精细锉齿，另一面平滑。与锄形器相似，分颊舌、近远中面使用。

4. Gracey 刮治器　临床上龈下刮治时多使用此种类型常用 4 支器械：Gracey5/6、7/8、11/12、13/14（图 R-1）。工作端仅配置有一个功能性工作刃，该刃位于器械外侧且远离握持手柄之处。适用于特定区域和牙面。

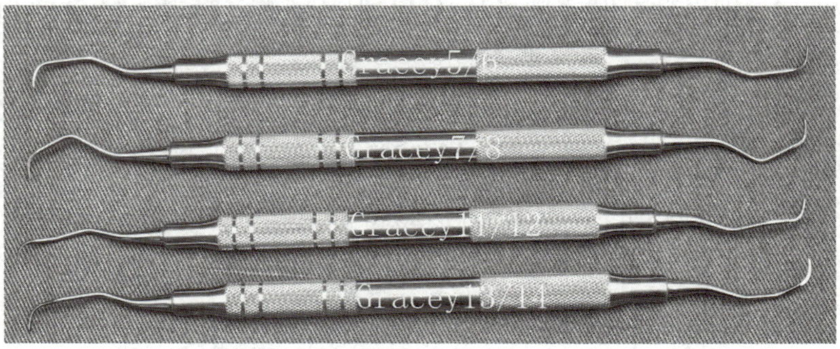

图 R-1　常用 Gracey 刮治器

二、以 Gracey 刮治器行龈下刮治术和根面平整术的基本操作要点

1. 探查　以探针探查龈下牙石的形态（如是否呈块状、点状或弥漫性分布）、大小（评估其体积和厚度）及具体位置（确定其位于牙周袋的何种深度及与牙根面的相对关系）。

2. 握持方法　采用改良执笔式握持，要求医师以拇指、示指和中指轻轻夹持刮治器的手柄部分，形成类似握笔的姿态，但需注意保持手指的灵活性和稳定性。此握持法不仅便于控制刮治器的角度和力度，还能有效减少手疲劳，提高治疗效率。

3. 支点　在龈下刮治过程中，正确设置支点至关重要，它直接关系到操作的稳定性和精确度。通常，操作者可选择将中指与无名指并拢，或单独使用中指作为支点，稳定地放置于邻近的牙齿上（图 R-2）。支点的选择应遵循便于施力、减少手部晃动及保护相邻组织不受损伤的原则。正确的支点设置不仅能增强刮治器在龈下操作时的稳定性，还能帮助医师更好地感知治疗区域的解剖结构，从而实现对根面的精细平整，促进牙周组织的健康恢复。

4. 角度　将刮治器工作面与根面平行（即 0°），缓缓放入袋底牙石基部，然后改变刮治器角度，使工作面与牙根面呈 70°～ 80°为最佳。旨在最大化刮治效率，同时减少对牙周组织的损伤。

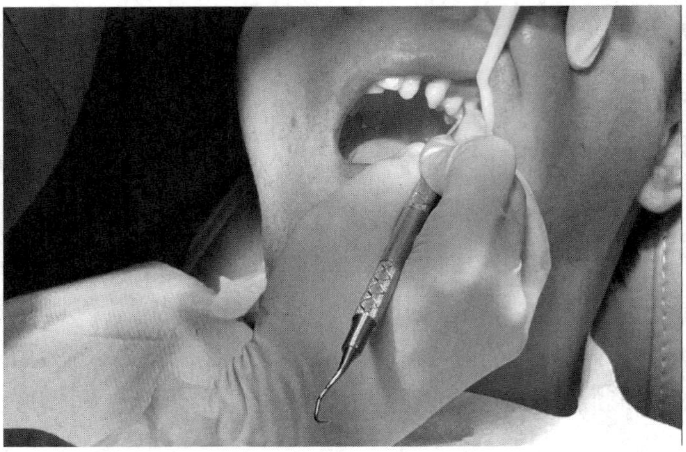

图 R-2　龈下刮治术器械握持方法及支点位置

（图片由上海东方医院口腔科高梦瑶医生提供）

5. 用力方式　前臂－腕转动产生力量，向根面施压用爆发力去除牙石，在某些难以触及或牙石较为顽固的位置，可适当辅以指力以增强刮治效果。但需注意，指力不宜过大，以避免对牙周组织造成不必要的压力。

6. 用力方向　可分为垂直向、水平向、斜向三向操作（图 R-3）。垂直向操作，适用于窄而深的牙周袋；水平向操作，适用于后牙颊舌面的牙周袋；斜向操作，适用于宽而浅的牙周袋。刮治器应放在牙石与牙面结合部，整体刮除，避免层层刮削牙石。

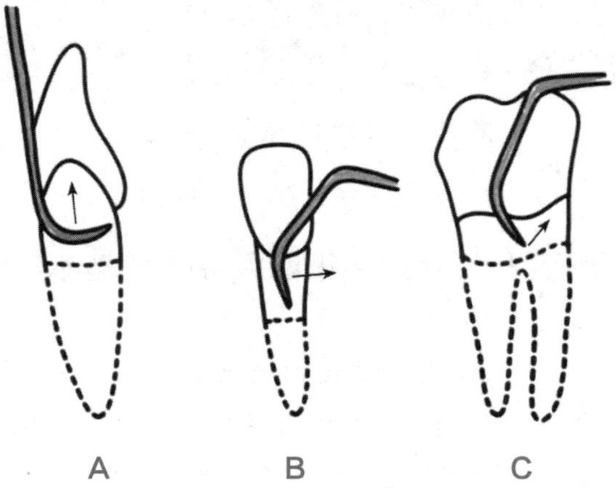

图 R-3　龈下刮治术的用力方向

A. 垂直向；B. 水平向；C. 斜向。

7. 幅度　每一下刮治的范围不要过长、过大。刮治时由袋底向冠方移动，确保牙石被逐步清除。同时，刮治器的工作端应避免超出龈缘，以防止对牙龈组织造成不必要的损伤。

8. 连续性　为确保刮治效果，每次刮除动作的范围应部分重叠，形成连续有序的操作流程，确保无遗漏区域。要求操作者具备高度的专注力和耐心，以确保治疗的全面性和有效性。

9. 根面平整　刮除牙石后，继续刮除腐败软化的牙骨质表层，用根面锉将根面平整并磨光。注意避免过度刮除，保护袋底。

10. 治疗后检查与评估　治疗结束后，应使用探针进行仔细检查，确保龈下牙石已被彻底清除，且根面光滑无残留。这一步骤是评估治疗效果的关键，也是确保患者牙周健康恢复的重要一环。

三、在仿头模上进行龈下刮治术及根面平整术

视频：模型上模拟龈下刮治术

1. 调整模型患者体位，同龈上洁治术。
2. 正确地选择刮治器械。
3. 根据龈下刮治及根面平整的不同区段选择合适的体位。
4. 进行上、下前牙区和 4 个后牙区段的龈下刮治及根面平整，遵循操作要点。
5. 完毕后用探针检查，确定龈下牙石已去净、根面光滑。

四、临床龈下刮治术步骤

1. 探查龈下牙石位置、牙周袋深度、形态等。
2. 有深牙周袋者，在刮治前应行局部浸润麻醉。
3. 根据所刮治牙位选择适当刮治器械。
4. 按照操作要点进行龈下刮治及根面平整。
5. 在刮除龈下牙石的同时，工作端另一侧刃可将袋内壁肉芽组织及残存的袋内上皮刮掉。避免遗漏残存的肉芽组织造成术后出血。
6. 治疗后用探针检查，确保牙石去净，根面光滑无残留。
7. 用 3% 过氧化氢溶液冲洗牙周袋，清除袋内残渣，压迫牙龈贴合根面。
8. 术后 4 ～ 6 周内避免牙周袋探查。

【注意事项】

1. 注意器械操作规范　在操作过程中，需格外谨慎，确保器械以准确的角度插入牙周袋内，并施加适当力度，沿正确方向进行刮治，以避免对牙龈组织造成不必要的损伤。

2. 注意刮治顺序性　刮治时，遵循既定的顺序原则不仅是技术上的要求，更是确保治疗效果的关键。刮治时从牙周袋的远端开始，逐步向近端进行，确保每个区域都得到全面而细致的刮治，无遗漏地清除牙石。

3. 术前检查　检查器械锐利度，必要时磨锐后使用。

【思考题】

1. 针对不同区域的牙及牙面，如何正确选择相应的龈下刮治器？
2. 龈下刮治术的操作要点是什么？

（吴　双）

实训S 牙龈切除术与牙周翻瓣术

【实训内容】

1．学习牙周手术理论知识或观看录像片。

2．学生5～6人一组，在新鲜动物（猪或羊）的头颌骨上进行牙龈切除术和牙周翻瓣术练习。

实训目标

素质目标

（1）具备科学严谨的工作态度和实事求是的工作作风，有临床思维和服务意识，有全心全意为患者服务的观念。

（2）具备良好的职业道德和人文素养。

（3）具备沟通能力和团队协作精神。

知识目标

（1）熟悉：牙龈切除术、牙周翻瓣术的基本步骤，牙周手术的缝合技术。

（2）了解：牙周塞治剂的调拌与放置方法。

能力目标

初步能够在动物头颌骨上进行牙龈切除术与牙周翻瓣术的基本操作，包括切口设计、翻瓣、刮治、根面平整、缝合等。

【实训器材】

探针、牙周探针、牙周袋印记镊、斧形切龈刀、龈乳头刀、刀柄、#11刀片、#15刀片或#15C刀片、弯组织剪、直剪、镰形洁治器、刮治器、小骨锉、调拌刀、调拌板、5ml带针注射器、骨膜分离器、持针器、缝针、金刚砂车针、咬合纸、牙周塞治剂、丁香油、甲紫液、新鲜动物（猪或羊）头颌骨、牙周手术录像片等。

【方法步骤】

一、学习牙周手术理论知识或观看录像片

（一）牙龈切除术

视频：牙龈切除术

1. 术前准备

（1）口腔清洁：使用0.12%氯己定溶液含漱，以清洁口腔，减少细菌数量，降低术后感染风险。

（2）麻醉与消毒：常规消毒铺巾，局部麻醉。

2. 手术切口位置的标定

（1）印记镊法：使用印记镊，将直喙插入牙周袋内并达袋底，弯喙对准牙龈表面，两喙并拢后，弯喙刺破牙龈形成标记点。这些标记点将作为后续切口的参考（图S-1）。

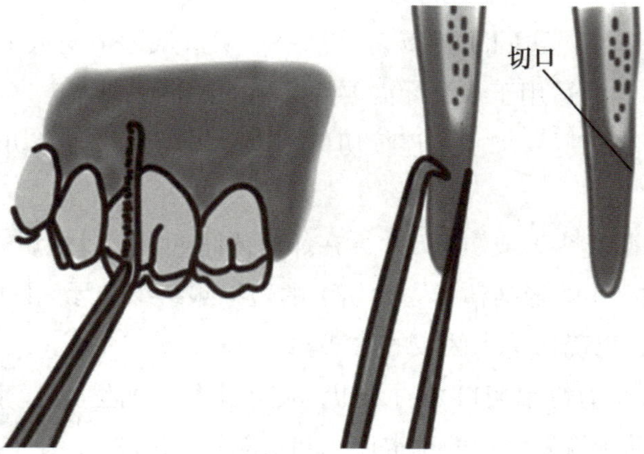

图S-1　牙龈切除术印记镊法定点示意图

（2）探针印记法：先用牙周探针探查袋底位置，然后在牙龈表面相当于袋底处用尖探针刺破一点作为印记。在临床上，这些刺破点会形成出血点，清晰可见。在实验室中，可用尖探针蘸甲紫液在印记点上作出标记（图S-2）。

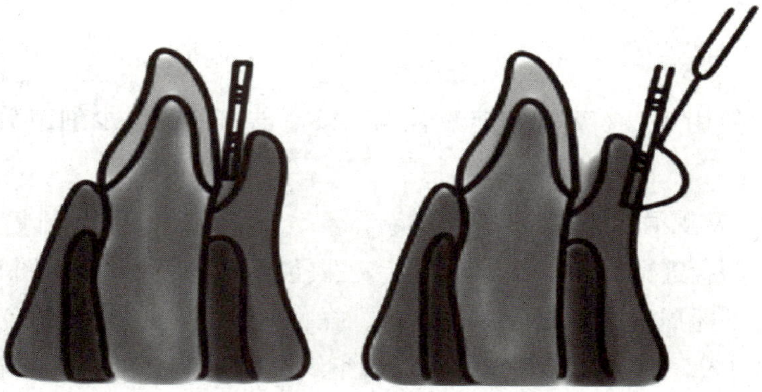

A　B

图S-2　牙龈切除术探针印记法定点示意图

A. 用牙周探针测量袋底位置；B. 在牙龈表面测量并用尖探针刺入牙龈，标记袋底位置。

标记点的连线：在术区每个牙唇（舌）侧牙龈的近中、中央、远中处分别做标记点，各点连线即为袋底位置，作为切口的依据。切口位置应位于此线的根方 1 ～ 2mm 处，以确保切除的牙龈组织能够完全覆盖牙周袋。

3. 切口

（1）选择刀具：使用 #15 刀片或 #15C 刀片或斧形切龈刀进行切口。

（2）切入角度：将刀刃斜向冠方，与牙长轴呈 45°，在已定好的切口位置上切入牙龈，因为此切口是由牙根方向斜向牙冠方向的切口，所以此切口称为冠向切口或外斜切口。

（3）切口方式：一刀切至袋底下方的根面上，注意要一刀切透，避免反复切割和残留部分牙周袋壁（图 S-3）。

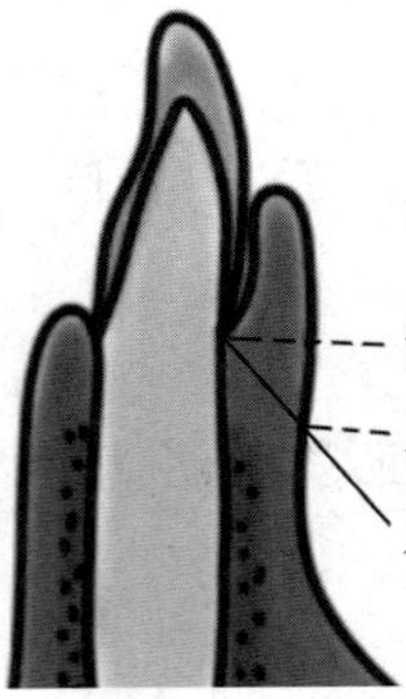

图 S-3　牙龈切除术的切口的定点示意图

4. 切除牙龈

（1）连续切口：一个切口从远中向近中连续切除多个牙的牙龈。适用于多个牙需要切除牙龈的情况。

（2）不连续切口：单个牙分别作切口切除牙龈。适用于单个或少数牙需要切除牙龈的情况。

5. 切断龈乳头　使用龈乳头刀或 #11 刀片，在邻面牙间处沿切口处切入，将龈乳头切断。

6. 去除切下的龈组织　用镰形洁治器去除切下的边缘龈组织和牙间龈组织。同时，用刮治器刮除肉芽组织和残存的牙石，以确保手术区域的清洁。

7. 修整牙龈　用弯组织剪修整切口处的牙龈，使牙龈与牙面呈 45°，龈缘处菲薄，牙龈呈贝壳状生理外形。这一步骤有助于恢复牙龈的正常形态和功能。

8. 冲洗创面与止血　用生理盐水冲洗创面，以去除残留的血液和碎屑。然后，用压迫法止血。在实验室环境中，由于不涉及真实患者，可免去这一步骤。

9. 放置牙周塞治剂　最后，在手术区域放置塞治剂，以保护创面并促进愈合。塞治剂可以起到止血、抗菌和促进组织愈合的作用。

（二）牙周翻瓣术

视频：翻瓣术

1. 术前准备

（1）口腔清洁：使用 0.12% 氯己定溶液含漱，以清洁口腔，减少细菌数量，降低术后感染风险。

（2）麻醉与消毒：常规消毒铺巾，局部麻醉。

2. 水平切口　沿龈缘进行的近远中方向切口，主要包括以下三个步骤（图 S-4）。

（1）内斜切口：是牙周手术中最常用的切口，操作时使用 #11（或 #15C）刀片，在距离龈缘 0.5 ～ 1.0mm 的位置切入。切入位置可根据袋深、组织厚度及手术目的进行调整。刀与牙长轴呈 0°～ 15°，切向牙槽骨嵴顶或其外侧。刀在移动时采用提插方式，确保每次都切到牙槽骨嵴顶，并随牙的外形调整角度，使切口呈现连续的弧形。尽量保持龈乳头的外形不变，以确保瓣复位后能完全覆盖邻面牙槽骨。切口长度应涵盖手术区的近、远中端各 1 ～ 2 颗牙的健康部位。因为此切口是由牙冠方向斜向牙根方向的切口，所以此切口称为根向切口，也称为第一切口。

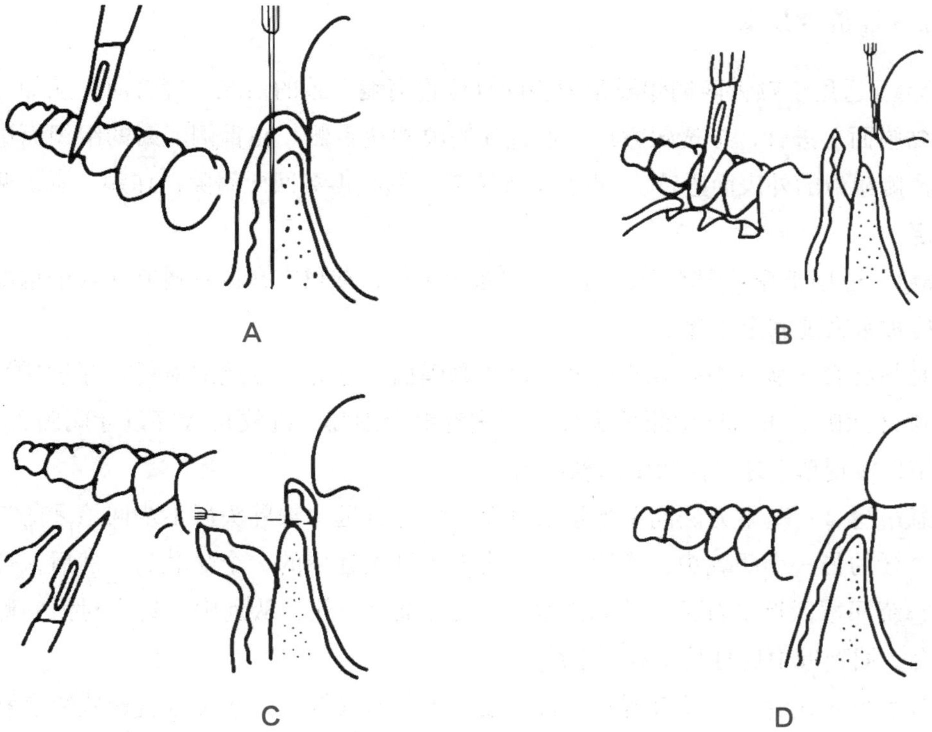

图 S-4　牙周翻瓣术水平切口步骤示意图

A. 内斜切口；B. 沟内切口；C. 牙间水平切口；D. 龈瓣原位复位。

（2）沟内切口：刀片沿牙根从袋底切入，直切向牙槽嵴顶，此切口为第二切口。

（3）牙间切口：在第一、第二切口后，上皮领圈已基本被切下，但在两牙之间仍与骨组织相连。此时，使用龈乳头刀或 #11 刀在牙间处做水平方向切口，越过牙槽骨嵴顶，将上皮领圈与根方骨组织分离，以彻底清除上皮领圈。此切口也称为第三切口。临床上，有时可省略第二和第三切口，而直接使用刮治器刮除上皮领圈；有时也可省略第一和第三切口，直接进行第二切口，翻瓣后再进行牙周袋内壁修剪。

3. 纵行切口　在水平切口的一端或两端做垂直方向的松弛纵行切口，使用 #15C 刀切至牙槽黏膜，并切透骨膜。纵切口应位于牙的近中线角或远中线角处，避免将纵行切口放在牙间乳头或颊（舌）面的中央位置。如果没有特殊考量，尽量不做纵行切口。

4. 翻瓣　使用骨膜分离器轻轻翻起黏骨膜瓣，翻至暴露骨嵴顶 1 ～ 2mm，以充分暴露手术区域。操作时需轻柔，避免损伤或撕裂龈瓣。

5. 刮治　用刮治器刮除袋壁组织和肉芽组织。冲洗后（实习室可免除冲洗步骤）检查病变区，观察是否有残留的肉芽组织、根面牙石及牙槽骨缺损等情况。

6. 根面平整　进一步刮除残留的肉芽组织和根面牙石，进行根面平整。

7. 牙槽骨修整　如有必要，对牙槽骨进行修整。

8. 龈瓣的修整　使用弯组织剪剪除残留的肉芽组织及过厚的龈组织，修整龈瓣外形，确保复位后能覆盖骨面，且颊舌侧龈乳头能相互接触。

9. 清理术区　用生理盐水冲洗术区，然后将瓣复位。

10. 缝合　对复位后的瓣进行缝合。

11. 放置　压迫术区龈瓣后，放置牙周塞治剂以保护术区。

（三）临床牙周缝合技术

1. 间断缝合 适用于颊舌两侧龈瓣张力相同且位置高度一致的情况。缝合时，从颊（唇）侧龈瓣的外表面（黏膜面）进针，穿透龈瓣后，通过牙间隙到达舌侧。在舌侧龈瓣的组织面进针（或采用交叉式，从舌侧龈瓣的外表面进针），再次穿透龈瓣，缝线再穿回牙间隙，在颊（唇）侧龈瓣的外表面处打结固定。

2. 悬吊缝合 适用于颊舌侧龈瓣高度不一、张力不等，或仅在牙的一侧有龈瓣的情况。通过悬吊缝合，龈瓣能被紧密地固定于牙上。

（1）单牙悬吊缝合：从近中龈乳头的外表面（黏膜面）进针，穿透龈瓣后，穿过牙间隙，围绕牙面并穿过远中牙间隙。再从远中龈乳头外表面进针缝合龈瓣，缝线再次穿过牙间隙，绕回近中，在近中邻面打结，实现单个牙一侧龈瓣的悬吊固定。

（2）连续悬吊缝合：基本方法同单牙悬吊缝合，但缝合远中龈乳头后不绕回该牙的近中，而是继续绕至下一个牙的另一个龈乳头，连续进行，直至术区最远中的一个龈乳头。然后，可以绕术区远中牙一周后，绕回术区近中打结（单侧连续）；或绕至另一侧，从远中向近中对另一侧的龈瓣进行连续悬吊缝合，回到近中后打结（双侧连续）。

此外，还有水平褥式缝合、垂直褥式缝合、改良水平褥式缝合、改良垂直褥式缝合和锚式缝合等其他缝合方法。

（四）牙周塞治剂的使用

1. 氧化锌 - 丁香油酚塞治剂

（1）材料：由无水氧化锌、松香组成的粉和丁香油组成的液组成。

（2）调和：将粉放在调和板上，分成数份，旁边加上数滴液体。先取一份粉与液调匀，再逐步加粉，直至调成硬度合适的膏状物，并形成条状供临床使用。塞治剂需有一定硬度，以确保龈瓣紧密贴合于牙面。调和需在使用前即刻进行，以防超时导致材质过硬无法使用。

（3）放置：取与术区等长的条形塞治剂，一端弯曲后放在最远中，贴于术区表面。然后依次向近中各牙处放置，并用生理盐水蘸湿的手指轻压，使其适当进入牙间隙，但避免压入龈瓣和牙面之间。放好后，牵拉唇颊整塑成形，注意塞治剂不要过厚。让患者咬牙，除去妨碍咬合的多余塞治剂。观察数分钟，确认创面无渗血后，患者方可离开。

2. 非丁香油酚制塞治剂

（1）Coe-pak：含氧化锌和脂肪酸，使用时挤出等长的两管糊剂，即刻混合成一种颜色，3 ～ 5 分钟后可整塑成形，固形后具有柔韧性。

（2）Peripac：由硫酸钙和丙烯酸酯构成，是可直接应用的糊剂，与唾液反应后变硬固形。

二、在新鲜动物（猪或羊）头颌骨上行牙周手术，教师示教，学生练习

（一）牙龈切除术

1. 以印记镊法或探针印记法进行标定手术切口位置。

2. 设计切口。

3. 切除牙龈、切断龈乳头、去除边缘龈组织和牙间龈组织。
4. 修整牙龈。
5. 冲洗创面并放置牙周塞治剂。

（二）牙周翻瓣术

1. 做水平切口， 包括内斜切口、沟内切口和牙间切口。
2. 做纵行切口。
3. 使用骨膜分离器轻轻翻起黏骨膜瓣，充分暴露手术区域。
4. 刮治及根面平整。
5. 缝合，主要行牙间间断缝合、单牙悬吊缝合、单侧连续悬吊缝合及双侧连续悬吊缝合。
6. 放置牙周塞治剂。

【注意事项】

1. 临床上，术前要全面评估患者身体状况，包括全身疾病史、过敏史等，做好口腔清洁。

2. 术中操作需精细，切除牙龈组织时把握好深度与范围，避免损伤邻牙及深部组织，翻瓣时动作轻柔，减少组织创伤，彻底清创病变组织。

3. 临床上，术后需叮嘱患者严格遵医嘱，保持口腔卫生，可用漱口水含漱，但避免大力漱口。饮食宜清淡，避免辛辣刺激。密切观察创口，若出现出血不止、疼痛加剧、肿胀不消等异常，应及时复诊。

【思考题】

牙龈切除术和牙周翻瓣术的适应证有哪些？

（魏　丽　吴　双　张文平）

实训 T　松牙固定术

【实训内容】

视频：
松牙
固定术

在牙列模型上进行各种类型的松牙固定术。

实 训 目 标

素质目标

（1）具备对患者的人文主义关怀精神，树立高尚的职业道德。

（2）具备良好的学习态度及严谨的工作作风。

（3）具备良好的人际沟通能力及团队协作精神。

知识目标

（1）掌握：松牙固定术的方法步骤与注意事项。

（2）熟悉：松牙固定术的分类与特点。

（3）了解：松牙固定术的原理及适应证。

能力目标

能初步进行各种类型的松牙固定术操作，具备松牙固定术中问题分析与解决的能力。

【实训器材】

松动牙模型、仿头模、不锈钢丝（直径 0.25mm）、钢丝剪、钢丝钳或持针器、丝线、树脂充填器、流动树脂、复合树脂、纤维带、粘接剂、酸蚀剂、牙科涂药棒、光固化灯、牙线、口腔检查盘（包括口镜、镊子、棉球和探针）、口杯、涡轮机、慢速手机、抛光器、抛光膏等。

【方法与步骤】

一、不锈钢丝结扎法

1. 清洁牙齿　彻底清除患处周围的软垢、结石和其他污染物，确保口腔卫生条件达到诊治要求，为后续的固定操作提供清洁、稳定的操作环境。

2. 准备钢丝　取直径0.25mm的不锈钢丝一段，长度以水平围绕所要固定的牙齿唇面和舌面再延长5cm为宜，以确保钢丝能够牢固地结扎所有目标牙齿，同时留有足够的操作余地。

3. 绕圈扭结　在一侧稳固的磨牙上绕成双圈，在邻面以顺时针方向做扭结，然后将钢丝围绕下一个牙，在牙间隙处再做扭结。扭结数目的多少视牙间隙大小而定，应正好占据间隙，又不使松牙受力产生移位。若间隙很小，可不做扭结，仅做“8”字形交叉，再结扎另一个牙。

4. 固定末端　在完成所有目标牙齿的结扎后，将最后一个牙也绕双圈，在近中处拉紧后做扭结，剪除多余的钢丝。将结扎丝末端弯曲后压入牙齿邻面，避免刺伤牙龈。

5. 调整位置　为确保结扎丝稳固且不易滑脱，结扎丝应位于舌隆突的切方，牙接触点的根方，维持钢丝的固定效果。

6. 辅助固定　必要时可辅以釉质粘接剂或复合树脂，以加强结扎的稳固性，提高治疗效果。

7. 调整咬合　在完成结扎固定后，需仔细检查患者的咬合关系，消除早接触点，以防止继发性合创伤对固定效果产生不良影响。

二、粘接固定法

1. 清洁牙齿　彻底清除牙面软垢、结石等，确保牙面清洁。并使用气枪吹干牙面，同时，采取有效的隔湿措施，确保牙干燥。为后续的固定操作提供清洁、稳定的操作环境。

2. 酸蚀处理　使用酸蚀剂处理需固定牙邻面，处理时间一般为10～15秒，然后用清水冲洗10秒，并使用气枪吹干至白垩状，以便后续的粘接剂能够牢固地粘附在牙面上。

3. 涂布粘接剂　在已酸蚀的牙邻面上均匀涂布适量的粘接剂，使用光固化灯进行光照固化10秒。有助于增强粘接剂与牙面的粘附力，为后续的树脂填充提供坚实的基础。

4. 覆盖流动树脂　使用流动树脂均匀覆盖已涂布粘接剂的牙邻面，使用光固化灯光照固化20秒。流动树脂具有良好的流动性和固化性能，能够紧密填充牙齿间隙，形成稳固的固定结构。

5. 修整与清洁　修整多余的树脂、抛光，确保牙齿的美观性和清洁性，同时减少树脂对牙龈等软组织的刺激。

三、树脂纤维带固定法

1. 准备纤维带　用丝线测量，剪取合适长度的固位纤维，随后浸润在粘接剂中备用。

2. 清洁牙齿　彻底清除牙面、软垢、结石等，确保牙面清洁。并使用气枪吹干牙面，同时，采取有效的隔湿措施，确保牙面干燥。

3. 酸蚀处理　使用酸蚀剂处理需固定的牙齿牙面，一般为唇颊或舌腭面的中1/3（图T-1），处理时间一般为60秒，然后用清水冲洗牙面10秒，使用气枪吹干至白垩状，以增强牙面与粘结剂的粘附力。

4. 涂布粘接剂　在已酸蚀牙面均匀涂布粘接剂，使用光固化灯进行光照固化20秒，后涂布复合树脂，为后续的纤维带放置提供粘附基础。

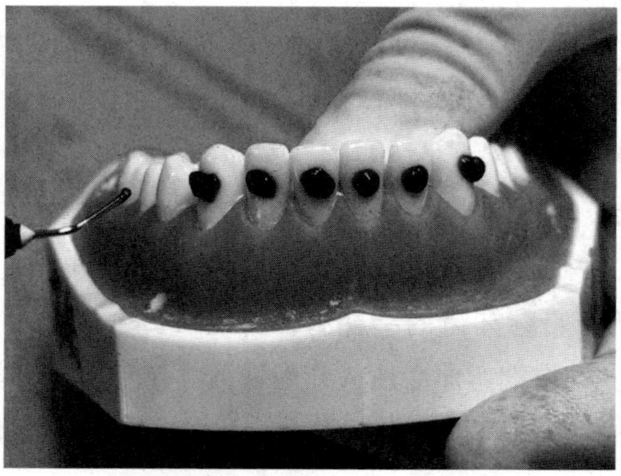

图 T-1 酸蚀剂处理需固定的牙齿牙面（唇颊中 1/3）

5. 放置纤维带 将浸润在粘接剂中的纤维带小心地放置在有树脂的牙面上，并用手指或器械压紧，使其紧贴在牙齿表面，去除多余树脂，保证固定的稳固性和美观性。

6. 光照固化 使用光固化灯光照固化纤维带和树脂 30 秒，确保纤维带与牙齿之间的牢固黏附，提高固定的效果。

7. 修整与清洁 流动树脂涂布纤维带表面，光滑粗糙面，光固化灯光照固化 20 秒。咬合纸检查咬合，调𬌗，修整外形、抛光，确保牙齿清洁美观、咬合稳定。

【注意事项】

1. 在进行松牙固定术时，保持牙齿原来的位置是确保治疗效果的关键。操作时应避免任何形式的牵拉或移位力量，这些不当操作可能会引发新的𬌗创伤，导致牙齿进一步受损或松动加剧。因此，在固定过程中，需轻柔且准确地定位牙齿，确保其处于最适宜的位置。

2. 松牙固定完成后，应立即进行咬合关系的检查。通过细致的咬合评估，可以及时发现并纠正可能存在的𬌗创伤。一旦发现新的咬合问题，应立即进行咬合调整，以确保牙齿间的正常接触和分布，从而维护口腔功能的正常运作。

3. 当采用不锈钢丝固定法时，固定部位的选择至关重要。应将固定点设置在牙颈部的 1/3 区域，且应位于邻面位牙间接触点的根方，同时确保不锈钢丝不接触牙龈组织。确保固定的稳定性和有效性，同时减少对牙龈组织的潜在损伤。

4. 在临床实践中，加强口腔卫生指导是确保松牙固定术成功的关键因素之一。应向患者详细介绍并教授有效的菌斑控制方法，如“V”字刷牙法，该方法能有效清除牙齿及固定装置周围的菌斑，减少口腔感染的风险。同时，鼓励患者保持良好的口腔卫生习惯，定期进行口腔清洁和检查。

【思考题】

1. 松牙固定术有哪些常用方法？

2. 松牙固定术的注意事项有哪些？

（吴　双）

实训 U　乳磨牙金属预成冠修复制作技术

【实训内容】

在石膏模型或树脂牙模上进行乳磨牙金属预成冠的修复制作。

视频：乳磨牙金属预成冠修复

实训目标

素质目标

（1）具备对患者的人文主义关怀精神，树立高尚的职业道德。

（2）具备良好的学习态度及严谨的工作作风。

（3）具备良好的人际沟通能力及团队协作精神。

知识目标

（1）掌握：乳磨牙金属预成冠修复的适应证和牙体预备要点。

（2）熟悉：乳磨牙金属预成冠制作流程。

能力目标

能通过学习按临床操作流程在石膏模型上完成乳磨牙金属预成冠的制作。

【实训器材】

乳牙列模型、橡皮障套装、乳磨牙金属预成冠、高速手机、低速手机、直机头、配套钻针（SO-20、TR-13、WR-13、盘状 ISO068/042 等）、橡皮轮、收边钳（缩颈钳）、75% 乙醇、隔湿棉卷、粘接用水门汀等。

【方法步骤】

一、复习乳磨牙金属预成冠修复的适应证

对于牙体严重缺损不能常规备洞充填修复者，一个牙同时多个牙面龋坏，冠折牙，牙髓治疗后

有冠折危险的牙，牙釉质发育不全用树脂材料难以修复的牙，龋病活跃性强，易发生继发龋者，以及在间隙保持器中作固位体等都可以选择金属预成冠修复。

二、乳磨牙金属预成冠修复临床操作要点

（一）牙体预备（图 U-1）

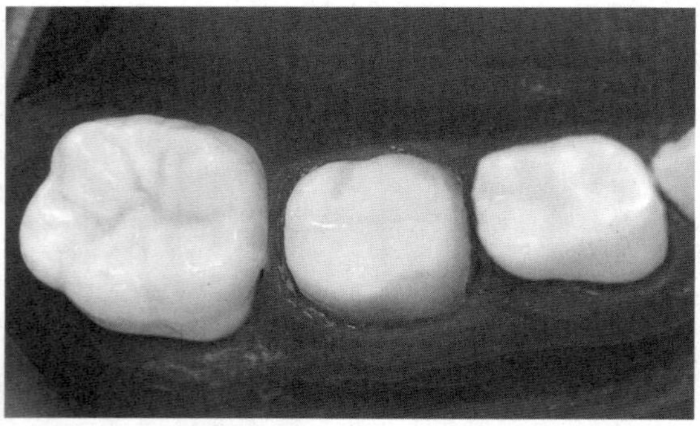

图 U-1　右下颌第二乳磨牙金属预成冠牙体预备

1. 𬌗面预备　选用车针（盘状 ISO068/042、WR-13 等），备指示沟 1.0 ～ 1.5mm，然后均匀磨除𬌗面 1.0 ～ 1.5mm。

2. 邻面预备　选用车针（SO-20 等）将修复牙近中面磨开约 1.0mm，注意保护邻牙和牙间乳头；再把车针放到修复牙远中将其磨开约 1.0mm，注意保护邻牙和牙间乳头，邻面为刃状边缘，制备到龈下，探诊可顺利通过没有台阶。

3. 修整并检查　修整锐边、轴角、颊𬌗面角，边缘圆钝，磨除可能存在的颊面尖和舌面尖，并用探针检查轴面及颈部是否光滑。

（二）按照牙位及牙冠的近远中径选择合适型号的金属预成冠（图 U-2）

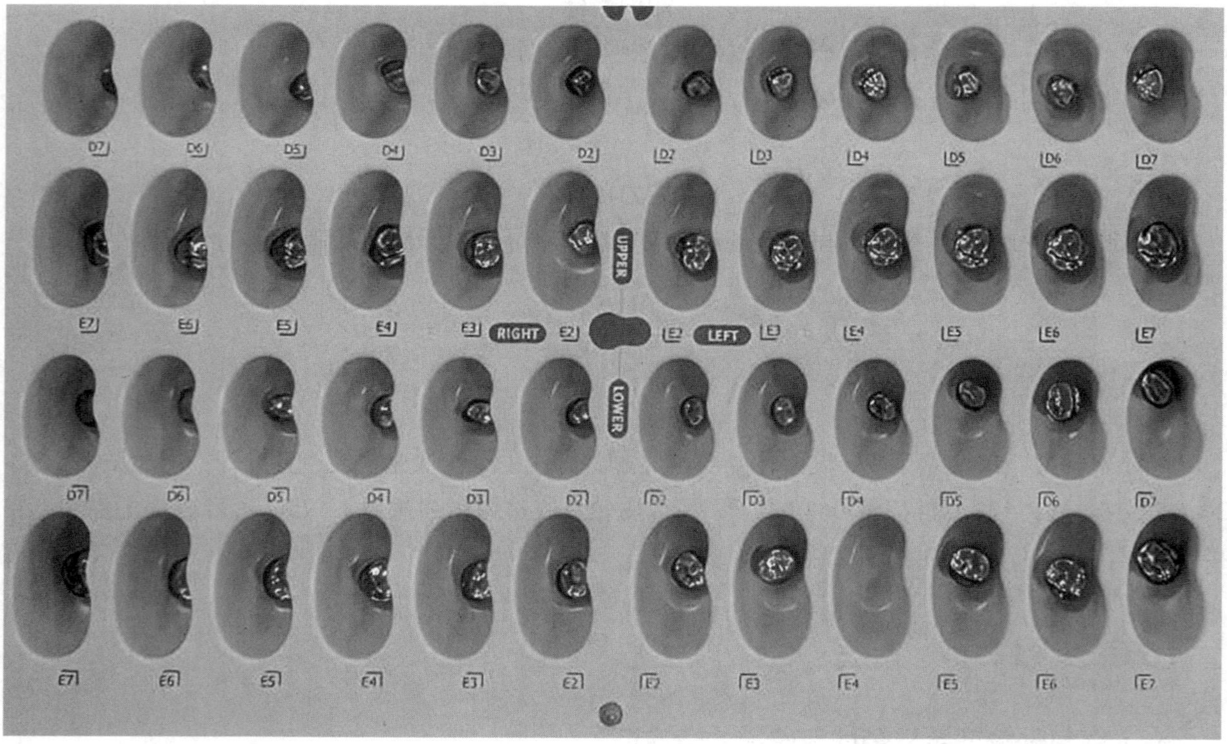

图 U-2　金属预成冠

（三）试戴

上颌从颊侧向舌侧，下颌从舌侧向颊侧戴入预备基牙，确认就位，检查边缘、密合度、固位情况（图 U -3）。

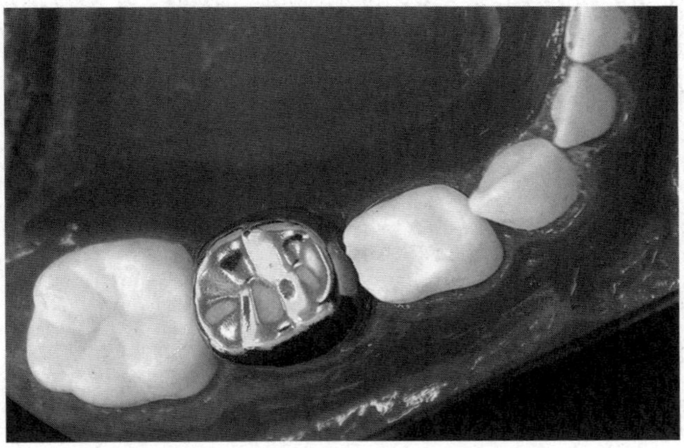

图 U-3　金属预成冠试戴

（四）修剪边缘

使预成冠的边缘在龈下 0.5 ～ 1.0mm，龈缘颜色正常，无压迫。

（五）调整咬合

将预成冠在基牙上就位，如有咬合高点，适当磨除基牙的𬌗面或调整预成冠边缘，直到无高点。

（六）收边

用收边钳（缩颈钳）为预成冠收边。

（七）抛光

用橡皮轮抛光预成冠颈部边缘。

（八）消毒

75% 乙醇消毒预成冠，吹干备用。

（九）隔湿

用棉卷隔湿，吹干牙面。

（十）粘接

调拌水门汀，取适量放入预成冠内，将预成冠放到基牙上就位，待水门汀硬固后，撤出隔湿棉卷，去除多余的水门汀。

（十一）检查

检查牙颈缘及咬合关系。

【注意事项】

1．牙体预备时勿伤及邻牙及牙龈。
2．颊舌面一般无须制备，除颊面近颈 1/3 特别隆起，制备时避免与预成冠的间隙过大。
3．预成冠颈缘不能过锐及过长，以免刺激及压迫牙龈。
4．临床上给患者操作时推荐选择橡皮障隔离技术。

【思考题】

1．乳磨牙金属预成冠修复的优缺点有哪些？
2．临床上给患儿进行金属预成冠修复时还有哪些注意事项？

（蔡成莲　刘泽念）

实训Ⅴ　带环丝圈式间隙保持器的制作

【实训内容】

在石膏模型或树脂牙模上进行下颌第二乳磨牙早失后带环丝圈式间隙保持器的制作。

实训目标

素质目标

（1）具备爱伤意识。

（2）具备对患者的人文主义关怀精神。

（3）具备高尚的职业道德。

（4）具备良好的学习态度及严谨的工作作风。

（5）具备良好的人际沟通能力及团队协作精神。

知识目标

（1）掌握：带环丝圈式间隙保持器的适应证和制作要点。

（2）熟悉：乳牙早失的危害。

（3）了解：各种间隙保持器的适应证。

能力目标

能通过学习初步制作带环丝圈式间隙保持器。

【实训器材】

下颌第二乳磨牙缺失的乳牙列模型、尖嘴钳或梯形钳、半月钳或三头钳、切断钳、带环、0.8mm钢丝、记号笔、教师示教模型、缩边钳、低速手机、抛光钻、带环推、玻璃离子水门汀，焊枪，焊片，焊膏等。

【方法步骤】

一、复习间隙管理的重要性、间隙保持器的分类及适应证

二、下颌第二乳磨牙早失后带环丝圈式间隙保持器（图 V-1）的制作

（一）弓丝的弯制

1. 修整模型 去除模型中下颌第二乳磨牙，并对模型进行修整模拟缺失牙齿后的牙槽嵴形态。

2. 试戴带环 以选择能戴入基牙的最小号带环，然后调改带环边缘去除𬌗干扰，并避免压迫牙龈（图 V-2）。

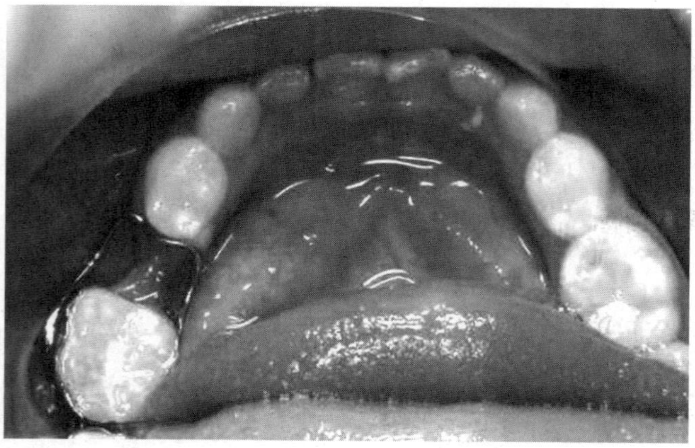

图 V-1 带环丝圈式间隙保持器

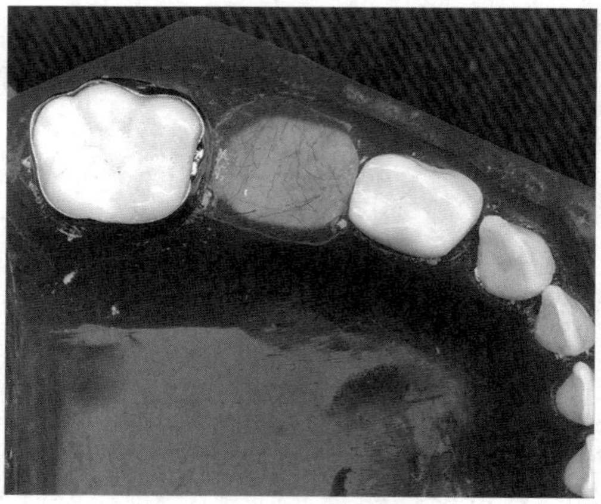

图 V-2 试戴带环

3. 弯制钢丝（图 V-3、图 V-4）

视频：带环丝圈式间隙保持器钢丝弯制

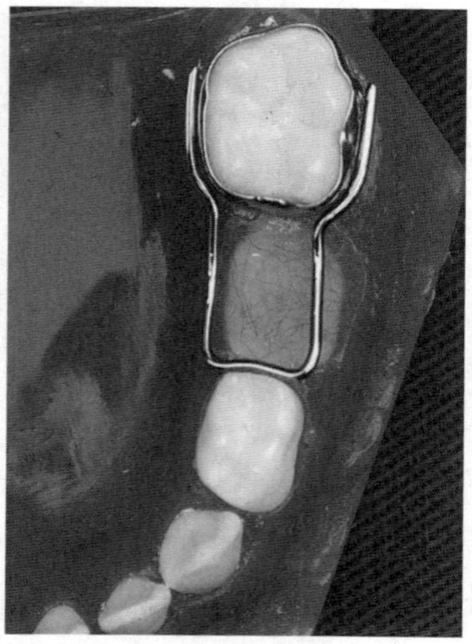

图 V-3 弯制钢丝（𬌗面观）

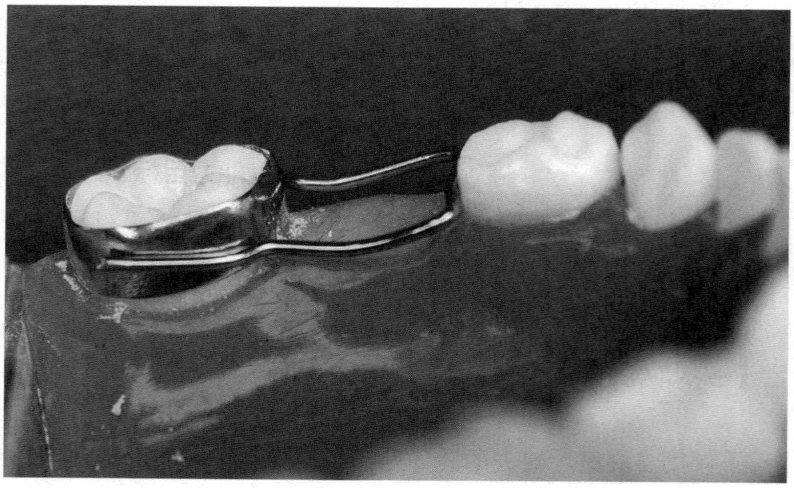

图 V-4 弯制钢丝（舌面观）

（1）取 0.8mm 不锈钢钢丝一段，在近中基牙的远中邻面外形高点上比试，将钢丝弯制成一弧形，此弧形与基牙邻面外形一致。然后在弧形两侧做标记，两标记点距离比基牙邻面颊舌径略宽。

（2）用梯形钳或尖嘴钳在一侧标记点处（颊侧）垂直钳住钢丝，将钢丝游离端弯向缺隙，此时在标记点处形成一略小于90°钝圆角；同样，在钢丝另一侧标记点处（舌侧）将钢丝另一游离端弯向缺隙。

（3）用三头钳或半月钳钳住钢丝中部，将钢丝向上弯约40°，使颊舌两段钢丝从近中基牙外形高点处逐渐向缺隙处牙槽嵴贴近，再走向远中基牙近中邻面带环处。并调整缺隙近远中段钢丝的形态与模型相贴合，距离组织面约0.7mm。

（4）在颊舌段钢丝远中基牙近中邻面带环处做标记点。分别从标记点处将钢丝水平弯向远中基牙的颊舌面与带环焊接处。最后切断多余的钢丝。

（二）焊接

清洁带环、钢丝，于模型上就位。钢丝近中部分用蜡固定于牙面，喷枪加热焊点处，放置焊膏、焊片，加热焊接。冷却后进行抛光。

（三）试戴并粘接保持器

清洁牙面，隔湿、干燥，调拌玻璃离子水门汀置于带环内侧并带入基牙就位，去除多余粘接材料，待其凝固。

【注意事项】

1. 修整模型时勿去除基牙牙体组织。
2. 选择的带环丝圈式间隙保持器大小合适，上不影响咬合，下不压迫牙龈。
3. 钢丝弯制时注意角度和方向。
4. 焊接时找好支点，勿伤到手及身体其他部位。

【思考题】

1. 乳牙早失后对患儿的影响？
2. 临床上制作间隙保持器时应考虑哪些因素？

（蔡成莲　刘泽念）

参考文献

［1］顾长明，李晓军．口腔内科学［M］．4 版．北京：人民卫生出版社，2021．

［2］周学东．牙体牙髓病学［M］．5 版．北京：人民卫生出版社，2020．

［3］孟焕新．牙周病学［M］．5 版．北京：人民卫生出版社，2020．

［4］陈谦明．口腔黏膜病学［M］．5 版．北京：人民卫生出版社，2020．

［5］葛立宏．儿童口腔医学［M］．5 版．北京：人民卫生出版社，2020．

［6］王晓娟．口腔临床药物学［M］．5 版．北京：人民卫生出版社，2020．

［7］王兴．第四次全国口腔健康流行病学调查报告［M］．北京：人民卫生出版社，2018．

［8］熊均平，王新萍．口腔内科学［M］．北京：中国医药科技出版社，2019．

［9］医师资格考试指导用书专家编写组．口腔执业助理医师资格考试医学综合指导用书［M］．北京：人民卫生出版社，2021．

［10］郭伟，任国欣，孙沫逸，等．中国人口腔黏膜黑色素瘤临床诊治专家共识［J］．中国口腔颌面外科杂志，2021，19（6）：8．DOI：10.19438/j.cjoms.2021.06.001．

［11］沈英迪，陆支越，金建秋．口腔黏膜色素沉着的研究进展［J］．中国医学前沿杂志：电子版，2023，15（5）：46-52．DOI：10.12037/YXQY.2023.05-08．

［12］仇学梅，江潞．唇炎诊断性新分类及其临床诊断路径［J］．华西口腔医学杂志，2021，39（2）:238-244．DOI：10.7518/hxkq.2021.02.019．

［13］黄蓉，陈瑞扬，张淼，等．灼口综合征的病因及发病机制研究进展［J］．现代口腔医学杂志，2022（3）：036．

［14］麻嘉，张英，董丽．地图舌相关危险因素研究进展［J］．全科口腔医学电子杂志，2018，5（32）：2．DOI：10.3969/j.issn.2095-7882.2018.32.021．

［15］旷文静，罗小波，王冋珂，等．梅－罗综合征患者的表征及其诊治［J］．浙江大学学报：医学版，2021，50（2）：7．DOI：10.3724/zdxbyxb-2021-0103．

［16］龚怡．口腔医学发展史——口腔医学的科学之源［M］．北京：人民卫生出版社，2021．

［17］岳林．牙体牙髓病学［M］．3 版．北京：北京大学医学出版社，2022．

［18］谭劲．中西医结合口腔科学［M］．北京：中国中医药出版社，2021．

［19］周学东．中国口腔医学年鉴 2021 年卷［M］．成都：四川科学技术出版社，2022．